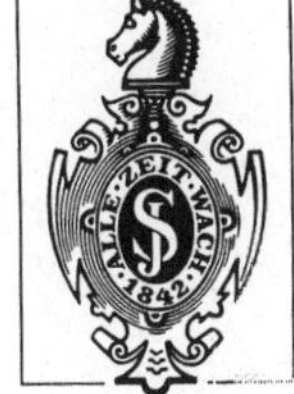

Thomas J. Vogl

MR-Angiographie und MR-Tomographie des Gefäßsystems

Klinische Diagnostik

Unter Mitarbeit von
J.O. Balzer C. Bergman F. Beutel
T. Diebold R. Hammerstingl R. Hausmann Y. Hoffmann
M.F. Juergens M.G. Mack W. Pegios H. Schedel

Mit einem Geleitwort von R. Felix

Mit 236 Abbildungen in 671 Einzeldarstellungen
und 52 Tabellen

Springer-Verlag
Berlin Heidelberg New York London Paris
Tokyo Hong Kong Barcelona Budapest

Professor Dr. med. Thomas J. Vogl

Freie Universität Berlin
Universitätsklinikum Rudolf Virchow
Strahlenklinik, Standort Wedding
Augustenburger Platz 1, 13353 Berlin

Mitarbeiter:

Dr. Jörn O. Balzer, Clifford Bergman,
Florenz Beutel, Dr. Thomas Diebold, Renate Hammerstingl,
Yvonne Hoffmann, Matthias F. Juergens,
Martin G. Mack, Dr. Wasseli Pegios, Dr. Hannes Schedel
Strahlenklinik, Standort Wedding
Augustenburger Platz 1, 13353 Berlin

Dr. Richard Hausmann
Siemens AG, UB-MED, Erlangen

ISBN-13:978-3-642-78981-6

Die Deutsche Bibliothek – CIP-Einheitsaufnahme
Vogl, Thomas: MR-Angiographie und MR-Tomographie des Gefäßsystems: klinische Diagnostik; mit 52 Tabellen / Thomas J. Vogl. Unter Mitarb. von J.O. Balzer...
Mit einem Geleitw. von R. Felix. – Berlin; Heidelberg; New York; London; Paris;
Tokyo; Hong Kong; Barcelona; Budapest: Springer, 1995
ISBN-13:978-3-642-78981-6   e-ISBN-13:978-3-642-78980-9
DOI: 10.1007/978-3-642-78980-9

Einbandgestaltung: G. Hültl, Zirndorf und E. Kirchner, Heidelberg
Gesamtherstellung: Universitätsdruckerei H. Stürtz AG, Würzburg

Geleitwort

Mein Mitarbeiter Herr Professor Thomas J. Vogl hat sich bereits seit der Geburtsstunde der MRT mit diesem bildgebenden Verfahren auseinandergesetzt und in vielen Bereichen diese Methode klinisch etablieren können. Mit Installation einer Hochfeld-MRT-Anlage neuester Generation gelang in enger Zusammenarbeit mit dem Forschungszentrum der Firma Siemens in Erlangen die klinische Einführung und wissenschaftliche Verifizierung der MR-Angiographie. Mit diesem Buch soll dem Leser ein Einstieg in die Grundlagen der MR-Angiographie ermöglicht werden. Dies ist deshalb von außerordentlicher Bedeutung, da viele sich gegenseitig beeinflußende Parameter dieses Verfahren charakterisieren und die Interpretation nur in Kenntnis auch der möglichen Grenzen sowie Artefakte erfolgen darf. Dennoch liegt der Schwerpunkt dieser Monographie auf dem klinischen Einsatz der Methode, in enger Korrelation zu konkurrierenden oder auch ergänzenden bildgebenden Verfahren. Sämtliche Untersuchungsregionen werden vorgestellt in enger Anlehnung an eine schematische Anlayse, die die optimale Untersuchungstechnik, die Interpretation, die charakteristischen Befunde wie auch die sog. Pitfalls inkludiert.
Obwohl die MR-Angiographie noch vielversprechende Entwicklungen aufweisen wird, vermittelt dennoch dieses Werk den „state of the art" der derzeit die Aufmerksamkeit aller radiologischen Kollegen wie auch unserer klinischen Partner gewinnen muß.

Berlin, November 1994   R. Felix

Vorwort

Seit Beginn der Ära der Magnetresonanztomographie (MRT) hat sich die Diagnostik des Gefäßsystems einen festen Platz in der klinischen Anwendung dieses Verfahrens erobern können. Während das klassische Spinechoexperiment in der bildgebenden MRT bereits häufig einen entscheidenden Hinweis auf das Vorliegen einer Gefäßpathologie erbringen konnte, hat erst der routinemäßige Einsatz von flußsensitiven Sequenzen der Methodik der MR-Angiographie (MRA) zum Durchbruch verhelfen können.

Prinzipiell stehen verschiedene Untersuchungstechniken zur Verfügung, die in Abhängigkeit vom installierten System und den zur Anwendung kommenden Sequenzen eine reproduzierbare Bildqualität ermöglichen. Der Vorteil der MRA liegt in der fehlenden Invasivität dieses Untersuchungsverfahrens, das dennoch die heute sensitivste Dokumentation von Flußphänomenen erlaubt. Diese Untersuchungstechnik ermöglicht zusätzlich eine reproduzierbare und vom Untersucher unabhängige Beurteilung von Gefäßpathologien. Neue Möglichkeiten schneller Flußsequenzen bieten die Voraussetzung zur quantitativen Flußmessung mit Techniken wie „phase mapping" und „RACE".

Das vorliegende Werk soll neben einer Einführung in die MR-Angiographie den klinischen Einsatz dieser Methode vorbereiten. Dazu wurde neben einer Vorstellung der optimalen Untersuchungstechnik auf die zu erzielende topographische Information Wert gelegt. Die Präsentation der klinischen Ergebnisse basiert auf Erfahrungen unserer Arbeitsgruppe an mittlerweile mehr als 1000 Patienten, die klinisch und korrelierend mit anderen bildgebenden Verfahren untersucht wurden.

Als wichtiger Leitsatz gilt dabei, daß die MR-Angiographie nicht mit den herkömmlichen angiographischen Techniken vergleichbar ist und daß prinzipielle Unterschiede bestehen. Unter diesem Gesichtspunkt müssen die klinischen Ergebnisse der MRA beleuchtet werden und die Vorteile dieses Verfahrens zum Wohle des Patienten bei der vaskulären Diagnostik zum Einsatz kommen. Es ist wünschenswert, daß dieses Buch für den praktisch-klinischen Einsatz der MRT und MRA des Gefäßsystems einen Beitrag zu leisten vermag.

Dieses Buch über den interdisziplinären Einsatz der MRT und MR-Angiographie des Gefäßsystems konnte nur zustandekommen durch die enge Kooperation mit Kollegen und Freunden aus der Radiologie und zahlreichen klinischen Disziplinen.

Mein besonderer Dank gilt dabei meinen früheren Kollegen aus der Radiologischen Klinik München, insbesondere meinem Lehrer Prof. Dr.Dr. J. Lissner, der die ersten Anstöße zum Beginn dieses Projekts gab, und Dr. H. Steinhof, der mir die ersten Kenntnisse in der vaskulären Neuroradiologie vermittelte.

Dank gilt den klinischen Kooperationspartnern wie Prof. Dr. K. Einhäupl aus der Neurologischen Klinik, PD Dr. G. Grevers aus der HNO-Klinik, und Prof. Dr. Spengel aus der Medizinischen Poliklinik. Unter Leitung meines neuen Chefs, Prof. Dr. R. Felix, konnten an der Strahlenklinik und Poliklinik der Freien Universität Berlin im Klinikum Rudolf Virchow neue Impulse gesetzt werden. Aufgrund der enormen Förderung durch Prof. Felix konnten viele Grundlagenuntersuchungen initiiert und neue Ansätze zur Kontrastmitteldiagnostik erarbeitet werden. Hervorzuheben ist dabei die Zusammenarbeit mit dem Deutschen Herzzentrum, den internistischen Abteilungen, Prof. Dr. Biamino, Prof. Dr. Hepp und PD Dr. Mohlsen. Dank muß auch den Doktoranden an der Strahlenklinik ausgesprochen werden, darunter Frl. Heinzinger und Sema Ycel.

Nicht zuletzt gilt mein besonderer Dank Frau M. Vorbuchner und den Photographen, die unendliche Mühe auf die Ausarbeitung und Fertigstellung des Manuskripts verwandt haben.

Berlin, November 1994   Thomas J. Vogl

Inhaltsverzeichnis

1 Einleitung

1.1 Allgemeine Einführung

Die breite Einführung der klinischen MR-Angiographie macht eine genauere Betrachtung der technisch-physikalischen Grundlagen notwendig. Im wesentlichen charakterisieren zwei Phänomene den klinischen Einsatz der Methode, zum einen die unterschiedlichen Flußphänomene sowie die technischen Grundlagen, auf denen dieses Verfahren basiert. Die Tatsache, daß Flußeffekte das MR-Signal modifizieren, ist seit langem bekannt. Die ersten Versuche wurden schon vor 30 Jahren durchgeführt. Interessanterweise bediente man sich dieses Phänomens, um die Störung in den Treibstoffleitungen von Satellitenträgerraketen zu messen, ohne dabei in den Strömungsweg Hindernisse einbringen müssen.

Die klinische Anwendung dieser Methode beruht auf der Kenntnis der *topographischen Details*, die mit dieser Methode multiplanar und in unterschiedlichen Projektionen zu erzielen sind. Hinzu kommt an dieser Stelle die Kenntnis von *Artefakten* und spezifischen *Pitfalls*, deren Identifizierung für einen besseren Einsatz der MRT und MRA bedeutungsvoll ist.

In den *klinischen Kapiteln* werden gemäß einem standardisierten Schema die *optimale Untersuchungstechnik*, die *topographischen Grundlagen* sowie die Klinik getrennt für jeweils das arterielle und venöse System abgehandelt. Im Vordergrund stehen dabei die *vergleichende Evaluierung* der MRT und MRA mit *anderen bildgebenden Verfahren* und dem *klinischen Befund*.

Abschließend soll zu jedem Kapitel eine kurze Zusammenfassung die Methode im *Vergleich kritisch beleuchten* und mittels einer diagnostischen Strategie den klinischen Einsatz *richtig steuern*.

Die Magnetresonanztomographie hat ihren Durchbruch zur klinischen Routinediagnostik im Jahre 1983 begonnen und seitdem unaufhaltsam fortgesetzt. Die ersten Schritte zu dieser Entwicklung wurden im Jahre 1946 gestartet, als Bloch und Purcell [1, 14] unabhängig voneinander das Prinzip der Kernspinresonanz entdeckten. Nach Etablierung der MR-Spektroskopie als analytische Methotik führte in den 70er Jahren Lauterbur [11] einen „Magnetisierungsvektor" ein, mit dessen Verhalten 2 gewebespezifische Größen, die T1- und T2-Relaxationszeit, beschrieben und in einen Bildkontrast umgewandelt werden konnten.

Die Signalintensität eines Gewebes in der MR-Tomographie wird bestimmt durch gewebespezifische Parameter wie Protonendichte-, T1- und T2-Relaxationszeiten sowie durch den Kontrast bestimmende Meßgrößen wie die Repetitionszeiten (TR), Echozeit (TE) sowie die Art und die Parameter der Pulssequenzen (z.B. Spinecho- und Gradientenechosequenzen).

Als entscheidender Faktor zum Verständnis und zur Interpretation der vaskulären Diagnostik in der MRT muß der Blutfluß als ein zusätzliches Phänomen mit Einfluß auf die Signalintensität in der MRT identifiziert werden.

Jede Art von bewegten Protonen (Spins) erzeugt Artefakte in MR-Bildern, die sich entsprechend als Geisterbilder oder als Signalauslöschung äußern. Andererseits stellt aber die Bewegung des Blutes die Grundlage für die MR-Angiographie dar. Allem voran die sog. Flußkompensation, die es erlaubt, die Signalauslöschung durch fließendes Blut zu beheben.

Die Zielsetzung der MRA umfaßt die Entwicklung einer sicheren und preiswerten Untersuchungstechnik im Vergleich zu den herkömmlichen Untersuchungsverfahren. Die MRA soll daher als Instrument zur Entscheidungshilfe dienen, ob eine DSA oder folgend eine Intervention indiziert ist. Als Vorteile der MRA müssen im Vergleich zur DSA aufgeführt werden das fehlende Risiko von Kathetermanipulationen, ionisierender Strahlung und Kontrastmittelapplikation. Von wesentlicher Bedeutung ist weiterhin die Visualisierung physiologischer Flußphänomene und die dreidimensionale Datenerfassung. Als Nachteile müssen jedoch auch aufgeführt werden die reduzierte räumliche Auflösung und die Anfälligkeit für Artefakte.

Als wesentlicher Gesichtspunkt muß auch über den Einsatz der MRA als Screeningmodalität diskutiert werden.

1. Definition der MR-Angiographie

- Physiologische Untersuchungstechnik, die es erlaubt, fließendes Blut mit unterschiedlichem Signal darzustellen im Vergleich zum umgebenden Gewebe
- Flußabhängige Bildkriterien
- Unterscheidet sich fundamental von der konventionellen Angiographie und DSA
- MRA extrem verläßlich in Kombination mit der MRT
- MRA abhängig von Sequenz, Parameter und Körperregion

2. Zielsetzungen der MRA

- Entwicklung einer sicheren und preiswerten Untersuchungstechnik im Vergleich zur DSA
- Vorstellung eines Instrumentes zur Entscheidungshilfe, ob der Einsatz der DSA indiziert ist

3. Vergleichende Gegenüberstellung der Grundlagen der digitalen Subtraktionsangiographie (DSA) und der Magnetresonanzangiographie (MRA)

Angiographie:
Darstellung der Gefäße durch KM-Applikation
Einsatz ionisierender Strahlen

DSA:
Hohe topographische Auflösung

MRA:
Magnetische Eigenschaften sich bewegender Spins
Keine Kontrastmittelapplikation
Funktionelle Information

4. Vor- und Nachteile der MRA

Vorteile der MRA:
Fehlendes Risiko:
- Kontrastmittel
- Blutung
- Strahlenexposition
- Embolisierung
Keine Hospitalisation
Dreidimensionale Datenerfassung
Interaktives Display

Nachteile der MRA:
Limitierte Auflösung
Geringe zeitliche Auflösung
Multiple Artefakte

Nachteile der konventionellen Angiographie und DSA:
Große Mengen jodhaltiger Kontrastmittel
Nicht sichere Visualisierung aller Kollateralen

Nachteile der Doppler-Sonographie:
Notwendigkeit eines ähnlichen Fensters
Optimale Winkeleinstellung
Fehlende 3D-Visualisierung

1.2 Historischer Überblick

Die Technik der MRA hat ihren Ursprung genommen von Flußuntersuchungen unter Einsatz der magnetischen Resonanz. Die ersten Flußmessungen beruhten auf der Interaktion der Bewegung mit der Anregung durch die Hochfrequenzfelder. Die zusätzliche Anwendung linearer Gradientenfelder hat zusammen mit der Einführung der bildgebenden MRT die Entwicklung der MRA entscheidend geprägt.
In den letzten 30 Jahren haben sich viele Autoren mit dem Flußphänomen, dessen Messung und den dazugehörigen Abbildungseigenschaften bezüglich der Magnetresonanz auseinandergesetzt (Tabelle 1.1).

Tabelle 1.1. Historischer Überblick

Literatur/Autor	Jahr	Prinzip
Bloch, Purcell et al.	1946	NMR
Hahn	1950	Spinecho/Diffusion
Suryan	1950	Time of Flight
Carr, Purcel	1954	Multiecho/Diffusion
Singer	1959	Beeinflussung der Signalamplitude durch Inflow
Hahn	1960	„Phasen"-Konzept zur Flußgeschwindigkeitsmessung
Lauterbur	1973	MRT mit Projektion
Garronay	1975	MRT mit Fourier-Transformation und Amplitudenmessung
Grant and Bade	1982	Signaldephasierung
Haake and Lenz Constantinesco et al.	1984–1987	Grundlagen zur MRA
Valk et al.	1985	Vessel-tracking
Dumoulin et al.	1986	Phase und TOF
Marchal	1989	Kontrastmittel für MRA
Cline et al.	1990	Vessel tracking

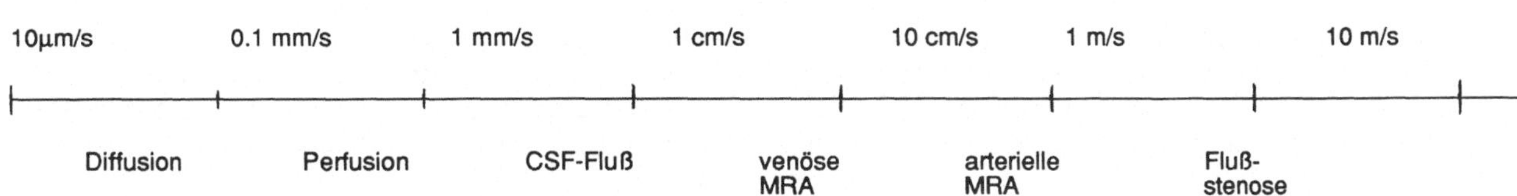

Abb. 1.1. Flußgeschwindigkeitsverteilung im menschlichen Körper und die prinzipiellen Möglichkeiten der Erfassung durch die Magnetresonanz

Nach der Entdeckung des NMR-Experiments durch Bloch et al. [1] im Jahre 1946 hat Hahn [9] im Jahre 1950 bei der Vorstellung des Spinechos einen Abschnitt über die Reduzierung der Echoamplitude durch die Diffusion der Spins entlang eines Feldgradienten vorgestellt. Bei der Anwendung von Spinechos zur Messung der Diffusion haben Carr u. Purcell [2] den Effekt des Flußphänomens auf diese Meßprinzipien wahrgenommen. Die ersten Berichte über NMR und Fluß beruhen auf der Beobachtung von Suryan [16], daß die T1-Zeit von fließenden Protonen andere Werte aufweist als die stationären Gewebes. Durch den Fluß ersetzen frische magnetische Spins die gesättigten Spins in einem Untersuchungsvolumen mit einem daraus resultierendem stärkeren Signal. Dies war somit die erste Beschreibung des *Time of flight* (TOF) oder auch *Wash in*-Phänomens. Kurze Zeit später schlug Singer [15] ein In-flow-Experiment vor, um die Veränderungen der Signalamplitude in Abhängigkeit von der Flußgeschwindigkeit zu messen (Abb. 1.1). Hahn [10] hat 1960 ein Konzept zur Flußmessung vorgestellt, das auch heute noch im wesentlichen Gültigkeit im Hinblick auf die Phasenkontrastangiographie besitzt. Dabei legte er Berechnungen vor, die eine direkte Proportionalität der Phase mit der Flußgeschwindigkeit erkennen ließen.

Nach der Vorstellung des Prinzips der NMR zur Bildgebung durch Lauterbur [11] 1973 analysierte Garroway [6] weiter das Flußphänomen mit dem Konzept der Amplitudenmessung. 1982 konnten Grant u. Back [7] den Signalverlust in 2D-NMR-Sequenzen durch die Dephasierung fließender Protonen in einem Röhrenexperiment nachweisen.

Trotz dieser raschen Fortschritte war die Flußquantifizierung immer der topographischen Evaluierung mittels MRT-Techniken nachgeordnet. Die ersten Hinweise auf die Möglichkeiten der MRA entstanden auf der Basis des „Flow-void-Phänomens". Dabei stellt sich fließendes Blut signalarm im Vergleich zu den Umgebungsstrukturen dar und erlaubt so Informationen über Lumen und Wandverhältnisse eines Gefäßes. Durch neue Ansätze zum Postprocessing wie der „Maximum Intensity Projection" (MIP) konnten Projektions- und Subtraktionsverfahren zur MRA entwickelt

werden [4, 8]. Weeden et al. [18] stellten an einem getriggerten Bilddatensatz aus dem Herzzyklus ein zufriedenstellendes MR-Projektionsangiogramm vor. Verschiedene Arbeitsgruppen haben in den folgenden Jahren die Voraussetzungen für den breiten Einsatz der MRA geschaffen [4, 8]. Die weitere Entwicklung war ausgerichtet auf die Optimierung von 3D-TOF-Techniken und Phasenkontrastverfahren [3, 5, 17]. Das Echoplanarverfahren stellt nach seiner Entwicklung eine weitere Technik dar, um die Flußphänomene weitergehend zu analysieren. Durch die Möglichkeit einer Akquisitionszeit unter 100 ms werden Bewegungsartefakte eliminiert, als Nachteil muß derzeit aber die etwas reduzierte räumliche Auflösung angeführt werden.

Zusammenfassung

Die raschen technischen Fortschritte in der MRT und MRA lassen nur eine Überblickdarstellung des gesamten Spektrums von Sequenzen und Parametern zu. Dennoch existieren heute Basisinstrumente zur vaskulären MRT und MRA, die in ihrer klinischen Wertigkeit zur Optimierung der vaskulären Diagnostik vorgestellt werden sollen.

Literatur

1. Bloch F, Hansen WW, Packard ME (1946) Phys Rev 69:127
2. Carr HY, Purcell EM (1954) Effects of diffusion on free precession in nuclear magnetic resonance experiments. Phys Rev 94:630–638
3. Cline HZ, Dumoulin CL, Lorensen WE et al. (1991) Volume rendering and algorithm for MR angiography. Magn Res Med 18:384–394
4. Constantinesco A, Mallet JJ, Bonmartin A et al. (1984) Spatial or flow velocity phase encoding gradients in NMR imaging. Magn Res Imag 2:235–240
5. Dumoulin CL, Souza SP, Walker MF (1989) Three dimensional phase contrast angiography. Magn Res Med 9:139–146
6. Garroway AN (1974) Velocity measurements in flowing fluids by NMR. J Phys D, Appl Phys 7:L159–L163

7. Grant JP, Back C (1982) NMR rheotomography: feasibility and clinical potential. Med Phys 9:188–193

8. Haake EM, Lenz GW (1987) Improving MR image quality in the presence of motion by using rephasing gradients. AJR 148:1251–1258

9. Hahn EL (1950) Spin-echos. Phys Rev 80:580–594

10. Hahn EL (1960) Detection of sea-water motion by nuclear procession. J Geophys Res 65:776–777

11. Lauterbur PC (1973) Image formation by induced local interactions: examples employing nuclear magnetic resonance. Nature 242:190–191

12. Mansfield P, Pykett IL (1978) Biological and Medical Imaging by NMR. Magn Res 29:355–373

13. Marchal G, Bosmans H, Van Heckel P et al. (1990) MR angiography with gadopentate dimeglumine-polylysine: evaluation in rabbits. AJR 155:407–411

14. Purcell EM, Torrey HC, Pound RV (1946) Phys Rev 69:37

15. Singer JR (1959) Blood flow rates by nuclear magnetic resonance measurements. Science 130:1652–1653

16. Suryan G (1951) Nuclear resonance in flowing liquids. Proc Indian Acad Sci 33:107–111

17. Valk PE, Hale JD, Crooks L et al. (1986) MR imaging of aortoiliac atherosclerosis with 3D image reconstruction. J Comput Ass Tomogr 10:439–444

18. Weeden VJ, Reto AM, Edelman RR et al. (1985) Projective imaging of pulsatile blood flow with magnetic resonance. Science 230:946–948

2 Technik und Grundlagen

Zwischen 1946 und 1973 wurden Magnetresonanztechniken hauptsächlich zur In-vitro-Feststellung der molekularen Struktur von reinen, homogenen Proben benutzt. Seit Anfang der 70er Jahre konzentrierte sich die Forschung auf die Übertragbarkeit der Studie auf den Menschen. Damadian und Lauterbur legten für diese Entwicklung die Ecksteine.

Forschungsziel von Damadian war die Differenzierung von benignem und malignem Tumorgewebe aufgrund ihrer Relaxationszeiten und er untersuchte in diesem Zusammenhang die Möglichkeit von In-vivo-Gewebe-Relaxationsmessungen. Damadian baute den ersten Magneten für bildgebende Magnetresonanzen am Menschen und das erste erfolgreiche Bild entstand im Juli 1977.

Lauterbur erkannte die Notwendigkeit von linearen magnetischen Feldgradienten, um eine örtliche Differenzierung der individuellen Lokalisierung der kernmagnetischen Reaktion eines komplexen Systems zu erhalten [10, 17, 37].

2.1 Grundlagen der bildgebenden Magnetresonanztomographie

Wie alle anderen bildgebenden Verfahren in der medizinischen Diagnostik nutzt auch die MRT die Wechselwirkungen eines Meßobjekts mit dem Strahlenfeld. Dieses Strahlenfeld darf aber nicht so schwach sein, daß keine Strahlung mehr aus dem Meßobjekt austritt, aber auch nicht so stark, daß biologisches Gewebe geschädigt wird. Bei elektromagnetischen Wellen wird der kurzwellige Bereich ($< 0,05$ nm) schon seit der Entdeckung der Röntgenstrahlung 1895 für die medizinische Diagnostik genutzt; der langwellige Bereich ($> 0,3$ m) gelangt erst seit 1973 zum Einsatz. Die Begrenzung der Ortsauflösung durch die Wellenlänge wird dabei durch die Überlagerung zweier Felder umgangen. Mit Hilfe eines Hochfrequenzfeldes im MHz-Bereich und eines ortsvariablen magnetischen Gleichfeldes wird die scharfe Resonanzabsorption ma-

gnetischer Kerne in biologischem Gewebe genutzt, um eine räumliche Zuordnung der Kernmagnetisierung zu erreichen [17, 37].

Im folgenden werden kurz die physikalischen Grundlagen der Kernresonanz und die Verfahren zur Ortsauflösung beschrieben.

2.1.1 Physikalische Grundlagen

Diamagnetismus

Der an die Materie gebundene Magnetismus läßt sich auf die Atome und deren Grundbausteine zurückführen. Es ist bekannt, daß jeder elektrische Strom mit einem ihn umgebenden Magnetfeld gekoppelt ist. Ebenso sind die Elektronenbahnen in den Atomen und den daraus zusammengesetzten Molekülen die Ursache eines Magnetfeldes, welches sich bemerkbar machen kann, sobald diese Materie in ein äußeres Magnetfeld gebracht wird. Durch dieses äußere Magnetfeld wird wiederum ein Elektronenfluß induziert und somit ein Magnetfeld aufgebaut, welches dem äußeren entgegengesetzt gerichtet ist und dadurch das äußere Magnetfeld abschwächt. Man spricht in diesem Falle vom Diamagnetismus [6, 10, 17, 37].

Paramagnetismus

Der grundsätzlich in der Materie immer vorhandene Diamagnetismus wird allerdings nur dann beobachtet, wenn sich die magnetischen Kräfte der Atome und Moleküle gegenseitig aufheben. Findet allerdings keine Kompensation des Magnetismus durch Paarung mit magnetischen Nachbarteilchen statt, erfolgt eine Ausrichtung der ungepaarten Teilchen, meist Elektronen, durch das äußere Magnetfeld. Dieser Magnetismus ist auf die Eigenrotation der Elektronen um ihre eigene Achse zurückzuführen. Durch die elektrische Ladung dieser Teilchen ergibt sich das Verhalten von Stabmagneten mit einer Verstärkung des Magnetfeldes durch das äußere Magnetfeld. Man spricht auch vom paramagnetischen Verhalten dieser Teilchen [6, 10, 17, 37].

Atomkernparamagnetismus

Auch die meisten Atomkerne besitzen eine Eigenrotation, den sog. Kernspin. Dieser ist allerdings nur vorhanden, wenn der Atomkern aus einer ungeraden Zahl von Nukleonen besteht oder sich aus einer ungeraden Zahl von Neutronen und Protonen zusammensetzt. Diese Atomkerne lassen sich aufgrund ihrer Ladungsverteilung mit Stabmagneten vergleichen und richten sich im äußeren Magnetfeld aus.

Die Magnetfeldänderung, welche durch die magnetischen Eigenschaften der Materie verursacht wird, bezeichnet man als Magnetisierung und ist proportional zu der von außen einwirkenden magnetischen Feldstärke B. Die Magnetisierung berechnet sich dabei aus der Multiplikation von B mit der substanzspezifischen Suszeptibilität χ.

$$M = \chi \cdot B.$$

Da die Magnetisierung M gewöhnlich auf die Volumeneinheit bezogen wird, spricht man auch von dem magnetischen Moment der Volumeneinheit. Diese berechnet sich aus der Vektorsumme aller in diesem Volumen enthaltenen magnetischen Momente [6, 10, 17, 37].

Magnetische Energie

Während im magnetfeldfreien Raum alle räumlichen Richtungen der Kerndipole mit gleicher Wahrscheinlichkeit vorhanden sind, ordnen sich die Dipole beim Anlegen eines äußeren Magnetfeldes parallel oder antiparallel zur Feldrichtung an. Eine genauere Analyse der magnetischen Anordnung der Kerndipole zeigte, daß die Kerne in beiden Einstellungen in einem gewissen Winkel zur äußeren Feldrichtung präzedieren. Mit jeder dieser Einstellungen ist eine bestimmte potentielle Energie verbunden. Die Differenz zwischen beiden Einstellungen ist dabei direkt proportional dem angelegten Feld B_0 (Abb. 2.1) [6, 10, 17, 37].

Boltzmann-Verteilung

Das ungestörte Dipolsystem wird innerhalb des Feldes B_0 immer bestrebt sein, den niedrigsten Energiezustand einzunehmen, der etwa der Paralelausrichtung aller Dipole entspricht. Diesem Bestreben wirkt jedoch die thermische Energie, welche in der Temperaturbewegung und damit auch in elektromagnetischen Wechselfeldern am Kernort in Erscheinung tritt, entgegen. Zwischen den beiden Energieformen kommt es zum Gleichgewicht, welches auch das thermische Gleichgewicht genannt wird [6, 10, 17, 37].

2.1.2 Grundlagen der Kernresonanzmessung

Resonanzphänomen

Generell gesehen kann man Resonanz als ein physikalisches Phänomen betrachten, das die Übertragung von Energie von einem System oder Objekt auf ein anderes, ähnliches System oder Objekt erlaubt. Durch diese Energieübertragung schwingt das zweite System mit der gleichen Frequenz. Die Energieübertragung erfolgt allerdings nur, wenn beide Systeme die gleiche Frequenz haben.

Im Falle der magnetischen Resonanz bezieht sich der Resonanzprozeß auf das physikalische Phänomen, bei dem bestimmte Kerne in einem starken homogenen Magnetfeld Hochfrequenz- (HF-)Energie absorbieren, wenn die Frequenz der eingestrahlten HF-Pulse mit der Eigenfrequenz der Kerne im Magnetfeld übereinstimmt. Die Resonanzfrequenz der Kerne wird als Larmor-Frequenz bezeichnet und berechnet sich nach der Larmor-Gleichung.

$$f_0 = \frac{\gamma}{2\pi} \cdot B_0.$$

f_0 = Resonanz- oder Larmor-Frequenz,
γ = gyromagnetisches Verhältnis; für jede Kernsorte konstant,
B_0 = Stärke des Grundmagnetfeldes.

Diese Larmor-Beziehung besagt, daß sich die Resonanzfrequenz f_0 erhöht, wenn die magnetische Feldstärke B_0 erhöht wird.

Das magnetische Kernresonanzphänomen wird durch die Resonanzfrequenz f_0, die Amplitude des Kernresonanzsignals und die 2 Zeitkonstanten, die sog. Relaxationszeiten T_1 und T_2, charakterisiert. Das Zeitverhalten der magnetischen Kernmomente hat seinen Ursprung in der Wechselwirkung der angeregten Kernspins mit den benachbarten Atomen und Molekülen sowie mit den benachbarten Kernspins.

Bei Zimmertemperatur bzw. bei Körpertemperatur befinden sich die Moleküle und Atome in ungeordneter thermischer Bewegung relativ zueinander. Die Kerndipole sind daher einem Spektrum elek-

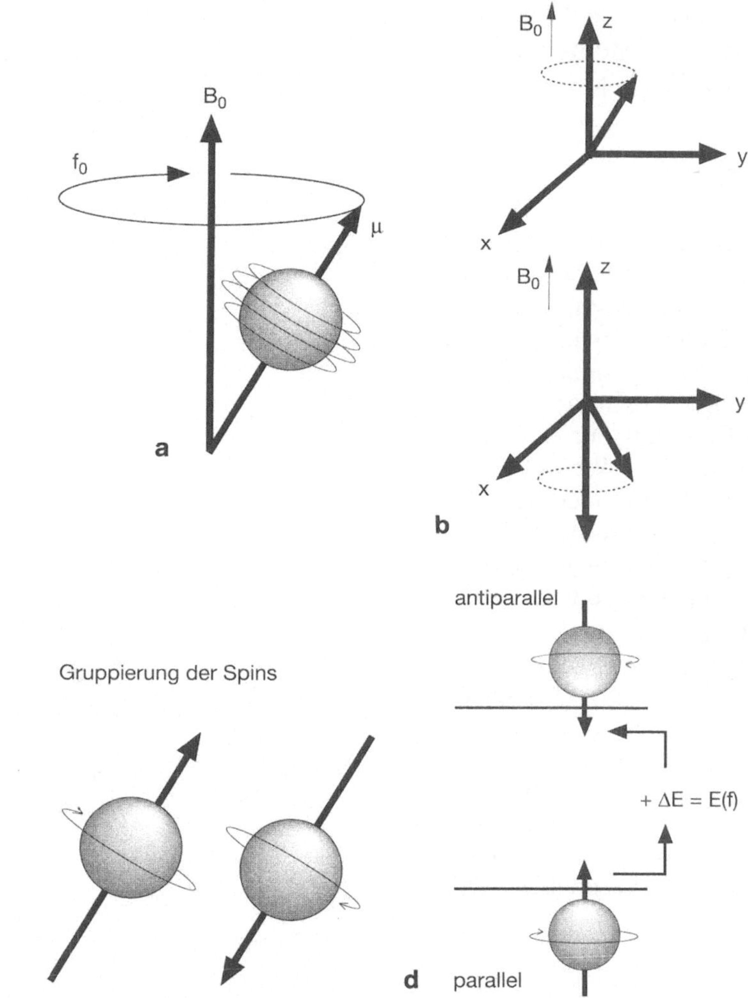

Abb. 2.1 a–d. In einem Magnetfeld B_0 präzediert ein magnetischer Dipol μ mit der Larmor-Frequenz f_0 um die Feldrichtung von B_0 (**a**). Dabei richten sich die Spins parallel oder antiparallel zu dem Hauptmagnetfeld aus (**b, c**). Bei größeren Magnetfeldstärken steigt der Unterschied in der Verteilung beider Zustände, der sich in einer Zunahme der Gesamtmagnetisierung äußert. Eine Änderung der Spinrichtung von parallel in den energetisch höheren Zustand der antiparallelen Anordnung erfordert die Aufwendung des exakten Betrages der fehlenden Energiedifferenz. Diese Energiedifferenz hängt direkt von der Präzessionsfrequenz der Spins ab (**d**)

tromagnetischer Wechselfelder ausgesetzt, welches innerhalb der Resonanzlinienbreite zu Übergängen zwischen den magnetischen Energieniveaus führen kann. Wird daher ein Kernspinsystem mit der Spinquantenzahl $1/2$ einem äußeren Magnetfeld ausgesetzt, dann sorgen diese aus der Wärmebewegung der Elementarteilchen resultierenden Wechselfelder dafür, daß sich aus der ursprünglichen Gleichverteilung der Kernspins in parallel und antiparallel ausgerichtete Kerndipole über die Feldfluktuationskomponente innerhalb der Resonanzlinienbreite eine Kernmagnetisierung einstellt, welche der Boltzmann-Verteilung bei der jeweiligen Temperatur entspricht [10, 37].

Kernspin-Gitter-Relaxationszeit T_1

Da bei diesem Relaxationsvorgang die Wechselwirkung des Kernspins mit den Molekülen der Umgebung entscheidend ist, spricht man auch von der Kernspin-Gitter-Relaxationszeit oder der longitudinalen Kernrelaxationszeit T_1. Mit dem Magnetisierungsvorgang ist ein Wärmeübergang von den Kernspins auf das Molekülgitter verbunden. Die Relaxationszeit T_1 wird deshalb auch manchmal als die „thermische" Relaxationszeit bezeichnet. Der zeitabhängige Verlauf ist durch eine einfache Exponentialfunktion gegeben. Eine derartige Annäherung an die Gleichgewichtsmagnetisierung M_0 findet stets auch dann statt, wenn zuvor die Längskomponente (parallel zum äußeren Feld B_0) vorübergehend durch ein Hochfrequenzfeld bei der Resonanzfrequenz f_0 aus der Feldrichtung von B_0 herausgeklappt wird (Abb. 2.2) [10, 37].

Spin-Spin-Relaxationszeit T_2

Die magnetische Kernrelaxationszeit T_2, die auch die transversale oder Spin-Spin-Relaxationszeit genannt wird, charakterisiert im Gegensatz zur T_1-Relaxationszeit das zur Hauptfeldrichtung B_0 transversale Zeitverhalten der Kernmagnetisierung. Wie im vorhergehenden Abschnitt gezeigt wurde, nimmt die von den Kernen in der Hochfrequenzspule induzierte elektrische Wechselspannung – das Kernresonanzsignal – exponentiell mit der Zeitkonstante T_2 ab. Dieser Vorgang muß als ein sukzessiver Verlust der gleichphasigen, um 90° gedrehten Kernmagnetisierungskomponente aufgefaßt werden. Durch die gegenseitige Störung über die mit den Kerndipolen verbundenen lokalen Magnetfelder fallen die anfangs gleichphasigen Kernspins aus dem Tritt, d. h. die aus der geometrischen Summe der gleichgerichteten Spins in der xy-Ebene bestehende transversale Komponente der Kernmagnetisierung nimmt ab. Einen ähnlichen Effekt haben die oft kaum vermeidbaren kleinen örtlichen Schwankungen des Hauptfeldes B_0 (Abb. 2.3) [6, 10, 37].

Kernrelaxation im biologischen Gewebe

Die Kernrelaxationszeiten T_1 und T_2 sind abhängig vom molekularen Aufbau, der Dichte, der molekularen Beweglichkeit und damit auch von der Temperatur und der Viskosität. Während T_2 mit zunehmender Viskosität immer kleiner wird, kann T_1 bei zunehmender Viskosität wieder länger werden. Ein ähnliches Verhalten läßt sich auch bei wäßrigen Proteinlösungen beobachten. T_1 und T_2 werden in empfindlicher Weise von der Proteinkonzentration beeinflußt. Größere Moleküle wirken gewöhnlich stärker relaxationszeitverkürzend als kleinere Moleküle [6, 10, 37].

Signal-Rausch-Verhältnis

Die im Bild erreichbare geometrische Auflösung wird durch das Signal-Rausch-Verhältnis festgelegt. Das induzierte MR-Signal der Kerne im kleinsten noch nachweisbaren Volumenelement sollte in Gegenwart des Wärmerauschens des Untersuchungsobjektes und aus der elektronischen Schal-

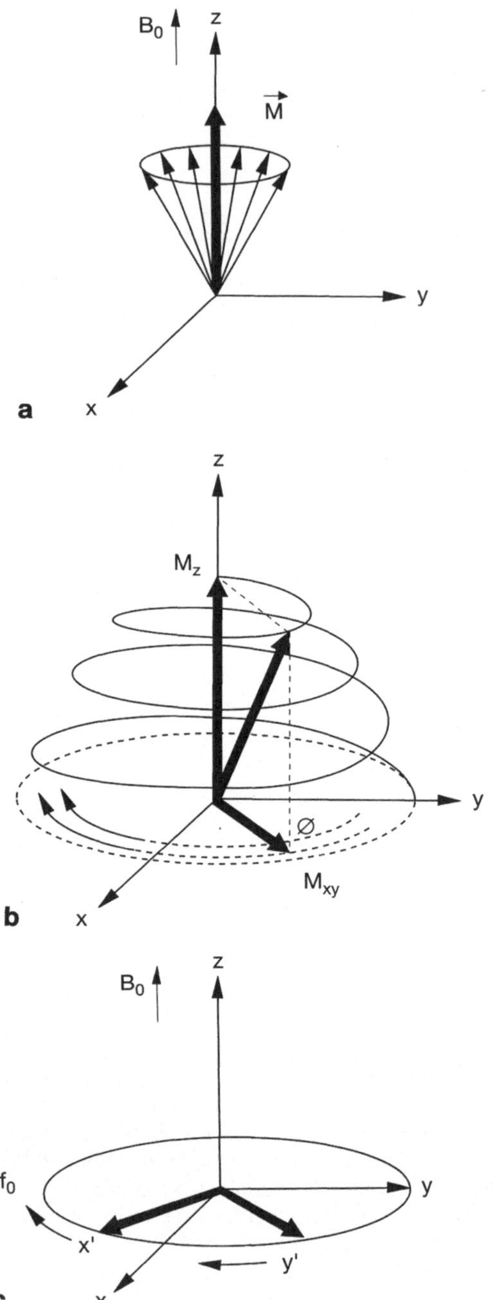

Abb. 2.2 a–c. In einem statischen Koordinatensystem rotieren die Spins eines Voxels um die Hauptmagnetisierungsrichtung Magnetfeld B_0 z. Bei gleicher Frequenz verteilen sich die Spins randomisiert in B_0, wobei ihre longitudinale Magnetisierung überlagert und ihre transversale Magnetisierung eliminiert wird. Die Nettomagnetisierung wird durch den Magnetisierungsvektor $\vec{M}$ veranschaulicht (**a**). Die Einstrahlung von Hochfrequenz mit der Frequenz f_0 in einer Ebene senkrecht zum Hauptmagnetfeld B_0 lenkt das Spinsystem um einen der Energie proportionalen Winkel aus und erzeugt eine spiralförmige Rotation des Magnetisierungsvektors in die xy-Ebene (**b**). Im rotierenden Koordinatenfeld dreht sich das Koordinatensystem selbst mit der Lamor-Frequenz f_0 um die Magnetfeldrichtung, so daß die spiralförmige Bewegung des Magnetisierungsvektors $\vec{M}$ auf eine Umklappbewegung in die xy-Ebene reduziert wird (**c**)

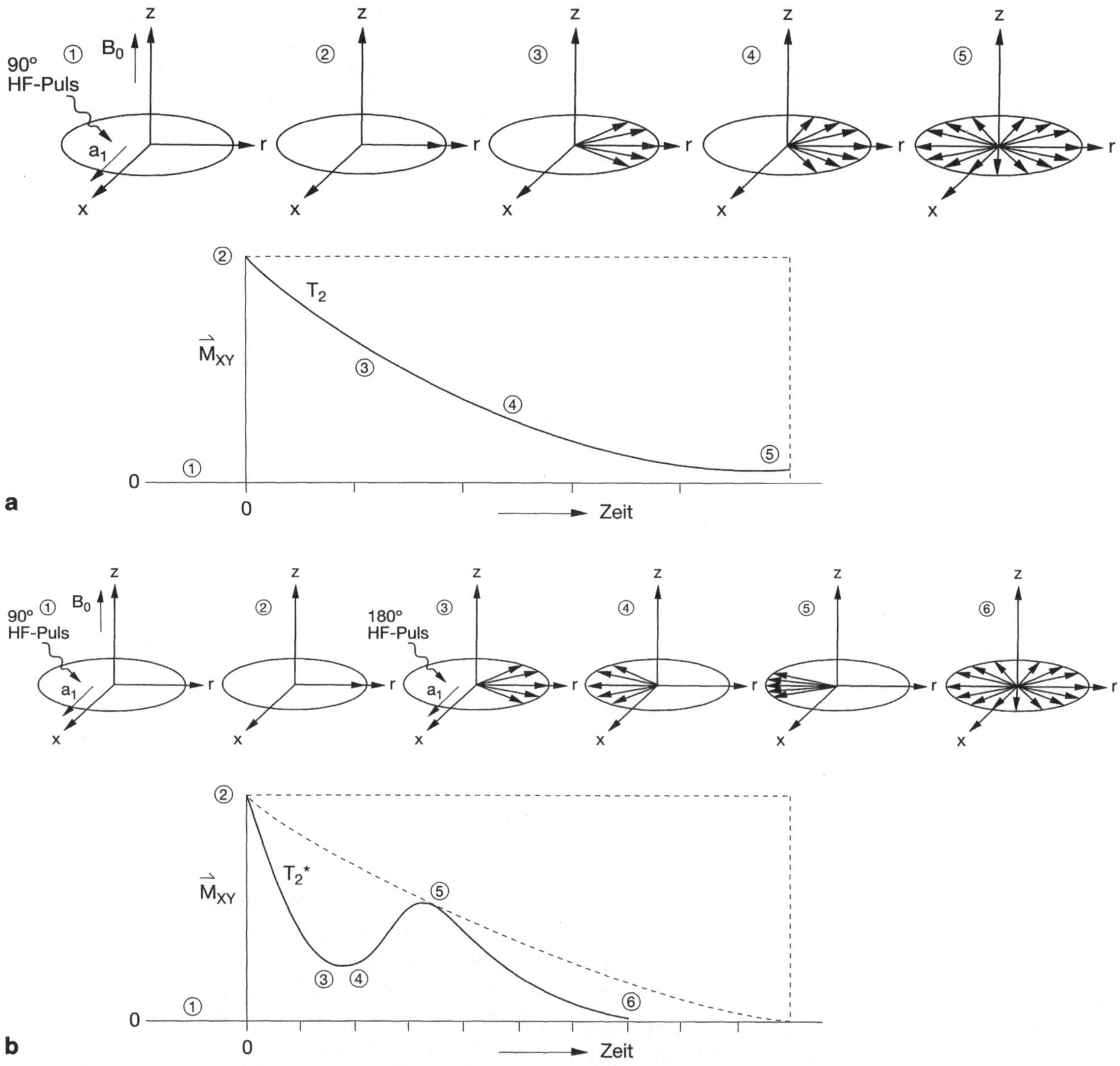

Abb. 2.3 a, b. Nach Einstrahlung eines zusätzlichen HF-Impulses in das Magnetfeld B_0 wird der freie Induktionsabfall mit der Empfangsspule gemessen. Der Signalabfall ist abhängig von der Relaxationskonstanten T_2, wenn Spindephasierung auftritt (**a**). Feldinhomogenitäten führen zu einer zusätzlichen Dephasierung, wodurch der Signalabfall schneller abläuft (T_2*). Dieser Effekt der Feldinhomogenität kann durch die Anwendung eines 180° refokussierenden, zusätzlichen HF-Pulses vermindert werden, welcher das Spinsystem umdreht und die Spins refokussiert (Spinechotechnik) (**b**)

tung noch die gewünschte Grautonauflösung ermöglichen. Somit ergibt sich für das Signal-Rausch-Verhältnis S/N folgende Proportionalität:

$$\frac{S}{N} \approx \frac{B_0 \cdot V \cdot \sqrt{t}}{D^{5/2}}.$$

V = Volumen des Bildelementes,
B_0 = Hauptfeld,
t = Meßzeit,
D = Durchmesser des Meßobjektes.

Bei vorgegebener Auflösung kann S/N durch die Wahl von möglichst großem B_0 verbessert werden. Dem sind jedoch durch die gleichzeitig ansteigende Frequenz f_0 und die damit verbundene zunehmende Hochfrequenzfeldabschwächung im Körper Grenzen gesetzt.

Verfahren zur Ortsauflösung

Um eine Kernmagnetisierung lokalisieren zu können, werden dem homogenen Grundmagnetfeld während der Anregung und der Messung des Signals magnetische Feldgradienten überlagert, so daß die Frequenz des Kernresonanzsignals eine Funktion des Ortes wird. Für die Messung der räumlichen Verteilung der Kernmagnetisierung sind nun verschiedene Verfahren entwickelt worden, auf die im folgenden kurz eingegangen werden soll.

Unterteilt man das Meßobjekt in n^3 Volumenelemente (Voxel), so kann im einfachsten Fall ein Voxel nach dem anderen ausgemessen werden. Hierbei ist die Meßzeit für das gesamte Untersuchungsobjekt proportional zu n^3. Bei der zeilenförmigen Erfassung der Kernmagnetisierung muß man, um den Betrag der Einzelvoxel zu erhalten, diese n-mal unter verschiedenen Bedingungen messen. Der Vorteil der zeilenförmigen Messung liegt in einem um den Faktor $\sqrt{n}$ verbesserten Signal-Rausch-Verhältnis bei gleicher Meßzeit, da jedes Voxel n-mal gemessen und hierdurch das Rauschen durch Mittelung vermindert wird. Folglich erfolgt auch bei einer flächen- oder volumenförmigen Abtastung der Kernmagnetisierung eine Verbesserung des Signal-Rausch-Verhältnisses jeweils um den Faktor $\sqrt{n}$. Trotzdem sind letztere nicht in jedem Fall die günstigsten Methoden der Messung, da die Relaxationszeiten T_1 und T_2 die Wiederholungszeiten für die Messung der Kernmagnetisierung einschränken. Die Meßzeiten für die volumenförmige Abtastung eines Untersuchungsobjektes liegen dabei in einer Größenordnung von $n^2 \cdot T_1$. Für die flächenförmige Abtastung hingegen ist mit einer Meßzeit von $n \cdot T_1$ zu rechnen, so daß bei annähernd gleicher Meßzeit die Matrix zur Steigerung der räumlichen Auflösung erhöht werden kann. Ein weiterer Vorteil dieser Methode ist, daß in den Relaxationspausen weitere, zuvor nicht angeregte Schichten ohne Meßzeitverlängerung vermessen werden können [13, 37].

2.2 Technik der MR-Angiographie (MRA)

Die MRA ist eine vielversprechende Methode für die nicht-invasive Gefäßdarstellung. Die Computertomographie und die röntgenangiographischen Techniken verwenden für die Gefäßdarstellung jodhaltige Kontrastmittel mit dem potentiellen Risiko signifikanter Nebenwirkungen. Verglichen mit diesen Techniken, besteht der Vorteil der MRA darin, daß fließendes Blut in MR-Bildern bestimmte Charakteristika aufweist und somit mit dem Fluß als „physiologisches" Kontrastmittel auf eine Kontrastmittelapplikation in der Regel verzichtet werden kann. Weitere Vorteile dieses Verfahrens sind das Fehlen potentieller Nebenwirkungen durch die Verwendung von Magnetfeldern und die Möglichkeit der multiplanaren Schichtführung ohne Umlagerung des Patienten.

Verglichen mit anderen nicht-invasiven Verfahren, wie der Doppler-Sonographie, bietet die MRA den Vorteil der exakten Gewebecharakterisierung und der Darstellung der Gefäße über größere Strecken. Aufgrund der fehlenden Nebenwirkungen der MRA, des geringen Mehraufwandes an Meßzeit sowie der Nicht-Invasivität der MRA läßt sich dieses Verfahren problemlos mit der konventionellen MRT-Bildgebung koppeln [4, 12, 24, 25, 29].

In der MRA wird das Ausmaß und die Qualität der Gefäßdarstellung von verschiedenen Parametern beeinflußt, wie der Flußgeschwindigkeit, dem Fließverhalten (laminar, turbulent), der Flußrichtung, den Relaxationskonstanten im umgebenden Gewebe und bestimmten technischen Voraussetzungen des benutzten MRT-Geräts (wie z.B. der Gradientenstärke). Für die Untersuchung des Gefäßsystems eignen sich sowohl konventionelle Spinecho-(SE-) und Inversion-Recovery-(IR-)Sequenzen, als auch insbesondere flußsensitive Gradientenecho-(GE-)Sequenzen. Gegenüber diesen GE-Sequenzen bieten die SE- und IR-Sequenzen den Vorteil eines höheren Signal-Rausch-Verhältnisses und reduzierter Bewegungsartefakte; jedoch muß bei diesen Techniken auf eine selektive Gefäßdarstellung verzichtet werden. Bei Fragestellungen, welche die Gefäßwand betreffen, wie Dissektion oder thrombotische Auflagerungen, sind die SE-Sequenzen den GE-Sequenzen vorzuziehen, da das perfundierte Gefäßlumen signalfrei dargestellt wird [10, 17, 40].

Die GE-Sequenzen FISP und FLASH stellen den Blutfluß mit einer hohen Signalintensität dar und eignen sich deshalb für eine differenzierte Gefäßdarstellung. Mittels eines nachfolgenden Rechenschrittes werden aus dem Originaldatensatz vollrotierbare, nur Gefäße darstellende Projektionen berechnet, die mit den Aufnahmen der Digitalen Subtraktionsangiographie (DSA) vergleichbar sind.

2.2.1 Physikalische Grundprinzipien

Die Möglichkeit mittels Magnetresonanzverfahren Fluß darstellen zu können, wurde bereits von Suryan 1951 [38], lange bevor die ersten MR-Tomographen für die klinische Anwendung zur Verfügung standen, beschrieben. Seit Einführung der

MRT in die medizinische Diagnostik ist eine Gefäßbeurteilung mit den herkömmlichen SE-Sequenzen innerhalb gewisser Grenzen möglich. Mit der Einführung schneller 2D- und 3D-GE-Sequenzen sowie weiterer Verbesserungen der Computertechniken wurde das Feld der MR-Bildgebung nicht nur um die Möglichkeit der Gefäßdarstellung, sondern auch um die Möglichkeit der Darstellung von Flußrichtung, -volumen und Fließgeschwindigkeit erweitert.

In der konventionellen MR-Bildgebung sorgen die sog. Flußartefakte für eine Beeinträchtigung der Resultate und erschweren mitunter die Diagnostik. Diese Flußphänomene beruhen im wesentlichen auf den 2 folgenden Effekten: zum einen auf dem Einfluß von ungesättigten Spins in das zu untersuchende Volumen [time-of-flight-(TOF-)Effekt] und zum anderen auf der Veränderung der Präzessionsfrequenz von Ort zu Ort bei Spinfluß (Phasenverschiebung).

Beide Phänomene erlauben Informationen über den Blutfluß in Gefäßen und können somit auch zur Gefäßdiagnostik mittels MRA herangezogen werden [9–11, 36].

Flußdynamik

Da die MRA fließendes Blut zur Darstellung von Gefäßstrukturen verwendet, sollten grundlegende Parameter der Hämodynamik berücksichtigt werden, um MR-Angiogramme mit optimaler Abbildungsqualität zu erhalten.

Die Signalintensität fließenden Blutes wird von einer Reihe von verschiedenen Parametern beeinflußt, wie z. B. von der Flußgeschwindigkeit (v), der Art des Flusses (laminar oder turbulent), der Flußdynamik, der Dichte (ρ), der Viskosität (η), sowie vom Gefäßdurchmesser (d). Dieses Kapitel soll einen kurzen Überblick über den unterschiedlichen Einfluß dieser Parameter auf die Darstellung von Blutfluß in der MRT geben.

Der wichtigste Parameter für die Gefäßdarstellung in der MRT, und somit für die MRA ist die Flußgeschwindigkeit, da die Darstellungsart von Gefäßen von der adäquaten Sequenzauswahl abhängt, welche wiederum für die Darstellung von entweder schnellem oder langsamem Blutfluß konzipiert wurden. Die Flußgeschwindigkeit muß insbesondere bei der Verwendung flußkompensierter GE-Sequenzen berücksichtigt werden.

Das vereinfachte Modell eines Blutgefäßes ist ein zylindrisches Rohr mit der Länge 1 und dem Durchmesser d, sowie konstantem Fluß. Nach dem Grundsatz von Bernoulli ist die Flußgeschwindig-

gleiche, welches durch folgende Formel ausgedrückt wird:

$$v_1 \cdot A_1 = v_2 \cdot A_2 \quad \text{oder}$$
$$v_1 = v_2 \cdot \left(\frac{r_2}{r_1}\right)^2.$$

v = Flußgeschwindigkeit,
A = Fläche,
r = Radius.

Diese Formel zeigt allerdings auch, daß wenn der Gefäßradius um den Faktor 2 reduziert wird, z. B. durch eine Stenose, sich die Flußgeschwindigkeit um den Faktor 4 innerhalb dieser Stenose erhöht. Dieses Phänomen führt dann zu einer Signalauslösung des Blutflusses, welche bei der Auswahl einer ungeeigneten GE-Sequenz um so ausgeprägter ist (Abb. 2.4).

In nicht pathologisch veränderten Gefäßen ist die höchste Geschwindigkeit im Zentrum des Gefäßes lokalisiert und nimmt zum Rand hin kontinuierlich ab. Physikalisch ist dieser Effekt auf Reibungskräfte zwischen Blutkörperchen einerseits und zwischen Gefäßwand und Blutfluß andererseits zurückzuführen [10, 15, 28, 39]. Mit der Verwendung von SE-Sequenzen wird der langsamere, randständige Blutfluß mit hoher Signalintensität, der schnellere gefäßzentrale Blutfluß hingegen als Signalauslöschung dargestellt (boundary layer effect).

Laminarer und turbulenter Blutfluß

Laminarer Blutfluß liegt vor, wenn die verschiedenen Blutschichten parallel zueinander fließen, ohne sich zu vermischen. Der Blutfluß hängt in der Regel von einer Reihe von Gewebeparametern ab, wie der Dichte (ρ), der Viskosität (η), dem Gefäßdurchmesser (d) und der Flußgeschwindigkeit (v). Die Änderung dieser Parameter führt zu einer Änderung von laminarer zu turbulenter Strömung mit daraus resultierender Signalauslöschung in flußkompensierten GE-Sequenzen. Als Maß für die Änderung von laminarer zu turbulenter Strömung gilt die Reynolds-Zahl (Re), welche definiert wird durch:

$$Re = d \cdot \left(\frac{v}{\eta}\right).$$

d = Gefäßdurchmesser,
v = Flußgeschwindigkeit,
η = Viskosität.

Der kritische Wert für eine Strömungsänderung

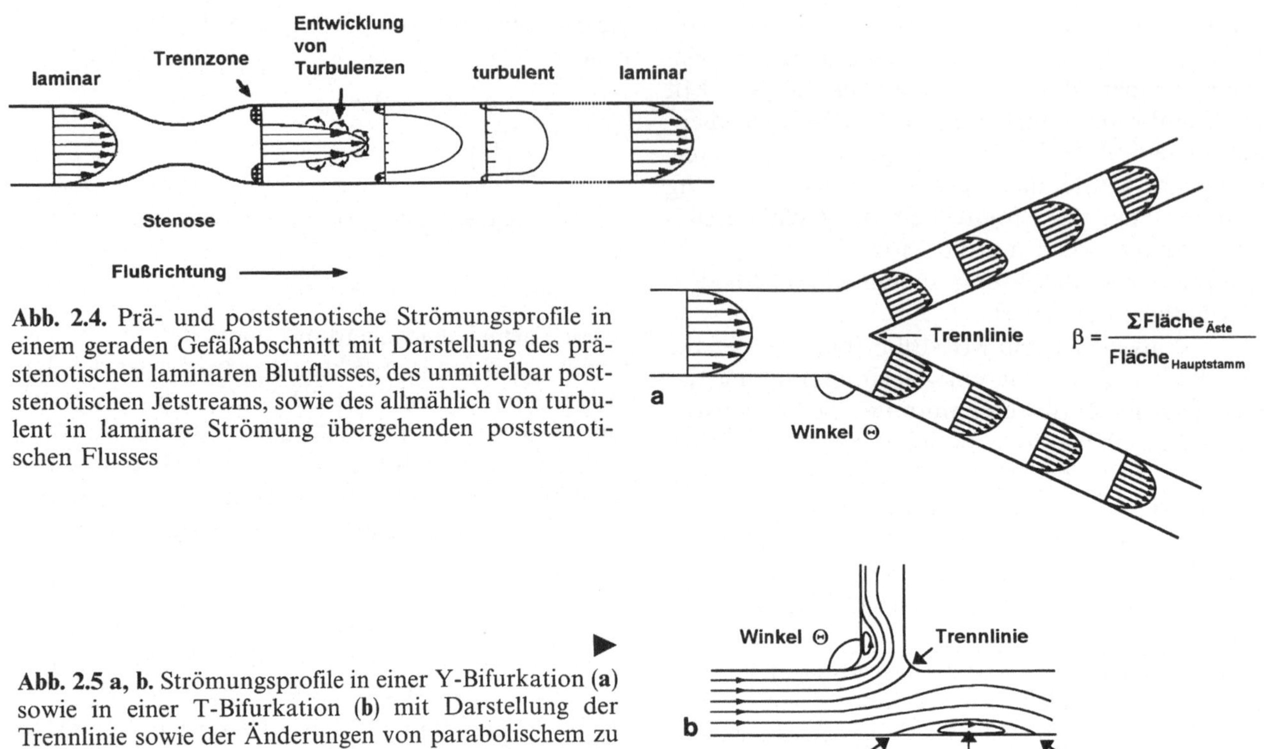

Abb. 2.4. Prä- und poststenotische Strömungsprofile in einem geraden Gefäßabschnitt mit Darstellung des prästenotischen laminaren Blutflusses, des unmittelbar poststenotischen Jetstreams, sowie des allmählich von turbulent in laminare Strömung übergehenden poststenotischen Flusses

▶

Abb. 2.5 a, b. Strömungsprofile in einer Y-Bifurkation (**a**) sowie in einer T-Bifurkation (**b**) mit Darstellung der Trennlinie sowie der Änderungen von parabolischem zu kubischem Flußverhalten

physiologischen Bedingungen werden jedoch wesentlich höhere Werte für Re beobachtet, was auf Gefäßkrümmungen und Oszillation des Blutflusses zurückzuführen ist (Abb. 2.5).

Das Geschwindigkeitsprofil, d. h. die Verteilung der verschiedenen Flußgeschwindigkeiten über den Gefäßquerschnitt, ist für laminare Strömung parabolisch, wogegen das Geschwindigkeitsprofil für turbulenten Fluß eher kubisch ist. Dies ist darauf zurückzuführen, daß bei steigender intraluminaler Geschwindigkeit die verschiedenen Blutschichten nicht mehr parallel zueinander fließen, sondern Verwirbelungen mit nur geringen Geschwindigkeitsdifferenzen zwischen den einzelnen Schichten bilden [10, 15, 28].

Time-of-flight-Effekte

Time-of-flight-(TOF-)Effekte basieren auf dem Einfließen von ungesättigten Spins in das Untersuchungsvolumen und damit hohem Signal. Sie sind besonders deutlich bei Blutfluß senkrecht zur Bildebene. Aufgrund der Flußgeschwindigkeit wird ein Teil der partiell relaxierten Spins in den Gefäßen durch total relaxierte Spins ersetzt (Abb. 2.6). Dabei wird ein Blutbolus in der einen Schicht angeregt und in einer anderen gemessen, der Nachweis des Spinechos ist also nicht schichtspezifisch, und somit ortsunabhängig. Zwischen Anregung und Messung der Spinmagnetisierung vergeht die Zeit δt [14].

Der Austausch von partiell relaxierten durch nicht angeregte Spins in einem Blutbolus ist direkt abhängig von der Fließgeschwindigkeit und der Schichtdicke. Aber auch eine Reihe anderer Faktoren, wie Strömungsverhalten (laminarer, turbulenter Fluß), Winkel zwischen Gefäßen und Bildebene, Aufnahmemodus (Spinecho, Gradientenecho) und Aufnahmeparameter (TR, TE, α), beeinflußt die Signalintensität (SI) des fließenden Blutes [9, 10, 14].

Bei GE-Sequenzen mit kurzer Repetitionszeit (TR), im Vergleich zur longitudinalen Relaxation T_1, ist das stationäre Gewebe gesättigt, wogegen mit dem strömenden Blut mehr und mehr total relaxierte Spins einströmen und sich deshalb das Gefäß mit einer hohen SI vom stationärem Gewebe abgrenzt (Abb. 2.7). Diese SI steigt mit zunehmender Geschwindigkeit an, wogegen die SI bei SE-Sequenzen bei zu großen Geschwindigkeiten auf Null absinkt (Cut-off-Geschwindigkeit: v = 2s/TE). GE-Sequenzen zeigen diesen Abfall nicht. Im Gefäßquerschnitt hängt die SI, wegen der laminaren Strömung, vom Abstand zur Gefäßwand ab und nimmt zum Gefäßzentrum hin zu. Bei einer transversalen Abbildung von Gefäßen im SE-Modus findet sich somit ein im Verhältnis zur Gefäßmitte signalreicher randständiger Ring. Während mit der SE-Technik sehr schnell bewegte Spins mit niedri-

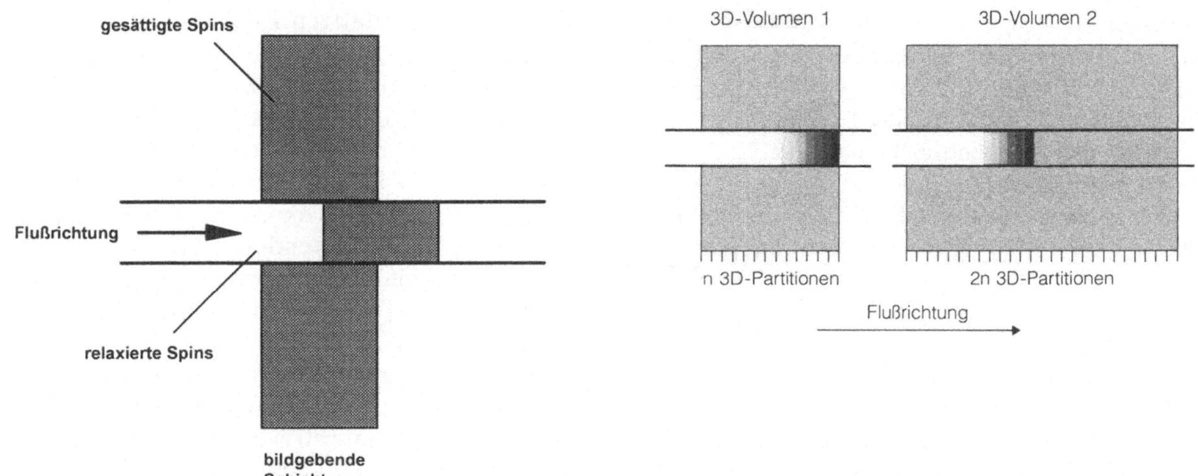

Abb. 2.6. Time-of-Flight-Effekt: Nach einigen Repetitionszeiten ist das stationäre Gewebe partiell abgesättigt. Fließendes Blut ersetzt die partiell relaxierten Spins in der Schicht durch nicht angeregte und erzeugt somit ein höheres Signal als das angrenzende stationäre Gewebe

Abb. 2.8. Einfluß der Schicht- bzw. Volumendicke auf die Signalintensität fließenden Blutes: Auf der Bluteintrittsseite stellt sich der Fluß mit hoher Spinalintensität dar. Beim Durchfließen des Aufnahmevolumens werden die Spins zunehmend relaxiert mit resultierendem Signalverlust

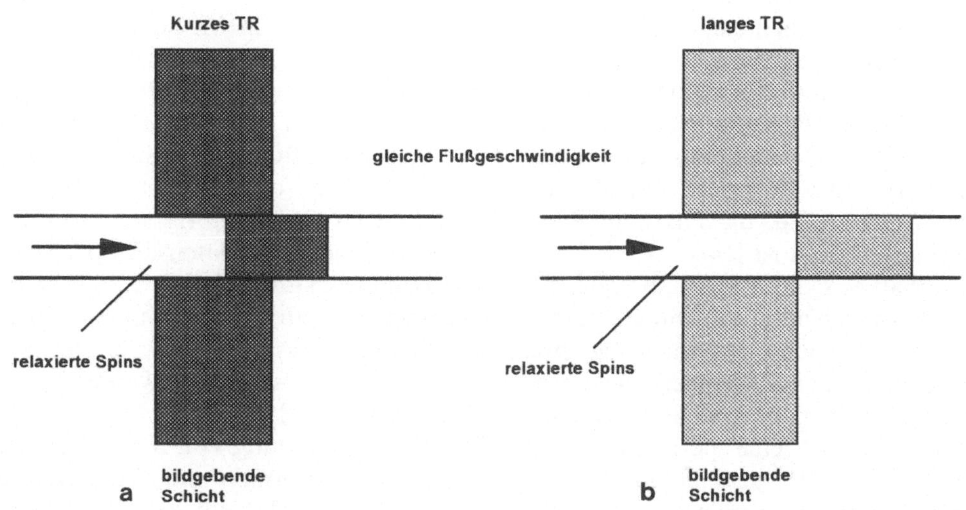

Abb. 2.7 a, b. Einfluß der Repititionszeit (*TR*) auf die Signalintensität fließenden Blutes in GE-Sequenzen. Bei kurzem TR (**a**) werden die Spins von stationärem Gewebe gesättigt, da sich ihre longitudinale Magnetisierung zwischen den Anregungen nicht vollständig erholen kann. Gesättigtes Blut wird kontinuierlich durch relaxiertes ersetzt, wodurch eine hohe Signalintensität im Vergleich zum stationären Gewebe resultiert. Bei langem TR (**b**) können sich die Spins des stationären Gewebes zwischen den Anregungen erholen und kommen somit mit einer hohen Signalintensität zur Darstellung (*dunkelgrau* gesättigte Spins; *hellgrau* weniger gesättigte Spins)

ger SI zur Darstellung gelangen, bilden sich diese in der GE-Technik mit einer hohen SI ab.

Die gleichen Prinzipien bzw. Situationen, wie sie bisher für eine einzelne Schicht betrachtet wurden, gelten zwar auch für den 3D-Datensatz und die Mehrschichttechnik, jedoch nur für die ersten Volumeneinheiten bzw. Schichten auf der Bluteintrittsseite. In den folgenden Volumeneinheiten bzw. Schichten werden die bewegten Spins zunehmend angeregt, woraus die kontinuierliche SI-Abnahme entlang der gesamten Untersuchungsregion resultiert (Abb. 2.8). Die Abnahme der SI hängt auch hier von TR, dem Flip-Winkel und der longitudinalen T_1-Relaxationszeit ab. Da die T_1-Relaxation von Blut relativ lang ist (1.2 s bei 1.5 Tesla) [14, 28], bleibt die longitudinale Magnetisierung auch bei einem hohen Blutfluß für ein ausreichend großes Untersuchungsvolumen erhalten. Hieraus resultiert jedoch die Notwendigkeit einer genauen Sequenz- und Parameterauswahl, die auf die jeweilige „region of interest" (ROI) und auf die Fragestellung (arterielle oder venöse MRA) abgestimmt werden muß.

Phasenverschiebung

Während die TOF-Techniken auf Änderungen der longitudinalen Magnetisierung, also des zur Verfügung stehenden Signals, basieren, nutzt man in den phasensensitiven Techniken die Änderung der transversalen Magnetisierung aus, um Flußkontrast zu erzeugen.

Das Verständnis dieser etwas komplexeren Phänomene vereinfacht sich bei der Betrachtung von SE-Sequenzen:

Bei der Anwendung von SE-Sequenzen gilt für stationäres Gewebe, daß nach einem 90°-Impuls durch Anlegen eines Gradientenfeldes die Spins mit unterschiedlichen Frequenzen ortsabhängig präzipitieren. Daraus resultiert eine ortsabhängige Dephasierung, wobei die Phasenverschiebung proportional zur Größe des Gradientenfeldes und der Applikationszeit ist. Der folgende 180°-Impuls dreht die Phasen um, so daß die Phasendifferenz zur Zeit des Spinechos Null ist [14].

Etwas anders verhält es sich für bewegte Spins. Da sie ihre Position bezüglich des Gradientenfeldes ändern, resultiert daraus auch eine Änderung ihrer Präzessionsfrequenz. Folglich kann die Dephasierung mit dem 2. Impuls nicht komplett invertiert werden. Das Resultat ist eine permanente, geschwindigkeitsabhängige Phasendifferenz für bewegte Spins (eine Flußphase), wobei das Geschwindigkeitsprofil über den Querschnitt eines Gefäßes mit der Phasendispersion korreliert. Dies reduziert die SE-Amplitude und führt somit zu einer signalarmen bis signalfreien Gefäßdarstellung entlang der Schichtebene (Geschwindigkeitsdephasierung) [10, 37].

Ähnliches geschieht bei GE-Sequenzen, welche die Basis für die phasensensitive MRA darstellen.

Ein zeitlich bipolarer, räumlich linearer Magnetfeldgradientenpuls, der identische positive wie negative Flächen hat, beeinflußt die Phasenlage des Spinsystems einer ruhenden Probe (stationäres Gewebe) nicht, führt aber bei Bewegung der Probe parallel zur Gradientenrichtung zu einer Zusatzphase („Flußphase"). Diese Flußphase ist proportional zur Flußgeschwindigkeit. Dies ist auch die Basis für die quantitativen Flußmeßverfahren, die auf den Seiten 25 und 26 näher beschrieben werden. Um MR-Angiogramme mit phasensensitiven Methoden zu erzeugen, gibt es 2 verschiedene Realisierungsmöglichkeiten: die sog. rephasiert/dephasierten Methoden [2] und die Phasenkontrastmethode [9]. Bei der Phasenkontrastmethode ist die Signalintensität (der letztendliche Pixelwert) direkt korreliert mit dem mittleren Fluß innerhalb dieses Volumenelements. Dies wird durch die Aufnahme von flußsensitiven Datensätzen und eines Referenzdatensatzes und entsprechender Subtraktionsverfahren erreicht [13, 14]. Damit wird das stationäre Gewebe komplett unterdrückt. Zusätzlich erlaubt diese Methode die Messung von extrem langsamem Fluß, wenn man in Kauf nimmt, schnell fließendes Blut nicht mehr in der gleichen Messung darstellen zu können. Die raphasiert/dephasierte Methode basiert auf dem Dephasierungsmechanismus von Spins innerhalb eines Volumenelements, sobald unterschiedliche Flußgeschwindigkeiten vorhanden sind (s. Abschn. „Flußdynamik", S. 11). Dieser Effekt ist aus der normalen Bildgebung als Flußdephasierung und damit verbundener Signalauslöschung, z.B. in SE-Sequenzen bekannt, und wird bei der rephasiert/dephasierten Methode durch geeignete Zusatzgradienten noch verstärkt. Subtrahiert man nun diesen dephasierten Datensatz von einem flußkompensierten (oder rephasierten) Datensatz, so bleibt nur das fließende Blut als signalreiches Objekt übrig, da das stationäre Gewebe in keinem der Datensätze dephasiert und somit komplett subtrahiert wird. Diese Methode ist ebenfalls für langsamen Fluß gut geeignet. Verschiedene interessante Anwendungen dieser Methode in den Extremitäten werden in der Literatur diskutiert [10, 28, 37].

Bei der Verwendung von 3 Gradientenpulsen mit geeigneter Amplitude und Dauer werden alle mit konstanter Geschwindigkeit bewegten Spins auf die Echozeit refokusiert („gradient motion refocussing", GMR). Diese sog. flußkompensierten Sequenzen erhöhen jedoch die Signalintensität des fließenden Blutes per se nicht und sind auch weiterhin anfällig für Phasendispersion von Spinbewegungen.

Eine Signalauslöschung wird durch das Zusammenwirken von Phasenverschiebung, der unterschiedlichen Strömung und der Geschwindigkeit von Blut in Gefäßen verursacht. Letztere ist unvermeidbar, so daß sich eine Reduzierung von Signalauslöschung auf die Anwendung unterschiedlicher Gradientenfelder konzentriert. Auch ist bei der geeigneten Sequenzauswahl zu beachten, daß jede Änderung der physiologischen Blutströmung zusätzliche Dephasierungen erzeugt. Dies ist auch bei der Interpretation von MR-Angiographien zu berücksichtigen, da z.B. aufgrund eines turbulenten oder stark verlangsamten Blutflusses mit einer resultierenden Dephasierung eine Stenose überbewertet werden kann.

Phasendifferenzierung

Interessant ist nun, daß es mit der MRA möglich ist, arterielle und venöse Gefäße aufgrund ihrer unterschiedlichen Flußrichtungen zu unterscheiden. Die Flußphase bei den Phasenkontrasttechniken ist richtungsabhängig, d.h. ändert ihr Vorzeichen, wenn in oder gegen die Gradientenrichtung fließende Spins vorhanden sind. Damit hat man eine Möglichkeit der Grauwertkodierung, wobei die mittlere SI stationären Gewebes als Bezugspunkt definiert wird und sich somit dann Arterien bzw. Venen heller bzw. dunkler als stationäres Gewebe darstellen. Phasensprünge lassen sich vermeiden, indem die Phasenverschiebung den Wert von $\pm 180°$ bezüglich stationären Gewebes nicht überschreitet. Dies ermöglicht sowohl eine genaue Geschwindigkeitsabbildung als auch eine genaue Richtungsbestimmung. Als Nachteil ist die Unterdrückung stationären Gewebes zu werten.
Bei den TOF-Methoden erfolgt die Differenzierung von Arterien und Venen mit Hilfe von sog. Vorsättigungspulsen.
In der MRA wird die Vorsättigung dazu benutzt, Einflußphänomene von Arterien oder Venen zu unterdrücken. Durch proximale oder distale Vorsättigung, in bezug zur bildgebenden Schicht, wird jeweils der arterielle oder venöse Gefäßanteil in der GE-Technik signalarm dargestellt. Dieser zusätzliche Impuls zerstört die longitudinale Magnetisierung der in dieser Schicht befindlichen Spins. Dies bewirkt, daß Blut, welches durch eine vorgesättigte Region fließt, angeregt bleibt und somit kein Signal in der eigentlichen bildgebenden Schicht erzeugt [9, 11, 14].

„Maximum Intensity Projection" (MIP)

Die gebräuchlichste Methode für die Erstellung von MR-Angiogrammen aus einem TOF-MRA-Datensatz ist die „maximum intensity projection" (MIP). Die Nachbearbeitung der mittels TOF-MRA gewonnenen Daten erfolgt in einem eigenen Rechenschritt an der integrierten oder externen Bildnachbearbeitungskonsole nach der Untersuchung. Dabei wird der hohe Signalunterschied zwischen den Gefäßen und dem umgebenden Gewebe dazu benutzt, nur hohe Signalintensitäten darzustellen und somit das umliegende Gewebe weiter rechnerisch zu eliminieren. Dieses Verfahren wird als „maximum intensity projection" (MIP) bezeichnet. Dabei wird eine Reihe von parallelen Strahlen durch das 3D-Volumen gelegt, wobei jeder Strahl ein Pixel (Flächenelement) im Projektionsbild definiert. Die Grauwertkodierung eines Pixels erfolgt über die Analyse des Intensitätsprofils des korrespondierenden Strahls (Abb. 2.9). Auch die Daten einer 2D-Sequenz eignen sich für eine derartige Berechnung, jedoch ergibt sich aufgrund der fehlenden räumlichen Struktur dieser Sequenz eine redu-

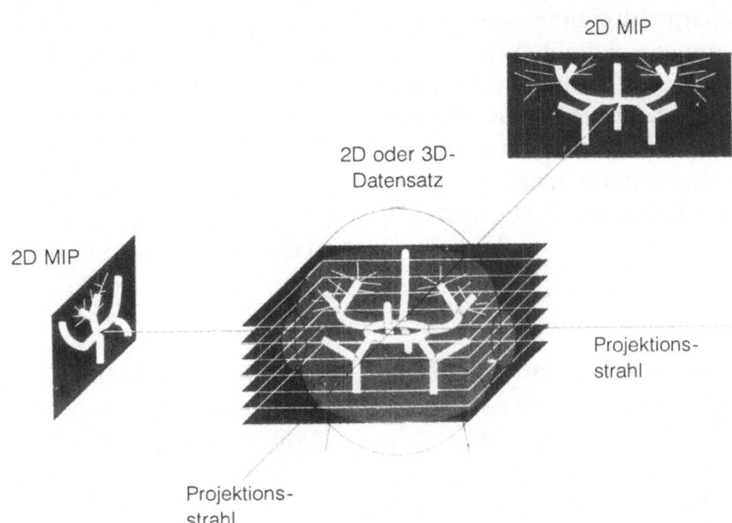

Abb. 2.9. Bildnachberechnung mit MIP. Das Bildvolumen wird von parallelen Strahlen durchlaufen (Abbildung von nur 2 zentralen Strahlen). Der maximalste Intensitätswert eines Strahles wird auf dem korrespondierenden Pixel des Projektionsbildes abgebildet

zierte Bildqualität. Die Berechnungszeit für die Bilder hängt von der Wahl des Darstellungsmodus (Vollrotation, Projektion), dem Kalkulationsmodus (Intervall, Interpolation etc.), den Winkelschritten bei Rotation sowie dem Auflösungsmodus ab. Für die Befundung von MRA sollte eine Rotationsprojektion sowie die Korrelation mit den Aufnahmen des Originaldatensatzes durchgeführt werden [40, 41].

Diese MIP-Rekonstruktionen werden von verschiedenen Projektionswinkeln im Abstand von z. B. 10° im Cine-Modus dargestellt, womit ein dreidimensionaler Eindruck entsteht. Wesentlich ist, sich bei der MIP-Rekonstruktion auf das kleinste Untersuchungsvolumen des Datensatzes zu beschränken, indem die gesuchten Blutgefäße beinhaltet sind. Dies ist wichtig, da sonst Pixel mit hohen Grauwerten bei der Rekonstruktion mit berücksichtigt werden und somit in den Projektionen zur Darstellung gelangen. Durch die Eingrenzung der zu berechnenden Pixel wird u.U. auch der Schwellenwert der Grauwertkodierung angehoben, womit eine exakte Annäherung an die Signalintensität von Gefäßen erfolgt. Dadurch wird der Kontrast der Gefäße in den Projektionen erhöht. Diese Form der MIP-Rekonstruktion wird auch als „targeted" MIP bezeichnet; es reduziert so unerwünschte Beiträge zum Bild durch den Hintergrund. So kann man sich bei der Auswertung vollständig auf die interessierenden Blutgefäße konzentrieren [1, 28].

Komplexere Methoden der Gefäßdarstellung basieren auf der Segmentierung von Blutgefäßen mit Hilfe von teilweise automatischen Vessel-tracking-Methoden. Diese erlauben die gezielte Herausnahme von Blutgefäßen aus dem kompletten Datensatz und dann eine separate dreidimensionale Darstellung des Gefäßbaumes. Obwohl diese Methoden in der Forschung sehr stark diskutiert werden, ist ihre Anwendung durch die teilweise erheblich längeren Rechenzeiten und die nicht immer optimale automatische Erkennung der Blutgefäße (Segmentierung) noch nicht klinisch einsetzbar.

Vorsättigung

Eine weitere verbreitete Methode zur Gefäßdifferenzierung ist die Vorsättigung, wie sie auch für die Artefaktreduktion in der konventionellen MR-Bildgebung verwendet wird. In der MRA wird die Vorsättigung dazu benutzt, Einflußphänomene von Arterien oder Venen zu unterdrücken. Durch proximale oder distale Vorsättigung, in bezug zur bildgebenden Schicht, wird jeweils der arterielle oder venöse Gefäßanteil in der GE-Technik signal-

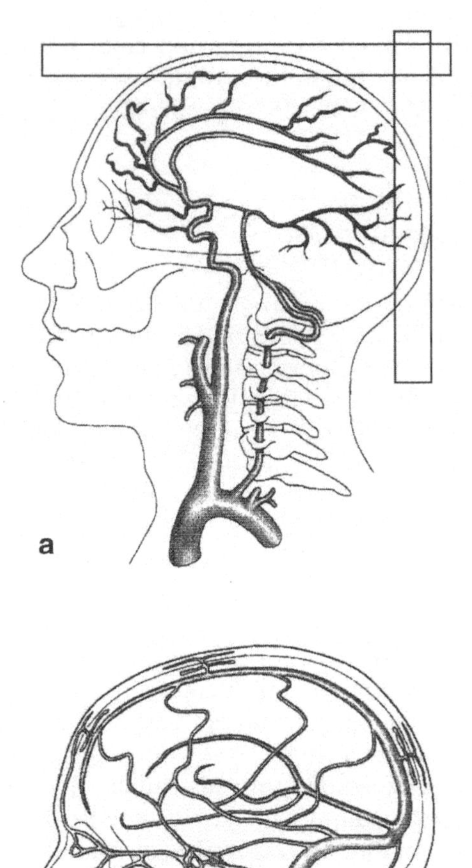

Abb. 2.10 a, b. Vorsättigungstechnik für die MRA. Durch Verwendung von zusätzlichen Vorsättigungspulsen gelingt, bei entsprechender Plazierung, eine selektiv arterielle oder venöse Gefäßdarstellung. Blut, welches durch diese Vorsättigungsschichten fließt, wird angeregt und erzeugt somit kein Signal mehr in der eigentlich bildgebenden Schicht. Als Beispiel ist hier die Plazierung der Vorsättigungsschichten in der neurovaskulären MRA für die Darstellung selektiv arterieller (**a**) oder selektiv venöser (**b**) Gefäße veranschaulicht

arm dargestellt (Abb. 2.10). Dieser zusätzliche Impuls zerstört die longitudinale Magnetisierung der in dieser Schicht befindlichen Spins. Dies bewirkt, daß Blut, welches durch eine vorgesättigte Region fließt, angeregt wird und somit kein Signal in der eigentlichen bildgebenden Schicht erzeugt [1, 28].

Subtraktionstechnik

Eine Methode der Rekonstruktion der Gefäßdarstellung ist die sog. Subtraktionstechnik. Dafür werden 2 Datensätze akquiriert: einer mit flußunterdrückten Aufnahmen, d.h. mit signalfreier Gefäßdarstellung durch flußdephasierende Gradienten, und einer mit hoher Signalintensität der Gefäße durch die „Gradient-motion-recovery-Technik". Diese beiden Datensätze werden in einem anschließenden Arbeitsgang voneinander subtrahiert, wodurch Aufnahmen entstehen, in denen nur signalreiche Spins zur Abbildung gelangen und stationäres Gewebe eliminiert wird. Diese Bilder sind mit denen der digitalen Subtraktionsangiographie (DSA) vergleichbar. Geeignet ist diese Technik vor allem für die Darstellung langsamen Blutflusses. Nachteilig wirken sich jedoch die doppelt so langen Akquisitionszeiten, im Vergleich zur Standard-Darstellung, und die höhere Anfälligkeit für Pulsationen und Bewegungen aus [17].

Artefakte

Mit zunehmender klinischer Akzeptanz der MRA müssen funktionelle Befunde, die mit diesem Verfahren wiedergegeben werden können, reproduzierbar klassifiziert und standardisiert werden. In diesem Abschnitt sollen exemplarisch Ätiologie und klinische Problematik der Artefakte in der MRA vorgestellt werden (Tabelle 2.1). Dabei stehen 6 Hauptgruppen von Artefakten im Vordergrund:

Neben den durch Bewegung induzierten, sind bei der MRA auch Artefakte wesentlich, welche durch Änderungen des Blutflusses oder durch Suszeptibilitätsunterschiede verursacht werden. Bewegungsartefakte äußern sich in der MRA durch charakteristische Kantensprünge der Gefäßwände wogegen Änderungen des Blutflusses von laminarer zu turbulenter Strömung zu einer partiellen oder totalen Signalauslöschung im Gefäßlumen führen können. Daraus resultieren Fehlinterpretationen bezüglich eines Gefäßverschlusses oder dem Grad einer Stenose. Diese Strömungsänderungen werden vor allem durch Gefäßverzweigungen, -krümmungen, arteriosklerotische Plaques mit Stenosen, Pulsation oder durch übertragene Bewegung von Nachbarorganen induziert. Die Auswahl geeigneter Sequenzparameter (TE) kann zwar das Ausmaß dieser Artefakte verringern, sie jedoch nicht verhindern. Neben den Signalauslöschung provozierenden Artefakten sind jedoch auch jene zu berücksichtigen, welche Blutfluß vortäuschen. Hierzu zählen vor allem Substanzen mit kurzen T_1-Zeiten

Tabelle 2.1. Charakter und Auswirkungen von Artefakten in der MRA

Eingeschränkte Visualisierung dünnkalibriger Gefäße
Überschätzung der Graduierung einer Stenose
Projektionsbedingte Fehlinterpretation
Falsch-positive Befunde
Falsch-negative Befunde
Überlagerung von Gefäßen
Dephasierung
Artefakte durch Metall (z.B. Clips)
Artefakte durch paramagnetische Substanzen
   z.B. Kontrastmittel und Methämoglobin

Tabelle 2.2. Klassifizierung von Artefakten in der MRA

1. Objektabhängige Faktoren

– Lokale Feldinhomogenitäten
– Normaler oder abnormer Blutfluß
– Langsamer Fluß oder sekundäre Rezirkulation
– Variabilität des Signals im Hintergrund
– Bewegungen, Patientenkooperation

2. Faktoren der Datenakquisition und der Bildnachverarbeitung

– Parameter der Datenakquisition
– Voxelauflösung
– „Translationsartefakt"
– MIP
– Reduktion der Bildqualität von 2D-Sequenzen nur in spezifischen Schichten
– Globale Verteilung der Bildqualitätseinbußen in den 3D-Sequenzen
– 2D-Sequenzen erlauben Optimierung durch Atemstillstandsequenzen

(Hämatome, frische Thromben, Tumoren mit starker KM-Aufnahme, Fett), welche in der MRA mit hoher Signalintensität abgebildet werden. Besonders frische Sinusvenenthrombosen können u.U. eine Perfusion des betroffenen Gefäßes vortäuschen (Tabelle 2.2) [1, 4, 18, 30, 35].

Einflußfaktoren

Die richtige Wahl der Untersuchungsparameter ist entscheidend für die Erzielung von MRA-Studien mit hohem diagnostischem Potential.

Wahl der Dicke des Untersuchungsvolumens

Bei Verwendung einer großen Dicke kann zwar ohne Zunahme an Meßzeit eine entsprechende Untersuchungsregion analysiert werden, jedoch kommen hier mehrere Nachteile zum Tragen. Mit zunehmender Schichtdicke des Untersuchungsvolumens nimmt die räumliche Auflösung ab und es kommt zu Sättigungsphänomenen in den von der Flußeintrittsstelle weiter entfernt liegenden Schichten. Daraus resultiert ein Signalverlust fließenden Blutes mit dem Resultat einer isointensen Darstellung von stationären Gewebe und Gefäßen. Bei Pulsationen mit zu erwartenden hohen Flußgeschwindigkeiten kann eine größere Dicke des Slabs in Kauf genommen werden, bei arteriosklerotischen Veränderungen oder eingeschränktem kardialem Output sind nur mit diesem Slab diagnostisch verwertbare Ergebnisse zu erzielen.

Wahl der Repetitionszeit TR

Entscheidend für die Qualität der MR-Angiogramme ist auch die richtige Wahl des Sequenzparameters TR.
Je kürzer TR, desto besser wird das Hintergrundgewebe unterdrückt. Kurzes TR führt aber bei entsprechend großen Volumina (viele Schichten) oder geringen Flußgeschwindigkeiten auch zur Sättigung des fließenden Blutes und damit zu einem Qualitätsverlust im MR-Angiogramm. Neuere Techniken, die durch Variation des Flipwinkels diesen Effekt vermeiden, werden später beschrieben.
Bei *langer TR* ($\sim$ 40 ms) ist in der Regel das stationäre Gewebe immer noch zufriedenstellend unterdrückt, und auch die Absättigung der einfließenden Spins geringer.
Kurze TR-Zeiten ($\sim$ 20 ms) finden Verwendung bei hohen Flußgeschwindigkeiten oder kleinen Untersuchungsvolumina.

Wahl der Vorsättigungspulse

Die Wahl der optimalen Vorsättigungspulse beeinflußt entschieden das Ergebnis der MRA, die Kenntnis der Lokalisation dieser Pulse ist für die diagnostische Interpretation wegweisend. Wird beispielsweise bei der Evaluierung des Circulus Willisii bei einer 3D-TOF-MRA ein Sättigungspuls kranial gesetzt, so resultiert daraus eine Suppression des Signals des Sinus sagittalis superior sowie der inneren Hirnvenen. Andererseits kann durch Plazierung des Pulses kaudal des Untersuchungsvolumens eine selektive venöse Darstellung erreicht werden. Optimale Ergebnisse einer Absättigung werden immer dann erzielt, wenn der Absättigungspuls möglichst senkrecht zur Flußrichtung gesetzt wird.

Vorsättigungspulse werden auch immer dann eingesetzt, wenn Pulsationsartefakte reduziert werden müssen. Werden so die einfließenden Spins abgesättigt, ist damit auch das flußabhängige Enhancement deutlich reduziert. Diese Technik hat eine besondere Bedeutung bei der konventionellen MRT erlangt.

Wahl der Spulen

Sowohl die Ergebnisse der 2D- wie auch die 3D-Techniken der MRA sind von der Produktion von ausreichendem „Inflow-Enhancement" abhängig. Dies bedeutet, daß die in das Untersuchungsvolumen einfließenden Spins ungesättigt sein müssen. Auf diesem fundamentalen Prinzip beruhend erklärt sich, daß für die intrakranielle Region eine kombinierte Empfänger- und Sendespule optimale Ergebnisse liefert. Wird bei einer MRA im Körperstamm mittels der integrierten „Bodyspule" gesendet und mit einer Oberflächenspule das Signal registriert, so sind häufig bereits die einfließenden Spins abgesättigt, aufgrund der erfolgten Anregung.
Bei der TOF-MRA müssen daher das angeregte und das Untersuchungsvolumen möglichst identisch sein. Wenn daher eine Anregung außerhalb des Untersuchungsvolumens erfolgt ist, wird die Menge der „inflowing" ungesättigten Spins deutlich reduziert und damit auch das Ergebnis der MRA. Selektive Hochfrequenztechniken kommen hier in Einzelfällen zum Einsatz mit limitierten diagnostischen Ergebnissen.

Wahl der Echozeit TE

Die richtige Wahl der Echozeit TE beeinflußt signifikant das Ergebnis einer MRA, wobei dies eine besondere Rolle für die Erfassung von turbulentem Fluß spielt. Je ausgeprägter die Turbulenzen sind, um so geringer ist die Wahrscheinlichkeit, daß die fließenden Spins mit hohem Signal in der MRA zur Abbildung kommen. Optimale Ergebnisse der 2D- und 3D-MRA lassen sich mit den kürzesten, auf der MR-Anlage verfügbaren TE (zwischen 5 und 10 ms) erzielen. Je kürzer das TE, um so weniger ist die Signalintensität abhängig von turbulenten Flußverhältnissen. Zusätzlich ist zu beachten, daß bei verschiedenen Grundmagnetfeldstärken verschiedene Echozeiten vorhanden sind, bei denen das Fettsignal stark unterdrückt ist. Dies hängt mit der unterschiedlichen Phasenlage von Fett und Wasserprotonen bei verschiedenen Echozeiten zusammen und wird als „Inphase-opposed-phase"-

Tabelle 2.3. Auswahl der optimalen Echozeit bei bestimmten Feldstärken

Feldstärke	1. Opposed-phase-Echozeit	2. Opposed-phase-Echozeit
1.5 Tesla	2.2 ms	6.6 ms
1.0 Tesla	3.3 ms	9.9 ms
0.5 Tesla	6.6 ms	19.8 ms
0.2 Tesla	16.5 ms	–

Effekt in der Literatur bezeichnet. Die Tabelle 2.3 gibt einen Überblick über die optimalen Echozeiten bei den gebräuchlichen Feldstärken.

Erfassung von turbulentem Fluß

Turbulenter Fluß distal einer Stenose führt zu ultraschnellen Spinbewegungen, die durch die in den Sequenzen integrierten Rephasierungstechniken in der Regel nicht kompensiert werden können. Werden diese Bewegungskomponenten nicht berücksichtigt, so resultiert daraus ein fehlendes Signal dieser rasch sich bewegenden Spins. So werden die Länge und das Ausmaß einer Gefäßstenose überschätzt, ursächlich bedingt durch turbulenten Blutfluß. Als Faustregel muß gelten, daß Stenosen von Gefäßen eher überschätzt werden.

„Pitfalls" der MRA

Bei der Verwendung von TOF-MRA-Sequenzen müssen stets folgende mögliche „Pitfalls" Berücksichtigung finden:

1. Blutung (speziell Methämoglobin),
2. proteinreiche Flüssigkeiten,
3. kontrastmittelaufnehmende Strukturen in der C-MRA,
4. subakute Thrombosen.

Diese Punkte können eine hohe Signalintensität aufgrund einer T1-Relaxationszeitverkürzung in den GE-Sequenzen der MRA bedingen. Da insbesondere bei der MIP-Rekonstruktion der Datensatz nach Voxeln mit hohem Signal abgetastet wird, imponiert stationäres Gewebe mit verkürzten T1-Zeiten wie fließendes Blut, und eine Differenzierung von ungesättigten Spins des zu analysierenden Blutflusses gelingt nicht mehr. Dies ist bedeutungsvoll auch für die Evaluierung subakuter Thrombosen, da hier thrombotisches Material und fließendes Blut häufig nicht differenziert werden können. Als hilfreich erweist sich die Technik der

Einzelbildanalyse kombiniert mit der MIP-Evaluierung, auf die bereits mehrfach hingewiesen wurde [1, 22, 26, 42].

2.2.2 *Durchführung der MRA*

Für die Gefäßdarstellung stehen prinzipiell 2 Aufnahmemodi zur Verfügung. Zum einen die konventionellen SE-Sequenzen mit einer signalarmen Gefäßdarstellung sowie als zweite Möglichkeit die GE-Sequenzen mit einer signalreichen Gefäßabbildung.
Der Vorteil der SE-Sequenz liegt in einer exzellenten Auflösung der anatomischen Strukturen sowie in einem hohen Signal-Rausch-(S/N-)Verhältnis. Auch hier wird die Abbildungsqualität der SE-Sequenz durch Bewegungsartefakte weniger beeinflußt als bei der GE-Sequenz. Durch die signalfreie Darstellung von Gefäßen, im Gegensatz zur signalreichen Darstellung der umgebenden Strukturen, wird mit der SE-Technik eine Ortsauflösung von ca. 1 mm mit der Kopfspule und ca. 0.5 mm mit der Helmholtz-Oberflächenspule erreicht. Diese Sequenzen erlauben auch Aussagen über die Dynamik des Blutflusses und die Differenzierung stehenden Blutes von einem thrombotischen Gefäßverschluß. Der Vorteil der GE-Technik besteht in einer signalreichen und selektiven Gefäßdarstellung entsprechend der konventionellen Angiographie. Gerade für die Darstellung supraaortaler Gefäße hat sich diese Technik bewährt, da bei intrakraniellen Gefäßen die Auflösung dieser Technik besonders hoch ist. Eine Signalminderung bzw. -auslöschung entsteht bei GE-Sequenzen in erster Linie durch turbulente Strömungen (z.B. bei Aneurysmen) und großen räumlichen Geschwindigkeiten [5, 7, 32, 40–42]. Typische SE- und GE-Sequenzprotokolle, wie sie für die MRA verwendet werden, sind in Abb. 2.11 und 2.12 dargestellt.

Phase-Contrast-MRA

Um Flußkontrast mit dieser Technik zu erzeugen, nutzt man die Änderung der transversalen Magnetisierung aus. Zur Ergänzung von MR-Angiogrammen mit phasensensitiven Methoden gibt es 2 verschiedene Konzepte: einmal die rephasiert/dephasierte Methode und dann die Phasenkontrastmethode. Die Signalintensität ist bei der *Phasenkontrastmethode* direkt korreliert mit dem mittleren Fluß innerhalb dieses Volumenelementes. Erreicht wird dies durch die Aufnahme eines Referenzdatensatzes, flußsensitiver Datensätze und entsprechender Subtraktionsverfahren. Diese Mes-

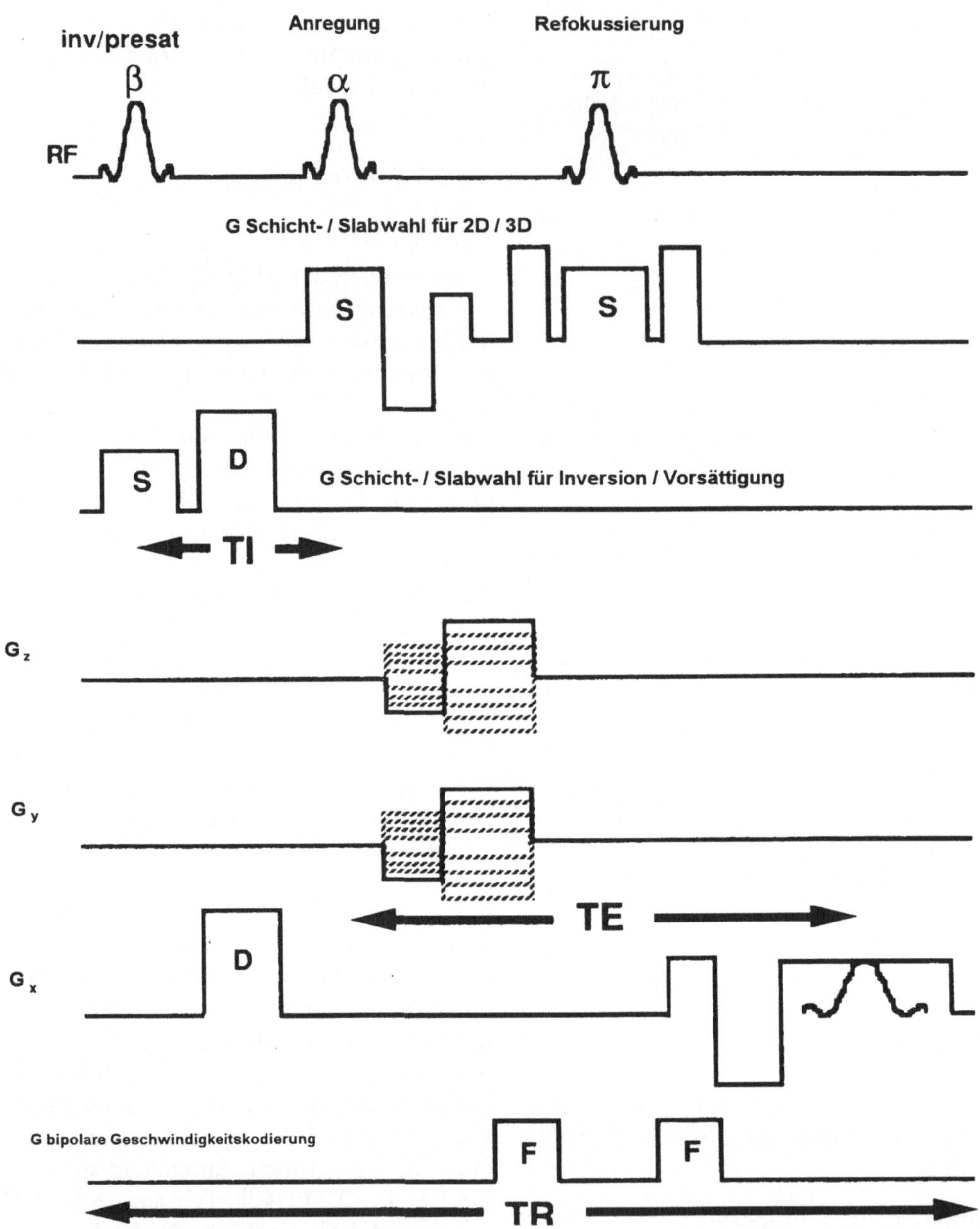

Abb. 2.11. SE-Pulssequenz für die MRA mit Darstellung des Schicht-/Slabselektionsgradienten (*S*), den Dephasierungsgradienten (*D*) und den flußkompensierten Gradienten (*F*)

sung unterdrückt das stationäre Gewebe komplett und erlaubt die Messung von extrem langsamem Fluß.

Die rephasiert/dephasierte Methode basiert auf dem Dephasierungsmechanismus von Spins innerhalb eines Volumenelementes, wenn unterschiedliche Flußgeschwindigkeiten vorhanden sind. Wenn man diesen dephasierten Datensatz von einem rephasierten oder flußkompensierten Datensatz subtrahiert, bleibt nur das fließende Blut als signalreiches Objekt übrig, da das stationäre Gewebe in den Datensätzen dephasiert und somit supprimiert wird.

Diese Methode eignet sich prinzipiell für langsamen Blutfluß, besonders in den Extremitäten.

Die Vorteile der Phasenkontrast-MRA liegen in der hohen Sensitivität für langsamen Blutfluß, der optimalen Unterdrückung des stationären Gewebes sowie in der selektiven Erfassung einer Flußrichtung. Als Nachteil müssen jedoch die langen Akquisitionszeiten sowie die Störungen durch pulsatilem Fluß in Kauf genommen werden [2, 13].

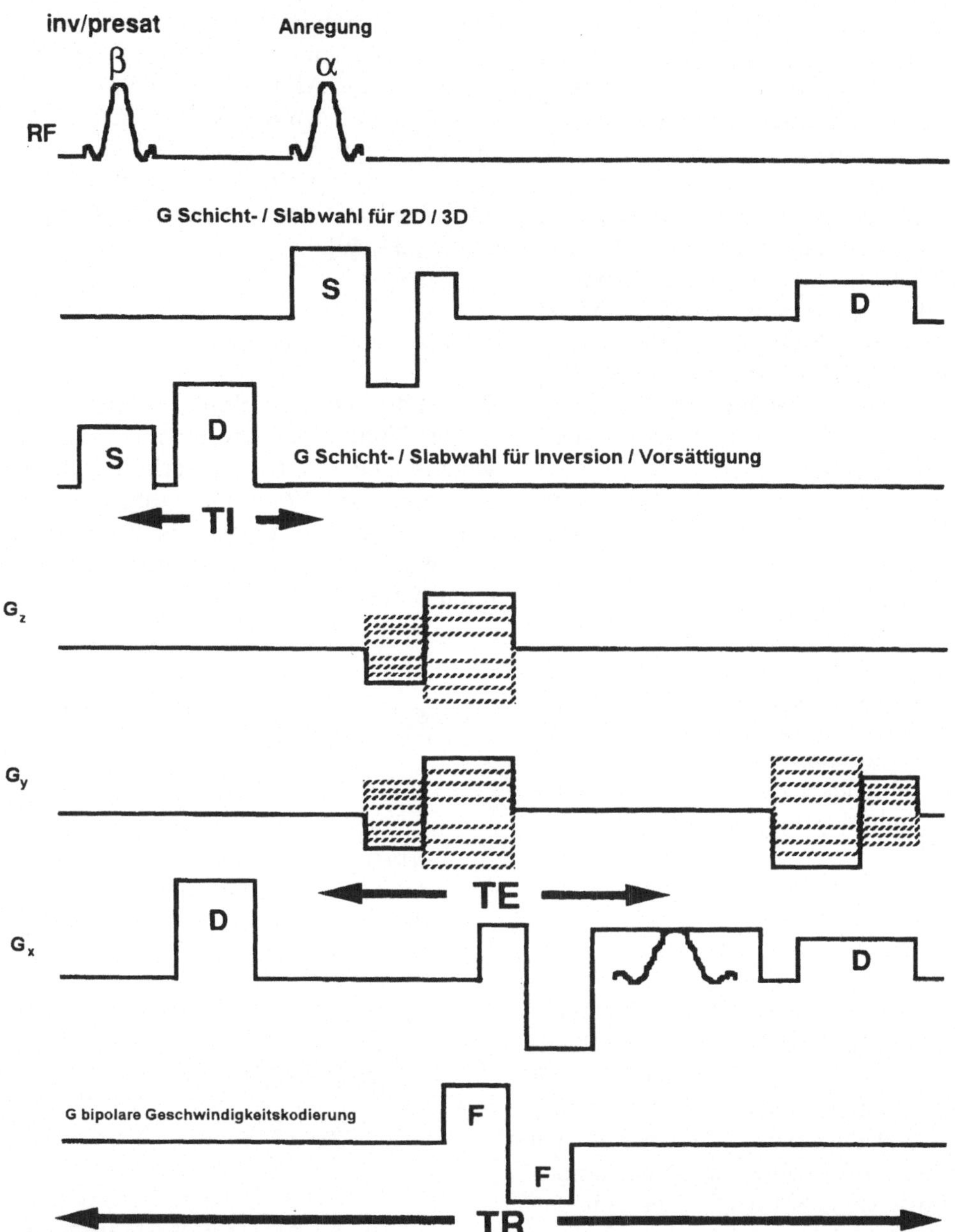

Abb. 2.12. GE-Pulssequenz für die MRA mit Darstellung des Schicht-/Slabselektionsgradienten (*S*), den Dephasierungsgradienten (*D*) und den flußkompensierten Gradienten (*F*)

Merke

Vorteile

- Hohe Sensitivität für langsamen Fluß
- Optimale Unterdrückung stationären Gewebes
- Selektive Erfassung einer Flußrichtung

Nachteile

- Lange Akquisitionszeiten
- Störungen durch Artefakte und pulsatilen Fluß

Magnitude-Contrast-MRA

Die Magnitude-Contrast-MRA ist eine spezielle Art von phasensensitiven MRA-Techniken. Wie alle phasensensitiven Techniken müssen mehrere Datensätze aufgenommen werden (im Minimalfall 2), um Kontrast zwischen fließenden und stationären Spins zu erzeugen.

Wie im Abschn. „Time-of-flight-Effekte" (S. 12), beschrieben, erhalten Spins, die entlang eines Magnetfeldgradienten fließen, eine sog. Flußphase aufgeprägt, deren Größe abhängig von der Flußgeschwindigkeit und den angelegten Gradienten ist.

Da nun innerhalb eines Blutgefäßes und bei geeigneter Größe des Abbildungsvoxels auch innerhalb eines Voxels unterschiedliche Flußgeschwindigkeiten herrschen, ergibt sich eine sog. Phasendispersion; oder einfach ausgedrückt, verschiedene Flußphasen innerhalb eines Voxels. Ist diese Dispersion größer als 360°, d.h. weisen die Spinvektoren in alle beliebigen Winkel, so entsteht destruktive Interferenz, und das Signal wird ausgelöscht. Bekannt ist dieser Effekt aus der Signalauslöschung bei normalen SE-Sequenzen ohne Flußkompensation.

Nimmt man nun einen Datensatz mit diesen Dephasierungsgradienten und einen mit Flußkompensationsgradienten auf, so erhält man durch Subtraktion der beiden Datensätze im Bildbereich (deshalb „magnitude-contrast") einen Datensatz, bei dem nur fließende Spins hell sind (Magnitude-Contrast-MRA).

Es ist zu beachten, daß durch die Aufnahme von 2 Datensätzen nur eine Flußrichtung sensitiviert ist. Deshalb ist diese Technik besonders geeignet bei Fluß in eine Vorzugsrichtung (z.B. periphere Gefäße). Die Technik ist auch empfindlicher für langsamen Fluß als TOF und kann deshalb auch zur Differenzierung von T1-Effekten bei der TOF-Angiographie (Methämoglobin) und echtem Fluß benutzt werden [14].

Time-of-flight-MRA

Zur Verfügung stehen im Prinzip 2 Sequenztypen, die je nach ROI und Fragestellung mit unterschiedlichen Parametern zum Einsatz kommen. Dies ist zum einen die dreidimensionale FISP-(Fast Imaging with Steady-state Precession-) Sequenz für den schnellen Blutfluß, sowie eine zweidimensionale FLASH-(Fast Low Angle SHot-) Sequenz für den langsamen Blutfluß.

FISP-3D-Sequenz

Bewährt hat sich diese Sequenz insbesondere für die Darstellung von intrakraniellen Arterien, wie auch für die Darstellung der A. carotis externa mit ihren großen Ästen sowie der A. carotis interna. Die Wahl der Schichtdicke und des „Field of View" (FOV) richtet sich dabei nach der Fragestellung. So muß z.B. für die Darstellung des Circulus Willisii mit seinen Ästen eine möglichst geringe Schichtdicke mit transversaler Schichtorientierung angestrebt werden, um die Auflösung zu steigern und die „Outfloweffekte" zu eliminieren. Für einen Überblick über den gesamten Verlauf einer Arterie (z.B.: A. carotis) eignet sich eine größere Schichtdicke mit frontaler Schichtorientierung. Die Meßzeit von 8–11 min läßt bei dieser Sequenz in der Regel nur eine Akquisition zu. Speziell für die Darstellung von 2 symmetrischen Gefäßen (z.B. der A. carotis communis) eignen sich auch FISP3D-Sequenzen mit 2 parallelen Schichten („double slab") oder eine FISP-Sequenz mit einer frontalen Schicht [20, 27, 34, 40].

3D-TOF-Multivolumentechnik

Die Multivolumentechnik erlaubt die Abdeckung großer Volumina ohne signifikante Sättigungserscheinungen. Die Meßzeit erhöht sich um 30%, da überlappende Volumina aufgenommen werden müssen. Probleme entstehen, wenn sich der Patient während der Messung aufeinanderfolgender Volumina bewegt.

Merke

Time-of-flight-Effekte

– Basieren auf Blutfluß senkrecht zur Bildebene
– Partiell relaxierte Spins werden durch total relaxierte Spins ersetzt
– Blutbolus wird in einer Schicht angeregt, in der anderen gemessen

Charakteristika

– kurze Meßzeiten
– Sensitivität für unterschiedlichste Flußgeschwindigkeiten

Die *Vorteile* der 3D-TOF-Technik liegen in der hohen intrinsischen räumlichen Auflösung sowie den kurzen Akquisitionszeiten (2–5 min). Daher ist eine schnelle Evaluierung der intrakraniellen Abschnitte des Circulus Willisii möglich. Erhebliche *Einschränkungen* ergeben sich jedoch durch die fehlende Sensitivität für Fluß in distal gelegenen Abschnitten der intrakraniellen Strombahn, d.h. entgegengesetzt zum Eintrittspunkt der arteriellen ungesättigten Spins. Daher ist hier unbedingt die Analyse der Einzelbilder sowie der bildgebenden MRT-Sequenzen notwendig. Ein weiteres Problem stellt die hohe Empfindlichkeit dieser Sequenz für Gewebe mit kurzer T_1-Relaxationszeit dar. Dies betrifft eine Blutung wie auch Gewebestrukturen, die paramagnetische Kontrastmittel wie Gd-DTPA aufnehmen und mit hoher Signalintensität abgebildet werden.

FLASH 2D

Diese Sequenz eignet sich zur Darstellung von Venen und Arterien mit langsamem Blutfluß. Durch die Anwendung mehrerer sich überlappender dünner Schichten wird die Absättigung langsam fließenden Blutes selbst über größere Strecken vermieden. Ein Nachteil der FLASH-Sequenz ist die geringere Ortsauflösung aufgrund der hohen Schichtdicke von ≥ 2 mm. Bei einer Akquisition beträgt die Untersuchungszeit 8–9 min, geeignet ist diese Sequenz vor allem für die frontale Schichtführung. Üblicherweise beträgt die Schichtdicke zwischen 2 und 5 mm, der Flipwinkel zwischen 30 und 60°. Bei zu hohem Flipwinkel können Sättigungsphänomene bei Gefäßen, die innerhalb der Schicht verlaufen, auftreten und das Kaliber des Gefäßes kann unterschätzt werden.

Das venöse Blutsystem kann optimal mit FLASH-2D-Sequenzen abgebildet werden. Mit der FISP-3D-Sequenz werden zwar die großen venösen Gefäße dargestellt, jedoch gelangen mittlere und kleine Venen mit langsamerem Blutfluß nicht zur Abbildung. Das Prinzip der Datenakquisition mit der FLASH-2D-Sequenz ist ähnlich wie bei der FISP-3D-Sequenz, es wird eine Reihe von Schichten akquiriert, die anschließend mit MIP zu einem rotierbaren Projektionsangiogramm nachverarbeitet werden (Abb. 2.13). Das Signal des arteriellen Blutflusses wird durch eine transversale Vorsättigung, welche 1–2 cm distal der FLASH-2D-Schichten liegt, eliminiert.

Als Vorteile der 2D-TOF-Sequenzen sind die verbesserte Sensitivität und Visualisierung von langsamem Blutfluß anzuführen sowie die Möglichkeit der Untersuchung in Atemstillstandtechnik. Dies stellt eine wesentliche Voraussetzung zur Erzielung von artefaktfreien abdominellen MRA-Untersuchungen dar. Des weiteren resultiert daraus auch

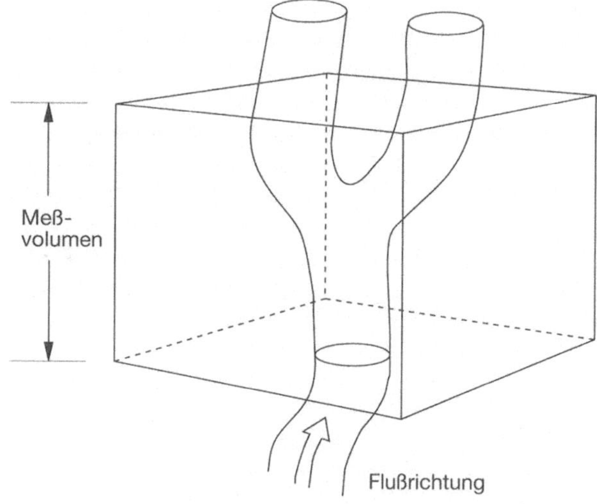

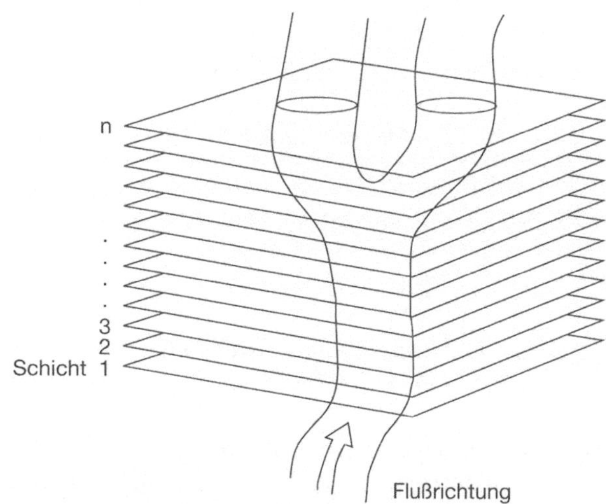

Abb. 2.13. Zweidimensionale (2D) und dreidimensionale (3D) Akquisitionstechniken. Während bei der 2D-Technik jede Schicht einzeln aufgenommen wird, wird bei der 3D-Technik das gesamte Volumen (Slab) angeregt und anschließend durch einen zweiten phasenkodierenden Gradienten in einzelne Partititionen unterteilt

eine verbesserte Unterdrückung des stationären Gewebes. Limitationen dieser sequentiellen 2D-TOF-Techniken betreffen die direkte Sensitivität für Fluß wie auch die eingeschränkte Auflösung. Zusätzlich ergeben sich Schwierigkeiten bei der Erfassung von „In-plane-Flußphänomenen".

Merke

Vorteile der 2D-TOF

- Visualisierung von langsamem Blutfluß
- Möglichkeit von sequentiellen Atemstill-
  standprotokollen

Nachteil der 2D-TOF

- Eingeschränkte räumliche Auflösung

Merke

Vorteile der 3D-Methodik in der MRA

- Hohe isotrope Auflösung
- Hohes S/N-Verhältnis
- Ideales Einzelschichtprofil

Vorteile der 2D-Methodik in der MRA

- Hoher Kontrast
- Fehlen einer progressiven Spinsättigung

Magnetisationstransferkontrast (MTC) und variabler Flipwinkel bei TOF-Sequenzen

Das Grundanliegen bei jeder TOF-Technik ist der optimale Kontrast zwischen fließendem Blut und stationärem Hintergrund. Hinderlich dabei ist immer die Sättigung der Spins im fließenden Blut bei großen Volumina und bei langsamem Fluß. Andererseits wird bei zu geringen Flipwinkeln das stationäre Gewebe nicht optimal unterdrückt, was ebenfalls zu geringem Kontrast führt. Gewünscht ist deshalb eine zusätzliche Technik, die das stationäre Gewebe selektiv sättigt und andererseits eine weitere Modifikation, welche die Sättigung der fließenden Spins minimiert. Ersteres bewerkstelligt die MTC-Technik, das zweite kann man durch variablen Flipwinkel (TONE: *T*ilted *O*ptimized *N*on-saturated *E*xcitation) erreichen. Deshalb führen diese beiden Techniken zu mehr Kontrast bei TOF-Aufnahmen. Im folgenden werden beide Techniken eingehend beschrieben:

MTC

MTC beschreibt die Änderung im Gewebekontrast bei Anwendung eines zusätzlichen Hochfrequenzpulses, welcher aber nicht die Wasserfrequenz hat, sondern „off-resonant" ist. Diese Änderung kommt von der Kopplung von Magnetisierung (dem Austausch von Protonenspins) zwischen verschiedenen Molekülen:

- Protonen in freiem Wasser und Fettgewebe,
- Protonen in Makromolekülen (wie z.B. Membranen).

Diese beiden Arten von Molekülen (wirken nun wechselseitig miteinander, wobei der einfachste Mechanismus der Austausch von Protonen ist.
Die Protonen in den Makromolekülen sind mit normalen Sequenzen gar nicht meßbar, da ihr T_2 sehr kurz und damit die Resonanzkurve sehr breit ist. Ein zusätzlicher Off-resonance-HF-Puls sättigt nun Teile der gebundenen Protonen in den Makromolekülen. Mit dem Austausch wird nun aber dieses vorher gesättigte Proton aus dem Makromolekül in ein Wassermolekül eingebunden und damit das Wassermolekül gesättigt. Je größer die Wahrscheinlichkeit eines solchen Austausches oder allgemein einer Kopplung, desto eher wird das Gewebe (sichtbar durch freies Wasser) unterdrückt. Damit kann spezifisch Gewebe unterdrückt werden. Der dabei erzeugte Kontrast wird als MTC bezeichnet. Im Gehirnparenchym ist diese Kopplung nun sehr groß, während im CSF oder in Blut der Effekt sehr klein ist.
Magnetisationstransfer ist also eine indirekte Form der Vorsättigung, welche das Signal bestimmter Gewebearten (Gehirngewebe) selektiv unterdrückt, während das Signal von mehr flüssigen Komponenten (wie Blut) erhalten bleibt. Deshalb ist eine der besten Anwendungen von MTC die TOF-Angiographie.
Der MTC-Puls reduziert signifikant das Signal von grauer und weißer Gehirnsubstanz, aber nicht das von Blut. Dies erhöht den Gefäßkontrast und erlaubt die Darstellung von kleinsten Blutgefäßen und von Gefäßen mit langsamerem Fluß.
Da die Pulse unerwünschtes Signal unterdrücken, wird diese Technik auch als MTS-(S: suppression) MRA bezeichnet.

Variabler Flipwinkel in 3D-TOF (TONE)

Da normalerweise dickere Volumina in 3D-TOF-Sequenzen gemessen werden, leidet die Technik oft an der Sättigung des Blutes innerhalb des Meßvolumens. Dieser Effekt ist deutlich, je länger das Blutgefäß im Volumen bleibt oder je langsamer die Flußgeschwindigkeit ist. Spins, die in das Volumen einfließen, haben ihre volle longitudinale Magnetisierung und erzeugen damit einen hohen Inflow-Effekt. Während sie sich durch das Meßvolumen bewegen, werden sie mehrmals von Hochfrequenzpulsen angeregt und reduzieren dadurch ihre longitudinale Magnetisierung, d. h. sie werden gesättigt. Als Ergebnis verliert das Blut an Signalintensität, bis es das Ende des Bildgebungsvolumens erreicht hat.

Ein Weg, um diesen Sättigungseffekt zu reduzieren, ist die Variation (Verkleinerung) des Flipwinkels über die Einzelschichten des 3D-Volumens. Abhängig vom Flipwinkel kann zwar auch das anfängliche Signal reduziert sein, aber der Signalabfall über das Meßvolumen ist signifikant geringer. Die Technik ist zuerst von Laub et al. vorgestellt worden und wurde mit dem Synonym TONE bezeichnet. Im konkreten Fall werden unterschiedlich starke Flipwinkelvariationen benötigt, um bei schnellem und langsamem Fluß ähnliche Effekte zu erhalten.

Travel-Saturation in 2D-TOF-Sequenzen

Ein normaler 90°-Vorsättigungspuls parallel zu einer Schicht führt in 2D-TOF-Aufnahmen zur Signalauslöschung für die Blutgefäße, deren Blut vor Einfließen in die Meßschicht durch das Vorsättigungsvolumen geflossen ist. Dies ist eine wichtige Methode der Trennung von arteriellen und venösen Blutbahnen.

Der Abstand von Vorsättigungsschicht und Meßschicht ist ein wichtiger Faktor. Er sollte möglichst gering sein, um eine Erholung der fließenden Spins nicht zuzulassen. Dies führt dann zwangsläufig zu der Notwendigkeit, daß bei sequentieller 2D-Aufnahme die Vorsättigungsschichten jeweils mitgeführt werden, den sog. Travelling presats.

Andererseits darf vor allem im Bereich pulsierenden Flusses der Abstand auch nicht zu klein werden, da sonst diastolisches Pendelblut, welches eigentlich die korrekte Hauptflußrichtung hätte, gesättigt wird. Dies führt dann zu Artefakten in den nachberechneten Bildern. Deshalb werden typischerweise verschiedene Sequenzen mit verschiedenem Sättigungsschicht-Meßschicht-Abstand eingesetzt. Die Technik als solche wird vor allem im peripheren Gefäßbereich und im Hals eingesetzt. Vor allem im Halsbereich erlaubt die sequentielle 2D-Technik mit mitlaufenden Sättigungsschichten eine effektive Trennung von Venen und Arterien.

Quantitative Flußmessung

Zusätzlich zur morphologischen Information aus der MRA können quantitative Informationen durch Flußgeschwindigkeitsmessungen gewonnen werden. Die Grundlage dazu bietet die Phaseninformation des Signals. Ist dabei eine Sequenz entsprechend konstruiert, ist die Phase in jedem Pixel direkt proportional zur Flußgeschwindigkeit. Voraussetzung hierzu ist jedoch, daß die Richtung des Flusses streng senkrecht zur Schicht gewählt ist. Am häufigsten finden GE-Sequenzen wie die FLASH-2D-Sequenz Verwendung, die in Schichtselektionsrichtung flußsensitiviert sind. Nach EKG-Triggerung entspricht jedes Phasenbild dem Flußverhalten zu einem bestimmten Zeitpunkt im Herzzyklus. Nach Hausmann u. Müller [14] wird diese Methode als 2D-Phase-Mapping bezeichnet, in leichter Abwandlung auch als Phasenkontrast. Die zeitliche Auflösung liegt bei 20 ms.

Wird bei dieser Sequenz der Phasenkodiergradient ausgeschaltet, so kann man aus jedem gemessenen Gradientenecho eindimensionale Projektionen der Phaseninformation errechnen. Durch Messung in kurzen Zeitabständen, wie alle 20 ms, kann die Flußgeschwindigkeit in Echtzeit abgetastet werden (s. Abb. 2.10). Diese Technik wird auch als RACE-Methode (Real Acquisition und Evaluation of Flow) bezeichnet. Um sichere Aussagen über die Flußgeschwindigkeit zu erhalten, muß ausgeschlossen werden, daß weitere Blutgefäße in Projektionsrichtung zur Phaseninformation beitragen. Dies kann durch weitere Vorsättigungspulse erreicht werden. Prinzipiell sind Flußmessungen, beschränkt auf Gefäße, größer als die Pixelgröße. Für kleine Gefäße eignet sich die Phase-Mapping-Technik. Wenn die EKG-Triggerung stört, sind Realmethoden von Vorteil. Als klinische Applikationen liegen erste Ergebnisse zum Einsatz an der A. carotis und an der supraaortalen Gefäßen vor [28, 31].

Generelle Limitationen der MR-Angiographie

1. Eingeschränkte Visualisierung dünnkalibriger Gefäße
2. Überschätzung der Graduierung einer Stenose
3. Projektionsbedingte Fehlinterpretation
4. Falsch-positive Befunde
5. Falsch-negative Befunde
6. Überprojektion von Gefäßen
7. Dephasierung
8. Artefakte durch Metall

Ätiologie von Artefakten

Untersuchungsobjektabhängige Faktoren

1. Normaler oder abnormaler Blutfluß
2. Langsamer Fluß oder sekundäre Rezirkulation
3. Turbulenzen, inkonstanter Fluß
4. Bewegungen – Gefäßwand, Patient

5. Lokale Feldinhomogenitäten
6. Variabilität des Signals im Hintergrund

*Faktoren der Datenakquisition
und der Bildnachverarbeitung*

1. Parameter der Datenakquisition
2. Voxelauflösung
3. „Translationsartefakt"
4. MIP

2.3 Kontrastverstärkte MRA

Die Mehrzahl der MRA-Protokolle beruht auf der Detektion der makroskopischen Bewegung von Blut, um fließende Bestandteile von umgebendem stationärem Gewebe zu differenzieren. Probleme ergeben sich dabei dann, wenn der Blutfluß entweder zu schnell ist, mit resultierendem Signalverlust, oder wenn er zu langsam ist und keine Unterscheidung von stationärem Gewebe möglich ist.
Die kontrastverstärkte MRA (C-MRA) befindet sich derzeit im Stadium der klinisch experimentellen Erprobung. Dabei dominiert im wesentlichen die Anwendung extrazellulärer Kontrastmittel, wobei die MRA jeweils nativ und nach KM-Applikation durchgeführt wird. Bei sehr langsamem Blutfluß ist dieser von stationärem Gewebe nur erschwert differenzierbar, hier kann zusätzlich eine Subtraktion durchgeführt werden, wobei die nativen Bilder von den Bildern nach KM-Injektion subtrahiert werden (s. Kap. 3). Im folgenden sollen die theoretischen Grundlagen, die möglichen klinischen Applikationen wie auch die sich ergebenden Einschränkungen vorgestellt werden. In den einzelnen klinischen Kapiteln werden die diagnostischen Möglichkeiten hervorgehoben. Die theoretischen Aspekte beruhen auf der Kenntnis der unterschiedlichen Prinzipien der MRA wie TOF unter Verwendung von „bright blood" oder „SE-black-blood-Techniken", der Phasenkontrast-MRA sowie Projektionsverfahren. Besondere Bedeutung kommt auch dem „Postprocessing"-Verfahren zu, da an diese bei der C-MRA besondere Anforderungen gestellt werden müssen.

2.3.1 Kontrastmittel

Der breite klinische Einsatz extrinsischer Kontrastmittel zeigt bereits die außerordentliche Bedeutung, die diesen Substanzen für die bildgebende MRT zukommt. Prinzipiell müssen dabei positive und negative Kontrastmittel differenziert werden.

Positive Kontrastmittel verkürzen die T_1-Relaxationszeit von kontrastaufnehmenden Gewebestrukturen mit daraus resultierender Erhöhung der Signalintensität. Dazu gehört das extrazelluläre Kontrastmittel Gd-DTPA, ein Chelat, das zur Evaluierung unterschiedlichster Fragestellungen eingesetzt wird. Eine pathologische Anreicherung beruht dabei auf einer Störung der Blut-Hirn-Schranke oder einer abnormen kapillären Permeabilität. Negative oder sog. T_2-Kontrastmittel reduzieren die Signalintensität des Gewebes. Dazu gehören die superparamagnetischen Eisenoxide sowie weitere derzeit in der Entwicklung befindliche Substanzen.
Die Fähigkeit einer magnetopharmazeutischen Substanz zur Reduzierung von T_1- und T_2-Zeiten benachbarter Protonen hängt ab von der Konzentration einer derartigen Substanz sowie der Stärke des äußeren Magnetfeldes. Die Relaxivity R_1 und R_2 sind Meßwerte, die den Einfluß auf T_1 wie T_2 quantifizieren. Die Relaxivity ist unabhängig von der Konzentration einer Substanz und ist durch folgende Formel charakterisiert [28]:

$$R_{1/2}^{*}(M) = \frac{1}{T_{1/2}}.$$

$T_{1/2}$ = Relaxationszeit,
$R_{1/2}$ = Relaxivity pro Einheitkonzentration,
(M) = Konzentration der paramagnetischen Substanz mmol/l oder mM.

Die Einheit der Relaxivity beträgt $(mM \cdot s)^{-1}$, und hängt von der Stärke des externen magnetischen Feldes B_0 ab.

2.3.2 *Extrazelluläre Kontrastmittel*

Die extrazellulären Chelate auf der Basis von Gadolinium umfassen das weitverbreitete Gd-DTPA (Schering), das Gd-DOTA (Guerbet) sowie die nichtionischen Kontrastmittel Gadodiamide (Gd-DTPA-BMA, Nykomed und Sanofi Winthrop) und Gadoteriol (Gd-HP-DO3A, Squibb Diagnostics) [16]. Alle 4 Substanzen zeigen ähnliche paramagnetische sowie pharmakokinetische Eigenschaften wie auch eine vergleichbare Biodistribution (Tabelle 2.4 und 2.5).
Diese Kontrastmittel werden intravenös injiziert und verteilen sich rasch aus dem vaskulären Kompartiment in den Extrazellulärraum bei einer Plasmahalbwertszeit von 12 min. Die Substanzen werden glomerulär filtriert mit einer Halbwertszeit von 90 min. Innerhalb von 24 h sind 95 % der injizierten Dosis renal eliminiert. Unterschiede dieser extrazellulären Kontrastmittel betreffen in erster Li-

Tabelle 2.4. Eigenschaften der extrazellulären Kontrastmittel im Vergleich

	Gd-DTPA	Gd-DOTA	Gd-DTPA-BMA	Gd-HP-DO3A
Name	Gadopentetat-Dimeglumin	Gadoterat-Meglumin	Gadodiamide	Gadoteriol
Hersteller	Schering	Guerbet	Nycomed/Sanofi-Winthrop	Squibb Diagnostics
Handelsname	Magnevist	Dotarem	Omniscan	ProHance
Molekulargewicht	938	754	574	559
Relaxivity R1 (/mM·s) 10 MHz, 37°	4,5	3,4	4,6	4,5
Osmolalität (mOsm/kg)	1940	1350	789	630
Viskosität (cP) 20°	4,9	3,2	2,0	2,0
Chelattyp	DTPA, linear	DOTA, Makrocycle	DTPA-BMA, Linear	HP-DO3A, Makrocycle
Komplextyp	Ionisch (-2)	Ionisch (-2)	Nichtionisch (0)	Nichtionisch (0)
Halbwertszeitverteilung (h)	$0,2\pm0,13$	$0,12\pm0,09$	$0,06\pm0,05$	$0,20\pm0,04$
Halbwertszeitelimination (h)	$1,6\pm0,13$	$1,5\pm0,2$	$1,3\pm0,26$	$1,57\pm0,08$
Renale Exkretion in 24 h (% Injektionsdosis)	91 ± 13	86 ± 10 (in 48 h)	95	$94,4\pm4,8$
LD 50 (mmol/kg) nach i.v.-Injektion, Maus	10,6–11,3 5–7,5 (männlich) 6,3–12,5 (weiblich)	34,4	10,7 (männlich) 13,6 (weiblich)	

nie Osmolalität, Viskosität sowie die In-vitro- und In-vivo-Stabilität. Die neuen nichtionischen Kontrastmittel sind ausgerichtet auf den Einsatz mit höheren Dosierungen und Bolusinjektionen.

Bei Konzentrationen bis 0,5 mmol/kg dominiert die Relaxivity R_1 bei diesen Substanzen mit einer Korrelation von Signalanstieg und Erhöhung der Gadolinium-Konzentration. Bei noch weiteren Dosiserhöhungen dominiert die Relaxivity R_2 mit einem Verlust der Signalintensität.

Als Beispiel für die oben genannten Kontrastmittel sei hier das Gd-DTPA (Schering, Handelsname Magnevist) angeführt. Es handelt sich hierbei um einen Gadoliniumkomplex der Diethylentriaminpentaessigsäure mit einer Konzentration von 469 mg Gd/ml. Nach intravenöser Injektion verteilt es sich zunächst im intravaskulären Raum, tritt aber rasch in den Extrazellulärraum über, so daß die Plasmakonzentration nach einem initialen Peak (innerhalb 70 s) bereits innerhalb der ersten 5 min post injektionem um 70 % absinkt. Die resultierende Signalintensität ist daher stark vom zeitlichen Abstand der MRA-Untersuchung zum Injektionszeitpunkt abhängig [8, 28]. Das Kontrastmittel Gd-DTPA ist stark hydrophil, unterliegt keiner nennenswerten Biotransformation, und die Plas-

Tabelle 2.5. Eigenschaften von Gd-DTPA

Konzentration	469 mg Gd/ml
pH	6,5–8,0
Viskosität bei 20°	4,9 mPa·s bzw. cP
bei 37°	2,9 mPa·s bzw. cP
Osmotischer Druck bei 37°	5,06 MPa bzw. 49,8 atm
Osmolalität bei 37°	1,96 Osm/kg H_2O
Osmolalität bei 37°	1,44 Osm/l Lösung
T1-Relaxivity	$3,67\pm0.02$ l/mmol·s
T2-Relaxivity	$4,07\pm0.10$ l/mmol·s
Verteilungsvolumen [a]	$0,165\pm0.933$ l/kg
Clearance [a]	$3,210\pm0,369$ ml/min·kg
Halbwertszeitelimination [a]	$0,604\pm0.087$ h
Halbwertszeit gesamt [a]	1,5 h
Toleranz (LD 50 Maus)	7,5 mmol Gd/kg

[a] Ermittelt am Menschen.

maproteinbindung ist vernachlässigbar gering. Die Elimination erfolgt fast ausschließlich renal, über glomeruläre Filtration, wobei die Halbwertszeit für die Elimination etwa 36 min, die gesamte Halbwertszeit 90 min beträgt.

Aus den angeführten Eigenschaften ergibt sich, daß Gd-DTPA zur Gefäßdarstellung nur unter bestimmten Umständen geeignet ist; es wird jedoch routinemäßig bei der Darstellung von Tumoren des Zentralnervensystems eingesetzt, da es sich in Arealen mit beschädigter oder fehlender Blut-Hirn-Schranke(BHS) anreichert, während es die intakte nicht passieren kann.

Zur Evaluierung intrakranieller Gefäßläsionen eignet sich der Einsatz von Gd-DTPA im Rahmen einer 3D-TOF-Sequenz. Diese dreidimensionalen GE-Sequenzen basieren auf der Refokussierung ungesättigter, einströmender Spins. In Venen mit langsamem Fluß tritt schneller eine partielle Sättigung ein. Gd-DTPA (oder auch GD-DOTA, in einer Dosierung von 0,1 mmol/kg) hebt die T_1-Relaxationsrate an und schwächt die Sättigung so ab, daß nach Injektion die Venen besser visualisierbar werden, während die Darstellung distaler Arterien nur gering verbessert wird. Die Verwendung von Gd-DTPA bei der Untersuchung intrakranieller Gefäße eignet sich daher besonders für die Darstellung arteriovenöser Malformationen und venöser Angiome.

2.3.3 Makromoleküle

Im Abschnitt 2.3.1 wurden Kontrastmittel mit relativ geringem Molekulargewicht beschrieben, die für die MRA nur wenig geeignet sind, da sie nach intravenöser Injektion den intravasalen Raum rasch verlassen, sich im Extrazellulärraum verteilen und nicht gewebespezifisch sind. Speziell für die MRA werden daher zur Zeit Kontrastmittel mit hohem Molekulargewicht entwickelt und erprobt, die durch ihre lange Verweildauer im Intravasalraum besonders für Gefäßdarstellungen geeignet sind. Es handelt sich bei diesen sog. „blood-pool-markers" um Komplexe aus Gd-DTPA-Molekülen, die an größere Makromoleküle gebunden werden. Hierzu gehören das Gd-DTPA-Polylysin (Schering und andere), das Gd-DTPA-Albumin und das Gd-DTPA-Dextran (verschiedene Hersteller), die sich zur Zeit alle noch in der tierexperimentellen Erprobungsphase befinden [3, 19, 23]. Die Makromoleküle zeigen aufgrund ihres hohen Molekulargewichtes eine sehr viel längere intravaskuläre Verweildauer als die kleineren extrazellulären Kontrastmittel und erreichen durch die hohe Anzahl von Gd-DTPA-Molekülen eine stärkere Verkürzung der T_1-Relaxationszeit des Blutes, also eine höhere Relaxivity (Tabelle 2.6).

Gd-DTPA-Albumin ist aufgrund seines sehr hohen Molekulargewichtes und seiner sehr langen intravaskulären Verweildauer zur Gefäßdarstellung gut geeignet. Nach intravenöser Injektion erreicht es innerhalb von 0–15 s einen Peak, der über 20–70 s

Tabelle 2.6. Eigenschaften der makromolekularen Gd-haltigen Kontrastmittel

	Gd-DTPA-Albumin	Gd-DTPA-Dextran	Gd-DTPA-Polylysin
Gd-Ionen/Molekül	19	15	60–70
Molekulargewicht (Dalton)	92 000	75 000	50 000
Relaxivity R1 per Gd (/mM·s) bei 10 MHz, 37°	14,4	10,5	13,1 (20 MHz, 39°)

konstant bleibt und dann langsam absinkt; insgesamt verbleibt Gd-DTPA-Albumin über einen Zeitraum von 90 min intravasal [23]. Versuche an Ratten lieferten gute Ergebnisse z.B. bei der Darstellung der Gefäßversorgung von Tumoren. Andererseits weist es aber folgende Nachteile auf, welche die Anwendbarkeit beim Menschen stark einschränken:

1. Natives Albumin weist ein hohes reaktives Potential auf.
2. Albumin ist instabil gegenüber Hitzesterilisation.
3. Studien zur Biodistribution und Elimination von Gd-DTPA-Albumin an Ratten ergaben eine deutliche und lang anhaltende Retention von Gadolinium, v.a. in Leber und Skelett.
4. Es besteht das Risiko immunologischer Reaktionen auf Albumin.
5. Es kommt zur Wasserverschiebung in den Intravasalraum hinein.

Gd-DTPA-Dextran zeigt ebenfalls gute Ergebnisse beim tierexperimentellen Einsatz als „blood-pool-marker", wird aber aufgrund seiner Größe nur sehr verzögert ausgeschieden. Daher ist auch hier die Eignung für den Menschen fraglich.

Die vielversprechendste Substanz für den In-vivo-Einsatz ist das Gd-DTPA-Polylysin, da es einerseits lange genug im Intravaskulärraum verweilt, um als Gefäßmarker zu dienen, andererseits aber in akzeptabler Zeit wieder aus dem Körper ausgeschieden wird. Bei dem von der Firma Schering hergestellten Gd-DTPA-Polylysin handelt es sich um ein Polypeptid aus Polylysin (Polymere aus 60–70 Teilen der Aminosäure Polylysin) als Carriermolekül, an dessen einzelne Aminogruppen der Lysinseitenketten jeweils ein Molekül Gadolinium-DTPA gebunden wird. Das Molekulargewicht dieses Polymergemisches beträgt durchschnittlich 48 700 Dalton (wobei weniger als 5 % der Moleküle kleiner als 25000 oder größer als 70000 Dalton sind). Der Gadoliniumgehalt liegt bei 0,54 mol Gd/l (60–70 Gd-Ionen je Polylysinmolekül) [19, 33].

Infolge seines hohen Molekulargewichts tritt Gd-DTPA-Polylysin nach intravenöser Injektion nur langsam aus den Gefäßen in den Extrazellulärraum über; bis 1 h post injectionem finden sich noch relativ hohe Plasmakonzentrationen, die die erfolgreiche Darstellung von Gefäßen, deren Verlauf und Durchgängigkeit erlauben. Die Ausscheidung von Gd-DTPA-Polylysin erfolgt fast ausschließlich renal, über glomeruläre Filtration; sie erfolgt langsamer als z. B. bei Gd-DTPA, wobei sich die Gesamtclearance aus den einzelnen Clearancewerten jeder einzelnen Gewichtsfraktion ergibt.

Bei Ratten werden 50 % der Injektionsdosis innerhalb der ersten 30 min post injectionem eliminiert; nach 24 h sind ca. 94,5 % ausgeschieden. Eine Biotransformation von Gd-DTPA-Polylysin findet nicht statt. Die mögliche Eignung für den In-vivo-Einsatz ergibt sich einmal aus der in akzeptabler Zeit erfolgenden Ausscheidung aus dem Körper, zum anderen auch aus der Verträglichkeit von Gd-DTPA-Polylysin. Mäuse zeigten eine gute Toleranz (LD 50 = 17 mmol Gadolinium/kg); auch nach mehrfacher Überdosierung oder wiederholter Anwendung hoher Dosen konnten bisher keine klinischen oder pathologisch-histologischen Veränderungen nachgewiesen werden. Ferner ergaben sich keinerlei Hinweise auf immunogene Beeinflussungen durch Gd-DTPA-Polylysin (Tabelle 2.7).

Tabelle 2.7. Eigenschaften von Gd-DTPA-Polylysin

Konzentration	0,54 mol Gadolinium/l
pH in wäßriger Lösung	7,4
Osmolalität bei 37 Grad	0,4 osmol/kg
T1-Relaxivity	13,1 ± 0.36 l/mmol·s
T2-Relaxivity	14,3 ± 0,46 l/mmol·s
Verteilungsvolumen unmittelbar p.i.[a]	0,051 ± 0,009 l/kg (Gefäßraum)
Verteilungsvolumen während terminaler Eliminierungsphase[a]	0,250 ± 0,001 l/kg (Extrazellulärraum)
Clearance[a]	1,42 ± 0,122 ml/min·kg
Halbwertszeit der Verteilung[a]	0,134 ± 0,002 h
Halbwertszeit der Elimination[a]	1,900 ± 0,102 h
Toleranz (LD 50 Maus)	17 mmol Gd/kg

[a] Ermittelt an Hasenkaninchen.

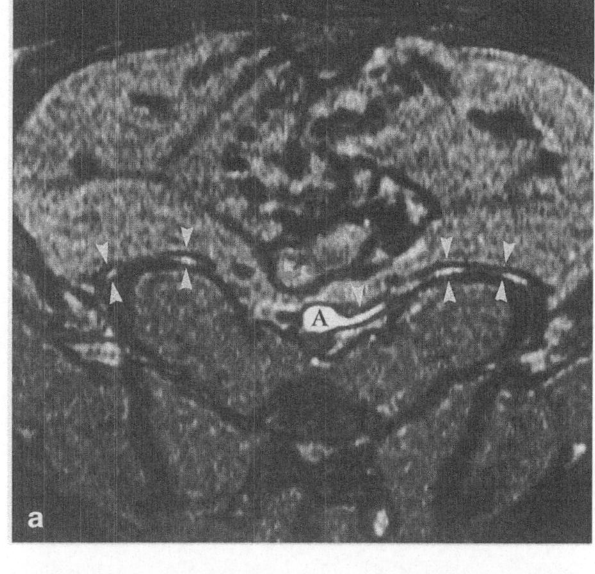
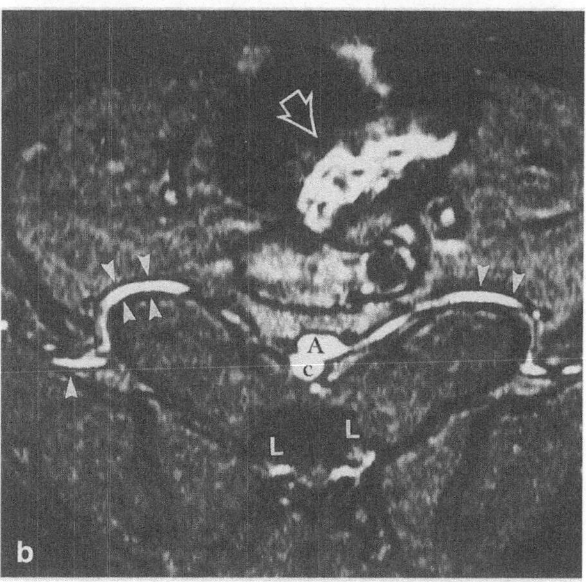

Abb. 2.14 a, b. Vergleichende Evaluierung der Nativ-MRA und der Gadolinium-DTPA-Polylysinverstärkten MRA am Kaninchenmodell (Unterbauch) unter Einsatz der TONE-Sequenz

a MRA, TONE, GE, TR/TE = 33/8, Flip 20°, axial venöse Sättigung kaudal. Darstellung der Aorta (*A*) unmittelbar vor der Bifurkation. Beidseits Abgang der A. circumflexa ilium profunda dextra bzw. sinistra, die nativ nur abschnittsweise darstellbar ist (*Pfeilspitzen*)

b MRA, TONE, GE, TR/TE = 33/8, Flip 20°, axial, venöse Sättigung kaudal, nach Gd-DTPA-Polylysin (0,2 ml/kg). Verbesserte Darstellbarkeit der Aorta (*A*) und der rechten und linken A. circumflexa ilium profunda (*Pfeilspitzen*). Letztere sind hier viel deutlicher, mit nur geringen Unterbrechungen und über eine längere Strecke zu verfolgen, als vor KM-Gabe. Zusätzlich sind Lumbalgefäße (*L*) sichtbar, die KM-haltige Harnblase (*offener Pfeil*), sowie die Vena cava (*c*)

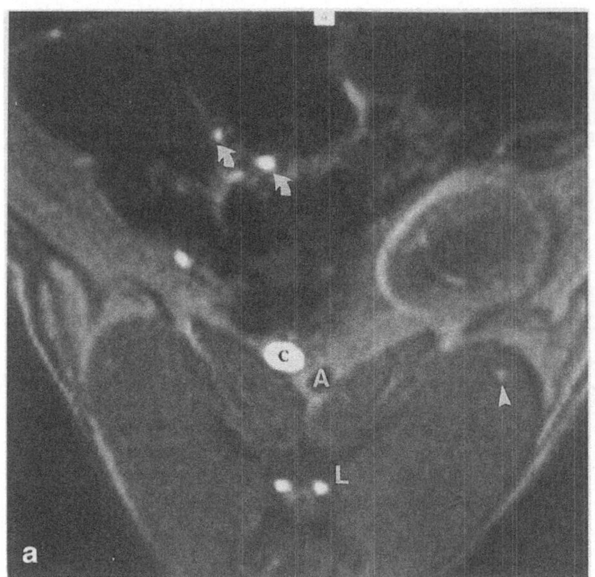 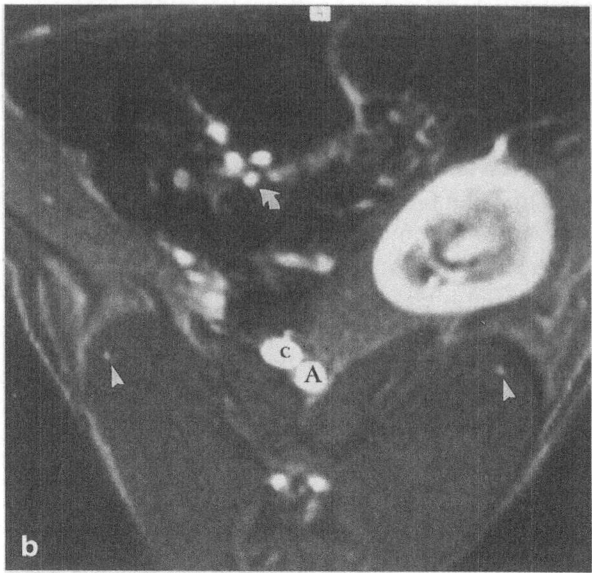

Abb. 2.15 a, b. Vergleichende Evaluierung der Nativ-MRA und der Gadolinium-DTPA-Polylysinverstärkten MRA am Kaninchenmodell (Unterbauch) unter Einsatz der FLASH-2D-Sequenz zur Evaluierung des venösen Systems

a MRA, FLASH 2D, GE, TR/TE = 37/10, Flip 60°, axial, arterielle Sättigung kranial, nativ. Nativ stellen sich dar die V. cava (*c*), 4 relativ große und deutliche Mesenterialgefäße (*Pfeile*), 2 deutliche Lumbalgefäße (*L*) und ein schwach erkennbares Muskelgefäß links (*Pfeilspitze*). Die linke Niere hebt sich nur gering vom Hintergrund ab. Signallose Darstellung der Aorta abdominalis (*A*)

b MRA, FLASH 2D, GE, TR/TE = 37/10, Flip 60°, axial, arterielle Sättigung kranial, nach Gd-DTPA-Polylysin (0,2 ml/kg). Nach KM-Gabe sind deutlich mehr Gefäße abgrenzbar. Die V. cava (*c*) wird von der jetzt signalintensiven Aorta (*A*) begleitet. Es sind mehr Mesenterialgefäße erkennbar, die meist paarig auftreten (*Pfeil*). Es stellen sich 2 relativ deutliche Muskelgefäße (*Pfeilspitzen*), dar. Die linke Niere ist gut abgrenzbar

Abb. 2.16 a–d. Vergleichende Evaluierung der Nativ-MRA und der Gadolinium-DTPA-Polylysin-verstärkten MRA am Kaninchenmodell (Abdomen) unter Einsatz der TONE-Sequenz

a MRA, TONE, GE, TR/TE = 33/8, Flip 20°, axial, nativ, MIP-Rekonstruktion, frontale Projektion. Die Aorta (*A*) ist von Höhe des kranialen Pols der rechten Niere bis zu ihrer Aufzweigung in rechte und linke A. iliaca communis dargestellt. Abgang der rechten bzw. linken A. renalis (*r*) zu den Nieren (*N*). Beide Nierenarterien werden von den entsprechenden Venen begleitet. An der A. renalis sinistra ist die intrarenale Aufzweigung in 2 Äste (*Pfeilspitze*) sichtbar

b MRA, TONE, GE, TR/TE = 33/8, Flip 20°, axial, nach Gd-DTPA-Polylysin (0,2 mg/kg), MIP-Rekonstruktion. Die Aorta (*A*) ist wiederum in ganzer Länge verfolgbar, wird aber in ihrem distalen Abschnitt von der V. cava (*c*) begleitet. Links und rechts sind 2 im rechten Winkel von der Aorta abgehende Gefäße sichtbar, die nativ nicht abgrenzbar waren, die rechte und linke A. circumflexa ilium profunda (*Pfeile*). Die Nierenarterien (*r*) erscheinen deutlicher und kräftiger und können kontinuierlich abgegrenzt werden

c MRA, TONE, GE, TR/TE = 33/8, Flip 20°, axial, nativ, MIP-Rekonstruktion, laterale Ansicht von **a**. Nach dorsal entspringen von der Aorta 4 Lumbalarterien (*Pfeile*), die in Richtung Rückenmark ziehen, wo sie sich in jeweils 2 Äste aufzweigen

d MRA, TONE, GE, nach Gd-DTPA-Polylysin, MIP-Rekonstruktion, laterale Ansicht von **b**. Rechte und linke A. renalis sowie die A. mesenterica caudalis mit ihren Ästen A. ileocolica und Truncus jejunalis stellen sich nicht deutlicher dar als vor KM-Gabe. Dagegen lassen sich die Lumbalgefäße über weitere Strecken verfolgen (*Pfeile*)

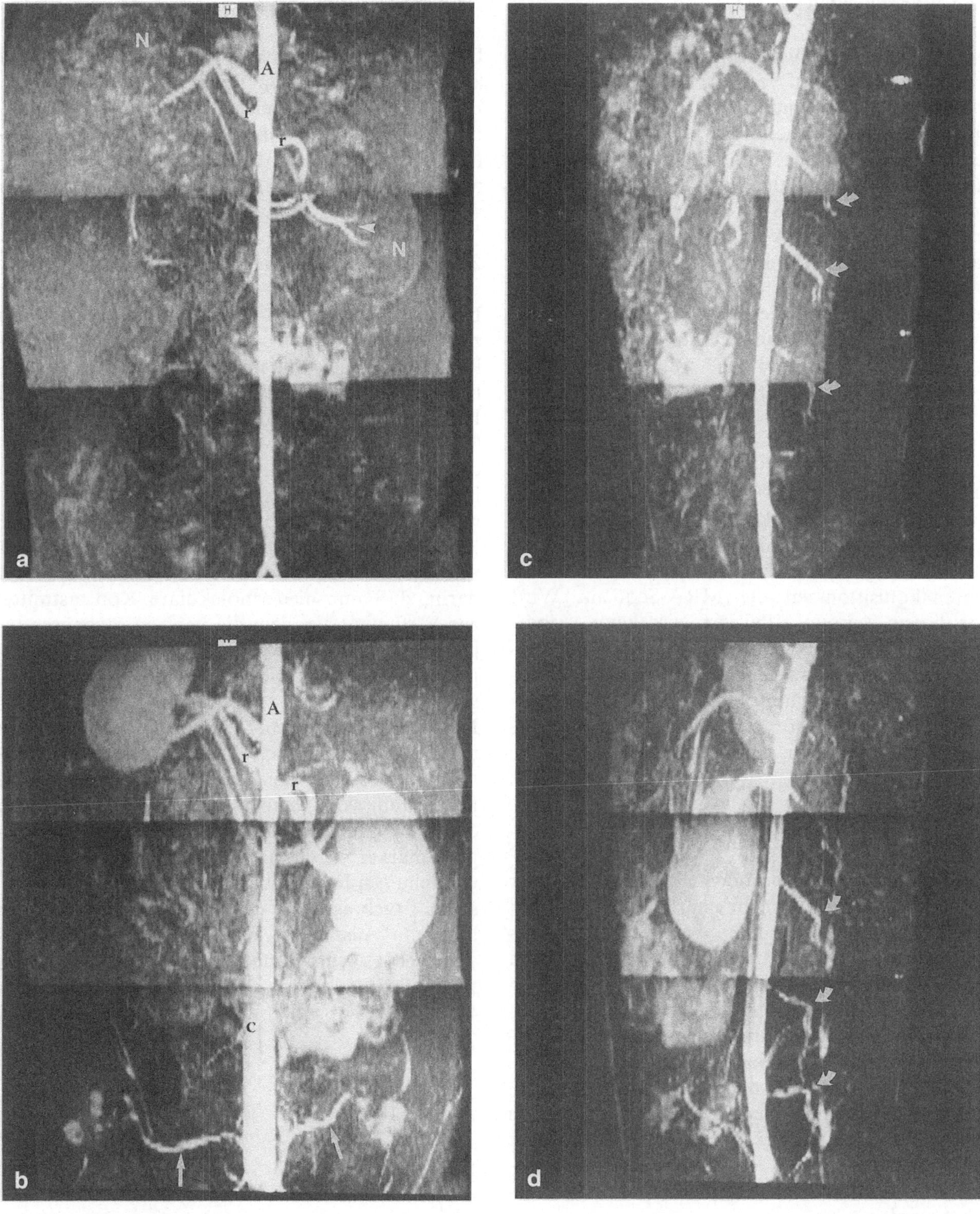

Abb. 2.16 a–d. Legende s. S. 30

2.3.4 Experimentelle C-MRA

Die folgenden Ausführungen zur experimentellen C-MRA basieren auf vergleichenden Studien, die in Zusammenarbeit mit dem Forschungslabor der Firma Schering an einem Kaninchenmodell durchgeführt wurden. Nach Sedierung der Tiere mittels intramuskulärer Injektion von Ketaminhydrochlorid und Xylazin werden jeweils identische Sequenzprotokolle von MRA-Akquisitionen nativ und nach intravenöser KM-Injektion durchgeführt. Die Studien dienen einmal zur Bestimmung der optimalen KM-Dosis sowie der Definition des Zeitpunktes der Injektion in Relation zum Start und zur Dauer der KM-Injektion.

Gadolinium-DTPA

Die Daten der vergleichenden Auswertung von nativen und KM-verstärkten MRA-Sequenzen am Kaninchenmodell definieren den optimalen Zeitpunkt der Injektion nach einer Periode der halben Datenakquisitionszeit der MRA-Sequenz. Wird vor diesem Zeitpunkt injiziert, wird keine verbesserte Detektion fließender Spins in arteriellen Gefäßen erreicht. Wird die MRA-Sequenz erst nach Injektion gestartet, kommt es aufgrund des raschen Übertritts in die venösen Blutleiter zu einer Überlagerung von venösen Gefäßstrukturen.

Gadolinium-DTPA-Polylysin

Die Ergebnisse am Tiermodell mit dem Einsatz der Gd-DTPA-Polylysinverstärkten MRA weisen auf das diagnostische Potential, aber auch die Pitfalls dieser Form der C-MRA hin. Die Vorteile liegen offensichtlich in der signalintensiven Abgrenzung von Gefäßen mit extrem kleinem Kaliber. Weiterhin werden Artefakte durch Bewegung oder Gefäßpulsation deutlich vermindert (Abb. 2.14–2.17). Als nachteilig erweist sich die stets nachweisbare simultane Darstellung der arteriellen wie venösen Gefäßterritorien (Abb. 2.17b). Hier müssen daher stets exakte Analysen der Einzelbilder sowie spezielle MIP-3D-Rekonstruktionsverfahren eingesetzt werden.

2.3.5 Klinische C-MRA

Derzeit ist es noch nicht exakt definierbar, wo die klinische C-MRA zum Einsatz kommen könnte. Eigene Erfahrungen belegen 2 wesentliche Indikationen, wie die Abklärung komplexer Malformationen sowie spezielle Fragestellungen bei der Sinusvenenthrombose (s. Kap. 3).

2.3.6 Zusammenfassende Beurteilung

Der Einsatz der MRA-Sequenzen beschränkt sich zur Zeit noch überwiegend auf die native Darstellung der Gefäße. Ausnahmen bestehen bei der zerebralen MRA, vor allem bei der Darstellung von Hirntumoren und der venösen Hirnleiter; hier erfolgt die Anwendung von Gadolinium-DTPA, das die intakte BHS nicht passieren kann, sich jedoch in Arealen mit veränderter oder fehlender BHS anreichert, bereits routinemäßig. Eine bedeutende Einschränkung für den Einsatz der kontrastmittelverstärkten MRA in anderen Regionen lag bisher darin, daß nur niedermolekulare Kontrastmittel zur Verfügung standen, die nach intravenöser Injektion den Intravasalraum sehr rasch verlassen und damit zur Darstellung von Gefäßen nur gering geeignet sind.
Die Entwicklung neuer, höhermolekularer Kontrastmittel mit deutlich längerer intravasaler Verweildauer erlaubt dagegen eine selektiv verstärkte Darstellung von Gefäßen, z.B. des Abdomens oder der Extremitäten. Zwar befinden sich diese „bloodpool-marker" noch in der tierexperimentellen Untersuchungsphase, doch sind die bisherigen klinischen Ergebnisse sehr ermutigend. Es bestehen daher gute Aussichten, daß die kontrastmittelverstärkte MRA in Zukunft in der Diagnostik, z.B. für periphere okklusive Gefäßerkrankungen, eine wichtige Rolle spielen wird [21].

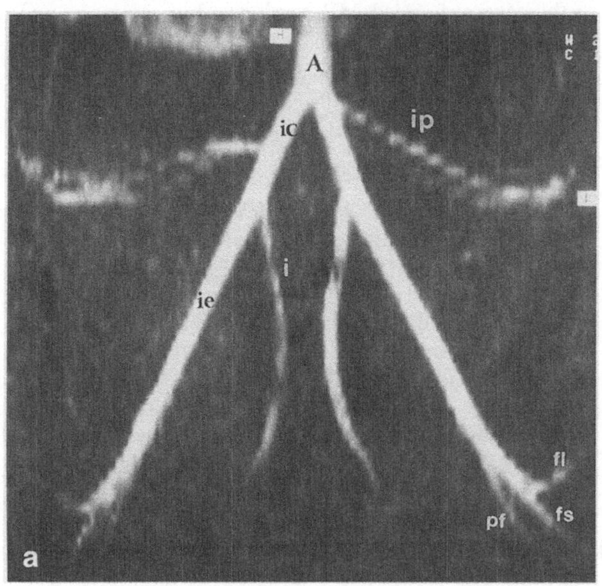

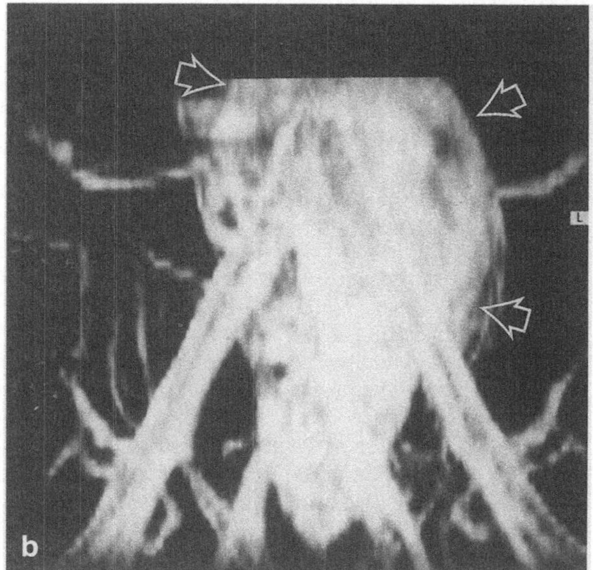

Abb. 2.17 a, b. Vergleichende Evaluierung der Nativ-MRA und der Gadolinium-DTPA-Polylysinverstärkten MRA am Kaninchenmodell (Becken) unter Einsatz der TONE-Sequenz

a MRA, TONE, GE, TR/TE = 33/8, Flip 20°, axial, nativ, MIP-Rekonstruktion. Dargestellt ist die Endaufzweigung der Aorta (*A*). Rechte und linke A. iliaca communis (*ic*) geben zunächst jederseits die A. circumflexa ilium profunda (*ip*) ab, die sich aufgrund ihres schrägen Verlaufs unterbrochen und über eine Länge von nur wenigen Zentimetern darstellt. Anschließend teilt sich jede A. iliaca communis in A. iliaca externa (*ie*) und interna (*i*). Die rechte bzw. linke A. iliaca externa stellt sich hier kräftig und deutlich dar; im weiteren Verlauf geht sie über in die A. femoralis (communis), die sich ihrerseits teilt in A. profunda femoris (*pf*) und A. femoralis superficialis (*fs*). Letztere gibt unmittelbar nach ihrem Ursprung die A. circumflexa femoris lateralis (*fl*) ab. Diese 3 Äste der A. femoralis (communis), A. profunda femoris, A. femoralis superficialis und A. circumflexa femoris lateralis sind hier gerade noch über wenige Millimeter zu erkennen und erscheinen wegen ihres schrägen Verlaufs unterbrochen

b MRA, TONE, GE, TR/TE = 33/8, Flip 20°, axial, nach Gd-DTPA-Polylysin (0,2 ml/kg), MIP-Rekonstruktion. Nach KM-Gabe stellen sich neben der Aorta mit ihren Ästen auch die entsprechenden Venen dar. Insgesamt sind sämtliche Gefäßabschnitte nach distal zu verfolgen bei erschwerter Differenzierbarkeit von Arterien und Venen. Die hohe Signalintensität der KM-gefüllten Harnblase (*Pfeile*) überdeckt in der MIP einzelne Gefäßstrukturen. Die Aorta teilt sich in rechte und linke A. iliaca communis; ihre Fortsetzung als A. iliaca externa ist ebenfalls sichtbar, während rechte und linke A. iliaca interna von der Harnblase verdeckt werden. Gleichzeitig teilt sich die V. cava in rechte und linke V. iliaca externa, die zu den Aa. iliacae communes bzw. externae parallel laufen und von diesen nicht abgegrenzt werden können, und V. iliaca interna communis, die von der Harnblase verdeckt wird. Erst ihre Äste, V. iliaca interna dextra und sinistra, werden kaudal der Harnblase wieder sichtbar. Außerdem sind sichtbar die rechte und linke A. circumflexa ilium profunda, die in ihrem Anfangsteil von der Harnblase verdeckt werden, sich weiter lateral aber deutlicher und kontinuierlicher darstellen als vor KM-Gabe. Die übrigen hier dargestellten, kleineren Gefäße sind nicht eindeutig identifizierbar

Weiterführende Literatur

1. Anderson C, Saloner D, Tsuruda J, Shapeero LG, Lee RE (1990) Artifacts in maximum-intensity-projection display of MR angiograms. AJR 154:623–629
2. Axel L, Morton D (1987) A method for imaging blood vessels by phasecompensated/uncompensated difference images. J Comput Assist Tomogr 11:31–34
3. Bogdanov AA, Weissleder R, Frank HW et al. (1993) A new macromolecule as a contrast agent for MR-angiography: preparation, properties, and animal studies. Radiology 187:701–706
4. Bongartz G, Vestring Th, Fahrendorf G, Peters PE (1990) Einsatz schneller Sequenzen bei der kraniozerebralen MR-Diagnostik. Fortschr Röntgenstr 153:669–677
5. Brown DG, Riederer SJ, Jack CR, Farzaneh F, Ehman RL (1990) MR angiography with oblique gradient-recalled echo technique. Radiology 176:461–466
6. Chakeres DW, Schmalbrock P (1992) Fundamentals of Magnetic Resonance Imaging. Williams & Wilkins, Baltimore
7. Cohen MD, Edwards MK (1990) Magnetic Resonance Imaging of children. Decker, Philadelphia, pp 3–68, 75–81, 277–303
8. Creasy JL, Price RR, Presbrey Th, Goins D, Partain CL, Kessler RM (1990) Gadolinium-enhanced MR angiography. Radiology 175:280–283
9. Dumoulin CL, Hart HR (1986) Magnetic resonance angiography. Radiology 161:717–720
10. Edelman RR, Hesselink JR (1990) Clinical Magnetic Resonance Imaging. Saunders, Philadelphia, pp 110–182
11. Edelman RR, Mattle HP, Atkinson DJ, Hoogewoud HM (1990) Magnetic resonance angiography. In: Cardiovascular imaging. ARRS Categorial Course Syllabus. Reston VA: American Roentgen Ray Society, pp 51–60
12. Ehricke HH, Laub G (1990) Integrated 3D display of brain anatomy and intracranial vasculature in MR imaging. J Comput Assist Tomogr 14:846–852
13. Hausmann R, Lewin JS, Laub G (1991) Phase-contrast MR angiography with reduced acquisition time. new concepts in sequence design. JMRI 1:415–422
14. Hausmann R, Müller E (1992) Magnetresonanz Angiographie: Physikalische Grundlagen und klinische Applikation. Akt Radiol 2:277–284
15. Lanzer P, Yoganathan AP (1991) Vascular imaging by Doppler and magnetic resonance. Springer, Berlin Heidelberg New York Tokyo, pp 51–70, 127–208, 285–309
16. Le Mignon MM, Chambon C, Warrington S, Davies R, Bonnemain B (1990) Gd-DOTA: Pharmacokinetics and tolerability after intravenous injection into healthy volunteers. Invest Radiol 25:933–937
17. Lissner J, Seiderer M (1990) Klinische Kernspintomographie. Enke, Stuttgart, S 59–83, 570–607
18. Marchal G, Bosmans H, Van Fraeyenhoven L et al. (1990) Intracranial vascular lesions: optimization and clinical evaluation of three dimensional time-of-flight MR angiography. Radiology 175:443–448
19. Marchall G, Bosmans H, Van Hecke P, Jiang Y, Aerts P, Bauer H (1991) Experimental Gd-DTPA-polylysine enhanced MR angiography: sequence optimization. J Comput Assist Tomogr 15(4):711–715
20. Masaryk TJ, Modic MT, Ruggieri PM et al. (1989) Three-dimensional (volume) gradient-echo imaging of the carotid bifurcation: preliminary clinical experience. Radiology 171:801–806
21. Matsumoto AH, Teitelbaum GP, Carvlin MJ, Barth KH, Savin MA, Strecker EP (1990) Gadolinium enhanced MR imaging of vascular stents. J Comput Assist Tomogr 14(3):357–361
22. Nadel L, Braun IF, Kraft KA, Fatouros PP, Laine FJ (1990) Intracranial vascular abnormalities: value of MR phase imaging to distinguish thrombus from flowing blood. AJNR 11:1133–1140
23. Niemi P, Koskinen S, Reisto T (1991) Tissue relaxation enhancement after intravenous administration of (ITCB-DTPA)-gadolinium conjugated albumin, an intravascular magnetic resonance imaging contrast agent. Invest Radiol 26:674–680
24. Nussel F, Wegmuller H, Huber P (1991) Comparison of magnetic resonance angiography, magnetic resonance imaging and conventional angiography in cerebral arteriovenous malformation. Neuroradiology 33(1):56–61
25. Olcott EW (1990) Magnetic resonance angiography, angiographic contrast media, and digital angiography. Curr Opin Radiol 2:252–258
26. Padayachee TS, Bingham JB, Graves MJ, Colchester AC, Cox TC (1991) Dural sinus thrombosis. Diagnosis and follow-up by magnetic resonance angiography and imaging. Neuroradiology 33(2):165–167
27. Peters PE, Bongartz G, Drews C (1990) Magnetresonanzangiographie der hirnversorgenden Arterien. Fortschr Röntgenstr 152:528–533
28. Potchen EJ, Haacke EM, Siebert JE, Gottschalk A (1993) Magnetic resonance angiography: concepts & applications. Mosby, St Louis
29. Riles TS, Eidelman EM, Litt AW, Pinto RS, Oldford F, Schwartzenberg GW (1992) Comparison of magnetic resonance angiography, conventional angiography, and duplex scanning. Stroke 23(3):341–346
30. Ruggieri PM, Masaryk TJ, Ross JS, Modic MT (1991) Magnetic resonance angiography of the intracranial vasculature. Top Magn Reson Imag 3(3):23–33
31. Rutt BK, Napel S (1991) Magnetic resonance techniques for blood-flow measurement and vascular imaging. Can Assoc Radiol J 42(1):21–30
32. Saloner D, Anderson CM (1992) Instrumentation for magnetic resonance angiography. Cardiovasc Intervent Radiol 15(1):14–22
33. Schuhmann-Giampieri G, Schmitt-Willich H, Frenzel T, Press WR, Weinmann HJ (1991) In vivo and in vitro evaluation of Gd-DTPA-polylysine as a macromolecular contrast agent for magnetic resonance imaging. Invest Radiol 26:969–974
34. Seiderer M (1994) MR angiography. In: Magnevist Monograph. Blackwell, Oxford, pp 159–166
35. Sevick RJ, Tsuruda JS, Schmalbrock P (1990) Three-dimensional time-of-flight MR angiography in the evaluation of cerebral aneurysms. J Comput Assist Tomogr 14:874–881
36. Siebert JE, Pernicone JR, Potchen EJ (1992) Physical principles and application of magnetic resonance angiography. Semin Ultrasound CT MR, 12(4):227–245

37. Stark DD, Bradley WG jr (1992) Magnetic resonance imaging, 2nd edn, vol I. Mosby, St Louis, pp 3–65, 253–334
38. Suryan G (1951) Nuclear resonance in flowing liquids. Proc Indian Acad Sci [A] 33:107
39. Urchuk SN, Plewes DB (1992) Mechanisms of flow-induced signal loss in MR angiography. J Magn Reson Imag 2(4):453–462
40. Vogl ThJ, Balzer JO, Juergens M, Dürr G, Spengel F, Hausmann R, Lissner J (1992) Neurovaskuläre Magnetresonanz Angiographie: Technik, Ergebnisse und Indikationsstellungen. MMW 134(7):69–88
41. Vogl ThJ, Balzer JO, Lissner J (1994) Klinische Aussagen der MR-Angiographie in der Kopf-Hals-Region. Med Bild 1:15–19
42. Vogl ThJ, Bergman C, Villringer A, Einhäupl K, Balzer JO, Steinhoff H, Felix R (1993) Venöse MR Angiographie für die Primärdiagnostik von Verlaufskontrolle von Sinusvenenthrombosen – Korrelation mit Klinik und DSA Fortschr Röntgenstr 159, 1:78–85

3 Zerebrovaskuläre Diagnostik

Die Diagnostik zerebrovaskulärer Erkrankungen stand mit klinischer Einführung der MRT wie auch der MRA im Vordergrund des klinischen Interesses.

Da die intrakraniellen Gefäße keinen größeren Bewegungen unterliegen, können diese ohne Qualitätsverlust mit relativ langen Meßzeiten untersucht werden. Die Nachfrage nach nichtinvasiven Untersuchungstechniken liegt in dem relativ hohen Risiko der invasiven selektiven zerebralen Angiographie, die derzeit als „Goldstandard" der zerebrovaskulären Diagnostik eingestuft werden muß. Die nichtinvasiven Techniken zur Beurteilung der intrakraniellen Gefäße umfassen derzeit vor allem die transkranielle Doppler-Sonographie, die jedoch nur ein eingeschränktes Untersuchungsfeld abzubilden vermag [1–3]. Im folgenden soll dokumentiert werden, daß die intrakranielle MRA bereits ein umschriebenes Indikationsfeld aufweist und der Einsatz als nichtinvasives Screeningverfahren gerechtfertigt ist.

Die heutigen Indikationen aus klinischer Sicht liegen in der Detektion und Charakterisierung intrakranieller Aneurysmen, der Diagnostik von Variationen und Verlagerung intrazerebraler Gefäße und der Erfassung intrinsischer intrazerebraler Gefäßpathologien. Die vorgestellten Untersuchungsprotokolle beziehen sich im wesentlichen auf die TOF-MRA unter Verwendung von 2D- und 3D-Datenakquisitionen.

3.1 Untersuchungstechnik

Entsprechend der klinischen Fragestellung muß zur Evaluierung des zerebrovaskulären Systems eine angepaßte Sequenz- und Spulentechnologie zum Einsatz kommen. Die Verwendung der zirkular polarisierten *Kopfspule* stellt dabei eine der Voraussetzungen zur Erzielung optimaler diagnostischer Ergebnisse dar [4, 5]. Nach einer entsprechenden Übersichtsaufnahme muß zunächst obligat mit *Protonendichte-* und *T2-gewichteter SE-Sequenz* in axialer Schichtführung untersucht werden.

3.1.1 Arterielle MRA

Für die arterielle zerebrovaskuläre MRA können prinzipiell „time of flight" oder Phasenkontrastsequenzen eingesetzt werden. Die Mehrzahl der Arbeitsgruppen verwendet die stabile und reproduzierbare „Inflow"-MRA. Eigene Erfahrungen an mehr als 600 Patienten belegen, daß die FISP-3D-Sequenz sowie die optimierte TONE-Sequenz an einem supraleitenden MRT-System eine verläßliche Untersuchungssequenz darstellt bei einer akzeptablen Meßzeit. Der Einsatz der TONE-Sequenz für die zerebrale, arterielle Diagnostik bedeutet eine weitere Verbesserung mit exakter Visualisierung auch dünnkalibriger peripherer Abschnitte. Die MRA erlaubt dabei Informationen über das Vorhandensein, den Verlauf und die Ausprägung der Signalintensität bzw. den Grad des Flusses der Gefäße.

Im folgenden soll unter Einbeziehung der selektiven arteriellen MRA des Circulus Willisii die optimale Untersuchungstechnik vorgestellt werden.

Sequenzspezifische Parameter

Obligat erfolgen die zerebralen MRA-Untersuchungen unter Anwendung der zirkular polarisierten Kopfspule. Prinzipiell stehen als Untersuchungssequenzen eine standardisierte FISP-3D-Sequenz oder neuerdings eine TONE-Sequenz zur Verfügung (Tabelle 3.1). Für die FISP-3D-Sequenz empfehlen sich dabei als Standardparameter eine TR = 40 ms sowie eine TE = 7 ms bei einem Flipwinkel von 15 Grad. Für die TONE-Sequenz werden die besten Ergebnisse bei axialer Datenakquisition und einem TR von 43 ms, bei einem TE von 8 ms und bei einem Flipwinkel von 20 Grad erzielt. Zur Elimination von venösem Signal dient bei der

Tabelle 3.1. Sequenz- und Parameterempfehlung für die zerebrovaskuläre MRA

Sequenz	TR [ms]	TE [ms]	FW [°]	SD [mm]	SZ [n]	O	ESD [mm]	FOV [mm]	DF	Matrix	MZ [M:SS]	AC [n]	Sat [n]	O
FISP 3D	40	7	15	90	1	tran, cor	1,5	200	0	256·256, 256·512	10:58	1	art.: 2 ven.: 1	art: tran, cor; ven: tran
TONE FISP 3D	43	8	20	96	1	tran	1,5	200	0	256·512, 512·512	8:45	1	art.:1 ven.: 1	art., ven.: tran
FLASH 2D	36	10	60	5	53	cor	1,5	200	−0.25	256·256	8:14	1	ven: 1	ven: tran

Abkürzungen:

AC	Akquisitionen	*FOV*	Field of View	*SD*	Schichtdicke
art	arteriell	*FW*	Flip-Winkel	*SZ*	Schichtanzahl
cd	caudal	*MZ*	Meßzeit	*TE*	Echozeit
cor	coronar	*O*	Orientierung	*TR*	Repetitionszeit
cr	cranial	*sag*	sagittal	*tran*	transversal
DF	Distance factor	*Sat*	Vorsättigungspuls	*ven*	venös
ESD	effektive Schichtdicke				

FISP-Sequenz ein Vorsättigungsbalken, der kranial in Höhe des Sinus sagittalis superior positioniert wird [6, 7]. Ein zusätzlich senkrechter Vorsättigungsbalken wird über dem Confluens sinuum positioniert. Bei der TONE-Sequenz ist in der Regel der kraniale Vorsättigungsbalken zur Elimination des venösen Signals ausreichend.

Die Wahl der Positionierung des Untersuchungsvolumens ist abhängig von der klinischen Fragestellung. Zur Evaluierung des *Circulus Willisii* reicht das Untersuchungsvolumen in der Regel von der Schädelbasis bis zum oberen Abschnitt des Balkens. Eine zuvor in 3 Orientierungen gemessene Übersichtssequenz erlaubt so die exakte Positionierung des Volumens. Für *ischämische zerebrovaskuläre Fragestellungen* und zur Abklärung von *Variationen* oder *Verlagerungen* muß ein größeres Untersuchungsvolumen gewählt werden mit einer daraus resultierenden größeren individuellen Schichtdicke und geringerer Ortsauflösung.

Die anschließende Auswertung umfaßt dann die Analyse aller Einzelbilder sowie die MIP-Rekonstruktion in 3 Ebenen bei einem minimalen Winkelschritt der Berechnung von 15 Grad.

Zur Erfassung des *vertebrobasilären* Stromgebiets muß obige Untersuchungstechnik gering modifiziert werden. Wesentlich ist die weiter kaudale Positionierung des Untersuchungsvolumens, wobei in diesen Fällen auf den venösen Vorsättigungspuls verzichtet werden kann [8, 9].

Selektive Vorsättigung zur Identifizierung einzelner Gefäße des Circulus Willisii

Bei Einsatz der konventionellen Angiographie oder DSA werden die dynamische und topographische Information über das zerebrovaskuläre System durch selektive Kathetermanipulationen und KM-Injektionen erreicht [10, 11]. Zusätzlich können bei der zerebralen Angiographie die arterielle, parenchymatöse und venöse Phase differenziert werden.

Diese Information ist mit der MRA nur erschwert erzielbar, insbesondere bezüglich Ursprung und Flußrichtung. Da keine arteriellen und venösen Phasen aufgrund der fehlenden KM-Dynamik differenziert werden können, kommen regelmäßig Vorsättigungstechniken zum Einsatz, Arterien und Venen können dabei aufgrund der gegensätzlichen Flußrichtung differenziert werden. Das Grundprinzip der selektiven MRA beruht auf der Kombination von 2D- und 3D-MRA-Techniken und dem simultanen Einsatz von hochfrequenten Vorsättigungspulsen. In der Regel kommt zerebrovaskulär dazu ein 90° hochfrequenter Vorsättigungspuls zum Einsatz, gefolgt von einem Gradientenpuls. Daraus resultiert eine niedrige Signalintensität der gesättigten Spins im Vergleich zu den ungesättigten Spins. Vorsättigungspulse können standardisiert oder frei in Regionen innerhalb und außerhalb des Untersuchungsvolumens plaziert werden. Dadurch ist das innerhalb oder durch die Vorsättigungsschicht fließende Blut durch niedrige Signalintensität charakterisiert.

Die selektive intrakranielle MRA stellt demnach definitionsgemäß eine weitere Verbesserung der MRA dar, indem durch spezielle Sättigungsvolu-

Merke

Selektive MRA des zerebrovaskulären Systems

2D + 3D-TOF-MRA in Kombination mit Vorsättigungspulsen:

- Niedrige Signalintensität der gesättigten Spins im Vergleich zu den ungesättigten Spins
- Freie Plazierbarkeit der Vorsättigungspulse innerhalb und außerhalb des Untersuchungsvolumens

mina nicht nur eine Differenzierung arterieller und venöser Gefäße, sondern auch die Darstellung einzelner Abschnitte des Circulus arteriosus Willisii ermöglicht wird [7, 12–18].

Zur Vorsättigung werden zusätzlich Volumina positioniert, die sowohl innerhalb wie auch außerhalb der zu untersuchenden Region liegen können. Im Sättigungsabschnitt imponieren stationäres Gewebe und Blut signalarm bis signallos. Anschließend an die Untersuchung erfolgt aus den zweidimensionalen Bildern unter Anwendung des maximalen Intensitäts-Projektionsalgorithmus (MIP) die Umwandlung in dreidimensionale Ansichten [19, 20]. Da sich arterieller und venöser Fluß durch entgegengesetzte Strömungsrichtung unterscheiden, muß für die Angiographie herzfern und für die Venographie herznah der Sättigungsbalken positioniert werden. Da der Fluß in arteriellen Gefäßen schneller ist als in venösen, sollte für die Arterien die FISP-3D- oder TONE-Sequenz und für die Venen die FLASH 2D eingesetzt werden, wobei bei der ersteren die transversale und bei der venösen MRA die koronare Schichtung die beste Bildinformation erlauben [21].

Merke

Arterielle zerebrale MRA

Optimale Spule: Kopfspule
Optimale Untersuchungssequenz: TONE
1. Scout in drei Orientierungen
2. Axiale Datenakquisition:
   - Schädelbasis bis Balken
   - Gesamtes Cerebrum
   - Vertebrobasiläres System
3. Venöse Vorsättigung in Höhe der Karotisbifurkation

Im folgenden wird die exakte Durchführung der selektiven Visualisierung einzelner arterieller, intrazerebraler Gefäße vorgestellt (Abb. 3.1, 3.2).

Die folgenden Sättigungsbalken zur selektiven MRA verstehen sich als zusätzliche Absättigung bei der Anwendung der oben beschriebenen MRA mit FISP und TONE-Sequenzen (s. S. 37 ff.):

1. *Selektive MRA: beide A. carotides internae mit Darstellung des R. communicans anterior*
   Sättigungsbalken über A. basilaris (Abb. 3.3)

   Neigung: koronar und transversal
   Planung: sagittaler Scout

2. *Selektive MRA: beide Aa. carotides internae ohne Darstellung des R. communicans anterior*
   Sättigungsbalken über A. basilaris (Abb. 3.4)

   Neigung: sagittal
   Planung: koronarer Scout

3. *Selektive MRA: A. carotis interna unilateral ohne R. communis anterior*
   Sättigungsbalken über A. basilaris (Abb. 3.5)

   Neigung: sagittal nach transversal
   Planung: koronarer Scout

4. *Selektive MRA: A. carotis interna unilateral und A. basilaris*
   Sättigungsbalken über kontralateraler A. carotis (Abb. 3.6)

   Neigung: sagittal nach transversal
   Planung: koronarer Scout

5. *Selektive MRA: A. basilaris:*
   Sättigungsbalken über beide Aa. carotides (Abb. 3.7)

   Neigung: koronar nach transversal
   Planung: sagittaler Scout

Diese differenzierte Arteriendarstellung läßt neben Rückschlüssen aus der Signalintensität auf die Flußverhältnisse auch solche auf die Flußrichtung zu. So herrscht *posterior-anteriorer* Fluß über die Rr. communes posteriores bei nachweisbarem Signal in den Aa. cerebri mediae und/oder Aa. cerebri anteriores bei *Absättigung beider Karotiden*. Anterior-posteriorer Fluß wird nachgewiesen bei Signal in den Aa. cerebri posteriores bei abgesättigter A. basilaris. Nimmt die Signalintensität in der *A. cerebri anterior* und/oder der A. cerebri media auf einer Seite nach *Sättigung des R. communicans anterior* ab, liegt eine kontralaterale Blutversorgung vor [13, 16, 18].

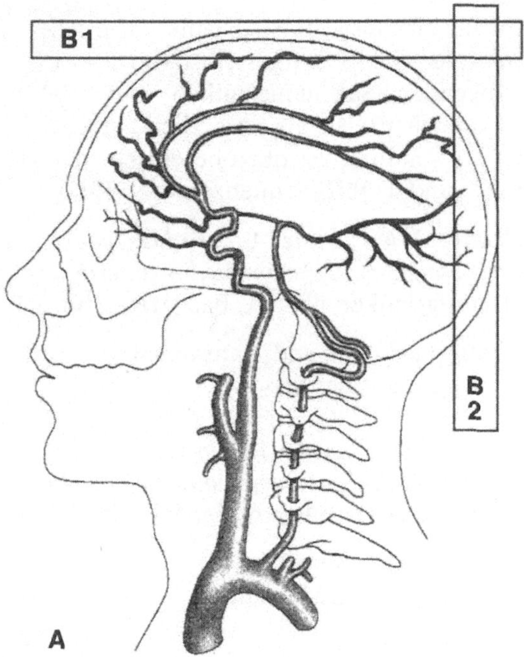

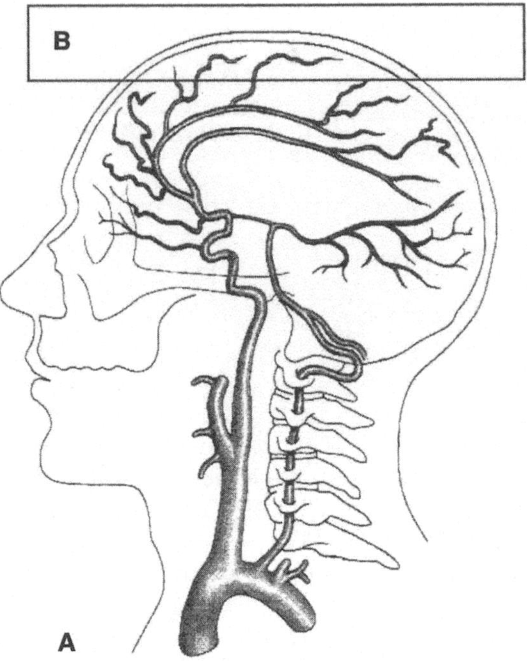

Abb. 3.1. Arterielle zerebrale MRA in Standardtechnik.
Wahl des Untersuchungsvolumens (*A*) sowie der Vorsättigungsbalken (*B1, B2*) bei der FISP-3D-Sequenz

Abb. 3.2. Wahl des Untersuchungsvolumens (*A*) sowie eines fakultativen Vorsättigungsbalkens (*B*) bei der TONE-
Sequenz

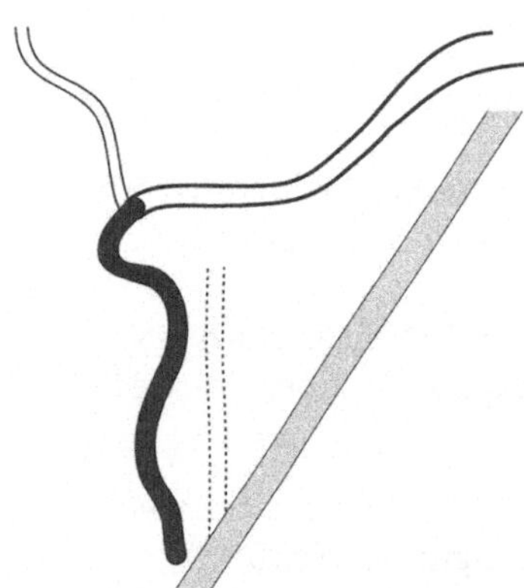

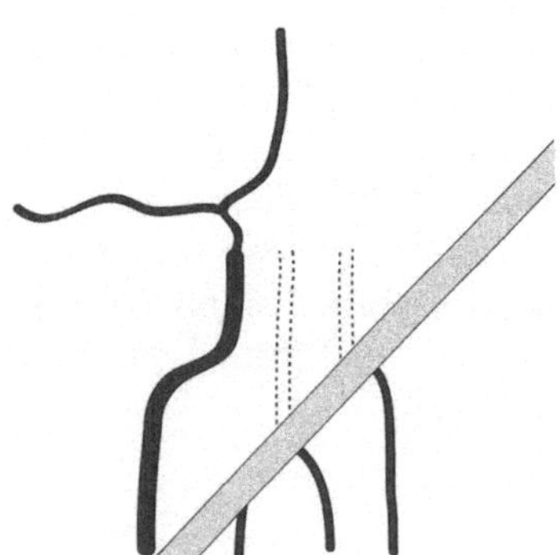

Abb. 3.3. Selektive MRA beider Karotiden durch Sättigung der A. basilaris auf sagittalem Bild

Abb. 3.5. Selektive MRA einer unilateralen A. carotis
interna. Absättigung der A. basilaris und gegenseitigen
A. carotis interna

Abb. 3.4 s. S. 41

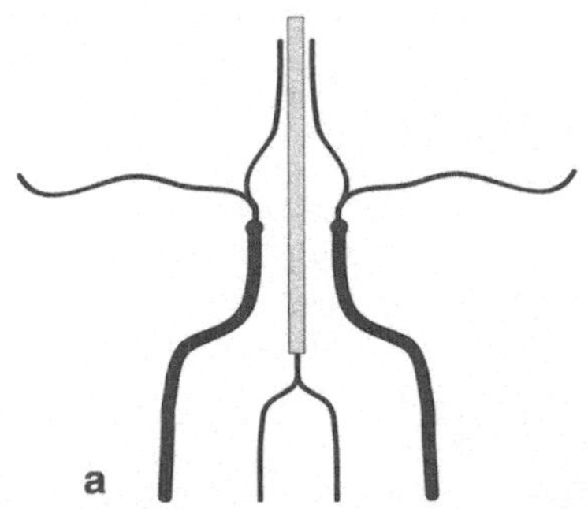

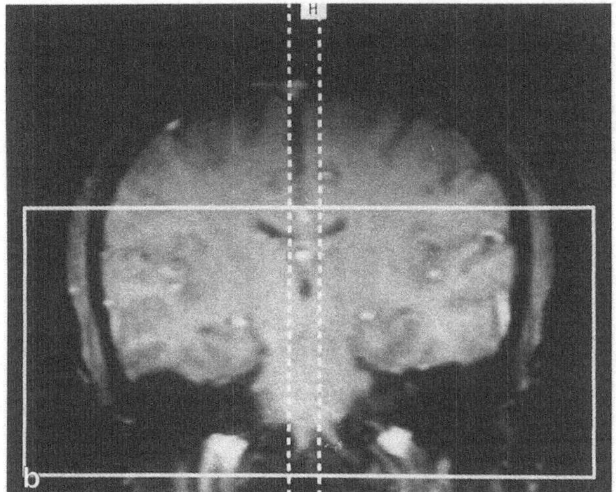

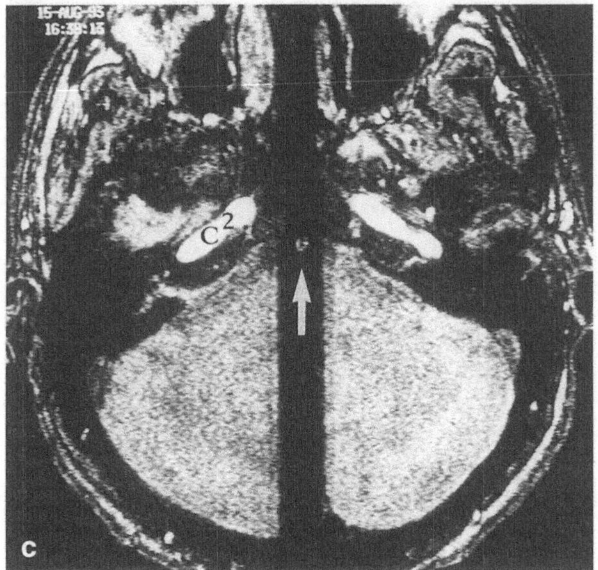

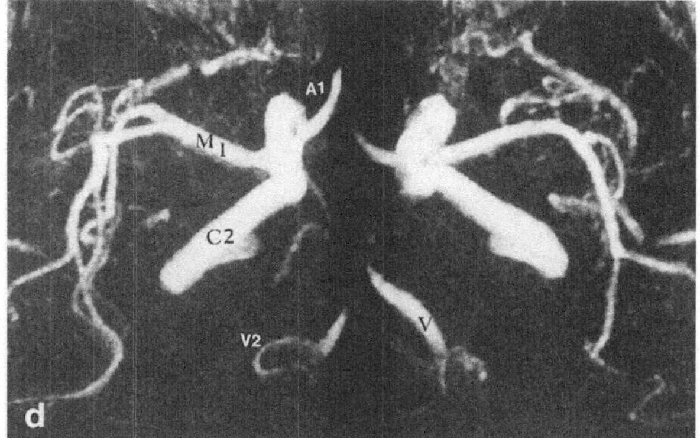

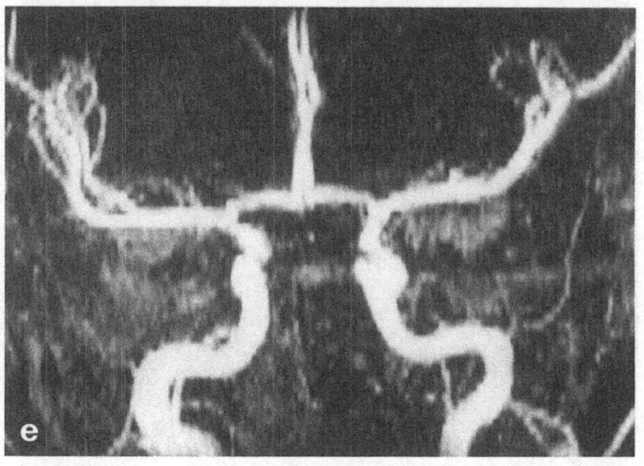

Abb. 3.4

a Selektive MRA beider Karotiden ohne R. communicans anterior durch Sättigung des R. communicans anterior und der A. basilaris auf koronarem Bild

b MRT, Scout, FLASH 2D, koronar. Selektive MRA der A. carotis interna beidseits bei Absättigung der A. basilaris und R. communicans anterior

c MRA arteriell, TONE, TR/TE = 43/8, Flip 20°, axial. Auf der transversalen Schicht durch das Cerebellum sind die Aa. carotis internae (*C2*) und im schwarzen Sättigungsbalken schwach die A. basilaris (*Pfeil*) erkennbar

d MRA, MIP-Rekonstruktion. Auf der MIP-Rekonstruktion sind beidseits der Abgang der A. cerebri anterior (*A1*), die A. carotis interna (*C2*), A. cerebri media mit Aufzweigungen (*M1*), A. vertebralis (*V*) sowie der A. cerebelli inferior posterior (*V2*)

e MRA, MIP-Rekonstruktion. Auf der MIP mit Blickrichtung von frontal sind die Aa. cerebri anteriores, Aa. cerebri mediae mit Ästen und die Aa. carotis internae dargestellt

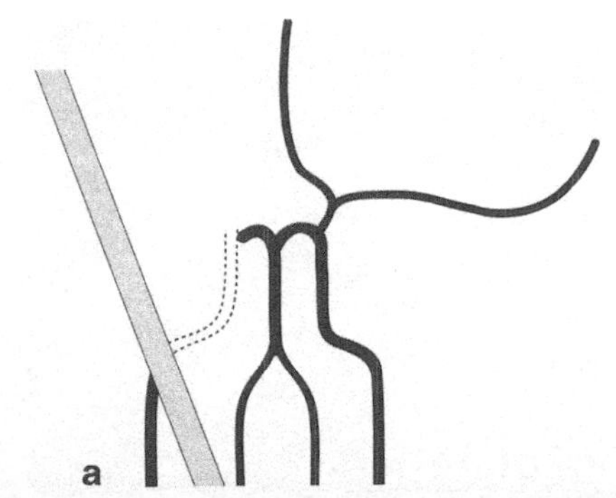

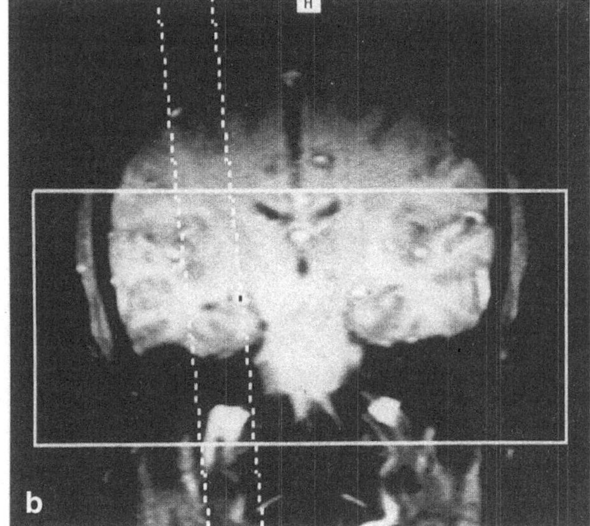

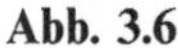

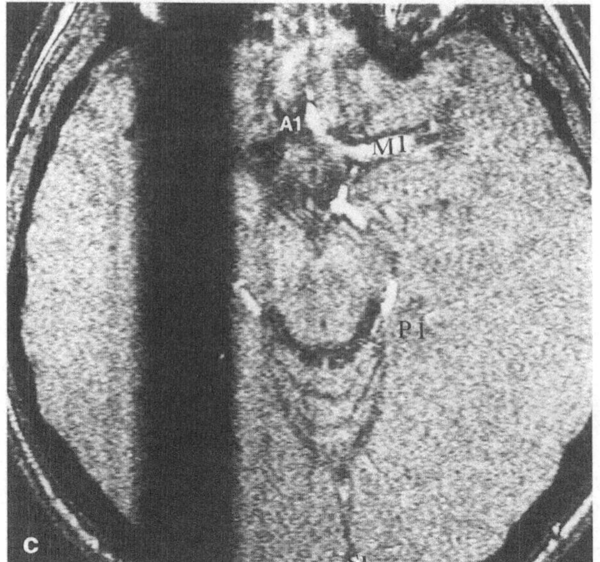

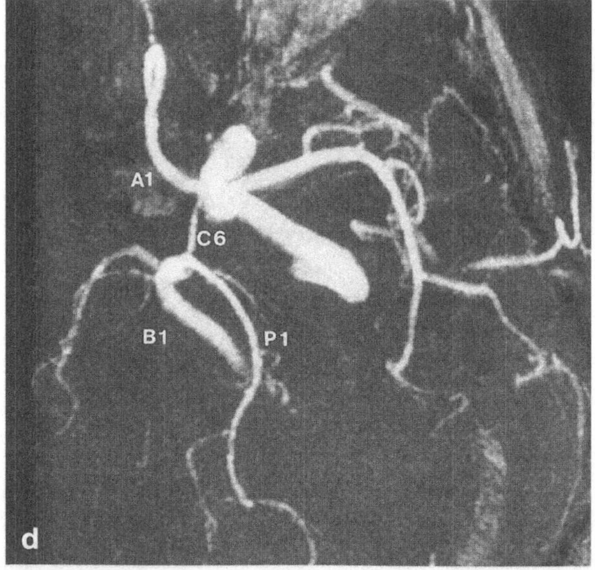

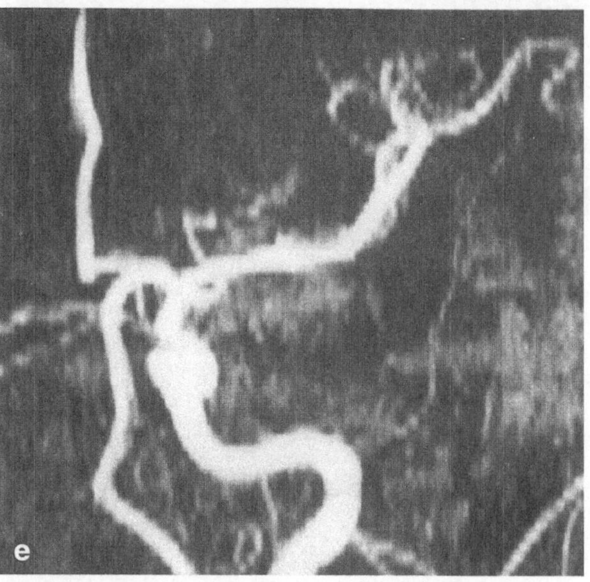

Abb. 3.6

a Selektive MRA der A. basilaris und A. carotis interna durch Sättigung der anderen A. carotis interna auf koronarem Bild

b MRT, Scout, FLASH 2D, koronar. Selektive MRA der A. carotis internal links und A. basilaris bei Absättigung der A. carotis rechts. Scout mit einem sagittalen nach transversal gekippten Sättigungsbalken (*gestrichelte Linien*), in dem A. carotis interna dextra liegt. Das *umrandete Feld* stellt das „Field of View" (FOV) dar

c MRA arteriell, TONE, TR/TE = 43/8, Flip 20°, axial. In der transversalen Schicht in Höhe Pons ist die A. carotis interna dextra durch den Balken abgesättigt. Auf der linken Seite Dokumentation der A. cerebri anterior (*A1*) und media (*M1*), zusätzlich sind die A. basilaris, beide A. cerebri posterior (*P1*) und der Sinus sagittalis superior (*S1*) angeschnitten

d MRA, MIP-Rekonstruktion. In der Ansicht der MIP-Rekonstruktion sind links die A. cerebri anterior (*A1*), A. carotis interna, A. cerebri media mit Ästen, der Ramus communicans posterior (*C6*) sowie beidseits die A. cerebri posterior (*P1*), die A. cerebri superior und die A. basilaris (*B1*) abgebildet

e MRA, MIP-Rekonstruktion. In der frontalen MIP Nachweis von Fluß in der A. cerebri anterior und media, A. carotis interna und der A. vertebralis links. Komplette Absättigung der rechten A. carotis interna sowie der A. vertebralis rechts

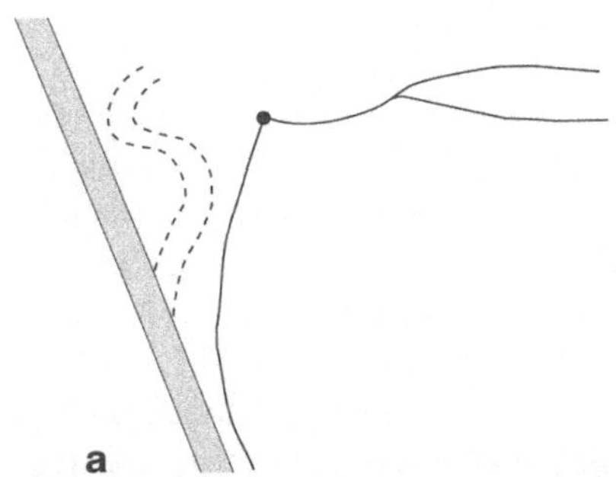

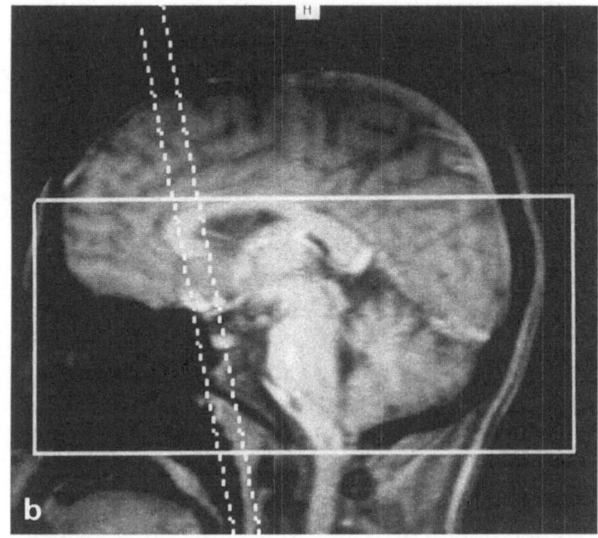

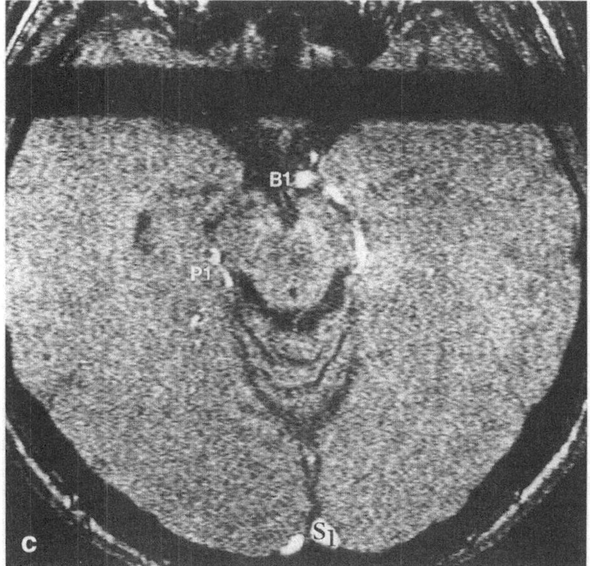

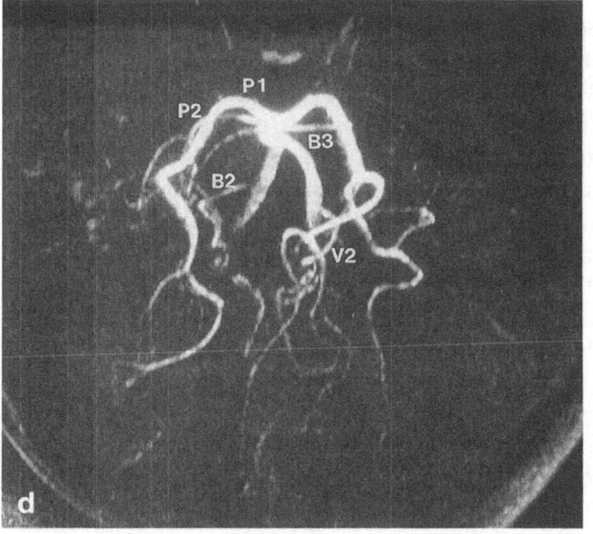

Abb. 3.7

a Selektive MRA der A. basilaris durch Sättigung beider Karotiden auf sagittalem Bild. Selektive Darstellung der zerebralen Arterien; *gestrichelt* die abgesättigten Gefäße, *schraffiert* der Sättigungsbalken

b Selektive MRA der A. basilaris bei Absättigung beider Aa. carotides

c MRA arteriell, TONE, TR/TE = 43/8, Flip 20°, axial. Auf der transversalen Schicht durch den Hirnstamm sind die A. basilaris (*B1*), die Aa. cerebri posteriores (*P1*) und der Sinus sagittalis superior (*S1*) im Anschnitt zu sehen

d MRA, MIP-Rekonstruktion. Die Rekonstruktion mit dem maximalen Intensitäts-Projektionsalgorithmus (MIP) zeigt den Verlauf von Aa. cerebri posteriores (*P1*, *P2*), A. basilaris, Aa. cerebelli superiores (*B3*), A. cerebelli inferior-anterior (*B2*) rechts, die Aa. vertebrales und A. cerebelli inferior posterior (*V2*)

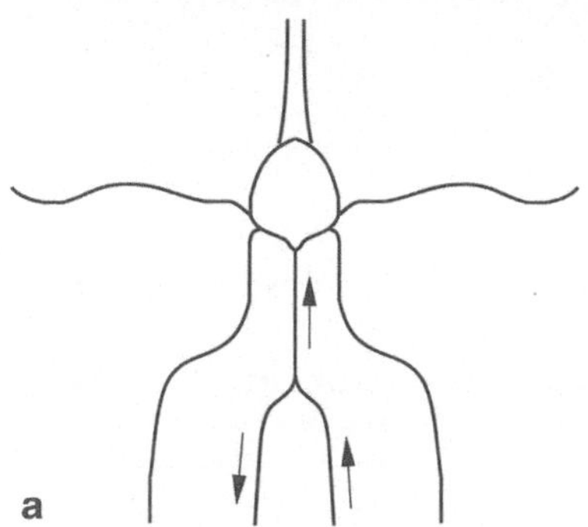

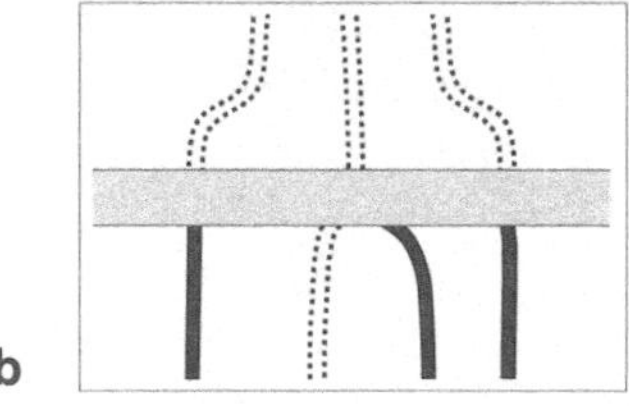

Abb. 3.8 ▶

a Antegrader Fluß in der einen A. vertebralis bei retrogradem in der anderen. Das Subclavian-steel-Syndrom (*Pfeil*) zeigt Flußrichtungsumkehr

b Aufdeckung der Flußverhältnisse mittels Sättigung in Höhe des Zusammenflusses beider Vertebralarterien (Sättigungsbalken *schraffiert*)

Im Zusammenhang mit der Flußrichtung ist das *Subclavian-steal-Syndrom* ein Beispiel für reversen Fluß, der in einer A. vertebralis vorhanden ist und unter Armbelastung zur zerebralen Mangelversorgung führt [22].

Zur Abklärung wird einmal in Standardtechnik sowie zusätzlich mit einem Vorsättigungsbalken in Höhe des Konfluens beider A. vertebrales gemessen (Abb. 3.8). Bei orthogradem Fluß in der betroffenen A. vertebralis zeigen beide Sequenzen ein identisches Signalverhalten. Bei reversem Fluß in einer A. vertebralis resultiert in der zweiten Sequenz ein Signalverlust der betroffenen A. vertebralis.

Bei Stenosen der A. carotis interna gelingt mit der selektiven MRA eine Verifizierung der intrakraniellen Durchblutung, die ipsilateral in der A. cerebri anterior und media herabgesetzt sein kann oder über die Rr. communes anteriores und posteriores teilweise kompensiert wird.

Bei hochgradigen Stenosen oder Verschlüssen des karotidovertebralen Systems wird der zerebrale Blutfluß über extra- wie intrakranielle Kollateralen kompensiert. Eine klinisch häufig auftretende Situation betrifft den Kollateralfluß über dem R. communicans anterior oder posterior bei Stenosen oder Verschlüssen einer A. carotis interna. Bei Verschlüssen der A. vertebralis oder beim Subclavian-steal-Syndrom wird der Blutfluß zur A. basilaris und A. cerebri posterior über die anteriore Zirkulation aufrechterhalten [16, 23, 24].

Die obigen Ausführungen zur selektiven MRA beweisen das diagnostische Potential der arteriellen MRA. Zusätzlich ermöglicht die dreidimensionale Rekonstruktion in beliebigen Winkelschritten die Aufhebung von Überlagerungen [25–28].

Merke

Vorteile

- Überlagerungsfreie Darstellung von Gefäßen und Pathologien
- Beliebige Rekonstruktion in verschiedenen Winkelschritten

3.1.2 Venöse MRA

Bei allen Patienten werden standardisierte T1- (TR/TE = 500/22) und T2-gewichtete (TR/TE = 2500/22-90) SE-Sequenzen sowie die venöse MRA mittels TOF-Technik eingesetzt. Für die venöse MRA kommt eine FLASH-2D-Sequenz mit den Parametern TR = 36 ms, TE = 10 ms und Flipwinkel 60° und primärer Datenakquisition in frontaler Schichtführung zur Anwendung (Abb. 3.9). Zur Absättigung des arteriellen Flusses wird ein transversaler Vorsättigungspuls in Höhe der Karotisbifurkation eingesetzt. Bei einer Matrix von $(256)^2$ und 2 Akquisitionen liegt die Meßzeit für die venöse MRA bei 8 min. Die Nachberechnung erfolgt nach einem Standardprotokoll unter Verwendung der MIP. Bei einigen Patienten wird zusätzlich mit T1-gewichteten SE-Sequenzen nach Applikation von 0.1 mmol Gd-DTPA untersucht.

Für die Auswertung der MR-Ergebnisse werden die Einzelbilder der FLASH-2D-MRA, die Rekonstruktion nach MIP sowie die Ergebnisse der SE-Sequenzen herangezogen. Alle Sequenzen werden bezüglich des Flußsignals des Sinus sagittalis superior und inferior, des Sinus rectus, Sinus transversus, Sinus sigmoideus sowie der Jugularvenen analysiert. In die Auswertung werden zusätzlich die aszendierenden kortikalen Venen, die Diploevenen, die tiefen Venen sowie das extrakranielle Venensystem mit einbezogen [29].

3.2 Intrakranielle vaskuläre Topographie

Im folgenden Kapitel sollen die topographischen Grundlagen der intrakraniellen MRA sowie die Lagebeziehung zu den Nachbarstrukturen verdeutlicht werden (Abb. 3.10) [30–35].

3.2.1 Arterielles System

Arteria carotis interna

Der Verlauf der *A. carotis interna* wird definitionsgemäß in einen zervikalen, petrösen, kavernösen und supraklinoidalen Verlaufsabschnitt unterteilt (s. Kap. 5) (Tabelle 3.2). Das zervikale Segment (C1) erstreckt sich von der Karotisbifurkation in Höhe C3 oder C5 bis zum *petrösen* Segment (C2), wo die A. carotis interna in den petrösen Kanal eintritt (Abb. 3.11). Dabei verläuft die A. carotis interna hier anterior des Foramen jugulare und dorsal der Tuba Eustachii (Abb. 3.12).

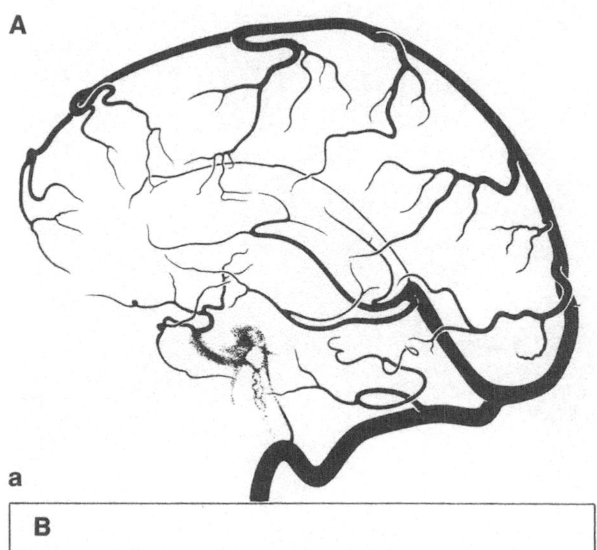

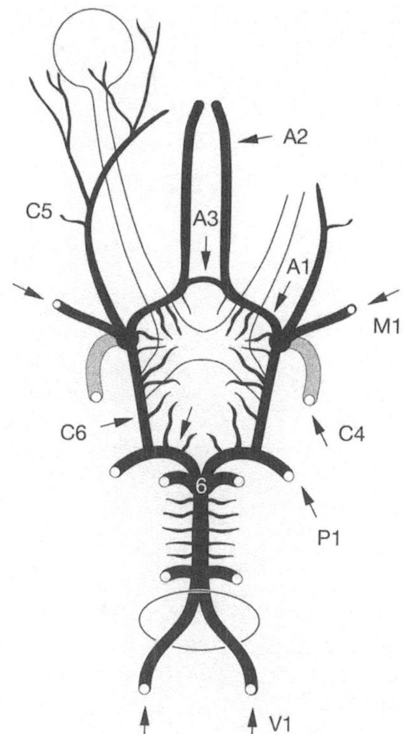

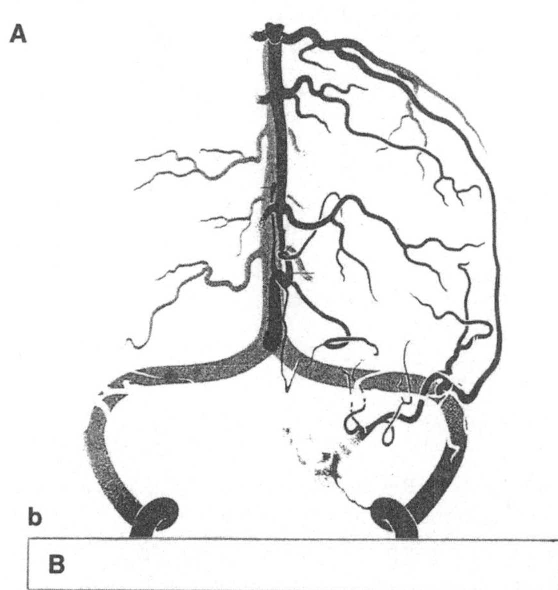

Abb. 3.10. Schematische Darstellung der topographischen Lagebeziehungen im Circulus Willisii

A1 A. cerebri anterior: präcommunicans
A2 A. cerebri anterior: postcommunicans
A3 Ramus communicans anterior
C4 Supraclinoidale A. carotis interna
C5 A. ophthalmica
C6 Ramus communicans posterior
M1 A. cerebri media: pars sphenoidalis
P1 A. cerebri posterior
V1 A. vertebralis

Abb. 3.9 a, b. Venöse zerebrale MRA in Standardtechnik

a Wahl des Untersuchungsvolumens (*A*) sowie des Vorsättigungsbalkens (*B*) bei der FLASH-2D-Sequenz

b Resultierende MIP-3D-Rekonstruktion der venösen MRA in frontaler Ansicht

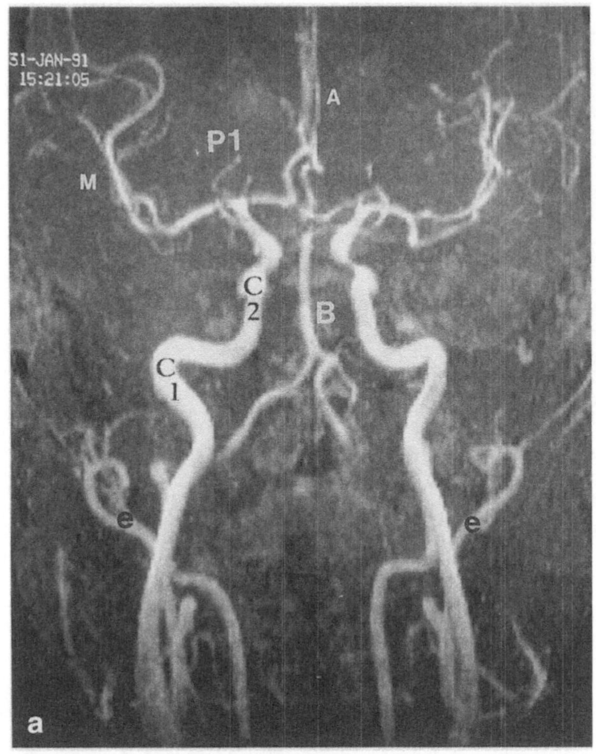

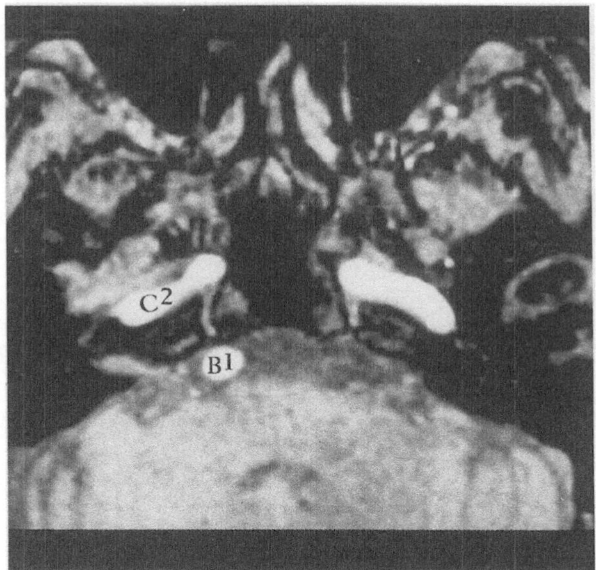

Abb. 3.12. MRA, GE, TONE, TR/TE = 43/8, Flip 25°, axial. Im Einzelschichtbild Dokumentation des petrösen Verlaufs der A. carotis interna (*C2*) sowie der A. basilaris (*B1*)

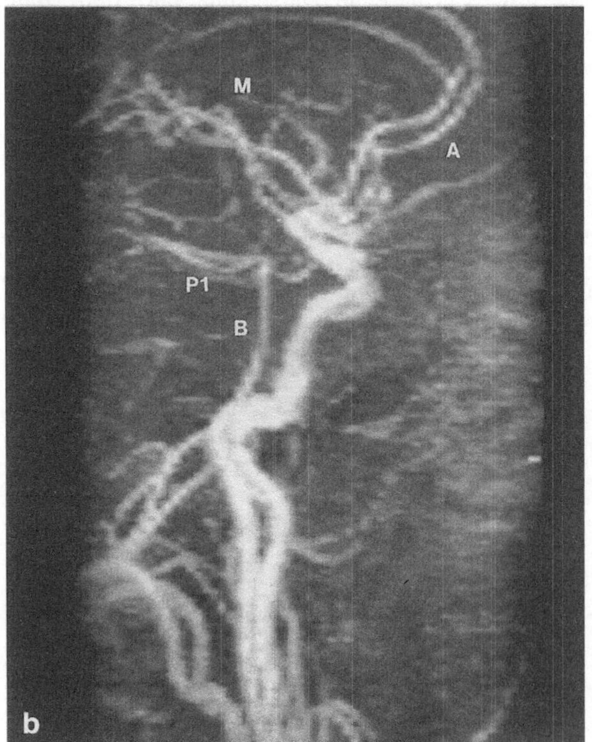

◀

Abb. 3.11 a, b. MRA in Übersichtstechnik zur Evaluierung der topographischen Lagebeziehung

a MRA, GE, FISP 3D, TR/TE = 40/7, Flip 15°; koronare Sicht, Darstellung der normalen Lagebeziehung des extra- und intrakraniellen Gefäßsystems

b Sagittale/laterale Ansicht. Darstellung der normalen Lagebeziehung des extra- und intrakraniellen Gefäßsystems

A   Anterior-System
B   A. basilaris
C1 A. carotis interna, cervikal
C2 A. carotis interna, petrös
e   A. carotis externa
M   Media-System
P1 A. cerebri posterior

Tabelle 3.2. Einzelbilder des Verlaufs der A. carotis interna und ihrer Äste (C1–C4) – axial, koronar (+ sagittal)

Arteria carotis interna

C1   A. carotis interna, zervikales Segment
C2   A. carotis interna, petröses Segment
C3   A. carotis interna, kavernöses Segment
C4   A. carotis interna, supraklinoidales Segment
C5   A. ophthalmica
C6   Ramus communicans posterior
C7   A choroidea

Arteria cerebri anterior

A1   precommunicans segment
A2   postcommunicans segment
A3   Ramus communicans anterior
A4   A. frontoorbitalis
A5   A. frontopolaris
A6   A. callosomarginalis
A7   A pericallosa
A8   A. frontalis interna anterior
A9   A. frontalis interna media
A10   A. frontalis interna posterior
A11   A. paracentralis
A12   A. parietalis superior

Arteria cerebri media

M1   Pars sphenoidalis
M2   Pars insularis
M3   Pars opercularis
M4   Pars terminalis
M5   A. lenticulostriatae

Ventral des Cavum tympani beginnt die horizontale Strecke in der Nähe des Ganglion Gasseri. Aus dem petrösen Segment entspringen Äste zur Versorgung des Mittelohrs. Als wichtiger Ast entspringt hier die A. caroticotympanica.

Das *kavernöse* Segment (C3) wird in ein präselläres und extraselläres Segment unterteilt, mit dem Abgang von Ästen wie dem Truncus meningohypopysealis sowie weiterer kleinerer Äste. Dazu gehören der Truncus inferolateralis und Truncus hypophysealis inferior.

Das *supraklinoidale* Segment (C4) beginnt ab dem kavernösen Segment und die A. carotis interna tritt hier durch die Dura. Dabei liegt die A. carotis interna oberhalb und dorsal des N. opticus und N. oculomotorius. Die Äste dieses Segments sind die *A. hypophysealis superior* und die *A. ophthalmica* (C5), die von der anterioren Fläche der A. carotis interna entspringt und unterhalb des N. opticus in den Canalis opticus eintritt. Der R. communicans posterior (C6) entspringt von der posteromedialen Fläche der A. carotis interna und verläuft direkt kranial des III. Hirnnerven. Die A. choroidea anterior (C7) entspringt als letzter Ast aus der A. carotis interna, kann jedoch aus dem R. communicans posterior oder A. cerebri media den Ursprung nehmen.

Arteria cerebri media

Die A. cerebri media beginnt exakt an der Bifurkation der A. carotis interna unterhalb der Substantia perforata und wird gegliedert in das *horizontale Segment* (M1), den *Sylvischen Abschnitt* (M2), den *Pars opercularis* (M3) und Pars terminalis (M4) (Abb. 3.13).

Das *horizontale M1-Segment* verläuft nach lateral in der lateralen Fissur in Richtung Sylvischer Fissur. Hier gehen als Äste die Aa. lenticulostriatae laterales von der superioren Fläche ab. Das *Sylvische Segment* (M2) beginnt an der Teilungsstelle des Gefäßes in einen arterioren und posterioren Truncus (Abb. 3.14a). Diese verlaufen auf der konvexen Oberfläche der Inselregion innerhalb der Sylvischen Fissur. In Höhe der kortikalen Fläche beginnen die terminalen Segmente (M3, M4) (Abb. 3.15), die durch eine hohe Variabilität gekennzeichnet sind.

Arteria cerebri anterior

Im Verlauf der A. cerebri anterior werden die Precommunicans- und Postcommunicans-Segmente unterschieden. Das *proximal gelegene A1-Segment* beginnt an der Teilungsstelle der A. carotis interna und verläuft nach anteromedial in Richtung des R. communicans anterior (Abb. 3.13b).

Die Äste des A1-Segments stellen dar die *Aa. lenticulostriatae mediales*, die nach dorsokranial verlaufen sowie die *A. recurrens Heubner*, die einen der medialen striatalen Äste darstellt (Abb. 3.23). Diese Arterie entspringt dabei zu 14% aus dem A1-Segment, häufiger aus dem A2-Segment. Der *R. communicans anterior* (A3) verbindet bilateral die A. cerebri anteriores und stellt den am weitesten anterior gelegenen Abschnitt des Circulus Willisii dar.

Das Postcommunicans-Segment wird auch als A2-Segment bezeichnet und verläuft nach kranial in der interhemisphärischen Fissur (Abb. 3.16). Es legt sich dabei dem Genu corporis callosi an und teilt sich dabei in die A. callosomarginalis und A. pericallosa auf. Die abgehenden Äste sind dabei folgende:

– A. frontoorbitalis (A4),
– A. frontopolaris (A5),
– A. callosomarginalis (A6) verläuft nach dorsal in den Sulcus anguli,
– A. pericallosa (A7) verlängert die A. cerebri anterior.

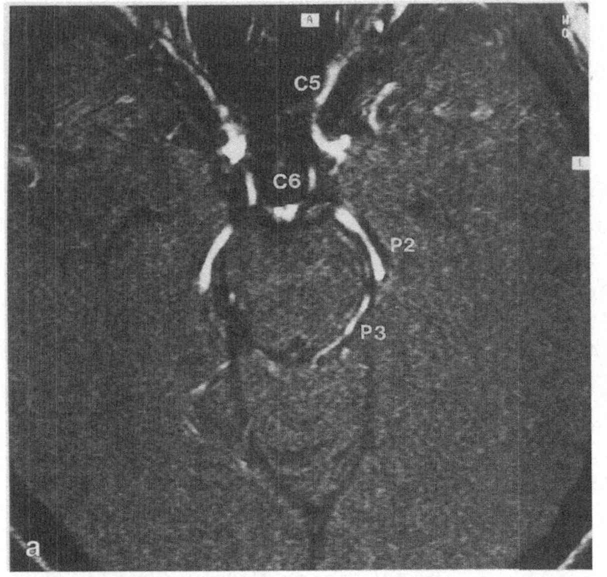

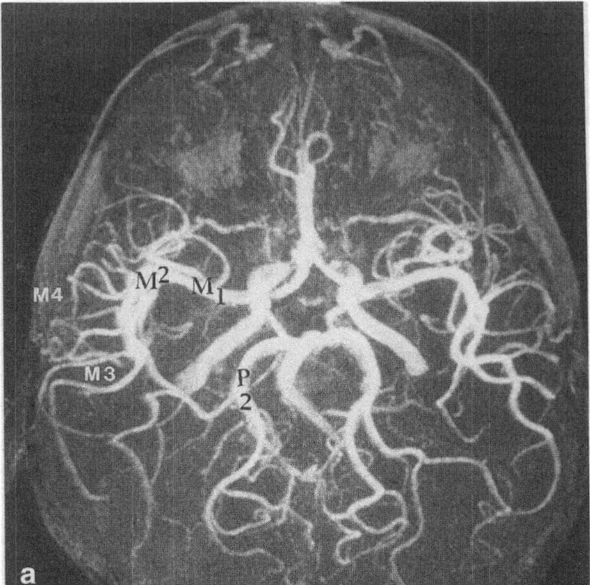

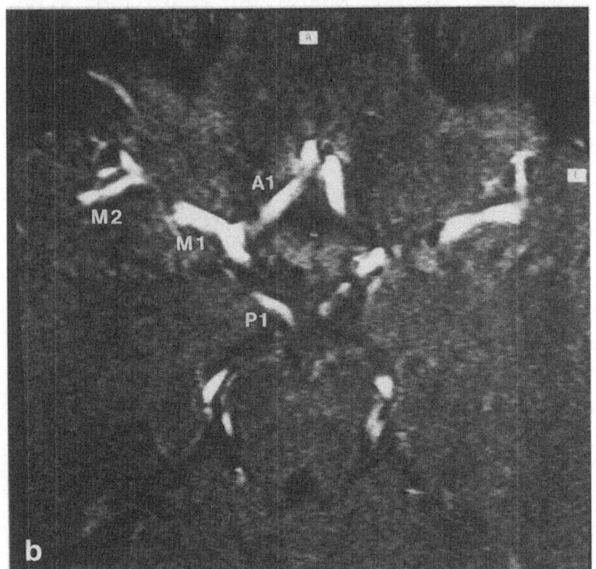

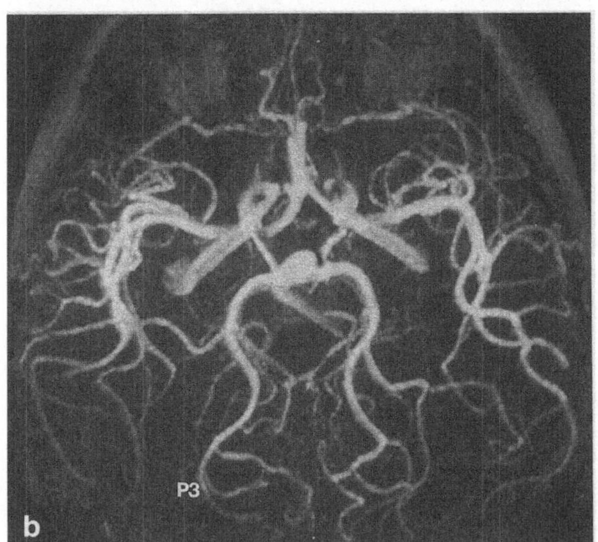

Abb. 3.13 a, b. MRA, GE, TONE, TR/TE = 43/8, Flip 25°, axial. In den Einzelschichtbildern gute Demonstration der Gefäßbezirke

▶

Abb. 3.14 a–c. MRA, GE, TONE, TR/TE = 43/8, Flip 25°. Gute topographische Abgrenzbarkeit sämtlicher Gefäßterritorien bei Einsatz der TONE-Sequenz. Hervorzuheben sind die Dokumentation terminaler Gefäße im Media- und Posteriorgebiet

a   Axiale Rekonstruktion
b   Um 10° angulierte axiale Rekonstruktion
c   Frontale Rekonstruktion

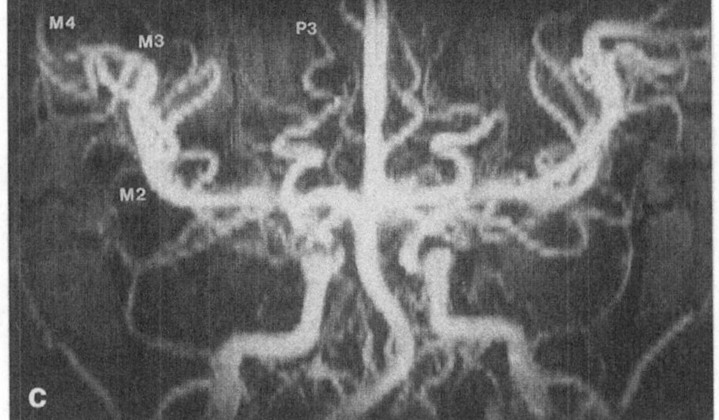

A1 A. cerebri anterior, präcommunicans	*M3* A. cerebri media: pars opercularis
C5 A. ophthalmica	*M4* A. cerebri media: pars terminalis
C6 Ramus communicans posterior	*P1* A. cerebri posterior, präcommunicans
M1 A. cerebri media: pars sphenoidalis	*P2* A. cerebri posterior: proximal
M2 A. cerebri media: pars insularis	*P3* A. cerebri posterior: distal

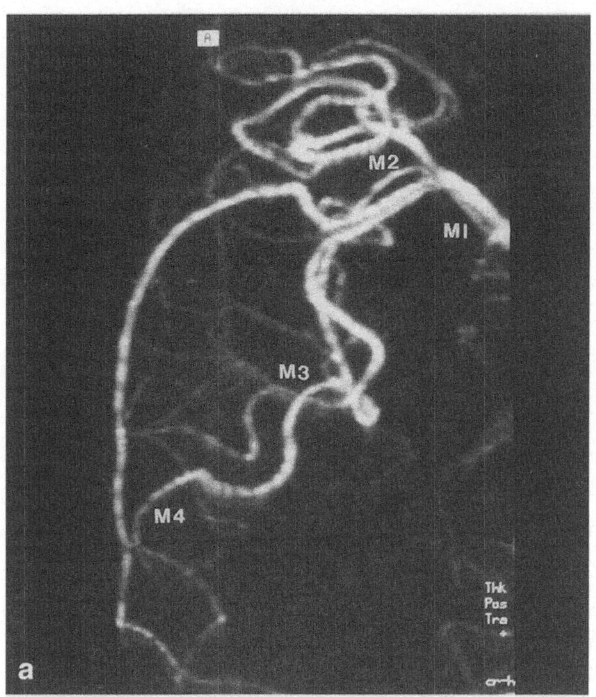

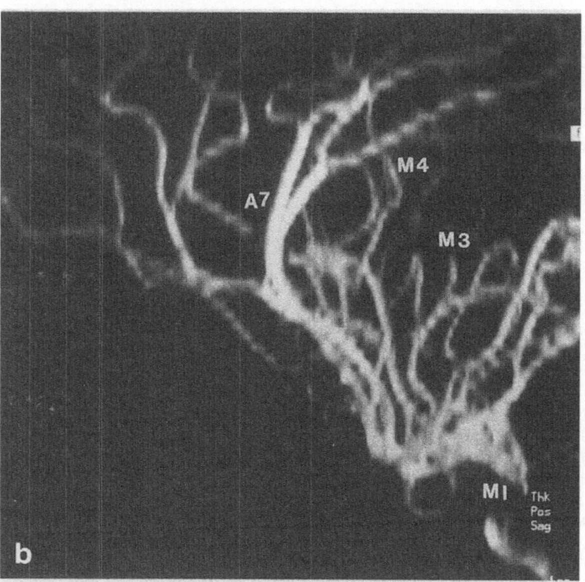

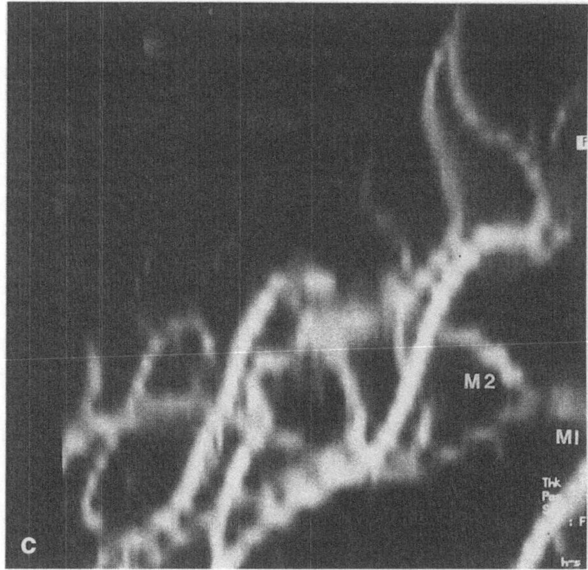

Abb. 3.15 a–c. MRA, MIP 3D-Rekonstruktion. Selektive MIP-Rekonstruktion einzelner Territorien des Mediasystems

a   Axiale Ansicht
b   Schräg frontale Ansicht
c   Schräg axiale Ansicht

A7   A. pericallosa
M1   A. cerebri media, pars sphenoidalis
M2   A. cerebri media, pars insularis
M3   A. cerebri media, pars opercularis
M4   A. cerebri, pars terminalis

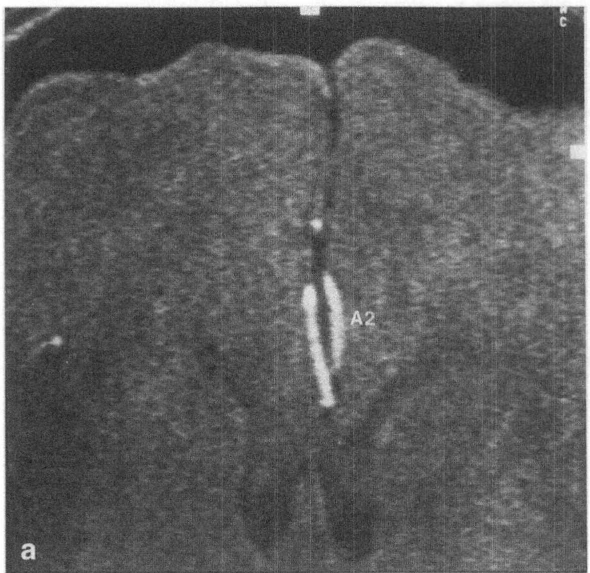

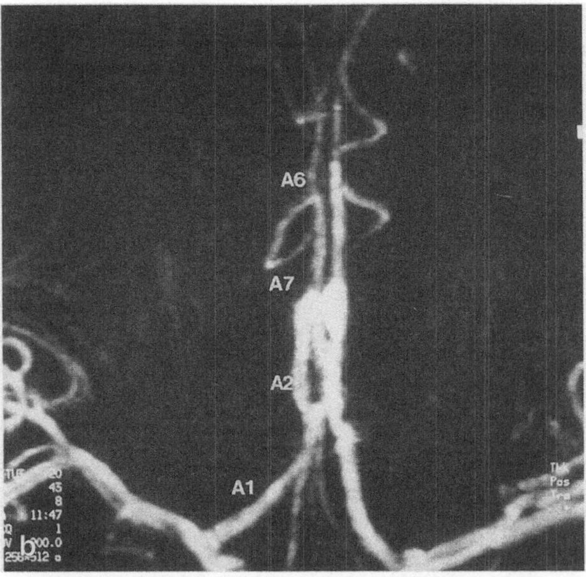

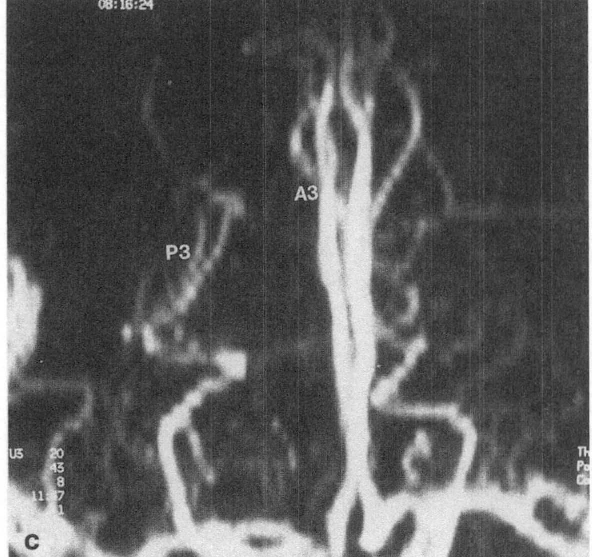

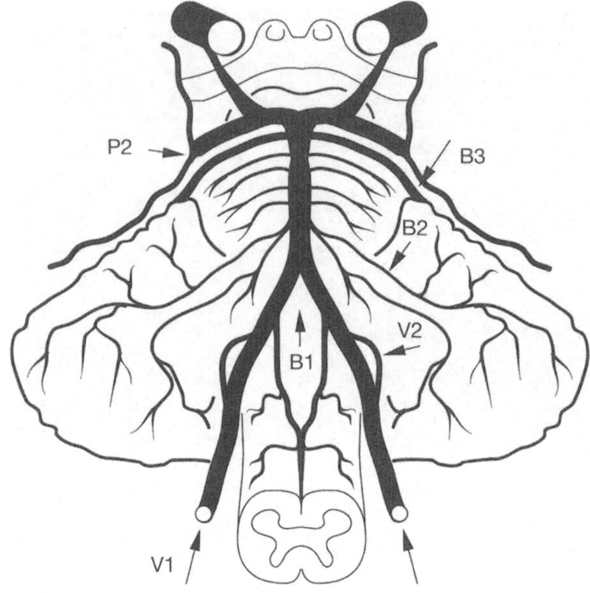

Abb. 3.17. Schematische Darstellung der topographischen Lagebeziehungen des vertebrobasilären Systems

B1 A. basilaris
B2 A. cerebellaris inferior anterior (PICA)
B3 A. cerebellaris superior
P2 A. cerebri posterior
V1 A. vertebralis
V2 A. cerebellaris inferior posterior (PICA)

◀

Abb. 3.16 a–c. MRA, GE, TONE, TR/TE = 43/8, Flip 25°. Selektive MIP-Rekonstruktion und Einzelbilder des Territoriums der A. cerebri anterior

a Einzelbild: axial
b Frontale Ansicht
c Nach posterior angulierte frontale Ansicht mit Überlagerung durch A. cerebri posterior

A1 A. cerebri anterior, präcommunicans
A2 A. cerebri anterior, postcommunicans
A6 A. callosomarginalis
A7 A. pericallosa
P3 A. cerebri posterior, distales Segment

Tabelle 3.3

A. vertebralis + Äste

V1 A. vertebralis
V2 A. cerebellaris inferior posterior

A. basilaris + Äste

B1 A. basilaris
B2 A. cerebellaris inferior anterior
B3 A. cerebellaris superior
B4 A. cerebellaris sup. lateraler Ast
B5 A. cerebellaris sup. medialer Ast
B6 A. labyrinthi

Posteriorstromgebiet

P1	A. cerebri posterior	präcommunicans Segment 1
P2		proximales Segment 2
P3		distales Segment 3
P4	A. parietooccipitalis	
P5	A. calcarina	

Die Gruppe der Gefäße der *A. frontalis interna* entspringt in der Regel aus der A. callosomarginalis, in seltenen Fällen auch aus der A. pericallosa. Den Hauptast der A. pericallosa stellt die A. parietalis superior dar, den kortikalen Endast die A. parietalis inferior. Weitere terminale Endäste bilden die A. paracentralis und die distalen Perikallosa-Äste.

Arteria vertebralis

Die A. vertebralis wird in 4 unterschiedliche Segmente aufgeteilt (Tabelle 3.3). Das *erste* Segment entspricht dem Ursprung aus der A. subclavia, das *zweite* Segment wird definiert als der Abschnitt zwischen den Foramina transversa C6 bis C2. Das *dritte* Segment beginnt ab dem Durchtritt durch das Foramen processus transversi aus C2 mit der Verlaufsstrecke durch C1 und dem Abschnitt in Richtung Foramen magnum. Das *vierte* Segment definiert den Verlauf durch das Foramen magnum bis zur Mündung beider A. vertebrales in die A. basilaris. Der Hauptast der A. vertebralis stellt die A. cerebellaris inferior posterior (PICA) dar, die in der Regel 2 cm vor der Mündung zur A. basilaris entspringt (Abb. 3.17). Das *proximale* Segment des Gefäßes verläuft lateral der Medulla, eine Schleifenbildung nach kranial über die Kleinhirntonsillen charakterisiert das *distale* Segment. Abgehende Äste sind die A. choroidea und Äste zur Kleinhirnhemisphäre.

Arteria basilaris

Die A. basilaris verläuft ventral der Pons oberhalb der Cisterna interpeduncularis, wo die Teilung in die Aa. cerebri posteriores erfolgt (Abb. 3.18). Die *A. cerebellaris inferior anterior* entspringt proximal aus der A. basilaris und verläuft posterior inferior über die Pons hinweg in Richtung der zerebellopontinen Cisterna (Abb. 3.19). An dieser Stelle verläuft die Arterie anteromedial des VII. und VIII. Hirnnerven. Die *A. cerebellaris superior* entspringt distal der A. cerebri posterior und umgreift den Hirnstamm in der Cisterna ambiens, oberhalb des N. trigeminus. Proximal verläuft der N. oculomotorius zwischen der A. cerebellaris superior und der A. cerebri posterior.

Arteria cerebri posterior

Die Aa. cerebri posteriores entspringen an der Bifurkation der A. basilaris und werden in die Präcommunicans-, „Ambiens"- und distale Segmente unterteilt (Abb. 3.18). Das Präcommunicans-Segment (P1) liegt proximal der Mündung der R. communicans posterior. Es verläuft durch die Cisterna interpeduncularis und liegt kranial des N. oculomotorius. Das „Ambiens"-Segment (P2) zieht um den Pedunculus cerebri und verläuft oberhalb des Tentoriums. Die Hirnstammäste wie auch die choroidalen Arterien entspringen aus diesem Segment. Das distale Segment (P3) zieht durch die Cisterna quadrigemina und gibt die A. parietooccipitalis und die A. calcarina ab (Abb. 3.19).

Venöse Topographie

Im folgenden sollen kurz tabellarisch die wesentlichen topographischen Verhältnisse des venösen zerebralen Gefäßsystems vorgestellt werden (Tabelle 3.4). Das venöse System setzt sich dabei zusammen aus den duralen Sinus und den oberflächlichen kortikalen wie tiefen Venen (medullär, subependymal). Die Identifizierung der einzelnen Strukturen beruht auf der kombinierten Analyse der Einzelbilder und der MIP-3D-Rekonstruktion. Insgesamt ist das venöse System durch einen hohen Variationsgrad charakterisiert.

Durale Sinus (Abb. 3.20–3.22)

Sinus sagittalis superior (SSS) (S1): Entspringt nahe der Crista galli

Tabelle 3.4. Venöse Anatomie

Sinus

S1 Sinus sagittalis superior
S2 Sinus sagittalis inferior
S3 Sinus rectus
S4 Sinus transversus
S5 Sinus sigmoideus
S6 Sinus petrosus superior
S7 Sinus petrosus inferior
S8 Sinus cavernosus
S9 Vena jugularis interna

Venen

D1 Vena cerebri superior
D2 Vena Galeni
D3 Vena basilaris Rosenthal
D4 Vena cerebri interna
D5 Vena Labbé

Sinus sagittalis inferior (SSI) (S2): Liegt am unteren Ende der Falx cerebri

Sinus rectus (SR) (S3): Vereinigung von SSI und SR

Confluens sinuum ()

Sinus occipitalis (SO) (S): Mittellinienstruktur mit Ursprung in Ebene des Foramen magnum

Sinus transversus (ST) (S4): Einmündung der Vena Labbé und Sinus petrosus superior
In 50–80 % der Fälle weist dieser Sinus Variationen auf. In der Regel ist der rechte ST prominenter aufgrund des Drainagemechanismus. Bei 5 % findet sich eine vollständige Aplasie mit dann betontem Sinus occipitalis.

Sinus sigmoideus (SS) (S5): S-förmiger Verlauf

Sinus petrosus superior (S6):
    Ursprung: Sinus cavernosus
    Drainage: Sinus sigmoideus

Sinus petrosus inferior (S7):
    Ursprung: Sinus cavernosus
    Drainage: Bulbus jugularis

Sinus sphenoparietalis (S):
    Ursprung: großer Keilbeinflügel
    Drainage: Sinus cavernosus, Vena Rosenthal

Sinus cavernosus (S8): Reicht von Fissura orbitalis superior bis Pyramidenspitze

Venen

Die zerebralen Venen werden in oberflächlich kortikale Venen und tiefe Venen differenziert.

Oberflächliche, kortikale, zerebrale Venen (Abb. 3.21 e)

Häufig sind diese Venen dünnlumig und variabel. Mündung: durale Sinus.

V. cerebri media: Zum Sinus cavernosus: verläuft entlang Sylvischer Fissur

V. Labbé (D5): Zum Sinus transversus: verläuft posterolateral von Sylvischer Fissur zum Sinus transversus

V. Trolard: Zum Sinus sagittalis superior: große Anastomose von Sylvischer Fissur nach kranial zum Sinus sagittalis superior

Tiefe zerebrale Venen (Abb. 3.21 d)

Beim tiefen Venensystem werden medulläre Venen, subependymale Venen, die basalen Venen und die Vena Galeni differenziert.

Medulläre Venen
– drainieren Subkortikalraum und Markraum,
– verlaufen zentral zu den subependymalen Venen paraventrikulär.

Subependymale Venen:
– liegen in der Region der Seitenventrikel,
– V. thalamostriata,
– V. septalis,
– konfluieren zur paarigen V. cerebri interna.

Vena Galeni (D2):
– U-Form,
– verläuft unter Splenium corpus callosi,
– drainiert in Sinus rectus zusammen mit Sinus sagittalis inferior,
– Zusammenfluß aus: V. cerebri interna, V. Rosenthal.

Vena Rosenthal (D3): – beginnt an Sylvischer Fissur.

Vena cerebri interna (D4):
– paariger Verlauf,
– Mündung in V. Galeni.

Venen der hinteren Schädelgrube: In der venösen MRA sind in der Regel 2 Gefäße identifizierbar.

Vena cerebellaris praecentralis:
– Mittelliniengefäß: Ursprung: Vermisregion; Mündung: V. Galeni.

Vena mesencephalica posterior: verläuft zirkulär um das Mittelhirn in der Cisterna ambiens.

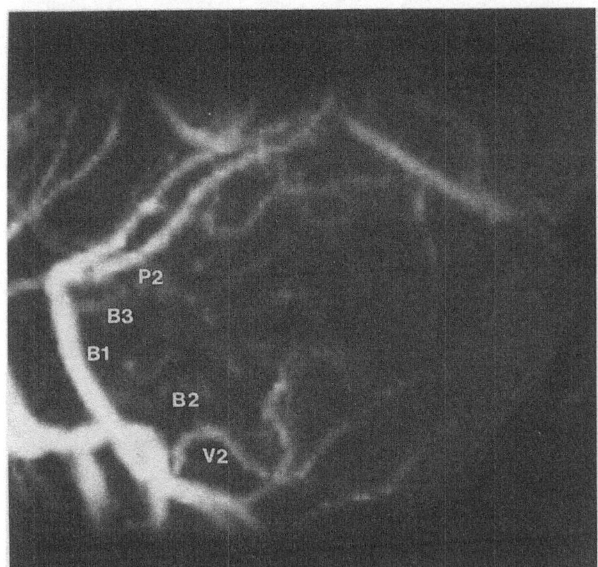

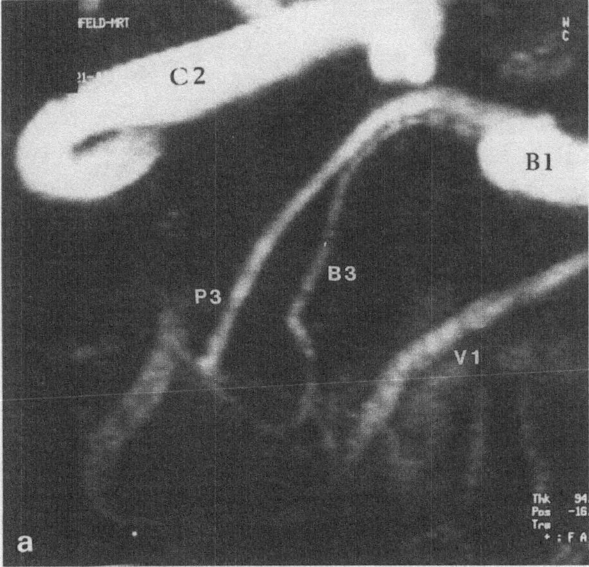

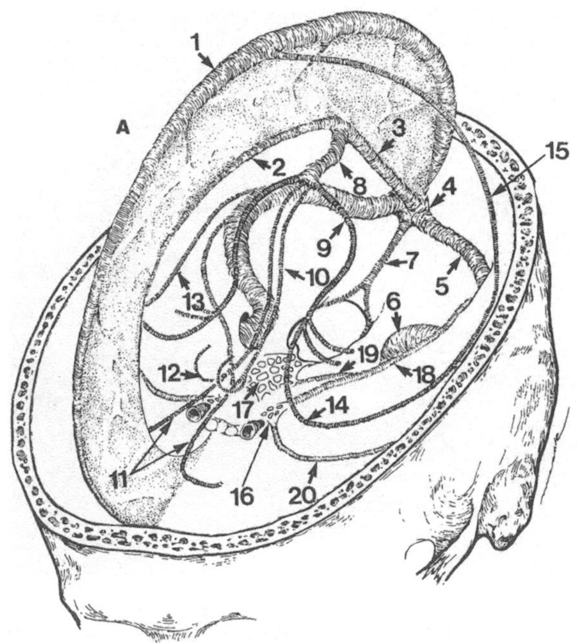

Abb. 3.20. Topographische Verhältnisse der venösen Blutleiter und Hirnvenen. (Nach Osbom)

1	Sinus sagittalis superior (S1)	11	V. septalis
2	Sinus sagittalis inferior (S2)	12	V. thalamostriate
3	Sinus rectus (S3)	13	V. Labbé (D5)
4	Confluens sinum	14	V. cerebri media superficialis
5	Sinus transversus (S4)	15	V. Trolard
6	Sinus sigmoideus (S5)	16	Sinus cavernosus (S8)
7	Sinus occipitalis	17	Plexus venosus clivus
8	V. Galeni (D2)	18	Sinus petrosus superior (S6)
9	V. basilaris Rosenthal (D3)	19	Sinus petrosus inferior (S7)
10	V. cerebri interna (D4)	20	Sinus sphenoparietalis

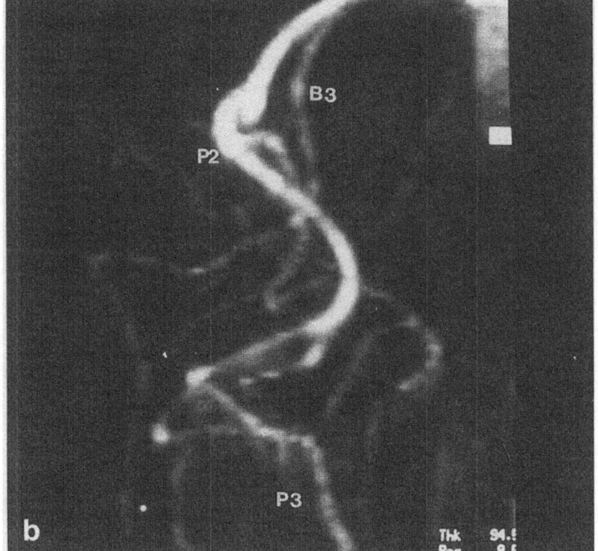

◀

Abb. 3.18 (*links oben*). Schräg laterale Evaluierung des vertebrobasilären Gefäßsystems. MRA, GE, FISP 3D, TR/TE = 43/8, Flip 25°. Dokumentation der topographischen Lagebeziehungen des vertebrobasilären Systems

Abb. 3.19 a, b. Axiale MIP-Rekonstruktion des vertebrobasilären Gefäßsystems. MRA, GE, TONE, TR/TE = 43/8, Flip 25°. Dokumentation des Verlaufs von Gefäßbereichen

B1	A. basilaris
B2	A. cerebellaris inferior anterior (PICA)
B3	A. cerebellaris superior
C2	A. carotis interna
P2	A. cerebri posterior, proximales Segment
P3	A. cerebri posterior, distales Segment
V1	A. vertebralis
V2	A. cerebellaris inferior posterior (PICA)

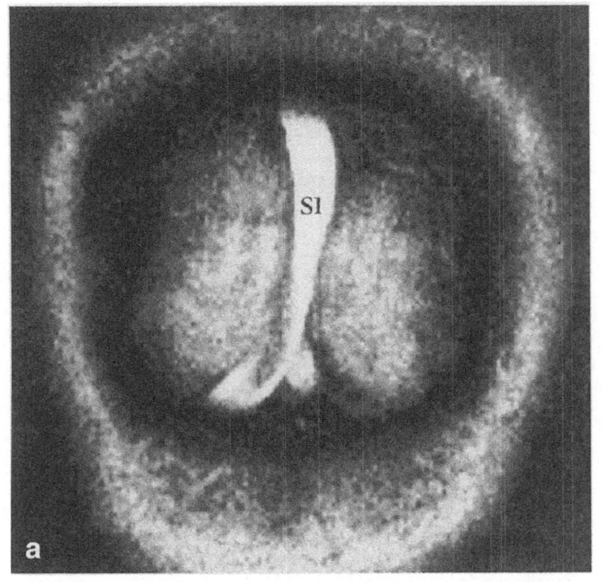

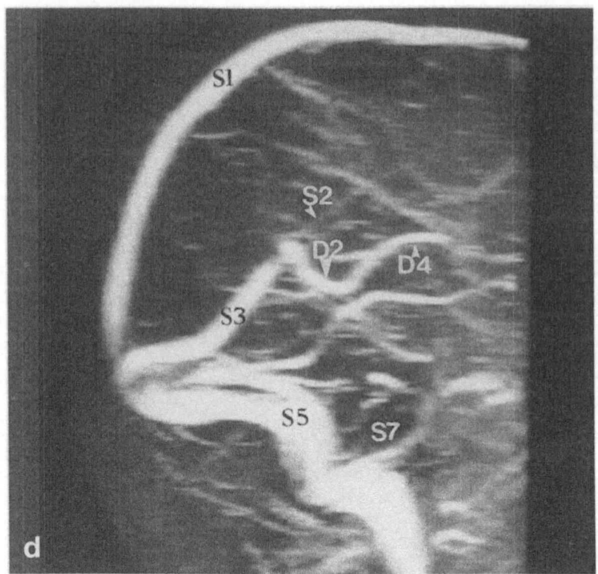

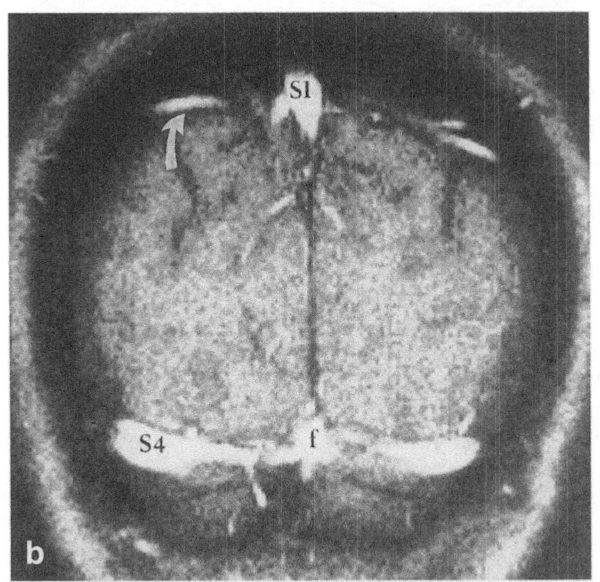

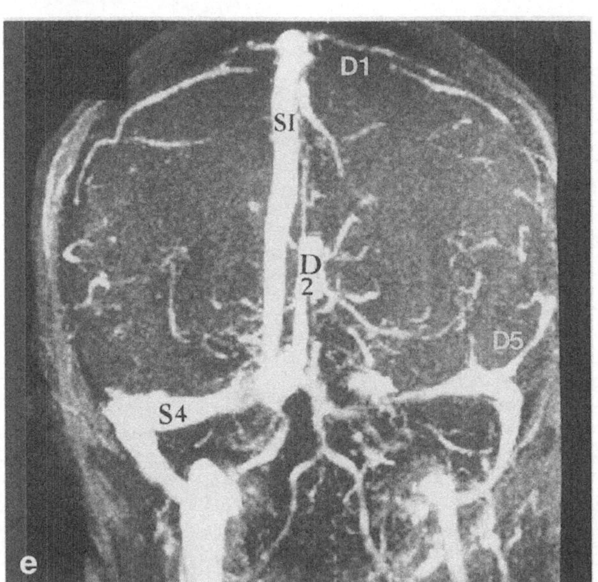

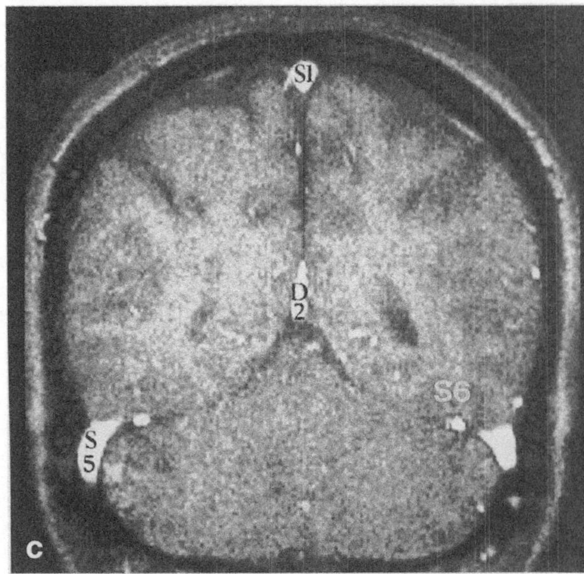

Abb. 3.21 a–e. Venöse MRA

a–c Einzelbild, FLASH 2D, GE, TR/TE = 43/8, Flip 60°, koronar, arterieller Vorsättigungspuls (*Pfeil* aszendierende Venen)

d MIP-Rekonstruktion, FLASH 2D, GE, TR/TE = 43/8, Flip 60°, arterieller Vorsättigungspuls, laterale Ansicht

e MIP-Rekonstruktion, FLASH 2D, GE, TR/TE = 43/8, Flip 60°, p.a.-Ansicht

D1	V. Trolard	*S2*	Sinus sagittalis inferior
D2	V. Galeni	*S3*	Sinus rectus
D4	V. cerebri interna	*S4*	Sinus transversus
D5	V. Labbé	*S5*	Sinus sigmoideus
f	Confluens	*S6*	Sinus petrosus superior
S1	Sinus sagittalis superior	*S7*	Sinus petrosus inferior

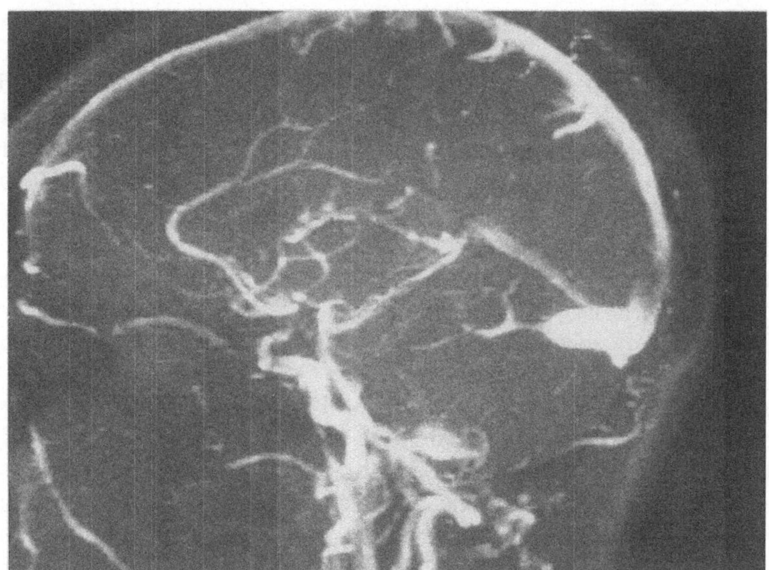

Abb. 3.22. Vergleichende Darstellung eines Angiogramms ohne arterielle Sättigung. MRA, FLASH 2D, GE, TR/TE = 43/8, Flip 60°, ohne arteriellen Sättigungspuls

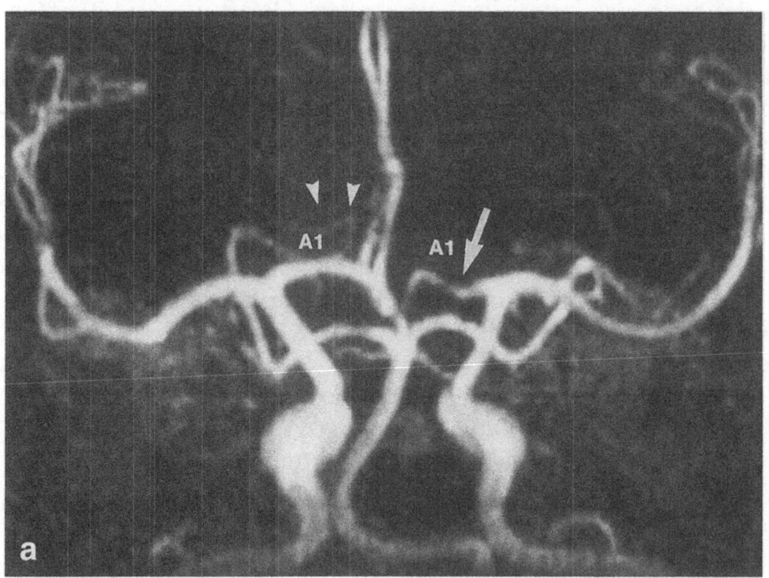

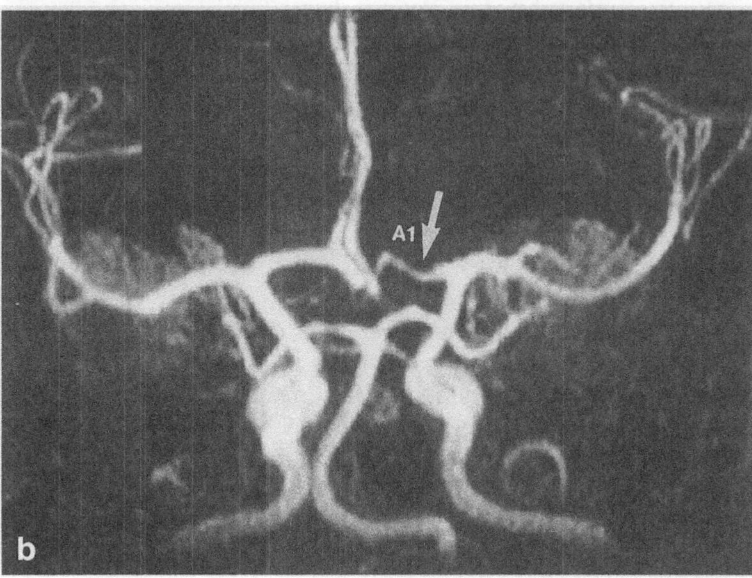

Abb. 3.23 a, b. Hypoplasie des A1-Segments (*Pfeile*) der A. cerebri anterior links. Dokumentation mittels zwei angulierter Projektionen der A. recurrens Heubner rechts (*Pfeilspitze*). MRA, GE, TONE, TR/TE = 43/8, Flip 25, axial (*A1* A. cerebri anterior: praecommunicans)

3.3 Arterielles System

3.3.1 Variationen

Zur exakten Interpretation der klinischen Befunde bei Einsatz der MRA müssen Kenntnisse über die Reproduzierbarkeit sowie die Darstellungsgenauigkeit der MRA für mehrere Gefäße dokumentiert werden. Tabelle 3.5 gibt einen Überblick über die diagnostischen Ergebnisse bei Einsatz der FISP-3D-MRA an einem großen Normalkollektiv (n = 100). Zu beachten ist, daß einerseits Gefäße außerhalb des Untersuchungsvolumens liegen können oder nur partiell zur Darstellung kommen. Die hier dokumentierten Ergebnisse sind bei Einsatz der TONE-Sequenz signifikant besser und erleichtern deutlich die Abgrenzbarkeit auch dünnkalibriger Gefäße.

Für die MRA-Diagnostik betreffen die häufigsten Variationen des arteriellen, zerebralen Gefäßsystems den Circulus Willisii. Hier erlaubt die MRA nicht invasiv und multiplanar die Erfassung der spontanen Flußverhältnisse. Ohne zusätzliche Vorsättigungspulse kann die Frage nach *spontaner Perfusion* des R. communicans anterior sowie beider Aa. cerebri posteriores sicher beantwortet werden. Im Einzelfall empfiehlt sich zusätzlich der Einsatz oben beschriebener Vorsättigungstechniken, um z. B. die Kommunikation zwischen dem vertebrobasilären System sowie dem System der Karotiden zu erfassen.

Eine MR-angiographisch häufig zu beobachtende Variation stellt der direkte Abgang der A. cerebri posterior aus unterschiedlichen Abschnitten der A. carotis interna dar. Als Besonderheit sollte stets auch das Vorliegen einer A. trigemina primitiva MR-angiographisch dokumentiert werden [36–38]. Als wesentliche Variationen der *A. carotis interna* (ICA) müssen der abnorme Verlauf dieses Gefäßes sowie die persistierende A. stapedis diagnostisch beachtet werden. Beim *aberrierenden Verlauf der ICA* findet sich eine posterolaterale Position des Gefäßes anstatt eines anteromedialen Verlaufs durch das Os temporale. Diese in 0,2 % auftretende Variation muß streng von einem Glomus-hypotympanicum-Tumor differenziert werden, da eine fälschliche Biopsie dieses Gefäßes katastrophale Folgen haben kann.

Eine zweite, wesentliche Variation stellt die persistierende *A. stapedis* dar, die auf einem intrapetrösen, embryonalen Gefäßkanal der A. stapediohyoidea beruht. Dieses Gefäß entspringt aus dem petrösen Segment der ICA. Dieses Gefäß endet als A. meningea media, im MRT und CT findet sich ein fehlendes Foramen spinosum. Im Verlauf kann die persistierende A. stapediohyoidea durch die Fuß-

platte des Stapes ziehen und die prothetische Chirurgie komplizieren.

Ein vollständiger und normal perfundierter Circulus Willisii findet sich nur bei 20–25 % aller MRA-Untersuchungen. Als häufigste Variation findet sich die *Hypoplasie oder Aplasie einer oder beider R. communicantes posteriores* oder eine *Aplasie eines A1-Segments* der A. cerebri anterior (Abb. 3.23). Ebenfalls häufig kommt der *„fetale" Abgang* der *A. cerebri posterior* aus der A. carotis interna vor, kombiniert mit einem hypo- oder aplastischen P1-Segment (17 % aller Untersuchungen).

Extrem selten findet sich ein kongenitales Fehlen einer ICA, stets muß in diesen Fällen nach einer kommunizierenden Verbindungsarterie, die intrasellär verläuft, gefahndet werden.

Die *karotidovertebrobasilären Anastomosen* basieren auf embryonalen Gefäßverbindungen, am häufigsten findet sich die *A. trigemina primitiva (PTA)* (0,1–0,6 % aller Angiogramme).

Der Abgang der PTA befindet sich am Übergang des petrösen Segments (C2) zum kavernösen Segment (C3) der ICA. Zusätzlich finden sich dünnkalibrige Abschnitte des Posteriorsystems sowie eine kaudal dünnlumige A. basilaris.

Die zweithäufigste Anastomose stellt die *A. hypoglossi primitiva* dar (0,027–0,26 %), die durch den Canalis hypoglossi verläuft und die zervikale ICA (C1) mit der A. basilaris verbindet. Alle Formen dieser karotidovertebrobasilären Anastomosen sind durch eine erhöhte Inzidenz von zerebralen Aneurysmen charakterisiert.

> **Merke**
>
> *Variationen*: arterielles System
>
> - Aberrierender Verlauf der ICA
> - Persistierende A. stapedis = A. stapediohyoidea
> - Aplasie der ICA
> - Hypoplasie/Aplasie des R. communicans posterior
> - Hypoplasie/Aplasie der A. cerebri anterior (A1)
> - Fetaler Abgang der A. cerebri posterior
> - A. trigemina primitiva
> - A. hypoglossi primitiva

Tabelle 3.5. Arterielle MRA: anatomische Darstellung und Beurteilung der Bildqualität bei Einsatz der FISP-3D-MRA an einem Normalkollektiv (n = 100)

Gefäß	Nicht beurteilbar [%]	1 [%]	2 [%]	3 [%]	Gefäß außerhalb „Field of View" [%]
A. cerebri anterior	0	10	15	75	0
A. cerebri media	0	10	25	65	0
A. cerebri posterior	5	20	5	70	0
Ramus comm. posterior	45	25	25	5	0
A. ophthalmica	90	0	10	0	0
A. vertebralis	0	5	10	30	55
A. basilaris	0	0	25	70	5
A. cerebelli superior	15	25	5	55	5
AICA	50	20	0	0	30
PICA	20	10	15	20	35
A. carotis communis	0	9	11	80	0
A. carotis externa	0	10	35	55	0
A. carotis interna	0	15	25	60	0
Bifurkation	0	9	12	79	0
A. facialis	0	10	45	45	0
A. angularis	33	12	49	6	0
A. maxillaris	13	38	42	7	0
A. lingualis	70	18	9	3	0
A. temporalis superficialis	5	21	29	45	0
A. auricularis posterior	11	19	47	23	0
A. occipitalis	45	14	12	19	10
A. thyroidea superior	23	20	53	4	0

1 partielle Darstellung; *2* unvollständige Darstellung; *3* exakte anatomische Darstellung; *FOV* „Field of View"

3.3.2 Aneurysmen

Verschiedene Gesichtspunkte müssen für die Aneurysmadiagnostik mittels MRA Beachtung finden. Neben der Flußcharakteristik und -geschwindigkeit spielt die Orientierung und Lagebeziehung eine bedeutsame Rolle [39–47]. Unverändert stellt die akute Subarachnoidalblutung eine primäre Indikation zur Durchführung der invasiven DSA dar. Die MRA in Kombination mit Standard-SE-Sequenzen hat sich klinisch einen Platz etablieren können, um die Lagebeziehung zu den intrakraniellen Hirnnerven und komplexe topographische Nachbarschaftsbeziehungen multiplanar und unter verschiedenen Blickwinkeln zu erfassen.

Bei asymptomatischen Patienten ist die primäre Evaluierung mittels MRA angezeigt, insbesondere bei Vorliegen einer Okulomotoriusparese oder einer polyzystischen Nierenerkrankung.

Die Aufgabe der DSA ist es, beim Patienten mit einer atraumatischen Subarachnoidalblutung (SAB) die Lokalisation und Zahl der Aneurysmen, die Lagebeziehung von Hirnnerven und Gefäßen, die Frage der Kollateralzirkulation und nach Vasospasmus zu erfassen. Im folgenden soll das ergänzende Indikationsspektrum zur MRA vorgestellt werden.

Das Erscheinungsbild von Aneurysmen in der MRT ist extrem variabel, abhängig von Vorhandensein und Richtung des Flusses sowie Thrombusmaterial, Fibrose und Kalk. *Perfundierte* Aneurysmen zeigen in den SE-Sequenzen in der Regel ein niedriges Signal, in Abhängigkeit von der Sequenz auch ein hohes Signal.

Signalheterogenitäten resultieren von turbulentem Fluß. Nach KM-Applikation (Gd-DTPA) findet sich ein variables KM-Enhancement, häufig mit Betonung der Aneurysmawandung. *Thrombosierte* Aneurysmen zeigen sich hinsichtlich ihres Erscheinungsbildes durch hohe Variabilität gekennzeichnet.

Prinzipiell müssen intrakraniell 3 charakteristische Aneurysmaformen differenziert werden: die sackförmigen, fusiformen und die dissezierenden Aneurysmen.

Beim *sackförmigen Aneurysma* handelt es sich um runde, beerenförmige Gefäßausstülpungen, die in der Regel von arteriellen Bifurkationen der jeweiligen Gefäßregion ausgehen. Diese Aneurysmen stellen „wahre Aneurysmen" dar, d.h. das Gefäß dilatiert aufgrund einer Schwäche aller Gefäßwände, insbesondere einer Reduktion der inneren Membrana elastica.

Eine vermehrte Inzidenz von Aneurysmen findet sich insbesondere bei polyzystischen Nierendegenerationen sowie weiteren seltenen Erkrankungen. Bei 15–20 % aller Patienten finden sich multiple Aneurysmen, davon weisen 75 % 2, 15 % sogar 3 Aneurysmen auf mit Bevorzugung des weiblichen Geschlechts.

Typischerweise werden die Aneurysmen symptomatisch in einem Alter von 30–60 Jahren. 90 % aller Aneurysmen sind im anterioren Zirkulationssystem lokalisiert, 10 % im Bereich der posterioren Versorgung (Abb. 3.24).

Sackförmige Aneurysmen finden sich nur selten an anderen Positionen als am Circulus Willisii oder der Bifurkation der A. cerebri media. An diesen Stellen sind die Aneurysmen am häufigsten traumatischer oder entzündlicher Genese.

Klinisch wird das kumulative Risiko einer Aneurysmaruptur bei nachgewiesenen Aneurysma mit 1–2 % pro Jahr angegeben.

Traumatische Aneurysmen sind für weniger als 1 % aller intrakraniellen Aneurysmen verantwortlich. Dabei werden Formen nach penetrierenden Traumen oder Formen ohne Penetration unterschieden. Am häufigsten wird die ICA beim Pseudoaneurysma mitbeteiligt. Beim nichtpenetrierenden Trauma überwiegen Aneurysmen der ICA bei Frakturen der Schädelbasis oder Aneurysmen der Media bei Kalottenfrakturen.

Mykotische Aneurysmen sind definiert als Formen auf der Basis eines entzündlichen Wandprozesses (0,1 % aller Formen).

Ursächlich wird ein septisch zerebraler Embolus diskutiert oder eine septische Gefäßwandinfiltration über Vasa vasorum.

Die *fusiformen* Aneurysmen gelten allgemein als arteriosklerotische Aneurysmen mit Schädigung der Media. Diese ektatischen Gefäße zeigen fokale Zonen mit fusiformer oder auch sakkulärer Gefäßerweiterung. Klinisch finden sich diese Aneurysmaformen bei älteren Patienten und häufig im vertebrobasilären Versorgungsgebiet. In der bildgebenden Diagnostik finden sich bizarre Formen bis hin zum Riesenaneurysma.

Den *dissezierenden Aneurysmen* liegt ein Einriß in die Intima sowie die innere elastische Membran zugrunde. Beim Eindringen von Blut in die Wandabschnitte resultiert eine Lumeneinengung bis hin zum Verschluß, bei einem subadventitialen Hämatom findet sich eine säckchenförmige Ausstülpung.

Formen von Aneurysmen

1. Sackförmig:
   – Idiopathisch/degenerativ
   – Traumatisch
   – Mykotisch
   – Flußbedingt
   – Vaskulopathie
   – Medikamentös/Drogen
2. Fusiform
3. Dissezierend

Erhöhte Inzidenz von Aneurysmen

– Aortenisthmusstenose
– Polyzyklische Niererkrankung
– Fibromuskuläre Dysplasie
– Marfan-, Ehlers-Danlos-Syndrom
– Vaskuläre Malformationen, Fisteln
– Spontane Dissektion

Verlauf sackförmiger Aneurysmen

– Blutungsrisiko: 1–2 %
– Reblutung: 20–50 %
– Irreguläre globuläre Form: erhöhtes Blutungsrisiko

Zeichen eines ruptierten Aneurysmas sind folgende Symptome in der Bildgebung

1. Pathognomonisches Zeichen: KM-Austritt
2. Verläßliches Zeichen:
   – Thrombusmaterial
   – Zunehmende Größe
   – Konfiguration: irregulär
   　　　　　　　　　　lobuliert
   – Lokalisierte SAB
   – Lokalisierter Vasospasmus
3. Nicht verläßliches Zeichen: Lokalisation

Gegenwärtig wird die MRA bereits vielerorts eingesetzt zum Screening von intrazerebralen Aneurysmen.

Aneurysmen der A. carotis interna

Im Rahmen der Detektion von Aneurysmen der ICA können verschiedene Formen differenziert werden wie fusiforme oder sackförmige Aneurysmen. Wesentlich ist daher die Erfassung der topographischen Nachbarschaftsbeziehungen sowie der Mitbeteiligung des Abgangs der A. cerebri anterior and media (Abb. 3.24). Die Kombination von SE- und MRA-Sequenz ist hier unerläßlich zur exakten Erfassung von perfundierten und thrombosierten

Aneurysmaabschnitten (Abb. 3.25) [38, 49–52]. Die Differenzierung von perfundierten Abschnitten gelingt in der Regel aufgrund der homogen hohen Signalintensität der perfundierten Abschnitte, während die thrombosierten Bezirke, die Methämoglobin aufweisen, ein deutlich niedrigeres Signal aufweisen. Ein kompletter Signalverlust eines thrombosierten Abschnitts in der MRA resultiert in der Regel aus altem thrombotischen Material (Abb. 3.26).

Auch der kombinierte Einsatz von SE- und MRA-Sequenzen erlaubt jedoch nicht die Beantwortung der Frage, in welchem Umfang bereits Wandverkalkungen vorliegen. Hier muß im Einzelfall auf Zusatzinformationen durch die CT zurückgegriffen werden [38, 49–52].

Die Möglichkeit der selektiven MRA erlaubt in beschränktem Umfang die Analyse von Flußverhältnissen und Kollateralkreisläufen in der präangiographischen und prächirurgischen Planung (Abb. 3.26).

Aneurysmen der A. cerebri media und A. cerebri anterior

Für die Abklärung proximal liegender Aneurysmen der A. cerebri media und A. cerebri anterior erweist sich die Multiplanarität der MRT und die spezifische Flußerfassung als vorteilhaft. Bei Aneurysmen mit einem Durchmesser größer 5 mm korrelieren die Ergebnisse von MRA und DSA hervorragend (Abb. 3.27). Bei Aneurysmen der Mediabifurkation muß jeweils die Ausrichtung des Aneurysmas in den 3 Raumebenen dokumentiert werden (Abb. 3.28). Hohe Werte für die Treffsicherheit der MRA sind jedoch nur für die Regionen M1 und M2 gegeben, ab dem Pars opercularis bleibt die Detektion dort selten lokalisierter Aneurysmen mittels MRA problematisch (Abb. 3.29).

Vorteilhaft für die Detektion von Aneurysmen erweist sich die multiplanare Rekonstruktion mit Möglichkeit der MRA, die es erlaubt, bereits 3–4 mm messende Aneurysmen in den zentralen Abschnitten des Circulus Willisii zu erfassen [12, 13, 53].

Aneurysmen der A. cerebri anterior

Die Aneurysmen des R. communicans anterior sind für 30–35 % aller Aneurysmen verantwortlich (Abb. 3.30). MR-angiographisch ist diese Region in der Regel zuverlässig evaluierbar. Neben Form, Lage und Größe des Aneurysmas muß stets die Frage einer Perfusion oder Pathologie beider A1- und A2-Segmente der A. cerebri anterior beantwortet werden (Abb. 3.31). Wesentlich seltener finden sich Aneurysmen der A. pericallosa, die jedoch in der Regel bei richtiger Positionierung des Untersuchungsvolumens diagnostisch sicher mittels MRT und MRA erfaßt werden (Abb. 3.32).

Aneurysmen der posterioren zerebralen Strombahn

10 % aller Aneurysmen sind in der posterioren Gefäßprovinz lokalisiert, wobei 5 % von der Bifurkation der A. basilaris entspringen. Weiter finden sich Aneurysmen der A. cerebelli superior und der A. vertebralis am Abgang der PICA. Aneurysmen der AICA sind extrem selten.

Die bildgebende MRT ist häufig in der Abgrenzung der Gefäße aufgrund ihres Signalvoids in der hinteren Schädelgrube eingeschränkt. Dies ist bedingt durch Gefäßpulsationen und die Liquorzirkulationen [54–56].

Hier stellt die arterielle MRA in TOF-3D-Technik oder mit Anwendung von TONE-Sequenzen das diagnostische Verfahren der Wahl dar, um die arteriellen Flußverhältnisse sicher zu erfassen. Dies betrifft insbesondere die präpontine Zisterne und hier den Nachweis oder Ausschluß eines Aneurysmas des Basilariskopfs (Abb. 3.33). Die höchste Treffsicherheit für die Detektion von Aneurysmen erreicht daher die MRA bei Einsatz in der hinteren Schädelgrube unter Berücksichtigung des vertebrobasilären Stromgebiets.

Bei Aneurysmen des Basilariskopfs muß stets vergleichend eine Analyse der SE-Sequenzen und der MRA erfolgen, um Aussagen über Hämorrhagie versus Thrombose und perfundiertes Lumen treffen zu können [16, 57–59]. Differentialdiagnostisch müssen Gefäßelongationen wie auch die Megadolichobasilaris im Einzelfall abgegrenzt werden (Abb. 3.34). Selten kann auch eine fusiforme Form eines Aneurysmas im Vertebralisstromgebiet dokumentiert werden (Abb. 3.35). In der Mehrzahl der von uns untersuchten Patienten gelang die Detektion des Ursprungs und Verlaufs der PICA in der arteriellen MRA. Die hohe Detektionsrate von Aneurysmen im vertebrobasilären Stromgebiet wird durch die Demonstration eines fusiformen Aneurysmas der A. cerebellaris superior verdeutlicht (Abb. 3.36).

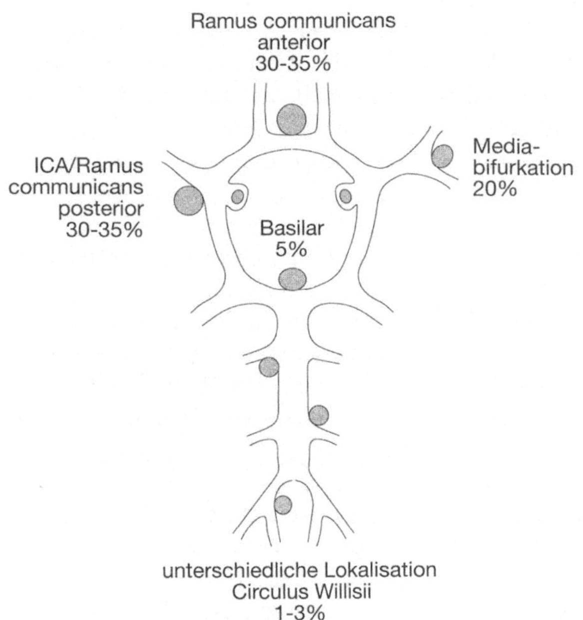

Abb. 3.24. Schematische Darstellung von Lokalisation mit prozentualen Angaben der Häufigkeit von intrazerebralen Aneurysmen

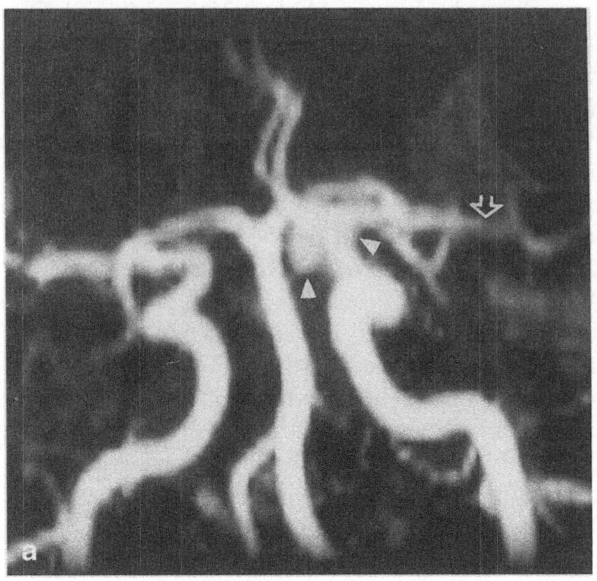

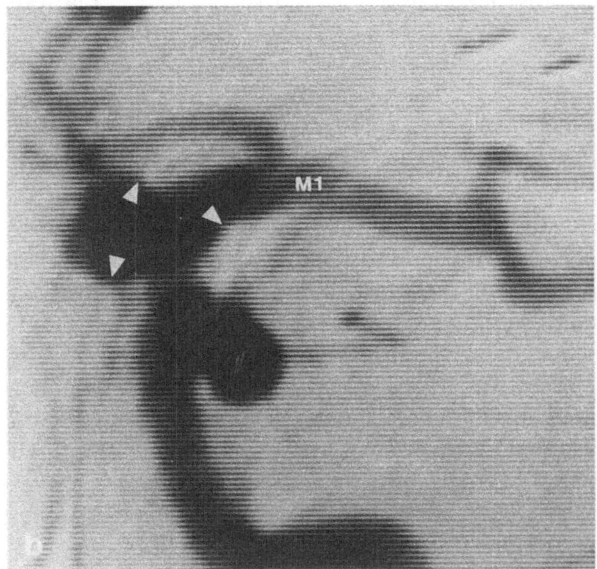

Abb. 3.25 a, b. Supraklinoidales Aneurysma

a MRA, GE, FISP, TR/TE = 40/7, Flip 15°, Rekonstruktion, koronare Projektion. Aneurysma (*Pfeilspitzen*) im supraklinoidalen Bereich der linken A. carotis interna, im seitlichen Vergleich zeigt sich eine mäßige Flußreduktion in der A. cerebri media der betroffenen Seite (*offener Pfeil*)

b Selektive intraarterielle DSA der A. carotis interna links, laterale Projektion. Angedeutet fusiformes Aneurysma (*Pfeilspitzen*) des C4-(supraklinoidalen)-Segmentes der rechten A. carotis interna (*M1* A. cerebri media)

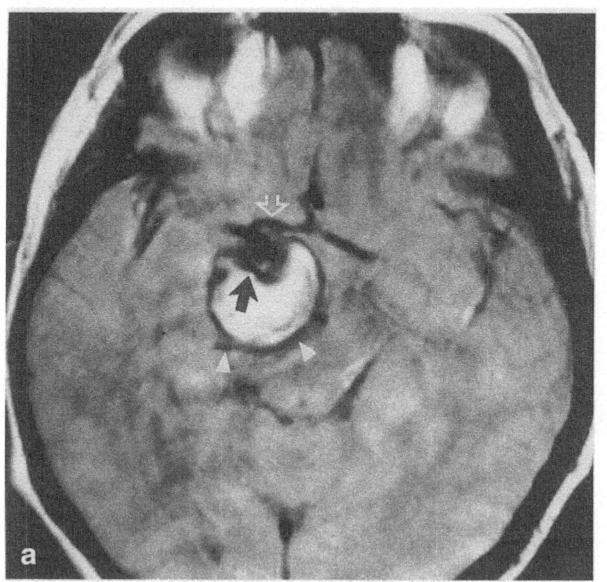

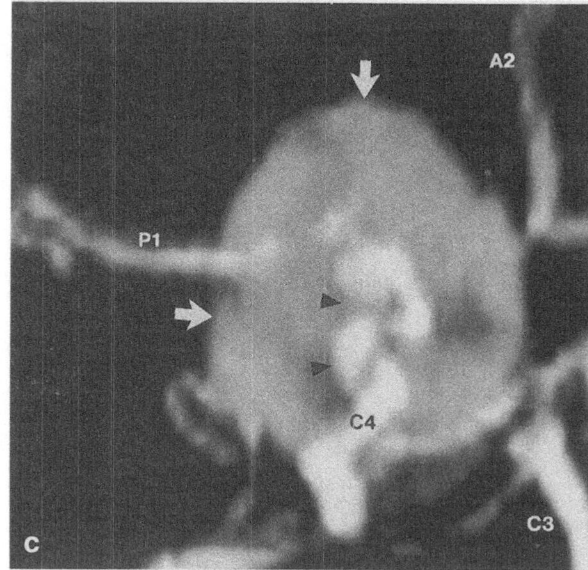

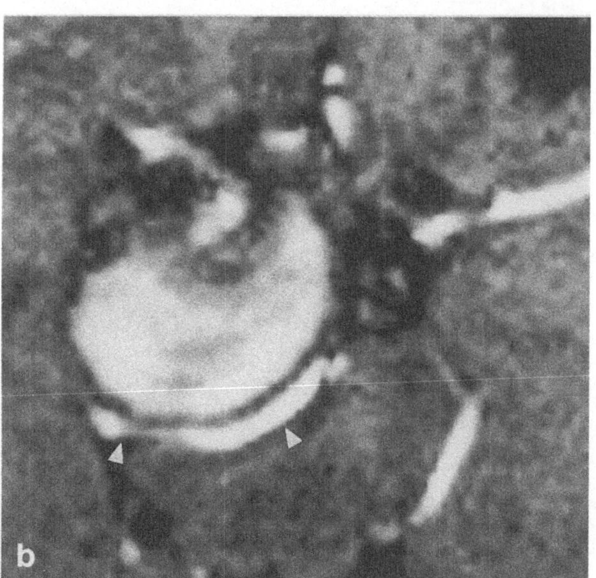

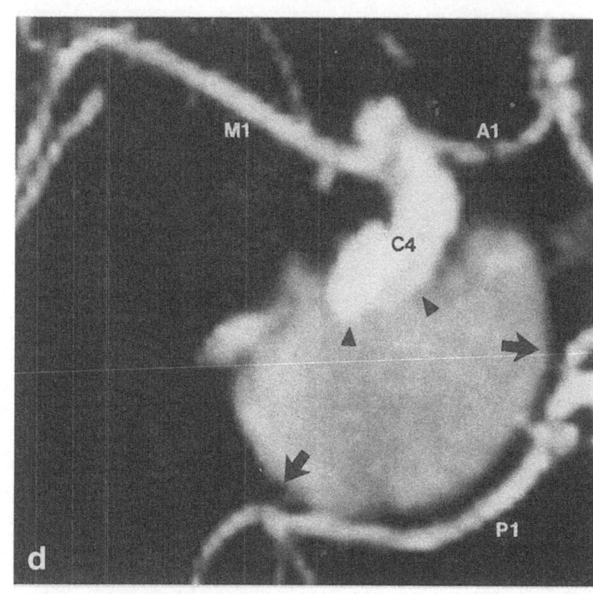

Abb. 3.26 a–d. Subakutes supraklinoidales Aneurysma

a MRT, T1-SE, TR/TE = 600/15, axial, nativ. Riesenaneurysma der A. carotis interna rechts (Segment *C4*), mit erhebliche Pellotierung des Hirnstammes und Verlagerung der rechten A. cerebri posterior, als dünner signalloser Strich erkennbar (*Pfeilspitzen*), nach dorsal und der A. cerebri media und anterior nach ventral (*offener Pfeil*). Signallose Abschnitte („signal voids", *Pfeil*) als Hinweis auf Fluß haben nur einen geringen Anteil an dem Aneurysma, der Rest zeigt Signalverhalten, das typisch ist für Methämoglobin

b MRA, GE, FISP, TR/TE = 43/8, Flip 15°, axial, nativ. Das Einzelbild erlaubt die Abgrenzung der verdrängten A. cerebri posterior (*Pfeilspitzen*), es zeigen sich thrombosierte Anteile des Aneurysmas mit erhöhter Signalintensität

c MRA, GE, FISP, TR/TE = 40/7, Flip 15°, Rekonstruktion, schräg frontale Projektion, mit Vergrößerung eines Ausschnittes im Bereich des rechten Carotissiphons. Das Aneurysma insgesamt gut abgrenzbar (*Pfeile*), inhomogener Fluß im supraklinoidalen Bereich (*C4, Pfeilspitzen*)

d MRA, GE, FISP, TR/TE = 40/7, Flip 15°, Rekonstruktion, axiale Projektion, mit Vergrößerung eines Ausschnittes. Auch hier gute Abgrenzbarkeit des gesamten Aneurysmas, der Unterschied zwischen perfundierten Abschnitten (*Pfeilspitzen*) und thrombosierten Anteilen (*Pfeile*) basiert auf der reduzierten Signalintensität des Thrombus

A1 A. cerebri anterior
A2 A. cerebri anterior
C3 A. carotis interna links
C4 A. carotis interna rechts
M1 A. cerebri media
P1 A. cerebri posterior rechts

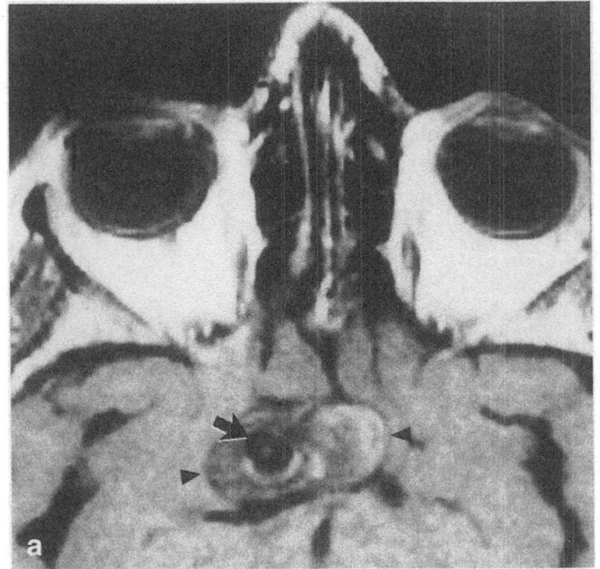

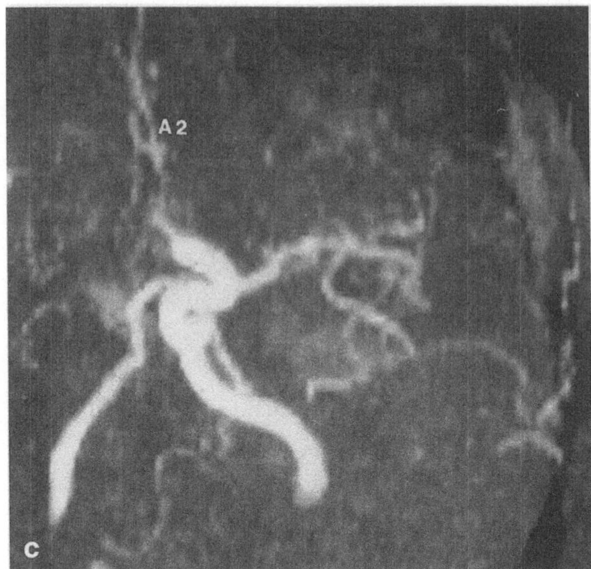

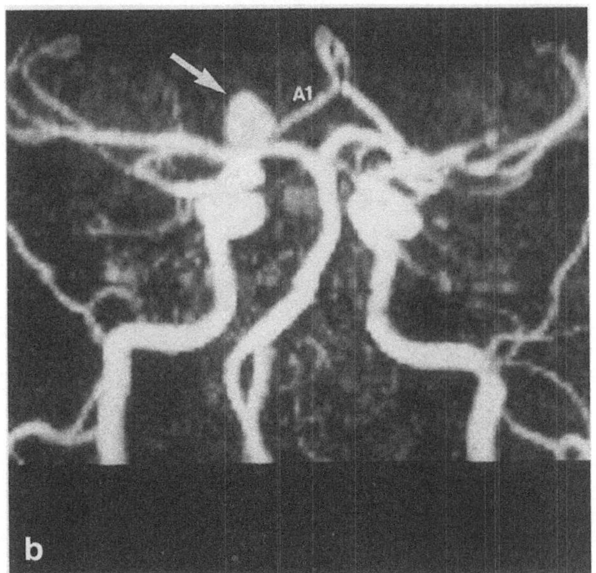

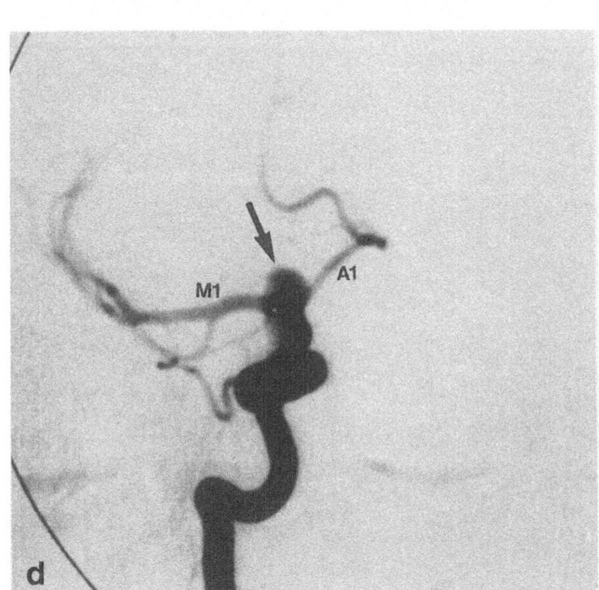

Abb. 3.27 a–d. Altes, teilthrombosiertes supraklinoidales Aneurysma

a MRT, T1-SE, TR/TE = 600/15, axial, nativ. Die zentrale Region des Aneurysmas zeigt einen Signalverlust von ca. 8 × 8 mm, (*Pfeil* „signal void") und entspricht dem durchflossenen Anteil des Aneurysmas. Das wahre Ausmaß des Aneurysmas ist aber wesentlich größer (*Pfeilspitzen*), und imponiert mit mittlerer, inhomogener Signalintensität. Im bilateralen Durchmesser erreicht das Aneurysma 4 cm, und überschreitet die Mittellinie

b MRA, GE, FISP, TR/TE = 40/7, Flip 15°, frontale Projektion. Der nach kranial gerichtete Anteil des Aneurysmas ist gut dokumentiert (*Pfeil*). Die vollthrombosierten Anteile sind aufgrund des Alters des Aneurysmas jedoch nicht erkennbar. Geringfügige Flußminderung der A. cerebri anterior (*A1*) auf der betroffenen Seite

c MRA, GE, FISP, TR/TE = 40/7, Flip 15°, frontale Projektion, mit Sättigung der rechten A. carotis interna. Die selektive MRA zeigt die spontane Perfusion beider cerebri anteriores (*A2*) über den Ramus communicans anterior links ohne Darstellung des Aneurysmas

d Intraarterielle DSA der A. carotis interna rechts, p.a. Projektion. Bestätigung der Nachbarschaftsbeziehungen des nach kranial gerichtetes Aneurysma (*Pfeil*). (*A1* A. cerebri anterior, *M1* A. cerebri media)

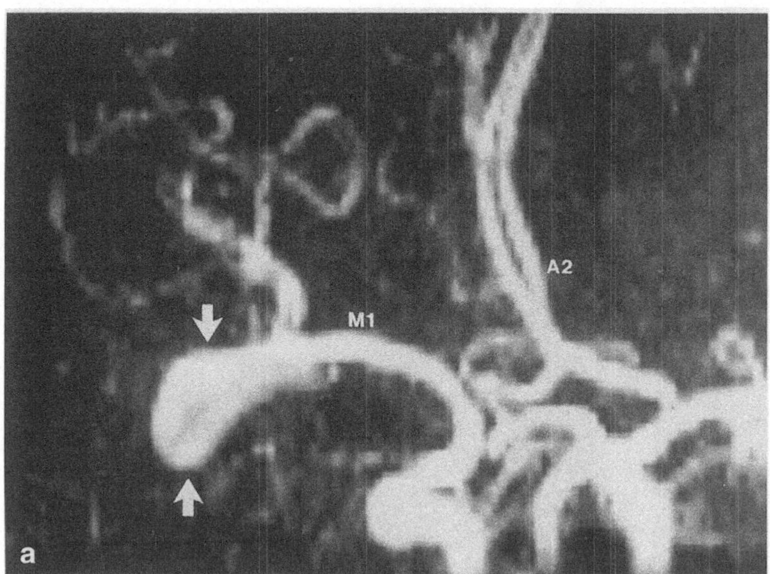

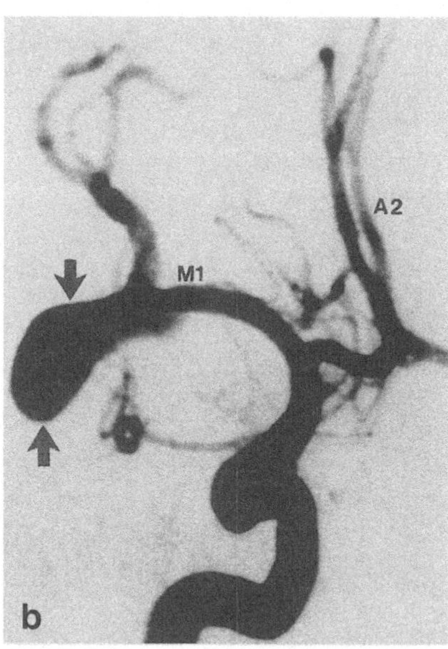

Abb. 3.28 a, b. Großes sackförmiges Aneurysma der *M1*-Anteile der A. cerebri media rechts

a MRA, GE, FISP, TR/TE = 40/7, Flip 15°, Rekonstruktion, schräg koronare Projektion. Dokumentation der Lagebeziehung des sackförmigen Aneurysma (*Pfeile*) des *M*1-Segment. A. cerebri media mit homogener, hoher Signalintensität, ohne Hinweis auf Thrombosen

b Intraarterielle DSA der A. carotis interna rechts, schräge p.a. Projektion. Exakte Übereinstimmung mit der MRA bezüglich Größe und Lage des Aneurysmas

A2 A cerebri anterior

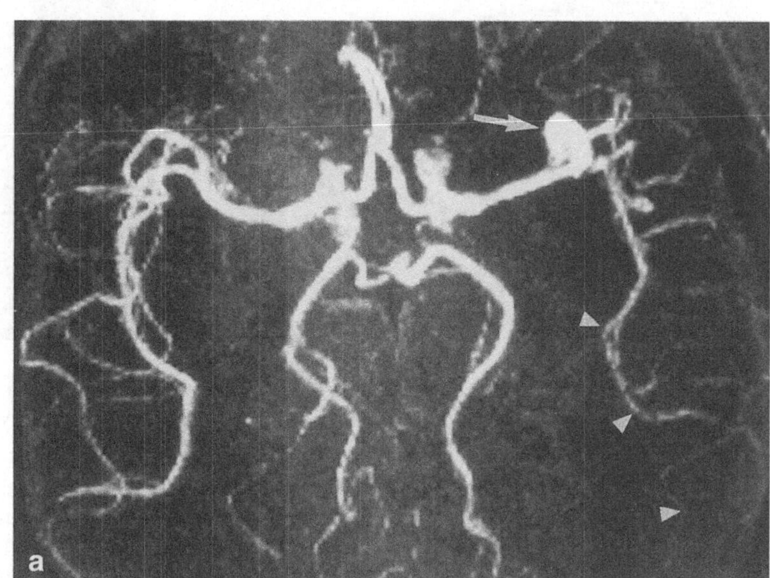

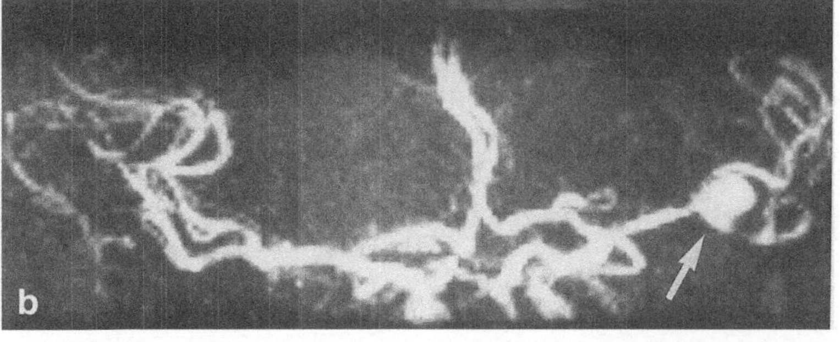

Abb. 3.29 a, b. Aneurysma des sylvischen Segments links der A. cerebri media (*M2*), nach anterior und lateral gerichtet, im Bereich der Mediabifurkation

a MRA, GE, FISP, TR/TE = 40/7. Flip 15°, axiale Rekonstruktion (*Pfeil* Aneurysma). Die peripheren Äste der A. cerebri media links zeigen eine gewisse Flußminderung (*Pfeilspitzen*) im Seitenvergleich

b MRA, GE, FISP, TR/TE = 40/7, Flip 15°, frontale Rekonstruktion (*Pfeil* Aneurysma)

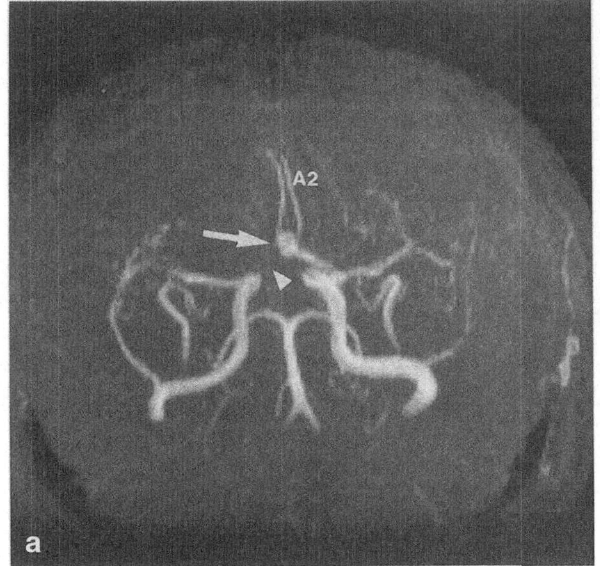

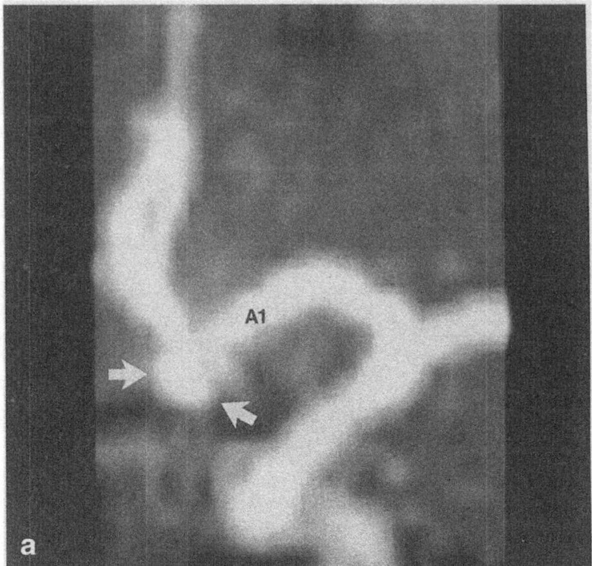

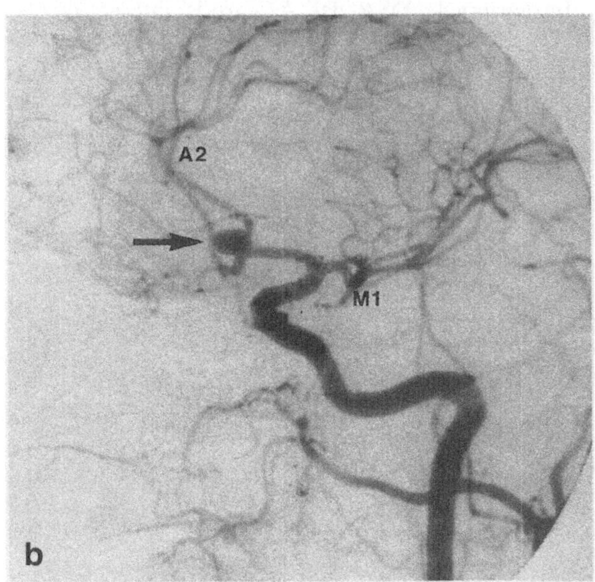

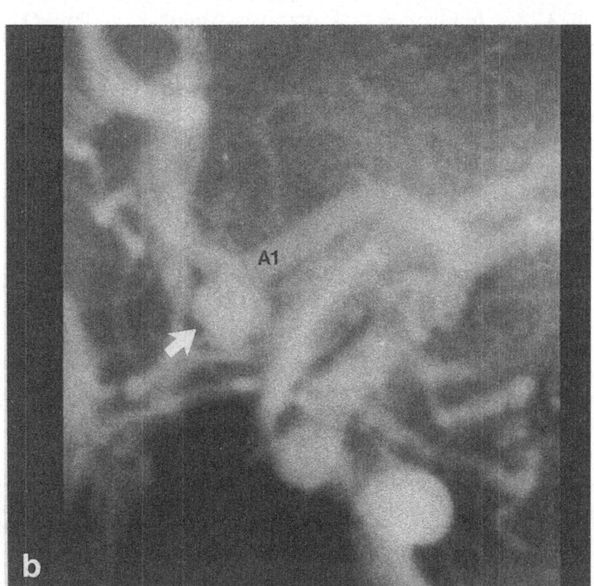

Abb. 3.30a, b. Ramus communicans anterior Aneurysma

a MRA, GE, FISP, TR/TE = 40/7, Flip 15°, Rekonstruktion, schräg axiale Projektion. Nachweis eines nach ventrokranial gerichteten Aneurysmas von dem Ramus communicans anterior ausgehend, ca. 6 mm im Durchmesser (*Pfeil*). Bei fehlender Darstellung des A1-Segments der rechten A. cerebri anterior (*Pfeilspitze*), Versorgung beider Aa. pericallosae über die linke A. cerebri anterior

b Ramus communicans anterior Aneurysma. Intraarterielle DSA der A. carotis interna links, laterale Projektion. Bestätigung von Lage, Form und Größe des Aneurysmas (*Pfeil*) bei selektive A. carotis communis Darstellung

A2   A. cerebri anterior
M1   A. cerebri media

Abb. 3.31 a, b. Sackförmiges Aneurysma der A. cerebri anterior, A1/A2 Übergang

a MRA, GE, FISP, TR/TE = 40/7, Flip 15°, Rekonstruktion, leicht schräge p.a. Projektion mit Vergrößerung eines Subvolumens. Aneurysma (*Pfeile*) mit einer Größe 4 × 6 mm, sackförmig, nach kaudal gerichtet, am Übergang zum Communicans-Segment der linken A. cerebri anterior (*A1*)

b Konventionelle Angiographie, leicht schräge p.a. Projektion. In der arteriellen Phase, Nachweis eines nach kaudal gerichteten Aneurysmas (*Pfeil*), angedeutet polyzyklisch in Form, vom *A1*-Segment der linken A. cerebri anterior ausgehend

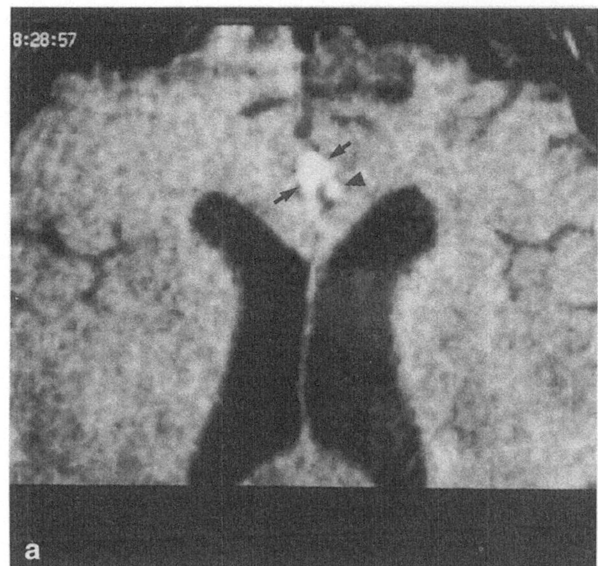

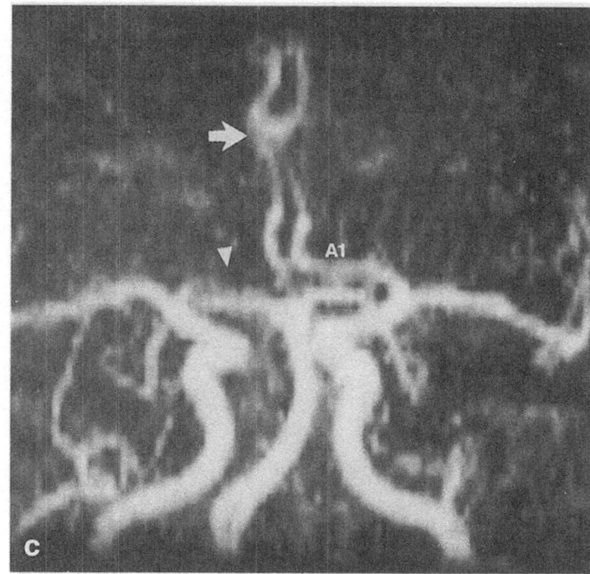

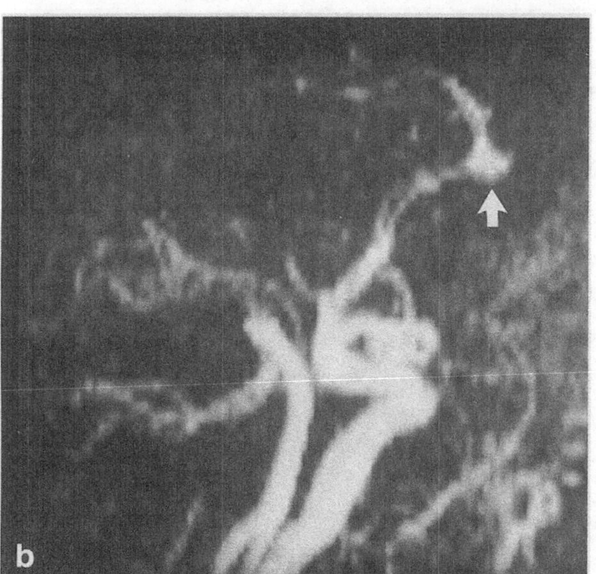

Abb. 3.32 a–c. Pericallosa-Aneurysma

a MRA, GE, FISP, TR/TE = 40/7, Flip 15°, axial. Das Einzelbild der MRA-Sequenz zeigt das Aneurysma von der rechten A. pericallosa ausgehend (*Pfeile*), unauffällige linke A. pericallosa (*Pfeilspitze*). Deutlich erweiterte Liquorräume

b MRA, GE, FISP, TR/TE = 40/7, Flip 15°, Rekonstruktion, laterale Projektion. Nach ventral gerichtetes, sackförmiges Aneurysma (*Pfeil*)

c MRA, GE, FISP, TR/TE = 40/7, Flip 15°, Rekonstruktion, frontale Projektion. Lagebeziehung des Aneurysmas (*Pfeil*) in frontaler Schichtführung ohne sichere Zuordnung zur A. pericallosa. Fehlende Darstellung der A. cerebri anterior rechts (*Pfeilspitze*), Versorgung beider Aa. pericallosae von links (*A1*)

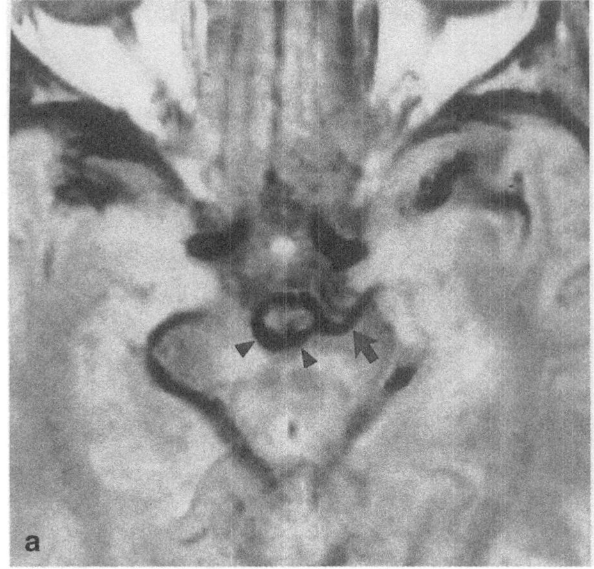

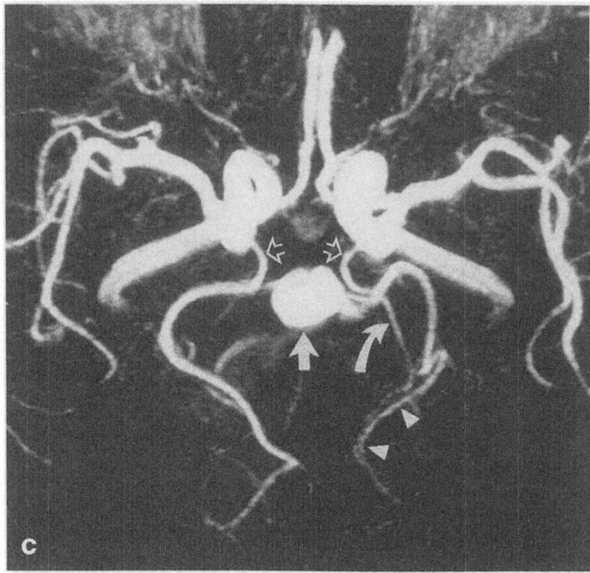

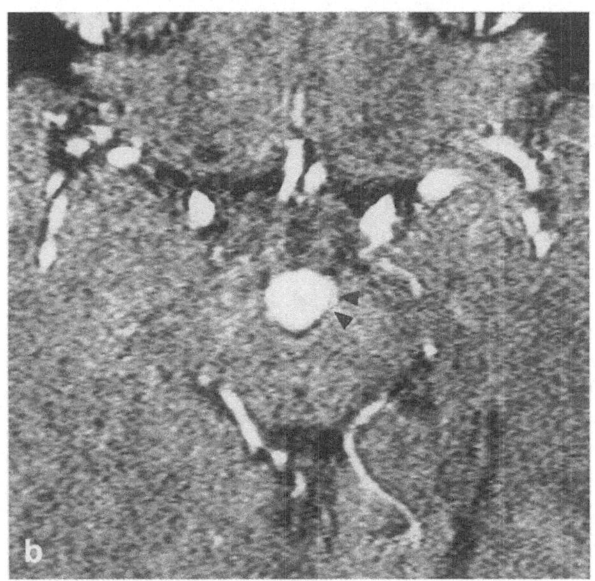

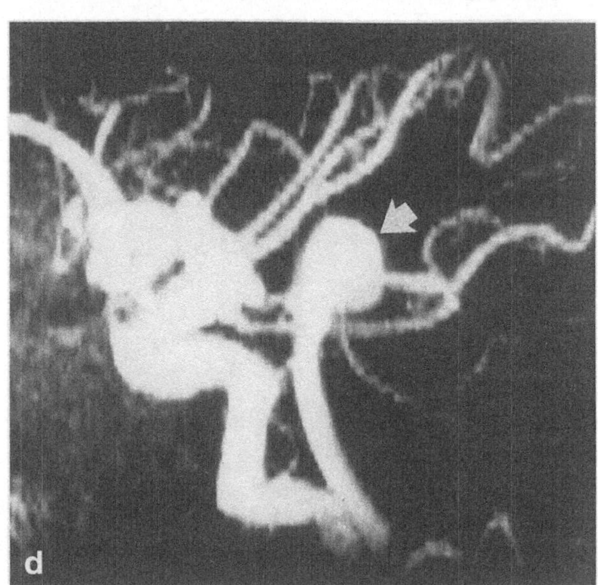

Abb. 3.33 a–d. Basilariskopfaneurysma

a MRT, T1-SE, TR/TE = 600/15, axial, nativ. Basilariskopfaneurysma, 8 × 5 mm messend, mit peripherem Signalvoid (*Pfeilspitzen*). Keine nennenswerte Pellotierung des Hirnstammes. Die linke A. cerebri posterior läßt sich ebenfalls als Signalvoid erkennen (*Pfeil*)

b MRA, GE, TONE, TR/TE = 43/8, Flip 25°, Einzelbild. Homogen hohe Signalintensität des Aneurysmas mit unscharfer Begrenzung links (*Pfeilspitzen*)

c MRA, GE, TONE, TR/TE = 43/8, Flip 25°, axiale Rekonstruktion. Dokumentation der Lagebeziehung des Aneurysmas (*Pfeil*) zur Aa. cerebri posteriores; beidseits offene Rami communicans posteriores (*offene Pfeile*) mit nur Restperfusion der Aa. cerebri posterior links (*Pfeilspitzen*); A. cerebelli superior (*gebogener Pfeil*)

d MRA, GE, TONE, TR/TE = 43/8, Flip 25°, seitliche Rekonstruktion. Dokumentation der kraniokaudalen Ausdehnung des sackförmigen Aneurysmas, zum größten Teil nach dorsal gerichtet (*Pfeil*)

Abb. 3.34 a, b. Megadolichobasilaris bei Arteria-carotis-interna-Verschluß beidseits

a MRA, GE, TONE, TR/TE = 43/8, Flip 25°, axial, nativ. In der Einzelschicht deutlich erweiterte und elongierte A. basilaris, mit Pellotierung des linken Kleinhirnschenkels (*Pfeilspitzen*). Da die Arterie zum Teil nach kaudal gerichtet ist, kommt auch die rechte A. vertebralis in dieser Schicht zur Darstellung (*Pfeil*)

b MRA, GE, TONE, TR/TE = 43/8, Flip 25°, frontale Rekonstruktion, nativ. Das gesamte Ausmaß der Megadolichobasilaris ist in der frontalen Sicht abgrenzbar mit Elongation und Erweiterung der A. vertebralis links (*Pfeilspitzen*); A. temporalis superficialis beidseits (*Pfeile*), bei fehlender Darstellung der Aa. carotis internae beidseits

Abb. 3.35 s. S. 68

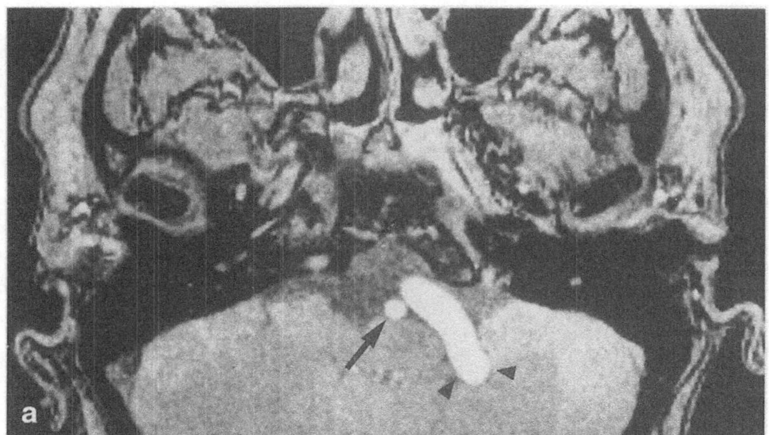

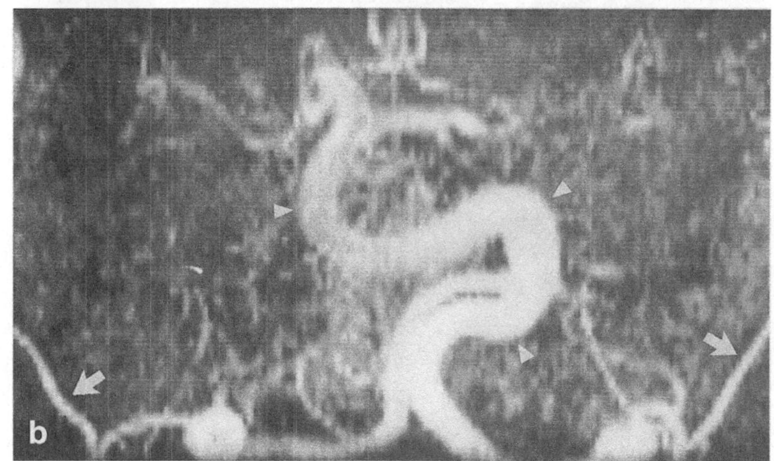

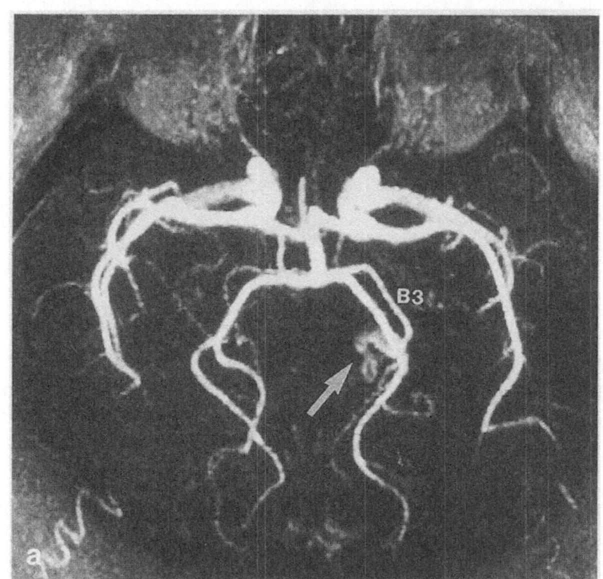

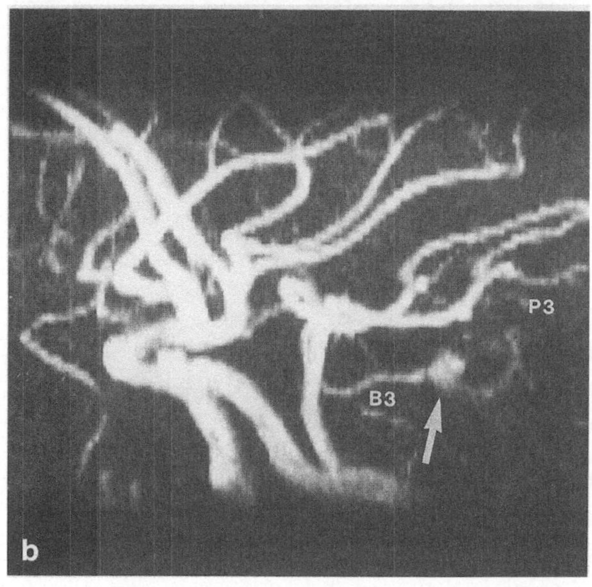

Abb. 3.36 a, b. Aneurysma der A. cerebellaris superior links. MR-angiographisch Nachweis eines fusiformen Aneurysmas (*Pfeil*) der A. cerebelli superior (*B3*) im terminalen Bereich mit noch perfundiertem distalen Gefäßsegment. Regelrechte Darstellung der A. cerebri posterior (*P3*)

a MRA, GE, TONE, TR/TE = 43/8, Flip 25°, axial
b Laterale MIP-Rekonstruktion

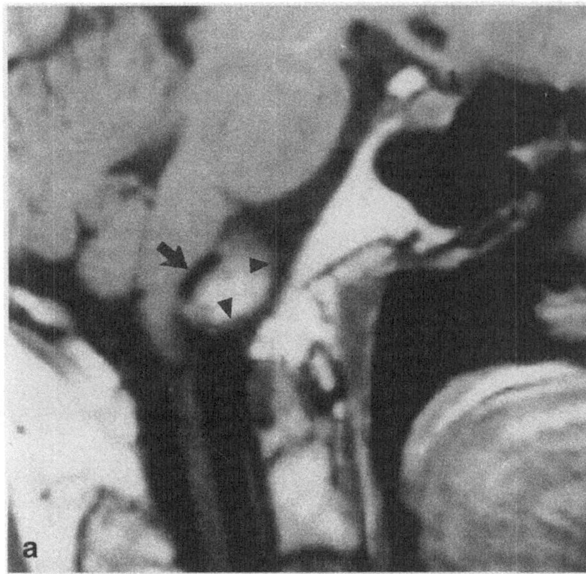

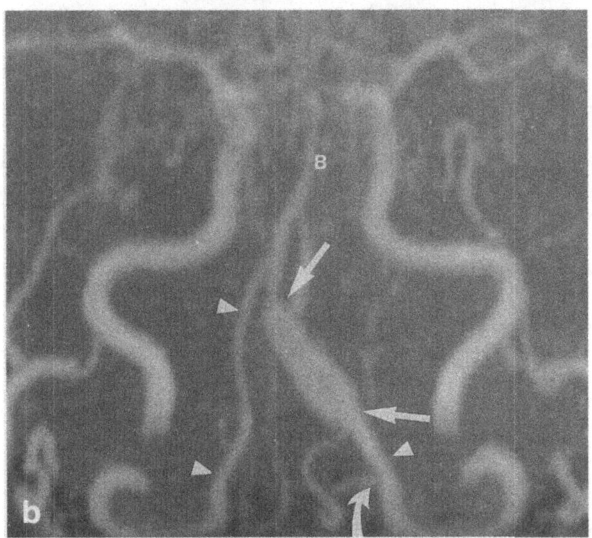

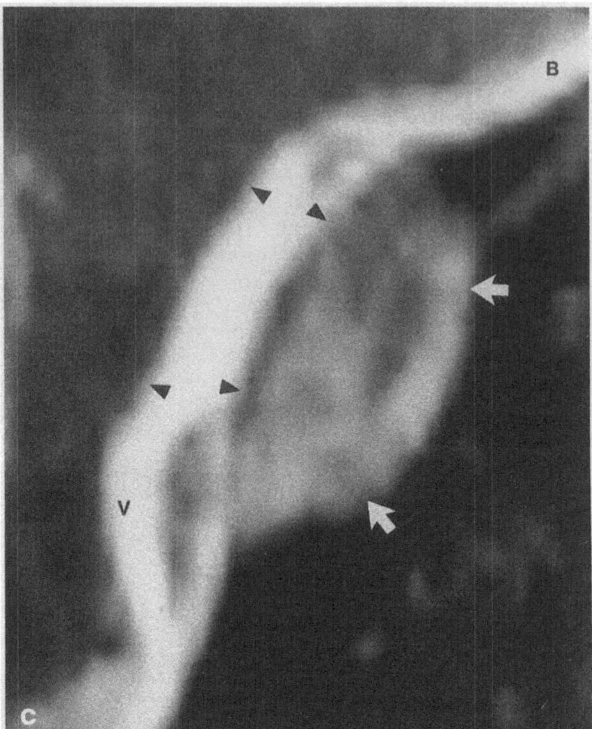

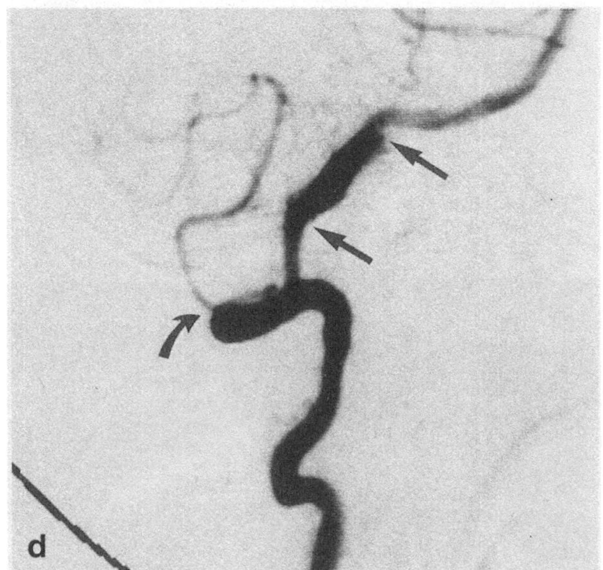

Abb. 3.35 a–d. Vertebralisaneurysma links

a   MRT, T1-SE, TR/TE = 600/15, sagittal, nativ. Der noch durchflossene Anteil des Aneurysmas ist als signal Void erkennbar (*Pfeil*), das wahre Ausmaß des Aneurysmas (*Pfeilspitzen*) ist detektierbar aufgrund der hohen SI von Methämoglobin und älteren Blutprodukten. Deutliche Pellotierung und Verlagerung der Medulla Oblongata nach dorsal

b   MRA, GE, FISP, TR/TE = 40/7, Flip 15°, Rekonstruktion, frontale Projektion. In der Übersichts-MRA Abgrenzung des gesamten Verlaufs der Aa. vertebrales (*Pfeilspitzen*) mit Darstellung der kraniokaudalen Ausmaße des fusiformen Aneus (*Pfeile*) (*gebogener Pfeil* Abgang der linken A. cerebelli inferior posterior)

c   MRA, GE, FISP, TR/TE = 40/7, Flip 15°, Rekonstruktion, laterale Projektion, mit Vergrößerung eines Subvolumens. Thrombus (*Pfeile*) und durchflossener Anteil (*Pfeilspitzen*) der A. vertebralis (*V*) können gut von einander unterschieden werden

d   Intraarterielle DSA der A. vertebralis links, laterale Projektion. Über eine Strecke von etwa 3 cm zeigt sich die linke A. vertebralis bis zur Einmündung in die A. basilaris deutlich fusiform aufgeweitet (*Pfeile*). Tiefer Abgang der A. cerebellaris inferior posterior (*gebogener Pfeil*)

B   A. basilaris

Abb. 3.36 s. S. 67

Formen von Aneurysmen

Durch die Kombination von bildgebender MRT mit SE-Sequenzen und unterschiedlichen TOF-MRA-Protokollen lassen sich prinzipiell verschiedene Formen, Binnenstrukturen und vor allem auch Kompressionssituationen benachbarter Strukturen evaluieren.

Bei sog. Riesenaneurysmen muß der offene, noch perfundierte Lumenabschnitt von den thrombosierten Abschnitten differenziert werden. Langsamer Blutfluß sowie Turbulenzen schränken hier die MR-Diagnostik ein, wenn lediglich 3D-TOF-Sequenzen zum Einsatz kommen. Da diese Sequenzen relativ insensitiv für langsamen Blutfluß sind, kann es durch diese Techniken zu einer Fehleinschätzung der wahren Größe des Aneurysmas kommen [47, 60–62]. Besteht daher in Sequenzen der bildgebenden MRT bereits ein Verdacht auf ein großes intrakranielles Aneurysma (> 10 mm), ist der kombinierte Einsatz von 2D- und 3D-TOF-Techniken dringend erforderlich.

Differentialdiagnostik von Aneurysmen

Als wesentliche Differentialdiagnostik von Aneurysmen müssen Gefäßschlingen sowie sog. Infundibula abgegrenzt werden. Ein Infundibulum ist dabei definiert als eine kaminförmige dünnlumige Gefäßdilatation, bedingt durch eine inkomplette Regression eines fetal sich entwickelnden Gefäßes. Die Größe liegt in der Regel bei 2 mm und es findet sich eine scharfe Berandung. Am häufigsten findet sich ein Infundibulum am Ursprung des R. communicans posterior von der A. carotis interna. Selten findet sich auch ein Infundibulum am Abgang der A. choroidea anterior.

Pitfalls der zerebralen Aneurysmadiagnostik mittels MRT und MRA

Als sekundäre und kritische Differentialdiagnosen der arteriellen MRA bei der Aneurysmadiagnostik müssen verschiedene Faktoren aufgeführt werden. Neben Bewegungs- und Pulsationsartefakten müssen signalreiche raumfordernde Prozesse berücksichtigt werden. Dies beinhaltet proteinreiche Flüssigkeiten in Zysten oder einzelnen Abschnitten der Nasennebenhöhlen oder Blutungen (Abb. 3.37). Insbesondere signalintensive Prozesse der Keilbeinhöhle können in 3D-MIP-Projektionen fehlbewertet werden [63]. Obligat muß daher das Einzelbild wie auch die 3D-Rekonstruktion in mehreren Orientierungen bewertet werden. Als häufiger „Pitfall" der arteriellen MRA für die Aneurysmadiagnostik muß nach dem Vorliegen von Hamartomen gefahndet werden (Abb. 3.38). Durch zusätzliche SE-Sequenzen und die MIP-3D-Bearbeitung gelingt eine sichere Differenzierung.

Als zusätzliche diagnostische Maßnahme zur Differenzierung von thrombotischem Material und perfundiertem Lumen eines Aneurysmas bietet sich die Durchführung einer zweiten MRA-Sequenz an. Dabei wird das einströmende arterielle Blut durch einen zusätzlichen kaudalen Vorsättigungspuls abgesättigt. Bleiben trotzdem noch signalintensive Binnenstrukturen im Aneurysma bestehen und kann ein weiterer Einstrom über den Circulus Willisii ausgeschlossen werden, ist der sichere Nachweis thrombotischen Materials geführt.

> **Merke**
>
> *MRA*
>
> – Zuverlässige Detektion von Aneurysmen größer 4–5 mm in den proximalen Abschnitten des Circulus Willisii
> – Exakte Definition der Lagebeziehung von Aneurysmen zu Nachbarschaftsstrukturen nur in den Einzelbildern möglich

Pitfalls: Hämorrhagien in der MRT und MRA

Bei jeder MR-angiographischen Beurteilung eines aneurysmaverdächtigen Befundes müssen Fehlinterpretationen durch vorliegende paramagnetische Substanzen vermieden werden. Dies betrifft sowohl Hämorrhagien mit paramagnetischem Methämoglobin, Artefakte und Untersuchungen nach Kontrastmittelapplikation sowie proteinreiche Flüssigkeiten [64]. Bei Unklarheiten sollten vergleichend MRA-Sequenzen ohne und mit arterieller Sättigung eingesetzt werden.

> **Merke**
>
> *MRA: Pitfalls*
>
> – Blut, Methämoglobin
> – Artefakt
> – Proteinreiche Flüssigkeit: NNH, Zyste

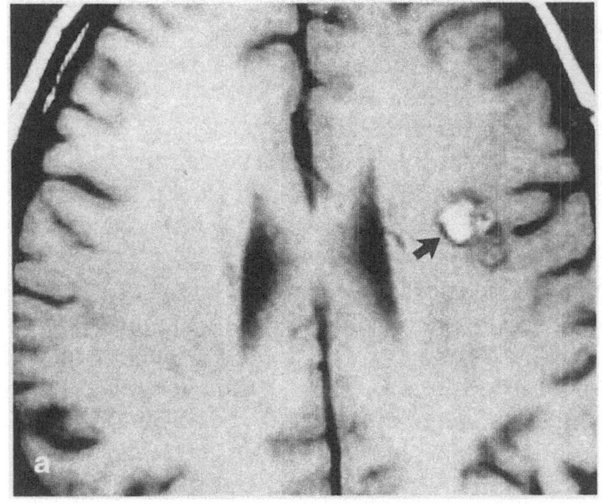

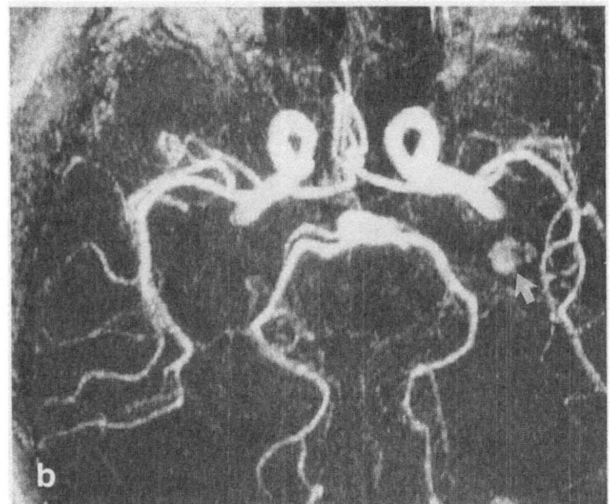

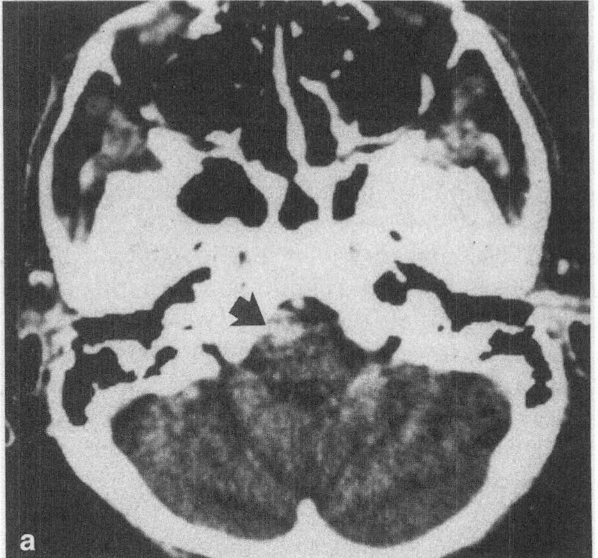

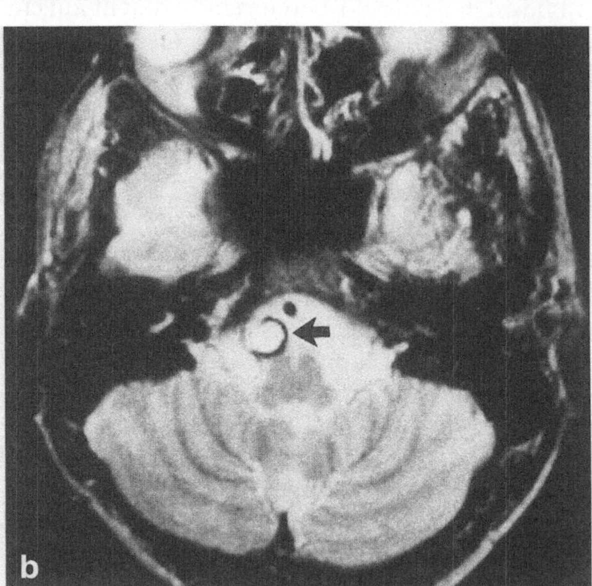

Abb. 3.37 a, b. Eingeblutetes Hamartom

a MRT, T1-SE, TR/TE = 600/15, axial, nativ. Im linken Marklager Nachweis einer Läsion mit hoher SI und signalloser Umrandung (*Pfeil*); ein Teil der Läsion erstreckt sich mit niedrigerer SI nach dorsal. Bioptische Sicherung ergab den Befund eines eingebluteten Hamartoms

b MRA, GE, FISP, TR/TE = 40/7, Flip 15°, axiale Rekonstruktion. Primär hohes Signal des Hamartoms mit unscharfer Randbegrenzung. Bei fehlender Lagebeziehung zum arteriellen System kann ein Aneurysma ausgeschlossen werden (*Pfeil*)

Abb. 3.38 a–f. Einblutung im Hirnstamm bei Kavernom

a CT, mit Kontrastmittel. Rundliche Läsion im Bereich des rechten, ventralen Hirnstammes, Kontrastmittel aufnehmend (*Pfeil*)

b MRT, T2-SE, TR/TE = 2000/20, axial. Scharf abgrenzbare Läsion mit signalloser Umrandung, in die Cisterna hineinragend (*Pfeil*), zentral hohes Signal an der T2-gewichteten SE-Sequenz

c–f s. S. 71

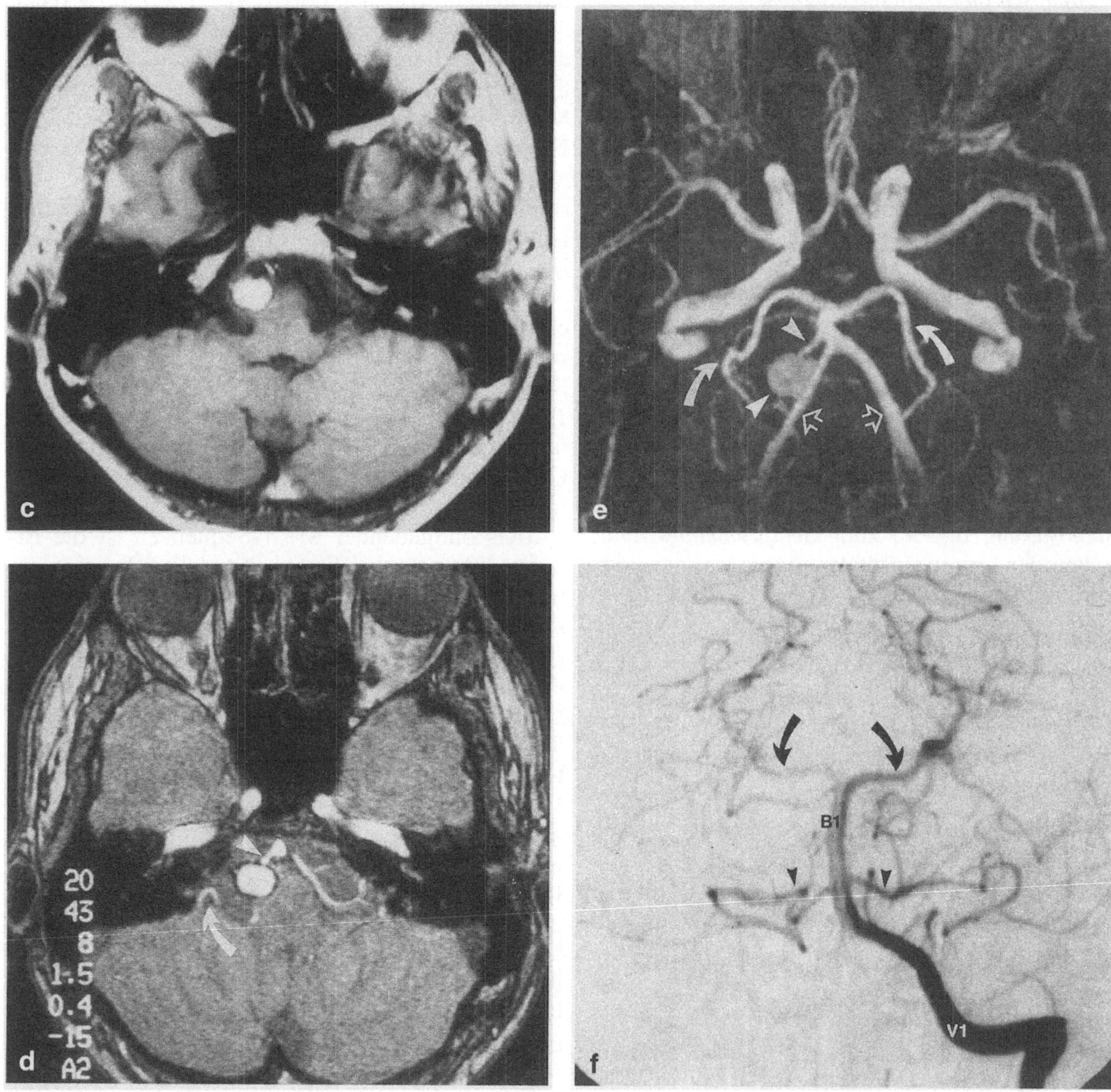

Abb. 3.38

c MRT, T1-SE, TR/TE = 600/15, nativ, axial. Die Läsion zeigt nativ eine primär hohe Signalintensität, Anteilen mit Methämoglobin entsprechend

d MRA, GE, TONE, TR/TE = 43/8, Flip 25°, axiales Einzelbild. Hohe Signalintensität des Kavernoms mit signalarmer Berandung, nicht aneurysmatypisch, dennoch kann eine Beziehung zur A. cerebelli inferior anterior (*Pfeilspitze*) oder der A. cerebri posterior (*gebogener Pfeil*) hier nicht ausgeschlossen werden

e MRA, GE, TONE, TR/TE = 43/8, Flip 25°, axiale Rekonstruktion. Die 3D-MIP täuscht ein Aneurysma vor, ausgehend von der A. cerebelli inferior anterior (*Pfeilspitzen*); das Signalverhalten ist allerdings für ein Aneurysma untypisch (*gebogene Pfeile* Aa. cerebri posteriores, *offene Pfeile* A. vertebralis)

f Intraarterielle DSA der A. vertebralis links, Towne-Projektion. Regelrechte Darstellung der A. vertebralis links (*V1*), der A. basilaris (*B1*), der Aa. cerebri posteriores (*gebogene Pfeile*) und der Aa. cerebelli inferior anterior (*Pfeilspitzen*) beidseits ohne Anhalt für Aneurysma

3.3.3 Stenosen und Ischämiediagnose

Für die Diagnostik zerebrovaskulärer Erkrankungen wie Stenosen und Ischämien muß die Wertigkeit der MRA im Vergleich zu CT, MRT, Duplexsonographie, Nuklearmedizin und konventioneller Angiographie und DSA evaluiert werden.
Prinzipiell ist in der Regel die Atherosklerose verantwortlich für die zerebrale Ischämie oder Infarzierung. Die basiert einerseits auf zerebralem Thromboembolismus oder auch auf kraniozerebralen Gefäßstenosen. Die konventionelle Angiographie in Blattfilmtechnik oder DSA stellen den „Goldstandard" der vaskulären Diagnostik dar, an dem alle anderen mehr oder weniger invasiven Verfahren gemessen werden müssen. Atherosklerotische Veränderungen imponieren als *Gefäßirregularität, Elongation, variierendem Gefäßverlauf* oder eine *Stenosierung* bis hin zum *Gefäßverschluß*. Die Aufgaben der kraniozervikalen Angiographie sind folgendermaßen definiert:

1. Bestimmung der Lage und Gradierung einer Karotisstenose,
2. Dokumentation einer Tandemstenose im Karotissiphon oder in der intrakraniellen Zirkulation,
3. Evaluierung von existierenden oder potentiellen Kollateralkreisläufen.

Auf die Problematik der Karotisstenosen wird im Kap. 7 eingegangen, wesentlich muß hier nur festgehalten werden, daß arterielle Läsionen in dieser Region 3 Gruppen zugeordnet werden müssen:

1. komplette Okklusion,
2. klinisch signifikante Stenose,
3. geringfügige Stenosierung.

Da die Ergebnisse der NASCET (North American Symptomatic Carotid Endarterectomy Trial) und der „European Carotid Surgery Trial" gezeigt haben, daß symptomatisch Patienten mit einer Einengung des Lumen der A. carotis interna zwischen 70 und 99 % von einer chirurgischen Maßnahme profitieren, muß eine Stenose in den angiographischen Techniken jeweils sehr exakt in 2 unterschiedlichen Projektionen gemessen werden. Dies gilt insbesondere auch für die Differenzierung von kompletten Verschlüssen und sog. Pseudookklusionen („string signs") mit erhaltenem antegradem Flow.
Für zerebrovaskuläre Untersuchungen ist die Verifizierung von „*Tandemstenosen*" wesentlich, die sich bei ca. 2 % der Patienten mit signifikanten Karotisstenosen nachweisen lassen. Der hämodynamische Effekt der nachgeschalteten Stenosen addiert sich, wenn beide Stenosen zu einer signifikanten Flußreduktion führen. Die häufigste Lokalisation von Tandemstenosen stellt der Karotissiphon

dar, gefolgt von der horizontalen Verlaufsstrecke der A. cerebri media. Klinisch ist die Verifizierung dieser Stenosen bedeutungsvoll, da dadurch die Indikation zur Durchführung einer chirurgischen Maßnahme beeinflußt wird.
Für die *chirurgische Endarterektomie* ist die Kenntnis von Kollateralkreisläufen wesentlich, die vorrangig über dem Circulus Willisii sowie piale und leptomeningeale Kollateralen erfolgen. Gelingt es, MR-angiographisch ein regelrechtes Flußmuster in beiden A. cerebri anteriores sowie dem R. communicans anterior nachzuweisen, kann während der Endarterektomie auf die Anlage eines Shunts verzichtet werden.
Intrakranielle arteriosklerotische Veränderungen imponieren als Lumenirregularitäten, Stenosen, Gefäßelongationen bis hin zu fusiformen Aneurysmen.
Mittels bildgebender MRT-Sequenzen ist die Erfassung von perfundierten arteriellen Lumina intrazerebral problematisch. Bei Vorhandensein von intraluminalem Signal isointens zur grauen Substanz in T1- wie T2-gewichteten SE-Sequenzen, muß nach einer Gefäßokklusion oder intraluminärem Thrombusmaterial gefahndet werden. Aber Inflow-Phänomene, wie auch langsamer Fluß können hier Thrombusmaterial vortäuschen. Durch den Einsatz der MRA-Sequenztechniken konnte hier die diagnostische Sicherheit signifikant verbessert werden.
In der *bildgebenden MRT* imponieren *ischämisch zerebrale* Läsionen 30 min nach Eintritt hypointens in den T1- und hyperintens in den T2-gewichteten SE-Sequenzen [65–73]. Eine Hämorrhagie ist ihrem Erscheinungsverhalten abhängig vom Stadium, meist jedoch signalintensiv in T1-gewichteten- und signalarm in T2-gewichteten SE-Sequenzen [74–76]. Findet man in den Gefäßen ein intraluminales Signal, so muß hier differentialdiagnostisch an langsamen Fluß, eine Thrombose, Embolus oder/und an einen Artefakt gedacht werden [77].
Die *zerebrale Ischämie* ist definiert durch eine signifikante Minderung der zerebralen Durchblutung, die entweder global oder regionär auftreten kann. Beim sog. „stroke" kommt es im zeitlichen Verlauf zu einer Veränderung von Lokalisation und Grad der zerebralen Ischämie bis hin zum Insult.

Charakterisierung des „stroke"

1. *Zerebrale Infarzierung* (80 %) *Häufigkeit*
- Proximaler Gefäßverschluß
  (ICA, MCA, PCA) 40–50 %
- Distaler Gefäßverschluß
  (lakunärer Infarkt) 25 %
- Embolisch (Myokardinfarkt,
  Klappenfehler, Kardiomyopathie) 15 %
- Gerinnungsstörung 5 %
- Nicht atheromatöse Okklusion
  (Vaskulitis, Vaskulopathie) 5 %

2. *Primäre intrakranielle Blutung* (15 %)
- Hypertensive Hämorrhagie 40–60 %
- Angiopathie 15–25 %
- Vaskuläre Malformation 10–15 %

3. *Nicht traumatische SAB* (5 %)
- Aneurysma 75–80 %
- Vaskuläre Malformation 10–15 %
- Nicht aneurysmatische SAB 5–15 %

4. *Sinusvenenthrombose* (1 %)

Die 4 Hauptformen des „stroke" betreffen die zerebrale Infarzierung, die primäre intrakranielle Blutung, die subarachnoidale Blutung und die Sinusvenenthrombose und Okklusionen der Venen. Diagnostisch müssen bei der zerebralen Infarzierung akute, subakute und chronische Infarzierung differenziert werden.

Akuter Infarkt

Die Indikation zur invasiven Angiographie wird bei akuten Infarkten nur dann gestellt, wenn eine fibrinolytische Therapie geplant ist oder andere Ursachen wie Angiome usw. ätiologisch in Frage kommen.
Angiographisch gelten als Zeichen einer akuten Infarzierung der Nachweis des Gefäßverschlusses (Abb. 3.39), (40–50 %), ein verminderter antegrader Fluß (15 %), und der Nachweis von Kollateralen mit retrograder Füllung (15–25 %). Weitere Zeichen sind die Gefäßaussparung (5–10 %), die Masserverschiebung (25–50 %), die Luxusperfusion (vascular blush), (15–25 %) sowie arteriovenöse Shunts mit frühdrainierender Vene (10–15 %).
Beim akuten Infarkt ist die rasche Durchführung eines *kranialen CT* indiziert, um einmal intrazerebrale Blutungen auszuschließen und um strukturelle Veränderungen wie Tumor, Angiom oder ein subdurales Hämatom zu erfassen. Die Frühzeichen eines akuten Infarkts im CT sind der Nachweis eines röntgendichten Arterienanschnitts (dichte A.

cerebri media) und der Verlust der Differenzierung von grauer und weißer Substanz in der lateralen Inselregion.
In der MRT können akute Infarkte wesentlich präziser lokalisiert werden im Vergleich zum CT. Dies beruht auf dem Fehlen des normalen Signalvoid und Flußphänomen bei langsamem Fluß. Zusätzlich kann regelmäßig intravaskuläres Enhancement im betroffenen arteriellen Gefäßsystem nachgewiesen werden.
MR-angiographisch können verläßlich einzelne Kriterien, die aus der Angiographie übernommen wurden, zur Diagnostik eingesetzt werden. Mit Einsatz der FISP-3D-Sequenz oder der verbesserten TONE-Sequenz kann verläßlich die Stenose oder Okklusion der Mediasegmente M1 und M2 sowie der Anterior-Segmente A1 und A2 diagnostiziert werden.
Nur selten gelingt der Nachweis von Kollateralen mit retrograder Füllung, die Areale mit Luxusperfusion oder arteriovenöse Shunts mit frühdrainierenden Venen können nur nach KM-Applikation verifiziert werden.

Subakuter Infarkt

Dieses Stadium der zerebralen Ischämie steht in der Mitte eines dynamischen Vorgangs. In dieser Phase reduzieren sich das intravaskuläre und meningeale Enhancement in der MRT, während das parenchymatöse Enhancement über Wochen persistieren kann.

Chronischer Infarkt

Diese Phase bedeutet das Endstadium eines destruktiven Prozesses einhergehend mit Volumenverlust und Gliose. Bei älteren Infarkten fehlen die Massenverschiebungen und das KM-Enhancement (Abb. 3.40). Die MRT und MRA erlauben die Erfassung struktureller Veränderungen, die topographische Zuordnung und die Abschätzung des Infarktalters.

Nichtatheromatöse Ursachen für Gefäßeinengungen

Folgende Ursachen sind als Ätiologien nichtatheromatöser Gefäßeinengungen aufzuführen:

Dissektion:
- Traumatisch
- Spontan (Abb. 3.41)
- Vaskulopathie

Vasospasmen:
- Trauma
- Infektion

Vaskulopathie: Drogen:
Tumoreinengung:
- Z. B. Hypophysenadenom
- Nasopharynxkarzinom

Vaskulitis: (Abb. 3.42)

Infarkt: A. cerebri anterior

Bei großer Variation des Versorgungsgebiets der A. cerebri anterior markiert in der Regel die Mitte des Gyrus orbitofrontalis die Grenze zum Versorgungsgebiet der A. cerebri media. Isolierte Infarkte der A. cerebri anterior finden sich selten (0.6 %) und betreffen streifenförmig den anterioren Abschnitt der interhemisphärischen Fissur. Die konventionelle Angiographie (DSA) wie auch die MRA erlauben exakt den Nachweis einer Okklusion der A. cerebri anterior sowie die Kollateralkreisläufe über Balkenäste der A. cerebri posterior und leptomeningeale Äste der A. cerebri media.

Infarkt: A. cerebri media

75 % aller „stroke"-Läsionen treten im Versorgungsgebiet der A. cerebri media auf, die typischerweise die laterale Hemisphäre (Abb. 3.43) und den anterioren Temporalpol versorgt. Abhängig von Lokalisation und Ausmaß einer Okklusion resultieren regionäre Veränderungen, die durch Kombination von MRT und MRA exakt diagnostisch erfaßt werden.

Infarkt: A. cerebri posterior

Die Grenzzonen zur A. cerebri media und anterior sind stark variabel, insbesondere in der Region der Basalganglien. In der Regel versorgt die A. cerebri posterior das posteriore Drittel der Konvexität und die Hauptanteile des inferioren Temporalpols. Zusätzliche Versorgungsabschnitte betreffen den Okzipitallappen und Anteile der Capsula interna (Abb. 3.44).

Infarkt: A. basilaris und Äste

Penetrierende Äste der A. basilaris versorgen die Pons, Abschnitte des Mesenzephalon sowie den posteroinferioren Thalamus. Eine Thrombose der A. basilaris resultiert in multifokalen Läsionen in allen Versorgungsgebieten (Abb. 3.45). Betrifft eine Läsion speziell die *A. cerebellaris superior*, so sind die superioren Abschnitte der Kleinhirnhemisphäre, der Vermis und große Anteile der zerebellären weißen Substanz betroffen. Infarkte der *AICA* betreffen den Flocculus und die anteriore Fläche der Kleinhirnhemisphäre sowie Teile der Pons.
Das Territorium der *PICA* betrifft das gesamte posteroinferiore Cerebellum, Tonsille sowie die inferioren Vermisabschnitte.
Insgesamt muß bei den MRT- und MRA-Befunden jedoch die hohe Variabilität der einzelnen Versorgungsabschnitte beachtet werden.

Stellenwert der selektiven MRA

Erst die Kombination der einzeln ausgewerteten *Datensätze der selektiven MRA* ergibt die endgültige Diagnose, da die hintereinander durchgeführten Schichtungen derselben Region auch wieder nur Momentaufnahmen der zerebralen Durchblutung liefern. Um Veränderungen im Hinblick auf Flußumkehr, Auswirkungen einer Stenose und Kollateralversorgung zu erkennen, bedarf es der Berücksichtigung der selektiven Sättigung bei der Bewertung der aufgetretenen Gefäßsignale.
Stenosen im Bereich der Karotiden können mit dem Doppler-Ultraschall und bei höherem Ausprägungsgrad sogar mit rein klinischen Methoden diagnostiziert werden. Keine dieser nicht invasiven Methoden erfaßt aber verläßlich die distalen Gefäßabschnitte, die nur invasiv durch die Angiographie der Diagnostik zugänglich gemacht werden. Die poststenotische Durchblutung und die vorhandene Kompensationsfähigkeit anderer Gefäße ist gut beurteilbar mittels selektiver MRA [2, 78, 79]. Der *Nachweis von Signal* in beiden Aa. cerebri anteriores unter *Absättigung der stenotischen A. carotis interna* beweist den Kollateralfluß über den Rr. communicans anterior. Zeigt die A. cerebri media bei dieser Absättigung kein Signal, wird diese folglich ausschließlich von der A. carotis interna versorgt, wenn ohne Sättigung Signal vorhanden ist [16, 80].
Eine Kompensation bei A.-carotis-interna-Stenosen über den R. communicans posterior mit posterior anteriorem Fluß ist ebenso möglich wie über dem R. communicans anterior. Gerade diese Erfassung von Kollateralflußphänomenen bei vorgeschalteten Stenosen unterstreichen die Bedeutung der selektiven MRA für die intrazerebrale vaskuläre Diagnostik.

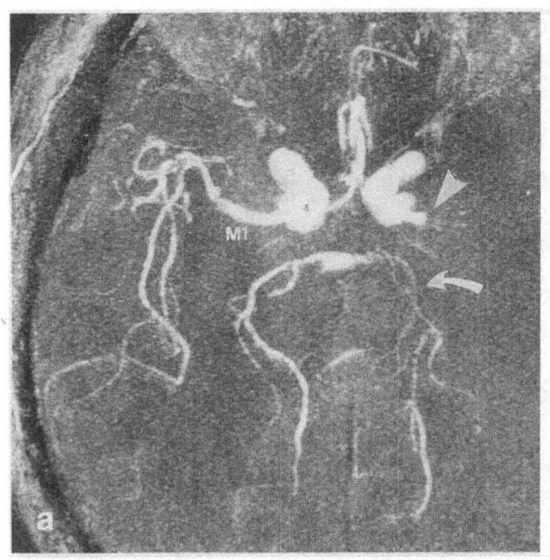
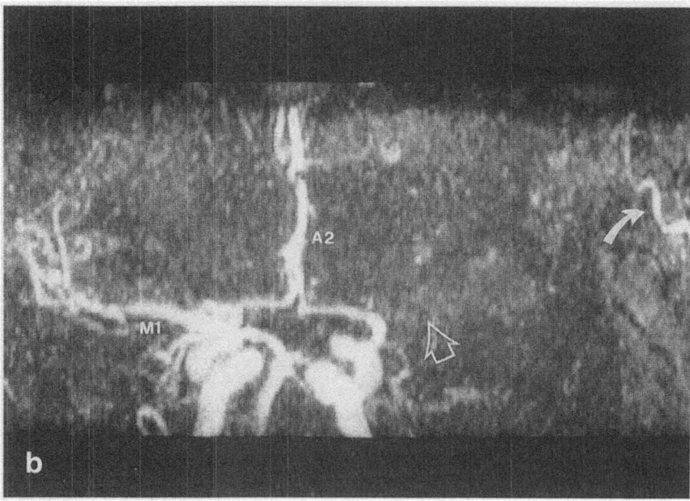

Abb. 3.39

a Akuter Mediainfarkt links, mit großem Perfusionsausfall bei Thromben im Vorhof und Embolie. MRA, GE, TONE, TR/TE = 43/8, Flip 25°, axiale Rekonstruktion. Regelrechter Abgang der A. cerebri media rechts (*M1*) mit deutlicher Rarefizierung des Gefäßbilds in der Peripherie. Bis auf einen Stumpf (*Pfeilspitze*) stellt sich die linke A. cerebri media links nicht dar. Die linke A. cerebri posterior im Seitenvergleich ebenfalls rarefiziert (*gebogener Pfeil*). Befund ist mit einem akuten thrombotischen Verschluß der A. cerebri media vereinbar

b Großer Mediainfarkt links. MRA, GE, TONE, TR/TE = 43/8, Flip 25°, frontale Rekonstruktion. Regelrechte Darstellung der Aa. cerebri anteriores (*A2*) und media (*M1*) rechts; fehlende Darstellung der A. cerebri media links (*offener Pfeil*) (*gebogener Pfeil* A. temporalis superficialis)

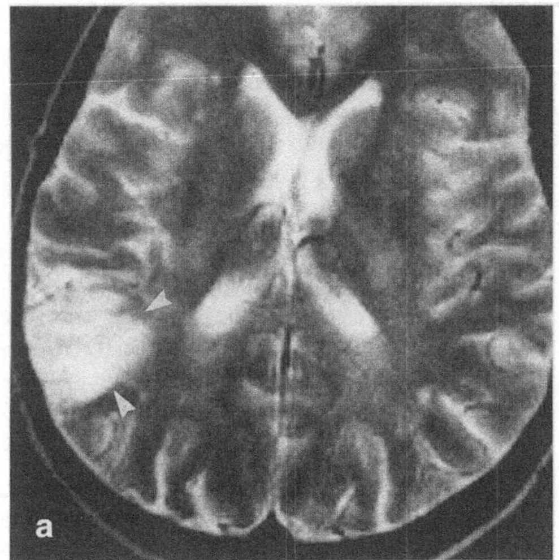
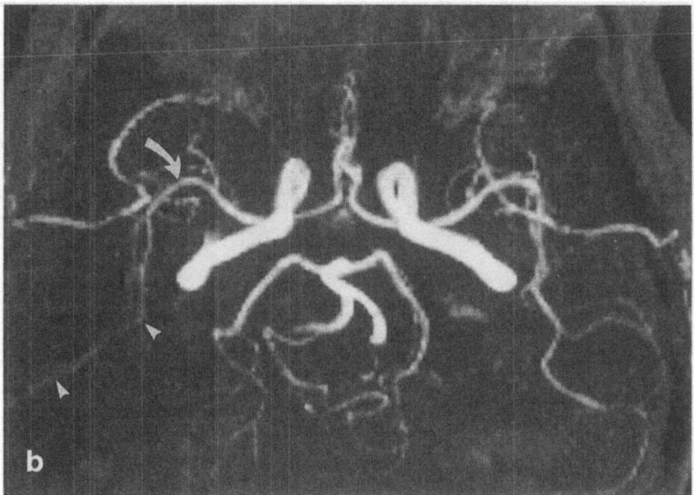

Abb. 3.40 a, b. Periphere Stenose der A. cerebri media. 57jähriger Patient mit subakutem Mediainfarkt rechts

a MRT, SE, T2, TR/TE = 2000/90, axial. In der rechten postzentralen parietoccipitalen Region, signalintensives Areal unter Mitbeteiligung kortikaler und subkortikaler Räume (*Pfeilspitzen*) ohne wesentliche Massenverschiebung

b MRA, GE, FISP 3D, TR/TE = 40/7, Flip 15°, axiale Rekonstruktion. Flußminderung der A. cerebri media rechts (*Pfeilspitzen*), umschriebene Stenose (*gebogener Pfeil*), Verschluß des Pars terminalis, regelrechte Flußverhältnisse links im Mediastromgebiet

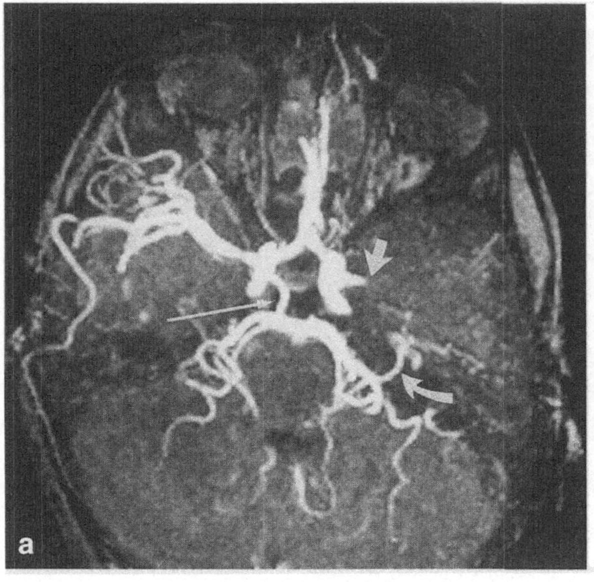
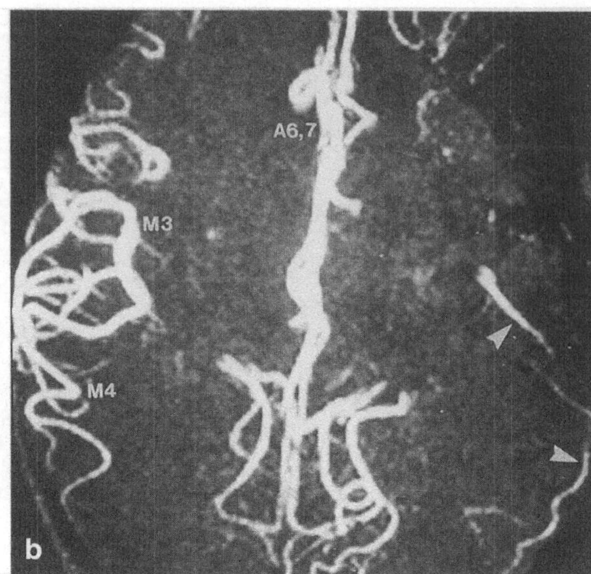

Abb. 3.41 a–e. Akuter, embolischer Verschluß der A. cerebri media mit Kollateralisierung bei Dissektion der A. carotis interna

a MRA, GE, TONE, TR/TE = 43/8, Flip 25°, axiale Rekonstruktion. Proximaler Verschluß der A. cerebri media links (*Pfeil*) mit Kollateralkreislauf über Äste der A. cerebri posterior (*gebogener Pfeil*). Nicht spontan perfundierter Ramus communicans posterior links, bei spontaner Perfusion des rechten Ramus communicans posterior (*langer Pfeil*)

b MRA, GE, TONE, TR/TE = 43/8, Flip 25°, axiale Rekonstruktion. Hochkortikale 3D-Rekonstruktion zeigt das normale Netzwerk der Pars opercularis (*M3*) und terminalis (*M4*) Äste der rechten Seite; regelrechte Darstellung der A. pericallosa und callosomarginalis (*A6,7*) beidseits; kompletter Ausfall der Mediaperfusion links. Von okzipital wird ein kortikaler Ast versorgt (*Pfeilspitzen*)

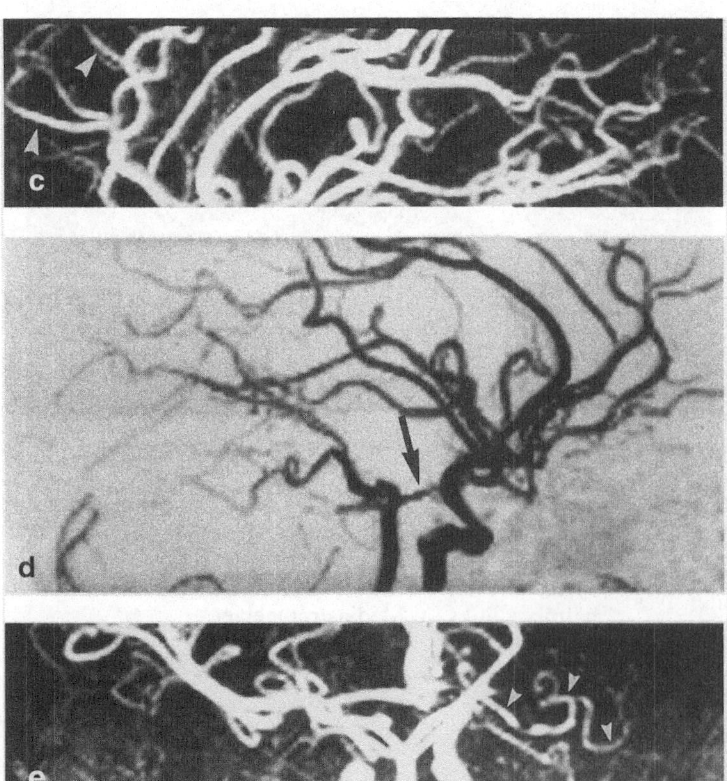

c MRA, GE, TONE, TR/TE = 43/8, Flip 25°, schräg-laterale Rekonstruktion. Unübersichtliche Darstellung bei schräg-lateraler Ansicht des hochkortikalen Slabs, jedoch ekzellenter Visualisierung terminaler Endäste des Mediasystems rechts (*Pfeilspitzen*)

d MRA, GE, TONE, TR/TE = 43/8, Flip 25°, laterale Rekonstruktion. Gute Darstellung der Äste der A. cerebri anterior. Offener Ramus communicans posterior (*Pfeil*)

e MRA, GE, TONE, TR/TE = 43/8, Flip 25°, frontale Rekonstruktion. Fehlende Darstellung der A. cerebri media links, Kollateralen über einen okzipitalen Ast der A. cerebri posterior (*Pfeilspitzen*)

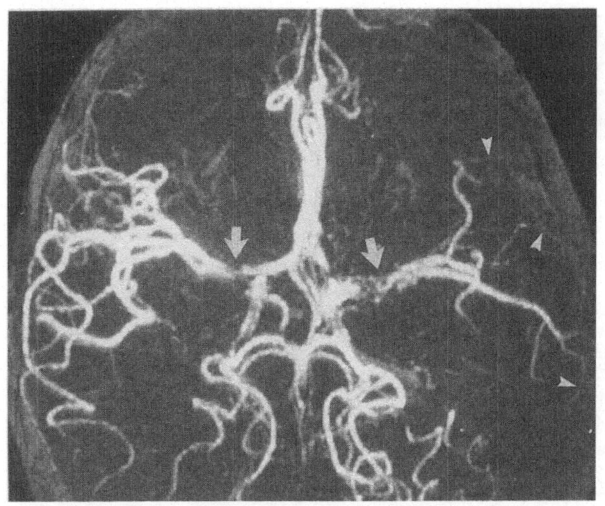

Abb. 3.42. Vaskulitis bei Lupus erythematodes mit Stenosen der A. cerebri media beidseits. MRA, GE, TONE, TR/TE = 43/8, Flip 25°, axiale Rekonstruktion. Beidseits, links ausgeprägter als rechts, subtotale Stenosen (*Pfeile*) in den Abgangsbereichen (M1) der Aa. cerebri mediae. Vor allem linksseitig deutliche Abnahme der peripheren Perfusion links (*Pfeilspitzen*) bei gesichertem Lupus erythematodesbefall mit zerebraler Vaskulitis

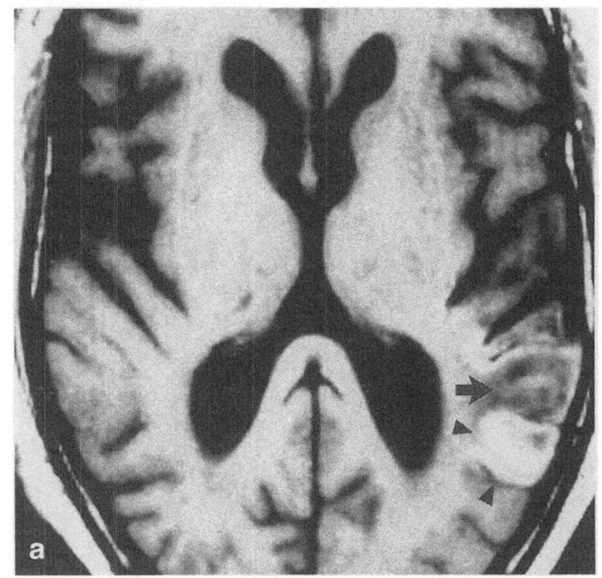

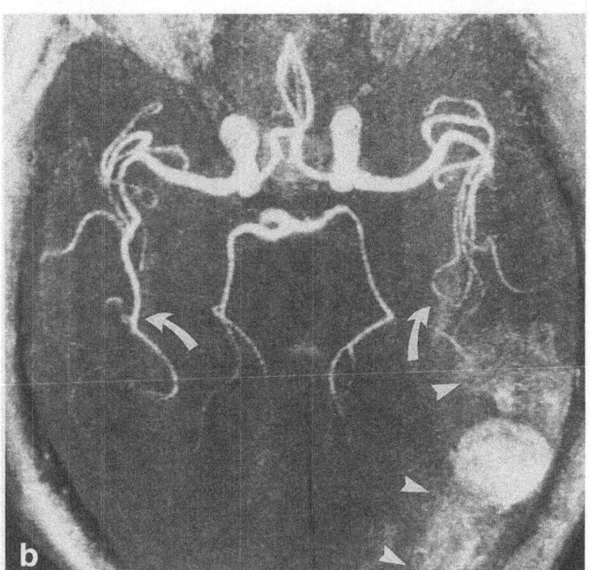

Abb. 3.43 a, b. Hämorrhagischer Mediainfarkt

a MRT, SE, T1, TR/TE = 600/15, axial. Links parietookzipital ein umschriebenes Areal mit deutlich erhöhter, homogener Signalintensität (*Pfeilspitzen*); in der Nachbarschaft ein Areal mit inhomogener, zum Teil reduzierter Signalintensität (*Pfeil*), deutlich erweiterte Liquorräume

b MRA, GE, TONE, TR/TE = 43/8, Flip 25°, axiale Rekonstruktion. Rarefizierung der peripheren Äste der Aa. cerebri media beidseits, links mehr als rechts (*gebogene Pfeile*); das ausgedehnte Infarktareal links parietookzipital ist erkennbar durch die erhöhte Signalintensität (*Pfeilspitzen*) aufgrund der Blutprodukte

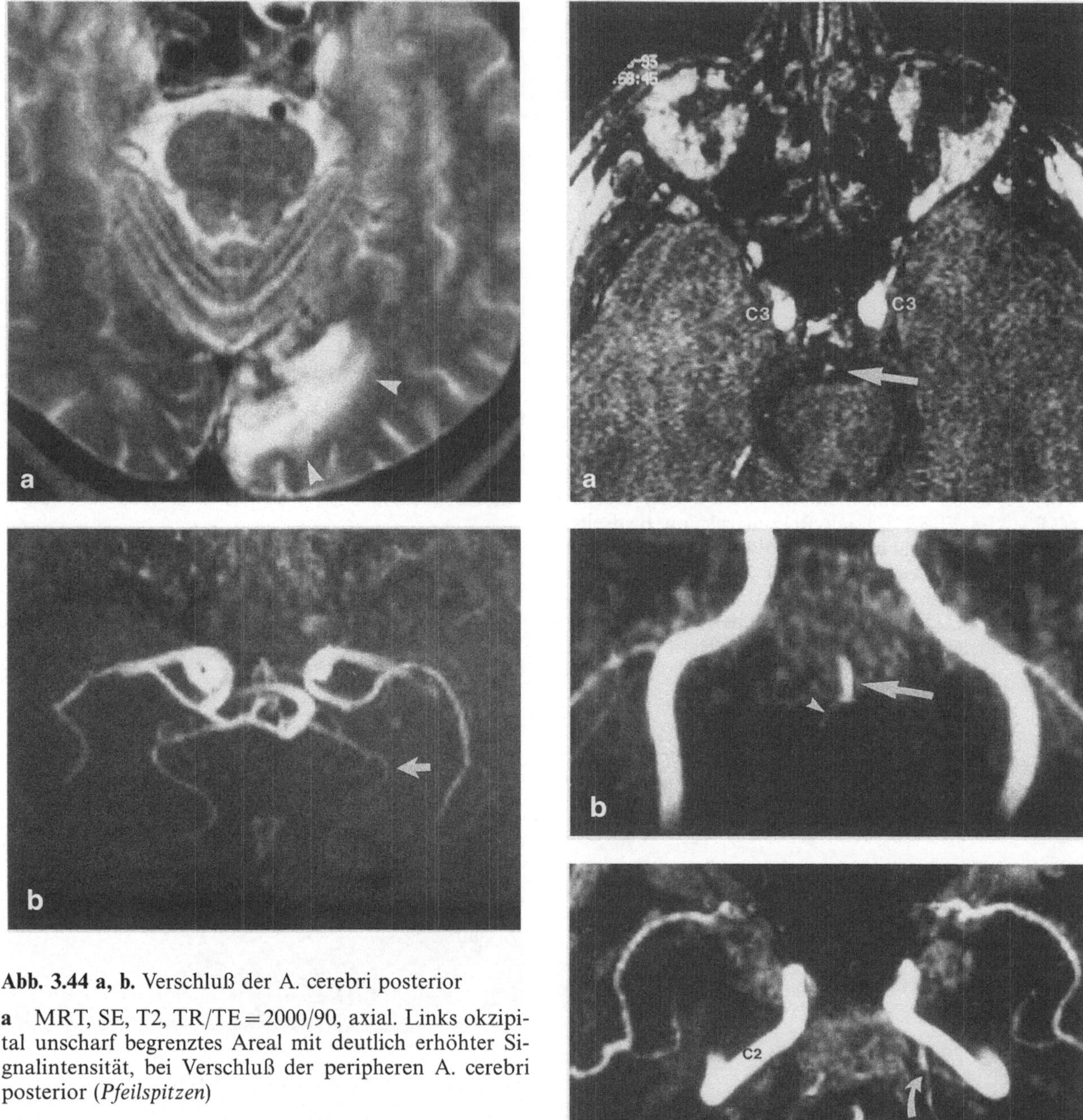

Abb. 3.44 a, b. Verschluß der A. cerebri posterior

a MRT, SE, T2, TR/TE = 2000/90, axial. Links okzipital unscharf begrenztes Areal mit deutlich erhöhter Signalintensität, bei Verschluß der peripheren A. cerebri
posterior (*Pfeilspitzen*)

b MRA, GE, TONE, TR/TE = 43/8, Flip 25°, schräg-
axiale Rekonstruktion. Die scheinbare allgemeine Rarefizierung des Gefäßbilds ist zum Teil verursacht durch Bewegungsartefakte. Dennoch zeigt sich der periphere Abschnitt der linken A. cerebri posterior von mäßig reduzierter Signalintensität im Seitenvergleich (*Pfeil*)

Abb. 3.45 a–c (*rechts*). Basilaristhrombose

a MRA, GE, TONE, TR/TE = 43/8, Flip 25°, axiales
Einzelbild. Die A. basilaris ist nur noch als punktförmige
Signalintensität zu erkennen (*Pfeil*) bei subtotalem Ver-
schluß aufgrund einer Thrombose (*C3* A. carotis interna)

b MRA, GE, TONE, TR/TE = 43/8, Flip 25°, frontale
Rekonstruktion. Dünnlumiges Flußsignal erkennbar nur
über einer kurzen Strecke der A. basilaris (*Pfeil*); ein mi-

nimales Flußsignal von der rechten A. vertebralis erreicht gerade die Nachweisgrenze (*Pfeilspitze*)

c MRA, GE, TONE, TR/TE = 43/8, Flip 25°, axiale Rekonstruktion. Restperfundierte A. basilaris (*Pfeil*) und A.
vertebralis rechts (*Pfeilspitze*). Offener Ramus communicans posterior links (*gebogener Pfeil*) (*C2* A. carotis interna, petröses Segment)

Zusammenfassende Bewertung

Die selektive MRA des zerebrovaskulären Systems stellt eine Methode zur Detektion der Richtung des Blutflusses und der Kollateralisierung dar. Um diese Informationen zu erhalten, werden aufeinanderfolgende Datensätze mit abweichenden Sättigungen je nach Untersuchungsprotokoll für die einzelne Fragestellung derselben Region aufgenommen. Die Beurteilung der gesamten Untersuchung im Vergleich der verschiedenen Sequenzen erlaubt die endgültige Diagnosestellung.

Allgemein imponieren Stenosen in der MRA durch Lumeneinengung, Signalabnahme und Ausbildung von Kollateralen. Die MRA zeigt jedoch Tendenzen zur Überschätzung von Gefäßpathologien. Zur Identifizierung von Verschlüssen und Stenosen sollte die Bildaufnahme auf das Volumen von Interesse mit selektiver Auswahl der Schichten zur Rekonstruktion (Ziel-MIP) beschränkt bleiben. Eine zu hohe Schichtzahl reduziert den Gefäßdurchmesser und führt zu Überschätzung von Turbulenzen an Stenosen mit dem Verlust der Abbildung kleiner Gefäße [71, 80–84].

Klinisch liefert die MRT und MRA Zusatzinformationen in der Stenose und Ischämiediagnostik bei einzelnen Fragestellungen. Im Stadium der subakuten oder chronischen Infarzierung kann die MRA Informationen zur Frage einer umschriebenen Stenose oder eines Verschlusses mit hoher Sicherheit beantworten. Hierbei muß gezielt nach proximalen Gefäßstenosen im Abgangsbereich des Circulus Willisii gefahndet werden [18]. Für Fragestellungen hochkortikal empfehlen sich zusätzlich Schichten mit venöser Absättigung.

Durch die gezielte Analyse der Einzelbilder und der MIP-3D-Rekonstruktion können bezüglich der klinischen Diagnostik Fehleinschätzungen des Ausmaßes einer intrakraniellen Gefäßstenose vermieden werden. Insgesamt muß jedoch stets die vorhandene Tendenz der MRA zur mäßigen Überschätzung einer Stenose bei quantitativen Aussagen Berücksichtigung finden.

Durch Absättigung von ausgewählten Gefäßen im Circulus arteriosus ist eine Aufdeckung von umgekehrtem Fluß beim Subclavian-steal-Syndrom möglich sowie die Dokumentation einer Versorgung über die Aa. communicantes der Gegenseite.

3.4 Venöses System

3.4.1 Variationen

Eine Vielzahl an Variationen charakterisiert das Stromgebiet der Hirnvenen und duralen Sinus. Diagnostisch bedeutsam ist die Erfassung von Variationen der basalen Sinus, wie Hochstand des Bulbus venae jugularis und Hypoplasien (vgl. Abb. 3.46), so wie Aplasien des ableitenden Systems (Abb. 3.47). Besondere Aspekte werden in Kap. 4 und 5 diskutiert.

Intrakraniell stehen im Vordergrund Asymmetrien sowie die Fehlanlage konfluierender venöser Hirnleiter (Tabelle 3.6). Die Variationen innerer Hirnvenen betreffen insbesondere die V. cerebri interna und V. cerebri magna, die enorm variable Verläufe aufweisen können [85]. Als häufigste Variation findet sich eine aneurysmatische Erweiterung der V. Galeni (Abb. 3.48). Atypisch verlaufende venöse Strukturen sollten jeweils kombiniert mittels bildgebender MRT und venöser MRA abgeklärt werden. Dies ist klinisch bedeutsam, da hier häufig ein Problem in der Differenzierung einer atypischen Vene versus einem venösen Hamartom oder Angiom besteht. Häufig kann erst durch die zusätzliche Verwendung von Postkontrast-SE-Sequenzen mit $(512)^2$-Matrix ein Nidus dokumentiert oder ausgeschlossen werden [17, 22, 86–88].

3.4.2 Sinusvenenthrombose (SVT)

Der venöse Fluß der intrakraniellen Venen und der ableitenden Sinus zeigt einige physiologische Phänomene, die für die Interpretation der MRA und MRT-Diagnostik außerordentlich wichtig sind.

Die 2D-TOF-Technik, optimiert mit einer FLASH-2D-Sequenz, erlaubt eine sichere Abgrenzung der größerlumigen aszendierenden kortikalen Venen, des Sinus sagittalis superior (SSS), der Sinus rectus, der V. cerebri interna und der V. Galeni sowie der ableitenden Sinus. In der Regel kommt dabei venös fließendes Blut mit hoher Signalintensität zur Darstellung, während dieser Blutfluß in SE-T1- oder T2-gewichteten Sequenz variabel mit niedrigem oder hohem Signal charakterisiert sein kann. In verschiedenen Ansätzen wurden bislang Untersuchungen zur diagnostischen Wertigkeit der bildgebenden MRT für die Erfassung der SVT durchgeführt [89, 90]. Das „Signal-void"-Phänomen, das durch fließendes Blut in SE-Aufnahmen verursacht wird, erlaubt zwar die Erfassung der Durchgängigkeit eines Gefäßes, verschiedene Flußphänomene können jedoch zu intraluminalen Signalerhöhungen führen und einen Thrombus oder andere Ge-

Tabelle 3.6. Venöse MRA: anatomische Darstellung und Beurteilung der Bildqualität bei Einsatz der FLASH-2D-MRA an einem Normalkollektiv (n = 80)

Gefäß	Nicht beurteilbar [%]	1 [%]	2 [%]	3 [%]	Gefäß außerhalb „Field of View" [%]
Sinus sagittalis superior	6	11	33	50	0
Sinus rectus	0	0	0	100	0
Sinus sagittalis inferior	16	50	17	17	0
Vena Galeni magna	0	63	19	18	0
Confluens sinuum	0	0	17	83	0
Sinus transversus	0	0	0	100	0
Sinus sigmoideus	14	17	16	53	0
Sinus cavernosus	46	19	18	0	17
Sinus petrosus superior	51	23	17	0	9
Sinus petrosus inferior	51	23	17	0	9
Sinus sphenoparietalis	0	17	17	66	0
Bulbus venae jugularis	0	0	33	67	0
Vena jugularis interna	0	21	53	19	7
Bifurkation	0	9	12	79	0

1 partielle Darstellung; *2* unvollständige Darstellung; *3* exakte anatomische Darstellung; *FOV* „Field of View"

fäßpathologien simulieren [91]. Mit Einführung der TOF-Techniken für die MRA steht ein Verfahren zur Verfügung, das aufgrund einer kurzen Repetitionszeit und eines adaptierbaren Flipwinkels fließendes Blut regionär als Zonen hoher Signalintensität abzubilden vermag [49]. Im folgenden soll auf der Basis einer prospektiv durchgeführten Studie die Erfassung der diagnostischen Genauigkeit der konventionellen bildgebenden MRT und der MRA für die Diagnose von SVT vorgestellt werden. Die Auswertung basiert auf der Analyse der Einzelbilder der MRA, der MIP-3D-Rekonstruktion sowie der Korrelation mit DSA und dem klinischen Verlauf.

Untersuchungstechnische Aspekte

Seit einem Zeitraum von 3 Jahren werden bislang Patienten mit dem klinischen Verdacht einer SVT prospektiv mittels bildgebender MRT und MRA untersucht. Bei allen Patienten mit Verdacht auf SVT werden standardisiert klinisch-neurologische Tests gemäß einem Studienprotokoll für die SVT durchgeführt [92]. Mit einer Graduierung von 1–9 erfaßt diese klinische Schweregradbestimmung verschiedene Symptomkonstellationen. Während in den niedrigen Stadien (Grad 1–3) klinisch Kopfschmerzen und eine fokale Symptomatik im Vordergrund stehen, kommt es in fortgeschrittenen Stadien zu Krampfanfällen (Grad 4) und Bewußtseinsstörungen (Grad 5–9). Bei 19 Patienten konnte bislang mittels MRT und MRA das Vorlie-

gen einer SVT ausgeschlossen werden, auch durch die klinischen Parameter sowie den Verlauf bestätigt. Während bei 14 Patienten ein Normalbefund erhoben werden konnte, fand sich bei 5 Patienten jeweils eine komplexe Variation des Sinussystems und der Hirnvenen sowie unilaterale Aplasien und Hochstand des Bulbus venae jugularis. Bei 11 Patienten erfolgte die Diagnosestellung einer SVT, davon wurden 8 Patienten zur Korrelation der Ergebnisse mittels DSA untersucht. Der zeitliche Abstand zwischen MRA und DSA lag bei 6 Patienten unter 3 Tagen; bei 2 Patienten betrug das Intervall 1 Woche. Das Patientengut mit nachgewiesener SVT setzt sich zusammen aus 3 männlichen und 8 weiblichen Patienten; der Altersmittelwert lag bei 37 Jahren. Zusätzlich wurden bei 5 Patienten Verlaufskontrollen nach thrombolytischer Heparintherapie mittels MRA in einem Abstand von 3 Monaten durchgeführt, in Einzelfällen erfolgten bis zu 10 Kontrolluntersuchungen.

Die diagnostischen Kriterien umfaßten sowohl direkte wie auch indirekte Zeichen einer SVT. Als direktes Kriterium wird das Fehlen eines kompletten Sinus, eines kurzen Sinusabschnittes oder einer Vene gewertet. Zu den indirekten Kriterien werden die Darstellung von korkenzieherartigen Venen oder Sinus, venösen Kollateralen oder ein verzögerter KM-Abstrom aus einem venösen Gefäß gerechnet.

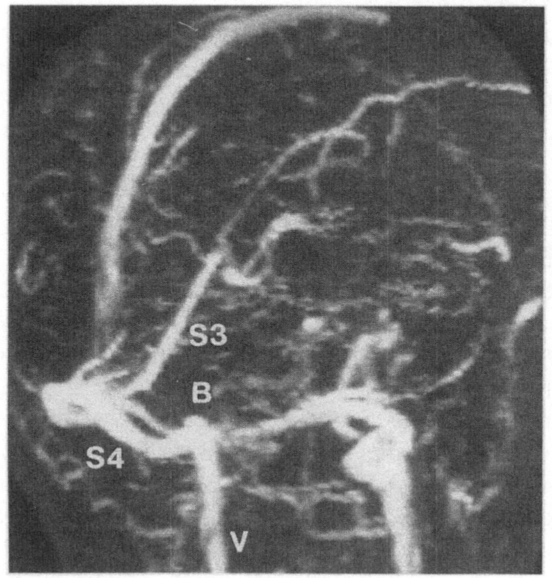

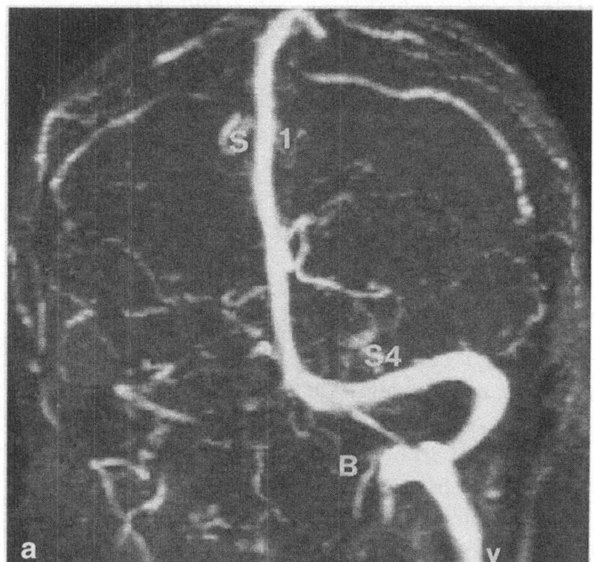

Abb. 3.46. Hypoplasie des rechten Bulbus und der V. jugularis. Venöse MRA, FLASH 2D, GE, TR/TE = 36/10, Flip 60°, koronar, schräge, 25° angulierte Projektion. Hypoplasie des rechten Bulbus und der V. jugularis. Gute Demonstration der inneren Hirnvenen und der duralen Sinus

B   Bulbus venae jugularis
S3 Sinus rectus
S4 Sinus transversus
V   V. jugularis

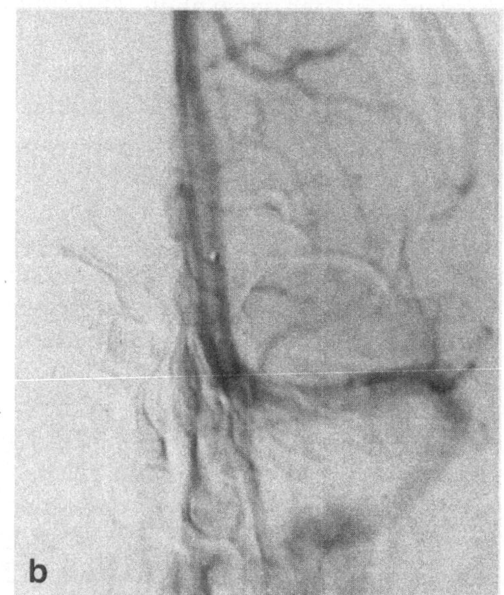

Abb. 3.47 ▶

a   Aplasie des gesamten rechten drainierenden basalen Sinussystems. MRA, FLASH 2D, GE, TR/TE = 36/10, Flip 60°, frontal. Komplette Aplasie des rechten Sinus transversus und Sinus sigmoideus rechts, Nachweis von dünnlumigen, drainierenden Gefäßen

b   Arterielle DSA mit Dokumentation der venösen Phase. Bestätigung der Aplasie des ableitenden Sinussystems rechts, exakte Korrelation im Bereich der basalen Sinus, bessere Dokumentation der aszendierenden Venen im Vergleich zur MRA

B   Bulbus venae jugularis
S1 Sinus sagittalis superior
S4 Sinus transversus
V   Bulbus venae jugularis

▶

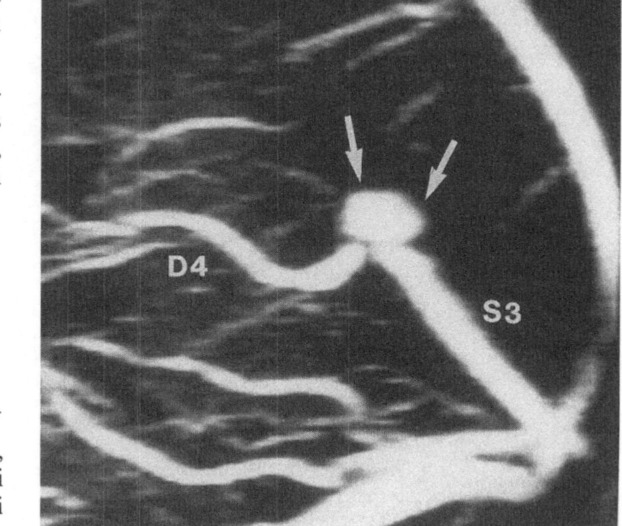

Abb. 3.48. Aneurysma der V. Galeni. Venöse MRA, FLASH 2D. Aneurysmatische Erweiterung der V. Galeni (*Pfeile*) als Variation der inneren Hirnleiter (*D4* V. cerebri interna, *S3* Sinus rectus)

Wertigkeit der bildgebenden MRT und MRA bei der SVT

Im folgenden soll die vergleichende Analyse der bildgebenden MRT, der MRA, der Rekonstruktion sowie die Korrelation mit der DSA getrennt vorgestellt werden.

Bildgebende MRT

Bei allen Patienten zeigt die Analyse der nativen SE-Sequenzen in Abhängkeit vom Alter des Thrombus eine große Variabilität im Signalverhalten des venösen zerebralen Sinussystems (s. Abb. 3.49). Bei akuten Thrombosen jünger als 2 Tage findet sich in der bildgebenden MRT in der Regel eine uncharakteristische Signalintensität, so daß hier eine sichere Differenzierung von noch perfundierten Sinusabschnitten nicht gelingt. Bei 4 unserer Patienten imponierten dabei akute Thrombosen mit niedriger Signalintensität in der T2-gewichteten SE-Sequenz und mittlerem Signal in der T1-gewichteten Sequenz (Abb. 3.50d). Bei weiteren 3 Patienten kam es zu deutlichen Signalintensitätserhöhungen in der T2-gewichteten Sequenz; bei einem Patienten imponierte der Thrombus sogar signalarm in der T1-gewichteten Sequenz. Durch die Anwendung von T1-SE-Sequenzen nach Kontrastmittelapplikation bei 2 Patienten konnte in einem Fall der Thrombus direkt als Kontrastmittelaussparung dargestellt werden (Abb. 3.49c). Dieses „empty triangle"-Zeichen ließ sich exakt in der sagittalen Schichtführung verifizieren (Abb. 3.49d), bei der Kontrolluntersuchung 3 Monate nach Beendigung der Heparintherapie war diese periphere Kontrastmittelanreicherung nicht mehr nachweisbar. Der Vorteil der bildgebenden SE-Diagnostik liegt in der sicheren Verifizierung zerebraler Begleitveränderungen wie erhöhtem Hirndruck (n = 3) und flächigen Hämorrhagien in venös infarzierten Arealen.

MRA: Einzelschichten und MIP-3D-Rekonstruktion

In den Einzelschichtbildern der MRA zeigt sich eine charakteristische Morphologie von Thrombus und perfundiertem Lumen (Tabelle 3.7 und 3.8). Bei akuten Thrombosen (>2 Tage) imponiert das Thrombusmaterial in der FLASH-2D-Sequenz als Zone geringer Signalintensität, häufig isointens bis leicht hyperintens zur angrenzenden grauen Hirnsubstanz (Abb. 3.49a). Bei einer partiellen Thrombose findet sich reproduzierbar eine glatt begrenzte intraluminale oder auch wandadhärente signalarme Zone, umgeben von Arealen erhöhter Signalintensität, entsprechend dem Blutfluß mit mäßiger Flußgeschwindigkeit (Abb. 3.50a). Die Verlaufskontrollen unter Heparintherapie dokumentieren eine Größenreduktion des thrombotischen Materials, die Signalintensität dieser Zonen bleibt jedoch häufig auch mit zunehmendem Alter des Thrombus konstant. Die in Winkelschritten von 5 Grad rekonstruierte 3D-Projektion der MRA (MIP-Rekonstruktionsalgorithmus) erlaubt bei allen Patienten die übersichtliche Erfassung sämtlicher Gefäßterritorien des Sinussystems sowie der venösen Abflußverhältnisse. Als vorteilhaft erweist sich die exakte Abbildung der basalen Hirnsinus und die Darstellung von Kollateralkreisläufen bei vorliegenden Thrombosen. Der Thrombus kann jedoch häufig aufgrund der Isointensität zum Hirngewebe in der Regel nicht direkt diagnostiziert werden (Abb. 3.50c). Lediglich bei kleinen intraluminalen Thrombosierungen gelingt die direkte Visualisierung des Thrombus (Abb. 3.50c). Die vergleichende Auswertung durch 3 Untersucher bestätigt in unserem Kollektiv die hohe Treffsicherheit der Einzelbildanalyse der FLASH-2D-Sequenzen, die alleinige Analyse der MIP-3D-Rekonstruktionen erweist sich als diagnostisch nicht ausreichend.

Merke

Bildgebende MRT bei SVT

- Variables Signalverhalten in T2- und T1-gewichteter Sequenz
- Vorteile der kontrastverstärkten MRT
- „Empty triangle" Zeichen (fraglich spezifisch)
- Weitere Zeichen:
  Hirndruck
  Hämorrhagie
  Begleitveränderungen

Tabelle 3.7. Vergleichende Auswertung der MRA und DSA bei Patienten mit gesicherten Sinusvenenthrombosen (zeitlicher Abstand <2 Tage)

SSS	Sinus sagittalis superior (S1)
Tra	Sinus transversus (S4)
Sig	Sinus sigmoideus (S5)
Asc	Aszendierende Venen
SSI	Sinus sagittalis inferior (S2)

Befundung in MRA und DSA

O	Offen
N	Nicht angelegt
PT	Partiell thrombosiert
KT	Komplett thrombosiert

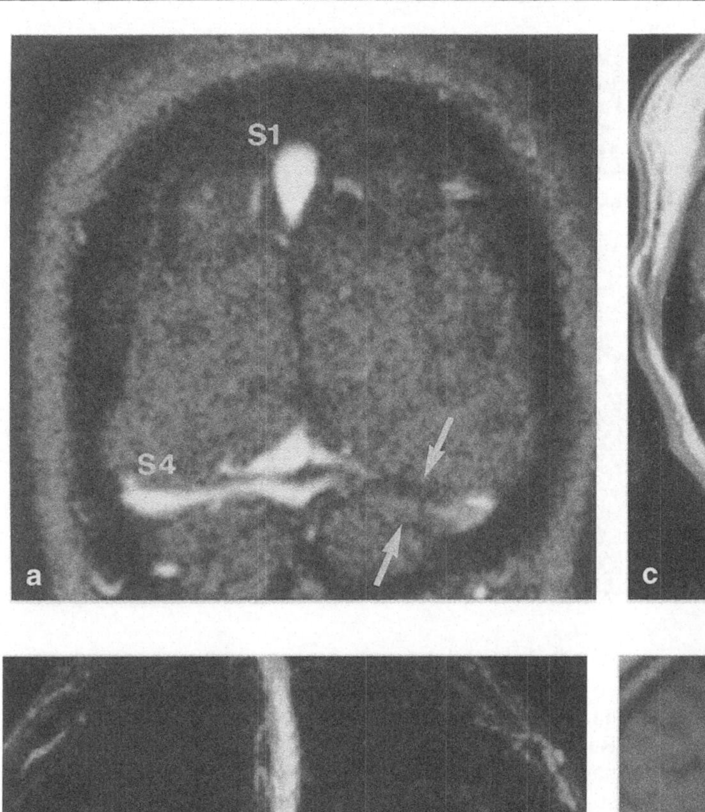
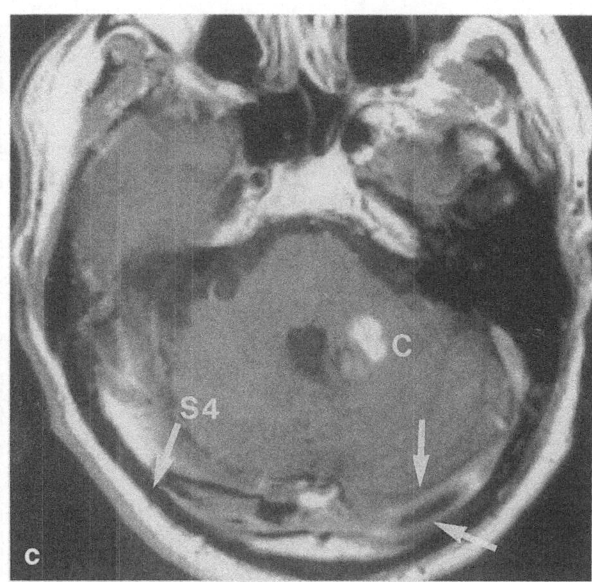
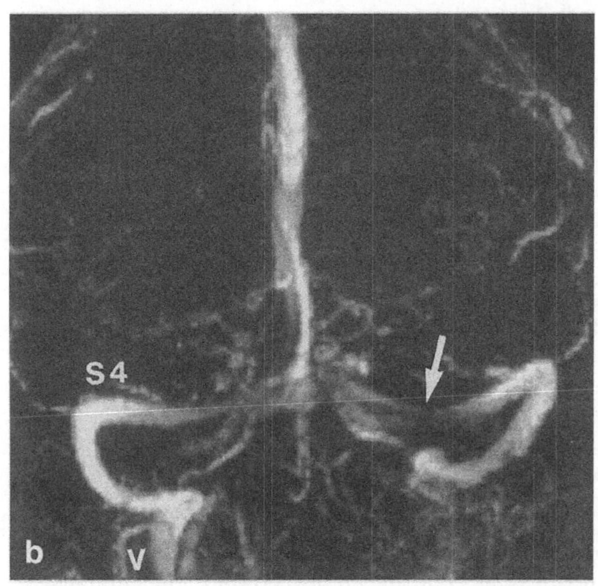
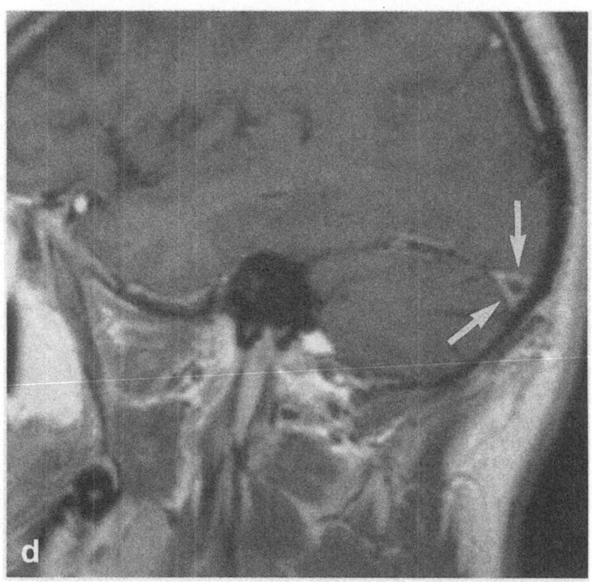

Abb. 3.49 a–f. Thrombose des Sinus transversus links; Vergleich der Einzelschichten der MRA, der MIP 3D-Rekonstruktion und der DSA. 38jährige Patientin, klinischer Schweregrad Stadium IV (Patient 1)

a MRA venös, FLASH 2D, GE, TR/TE = 36/10, Flip 60°, Einzelschicht, koronar. In der Einzelschichttechnik der MR Angiographie zeigt sich ein regelrechtes Flußmuster im Bereich des Sinus sagittalis superior (*S1*) sowie des Sinus transversus auf der rechten Seite (*S4*), linksseitig zeigt sich eine Flußminderung im Bereich des Sinus transversus mit Arealen verminderter Signalintensität (*Pfeile*)

b MIP-3D-Rekonstruktion in p. a.-Projektion. In der MIP-3D-Rekonstruktion bestätigen sich die normalen Flußverhältnisse im Bereich des Sinus sagittalis superior, des Sinus transversus (*S4*) und Sinus sigmoideus sowie der V. jugularis (*V*) auf der rechten Seite. Linksseitig Flußreduktion im Sinus transversus mit Flußunterbre-

chung (*Pfeil*) und einer Flußverminderung im Bereich des Sinus sigmoideus im Vergleich zur kontralateral rechten Seite. Die V. jugularis kommt nur angedeutet zur Darstellung, Nachweis von Kollateralvenen im Bereich der Schädelbasis

c, d MRT, SE, TR/TE = 500/17, Gd-DTPA, axial und sagittal. In der T1-gewichteten Sequenz nach Applikation von Gd-DTPA finden sich komplexe Flußverhältnisse im Bereich des rechten Sinus transversus (*S4*). Linksseitig kann nach KM-Gabe eine signalarme, 2 cm messende ovaläre Struktur dokumentiert werden (*Pfeile*), das thrombotische Material ist dabei noch von Kontrastmittel umspült, mit dünnlumigem Verlauf des Sinus sigmoideus. Dokumentation einer kleinen Blutung linksseitig im Bereich des Pedunculus medialis mit mäßiger Pelottierung des IV. Ventrikels (*C*)

e, f s. S. 84

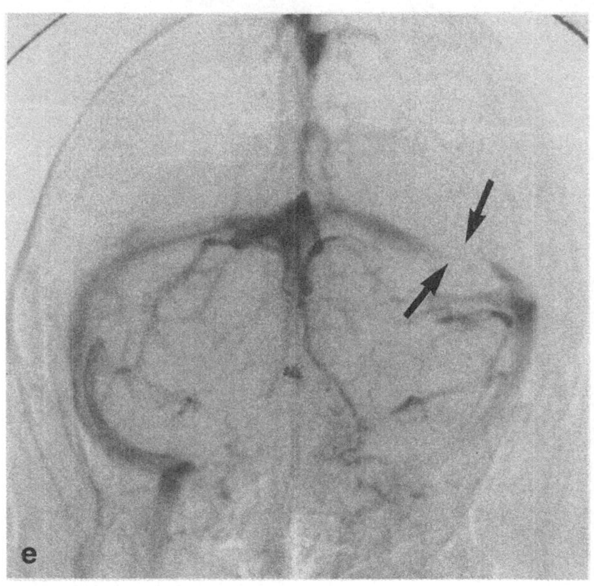

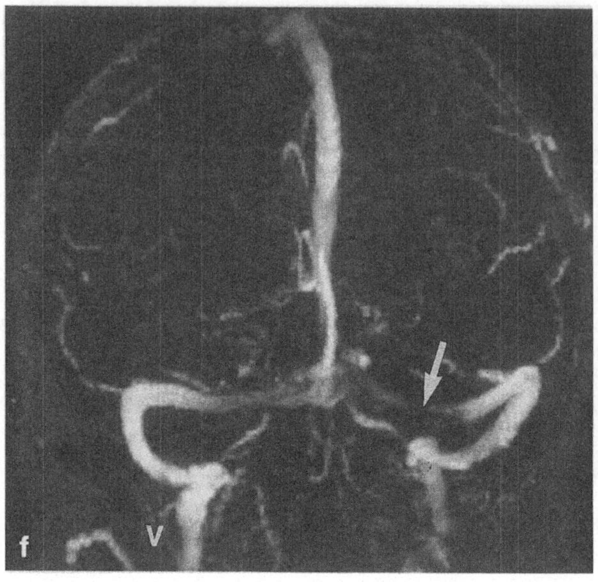

Abb. 3.49

e Intraarterielle DSA, venöse Phase. In der am gleichen Tag wie die MRA durchgeführten arteriellen DSA zeigt sich eine Kontrastmittelaussparung in den lateralen Bezirken des Sinus transversus über eine Strecke von knapp 1,5 cm (*Pfeile*). Im Bereich der weiteren distalen Abschnitte des Sinus sigmoideus regelrechte Kontrastmittelperfusion. Lokalisation sowie Ausmaß des Thrombus im Sinus transversus exakt korrelierend mit den Befunden der MR Angiographie

f MRA venös, FLASH 2D, GE, TR/TE = 36/10, Flip 60°, MIP-3D-Rekonstruktion. Kontroll-MRA zwei Monate nach Heparinisierung des Patienten und klinischer Restitutio ad integrum. Die Kontroll-MRA zwei Monate nach Therapie mit Heparin dokumentiert eine unvollständige Auflösung des Thrombus, unverändert Flußauslöschung linksseitig im Bereich des Sinus transversus über eine Strecke von 2 cm (*Pfeil*). Als wesentlicher Befund kann insgesamt eine Flußzunahme im Bereich des linken basalen Sinussystems mit jetzt kräftigem Sinus sigmoideus und kräftiger V. jugularis (*V*) dokumentiert werden

Abb. 3.50 a–e. Sinusvenenthrombose, klinisches Stadium V. 43jähriger Patient, vergleichende Darstellung der verschiedenen Sequenz-Techniken in der MRT, Verifizierung des Befundes durch die Therapiekontrolle

a MRA venös, FLASH 2D, GE, TR/TE = 36/10, Flip 60°, Einzelschicht, koronar. Die Einzelschichttechnik in der MRA dokumentiert eine partielle Flußauslöschung im Bereich des Sinus sagittalis superior (*S1*), des Sinus transversus (*S4*) links sowie einen zentralen Thrombus im Bereich des Sinus transversus auf der rechten Seite (*Pfeil*)

b MRA venös, MIP-3D-Rekonstruktion, laterale Ansicht. Mit der MIP-3D-Rekonstruktion zeigt sich das fadenförmige Restlumen im Bereich des Sinus sagittalis superior (*S1*), deutliche Flußreduktion auch im Bereich des Sinus rectus (*S3*), eingeschränkte Beurteilbarkeit der basalen Sinus durch Überlagerung

c MRA venös, MIP-3D-Rekonstruktion, p.a.-Projektion. Partielle Thrombose des Sinus sagittalis superior, Flußreduktion im Bereich der aszendierenden Hirnvenen (*offener Pfeil*). Ausgedehnte Thrombosierung im Bereich des Sinus transversus links mit Restlumen (*Pfeil*) und Kollateralisierung sowie intraluminaler Thrombus im Sinus transversus auf der rechten Seite (*Pfeilspitze*)

d MRT, SE, TR/TE = 2500/22, axial. In der Protonendichte-Sequenz zeigt sich im Bereich des Sinus sagittalis superior eine zentral mäßig erhöhte Signalintensität (*Pfeil*) ohne sicheren Nachweis einer Sinusvenenthrombose

e MRA venös, FLASH 2D, GE, TR/TE = 36/10, Flip 60°, Einzelschicht, koronar. Kontrolle mittels MRA nach zwei Monaten intravenöser Heparintherapie. Die MR-angiographische Verlaufskontrolle zwei Monate nach intravenöser Therapie und einer partiellen klinischen Restitution zeigt restthrombotisches Material (*Pfeilspitze*) im Sinus sagittalis superior (*SSS*). Zusätzlich zeigt dieses Sinussystem eine girlandenförmige Konfiguration. Dokumentation einer deutlichen Flußverbesserung im Bereich der basalen Sinus mit Auflösung des Thrombus im Sinus transversus auf der rechten Seite und regelrechtem Flußnachweis im Sinus transversus linksseitig. Asymmetrische Darstellung der basalen Hirnsinus mit Hypoplasie linksseitig

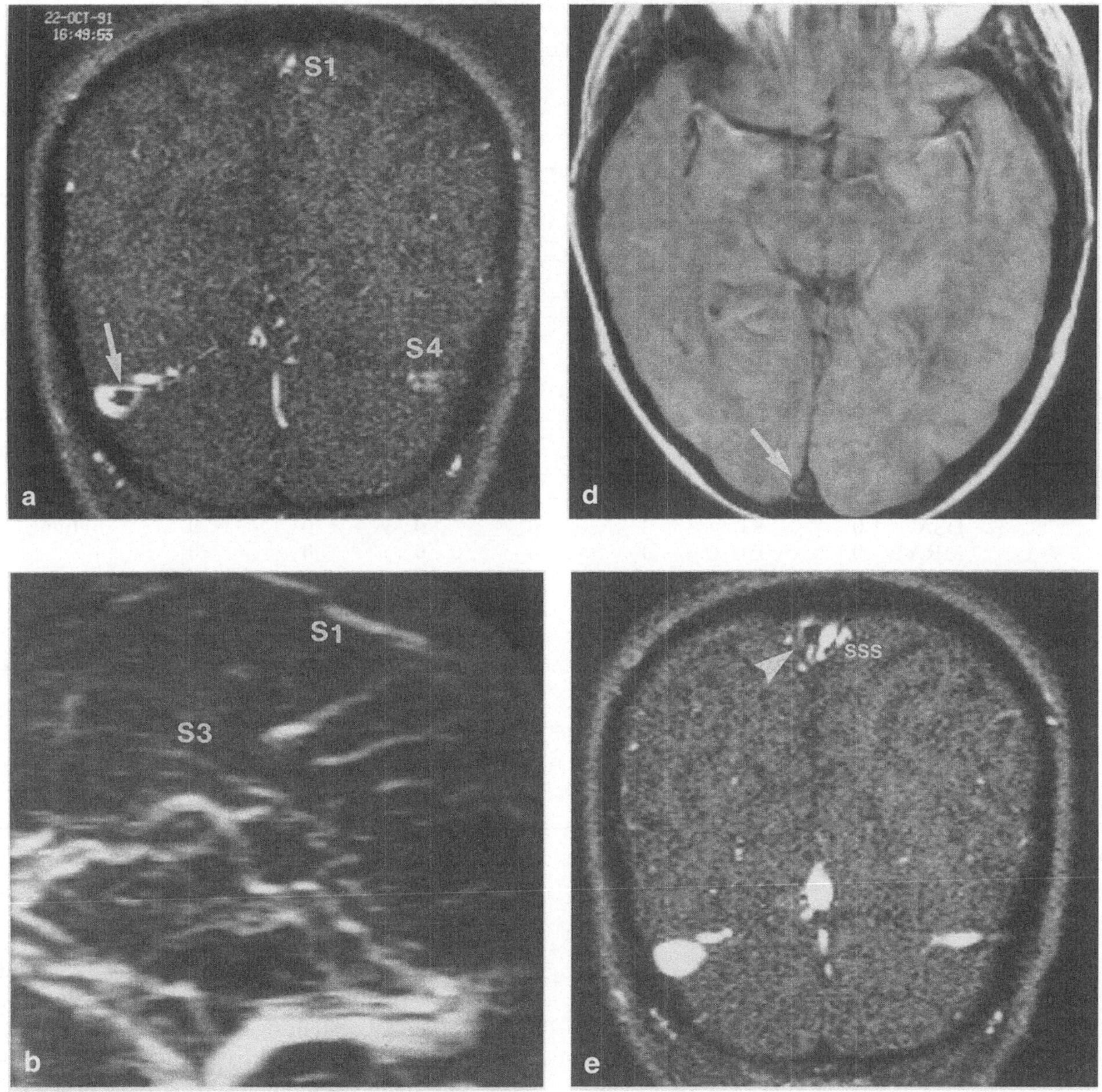

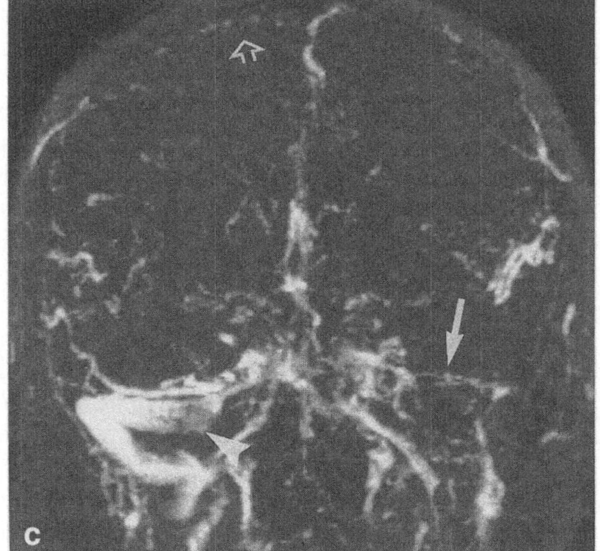

Abb. 3.50 a–e. Legende s. S. 84

Tabelle 3.8. Prospektiv untersuchtes Patientengut mit Verdacht auf SVT

SVT	n = 11
– Verifizierung: Klinik + DSA	n = 8
– Verifizierung: Klinik + Therapiekontrolle	n = 3
– Verlaufskontrolle unter Therapie	n = 5
Venöse Variation in MRA	n = 5
– Unilaterale Hypo-/Aplasie	n = 3
– Hochstand Bulbus venae jugularis	n = 2
Normalbefund in MRA	n = 14
Gesamtpatienten	n = 30

Tabelle 3.9.

Patient Nr.	Alter		SSS	Tra links	rechts	Sig links	rechts	SSI	Asc	Ergänzende Befunde
1	32	DSA	0	PT	0	0	0	0	0	Blutung
		MRA	0	PT	0	0	0	0	0	
2	43	DSA	PT	PT	N	PT	N	0	PT	
		MRA	PT	PT	PT	PT	PT	0	PT	
3	32	DSA	KT	0	0	0	0	0	PT	Blutung
		MRA	KT	0	0	0	0	0	PT	
4	52	DSA	0	PT	0	PT	0	0	0	
		MRA	0	PT	0	PT	0	0	0	
5	46	DSA	KT	N	0	N	0	KT	PT	
		MRA	KT	N	0	N	0	KT	PT	
6	34	DSA	0	0	KT	0	KT	0	0	
		MRA	0	0	KT	0	KT	0	0	

Abkürzungen s. Tabelle 3.7, S. 82.

Merke:

MRA-Einzelschichtbilder

– Akute Thrombose:
  niedriges Signal
  häufig isointens zur grauen Substanz
– Partielle Thrombose: intraluminal, signalarme Zone
– Einzelbildanalyse der Interpretation der MIP-Rekonstruktion überlegen

Korrelation von MRA und DSA

Bei 6 Patienten wird die MRA in einem zeitlichen Abstand von maximal 2 Tagen zur DSA oder Blattfilmangiographie durchgeführt. Bei allen Patienten zeigt sich die exakte Übereinstimmung der Befunde in der MRT und MRA. Während das Ausmaß der Thrombosierung der großen Blutleiter exakt in der MRA und DSA korrelierte, konnten jedoch bei 2 Patienten mitbeteiligte aszendierende Venen in der DSA sicherer beurteilt werden. Die primäre Diagnosestellung einer SVT wurde jedoch in diesem Patientenkollektiv dadurch nicht beeinflußt. Bei einem Patienten mit einer Kontrastmittelaussparung im Sinus transversus in der DSA wurde ein angiographisch falsch-positiver Befund erhoben. Die in engem zeitlichen Abstand durchgeführte MRA dokumentiert aber auch im Rahmen von 2 Kontrolluntersuchungen normale Flußverhältnisse in Übereinstimmung mit der Klinik (Tabelle 3.9). Bei 2 der Patienten ohne korrelierende DSA konnte die Diagnosestellung sowie das Ausmaß der SVT über den klinischen Verlauf sowie die Therapiekontrolle mittels MRA verifiziert werden. Bei 2 Patienten, die dazu jeweils 5- und 10mal im Verlauf mittels MRA korreliert wurden, zeigte sich unter thrombolytischer Therapie eine nahezu vollständige Normalisierung der Flußverhältnisse und damit der sichere Nachweis des primären Vorliegens einer SVT.
Die bei insgesamt 5 Patienten durchgeführten Verlaufskontrollen mittels MRA zeigen reproduzier-

bar eine Verbesserung der Perfusion der thrombosierten Sinus sowie eine Größenreduktion des Thrombusmaterials. Bei Läsionen im Sinus sagittalis superior kann bei 3 Patienten eine charakteristische postthrombotische Morphologie dokumentiert werden. Regelmäßig findet sich hier in den Einzelschichten und der 3D-Rekonstruktion ein girlandenförmiges Erscheinungsbild des Sinus sagittalis superior im Sinne intraluminaler Septen (Abb. 3.51 e). Bei einem Patienten kam es nach vorzeitigem Absetzen der intravenösen Heparintherapie zu einem klinischen Rezidiv der SVT, das auch MR-angiographisch verifiziert werden konnte. Im weiteren Verlauf nach erneutem Ansetzen der Heparintherapie konnte eine partielle Restitutio verifiziert werden. Interessanterweise bot gerade dieser Patient eine betonte Hirndrucksymptomatik zum Zeitpunkt der primären Evaluierung mittels MRT und MRA. In der Primärdiagnostik ist MR-angiographisch trotz standardisierter arterieller Absättigung eine partielle Abbildung arterieller Spins zu beobachten, die als Hinweis auf deutlich verlangsamten arteriellen Fluß zu werten ist. Nach Abschluß der Therapie war dieses Phänomen deutlich abgeschwächt [29].

3.4.3 Raumforderungen

Eine sekundäre Mitbeteiligung der venösen Hirnleiter muß MR-angiographisch bei hochkortikalen Läsionen wie Meningeomen, Metastasen oder entzündlichen Raumforderungen ausgeschlossen werden.
Die Akquisition frontaler Schichten mittels der venösen FLASH-2D-MRA erlaubt die sichere Dokumentation der Lagebeziehung oder Infiltration der aszendierenden Hirnvenen oder der großen Hirnleiter, wie des Sinus sagittalis superior oder des Sinus sagittalis inferior [93, 94].
Präoperativ kommt die additive Anwendung der venösen MRA am häufigsten bei der Meningeomdiagnostik zum Tragen (Abb. 3.60). Bei der Diagnostik von Falxmeningeomen kann durch den alleinigen Einsatz T1-gewichteter SE-Sequenzen nativ und nach KM-Applikation die Frage nach einer Mitbeteiligung des Sinus beantwortet werden. Häufig zeigt das Binnenlumen des Sinus nativ ein fehlendes „Signal void" und nach KM-Applikation ein kräftiges homogenes Enhancement. MR-angiographisch kann in diesen Fällen das noch perfundierte Sinuslumen auch bei langsamem Fluß als Zone hoher Signalintensität abgegrenzt werden.
Findet sich jedoch in der MRA ein niedriges Binnensignal, muß differentialdiagnostisch zum einen eine Thrombose oder intraluminales Meningeom-

gewebe berücksichtigt werden. Eine sichere Differenzierung ist bei dieser Konstellation aufgrund des Signalverhaltens nicht möglich, in der Regel ist hier jedoch die morphologisch-topographische Information wegweisend. Im Falle von komplettem Signalverlust eines Sinus in der MRA kann mit hoher Treffsicherheit von subakutem Thrombusmaterial ausgegangen werden.

Merke

Meningeomdiagnostik und Fragestellungen an das Sinussystem

1. SE-Sequenzen: Variables Signalverhalten
2. MRA-Sequenz:
– Sinus signalreich: perfundiert, nicht beteiligt
– Sinus signalarm: Thrombose versus Tumor, problematisch
– Sinus signallos: Thrombose

3.4.4 Zusammenfassende Bewertung

Die klinische Erfassung von venookklusiven zerebralen Erkrankungen ist bislang problematisch aufgrund eines vielfältigen Spektrums an unspezifischen Manifestationen [95, 97]. Häufige klinische Zeichen einer SVT sind neben Kopfschmerzen und Krampfanfällen fokale neurologische Ausfälle und Störungen des Bewußtseins [98, 99]. In vielen Fällen verläuft die Erkrankung auch symptomarm unter dem klinischen Bild eines Pseudotumor cerebri mit Kopfschmerzen, Übelkeit und Erbrechen [100, 101].
Die bildgebende Diagnostik dient der direkten Visualisierung des blanden oder septischen Thrombus sowie ödematöser oder hämorrhagischer Begleitveränderungen des vom Gefäßverschluß abhängigen Hirnparenchyms [100, 102]. Die MRT erweist sich als vorteilhaft durch die fehlende Invasivität und die Möglichkeit, Blutfluß sowie die Entwicklungsstadien eines Thrombus sicher zu erfassen [103]. Die Signalcharakteristika von Thromben in der MRT gleichen denen intrazerebraler Hämatome [104]. Da in der Akutphase der SVT der Thrombus signalarm in der T2-Sequenz und mit mittlerer Signalintensität in der T1-Sequenz zur Darstellung kommt, resultieren daraus häufig Fehlinterpretationen in der MRT. Falsch-negative Befunde in den SE-Sequenzen beruhen so auf einer Fehlbeurteilung der Signalintensität eines Thrombus oder der fehlenden Darstellung des thrombotischen Materials [105].

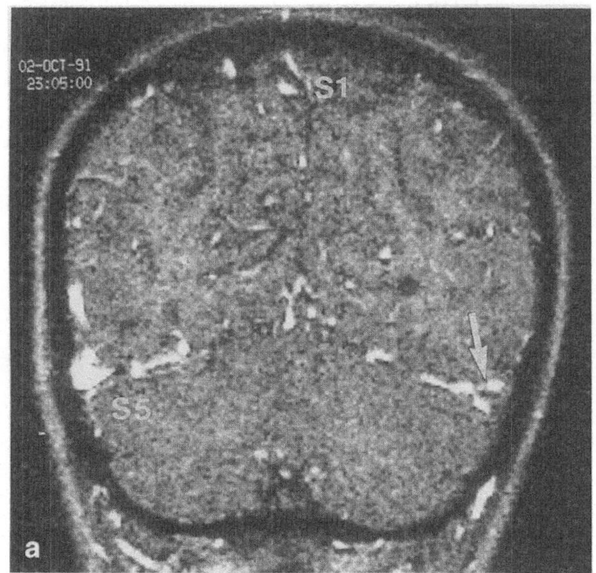

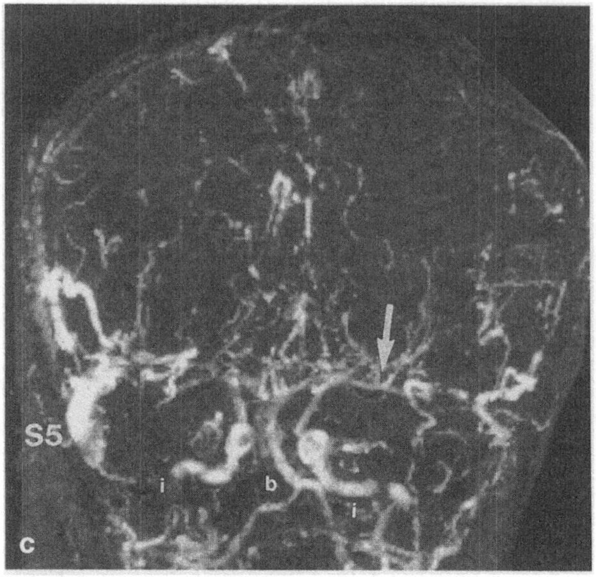

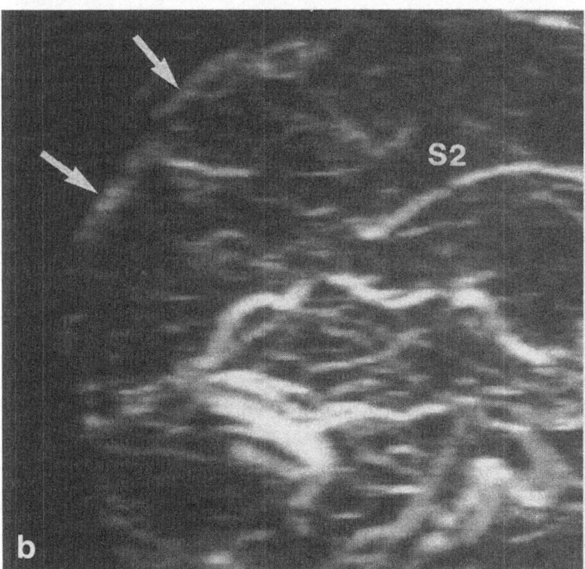

Abb. 3.51 a–e. 12jähriger Patient mit klinischem Stadium VI. Vergleichende Darstellung der individuellen Einzelschichten der MRA, der MIP-3D-Rekonstruktion und der Verlaufskontrolle

a MRA venös, FLASH 2D, GE, TR/TE = 36/10, Flip 60°, Einzelschicht, koronar. Partielle Thrombose des Sinus sagittalis superior (*S1*) sowie linksseitig im Bereich des Sinus transversus (*Pfeil*). Rechtsseitig das basale Sinussystem mit Sinus transversus, Sinus sigmoideus (*S5*) regelrecht

b MRA venös, MIP-3D-Rekonstruktion, laterale Projektion. In einer Ansicht von links lateral in der MIP-3D-Rekonstruktion Dokumentation der partiellen Sinusvenenthrombose des Sinus sagittalis superior (*Pfeile*), unauffällige Darstellung des Sinus sagittalis inferior (*S2*) und des Sinus rectus. Die aszendierenden Hirnvenen im Fluß reduziert

c MRA venös, MIP-3D-Rekonstruktion in p.a.-Ansicht. Im Vergleich zur sagittalen Rekonstruktion bessere Übersicht der partiellen Thrombosierung des Sinus sagittalis superior und Flußreduktion der aszendierenden Hirnvenen. Im Bereich der basalen Hirnsinus linksseitig verminderter Fluß im Bereich des Sinus transversus (*Pfeil*), rechtsseitig Flußverminderung, jedoch regelrechte Darstellung des Sinus sigmoideus (*S5*). Trotz arterieller Absättigung überlagernde arterielle Darstellung des Vertebrobasilarsystems (*b*) sowie der A. carotis interna beidseits (*i*). Dieses Phänomen wurde lediglich bei stark erhöhtem Hirndruck mit vermindertem arteriellen Inflow beobachtet

d, e s. S. 89

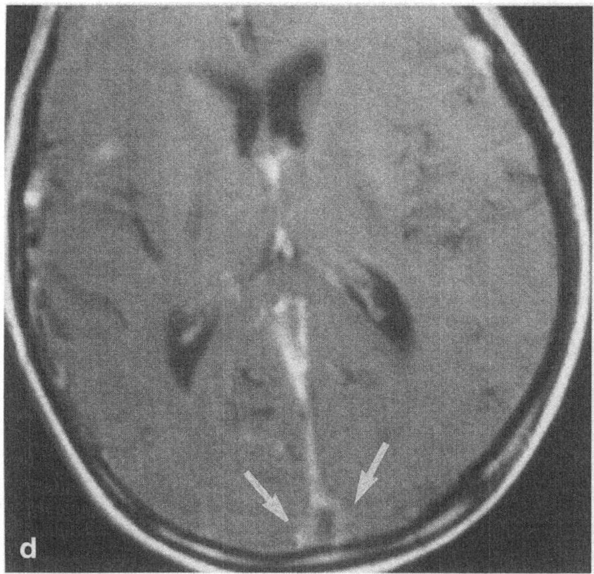

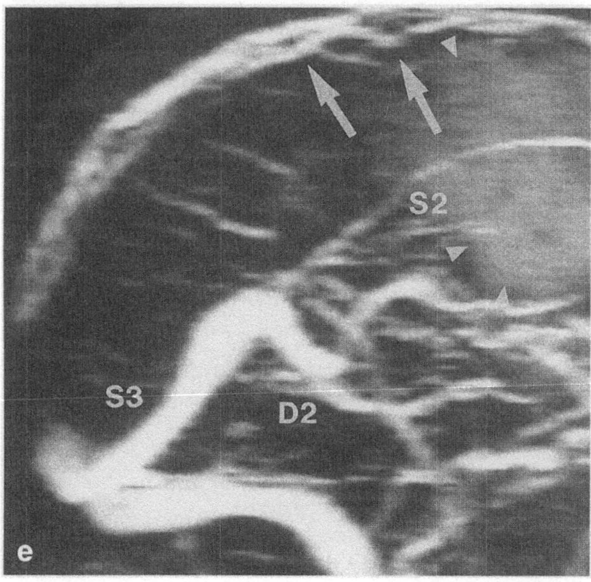

Abb. 3.51

d MRT, SE, TR/TE = 500/17, Gd-DTPA, axial. In der transversalen SE-Sequenz nach Kontrastmittelgabe zeigt sich das thrombotische Material im Bereich des Sinus sagittalis superior (*Pfeile*), das von Kontrastmittel in der dargestellten Schicht umspült wird

e MRA venös, FLASH 2D, GE, TR/TE = 36/10, Flip 60°, MIP-3D-Rekonstruktion, laterale Ansicht. Verlaufskontrolle drei Monate nach Heparintherapie. In der Therapiekontrolle nach 3 Monaten partielle Restitution im Bereich des Sinus sagittalis superior. Bei kräftigem Fluß girlandenförmige Kollateralphänomene im Bereich des Sinus sagittalis superior (*Pfeile*). Kräftige Darstellung des Sinus sagittalis inferior (*S2*), der Vena Galeni magna (*D2*), des Sinus rectus (*S3*) sowie des basalen Hirnvenensystems. Blutungen, periventrikulär als unscharfe Zonen erhöhter Signalintensität abgrenzbar (*Pfeilspitzen*)

Während die Arbeitsgruppe von Macchi [100] dem primären Einsatz von T1- und T2-gewichteten SE-Sequenzen zum Nachweis einer SVT einen hohen Stellenwert zugeordnet hat, konnten diese Ergebnisse in eigenen Studien nicht verifiziert werden. Die von dieser Gruppe beschriebenen Veränderungen in der Frühphase, wie das Fehlen des „flow void" und die Ausbildung von Kollateralvenen zeigten bei uns eine unspezifische Variation. Die mit dem Alter des Thrombus zunehmende Signalintensität in den T1- und T2-gewichteten SE-Sequenzen konnte in unseren Untersuchungen nicht regelmäßig bestätigt werden. Unter Verwendung entsprechender Vorsättigungstechniken sowie einer akzeptablen Meßzeit stellt die TOF-Angiographie bereits ein standardisiert einzusetzendes, diagnostisches Instrument dar. Die Kombination von bildgebender MRT und venöser MRA mit Analyse der Einzelbilder erlaubt die direkte Visualisierung des Thrombus, der in Abhängigkeit vom Alter der Thrombose ein unterschiedliches Signalmuster aufweist [54, 106–108]. Besonders in der Region der basalen Sinus sowie der Schädelbasis erlaubt die MRA die genauere Erfassung von Gefäßvariationen wie Hypoplasien und abnormale Gefäßverläufe [84, 109]. Die standardisierte Technik der FLASH-2D-Angiographie ermöglicht die reproduzierbare Untersuchung der großen venösen Hirnleiter, jedoch kann auf den zusätzlichen Einsatz der SE-Sequenzen zur Erfassung von begleitenden parenchymatösen Veränderungen nicht verzichtet werden.

Besondere Bedeutung erfährt der Einsatz der venösen MRA für Therapiekontrollen unter Heparinisierung sowie zum Ausschluß von Rezidiven [110–112]. Die Frage der Therapie einer SVT wird derzeit in der klinischen Literatur kontrovers diskutiert, dennoch kommt in der Regel Heparin als Antikoagulans zum Einsatz, wenn auch das Auftreten von intrazerebralen Hämorrhagien als Nachteil angegeben wird.

Bei Verlaufskontrollen konnten auch im eigenen Kollektiv 2 derartige Blutungen in venösen infarzierten Regionen in enger Nachbarschaft zum Sinussystem dokumentiert werden. Als Folge der Rekanalisierung eines Sinus nach Thrombose konnten in Übereinstimmung mit anderen Arbeitsgruppen Residuen dokumentiert werden, die im Sinus sagittalis superior eine girlandenförmige Konfiguration zeigten [100, 113]. Die engmaschigen Verlaufskontrollen dieser Studie belegen zusätzlich den klinischen Wert der intravenösen Therapie mit Heparin [92]. Alle Patienten unseres Kollektivs zeigten eine signifikante Verbesserung der klinischen wie radiologischen Parameter. Intrakranielle Blutungen, die bei 2 Patienten im Verlauf dokumentiert werden konnten, führten zu keiner Verschlechterung der Prognose.

Zusammenfassend stellt der kombinierte Einsatz der bildgebenden MRT und venösen MRA eine treffsichere diagnostische Strategie zur primären Abklärung und Therapiekontrolle von SVT dar. Besondere Bedeutung kommt dabei der Analyse der Einzelschichten der FLASH-2D-Sequenz zu, da die 3D-Rekonstruktionen eine direkte Visualisierung des Thrombus nicht erlauben. Durch den primären Einsatz dieses bildgebenden Verfahrens ist insgesamt ein deutliches Ansteigen der Rate an objektivierbaren SVT zu erwarten. Insbesondere bei neuropädiatrischen Fragestellungen, bei schwangeren Patientinnen sowie klarer klinischer Symptomatik ist der Befund der MRA zur Diagnosestellung ausreichend. Lediglich für die Fragestellung kleinerer Thrombosen im Bereich der aszendierenden Hirnvenen sollte ergänzend die DSA zum Einsatz kommen [89, 114].

Als zweite wesentliche Indikationsstellung zur venösen MRA muß die Abklärung von Variationen und die Frage nach einer Mitbeteiligung von Hirnvenen und Sinus bei Raumforderungen, insbesondere bei Meningeomen, aufgeführt werden.

Merke

- Hohe Sensitivität und Spezifität der vorgestellten 2D-TOF-Technik zur Erfassung primärer oder sekundärer SVT
- Kombination von T2- und T1-SE-Sequenzen und Einzelbildanalyse der FLASH-2D-Sequenzen entscheidend für Diagnosestellung
- Hohe Wertigkeit als nichtinvasives Diagnoseinstrument zur Therapiekontrolle der SVT
- Primärer Einsatz der venösen MRA zur Diagnostik von Variationen und Lagebeziehung bzw. Mitbeteiligung bei Raumforderungen

3.5 Vaskuläre Malformationen

Intrakranielle vaskuläre Malformationen werden traditionell in 4 Gruppen differenziert:

1. Arteriovenöse Malformation (AVM)
   - Parenchymale Malformation (pial)
   - Durale AVM und Fistel
   - Mischformen: pial-dural
2. Kapilläre Teleangiektasie
3. Kavernöses Angiom
4. Venöse Malformation
   - Venöses Angiom
   - Malformation der V. Galeni
   - Venöse Varix

3.5.1 Sequenzspezifische Daten

Für eine komplette Evaluierung von AVM empfiehlt sich der kombinierte Einsatz von 2D- und 3D-TOF-Techniken [25, 38, 117–119] oder auch der Phasenkontrast MRA [48, 104, 120–124]. Oft müssen mehrere Datenakquisitionen erfolgen, um den unterschiedlichen Flußprofilen, der Strömungsdynamik und den Angulierungen der Gefäße gerecht zu werden [38, 117]. In der Regel kommen kombiniert arteriell und venöse MRA-Protokolle zum Einsatz. Problematisch ist die Flußquantifizierung durch die häufig anzutreffende Darstellung venöser Schenkel eines Angiom in der arteriellen MRA aufgrund der erhöhten Flußprofile [17].

3.5.2 Klinische Applikation

Der klinische Einsatz der MRA bei AVM ist aus 3 Gründen gerechtfertigt. Zum einen wird die Sensitivität zur *Detektion dieser Läsion* erhöht und es können *Feeder* wie auch *drainierende* Gefäße besser abgegrenzt werden [125].

Diese MRA-Technik läßt in Kombination qualitative und quantitative Aussagen über die A. carotis interna, das vertebrobasiläre System, die A. cerebri media und anterior sowie die A. carotis externa, bezogen auf die AVM zu. Die mittlere Abweichung zwischen MRA und intraarterieller Angiographie lag in der Literatur bei der quantitativen Beurteilung bei 3.9 % und bei der absoluten Größenbestimmung der Malformation bei 17,6 % [108, 126]. Zusätzlich können mittels selektiver MRA-Technik die Kollateralflußverhältnisse über die A. communicans anterior und posterior beurteilt werden [54].

In den SE-Sequenzen sind Größe und Lokalisation einer Malformation sowie große drainierende Ve-

nen erkennbar (Abb. 3.56) [22, 74, 87, 125, 127]. Die
MRA (FLASH 3D) verdeutlicht neben dem Nidus
die zuführenden Gefäße, die mit der selektiven
MRA noch genauer bestimmt werden können.
Die AVM werden in 2 Gruppen differenziert, die
parenchymalen (piale) *Malformationen*, durale
Malformationen oder Mischformen. AVM sind definiert durch ein komplexes Netzwerk abnormer
Gefäße wie arterielle Feeder, arterielle Kollateralen, den Nidus und vergrößerten drainierenden Venen.

Piales AVM

– *Pathologie*:
  98 % solitär (multipel, Osler-Weber-Syndrom)
  Dilatierte Arterien oder Venen ohne kapilläres
  Bett
  Flußbedingte Aneurysmen (10–20 %) im Nidus
  oder der „Feeder"
  Andere Vaskulopathien der „Feeder"
– *Lokalisation*:
  85 % supratentoriell
  15 % infratentoriell
– Manifestationsalter: 20–40 Jahre

In der *MRT* sind piale Angiome charakterisiert
durch ein Netzwerk von „Signalvoids" durch Gliose in T2-gewichteten Sequenzen und Hämorrhagie
(Abb. 3.52 und 3.53). In der *Angiographie* (DSA)
sind die dilatierten Arterien und Venen abgrenzbar
mit AV-Shunts und früh drainierenden Venen bei
minimaler Massenverschiebung. *MR-angiographisch* gelingt vergleichbar zur Angiographie die
Abgrenzung der zuführenden Arterien wie Venen
sowie des Nidus. Bei 10 % der AVM findet sich
flußinduziert ein Aneurysma in den dilatierten Gefäßen, häufig auch begleitet von zusätzlichen Gefäßstenosen und Okklusionen (Abb. 3.54 und 3.55).
Im Vergleich zur DSA in superselektiver Technik
sind die Ergebnisse der MRA noch deutlich eingeschränkt und bedürfen weiterer sequenztechnischer
Verbesserungen (Abb. 3.56).

Durale Malformationen

Durale Malformationen bestehen aus AVM und
arteriovenösen Fisteln.

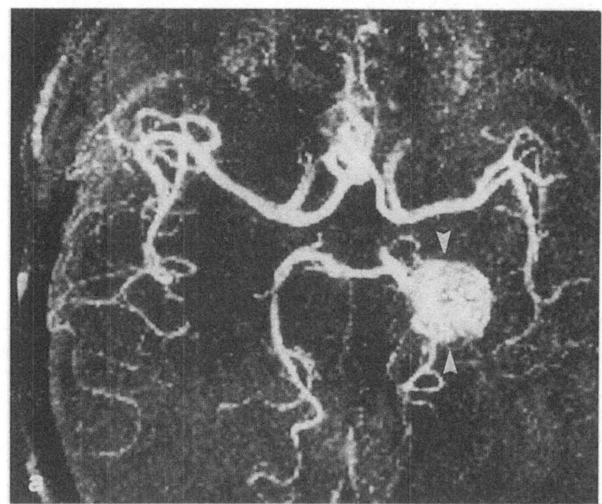

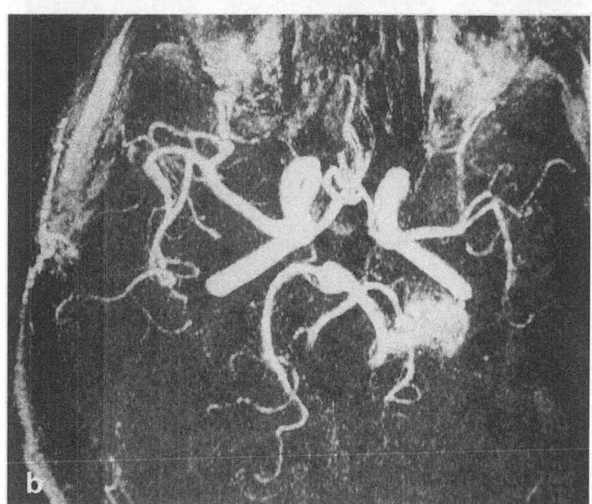

Abb. 3.52 a, b. Angiom der A. cerebri posterior vor und
nach Partikelembolisation

a MRA, GE, FISP, TR/TE = 40/7, Flip 15°, axiale Rekonstruktion. 2 cm großes Angiom prae embolisationem
(*Pfeilspitzen*) vom Segment P2 der A. cerebri posterior
links ausgehend. Deutliche Dilatation der Gefäßabschnitte des gesamten vertebrobasilären Gefäßsystems

b MRA, GE, TONE, TR/TE = 43/8, Flip 25°, axiale
Rekonstruktion, nativ. Nach Partikelembolisation zeigt
sich das Angiom insgesamt kleiner bei nur mäßigem Er-
folg der Prozedur. Dieser Slab ist etwas weiter kaudal
gesetzt als in **a**, daher kommen hier auch größere Anteile
der Aa. basilaris, vertebralis und carotis zur Darstellung.
Zu beachten insbesondere die Flußreduktion in den arteriellen Angiomabschnitten

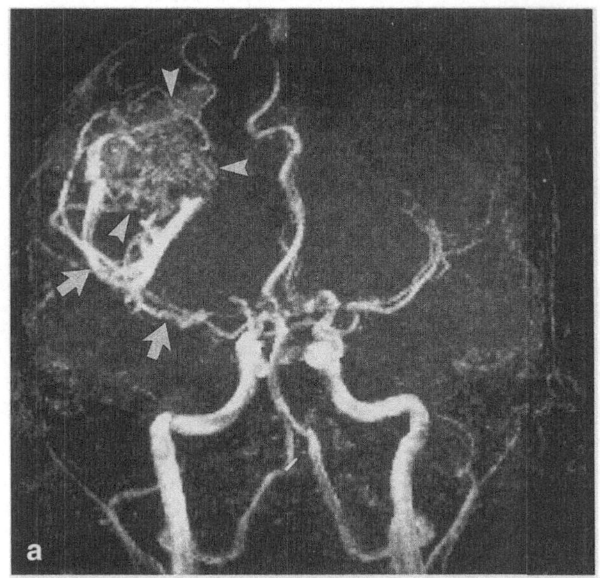

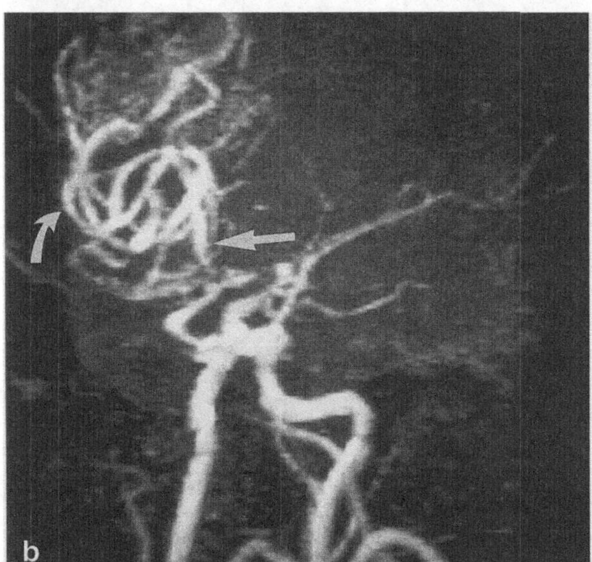

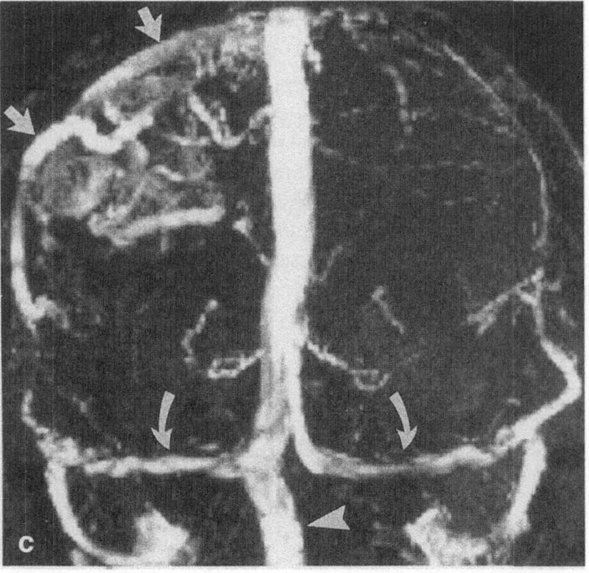

Abb. 3.53 a–c. Hochparietales, durales, arteriovenöses Angiom

a MRA, GE, TONE, TR/TE = 43/8, Flip 25°, koronare Rekonstruktion, nativ. 6 × 4.5 cm messendes Angiom rechts parietotemporal. Arterieller Zufluß aus verschiedenen Abschnitten der A. cerebri media links (*Pfeile*); Nidus (*Pfeilspitzen*)

b MRA, GE, TONE, TR/TE = 43/8, Flip 25°, schräg sagittale Rekonstruktion, nativ. Möglichkeit zur Rotation der MRA-Rekonstruktion erlaubt optimale Einstellung zur Feststellung des Konvoluts der zuführenden Arterien. Dieses Angiom wird gespeist vom Pars opercularis (*Pfeil*) bzw. terminalis (*gebogener Pfeil*) der A. cerebri media

c MRA, FLASH 2-D, TR/TE = 36/10, Flip 60°, koronare Rekonstruktion. Die venöse MRA zeigt den Abfluß über kräftige kortikale Venen (*Pfeile*). Nebenbefundlich ein akzessorischer okziptaler Sinus (*Pfeilspitze*); ungewöhnlich dünnlumige Sinus transversus beidseits (*gebogene Pfeile*)

◀

Abb. 3.54 a–e. Zentrales, mesenzephal-pontines AV-Angiom ▶

a MRT, T1-SE, TR/TE = 600/15, axial, nativ. Zentral im Bereich des Mesenzephalons und Pons ein großes Signalvoid mit kleinen, peripheren linearen „Signalvoids" (*Pfeilspitzen* Gefäßanschnitte)

b MRA, GE, TONE, TR/TE = 43/8, Flip 25°, axiale Rekonstruktion. Angiom wird arteriell versorgt von Ästen der Aa. cerebri media und posterior sowie von der A. basilaris (*Pfeilspitze*) und der A. carotis interna links (*langer Pfeil*). Von dem Nidus nach ventral zieht sich eine longitudinal verlaufende Vene Richtung Confluens sinuum mit schnellem, „arteriellem" Fluß (*offener Pfeil*)

c MRA, GE, TONE, TR/TE = 43/8, Flip 25°, sagittale Rekonstruktion. Die kraniokaudale Ausdehnung des Nidus gut evaluierbar (*Pfeilspitzen*); die nach dorsal verlaufende Vene (*Pfeil*) in dieser Ebene kräftig und breit und imponiert wie ein aberrierender Sinus rectus

d Selektive intraarterielle DSA der A. carotis interna links, laterale Projektion, arterielle Phase. Zwei Feeder, abgehend von der A. carotis interna links (*Pfeile*) speisen das Angiom (*N* Nidus). Die weiteren Feeder aus dem vertebrobasilären Gefäßsystem kommen hier nicht zur Darstellung

e Selektive intraarterielle DSA der A. carotis interna links, laterale Projektion, spät-arterielle Phase. Unphysiologisch frühe Füllung eines zu hohen Confluens sinuum (*Pfeil*) und abführender Hirnvenen (*gebogener Pfeil*) durch den aberrierenden Sinus rectus (*Pfeilspitzen*) (*N* Nidus)

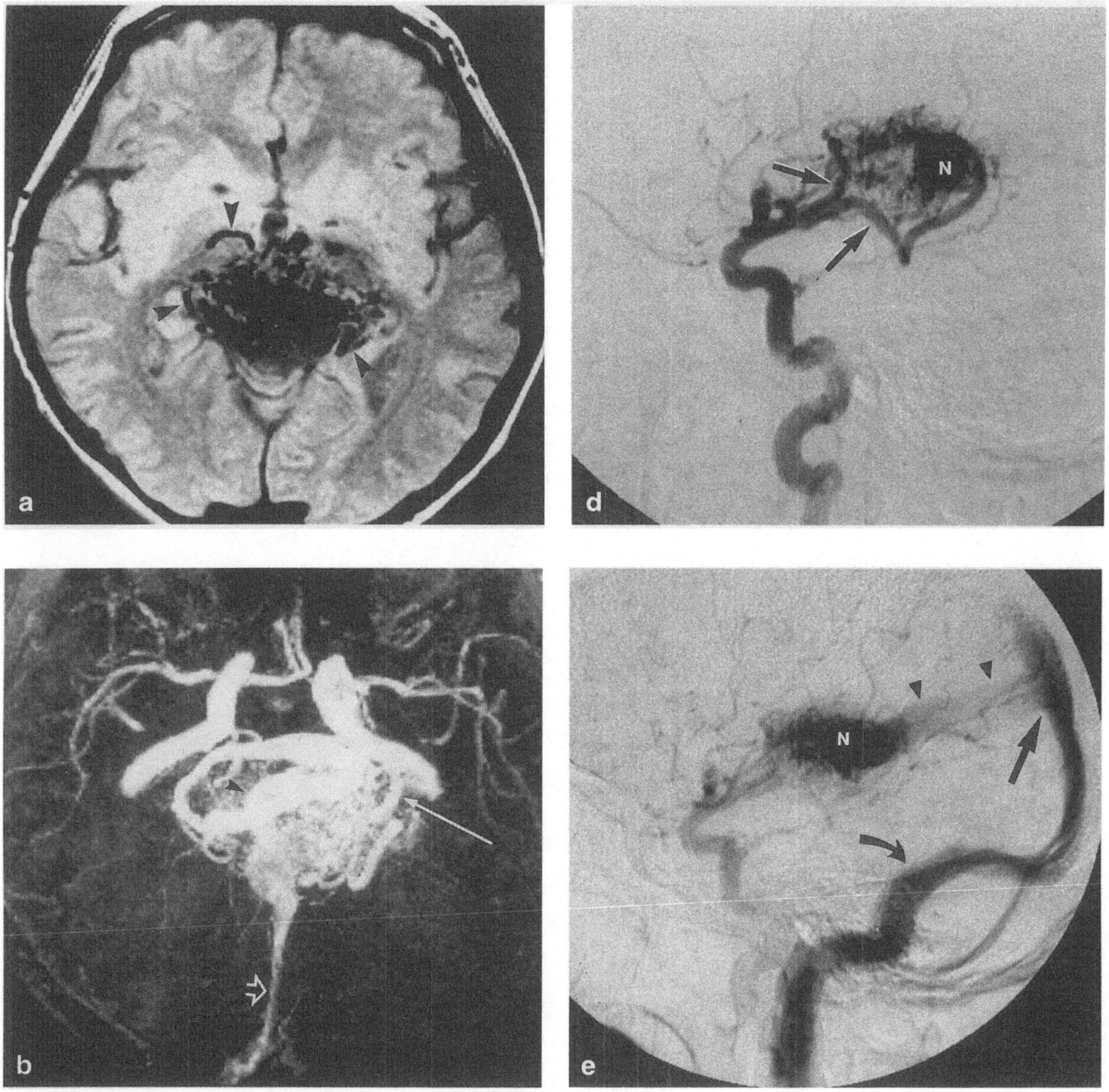

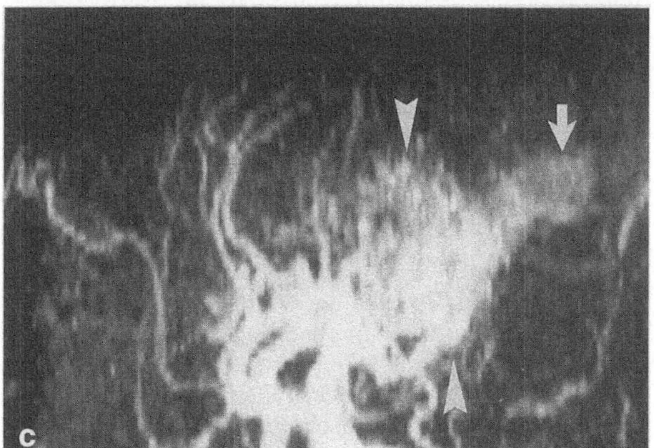

Abb. 3.54 a–e. Legende s. S. 92

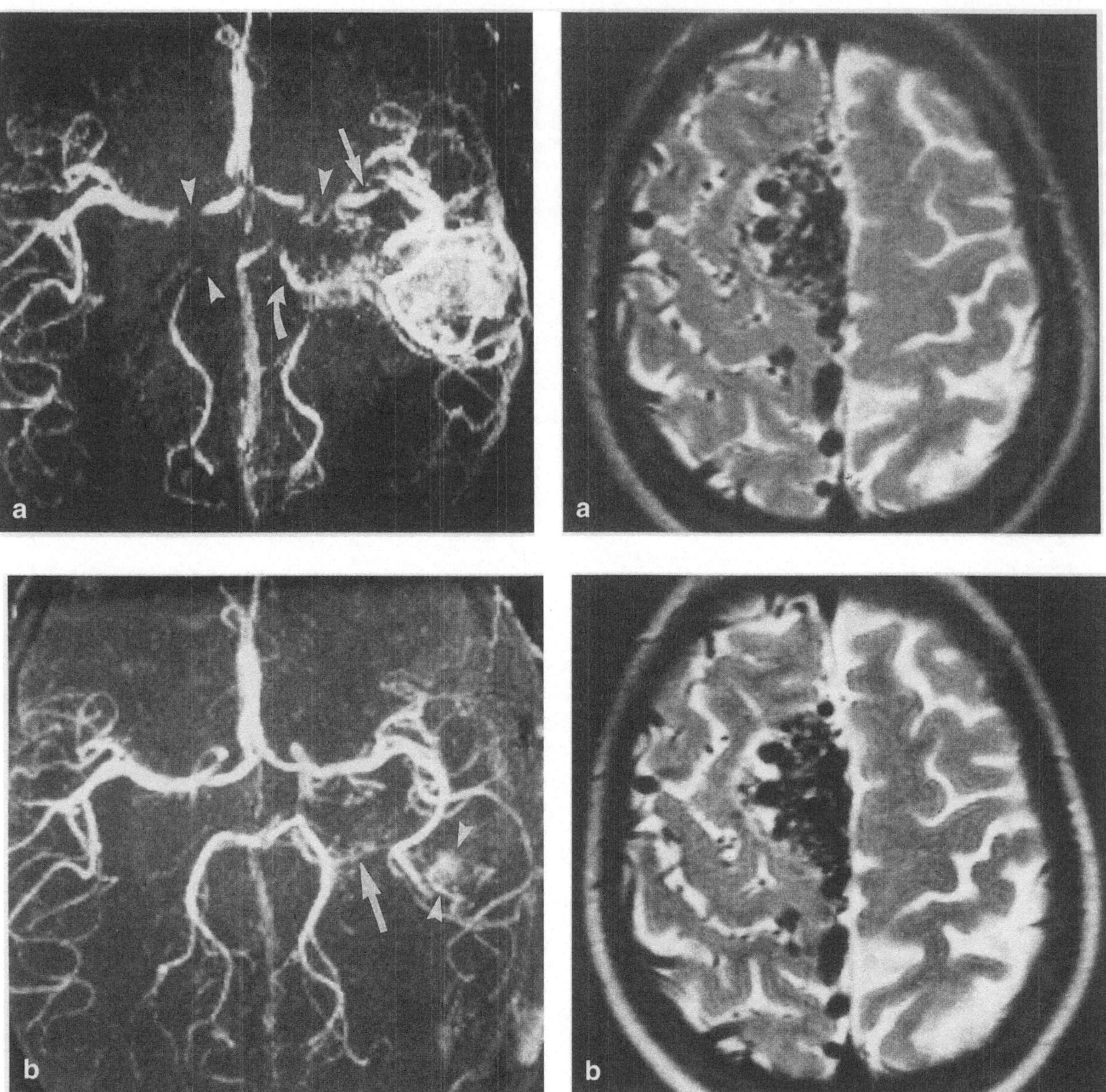

Abb. 3.55 a, b. Parietales, arteriovenöses Angiom. MRA, GE, TONE, TR/TE = 43/8, Flip 25°, axiale Rekonstruktion

a Großes, linkseitiges AV Angiom parietal, gespeist von Ästen der A. cerebri media (*Pfeil*) und posterior (*gebogener Pfeil*). Bei dem eher hoch gewählten Slab werden Teile der Aa. cerebri mediae und posteriores nicht abgebildet (*Pfeilspitzen*); dies darf nicht als Stenose bewertet werden

b Nach Partikelembolisation ist das Angiom zum größten Teil ausgeschaltet. Ein Rest des Nidus ist noch erkennbar (*Pfeilspitzen*). Der zuführende Ast der A. cerebri posterior ist gerade noch nachweisbar (*Pfeil*)

Abb. 3.56 a–l. AV-Angiom rechts parietal. Wertigkeit verschiedener Sequenzen und der C-MRA

a MRT, T2-SE, TR/TE = 2500/80, axial, nativ. In der T2-gewichteten Sequenz ist parietal in der rechten Großhirnhemisphäre ein rundlich abgrenzbares, inhomogenes Gefäßkonvolut mit leichter Mittellinienverlagerung nach links abgrenzbar. Gefäßanschnitte unterschiedlicher Größe, zum Teil konfluierend. Das Hauptkonvolut parasagittal mit drainierenden Gefäßen

b MRT, Turbo-SE, TR/TE = 4600/90, axial, nativ. In der Turbo-T2-Sequenz an gleicher Position zeigt sich ein identischer Befund wie in der T2-Sequenz bei Halbierung der Akquisitionszeit. Schärfere Demarkierung insbesondere der venösen Gefäßanschnitte

c–l s. S. 95–97

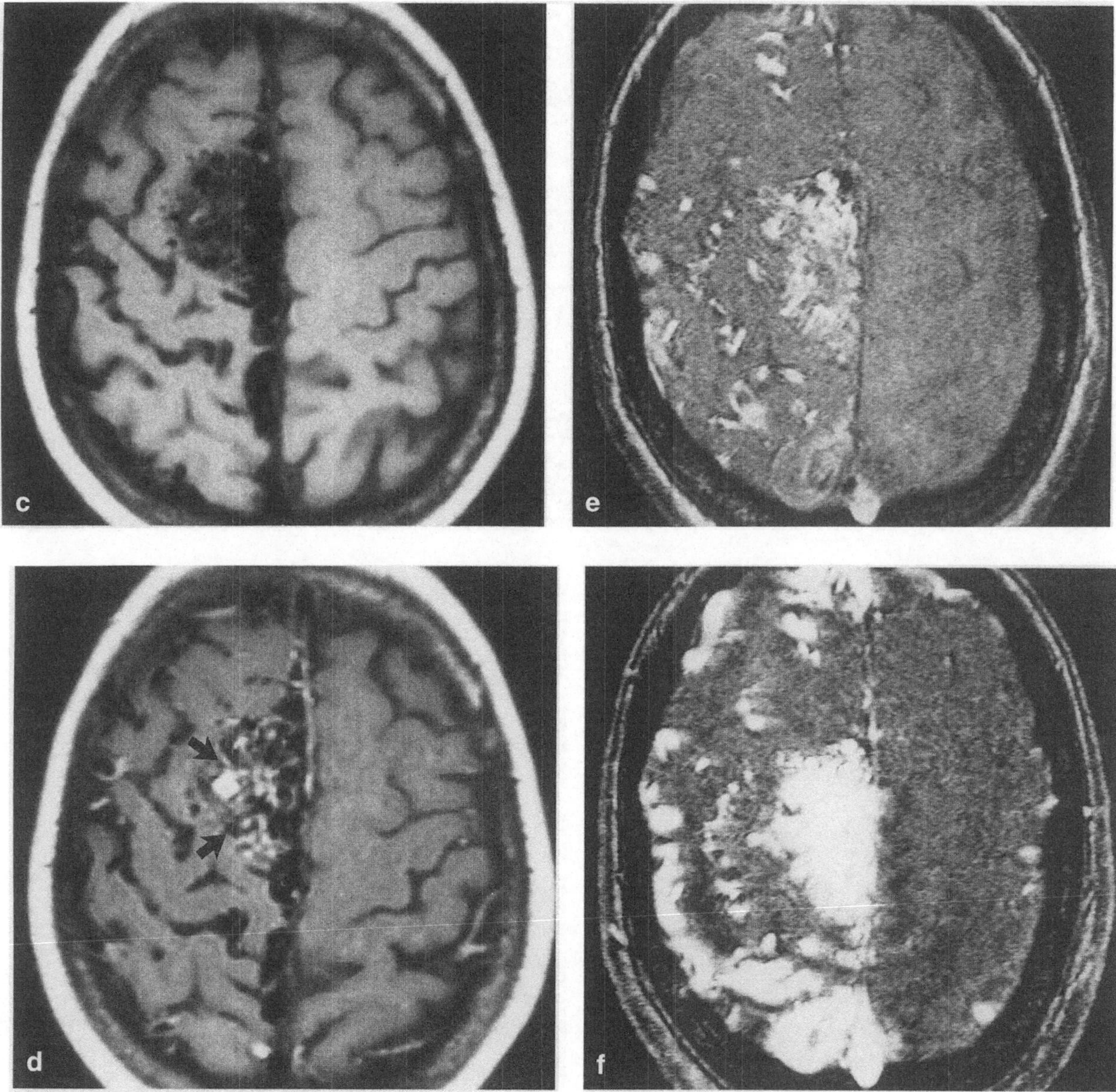

Abb. 3.56

c MRT, T1-SE, TR/TE = 690/15, axial, nativ. In der T1-gewichteten SE-Sequenz rundliches, parietal an der Mittellinie gelegenes Gefäßkonvolut und dilatierte Gefäße in der rechten Großhirnhemisphäre

d MRT, T1-SE, TR/TE = 690/15, axial, Gd-DTPA. Nach Kontrastmittelapplikation inhomogener Signalanstieg in den rechts peripheren Abschnitten des Angioms, dem zentralen Nidus entsprechend (*Pfeile*)

e MRA, GE, TONE, TR/TE = 43/8, axial, nativ. In der TONE-Sequenz zeigt das Gefäßknäuel der rechten Großhirnhemisphäre eine inhomogene Signalintensität. Die Mittellinie ist gering nach links verlagert. Diffus vermehrt Gefäßanschnitte in der rechten Hemisphäre

f MRA, GE, TONE, TR/TE = 43/8, axial, Gd-DTPA. Nach intravenöser Kontrastmittelapplikation zeigt der polyzyklisch abgrenzbare Bereich parieto-okzipital rechts einen homogenen hohen Signalintensitätsanstieg mit Mittellinienverlagerung nach links. Die rechte Hemisphäre wird von dilatierten kortikalen Venen eingerahmt

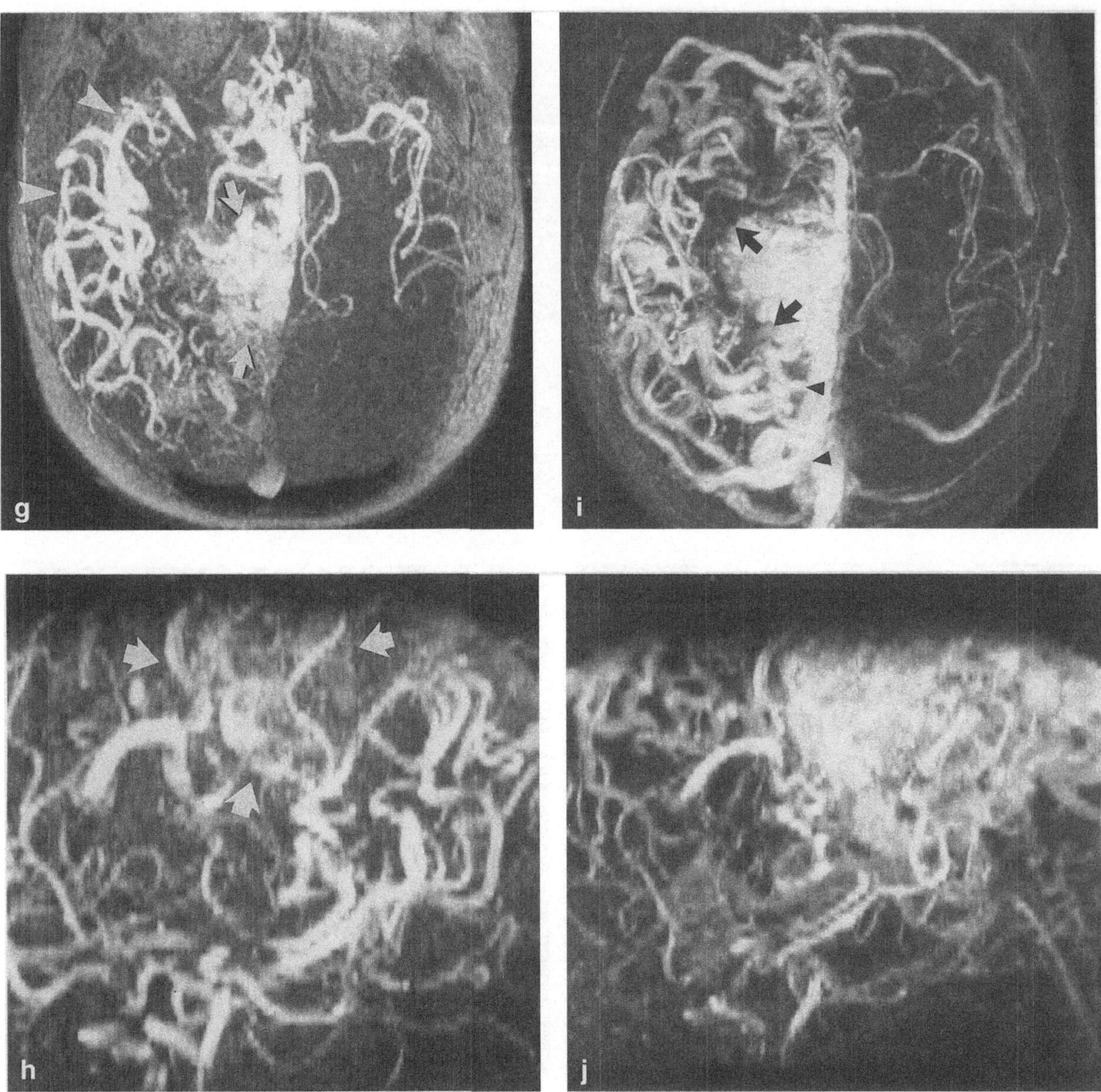

Abb. 3.56

g MRA, GE, TONE, TR/TE = 43/8, Rekonstruktion 30° tra > cor. Die TONE-Sequenz nativ dokumentiert den parietal liegenden Nidus (*Pfeile*) sowie die massiv dilatierten Abschnitte der A. cerebri media rechts (*Pfeilspitzen*). Deutlich erweiterte kortikale Venen. Artefakt mit Signalauslöschung im Abgangsbereich

h MRT, TONE, TR/TE = 43/8, axial, Rekonstruktion 20° sag > cor. Inhomogenes Gefäßbild mit Dokumentation des Nidus (*Pfeile*) bei lateraler Ansicht

i MRA, TONE, TR/TE = 43/8, axial, Gd-DTPA, MIP-Rekonstruktion. Die C-MRA mittels TONE-Sequenz erlaubt eine exakte Abgrenzung der Nidusabschnitte (*Pfeile*) aufgrund des starken KM-Enhancements. Nach KM-Gabe ist die Differenzierung arterieller und venöser Gefäßbezirke erschwert. Verbesserte Dokumentation der venösen Drainage über den Sinus sagittalis superior (*Pfeilspitzen*)

j MRA, TONE, TR/TE = 43/8, axial, Rekonstruktion sagittal. Laterale Ansicht des Nidus mit dilatiertem arteriellen Zustrom und venöser Drainage

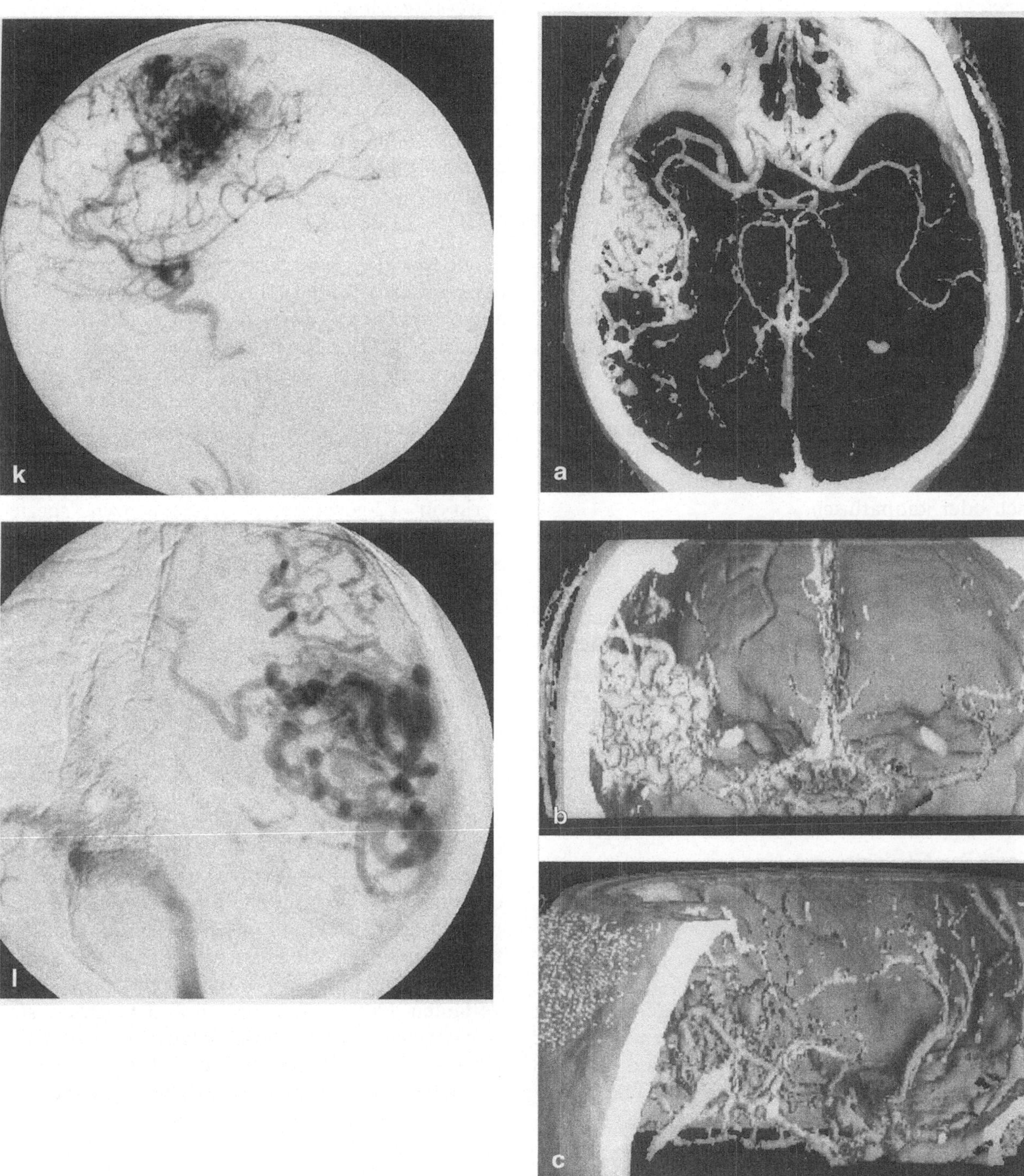

Abb. 3.56

k Intraarterielle DSA, laterale Projektion. Die kapilläre Phase in der arteriellen DSA zeigt den zentralen Nidus sowie die arterielle Versorgung im wesentlichen über die A. cerebri anterior- und A. cerebri media-Äste

l Arterielle DSA, laterale Projektion. Die venöse Phase dokumentiert die dilatierten kortikalen Gefäßabschnitte und die frühe venöse Drainage in den Sinus sagittalis superior

Abb. 3.57 a–c. Möglichkeiten der Angiomdiagnostik mittels CT-Angiographie im Vergleich zu anderen angiographischen Verfahren

a CT-Angiographie, 15 cm Spirale, 100 cm³ Kontrastmittel, axiale Ansicht. CT-Angiographie, arterielles Angiom mit Nidus rechts temporoparietal

b CT-Angiographie, frontale Ansicht

c CT-Angiographie, schräg sagittale Ansicht

Durale AVM

- *Pathologie*: Netzwerk von Mikrofisteln mit verdickten Arterien und drainierenden Venen
- *Lokalisation*: Hintere Schädelgrube, Schädelbasis
- *Ätiologie*: SVT und Rekanalisation

Die duralen vaskulären Malformationen treten häufig in der Region der ableitenden Sinus, wie Sinus transversus, Sinus sigmoideus und Sinus cavernosus auf.

Angiographisch werden durale AVM von multiplen Feedern versorgt, hauptsächlich in der hinteren Schädelgrube von der A. occipitalis oder meningealen Ästen der A. carotis externa. *Fisteln* kommen vor zwischen einer duralen Arterie und ableitenden Sinus. Eine spezielle Form stellt die Carotis-sinus-cavernosus-Fistel dar, entweder posttraumatisch oder idiopathisch.

In der MRT leitet der Nachweis dilatierter Venen ohne einen parenchymatösen Nidus den Verdacht auf das Vorliegen einer duralen AVM. Postkontrastaufnahmen sind in Einzelfällen hilfreich zur Abgrenzung des Venenkonvoluts. Weiter zu achten ist auf dilatierte Venen wie die V. ophthalmica oder Venen der hinteren Schädelgrube (s. Kap. 6, Orbita). Weitere Studien müssen zeigen, inwieweit die CT-Angiographie in Zukunft in Konkurrenz zur MRA bewertet werden muß (Abb. 3.57).

Kapilläre Teleangiektasie

- *Pathologie*: Netzwerk dilatierter Kapillaren in normalem Parenchym
- *Lokalisation*: Pons, Rückenmark, Zerebellum

Kapilläre Teleangiektasien werden in der Regel erst autoptisch diagnostiziert. Häufig finden sich diese an multiplen Lokalisationen und sind klinisch stumm. Angiographisch sind kapilläre Teleangiektasien okkult, oft sind diese Läsionen auch computertomographisch erschwert detektierbar.

Das MR-tomographische Erscheinungsbild ist variabel und abhängig von Blutungsabschnitten. Bei Vorliegen von Methämoglobin imponieren diese durch die reduzierte T1-Relaxationszeit hyperintens, dies gilt auch für das Signalverhalten in der MRA.

Kavernöses Angiom

- *Pathologie*:
  Dilatierte mit Endothelien ausgekleidete Räume
  Kein normales Zerebrum in den Läsionen
  Blutungen unterschiedlichen Alters
- *Lokalisation*:
  80 % supratentoriell
- *Alter*: 20–40 Jahre

Angiographisch sind kavernöse Angiome okkult bei normalen topographischen Verhältnissen. Bei eingebluteten Angiomen findet sich eine avaskuläre Läsion mit Masseneffekt. *MR-tomographisch* findet sich eine popkornartige Läsion, gut abgegrenzt mit Arealen unterschiedlicher Signalintensität. Ein Areal niedriger Signalintensität begrenzt *bandförmig* die Läsion, einem Hämosiderinring entsprechend. Optimal wird der Signalverlust des Hämosiderin in T2-gewichteten SE-Sequenzen, speziell auch in GE-Sequenzen aufgrund des magnetischen Suszeptibilitätseffekts verifiziert.

Venöse Malformationen: Venöses Angiom

- *Pathologie*: Dilatierte medulläre Venen mit Kollektorvenen
- *Lokalisation*: Gewöhnlich solitär, tiefliegend weiße Substanz

Venöse Angiome stellen die häufigste Malformation dar, die autoptisch entdeckt werden. Das angiographische Muster von venösen Angiomen ist diagnostisch. Die arterielle Phase zeigt einen Normalbefund, pathognomonisch finden sich dilatierte medulläre Venen, die in Richtung einer transkortikalen „Kollektorvene", in der Regel oberflächlich verlaufen. MR-tomographisch findet sich ein stelläres Zeichen durch venöse Gefäße, die in Richtung eines kräftigen Gefäßes münden. Flußbedingt findet sich ein aufgrund der langsamen Flow-Verhältnisse ein deutliches KM-Enhancement der medullären Venen und der drainierenden Gefäße.

Malformationen der V. Galeni

Darunter werden heterogene Gruppen von Anomalien mit dilatierten Venen des Galeni-Systems sowie weitere arteriovenöse Formationen des Mittliniensystems zusammengefaßt.

- *Pathologie*: Massive Vergrößerung des Galeni-Systems durch thalanische AVM oder chorioidale AV-Fisteln
- *Klinik*: Üblicherweise im Neugeborenenalter mit Herzfehler, direkte arteriovenöse Fistel

Der arterielle Zufluß zu den Malformationen des V.-Galeni-Systems erfolgt in der Regel durch vergrößerte choroidale oder perforierende Thalamusgefäße. Bei Fisteln sind die posterioren Choroidalgefäße dominant. Die venöse Drainage inkludiert aneurysmatische Dilatationen der V. Galeni (s. Kap. 4), ohne oder mit distaler Gefäßstenose. Die MRT verbessert die Detektion der arteriellen und venösen Gefäßanatomie, Thrombosen und sekundäre Blutungen erschweren in Einzelfällen die Diagnostik.

Zusammenfassende Bewertung

Die Diagnostik von intrakraniellen, vaskulären Malformationen beruht auf dem komplexen Ansatz unterschiedlicher bildgebender Verfahren. Im Vordergrund stehen die konventionellen Sequenzen in der MRT, optimiert durch den Einsatz paramagnetischer Kontrastmittel. Die MRA liefert verbessert Informationen über die arterielle und venöse Gefäßarchitektur der Malformationen und den zentralen Bezirk wie Nidus und Blutungen.
Die MRT und MRA stehen daher sowohl am Anfang der radiologischen Diagnostik wie auch am Ende mit der Möglichkeit zur Therapiekontrolle und der Rezidivdiagnostik. Als Goldstandard gilt unverändert die arterielle DSA in selektiver oder auch superselektiver Technik, die heute sowohl diagnostisch wie auch therapeutisch eingesetzt wird.

3.6 Tumordiagnostik mittels MRA

Die vaskuläre Tumordiagnostik mittels MRA beruht einmal auf der Beeinflussung angelegter Gefäßterritorien (Abb. 3.58) oder der Bildung neuer Vaskularisationswege durch pathologische Raumforderungen.
Dabei müssen stets Kriterien, der Gefäßverlauf wie Verlagerung (Abb. 3.59), eine abrupte Richtungsänderung oder eine Ausziehung um eine Raumforderung, berücksichtigt werden (Abb. 3.60 und 3.61). Pathologische Prozesse können zu Veränderungen des Gefäßkalibers, wie „Encasement", Dilatation bis hin zur Okklusion führen. Der Blutfluß kann akzeleriert sein, in Einzelfällen kann mittels MRA parasitäres Flußverhalten wie auch arteriovenöse Shuntbildungen dokumentiert werden. Die im Rahmen einer Tumorformation auftretende Neovaskularisation imponiert als Form irregulär verlaufender Gefäße mit vaskulären Lakunen und Aneurysmabildung (Abb. 3.60a).

3.7 Neurovaskuläre Indikationen – Kritische Wertung und diagnostische Strategie

Zusammenfassend soll ein diagnostischer Indikationskatalog zur Evaluierung zerebrovaskulärer Erkrankungen mittels MRA vorgestellt werden (Abb. 3.62). Es gilt jedoch zu betonen, daß mit Ausnahme von Notfalluntersuchungen für die diagnostische Evaluierung einer SVT die MRA stets in Kombination mit der bildgebenden MRT eingesetzt werden sollte. Bei Routineuntersuchungen empfiehlt sich der Einsatz von SE-Sequenzen T2-gewichtet oder ergänzt durch Turbo-SE-Sequenzen. Für die Interpretation von MRA-Untersuchungen ist stets die kombinierte Evaluierung von Einzelbildern und den MIP-3D-Rekonstruktionen bzw. weiterer Rekonstruktionstechniken erforderlich.

Klinische Indikationen zur intrakraniellen MRA

1. Variationen/Mißbildungen
2. Sinusvenenthrombose (SVT)
3. Aneurysma
4. Angiom
5. Tumordiagnostik

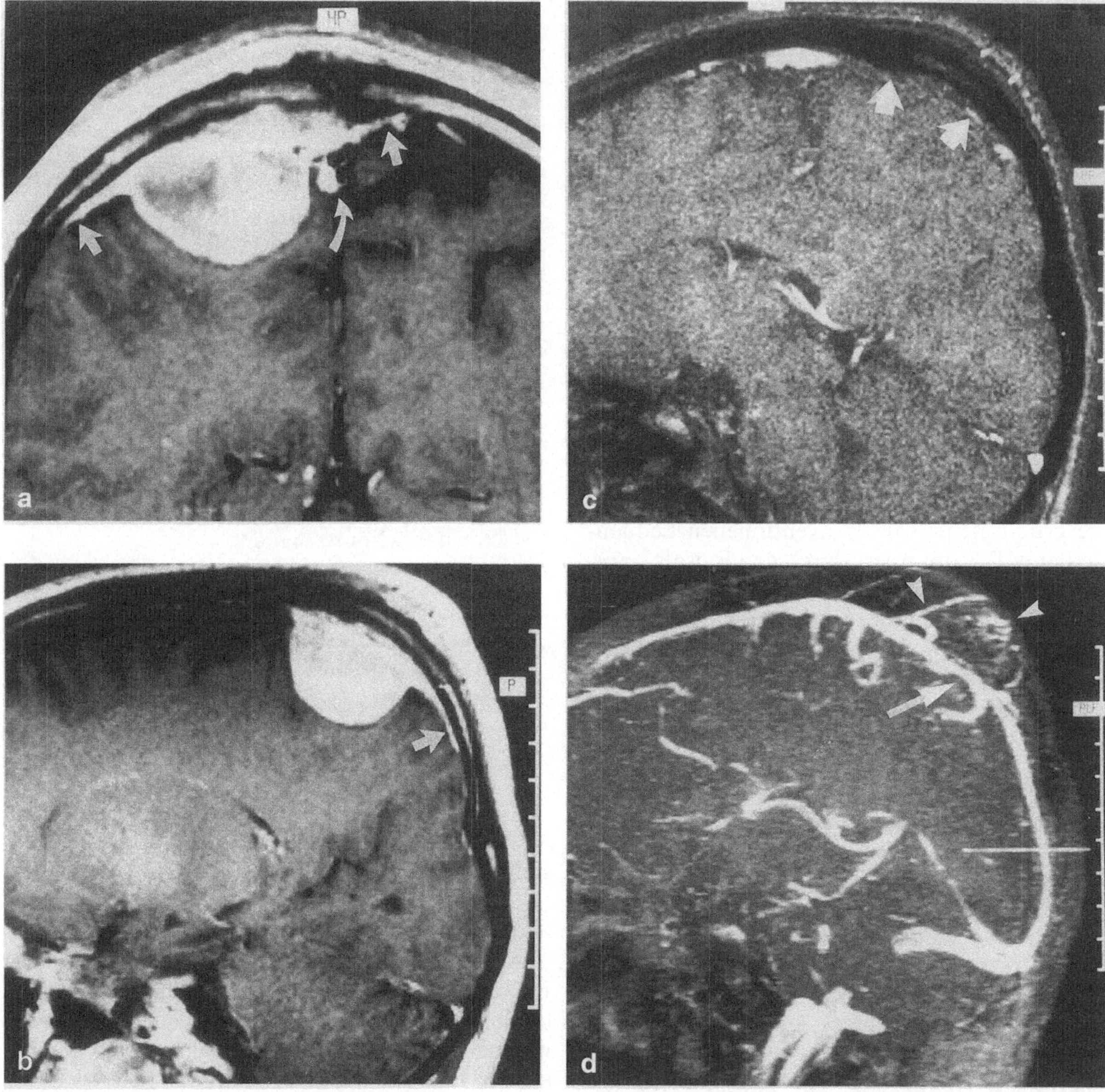

Abb. 3.58 a–d. Falxmeningeom mit Kompression der Sinus sagittalis superior

a MRT, T1-SE, TR/TE = 600/15, koronar, Gd-DTPA. Rechts paramedian großes Meningeom mit duralen Ausläufern (*Pfeile*), unklare Lagebeziehung (*gebogener Pfeil*), zum Sinus sagittalis superior und den duralen Venen

b MRT, T1-SE, TR/TE = 600/15, sagittal, Gd-DTPA. Duraler Ausläufer des Meningeoms (*Pfeil*) in sagittaler Schichtorientierung

c MRA, FLASH 2D, TR/TE = 36/10, Flip 60°, sagittales Einzelbild. Im Einzelbild kompletter Signalverlust in den zentralen Abschnitten des Sinus sagittalis superior (*Pfeile*) als Hinweis auf fehlende Perfusion

d MRA, FLASH 2D, TR/TE = 36/10, Flip 60°, sagittale Rekonstruktion. Engstellung des Sinus sagittalis superior (*Pfeil*), in der 3D-Rekonstruktion, Verlagerung von einzelnen aszendierenden Hirnvenen (*Pfeilspitzen*)

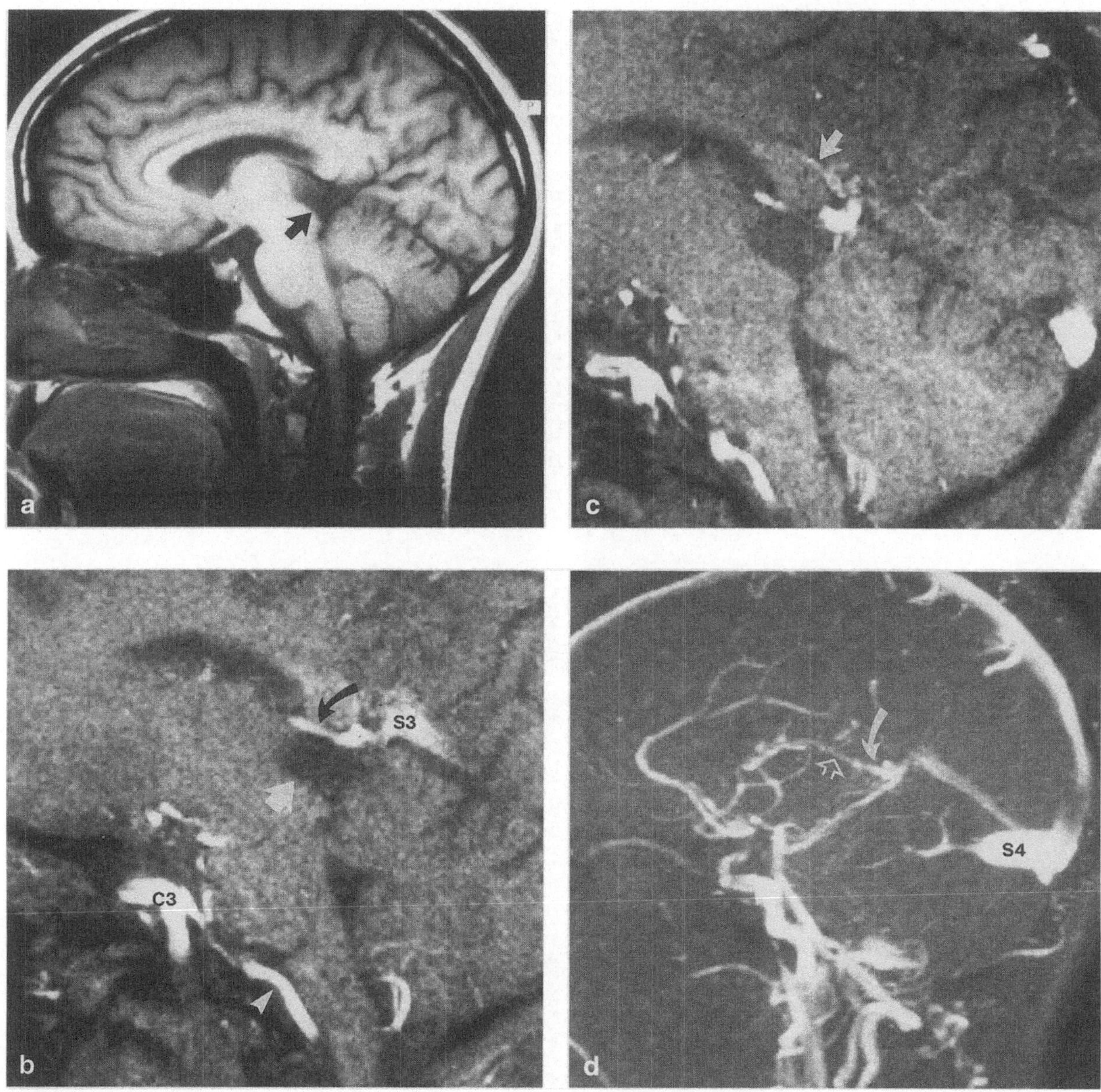

Abb. 3.59 a–d. Pinealiszyste mit Verlagerung der inneren Hirnvenen

a MRT, T1-SE, TR/TE = 600/15, sagittal, nativ. Liquorisointense Darstellung der Pinealiszyste (*Pfeil*) mit unklarer Lagebeziehung zu den inneren Hirnvenenstrukturen

b MRA, GE, TONE, TR/TE = 43/8, Flip 25°, sagittales Einzelbild. Hypointense Abgrenzung der Pinealiszyste (*Pfeil*) auch in der MRA-Sequenz, mit Verlagerung der V. cerebri magna (Galeni, *D2 gebogener Pfeil*) nach kranial, regelrechter Abstrom in den Sinus rectus (*S3*). Aufgrund der fehlenden arteriellen Absättigung Darstellung der A. basilaris (*Pfeilspitze*) und A. carotis interna (*C3*)

c MRA, GE, TONE, TR/TE = 43/8, Flip 25°, sagittales Einzelbild. Dünnlumige Abgrenzung des Sinus sagittalis inferior (*S2 Pfeil*)

d MRA, GE, TONE, TR/TE = 43/8, Flip 25°, sagittale Rekonstruktion, ohne arterielle Absättigung. Abgrenzung des Verlaufs der V. cerebri interna (*D4 offener Pfeil*) und V. cerebri magna (*Galeni, D2, gebogener Pfeil*). Erschwerte Abgrenzbarkeit der Einmündung des Sinus sagittalis inferior in den Sinus rectus aufgrund der MIP-Berechnung. Insgesamt veranschaulicht diese Dokumentation die Limitationen einer MRA ohne Absättigung (*S4 Sinus transversus*)

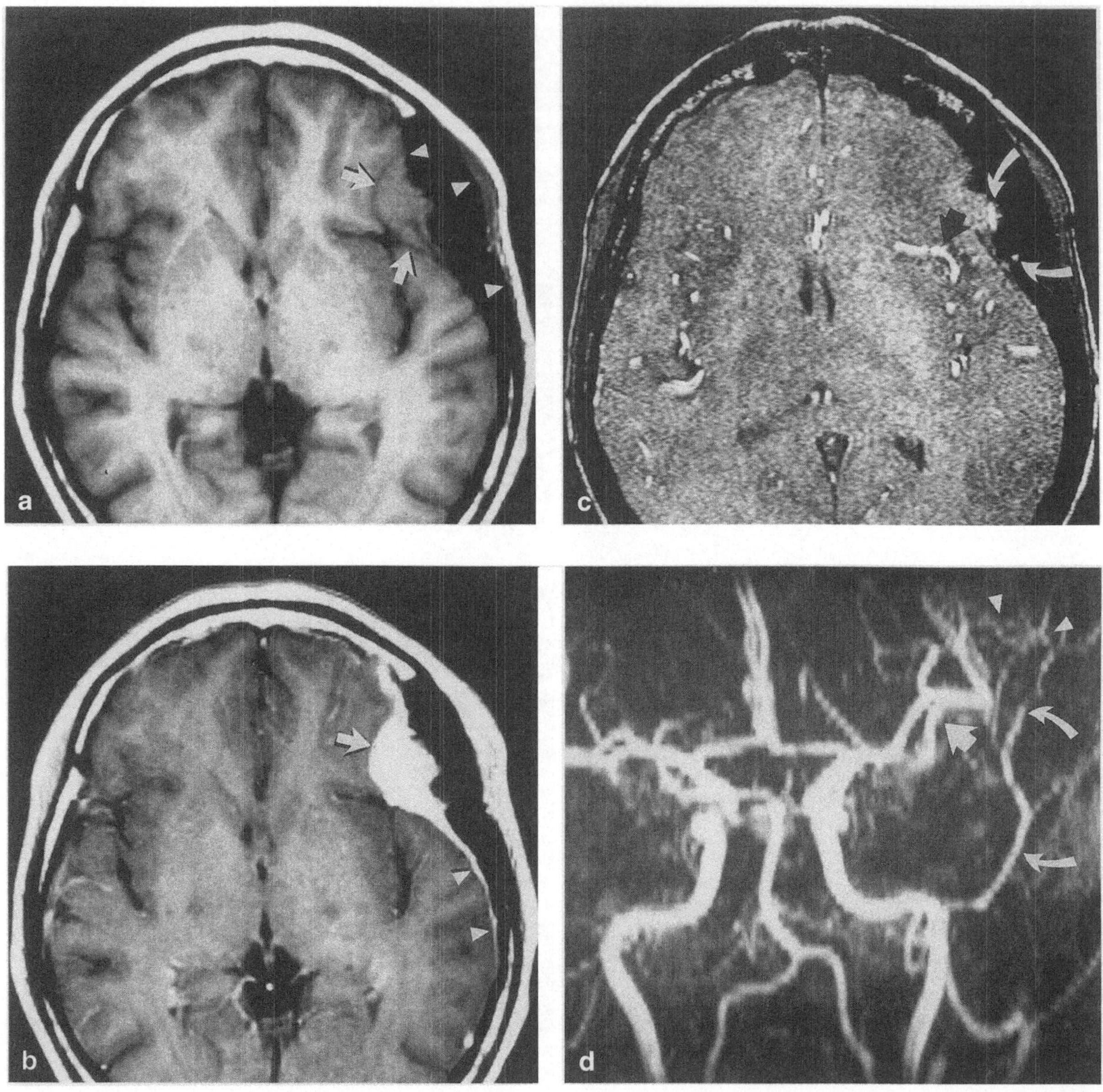

Abb. 3.60 a–d. Parietales Meningeom

a MRT, T1-SE, TR/TE = 600/15, axial, nativ. Signalarme Raumforderung, entsprechend dem hyperostotischen Anteil des Meningeoms links temporal (*Pfeilspitzen*), Weichteilkomponenten zeigen sich isointens zur grauen Substanz (*Pfeile*)

b MRT, T1-SE, TR/TE = 600/15, axial, Gd-DTPA. Die Weichteilkomponente des Meningeoms zeigt ein deutliches homogenes Enhancement nach Gabe von Gd-DTPA (*Pfeil*) mit duralem Ausläufer (*Pfeilspitzen*)

c MRA, GE, TONE, TR/TE = 43/8, Flip 25°, axial, Einzelbild. Medialisation der Pars opercularis (*Pfeil*) und Demonstration einzelner Äste mit Kommunikation zum Carotis externa-System (*gebogene Pfeile*)

d MRA, GE, TONE, TR/TE = 43/8, Flip 25°, frontale Rekonstruktion. Die A. cerebri media links ist angehoben und nach medial verlagert (*Pfeil*). Keine nennenswerte Kompression der Gefäße. Kräftige Endäste der A. meningea media (*gebogene Pfeile*), die übergeht in ein Netzwerk von Tumorgefäßen (*Pfeilspitzen*)

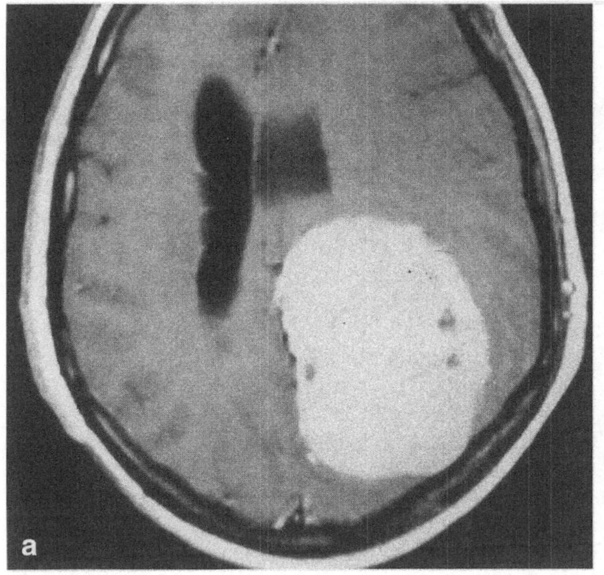

Abb. 3.61 a, b. Meningeom links parietookzipital

a MRT, T1-SE, TR/TE = 600/15, axial, Gd-DTPA. Großes Meningeom links parietookzipital mit Verschiebung der Mittellinie nach rechts und Kompression des Seitenventrikels

b MRA, GE, FISP, TR/TE = 40/7, Flip 15°, MIP-Rekonstruktion axial. Deutliche Verlagerung der linken A. cerebri posterior nach medial und ventral (*Pfeile*). Rarefizierung der peripheren Äste der A. cerebri media links (*Pfeilspitzen*) durch Kompression kräftige Carotis-externa-Äste beidseits (*gebogene Pfeile* A. occipitalis externa)

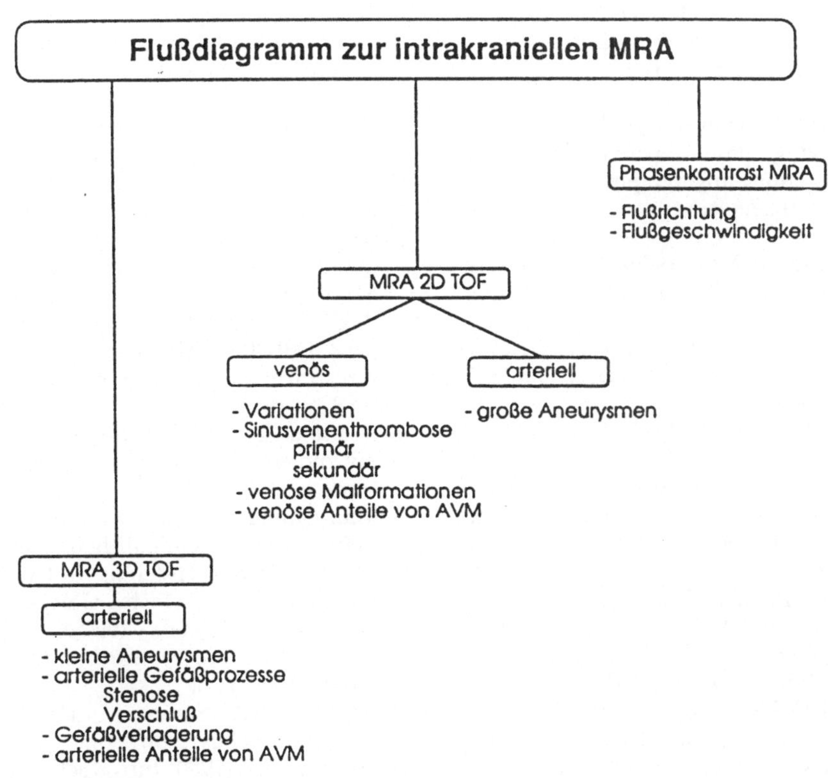

Abb. 3.62. Kritische Wertung

Literatur

1. Lanzer P, Yoganathan Ajit P (1991) Vascular imaging by Color Doppler and magnetic resonance. Springer: Berlin Heidelberg
2. De Witt LD, Wechsler LR (1988) Transcranial Doppler. Stroke 19(7):915–921
3. Gomez CR, Gomez SM, Puricelli MS, Malik MM (1991) Transcranial Doppler in reversible migrainous vasospasm causing cerebellar infarction: report of a case. Angiology 42(2):152–156
4. Tkach JA, Ruggieri PM, Dillinger JJ, Rose JS, Modic MT, Masaryk TJ (1993) Three-dimensional time-of-flight MR angiography with a specialized gradient head coil. J Magn Reson Imag 3(2):365–375
5. Hendrix LE, Strandt JA, Daniels DL et al. (1992) Three-dimensional time-of-flight MR angiography with a surface coil: evaluation in 12 subjects. AJR 159(1):103–106
6. Blatter DD, Parker DL, Robinson RO (1990) Cerebral MR angiography with multiple overlapping thin slab acquisition. Part I. Quantitative analysis of vessel visibility. Radiology 179(3):805–811
7. Edelman RR, Mattle HP, Kleefield J, Silver MS (1989) Quantification of blood flow with dynamic MR imaging and presaturation bolus tracking. Radiology 171(2):551–556
8. Cousins JP, Dumoulin CL, Souza SP, Wagle WA (1989) A protocol for the isolation of carotid and vertebral arteries in MR angiography. AJNR 10(5):921–922
9. Tiyaworabun S, Wanis A, Schirmer M, Bock WJ (1982) Aneurysms of the vertebro-basilar system: clinical analysis and follow-up results. Acta Neurochir (Wien) 63(1–4):221–229
10. Gouliamos A, Gotsis E, Vlahos L et al. (1989) Magnetic resonance angiography compared to intra-arterial digital subtraction angiography in patients with subarachnoid haemorrhage. Neuroradiology 35(1):46–49
11. Krayenbühl H, Yasargil MG (1979) Zerebrale Angiographie für Klinik und Praxis. Thieme, Stuttgart New York
12. Kayembe KN, Sasahara M, Hazama F (1984) Cerebral aneurysms and variations in the circle of Willis. Stroke 15(5):846–850
13. Edelman RR, Mattle HP, O'Reilly G, Wentz KU, Liu C, Zhao B (1990) Magnetic resonance imaging of flow dynamics in the circle of Willis. Stroke 21(1):56–65
14. Mattle HP, Wentz KU (1992) Selective magnetic resonance angiography of the head. Cardiovasc Intervent Radiol 15(1):65–70
15. Furst G, Bettag M, Fischer H, Skutta B, Hofer M, Steinmetz H, Kahn T (1993) The selective arterial and venous MR angiography of intracranial arteriovenous malformations. RÖFO 159(1):71–77
16. Furst G, Steinmetz H, Fischer H et al. (1993) Selective MR angiography and intracranial collateral blood flow. J Comput Assist Tomogr 17(2):178–183
17. Edelman RR, Wentz KU, Mattle HP et al. (1989) Intracerebral arteriovenous malformations: evaluation with selective MR angiography and venography. Radiology 173(3):831–837
18. Wentz KU, Rother J, Schwartz A et al. (1992) MR angiography of the vertebrobasilar circulatory area: the potential uses of the saturation technique to determine the direction of the flow. RÖFO 156(2):120–124
19. Lin W, Haacke EM, Masaryk TJ, Smith AS (1992) Automated local maximum-intensity projection with three-dimensional vessel tracking. J Magn Reson Imaging 2(5):519–526
20. Davis WL, Warnock SH, Harnsberger HR, Parker DL, Chen CX (1993) Intracranial MRA: single volume vs. multiple thin slab 3D time-of-flight acquisition. J Comput Assist Tomogr 17(1):15–21
21. Haacke EM, Masaryk TJ, Wielopolski PA et al. (1990) Optimizing blood vessel contrast in fast three-dimensional MRI. Magn Reson Med 14(2):202–221
22. Marks MP, Lane B, Steinberg G, Chang P (1991) Vascular characteristics of intracerebral arteriovenous malformations in patients with clinical steel. AJNR 12(3):489–496
23. Aoki T, Houkin K, Kamiyama H et al. (1993) Diagnosis of intracranial occlusive vascular disease and evaluation of extracranial-intracranial (EC/IC) arterial bypass using three-dimensional magnetic resonance angiography. No To Shinkei 45(1):57–62
24. Vogl TJ, Stemmler J, Bergman C, Pfluger T, Egger E, Lissner J (1993) MR and MR angiography of Sturge-Weber syndrome. AJNR 14(2):417–425
25. Cline HE, Lorensen WE, Herfkens RJ, Johnson GA, Glover GH (1989) Vascular morphology by three-dimensional magnetic resonance imaging. J Magn Reson Imag 7(1):45–54
26. Ehricke H-H, Laub G (1990) Integrated 3D display of brain anatomy and intracranial vasculature in MR Imaging, J Comput Assist Tomogr 14(6):846–852
27. Henri CJ, Pike GB, Collins DL, Peters TM (1991) Three-dimensional display of cortical anatomy and vasculature: magnetic resonance angiography versus multimodality integration. J Digit Imag 4(1):21–27
28. Ostertun B, Gieseke J, Steudel A et al. (1990) Klinische Anwendung der MR-Angiographie (MRA) in 2D und 3D Inflow-Techniken. Röntgenstrahlen 64:14–23
29. Vogl TJ, Bergman C, Villringer A, Einhäupl K, Lissner J, Felix R (1994) Diagnosis and follow-up of dural sinus thrombosis: value of venous MR angiography. AJR (in press)
30. Kretschmann H-W, Weinrich W (1986) Neuroanatomy and cranial computed tomography. Thieme, New York
31. Man-Chung Han, Chu-Wan Kim (1989) Sectional human anatomy. Ilchokak/Igaku-Shoin, New York
32. McMinn RMH, Hutchings RT (1977) Color atlas of human anatomy. Mosby, Chicago
33. Netter FH (1983) The Ciba collection of medical illustrations, nervous system: anatomy and physiology. CIBA, New York
34. Noveline RA, Squire LF (1987) Living anatomy. Hanley & Belfus, New York
35. Osborne AG (1980) Introduction to cerebral angiography. Harper & Row, Philadelphia
36. Ishiguro M, Sohma T, Tsuchita H, Kitami K, Hotta H, Kurokawa Y (1991) Persistent primitive proatlantal intersegmental artery (PPPIA) presenting with cerebral infarction. No Shinkei Geka 19(6):559–-563

37. Momma F, Ohara S, Ohyama T (1992) Persistent trigeminal artery associated with brainstem infarct – case report. Neurol Med Chir (Tokyo) 32(5):289–291

38. Masaryk TJ, Modic MT, Ross JS et al. (1989) Intracranial circulation: preliminary clinical results with three-dimensional (volume) MR angiography. Radiology 171(3):793–799

39. Shephard RH (1983) Ruptured cerebral aneurysms: early and late prognosis with surgical treatment. A personal series, 1958–1980. J Neurosurg 59(1):6–15

40. Winn HR, Almaani WS, Berga SL, Jane JA, Richardson AE (1983) The long-term outcome in patients with multiple aneurysms. Incidence of late hemorrhage and implications for treatment of incidental aneurysms. J Neurosurg 59(4):642–651

41. Nishioka H, Torner JC, Graf CJ, Kassell NF, Sahs AL, Goettler LC (1984) Cooperative study of intracranial aneurysms and subarachnoid hemorrhage: a long-term prognostic study. II. Ruptured intracranial aneurysms managed conservatively. Arch Neurol 41(11):1142–1146

42. Kassell NF, Torner JC (1983) Aneurysmal rebleeding: a preliminary report from the cooperative aneurysm study. Neurosurgery 13(5):479–481

43. Whittle IR, Dorsch NW, Besser M (1984) Giant intracranial aneurysms: diagnosis, managment, and outcome. Surg Neurol 21(3):218–230

44. Leblanc R (1987) The minor leak preceding subarachnoid hemorrhage. J Neurosurg 66(1):35–39

45. Brown RD Jr, Wiebers DO, Forbes G, O'Fallon WM, Piepgras DG, Marsh WR, Maciunas RJ (1988) The natural history of unruptured intracranial arteriovenous malformations. J Neurosurg 68(3):352–357

46. Huston J 3d, Torres VE, Sulivan PP, Offord KP, Wiebers DO, Huston J (1993) Value of magnetic resonance angiography for the detection of intracranial aneurysms in autosomal dominant polycystic kidney disease. J Am Soc Nephrol 3(12):1871–1877

47. Hamburger C, Schonberger J, Lange M (1992) Management and prognosis of intracranial giant aneurysms. A report on 58 cases. Neurosurg Rev 15(2):97–103

48. Pernicone JR, Siebert JE, Potchen EJ, Pera A, Dumoulin CL, Souza SP (1990) Three-dimensional phase-contrast MR angiography in the head and neck: preliminary report. AJNR 11(3):457–466

49. Ruggieri PM, Masaryk TJ, Ross JS, Modic MT (1992) Intracranial magnetic resoance imaging. Invest Radiol 27 Suppl 2:S33–39

50. Yousem DM, Balakrishnan J, Debrun GM, Bryan RN (1990) Hyperintense thrombus on GRASS MR images: potential pitfall in flow evaluation. AJNR 11(1):51–58

51. Masaryk TJ, Laub GA, Modic MT, Ross JS, Haacke EM (1990) Carotid-CNS MR flow imaging. Magn Reson Med 14(2):308–314

52. Nadel L, Braun IF, Kraft KA, Fatouros PP, Laine FJ (1991) Intracranial vascular abnormalities: value of MR phase imaging to distinguish thrombus from flowing blood. AJR 156(2):373–380

53. Kaplan PA, Hahn FJ (1984) Aneurysms of the posterior cerebral artery in children. AJNR 56(6):771–774

54. Huston J 3d, Rufenacht DA, Ehman RL, Wiebers DO (1991) Intracranial aneurysms and vascular malformations: comparison of time-of-flight and phase-contrast MR angiography. Radiology 181(3):721–730

55. Frank LR, Buxton RB, Kerber CW (1993) Pulsatile flow artifacts in 3D magnetic resonance imaging. Magn Reson Med 30(3):296–304

56. Anderson CM, Saloner D, Tsuruda JS, Shapeero LG, Lee RE (1990) Artifacts in maximum-intensity-projection display of MR angiograms. AJR 154(3):623–629

57. Wagle WA, Dumoulin CL, Souza SP, Cline HE (1989) 3DFT MR angiography of carotid and basilar arteries. AJNR 10(5):911–919

58. Schwaighofer BW, Klein MV, Lyden PD, Hesselink JR (1990) MR Imaging of vertebrobasilar disease. J Comput Assist Tomogr 14(6):895–904

59. MacFarlane MR, McAllister VL, Whitby DJ, Sengupta RR (1983) Posterior circulation aneurysms. Results of direct operations. Surg Neurol 20(5):399–413

60. Cahill DW (1992) Supergiant anterior circulation aneurysms. Neurol Res 14(2 Suppl):204–207

61. Whittle IR, Dorsch NW, Besser M (1982) Spontaneous thrombosis in giant intracranial aneurysms. J Neurol Neurosurg Psychiatry 45(11):1040–1047

62. Olsen WL, Brant-Zawadzki M, Hodes J, Norman D, Newton TH (1987) Giant intracranial aneurysms: MR imaging. Radiology 163(2):431–435

63. Tsuruda J, Saloner D, Norman D (1992) Artifacts associated with MR neuroangiography. AJNR 13(5):1411–1422

64. Edelman RR, Hesselink JR (1990) Clinical magnetic resonance imaging. Saunders, Philadelphia

65. Baker LL, Kucharczyk J, Sevick RJ, Mintorovitch J, Moseley ME (1991) Recent advances in MR imaging/spectroscopy of cerebral ischemia. AJR 156(6):1133–1143

66. Bell BA, Symon L, Branston NM (1985) CBF and time thresholds for the formation of ischemic cerebral edema, and effect of reperfusion in baboons. J Neurosurg 62(1):31–41

67. Brant-Zawadzki M, Solomon M, Newton TH, Weinstein P, Schmidley J, Norman D (1985) Basic principles of magnetic resonance imaging in cerebral ischemia and initial clinical experience. Neuroradiology 27(6):517–520

68. Brant-Zawadzki M, Pereira B, Weinstein P et al. (1986) MR imaging of acute experimental ischemia in cats. AJNR 7(1):7–11

69. Hamberg LM, Macfarlane R, Tasdemiroglu E et al. (1993) Measurement of cerebrovascular changes in cats after transient ischemia using dynamic magnetic resonance imaging. Stroke 53:444–451

70. McNamara MT, Brant-Zawadzki M, Berry I et al. (1986) Acute experimental cerebral ischemia: MR enhancement using Gd-DTPA. Radiology 158(3):701–705

71. Roberts TP, Vexler Z, Derugin N, Moseley ME, Kucharczyk J (1993) High-speed MR imaging of ischemic brain injury following stenosis of the middle cerebral artery. J Cereb Blood Flow Metab 13(6):940–946

72. Smith AS, Wiznitzer M, Karaman BA, Horwitz SJ, Lanzieri CF (1993) MRA detection of vascular occlusion in a child with progeria. AJNR 14(2):441–443

73. Warach S, Li W, Ronthal M, Edelman RR (1992) Acute cerebral ischemia: evaluation with dynamic contrast-enhanced MR imaging and MR angiography. Radiology 182(1):41–47

74. Baker LL, Dillon WP, Hieshima GB, Dowd CF, Frieden IJ (1993) Hemangiomas and vascular malformations of the head and neck: MR characterization. AJNR 14(2):307–314

75. Gomori JM, Grossman RI (1988) Mechanisms responsible for the MR appearance and evolution of intracranial hemorrhage. Radiogr 8(3):427–440

76. Grossman RI, Gomori JM, Goldberg HI et al. (1988) MR imaging of hemorrhagic conditions of the head and neck. Radiographics 8(3):441–454

77. Tsuruda JS, Sevick RJ, Halbach VV (1992) Three-dimensional time-of-flight MR angiography in the evaluation of intracranial aneurysms treated by endovascular balloon occlusion. AJNR 13(4):1129–1136

78. Kido DK, Panzer RJ, Szumowski J et al. (1991) Clinical evaluation of stenosis of the carotid bifurcation with magnetic resonance angiographic techniques. Arch Neurol 48(5):484–489

79. Heinz ER, Yeates AE, Djang WT (1989) Significant extracranial carotid stenosis: detection on routine cerebral MR images. Radiology 170(3 Pt 1):843–848

80. Heiserman JE, Drayer BP, Keller PJ, Fram EK (1992) Intracranial vascular stenosis and occlusion: evaluation with three-dimensional time-of-flight MR angiography. Radiology 185(3):667–673

81. Evans AJ, Richardson DB, Tien R et al. (1993) Poststenotic signal loss in MR angiography: effects of echo time, flow compensation, and fractional echo. AJNR 14(3):721–729

82. Lin W, Tkach JA, Haacke EM, Masaryk TJ (1993) Intracranial MR angiography: application of magnetization transfer contrast and fat saturation to short gradient-echo, velocity-compensated sequences. Radiology 186(3):753–761

83. Litt AW, Eidelman EM, Pinto RS et al. (1991) Diagnosis of carotid artery stenosis: comparison of 2DFT time-of-flight MR angiography with contrast angiography in 50 patients. AJNR 12(1):149–154

84. Polak JF, Bajakian RL, O'Leary DH, Anderson MR, Donaldson MC, Jolesz FA (1992) Detection of internal carotid artery stenosis: Comparison of MR angiography, color doppler, sonography, and arteriography. Radiology 182:35–40

85. Zouaoui A, Hidden G (1988) Cerebral venous sinuses: anatomical variants or thrombosis? Acta Anat (Basel) 133(4):318–324

86. Lasjaunias P, Chiu M, ter Brugge K, Tolia A, Hurth M, Bernstein M (1986) Neurological manifestations of intracranial dural arteriovenous malformations. J Neurosurg 64(5):724–730

87. Leblanc R, Levesque M, Comair Y, Ethier R (1987) Magnetic resonance imaging of cerebral arteriovenous malformations. Neurosurgery 21(1):15–20

88. Smith HJ, Strother CM, Kikuchi Y, Duff T, Ramirez L, Merless A, Toutant S (1988) MR imaging in the management of supratentorial intracranial AVMs. AJR 150(5):1143–1153

89. Anderson SC, Shah CP, Murtagh FR (1987) Congested deep subcortical veins as a sign of dural venous-thrombosis: MR and CT correlations. J Comput Assist Tomogr 11(6):1059–1061

90. Braun IF, Hoffmann JC Jr, Malko JA, Pettigrew RI, Dannels W, Davis PC (1985) Jugular venous thrombosis: MR imaging. Radiology 157(2):357–360

91. Daniels DL, Czervionke LF, Hendrix LE et al. (1989) Gradient recalled echo MR imaging of superior sagittal sinus occlusion. Neuroradiology 31:134–136

92. Einhäupl KM, Villringer A, Meister W et al. (1991) Heparin treatment in sinus venous thrombosis. Lancet 338:597–600

93. Floris R, Crecco M, Squillaci E et al. (1993) [Magnetic resonance angiography in the study of neoplastic cerebral pathology]. Radiol Med (Torino) 85(1–2):34–39

94. Creasy JL, Price RR, Presbrey T, Goins D, Partain CL, Kessler RM (1990) Gadolinium-enhanced MR angiography. Radiology 175(1):280–283

95. Bousser MG, Chiras J, Bories J, Castaigne P (1985) Cerebral venous thrombosis – a review of 38 cases. Stroke 16(2):199–213

96. Goldberg AL, Rosenbaum AE, Wang H, Kim WS, Lewis VL, Hanley DF (1986) Computed tomography of dural sinus thrombosis. J Comput Assist Tomogr 10(1):16–20

97. Purvin V, Dunn DW, Edwards M (1987) MRI and cerebral venous thrombosis. Comput Radiol 11(2):75–79

98. McArdle CB, Mirfakhraee M, Amparo EG, Kulkarni MV (1987) MR imaging of transverse/sigmoid dural sinus and jugular vein thrombosis. J Comput Assist Tomogr 11(5):831–838

99. McDonald TD, Tatemichi TK, Kranzler SJ et al. (1989) Thrombosis of the superior sagittal sinus associated with essential thrombocytosis followed by MRI during articoagulant therapy. Neurology

100. Macchi PJ, Grossman RI, Gomori JM, Goldberg HI, Zimmerman RA, Bilaniuk LT (1986) High field MR imaging of cerebral venous thrombosis. J Comput Assist Tomogr 10(1):10–15

101. Vidailhet M, Piette JC, Wechsler B, Bousser MG, Brunet P (1990) Cerebral venous thrombosis in systemic lupus erythematosus. Stroke 21(8):1226–1231

102. Matsuda M, Matsuda I, Sato M, Handa J (1982) Superior sagittal sinus thrombosis followed by subdural hematoma. Surg Neurol 18(3):206–211

103. McMurdo SK Jr, Brant-Zawadzki M, Bradley WG Jr, Chang GY, Berg BO (1986) Dural sinus thrombosis: study using intermediate field strength MR imaging. Radiology 161(1):83–86

104. Nadel L, Braun IF, Kraft KA, Fatouros PP, Laine FJ (1990) Intracranial vascular abnormalities: Value of MR Phase imaging to distinguish thrombus from flowing blood. AJNR 11:1133–1140

105. Arrive' L, Menu Y, Dessarts I et al. (1991) Diagnosis of abdominal venous thrombosis by means of spin-echo and gradient-echo MR imaging: analysis with receiver operating characteristic. Radiology 181:661–668

106. Edelman RR, Chien D, Kim D (1991) Fast selective black blood MR imaging. Radiology 181:655–660

107. Nadel L, Braun IF, Kraft KA, Jensen ME, Laine FJ (1990) MRI of intracranial sinovenous thrombosis: the role of phase imaging. Magn Reson Imaging 8(3):315–320

108. Nussel F, Wegmuller H, Huber P (1991) Comparison of magnetic resonance angiography, magnetic reso-

nance imaging and conventional angiography in cerebral arteriovenous malformation. Neuroradiology 33(1):56–61

109. Hulcelle PJ, Dooms GC, Mathurin P, Cornelis G (1989) MRI assessment of unsuspected dural sinus thrombosis. Neuroradiology 31:217–221

110. Hanley DF, Feldman E, Borel CO, Rosenbaum AE, Goldberg AL (1988) Treatment of sagittal sinus thrombosis with cerebral hemorrhage and intracranial hypertension. Stroke 19:903–909

111. Schutta HS, Williams EC, Baranski BG, Sutula TP (1991) Cerebral venous thrombosis with plasminogen deficiency. Stroke 22(3):401–405

112. Vogl TJ, Balzer JO, Stemmler J, Egger J, Ziegler L, Schedel HK, Lissner J (1992) [MR angiography in neuropediatric problems: the technic and the clinical results]. ROFO 156(2):112–119

113. Hosley MA, Fisher M, Lingley JF (1991) Thrombosis in a congenitally bifurcated superior sagittal sinus. Stroke 22(3):396–400

114. Thron A, Wessel K, Linden D, Schroth G, Dichgans J (1986) Superior sagittal sinus thrombosis: neuroradiological evaluation and clinical findings. J Neurol 233(5):283–288

115. McCormick WF (1966) The pathology of vascular („arteriovenous") malformations. J Neurosurg 24:807–816

116. Yasargil MG (1987) AVM of the brain, history, embryology, pathology, hemodynamics, diagnostic studies, microsurgical anatomy. Thieme, Stuttgart New York

117. Marchal G, Bosmans H, Van Fraeyenhoven L, Wilms G, Van Hecke P, Plets C, Baert AL (1990) Intracranial vascular lesions: optimization and clinical evaluation of three-dimensional time-of-flight MR angiography. Radiology 175(2):443–448

118. Keller PJ, Drayer BP, Fram EK, Williams KD, Dumoulin CL, Souza SP (1989) MR angiography with two-dimensional acquisition and three-dimensional display. Work in progress. Radiology 173(2):527–532

119. Kauczor HU, Engenhart R, Layer G et al. (1993) 3D TOF MR angiography of cerebral arteriovenous malformations after radiosurgery. J Comput Assist Tomogr 17(2):184–190

120. Cline HE, Lorensen WE, Schroeder WJ (1993) 3D phase contrast MRI of cerebral blood flow and surface anatomy. J Comput Assist Tomogr 17(2):173–177

121. Dumoulin CL, Souza SP, Walker MF, Wagle W (1989) Three-dimensional phase contrast angiography. Magn Reson Med 9(1):139–149

122. Dumoulin CL, Cline HE, Souza SP, Wagle WA, Walker MF (1989) Three-dimensional time-of-flight magnetic resonance angiography using spin saturation. Magn Reson Med 11(1):35–46

123. Hausmann R, Lewin JS, Laub G (1991) Phase-Contrast MR Angiography with Reduced Acquisition Time: New concepts in sequence design. J Magn Reson Imaging 1:415–422

124. Walker MF, Souza SP, Dumoulin CL (1988) Quantitative flow measurement in phase contrast MR angiography. J Comput Assist Tomogr 12(2):304–313

125. Noorbehesht B, Fabrikant JI, Enzmann DR (1987) Size determination of supratentorial arteriovenous malformations by MR, CT and angio. Neuroradiology 29(6):512–518

126. Nussel F, Wegmuller H, Huber P (1991) Comparison of magnetic resonance angiography, magnetic resonance imaging and conventional angiography in cerebral arteriovenous malformation. Neuroradiology 33(1):56–61

127. Kucharczyk W, Lemme-Pleghos L, Uske A, Brant-Zawadzki M, Dooms G, Norman D (1985) Intracranial vascular malformations: MR and CT imaging. Radiology 156(2):383–389

128. Chan ST, Weeks RD (1988) Dural arteriovenous malformation presenting as cardiac failure in a neonate. Acta Neurochir (Wien) 91(3–4):134–138

129. Pernicone JR, Siebert JE, Potchen EJ (1991) Demonstration of an early draining vein by MR angiography. J Comput Assist Tomogr 15(5):829–831

130. Chakeres DW, Schmalbrock P, Brogan M, Yuan C, Cohen L (1990) Normal venous anatomy of the brain: demonstration with gadopentetate dimeglumine in enhanced 3-D MR angiography. AJNR 11:1107–1118

131. Parker DL, Yuan C, Blatter DD (1991) MR angiography by multiple thin slab 3D acquisition. Magn Reson Med 17(2):434–451

4 Neuropädiatrische MRA

Die neuropädiatrische MRA steckt bislang noch in den Anfängen. So stützt sich dieses Kapitel primär auf die Ergebnisse und Erfahrungen mit 300 neuropädiatrischen MRA-Untersuchungen aus dem eigenen Kollektiv, sowie auf die bislang veröffentlichte Literatur. Dennoch zeichnet sich jetzt schon ab, daß die MRA speziell bei Kindern einige Vorteile gegenüber den etablierten Verfahren zur Gefäßdarstellung hat. Der Hauptvorteil der neuropädiatrischen MRA liegt sicherlich in der Nicht-Invasivität der Methode sowie dem Fehlen neurologischer und vaskulärer Komplikationen, wie sie bei der Katheterangiographie auftreten können. Als Nachteil der MRA hinsichtlich der Nicht-Invasivität ist sicherlich die erforderliche Sedierung und die häufig erforderliche intravenöse Kontrastmittelapplikation zu werten.

Die neuropädiatrische MRA wird derzeit überwiegend als Zusatzuntersuchung bei einer diagnostischen oder präoperativen konventionellen MRT-Untersuchung durchgeführt. Aufgrund relativ kurzer Untersuchungszeiten reicht in der Regel eine orale oder ventrale Hypnotika-Gabe oder eine i. v. bzw. i. m. Applikation von Barbituraten für die MR-Untersuchung aus.

Obwohl die konventionelle Angiographie wie auch die DSA den Goldstandard für die Evaluierung neurovaskulärer Fragestellungen darstellen, limitiert jedoch die Invasivität dieses Untersuchungsverfahrens den Einsatz in der pädiatrischen Radiologie. Im Konzert der nichtinvasiven bildgebenden Verfahren stellt die MRA ein zuverlässiges diagnostisches Instrument dar. Ergänzend zur Information der MRT liefert die MRA Aussagen zur vaskulären Topographie von Tumoren. Unter Verzicht auf Kontrastmittelapplikation und selektive Gefäßkatheterisierung basiert die MRA lediglich auf dem Prinzip der Flußanalyse und bietet sich daher besonders bei pädiatrischen Fragestellungen an. Jedoch auch in der Neuropädiatrie gelten die bekannten Limitationen durch Bewegungsartefakte, sowie Einschränkungen durch die Änderungen der Flußdynamik in pathologischen Gefäßstrukturen.

Im folgenden soll eine optimierte Untersuchungstechnik sowie Grundlagen der spezifischen Interpretation der zerebralen MRA im Kindesalter vorgestellt werden.

4.1 Untersuchungstechnik

Bei allen neuropädiatrischen MRA-Untersuchungen sollte in der Regel eine zirkular polarisierte Kopfspule zum Einsatz kommen. Bei der Mehrzahl der Kinder mit einem Lebensalter von ≤ 2 Jahren werden die MR-Untersuchungen in Vollnarkose mit kontrollierter Überwachung der Vitalparameter bzw. bei Kindern älter als 2 Jahre in der Regel unter Verwendung eines Sedativums durchgeführt. Im Vergleich zur MRA bei adulten Patienten, sind bei der pädiatrischen MRA weniger Suszeptibilitätsartefakte vorhanden, da die Pneumatisation der paranasalen Sinus und des Sinus frontalis noch geringer ausgeprägt ist als beim Erwachsenen. Aufgrund höherer intravasaler Flußgeschwindigkeiten bei Kindern existiert ein beschleunigter Inflow mit einer daraus resultierenden höheren Signalintensität. Der im Vergleich zum Erwachsenen kleinere Schädel ermöglicht ein „größeres" Meßvolumen. Desweiteren fallen bei pädiatrischen Patienten weniger Artefakte durch zusätzliche Gefäßschlingenbildung, Intimaplaques sowie diastolisches Pendelblut an.

Aufgrund der o. g. physiologischen Bedingungen bei Kindern empfehlen einige Autorengruppen die Verwendung von kürzeren TE-Zeiten als bei Erwachsenen [4, 22]. Der Vorteil einer kurzen Echozeit liegt in einer geringeren Spindephasierung; der Nachteil hingegen in einer geringeren Unterdrükkung des Hintergrundsignals. Auch die Anpassung des Flipwinkels und der Matrix wird von einigen Autoren diskutiert. Hierbei erfordert ein hoher intravasaler Fluß einen großen Flipwinkel, was allerdings ein vermindertes Contrast-to-noise-Verhältnis für kleinere Gefäße bedingt. Derzeit gebräuchli-

Tabelle 4.1. Sequenz- und Parameterempfehlung für die neuropädiatrische MRA

Sequenz	TR [ms]	TE [ms]	FW [°]	SD [mm]	SZ [n]	O	ESD [mm]	FOV [mm]	DF	Matrix	MZ [M:SS]	AC [n]	Sat [n]	O
FISP 3D	40	7	15	90	1	tran, cor	1,5	200	0	256·256 256·512	10:58	1	art.: 2 ven.: 1	art:tran,cor; ven: tran
TONE FISP 3D	43	8	20	96	1	tran	1,5	200	0	256·512 512·512	11:43	1	art.: 1 ven.: 1	art., ven.: tran
FLASH 2D	36	10	60	5	53	cor	1,5	200	−0.25	256·256	8:14	1	ven: 1	ven: tran

Abkürzungen:

AC	Akquisitionen	*DF*	Distance factor	*MZ*	Meßzeit
art	arteriell	*ESD*	effektive Schicht-	*O*	Orientierung
cd	caudal		dicke	*sag*	sagittal
cor	coronar	*FOV*	Field of View	*Sat*	Vorsättigungspuls
cr	cranial	*FW*	Flipwinkel	*SD*	Schichtdicke

SZ	Schichtanzahl
TE	Echozeit
TR	Repetitionszeit
tran	transversal
ven	venös

che Matrixgrößen sind 256 × 256 und 256 × 512 Pixel. Aufgrund der höheren räumlichen Auflösung, der verbesserten Darstellung peripherer Gefäße, der exakteren Abgrenzbarkeit des Gefäßlumens sowie einer Verringerung von Phasenartefakten wird sich jedoch eine Matrixgröße von 512 × 512 immer mehr durchsetzen [22].

Für die konventionelle MRT-Bildgebung wird das folgende Schema empfohlen. Der sagittalen Übersicht (TR/TE = 200/12 ms), folgt eine axial geschichtete, T_2-gewichtete Sequenz (TR/TE = 3000/22/60/120 ms, 17 Schichten, Schichtdicke 3–10 mm, Matrix 256 × 256, 1 Akquisition). Im Anschluß daran wird mit einer T_1-gewichteten Sequenz (TR/TE = 600/15 ms, 13 Schichten, Schichtdicke 3–10 mm, Matrix 256 × 256, 2 Akquisitionen) über der gleichen ROI axial geschichtet. Zusätzlich sollte je nach Befund eine T_1-gewichtete, koronare oder sagittale Sequenz mit den oben genannten Parametern als zweite Ebene eingesetzt werden.

Eine unterhalb der bildgebenden Schichten liegende Vorsättigung, zur Elimination von Fluß- und Bewegungsartefakten, sollte bei allen transversalen Sequenzen routinemäßig angewendet werden. Gegebenenfalls wird eine T_1-gewichtete Sequenz nach Kontrastmittelapplikation (Gd-DTPA, Dosierung 0,1 mmol/kg KG i. v.) mit oben genannten Parametern durchgeführt.

Für die MR-angiographischen Untersuchungen werden derzeit zwei- bzw. dreidimensionale, Fourier-transformierte, refokussierte Gradientenecho-(GE-)Sequenzen empfohlen. Die Wahl der Sequenzen ist hierbei von den intravasalen Flußgeschwindigkeiten des Blutes im jeweils interessierenden Gebiet abhängig [2, 7, 8, 21, 27, 30, 31].

Für eine Darstellung der arteriellen Gefäße mit hohen Strömungsgeschwindigkeiten hat sich besonders die Anwendung der TONE- oder FISP-3D-Sequenz, für eine Darstellung der venösen Gefäße mit langsamen Strömungsgeschwindigkeiten die FLASH-2D-Sequenz bewährt (Tabelle 4.1).

Verschiedene Arbeitsgruppen [6, 16, 22, 30] befaßten sich mit der Optimierung der Untersuchungsprotokolle und Sequenzparameter, wobei sich für die FISP-3D ein TR von 40 ms, ein TE von 7 ms und ein Flipwinkel von 15° als optimal erwies.

Die Darstellung selektiv arteriellen oder venösen Blutflusses wird durch die Verwendung von vorsättigenden Schichten erreicht, die entweder das arterielle oder venöse Blut so anregen, daß die jeweils abgesättigten Spins nicht mehr für die Bildgebung zur Verfügung stehen.

Der so gemessene zwei- oder dreidimensionale Datensatz wird an einer integrierten Bildauswertekonsole nachbearbeitet. Dabei werden Bilder berechnet, auf denen die Gefäße sich mit maximaler, das umliegende Gewebe mit minimaler Signalintensität darstellt (Maximum Intensity Projection = MIP). So läßt sich das umgebende, signalarme Weichteilgewebe eliminieren, mit dem Resultat einer selektiven Gefäßdarstellung. Für die optimale Auswertung der MR-Angiogramme können diese Projektionen in frei wählbaren Winkelstufen in allen Ebenen des Raumes rotiert werden. Die Zeit einer solchen Nachberechnung variiert zwischen 3 und 12 min, abhängig von der Größe der Winkelschritte bei Rotationen (normalerweise 15°) und von anderen, die Auflösung beeinflussenden Berechnungsparametern [1, 29, 30].

Für die Bewertung der MRA sollten das Ausmaß, sowie die detaillierte Wiedergabe der dargestellten Gefäße, die Darstellung von Anomalie und Pathologie als auch die Wertigkeit der hierbei verwendeten Sequenzen berücksichtigt werden. Die standardisierte Einteilung der MR-Angiogramme stützt sich dabei auf die exakte anatomische Wiedergabe

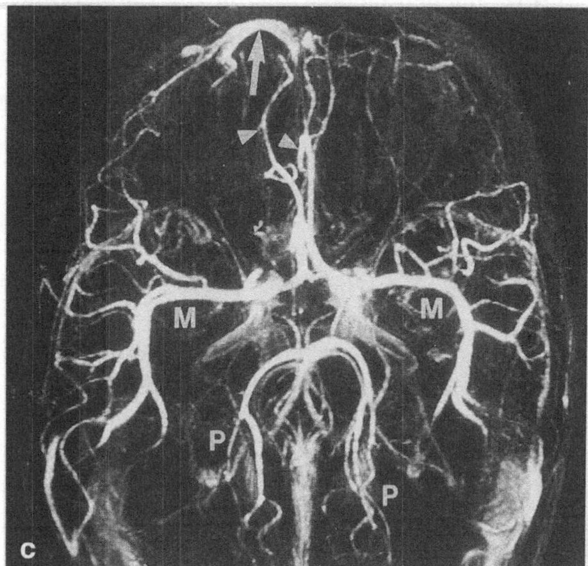

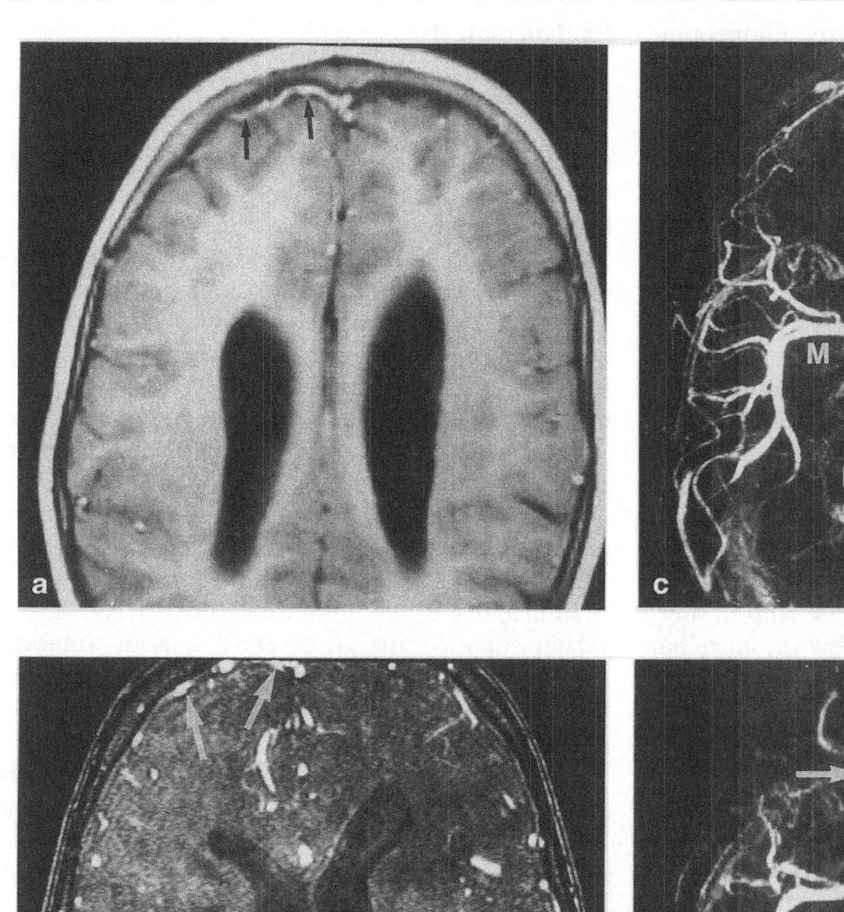

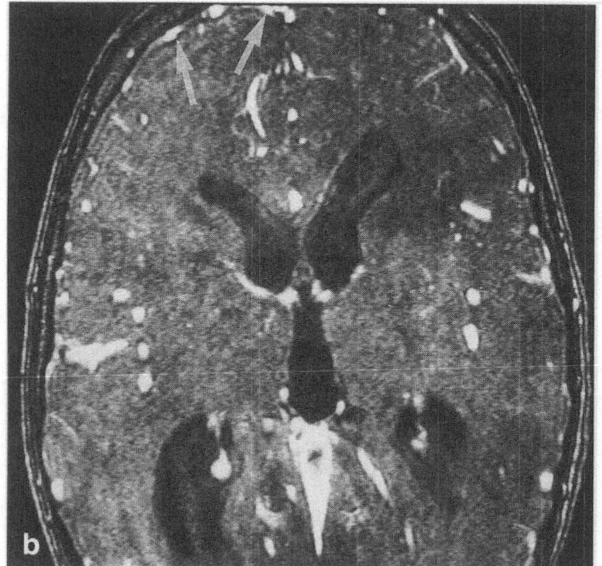

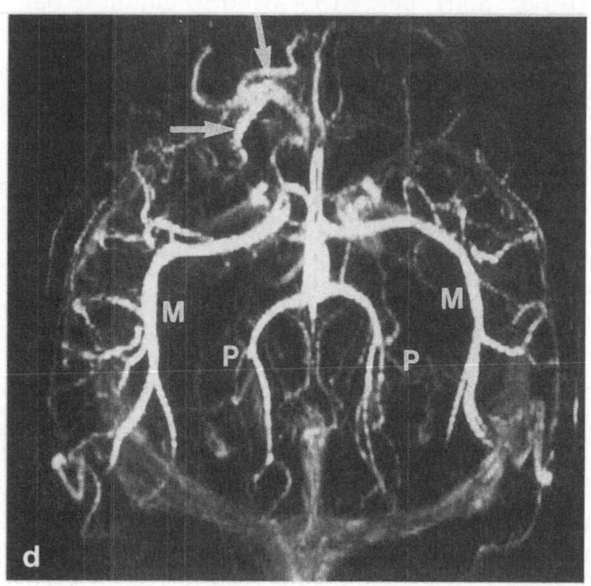

Abb. 4.1 a–d. 4jähriger Junge mit Meningitis und Zeichen der intrakraniellen Hyperperfusion

a MRT, SE TR/TE = 600/15, Koronar, Gd-DTPA. Im T1-gewichteten Bild Darstellung von linearen Zonen erhöhter Signalintensität rechts frontal (*Pfeile*), ohne daß eine sichere Differenzierung von meningealen und vaskulären Strukturen möglich ist

b Arterielle C-MRA, GE, FISP 3D (TONE), TR/TE = 43/8, Flip 20°, axial, Gd-DTPA. Im Einzelschichtbild zeigen sowohl die arteriellen als auch die venösen Gefäßstrukturen ein erhöhtes Signal. Auffällig sind die abnormen Gefäßverläufe rechts frontal (*Pfeile*)

c Arterielle C-MRA, GE, FISP 3D (TONE), TR/TE = 43/8, Flip 20°, axial, Gd-DTPA. Das tranversale MIP-Angiogramm zeigt die dilatierten, kortikalen Venen rechts frontal bei Meningitis (*Pfeil*). Die MRA erlaubt auch eine Differenzierung der arteriellen Äste wie der A. pericallosa und A. callosomarginalis rechts (*Pfeilspitzen*)

d Arterielle C-MRA, GE, FISP 3D (TONE), TR/TE = 43/8, Flip 20°, axial, Gd-DTPA. Die leichte Rotation des transversalen MIP-Angiogramms ermöglicht eine leichtere Differenzierung der dilatierten, kortikalen Venen rechts frontal (*Pfeile*)

M A. cerebri media
P A. cerebri posterior

der intrakraniellen Gefäße, die im zur Bildgebung herangezogenen Volumen liegen.

Die Auswertung der venösen Angiogramme berücksichtigt im allgemeinen das gesamte intrakranielle Sinusvenensystem. Hierbei spielte die Topographie, das Ausmaß der erfaßten Systeme und die Beziehung zu angrenzenden Strukturen eine Rolle (s. Kap. 3) [19, 30, 31].

Die intravenöse Applikation des Kontrastmittels Gd-DTPA bei der arteriellen MRA bringt keine entscheidende Verbesserung der Abbildungsqualität der intrakraniellen Arterien, jedoch ermöglicht die Verwendung des Kontrastmittels eine bessere Aussage in bezug auf die Topographie von Tumor und Gefäßen. Bei größeren Tumoren mit hoher KM-Anreicherung führt dies jedoch zu einer Überlagerung der Gefäße durch den signalintensiven Tumor und erschwert so die Beurteilung der MRA. Bei der C-MRA (Kontrast-MRA; s. Kap. 2.3) erfolgt der Start der MRA-Sequenz unmittelbar während der i.v.-Boluskontrastmittelapplikation. Der Vorteil liegt hierbei darin, daß sich die Hauptmenge des KM während der MR-angiographischen Messung noch intravasal befindet. Die KM-bedingte T1-Reduktion führt zu einer erhöhten Signalintensität fließenden Blutes und somit auch zu einer verbesserten Darstellung von Blutgefäßen (Abb. 4.1) [5, 10, 22].

Bei der Verwendung von dreidimensionalen FLASH-Sequenzen (FLASH 3D) für die venöse MRA ist die Applikation von Gd-DTPA empfehlenswert und führt bei dieser Sequenz zu einer Verbesserung der Abbildungsqualität kleiner Gefäße. Eigene Erfahrungen mit dieser FLASH-3D-Sequenz zeigen jedoch keine diagnostischen Vorteile im Vergleich zur FLASH-2D-Sequenz. Lediglich für eine Darstellung kleiner intrakranieller Venen, wie z.B. der V. Galeni magna oder des Sinus sagittalis inferior, bewährt sich die Verwendung einer FLASH-3D-Sequenz [29–31].

Merke

MRT bei neuropädiatrischen Fragestellungen

– Standardabklärung mit den gleichen Sequenzparametern wie bei adulten Patienten
– Altersabhängige und situationsabhängige Ruhigstellung der Kinder (Sedierung, Vollnarkose)
– Ggf. Parametermodifikation der MRT- und MRA-Sequenzen je nach Situation und Befund

4.2 Normale Topographie

4.2.1 Arterielles System

Normalbefunde der arteriellen MRA im Kindesalter

Die Auswertung bislang publizierter Studien [16, 23, 30] ergibt, daß die A. cerebri anterior bei 85 % der Kinder bis zum hochkortikalen Segment A4 dargestellt werden kann, ebenfalls kann die A. cerebri media in 90 % bis nach hochkortikal (M4) verfolgt werden. Eine ausgezeichnete Darstellung gelingt in 95 % für die intrakraniellen Abschnitte (C1–C5) [13] der A. carotis interna. Die A. cerebri posterior und A. basilaris werden im gesamten Verlauf in 95 % abgebildet. Die Rr. communicantes posteriores lassen sich nur in 30 % spontan perfundiert darstellen. Kleinere Gefäße wie die A. ophthalmica, der R. communicans anterior, die A. cerebelli superior, die A. cerebelli inferior anterior und inferior posterior sind nur vereinzelt darstellbar, oder erfordern den Einsatz von MRA-Sequenzen mit genau positionierten Volumen und kleiner ESD (Tabelle 4.2). Auch Gefäßanomalien wie eine A. trigemina primitiva oder ein Kinking (Abb. 4.2) oder Coiling der A. carotis interna können verläßlich mittels MRA überprüft und bestätigt werden.

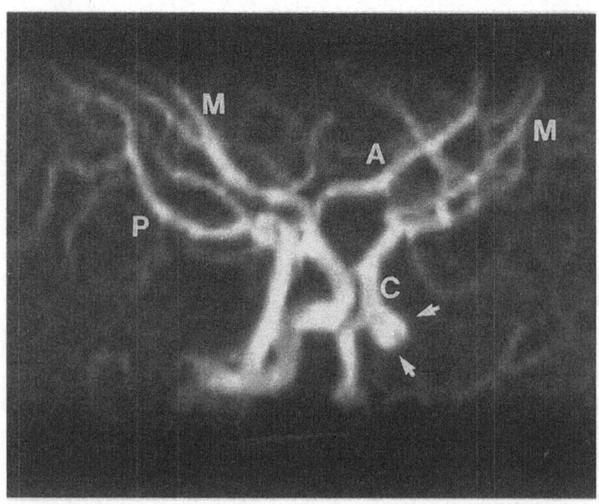

Abb. 4.2. 2jähriges Kind mit einer Variation der linken A. carotis interna (Kinking) und sonst regelrechter Darstellung der intrakraniellen Gefäße. Arterielle MRA, GE, FISP 3D, TR/TE = 40/7, Flip 15°, axial. Die transversale, leicht nach sagittal rotierte MRA zeigt diese Gefäßanomalie der linken A. carotis interna (*Pfeile*)

A A. cerebri anterior
C A. carotis interna
M A. cerebri media
P A. cerebri posterior

Tabelle 4.2. Arterielle pädiatrische MRA: anatomische Darstellung und Beurteilung der Bildqualität

Gefäß	0 [%]	1 [%]	2 [%]	3 [%]	Gefäß außerhalb des ROI [%]
A. carotis interna	0	5	25	70	0
A. cerebri anterior	0	15	35	50	0
A. cerebri media	0	10	45	45	0
A. cerebri posterior	0	5	25	70	0
RCA	70	15	10	5	0
RCP	45	25	25	5	0
A. ophthalmica	90	5	5	0	0
A. thalamostriata	95	5	0	0	0
A. choroidea	100	0	0	0	0
A. vertebralis	0	20	25	0	55
A. basilaris	0	0	25	70	5
A. cerebellum superior	65	25	5	0	5
AICA	40	20	10	0	30
PICA	40	20	10	0	3

0 rudimentäre Darstellung, nicht beurteilbar; 1 partielle Darstellung; 2 gute anatomische Darstellung; 3 optimale Darstellung

Abkürzungen: RCA R. communicans anterior, *RCP* R. communicans posterior, *AICA* „anterior inferior cerebellar artery", *PICA* „posterior inferior cerebellar artery", *ROI* „region of interest"

Pathologische Befunde

Die Mehrzahl der in der Literatur mittels MRA diagnostizierten pathologischen Befunde wurden durch DSA oder konventionelle Angiographie bestätigt. Im Rahmen der Abklärung zerebraler Mißbildungssyndrome empfiehlt sich so der additive Einsatz von arteriellen bzw. venösen MRA-Protokollen. Zum einen können damit einzelne Gefäßterritorien exakt definiert werden und zum anderen lassen sich Gefäßverlagerungen dabei genauso exakt wie mit den konventionellen angiographischen Techniken verifizieren (Tabelle 4.3; Abb. 4.3) [25, 30].
Eine wichtige Indikation zur neuropädiatrischen MRA stellt die Abklärung intrakranieller *Gefäßstenosen* (Abb. 4.4–4.8) dar. Hierbei sind überwiegend die A. cerebri media (45 %), die A. cerebri anterior (20 %), die A. cerebri posterior (15 %) und die A. carotis interna (10 %) betroffen.
Eine exakte graduelle Beurteilung des Stenosegrades mittels MRA ist bislang für höhere Stenosegrade nur erschwert möglich, da durch poststenotische Strömungsveränderungen der Stenosegrad in der MRA häufig geringgradig überbewertet wird (Abb. 4.6). In der Regel können jedoch in Überein-

Tabelle 4.3. Indikationen und prozentualer Anteil der neuropädiatrischen MRA im arteriellen Gefäßsystem

Arterielle Gefäßanomalien	12 %
Gefäßverlagerung	32 %
Pathologie	
– Aneurysma	5 %
– Stenose	19 %
– AVM	12 %
– Reduzierte Gefäßperfusion	20 %

stimmung mit der DSA mittelgradige Stenosen mittels MRA exakt diagnostiziert und lokalisiert werden.
Eine weitere häufige Gruppe von Fragestellungen stellt läsions- oder tumorbedingte *Gefäßverlagerungen* (Abb. 4.8–4.10) dar. Hierbei zeigte sich, daß die neuropädiatrische MRA ein zuverlässiges und vor allem risikoarmes Screeningverfahren ist. Aber auch *vaskuläre Mißbildungssyndrome*, wie z. B. AVM (Abb. 4.11) bzw. *vaskuläre Läsionen* (z. B. Aneurysmen) stellen eine Indikation für die neuropädiatrische MRA dar. In diesen Fällen ist jedoch auch weiterhin eine Abklärung mittels konventioneller angiographischer Techniken erforderlich, da z. B. der Nidus eines AV-Angioms MR-angiographisch nur vereinzelt und unregelmäßig dargestellt werden kann. Die Rolle der MRA bei diesen Fragestellungen beschränkt sich derzeit noch auf die Abklärung der intrakraniellen Gefäßtopographie im Zuge der DSA-Planung.

Moya-Moya-Syndrom

Das Moya-Moya-Syndrom ist eine seltene, fortgeschrittene zerebrale Verschlußkrankheit mit unbekanter Ätiologie, welche vorwiegend in Japan beobachtet werden kann. Charakteristisch für dieses Syndrom ist eine beidseitige Stenose der A. carotis interna bis zum Beginn der A. cerebri anterior und media sowie das Auftreten von parenchymalen, leptomeningealen und transduralen Kollateralgefäßen zur Versorgung.
Die TOF-MRA kann diese intrazerebralen Gefäßläsionen ohne Applikation von Kontrastmittel darstellen. Hiermit gelingt die Darstellung der Verschlüsse der basalen Anteile der A. carotis interna, der A. cerebri anterior, der A. cerebri media und der A. cerebri posterior. Im Rahmen einer Studie konnte gezeigt werden, daß in 75 % der Fälle die Graduierung der stenotischen Abschnitte mit den Ergebnissen der konventionellen Angiographie übereinstimmte, wobei die MRA jedoch den Grad einer Stenose tendenziell überbewertete.

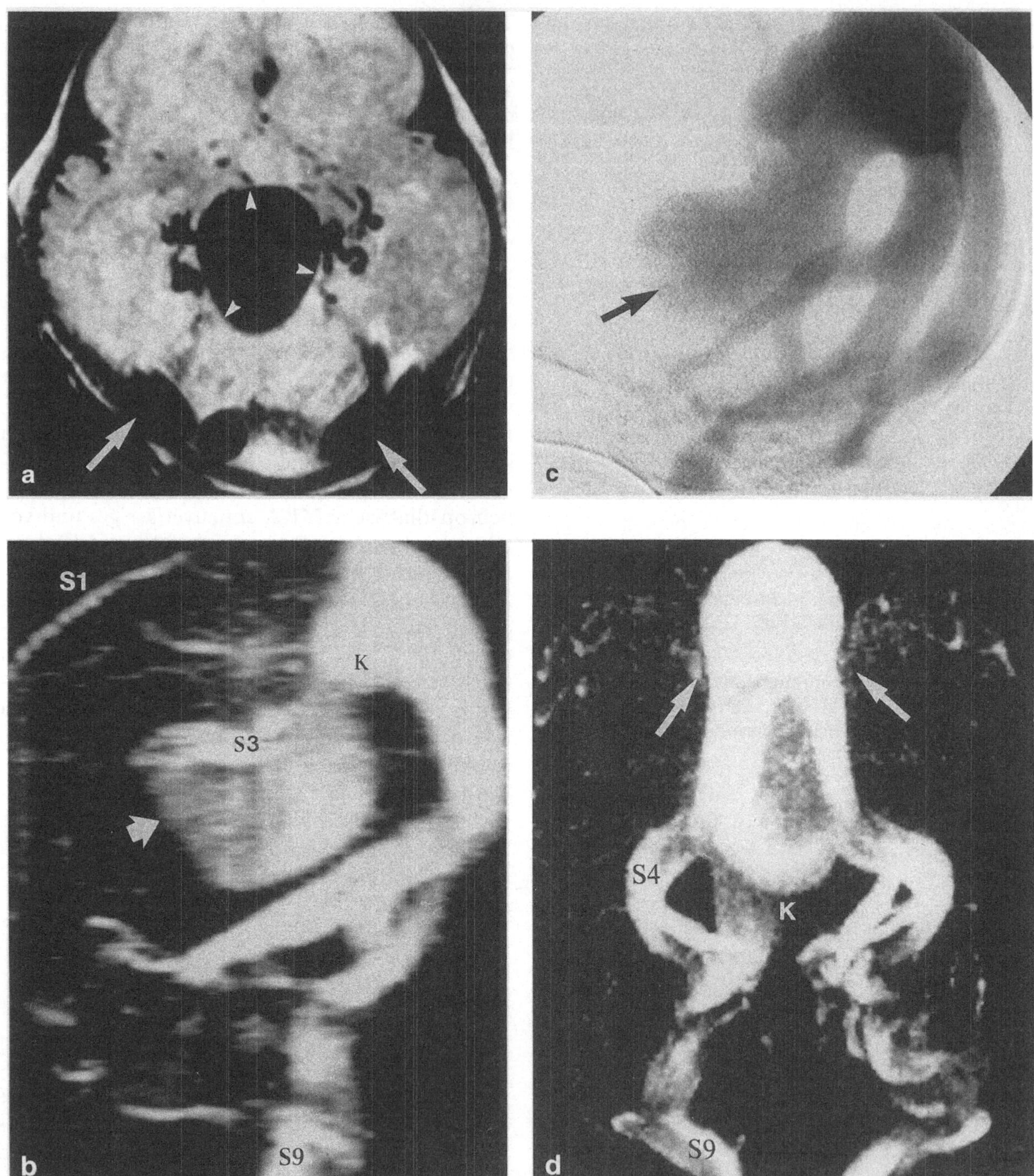

Abb. 4.3 a–h. 3 Stunden altes Neugeborenes mit einer AVM und resultierendem Riesenaneurysma der V. Galeni magna mit Abstrom über das basale Venensystem. Unmittelbar postnatale MRT-, MRA- und DSA-Untersuchung

a MRT, SE, TR/TE = 2500/22, axial, nativ. In den axialen protonendichten Aufnahmen kommt ein riesiges, ca. 3 × 4 cm messendes, venöses Aneurysma der V. Galeni zur Darstellung (*Pfeilspitzen*). Die ausgeprägte Drainierung führt zu einer Dilatation des basalen Venensystems beidseits (*Pfeile*)

b Venöse MRA, GE, FLASH 2D, TR/TE = 36/10, Flip 60°, koronar. In der venösen MRA-Darstellung des Rie-

senaneurysmas der V. Galeni (*Pfeil*) mit Drainierung in das dilatierte Sinussystem. Starke Anhebung des Sinus rectus (*S3*) und des Confluens sinuum (*K*)

c Die arterielle DSA (seitlich) in der venösen Phase bestätigt den Befund der venösen MRA bei diesem Patienten: Riesenaneurysma der V. Galeni (*Pfeil*) mit Drainierung in den Sinus rectus und Dilatation des Sinussystems

d Venöse MRA, GE, FLASH 2D, TR/TE = 36/10, Flip 60°, koronar, In der a.p.-Projektion des MIP-Angiogramms ist die domartige Konfiguration des venösen Aneurysmas besser zu identifizieren (*Pfeile*)

e–h s. S. 115

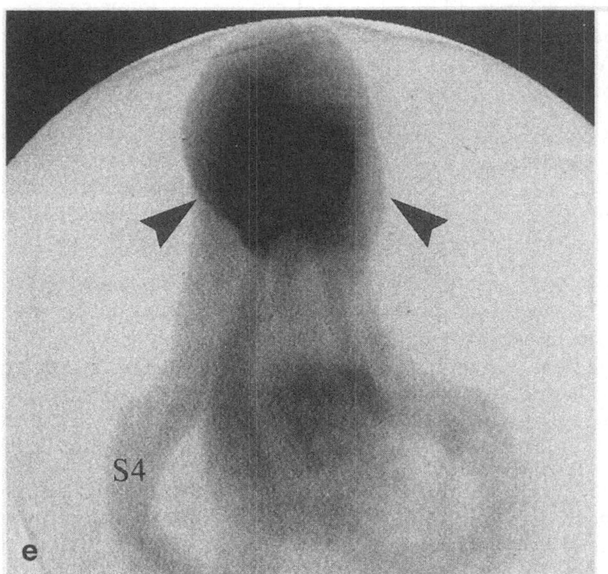

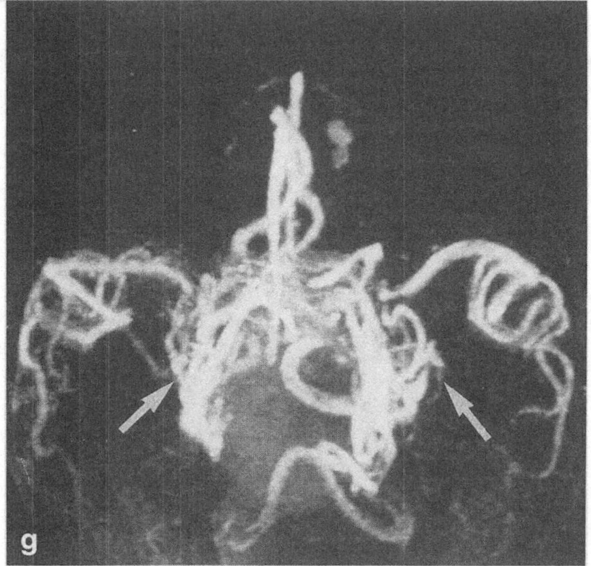

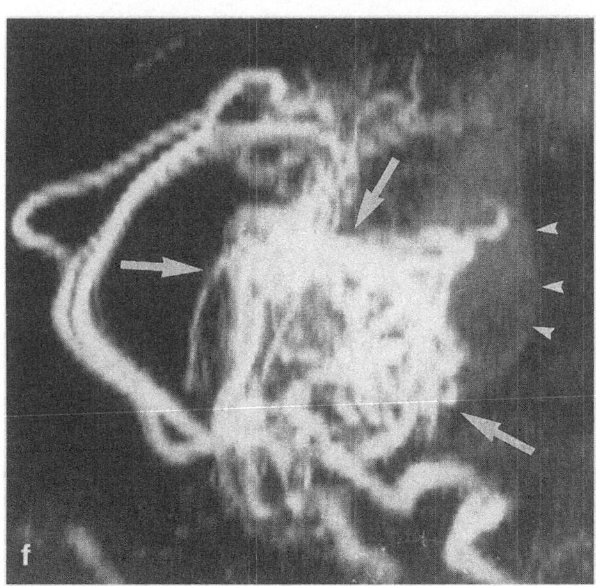

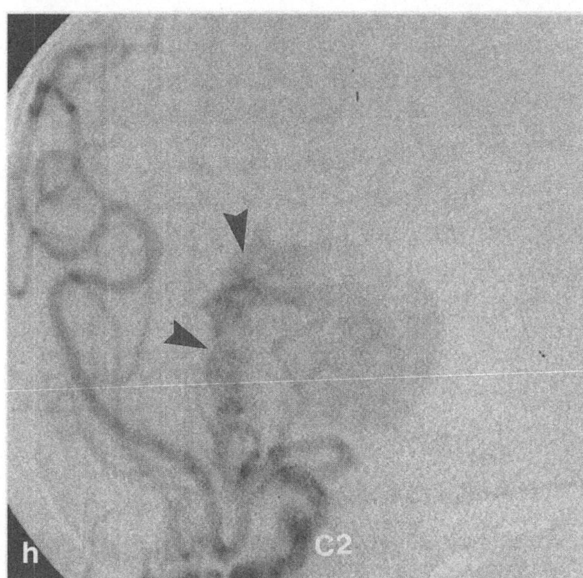

Abb. 4.3

e Im Vergleich zur venösen MRA sind in der arteriellen DSA (a. p., venöse Phase) detaillierte Aussagen über die Perfusion und Lage der basalen Sinussysteme nur bedingt möglich

f, g Arterielle MRA, GE, FISP 3D (TONE), TR/TE = 43/8, Flip 20°, axial. Die arterielle MRA in sagittaler 3D-Rekonstruktion erlaubt die exakte Charakterisierung dieser komplexen AVM. Ein arterielles Gefäßkonvolut (*Pfeile*), versorgt aus den zentralen Abschnitten des Circulus Willisii, durchsetzt die gesamten mesenzephalen und thalamischen Räume. Zusätzlich werden die Feeder für die Versorgung des venösen Aneurysmas (*Pfeilspitzen*) von der komplexen AVM gestellt

h In der arteriellen DSA (p. a., früharterielle Phase) der rechten A. carotis communis Darstellung eines korkenzieherartigen Verlaufs der rechten A. carotis interna (*C2*) sowie des mesenzephalen Gefäßkonvoluts rechts aus dem Versorgungsgebiet der A. cerebri anterior und media (*Pfeilspitzen*)

K Confluens sinuum
S1 Sinus sagittalis superior
S3 Sinus rectus
S4 Sinus transversus
S9 V. jugularis interna

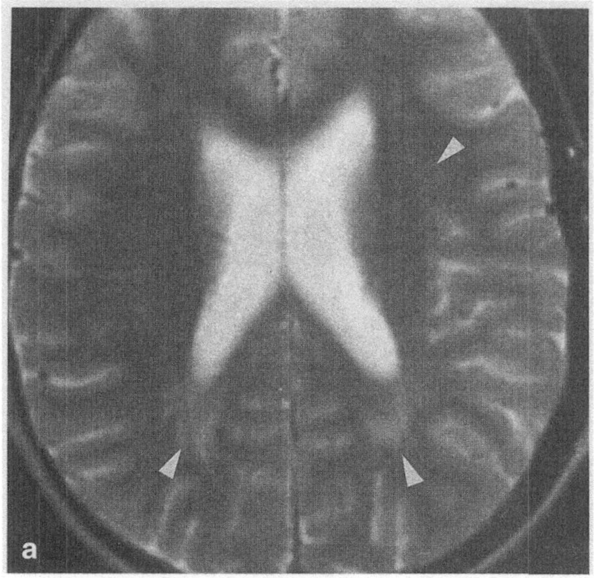

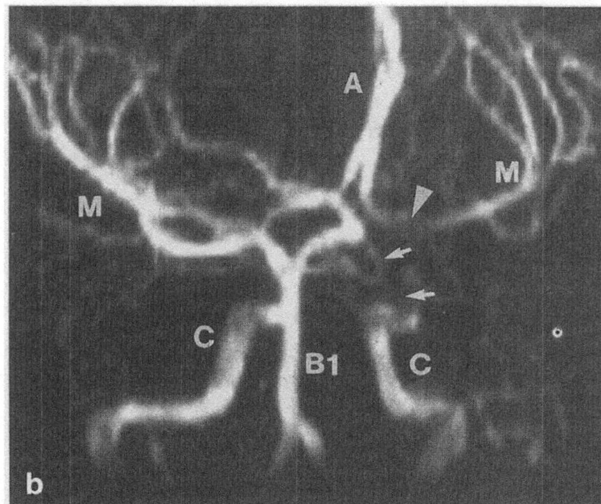

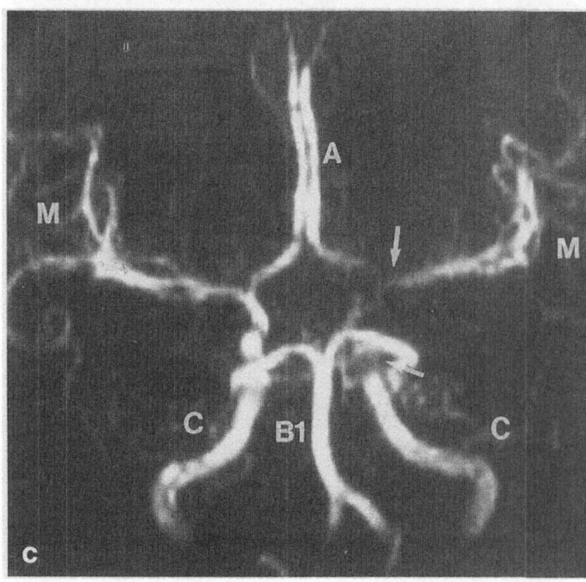

Abb. 4.4 a–c. 14jähriges Kind mit einem Takayasu-Syndrom und Stenosierung des oberen Segmentes der linken A. carotis interna sowie des Ursprungs der linken A. cerebri anterior und media

a MRT, SE, TR/TE = 2500/90, axial, nativ. In der T2-gewichteten Aufnahme kommen beidseits periventrikulär, links mehr als rechts, multiple Entmarkungsherde zur Darstellung (*Pfeilspitzen*). Die Seitenventrikel kommen grenzwertig vergrößert zur Darstellung

b Arterielle MRA, GE, FISP 3D, TR/TE = 40/7, Flip 15°, axial. In dem von koronar nach sagittal um 30° rotierten MIP-Angiogramm kommt eine Stenosierung der oberen Segmente der linken A. carotis interna (*Pfeile*) und eine Stenose am Abgang der linken A. cerebri anterior und media (*Pfeilspitze*) zur Darstellung

c Arterielle MRA, GE, FISP 3D, TR/TE = 40/7, Flip 15°, axial. Die Rotation des Angiogramms von koronar nach axial um − 30° erlaubt eine exaktere Identifizierung der Lage der beiden Stenosen (*Pfeile*)

A A. cerebri anterior
B1 A. basilaris
C A. carotis interna
M A. cerebri media

◀

Abb. 4.5 a–c. 2jähriger Patient mit einem Riesenzellastrozytom im Bereich der vorderen Schädelgrube ▶

a Arterielle MRA, GE, FISP 3D, TR/TE = 40/7, Flip 15°, axial. Das transversale MRA zeigt die Lumenkompression beider Aa. cerebri anteriores (*Pfeile*) durch Tumorkomponenten, sowie eine Stenose im Ursprungsbereich der A. cerebri media links (*Pfeilspitze*)

b Arterielle MRA, GE, FISP 3D, TR/TE = 40/7, Flip 15°, axial. Die Rotation koronar nach sagittal um − 30° verdeutlicht die Stenose der A. cerebri media links (*Pfeilspitze*), die als 99 % klassifiziert werden muß, mit einem noch erhaltenen fadenförmigen Restlumen. Darstellung der Lumeneinengung beider Aa. cerebri anteriores (*Pfeile*) durch Tumorkomponenten

c Die konventionelle, selektive Angiographie der A. carotis links (a. p.) verifiziert die Flußreduktion beider A. cerebri anteriores sowie die kurzstreckige, 90 %ige Stenose der linken A. cerebri media (*Pfeilspitzen*). Die arterielle MRA führt im Vergleich dazu zu einer deutlichen Überschätzung der Stenosenlänge, während die Aussagen zum Stenosengrad übereinstimmen

B1 A. basilaris
C A. carotis interna
M A. cerebri media
P A. cerebri posterior

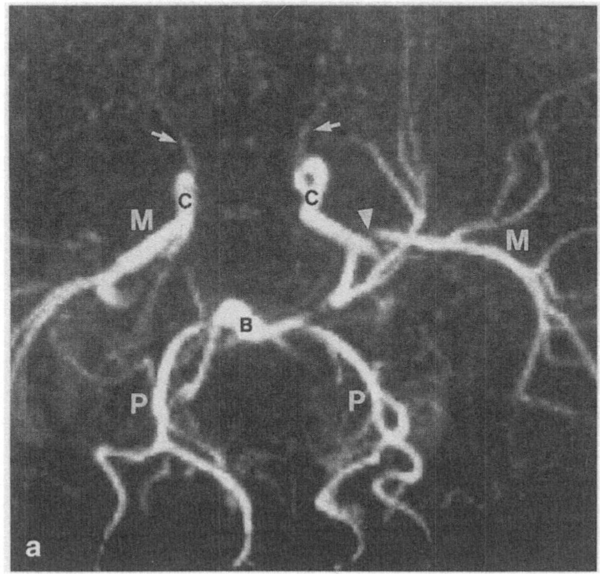

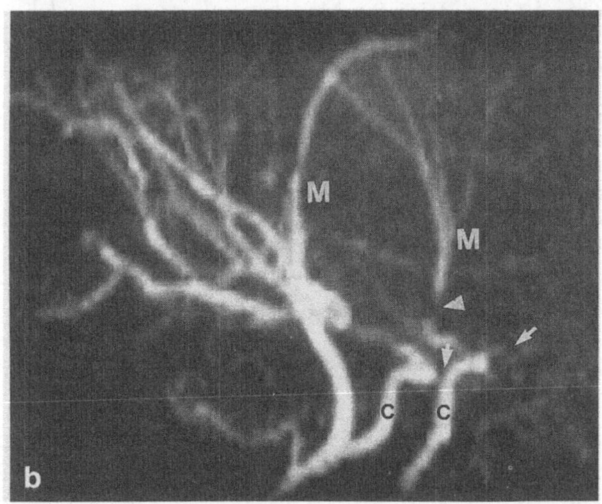

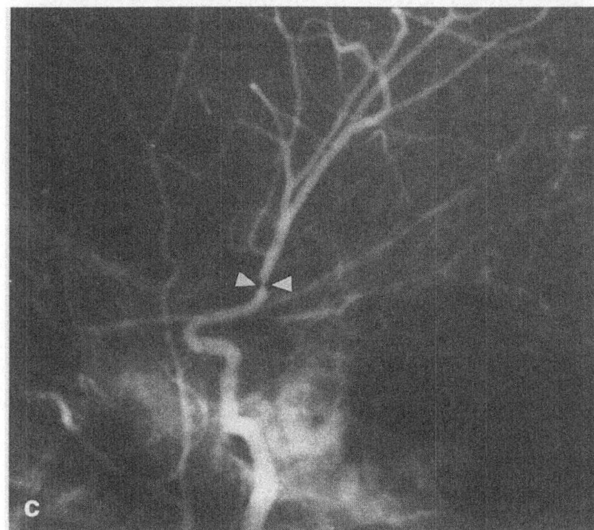

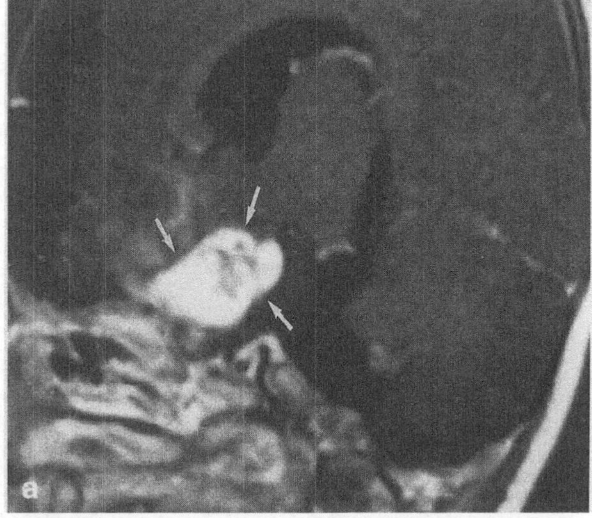

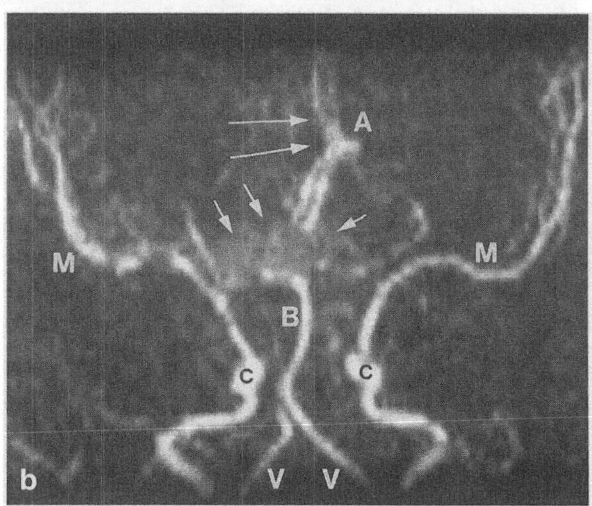

Abb. 4.6 a, b. 2jähriges Kind mit einem Glioblastoma multiforme im Bereich des Frontalhirns

a MRT, SE, TR/TE = 600/15, sagittal, Gd-DTPA. Das sagittale, T1-gewichtete Bild zeigt den stark Kontrastmittel aufnehmenden Tumor im suprasellären Bereich (*Pfeile*)

b Arterielle MRA, GE, FISP 3D, TR/TE = 40/7, Flip 15°, axial. Die koronare Ansicht zeigt den vaskularisierten Tumor (*Pfeile*) sowie eine Abdrängung der A. cerebri anterior nach lateral (*lange Pfeile*)

A A. cerebri anterior
B A. basilaris
C A. carotis interna
M A. cerebri media
V A. vertebralis

Abb. 4.5 a–c. Legende s. S. 116

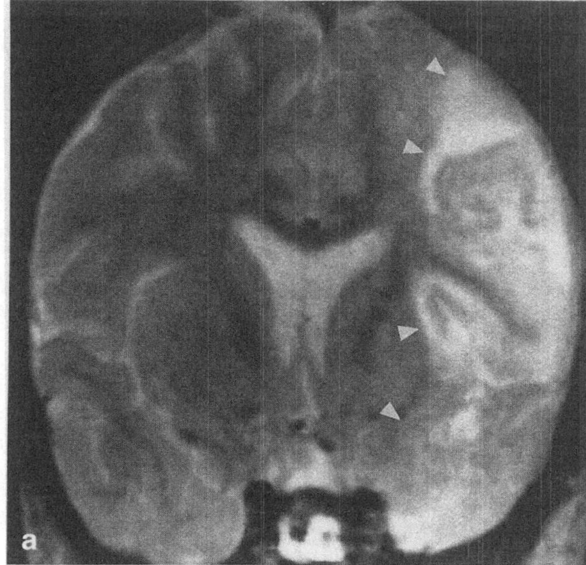

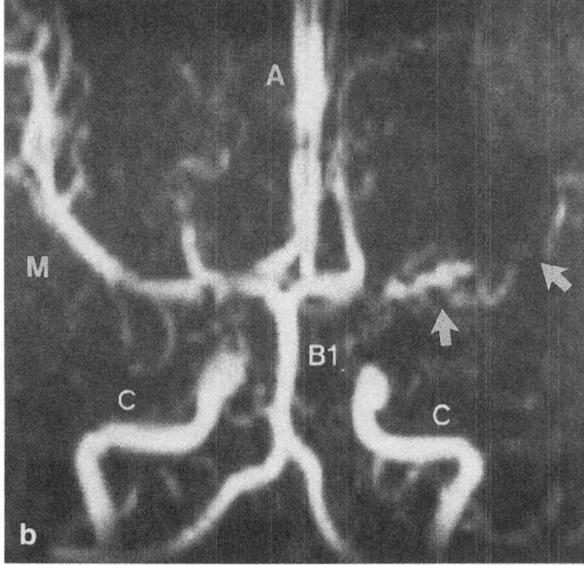

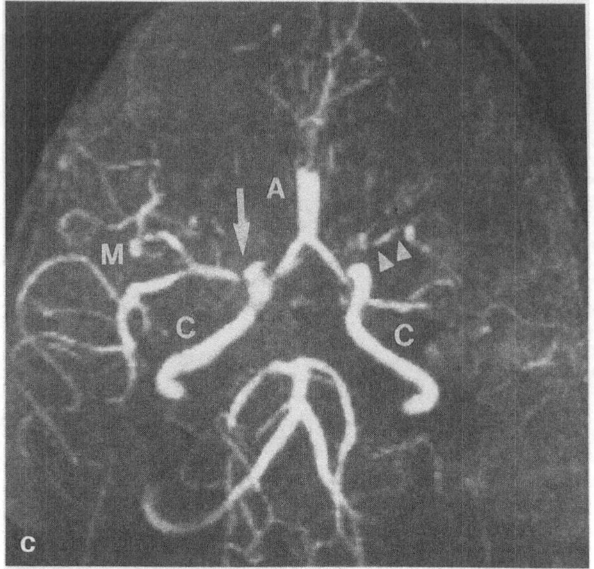

Abb. 4.7 a–c. 3jähriges Mädchen mit einem apoplektischen Insult durch einen Embolus in der linken A. cerebri media

a MRT, SE, TR/TE = 2500/90, koronar, nativ. In den T2-gewichteten Aufnahmen kommt im Bereich des Gyrus frontalis medius und inferior eine ausgeprägte Ödematisierung des subkortikalen Hirnparenchyms zur Darstellung, welches nahe an die Seitenventrikel und die Capsula interna heranreicht (*Pfeilspitzen*)

b Arterielle MRA, GE, FISP 3D, TR/TE = 40/7, Flip 15°, axial. In dem koronaren MIP-Angiogramm zeigt sich eine hochgradige Stenose der linken A. cerebri media (*Pfeile*). Die Rr. communicantes posteriores kommen nicht zur Darstellung

c Arterielle MRA, GE, FISP 3D, TR/TE = 40/7, Flip 15°, axial. In dem axialen MIP-Angiogramm Darstellung einer hochgradigen Stenose der linken A. cerebri media (*Pfeilspitzen*), sowie einer kleinen Stenose am Abgang der rechten A. cerebri media (*Pfeil*). Die Rr. communicantes posteriores kommen nicht zur Darstellung

A   A. cerebri anterior
B1 A. basilaris
C   A. carotis interna
M A. cerebri media

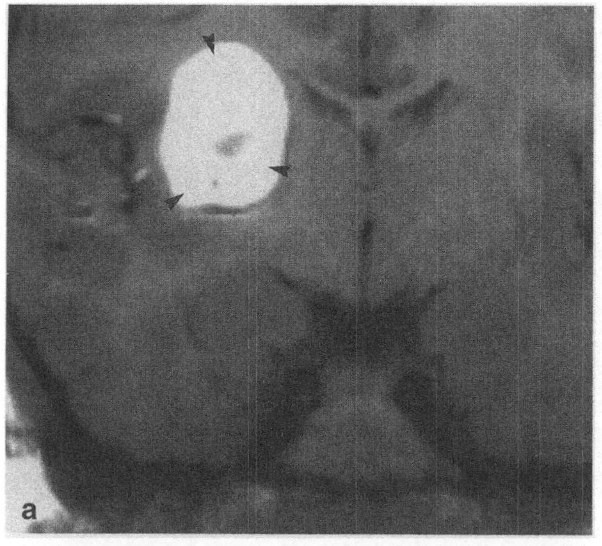

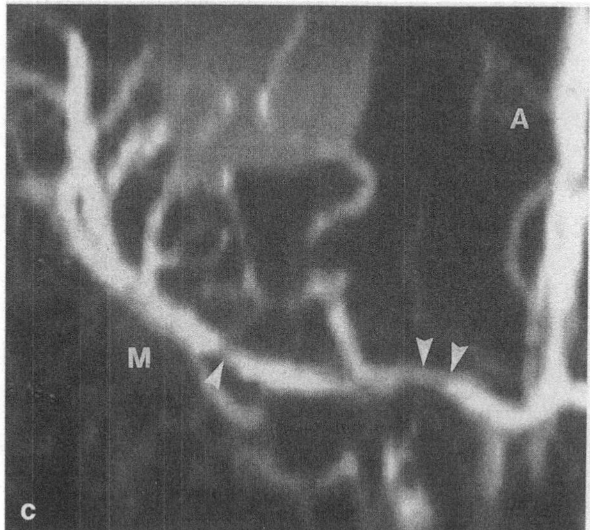

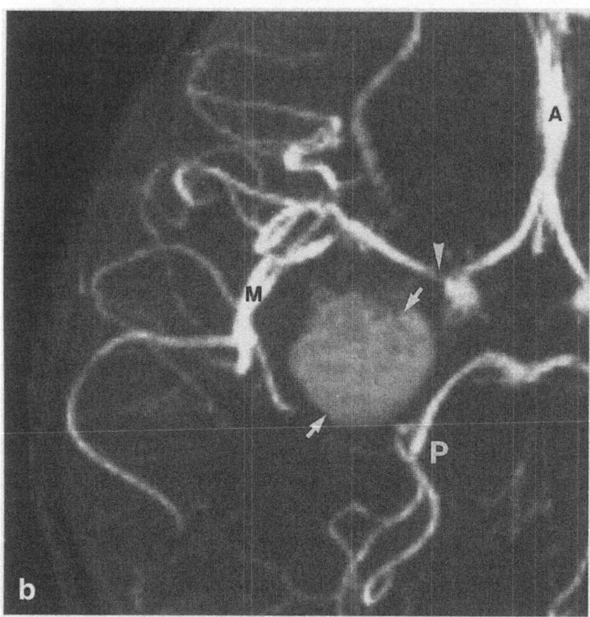

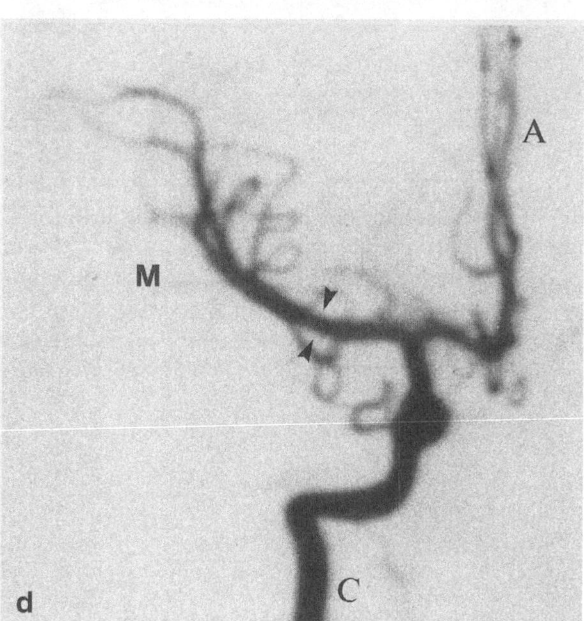

Abb. 4.8 a–d. 2jähriges Kind mit linksseitiger Hemiparese und einer spontanen Einblutung im Bereich der rechten Capsula interna. Die MRT- und MRA-Untersuchung wurde zum Ausschluß eines Angioms bei Vaskulitis durchgeführt

a   MRT, SE, TR/TE = 600/15, koronar, Gd-DTPA. Das T1-gewichtete Bild zeigt eine glattbegrenzte Läsion mit hoher, homogener Signalintensität im Bereich der rechten Capsula interna (*Pfeilspitzen*)

b   Arterielle MRA, GE, FISP 3D, TR/TE = 40/7, Flip 15°, axial. Die axiale Ansicht des Projektionsangiogramms zeigt die Einblutung im Bereich der rechten Capsula interna (*Pfeile*) sowie eine Stenosierung und Verlagerung der A. cerebri media (*Pfeilspitze*)

c   Arterielle MRA, GE, FISP 3D, TR/TE = 40/7, Flip 15°, axial. Das koronare MIP-Angiogramm zeigt die Stenose der rechten A. cerebri media (*Pfeilspitzen*) und einen reduzierten Fluß im Segment M1 der A. cerebri media (*Pfeilspitzen*)

d   DSA (p. a.) der rechten A. carotis interna bestätigt den Befund der MRA bei diesem Patienten: Stenose der rechten A. cerebri media (*Pfeilspitzen*). Die Korrelation mit der DSA zeigt, daß die Graduierung der Stenose in der MRA überschätzt wurde. Allerdings bestand in diesem Fall zwischen beiden Untersuchungen ein zeitlicher Abstand von 2 Tagen, so daß auch Veränderungen des Gefäßbildes bei der gesicherten Vaskulitis diskutiert werden müssen

A   A. cerebri anterior
C   A. carotis interna
M   A. cerebri media
P   A. cerebri anterior

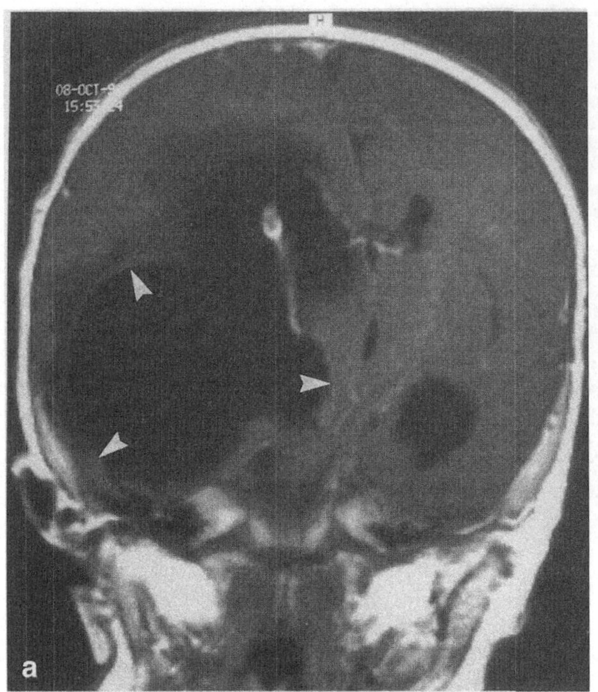
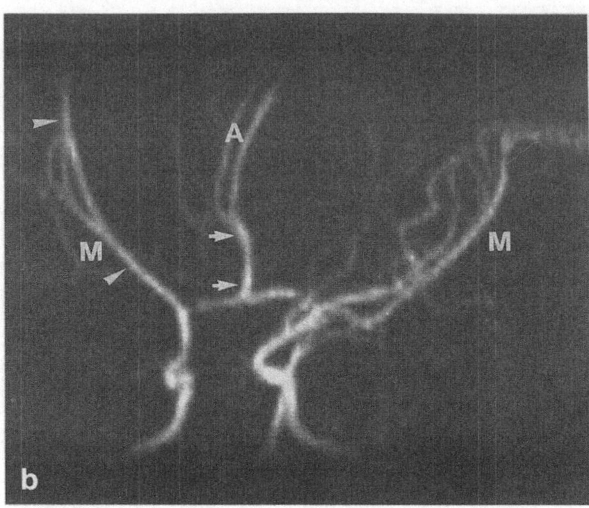

Abb. 4.9 a, b. 12jähriger Junge mit einer zystischen Läsion in der rechten Großhirnhemisphäre und einer läsionsbedingten Gefäßverlagerung

a MRT, SE, TR/TE = 600/15, koronar, Gd-DTPA. In den T1-gewichteten Bildern kommt eine große, glatt begrenzte Raumforderung mit hypointenser Signalintensität in der rechten Hemisphäre zur Darstellung (*Pfeilspitzen*)

b Arterielle MRA, GE, FISP, 3D, TR/TE = 40/7, Flip 15°, axial. Das von koronar nach sagittal um −30° rotierte MIP-Angiogramm zeigt eine Gefäßverlagerung und -elongation der rechten A. cerebri media (*Pfeilspitzen*) und eine Verlagerung der rechten A. cerebri anterior (*Pfeile*) bedingt durch die zystische Raumforderung (*A* A. cerebri anterior, *M* A. cerebri media)

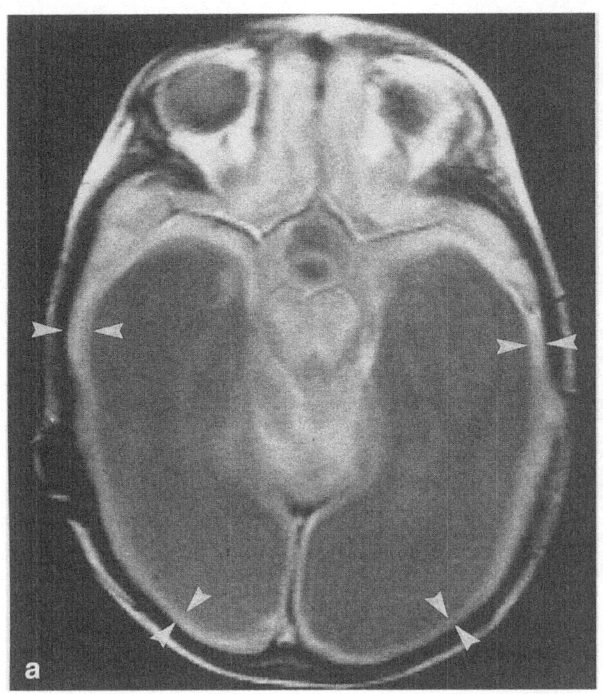

Abb. 4.10 a–c. 1jähriges, komatöses Kind mit ausgeprägtem Hydrozephalus

a MRT, SE, TR/TE = 3000/22, axial, nativ. In den protonendichte gewichteten Aufnahmen Darstellung eines extrem dilatierten Ventrikelsystems und Kompression des Hirnparenchyms (*Pfeilspitzen*)

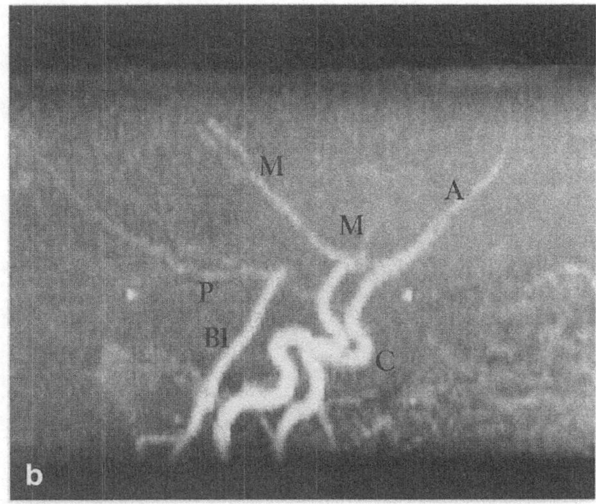

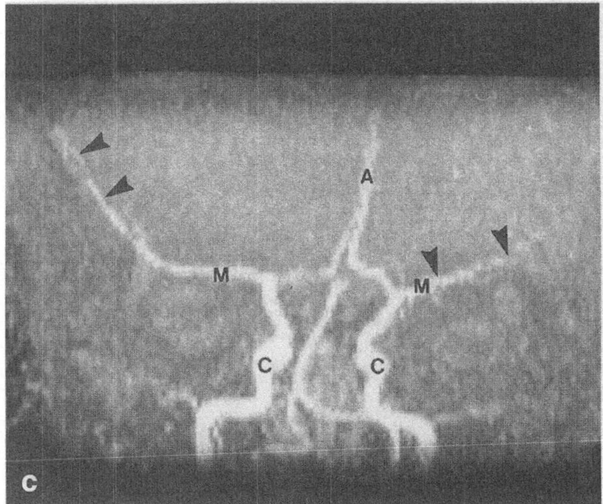

b Arterielle MRA, GE, FISP 3D, TR/TE = 40/7, Flip 15°, axial. Das leicht nach koronar gedrehte, sagittale MIP-Angiogramm zeigt die stark elongierten und verlagerten intrakraniellen Gefäße mit reduziertem Fluß aufgrund des erhöhten intrakraniellen Drucks

c Arterielle MRA, GE, FISP 3D, TR/TE = 40/7, Flip 15°, axial. In der streng koronaren Ansicht Darstellung der Gefäßverlagerung und -elongation beider A. cerebri media (links > rechts) mit resultierendem Perfusionsabfall durch den ausgeprägten Hydrozephalus (*Pfeilspitzen*)

A A. cerebri anterior
Bl A. basilaris
C A. carotis interna
M A. cerebri media
P A. cerebri posterior

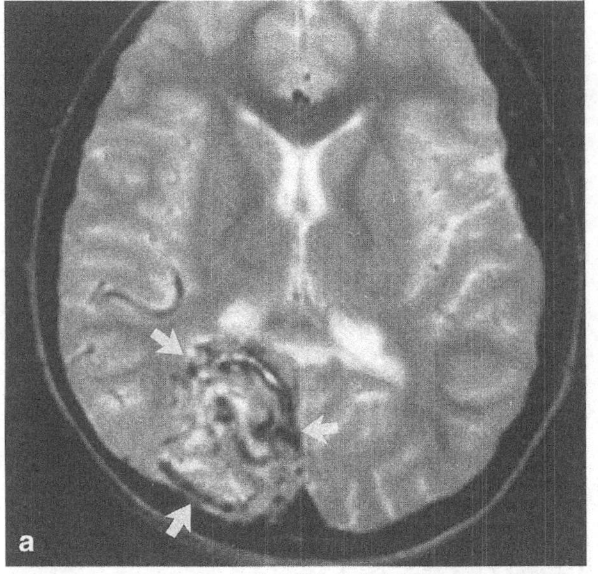
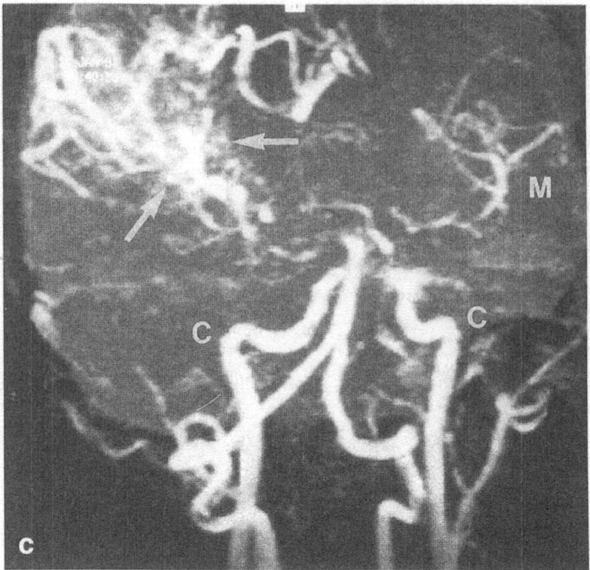
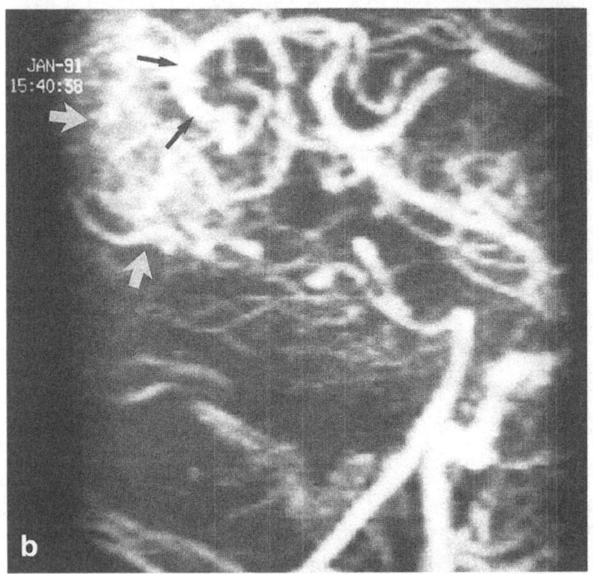
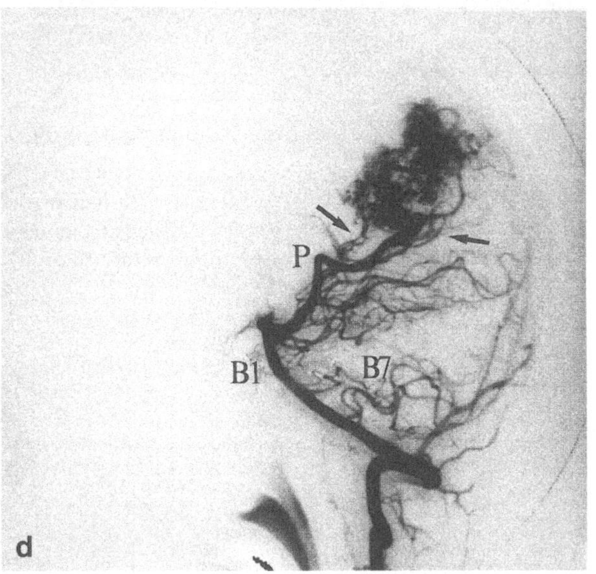

Abb. 4.11 a–d. 2jähriges Mädchen mit Temporallappenepilepsie, einer rechts okzipital gelegenen AVM und auskultatorisch intrakraniellen Strömungsgeräusch

a MRT, SE, TR/TE = 2500/90, axial nativ. In den T2-gewichteten Aufnahmen kommt eine ca. 5 × 4 cm messende Raumforderung im Bereich des rechten Okzipitallappens zur Darstellung (*Pfeile*). Das inhomogene Signal dieser Läsion sowie die multiplen Gefäßschlingen weisen auf das Vorliegen einer AVM hin

b Arterielle MRA, GE, FISP 3D, TR/TE = 40/7, Flip 15°, koronar. In der sagittalen Projektion ist ein großes Gefäßkonvolut im Sinne eines AV-Angioms erkennbar (*Pfeile*). Die Hauptfeeder stammen aus dem Territorium der A. cerebri media (*dünne Pfeile*). Zusätzlich findet sich eine Versorgung aus dem A.-cerebri-posterior-Gebiet

c Arterielle MRA, GE, FISP 3D, TR/TE = 40/7, Flip 15°, koronar. In der frontalen Projektion Dokumentation der High-flow-Abschnitte des Angioms (*Pfeile*) mit Abgrenzung des Nidus und der arteriellen Feeder aus dem Mediastromgebiet. Aufgrund von extrem hohen Flußgeschwindigkeiten kommt es zum Signalverlust in den basalen Abschnitten des Circulus Willisii

d Intrakranielle DSA der linken A. vertebralis (p. a.). Die selektive Kontrastmittelinjektion in die linke A. vertebralis dokumentiert die auch partiell von der A. cerebri posterior versorgten Angiomabschnitte (*Pfeile*)

B1 A. basilaris
B7 A. cerebellaris inferior posterior (PICA)
C A. carotis interna
M A. cerebri media
P A. cerebri posterior

Bestimmte Kollateralgefäße können mit der MRA zuverlässig diagnostiziert werden, wenn der Durchmesser dieser Gefäße ≥ 1 mm beträgt. Die Nachteile bei der Diagnostik eines Moya-Moya-Syndroms ergeben sich aus der Methodik der TOF-MRA. Im Gegensatz zur konventionellen Angiographie und DSA kann in der MRA turbulenter oder schneller Fluß zu einem völligen Signalverlust in der MRA führen. Bedingt durch die limitierte räumliche Auflösung können weiterhin Gefäße mit einem Kaliber ≤ 1 mm nicht exakt beurteilt werden [12, 32].

4.2.2 Venöses System

Normalbefunde der venösen MRA im Kindesalter

Die Darstellung des venösen Systems wird unter Verwendung einer FLASH-2D-Sequenz mit einer 30%igen Überlappung der einzelnen Schichten durchgeführt. Mit dieser Sequenz werden die besten Ergebnisse für die Darstellung des intrakraniellen Sinusvenensystems erzielt. Um einer Absättigung des fließenden, venösen Blutes entgegenzuwirken, wird diese Untersuchung in koronarer Schichtung durchgeführt. Diese Schichtung erweist sich deshalb als optimal, da so die Mehrzahl der abzubildenden venösen Gefäße senkrecht zur Schichtorientierung verlaufen mit einer daraus resultierenden verbesserten Auflösung [7, 15, 30].
In ausgezeichneter und konstanter Qualität können so der Sinus sagittalis superior, der Sinus rectus, der Confluens sinuum, der Sinus transversus, der Sinus sigmoideus, der Sinus sphenoparietalis sowie der Bulbus venae jugularis und die V. jugularis interna dargestellt werden. Vereinzelt sind auch die V. Galeni sowie die Vv. Labbé abgrenzbar (Tabelle 4.4).
Reduzierte Bildqualität ergibt sich für die Darstellung des Sinus cavernosus sowie des Sinus petrosus superior und inferior. Die V. Galeni magna und der Sinus sagittalis inferior können nur vereinzelt dargestellt werden. Bessere Resultate werden hierbei durch die Verwendung einer dreidimensionalen FLASH-Sequenz (FLASH 3D) erzielt.

Pathologische Befunde

Die Abklärung von Variationen und Malformationen der inneren Hirnvenen sowie des Sinussystems wird detailliert in Kap. 3 beschrieben. Im Kindesalter ist die Abklärung von SVT im Rahmen von onkologischen Fragestellungen von Bedeutung (Abb. 4.12). Insbesondere bei lymphatischen Systemerkrankungen unter Radio- oder Chemothe-

Tabelle 4.4. Venöse pädiatrische MRA: anatomische Darstellung und Beurteilung der Bildqualität

Gefäß	0 [%]	1 [%]	2 [%]	3 [%]	Gefäß außerhalb des ROI [%]
Sinus sagittalis superior	17	33	0	50	0
Sinus rectus	0	0	0	100	0
Sinus sagittalis inferior	17	50	17	17	0
V. Galeni magna	0	67	17	17	0
V. Labbé	0	64	21	15	0
Confluens sinuum	0	0	17	83	0
Sinus transversus	0	0	0	100	0
Sinus sigmoideus	17	0	0	83	0
Sinus cavernosus	67	17	17	0	0
Sinus petrosus superior	83	0	17	0	0
Sinus petrosus inferior	83	0	17	0	0
Sinus sphenoparietale	0	17	17	67	0
Bulbus venae jugularis	0	0	33	67	0

0 rudimentäre Darstellung, nicht beurteilbar; 1 partielle Darstellung; 2 gute anatomische Darstellung; 3 optimale Darstellung

Tabelle 4.5. Indikationen und prozentualer Anteil der neuropädiatrischen MRA im venösen Gefäßsystem (eigene Daten)

Venöse Gefäßanomalie	9%
Tumorbedingte Gefäßverlagerung oder -verschluß	15%
SVT	48%
AVM	24%
Reduzierte Gefäßperfusion	4%

rapie wird das Auftreten von Thrombosen gehäuft beobachtet. Besteht hier klinisch ein Verdacht, kann die venöse MRA ideal zum Ausschluß oder der Darstellung einer SVT zum Einsatz kommen (Tabelle 4.5). Die obligat durchzuführende Verlaufskontrolle sollte unter standardisiertem Einsatz der identischen Sequenzparameter erfolgen. Bei fehlendem Nachweis einer Vene oder eines Sinus kann häufig die Wiederholung der venösen MRA nach Kontrastmittelapplikation eine definitive Klärung erbringen [18, 20, 27, 30].

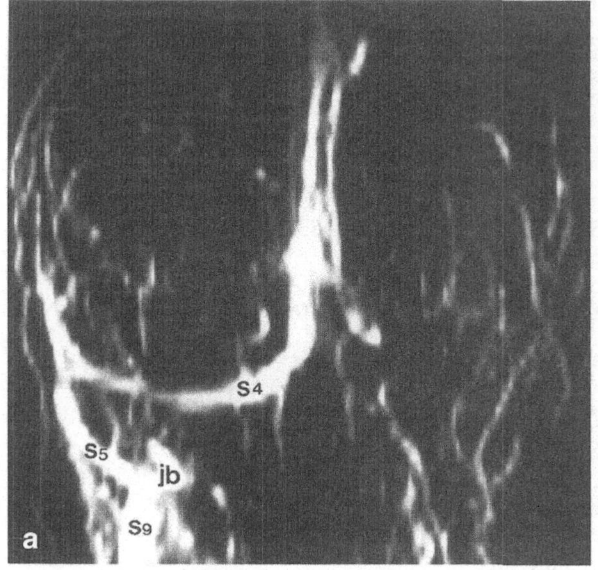

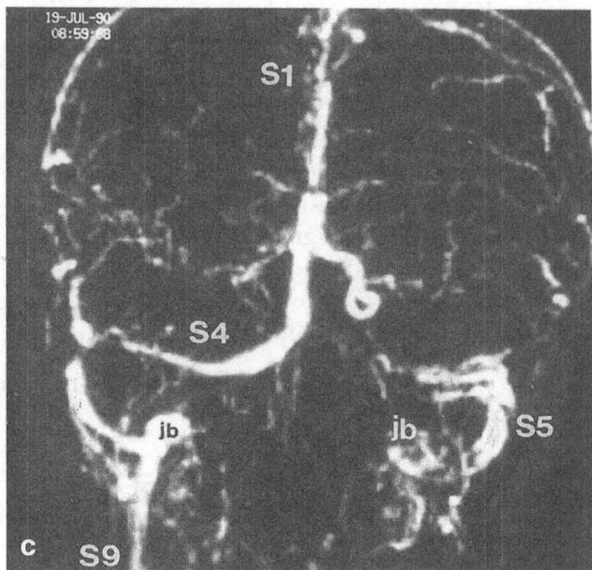

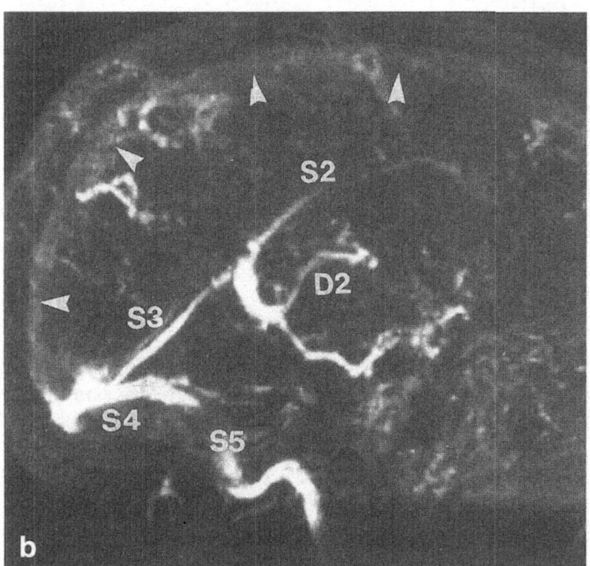

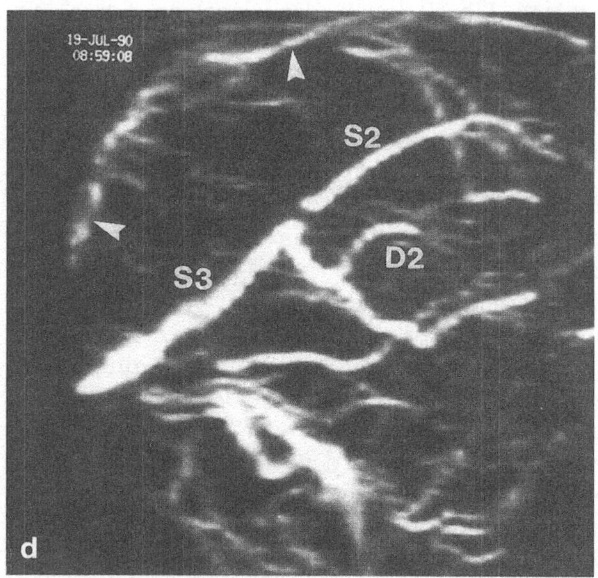

Abb. 4.12 a–d. Verlauf einer Sinusvenenthrombose vor (**a**, **b**) und nach Heparintherapie (**c**, **d**) bei einem 14jährigen Mädchen unter Chemotherapie bei akut myeloischer Leukämie. Venöse MRA, GE, FLASH 2D, TR/TE = 36/10, Flip 60°, koronar

a   In der koronaren MIP Darstellung eines Verschlusses des linken Sinus transversus, des linken Sinus sigmoideus, des linken Bulbus venae jugularis sowie der linken V. jugularis

b   Die sagittale MIP zeigt zusätzlich noch den thrombotischen Verschluß des Sinus sagittalis superior (*Pfeilspitzen*) und deutlich reduzierten Fluß in den aszendierenden, kortikalen Venen

c   Einen Monat nach Heparinisierung zeigt die koronare Ansicht die Reperfusion im linken Sinus sigmoideus sowie im linken Bulbus venae jugularis. Deutliche Perfusionszunahme der inneren Hirnvenen sowie der aszendierenden, kortikalen Venen

d   Die sagittalen Projektion nach Abschluß der Heparintherapie zeigt zudem die Reperfusion im Sinus sagittalis superior (*Pfeilspitzen*)

D2	V. Galeni
jb	Bulbus V. jugularis
S1	Sinus sagittalis superior
S2	Sinus sagittalis inferior
S3	Sinus rectus
S4	Sinus transversus
S5	Sinus sigmoideus
S9	V. jugularis interna

4.3 Phakomatosen: Sturge-Weber-Krabbe-Syndrom

Phakomatosen sind dysontogenetische Prozesse mit blastomatösen Komponenten, welche mit Mißbildungen an Haut, Auge und Hirn einhergehen. Diese Veränderungen sind oft heredofamiliär. In die Gruppe der Phakomatosen werden Erkrankungen wie das Sturge-Weber-Syndrom, der Morbus Bourneville Pringle (tuberöse Hirnsklerose) sowie eine Vielzahl weiterer seltener kongenitaler Erkrankungen eingeordnet.

Das Sturge-Weber-Syndrom (enzephalotrigeminale Angiomatose) stellt eine der häufigsten Formen von Phakomatosen dar. Als klassische Symptome gelten der Gesichtsnävus meist des 1. Trigeminusastes (Abb. 4.13), die Angiome der Pia, intrakranielle Kalzifikationen sowie die zerebrale Atrophie, mentale Retardierung, Hemiparese, Glaukom und Buphthalmus [4, 22, 31].

Die *bildgebende MRT* erlaubt die sichere Erfassung von Pathologien der grauen und weißen Substanz wie Parenchymverlust und Volumenzunahme des Plexus choroideus.

Der zusätzliche Einsatz *paramagnetischer Kontrastmittel* wie Gd-DTPA erlaubt die Identifizierung des „leptomeningealen Enhancements". Die MRA ermöglicht die nichtinvasive Darstellung pathologischer Flußmuster im tiefen Venensystem sowie in den arteriellen Gefäßterritorien. Die Abbildung des pathognomonischen pialen Angioms bleibt in der Regel der Computertomographie und der kontrastverstärkten MRT vorbehalten.

4.3.1 Untersuchungstechnische Hinweise

Da bei der Abklärung von Patienten mit Verdacht auf Sturge-Weber-Syndrom obligat Sequenzen nach Applikation eines paramagnetischen Kontrastmittels wie Gd-DTPA durchgeführt werden, müssen die Sequenzen für die MRA stets nativ im Anschluß an die T_1- und T_2-gewichteten SE-Sequenzen und vor Kontrastmittelapplikation zum Einsatz kommen.

4.3.2 Kriterien der bildgebenden MRT

Im Rahmen einer eigenen retrospektiven Studie [31] konnte gezeigt werden, daß das Ausmaß der radiologischen Veränderungen überzeugend mit der klinischen Symptomatik korreliert (Tabelle 4.6 und 4.7). In den SE-Sequenzen findet sich charakteristischerweise ein Volumenverlust mit Hemiatrophie, in der Regel unilateral, aber auch bilateral nachweisbar. Abnorme Strukturen der grauen wie weißen Substanz zeichnen sich in T1-gewichteten SE-Sequenzen durch Isointensität aus im Vergleich zur nicht betroffenen Hemisphäre.

In den kontrastmittelverstärkten T1-gewichteten SE-Sequenzen findet sich ein deutliches Enhancement in der betroffenen Hemisphäre (Abb. 4.13 b). Als weiteres Charakteristikum ist ein häufig bilateral nachweisbarer Glomus des Plexus choroideus zu werten. Dieser zeigt in der Regel ein starkes Kontrastmittelenhancement. Zusätzlich können in der bildgebenden MRT Dilatationen der inneren Hirnvenen nachgewiesen werden.

Tabelle 4.6. Zusammenfassung der klinischen und computertomographischen Untersuchungsergebnisse bei den pädiatrischen Patienten mit Sturge-Weber-Syndrom

	Kind 1	Kind 2	Kind 3	Kind 4
Gesichtsnävus	Links, Nerv V1, V2	Bilateral	Links	Links, multiple Nävi
Neurologie	– Rechts: Hemiparese, Infarkte – Links: Hemianopie – Mentale Retardierung	– Rechts: Hemiparese, Infarkte – Links: extrapyramidale Zeichen – Mentale Retardierung	– Rechts: Hemiparese, Infarkte Parese der Nerven VII und XII – Apraxie	– Links: Infarkte
Kranielles CT	Kein CT	– Rechts: Kalzifikationen frontal – Bilateral: zerebrale Atrophie	– Links: Kalzifikationen frontal – kortikale Atrophie	– Links: paramediale Kalzifikationen – kortikales Enhancement – Dilatiertes Ventrikelsystem
Sonstige Befunde	Mikrozephalus	Mikrozephalus		Megalenzephalie

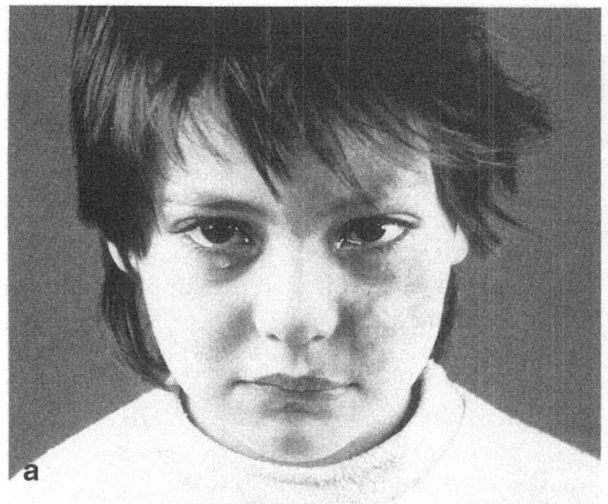

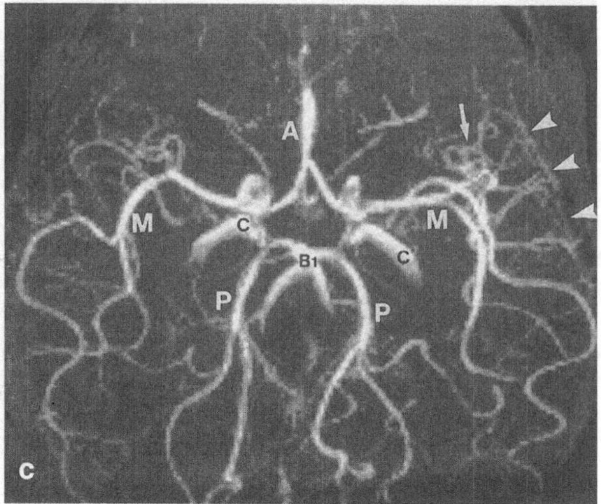

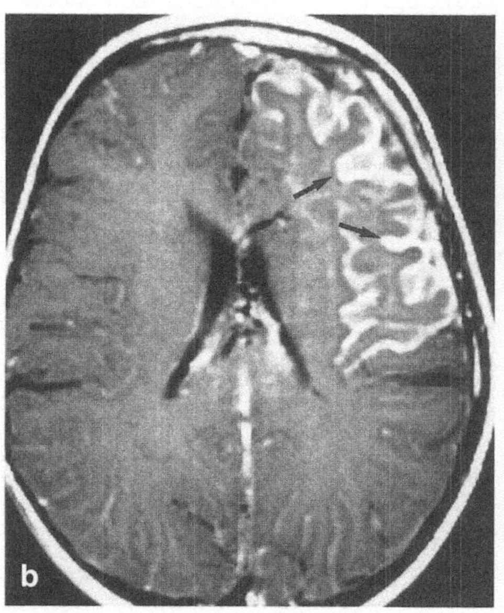

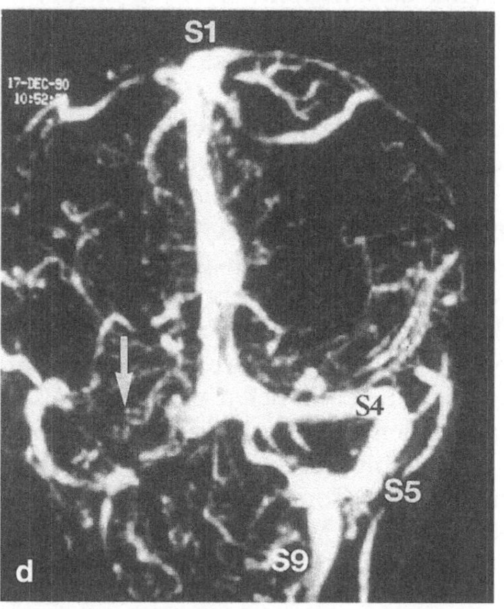

Abb. 4.13 a–d. 4jähriges Mädchen mit Sturge-Weber-Syndrom und SVT. Beteiligung der linken Hemisphäre, linksbetonte Epilepsie; linksseitiger Naevus flammeus im Bereich des 1. und 2. Trigeminusastes

a Für das Sturge-Weber-Syndrom typischer Naevus flammeus; bei diesem Mädchen im Bereich des 1. und 2. Trigeminusastes links

b MRT, SE, TR/TE = 600/15, koronar, Gd-DTPA. Nach KM-Applikation zeigen Pia und Arachnoidea ein signifikantes Enhancement mit Auskleidung der parietalen Sulci der linken Hemisphäre (*Pfeile*)

c Arterielle MRA, GE, FISP 3D, TR/TE = 40/7, Flip 15°, axial. In der transversalen Projektion kommt ein flächiges Flußsignal im Bereich des involvierten linken Cortex zur Darstellung (*Pfeilspitzen*); zusätzliche Darstellung eines suspekten Gefäßknäuels der linken A. cerebri media (*Pfeil*)

d Venöse MRA, GE, FLASH 2D, TR/TE = 36/10, Flip 60°, koronar. In der venösen MRA gelingt der Nachweis einer SVT (*Pfeil*) des rechten Sinus transversus und des Sinus sigmoideus mit Verschluß der ableitenden V. jugularis interna

A A. cerebri anterior
B1 A. basilaris
C A. carotis interna
M A. cerebri media
P A. cerebri posterior
S1 Sinus sagittalis superior
S4 Sinus transversus
S5 Sinus sigmoideus
S9 V. jugularis interna

Tabelle 4.7. Zusammenfassung der MR-tomographischen und MR-angiographischen Untersuchungsergebnisse bei den pädiatrischen Patienten mit Sturge-Weber-Syndrom

	Kind 1	Kind 2	Kind 3	Kind 4
SE-Sequenzen	Links: Hemiatrophie	Links > rechts: Hemiatrophie	Links: Hemiatrophie	Links: Hemiatrophie
Plexus choroideus	Vergrößert	Vergrößert	Vergrößert	Vergrößert
Tiefes Venensystem	Dilatiert	Dilatiert	Dilatiert	Dilatiert
Postkontrast	– Links: frontotemporal Leptomeningeales Enhancement	– Rechts: frontotemporal – Links: parietookzipital leptomeningeales Enhancement	– Links: leptomeningeales Enhancement	– Links: frontotemporal leptomeningeales Enhancement
Arterielle MRA	– Rechts: pialer blush	Angiomatöse Veränderungen	– Links: Signalverlust der A. cerebri media	– Rechts: angiomatöse Veränderungen der A. cerebri media
Venöse MRA	Signalverlust: Sinus transversus Prominenz: V. Labbé und aszendierende Venen	Nicht durchgeführt	Signalverlust: linke V. jugularis interna, Kortikale Venen	Prominenz: tiefes Venensystem

Der Einsatz der *arteriellen MRA* ermöglicht die Erfassung von umschriebenen Gefäßstenosen, die in der Region der A. cerebri anterior oder media zu finden sind. Ipsilateral im betroffenen Cortex finden sich häufig auch umschriebene Läsionen in der MRA. Die oberflächlich gelegenen Angiome imponieren dabei in der MRA als flächige Zonen mit erhöhtem Signal. Vereinzelt kann sogar ein „pialer blush" als Zone mit hohem Signal dokumentiert werden (Abb. 4.13 c). Bei der Durchführung der arteriellen MRA nach i.v.-Injektion von Gd-DTPA (0,1 mmol/kg KG) können angiomatöse Veränderungen mit Einstrom über das posteriore Versorgungsgebiet dokumentiert werden.

Der Einsatz der *venösen MRA* erlaubt die Dokumentation verschiedener pathologischer Veränderungen, die charakteristischerweise beim Sturge-Weber-Syndrom auftreten können. Flußreduktionen im Bereich der venösen Blutleiter finden sich am häufigsten im Sinus transversus (Abb. 4.13 d). Weitere Variationen betreffen den venösen Blutfluß von tiefen zerebralen Venen über Kollateralen zu dilatierten Abschnitten der V. Labbé. Häufig wird dieser Befund konstellativ begleitet von einem Fehlen aszendierender Hirnnerven. Im eigenen Kollektiv fand sich zusätzlich isoliert eine Dilatation der inneren Venen. Bei einem Patienten zeigte sich in der venösen MRA ein Fehlen der oberflächlichen Hirnvenen sowie ein Septum am Übergang vom

linken Sinus transversus in den Sinus sigmoideus. Regelmäßig konnte bei Vorliegen einer Dilatation innerer Hirnvenen eine Fluß- und Volumenreduktion der ipsilateralen oberflächlichen Venen nachgewiesen werden.

Merke

Sturge-Weber-Krabbe-Syndrom: Charakteristika

1. Bildgebende MRT:

– Volumenverlust, Hemiatrophie
– Glomus des Plexus choroideus
– Dilatation innerer Hirnvenen
– Kalzifikationen des Plexus choroideus

2. MRA arteriell:

– Umschriebene Gefäßstenosen
– Angiome
– „Pialer Blush"

3. MRA venös:

– Flußreduktion in venösen Blutleitern
– Fehlen aszendierender Hirnvenen
– Dilatation innerer Hirnvenen

4.4 Kritische Wertung und diagnostische Strategie

Die MRA stellt als nichtinvasives Verfahren eine wichtige additive Untersuchungstechnik bei neuropädiatrischen Fragestellungen dar und liefert zusätzliche Informationen über den Gefäßstatus wie auch über Weichteilstrukturen. Die MRA sollte daher als Screeningverfahren bei Verdacht auf einen zerebralen vaskulären Prozeß sowie zur Planung vor neurochirurgischen Eingriffen und selektiver Katheterisierung pathologischer Gefäße zum Einsatz kommen (Tabelle 4.8).

Die MRA unter Verwendung von TOF-Sequenzen hat Vorteile für die Darstellung der intrakraniellen Gefäße [3, 7, 8, 16, 19, 21, 23]. Einige Studien zeigten, daß die MRA eine exakte topographische Darstellung der intrakraniellen Gefäße ermöglicht sowie mit einer hohen Sensitivität vaskulär-pathologische Veränderungen erfassen kann. Die Korrelation der MR-angiographischen Ergebnisse mit der DSA oder der konventionellen Angiographie konnte dies in unserer Studie ebenfalls bestätigen (Tabelle 4.9). Die Grenzen der MRA werden derzeit durch die Art der bildgebenden Technik, d.h. der verwendeten TOF-Sequenzen, gesetzt. Da diese Technik auf der Refokussierung von den ins abzubildende Volumen einfließenden, ungesättigten Spins basiert, leidet die Qualität der MRA besonders unter einer zunehmenden Sättigung der Spins durch ein großes Volumen und einer unvollständigen Refokussierung ungesättigter Spins. Daraus resultiert eine Abschwächung des Empfangssignales und somit eine Minderung der Qualität der Angiographie. Besonders intravaskuläre Veränderungen der Blutströmung führen zu einer partiellen Signalauslöschung aufgrund einer Absättigung der Spins bei langsamem Fluß. Diese Artefakte können zu Beurteilungsfehlern führen, wie der Überbewertung einer Stenose oder der fehlenden Darstellung eines Aneurysmas [11, 24, 27]. Die Gefahr einer zunehmenden Sättigung fließender Spins steigt mit der Größe des darzustellenden Volumens und mit abnehmender Fließgeschwindigkeit des Blutes und ist zusätzlich abhängig vom Gefäßverlauf (senkrecht, schräg oder parallel zum bildgebenden Volumen). Weitere, vom Untersucher beeinflußbare Faktoren sind die Schichtdicke des darzustellenden Volumens und die Sequenzparameter wie TE, TR und der Flipwinkel α. Da alle Parameter der MRA von der T_1-Relaxationszeit des Blutes abhängen, sind in diesem Bereich nur begrenzt Veränderungen möglich.

In jedem Fall muß die Schichtdicke so klein wie möglich gehalten werden, um Sättigungseffekte zu reduzieren. Allerdings bedingt dies eine Reduzie-

Tabelle 4.8. Indikationen der neuropädiatrischen MRA

Klinischer Verdacht auf zerebrovaskuläre Erkrankungen
Pathologische Prozesse in der bildgebenden MRT
Planung neurochirurgischer Eingriffe
Planung selektiver Katheterisierung pathologischer Gefäße
Therapiekontrolle neurochirurgischer und interventioneller neuroradiologischer Prozeduren
Therapiekontrolle bei SVT

Tabelle 4.9. Patientenübersicht: Anzahl der pädiatrischen Patienten, die mittels arterieller und venöser MRA sowie mit konventionellen angiographischen Methoden untersucht worden sind [30]

Pathologie/Anomalie	DSA [n]	Äquivalenz mit MRA [%]
Gefäßanomalien	3	100
Gefäßverlagerung	4	100
Aneurysma	2	50
Stenose	4	75
SVT	4	100
AVM	3	66
Reduzierte Gefäßperfusion	1	100
Total	22	

rung des darzustellenden Volumens und somit eine Beeinträchtigung der Beurteilung intrakranieller Gefäße [27, 30, 31].

Eine weitere Problematik besteht darin, daß aufgrund der Aufnahmetechnik und der MIP-Rekonstruktion kleinste Gefäße aus dem nachberechneten Projektionsbild herausfallen. Eine Darstellung solcher Gefäße gelingt dennoch, indem man das zu berechnende Bildvolumen eingrenzt [1, 7, 22].

Die richtige Bewertung von Signalabschwächungen oder sogar partiellen Signalauslöschungen in der MRA muß vor allem bei neuropädiatrischen Patienten sehr sorgfältig erfolgen, da Kinder in der Regel eine etwas höhere intravasale Strömungsgeschwindigkeit aufweisen als Erwachsene. Aufgrund der genannten Faktoren, wie z.B. intravaskulären Strömungsveränderungen, ist nämlich eine exakte, graduelle Bewertung einer Stenose oder eines thrombotisch bedingten Perfusionsausfalles nur erschwert möglich [17, 29]. So zeigte sich bei mehreren Studien in der venösen MRA ein partieller Signalverlust im Confluens sinuum. Diese Beobachtung ist jedoch ohne pathologische Wertigkeit. Hinzu kommt, daß ein frischer Thrombus, sei er im Sinussystem oder in einem Aneurysma, mit gleicher Signalintensität wie fließendes Blut dargestellt wird, und somit eine Perfusion im betroffenen Gefäß vortäuschen kann [9, 14, 18, 20, 23, 28]. Trotz

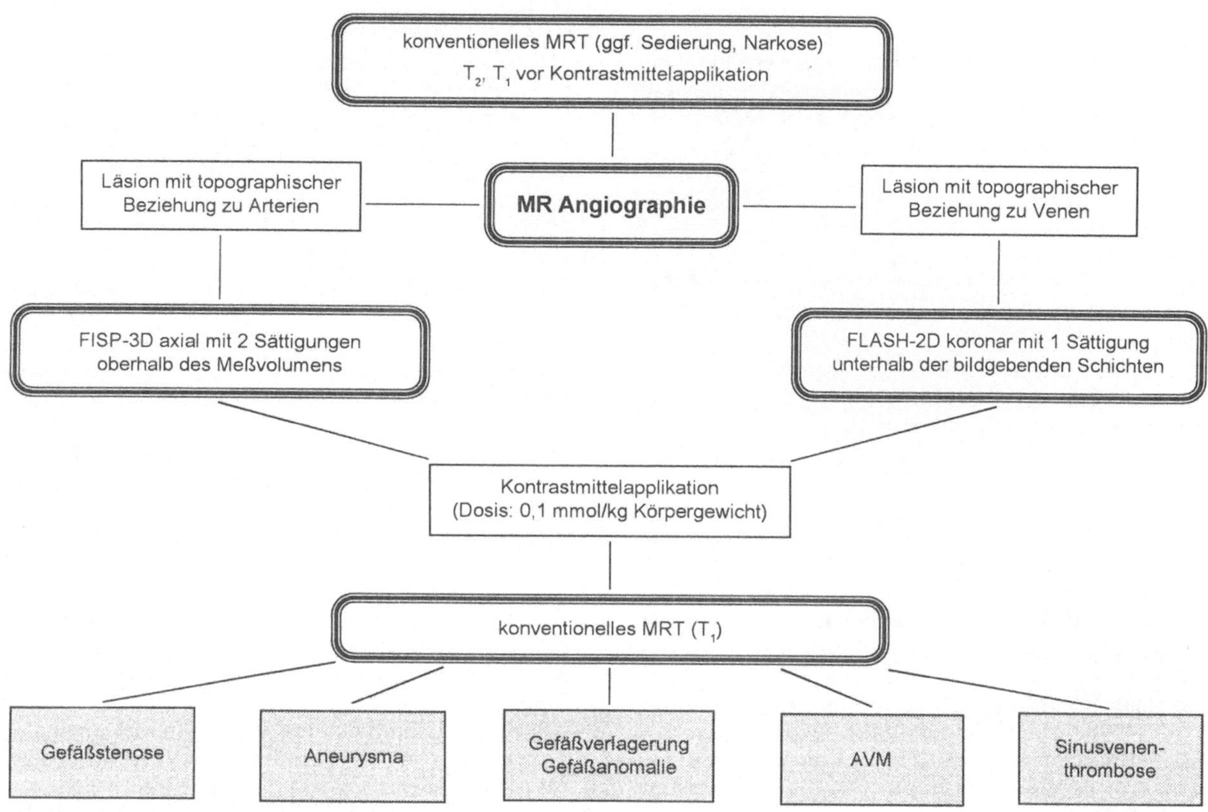

Abb. 4.14. Diagnostische Strategie: MRA bei neuropädiatrischen Patienten

der ausgezeichneten Korrelation der Ergebnisse von MRA und DSA bzw. konventioneller Angiographie, eignet sich die MRA für das präoperative Staging von Aneurysmen nur bedingt. Bislang ist die Darstellung kleiner, aber operativ wichtiger, in unmittelbarer Nachbarschaft des Aneurysmas gelegener Gefäße noch nicht optimal.

Um eine MR-angiographische Untersuchung vollständig und richtig zu bewerten, müssen sowohl die berechnete MIP-Rekonstruktion, der unberechnete Datensatz sowie die SE-Sequenzen zur Auswertung herangezogen werden. Diese einheitliche Begutachtung hilft Fehldiagnosen, wie eine Überbewertung von Stenosen zu vermeiden (Tabelle 4.10) [6, 11, 24, 26].

Im pädiatrischen Bereich konnte so die MRA zum einen als Screeningverfahren bei bereits bekannten intrakraniellen Läsionen, zum anderen als Verfahren zur Diagnostik und Therapiekontrolle bei SVT wie auch zur Kontrolle nach Einsatz interventioneller Techniken etabliert werden [22, 23, 30, 31, 33]. Als eine nichtinvasive Technik kann eine MR-angiographische Untersuchung problemlos an eine routinemäßige MRT-Untersuchung angeschlossen werden. Vor allem bei Tumorerkrankungen erlaubt diese Technik die kombinierte Darstellung des Tu-

Tabelle 4.10. Nachteile der neuropädiatrischen MRA

Intravaskulärer Signalverlust bei Vorliegen von veränderten, nicht-laminaren Strömungsmustern
Arterielle Stenosen werden überschätzt bei mittlerem Stenosegrad niedrige räumliche Auflösung

mors und der zuführenden Gefäße. Unter Beachtung der momentan noch technisch bedingten Grenzen kann die MRA bei einigen neuropädiatrischen Fragestellungen die herkömmlichen invasiven Techniken ersetzen (Abb. 4.14).

Derzeitige Indikationsbereiche umfassen die Diagnostik arterieller Gefäßvarianten und pathologischer Gefäße. Die venöse MRA eignet sich als diagnostisches Verfahren der ersten Wahl für die prätherapeutische Diagnostik und die Verlaufskontrolle nach SVT [4, 22, 30].

Die weitere technische Entwicklung wird eine qualitative Verbesserung der MRA erbringen und so ihre Wertigkeit für die Diagnostik vaskulärer Läsionen im neuropädiatrischen Bereich weiter stärken. Als Indikationen gelten derzeit die in Tabellen 4.8–4.10 und in Abb. 4.14 dargestellten Fragestellungen.

Weiterführende Literatur

1. Anderson C, Saloner D, Tsuruda J, Shapeero LG, Lee RE (1990) Artifacts in maximum-intensity-projection display of MR angiograms. AJR 154:623–629
2. Bongartz G, Vestring Th, Fahrendorf G, Peters PE (1990) Einsatz schneller Sequenzen bei der kraniozerebralen MR-Diagnostik. Fortschr Röntgenstr 153:669–677
3. Brown DG, Riederer SJ, Jack CR, Farzaneh F, Ehman RL (1990) MR angiography with oblique gradient-recalled echo technique. Radiology 176:461–466
4. Cohen MD, Edwards MK (1990) Magnetic resonance imaging of children. Decker, Philadelphia
5. Creasy JL, Price RR, Presbrey Th, Goins D, Partain CL, Kessler RM (1990) Gadolinium-enhanced MR angiography. Radiology 175:280–283
6. Demaerel P, Marchal G, Casteels I, Wilms G, Bosmans H, Dralands G, Baert AL (1990) Intracavernous aneurysm: Superior demonstration by magnetic resonance angiography. Neuroradiology 32(4):322–324
7. Edelman RR, Hesselink JR (1990) Clinical magnetic resonance imaging. Saunders, Philadelphia, pp 110–182
8. Edelman RR, Mattle HP, Atkinson DJ, Hoogewoud HM (1990) Magnetic resonance angiography. In: Cardiovascular imaging. ARRS Categorial Course Syllabus. American Roentgen Ray Society, Reston VA, pp 51–60
9. Edelman RR, Wentz KU, Mattle HP et al. (1989) Intracerebral arteriovenous malformations: evaluation with selective MR angiography and venography. Radiology 173:831–837
10. Ehricke HH, Laub G (1990) Integrated 3D display of brain anatomy and intracranial vasculature in MR imaging. J Comput Assist Tomogr 14:846–852
11. Huston J 3d, Rufenacht DA, Ehman RL, Wiebers DO (1991) Intracranial aneurysms and vascular malformations: comparison of time-of-flight and phase-contrast MR angiography. Radiology 181(3):721–730
12. Kurlemann G, Bongartz G, Krings W, Palm DG (1991) Das asymptomatische Moyamoya-Syndrom: Diagnose durch EEG und Magnetresonanzangiographie. Monatsschr Kinderheilkd 139(4):235–238
13. Krayenbühl H, Yasargil MG (1979) Zerebrale Angiographie für Klinik und Praxis. Thieme, Stuttgart, S 71–211
14. Lam BL, Schatz NJ, Glaser JS, Bowen BC (1992) Pseudotumor cerebri from cranial venous obstruction. Ophthalmology 99(5):706–712
15. Lissner J, Seiderer M (1990) Klinische Kernspintomographie. Enke, Stuttgart, S 59–83, 570–607
16. Marchal G, Bosmans H, Van fraeyenhoven L et al. (1990) Intracranial vascular lesions: optimization and clinical evaluation of three dimensional time-of-flight MR angiography. Radiology 175:443–448
17. Masaryk TJ, Modic MT, Ruggieri PM et al. (1989) Three-dimensional (volume) gradient-echo imaging of the carotid bifurcation: preliminary clinical experience. Radiology 171:801–806
18. Nadel L, Braun IF, Kraft KA, Fatouros PP, Laine FJ (1990) Intracranial vascular abnormalities: value of MR phase imaging to distinguish thrombus from flowing blood. AJNR 11:1133–1140
19. Nussel F, Wegmuller H, Huber P (1991) Comparison of magnetic resonance angiography, magnetic resonance imaging and conventional angiography in cerebral arteriovenous malformation. Neuroradiology 33(1):56–61
20. Padayachee TS, Bingham JB, Graves MJ, Colchester AC, Cox TC (1991) Dural sinus thrombosis: Diagnosis and follow-up by magnetic resonance angiography and imaging. Neuroradiology 33(2):165–167
21. Peters PE, Bongartz G, Drews C (1990) Magnetresonanzangiographie der hirnversorgenden Arterien. Fortschr Röntgenstr 152:528–533
22. Potchen EJ, Haacke EM, Siebert JE, Gottschalk A (1993) Magnetic resonance angiography: concepts & applications. Mosby, St Louis
23. Ruggieri PM, Masaryk TJ, Ross JS, Modic MT (1991) Magnetic resonance angiography of the intracranial vasculature. Top Magn Reson Imag 3(3):23–33
24. Sevick RJ, Tsuruda JS, Schmalbrock P (1991) Three-dimensional time-of-flight MR angiography in the evaluation of cerebral aneurysms. J Comput Assist Tomogr 14:874–881
25. Schuierer G, Laub G, Huk WJ (1990) MR angiography of the primitive trigeminal artery: report on two cases. AJNR 11:1131–1132
26. ter-Berg HW, Dippel DW, Limburg M, Schievink WI, van-Gijn J (1992) Familial intracranial aneurysms. A review. Stroke 23(7):1024–1030
27. Urchuk SN, Plewes DB (1992) Mechanisms of flow-induced signal loss in MR angiography. J Magn Reson Imag 2(4):453–462
28. Wiznitzer M, Masaryk TJ (1991) Cerebrovascular abnormalities in pediatric stroke: assessment using parenchymal and angiographic magnetic resonance imaging. Ann Neurol 29(6):585–589
29. Vogl TJ, Balzer JO, Juergens M, Dürr G, Spengel F, Hausmann R, Lissner J (1992) Neurovaskuläre Magnetresonanz Angiographie: Technik, Ergebnisse und Indikationsstellungen. MMW 134/7:97–104
30. Vogl TJ, Balzer JO, Stemmler J, Egger E, Ziegler I, Schedel H, Lissner J (1992) MR Angiographie bei neuro-pädiatrischen Fragestellungen: Technik und klinische Ergebnisse. Fortschr Röntgenstr 156/2:112–119
31. Vogl TJ, Stemmler J, Bergman C, Pfluger T, Egger E, Lissner J (1993) MR and MR Angiography of Sturge-Weber-Syndrome. AJNR 14:417–425
32. Yamada I, Matsushima Y, Suzuk S (1992) Moyamoya disease: diagnosis with three-dimensional time-of-flight MR angiography. Radiology 184(3):773–778
33. Zimmerman RA, Bogdan AR, Gusnard DA (1992) Pediatric magnetic resonance angiography: assessment of stroke. Cardiovasc Intervent Radiol 15(1):60–64

5 Schädelbasis

Die Schädelbasis stellt eine Herausforderung an die Diagnostik mittels bildgebender Verfahren dar. Dies beruht auf den komplexen topographischen Verhältnissen wie auch der engen Nachbarschaftsbeziehung von nervalen und vaskulären Leitstrukturen (Abb. 5.1). Mit Einführung der bildgebenden MRT gelang bereits ein großer Fortschritt in der Erfassung spezifischer Pathologien; die MRA hat zusätzlich das Indikationsspektrum zum Einsatz dieser Untersuchung deutlich erweitert (Tabelle 5.1). So ermöglicht die MRA nicht nur die Evaluierung von vaskulären Variationen oder Pathologien im Bereich der Schädelbasis, sondern liefert auch wichtige topographische Informationen bezüglich der Nachbarschaftsverhältnisse von Läsionen und vaskulären Strukturen (Abb. 5.2).

5.1 Untersuchungstechnik

Die grundlegenden Überlegungen zum Einsatz der MRT für intrakranielle Fragestellungen gelten im wesentlichen auch für die Schädelbasis. Im folgenden soll auf einzelne Besonderheiten hingewiesen und ein Untersuchungskonzept vorgestellt werden. Die von uns vorgestellten MRT-Untersuchungen werden an einem 1,5 Tesla Magnetom 63 SP (Siemens AG) unter Einsatz der zirkular polarisierten Kopfspule mit einem Durchmesser von 30 cm durchgeführt.

Die konventionelle MRT-Bildgebung wird in allen Fällen nach folgendem Schema durchgeführt. Nach der sagittalen Übersicht (TR/TE = 30/12 ms), wird mit einer T_2-gewichteten SE-Sequenz in Doppelechotechnik (TR/TE = 3000/22/90 ms, 21 Schichten, Schichtdicke 3 mm, Matrix 256 × 256, 1 Akquisition) axial geschichtet. Eine über der gleichen ROI plazierte transversale, T_1-gewichtete SE-Sequenz (TR/TE = 700/15 ms, 17 Schichten, Schichtdicke 3 mm, Matrix 256 × 256, 2 Akquisitionen) schließt in der Regel die native MRT-Bildgebung ab. Nach Kontrastmittelapplikation (Gd-DTPA, Dosierung 0,1 mmol/kg KG i.v.) werden 2 weitere

Tabelle 5.1. MR-tomographische und MR-angiographische Evaluierung von Tumoren der Schädelbasis

MRT; SE, GE
(T2, T1 vor und nach Gd-DTPA-Applikation)

– Tumorgröße
– Tumorausdehnung
– Topographische Verhältnisse
– Kontrastmitteldynamik

MRA, GE, arteriell und venös

– Klassifizierung von vaskulären Läsionen: Typ, Größe, Anzahl, Ausmaß
– Neurovaskuläre Topographie
– Darstellung venöser Abflußverhältnisse

T_1-gewichtete SE-Sequenzen, mit den gleichen Parametern wie vor KM-Gabe, in transversaler und koronarer Schichtorientierung angewendet (vgl. Abb. 5.3).

Eine unterhalb der bildgebenden Schichten liegende Vorsättigung, zur Kompensation von Fluß- und Bewegungsartefakten, wurde bei allen transversalen Sequenzen routinemäßig angewendet. Die MRA wird in der Regel vor KM-Applikation durchgeführt (Abb. 5.4).

5.1.1 Arterielle MRA

Für die Darstellung der arteriellen Gefäße wird eine GE-Sequenz (FISP 3D) mit den Parametern: TR/TE = 43/7 ms, $\alpha = 15°$, 64 3D-Partitionen und einem FOV von 200 mm (effektive Schichtdicke 0,8–1,5 mm) in axialer oder koronarer Schichtführung durchgeführt. Neuerdings bietet sich hier auch der Einsatz der TONE-Sequenz für die Diagnostik an. Der venöse Fluß wird mit Hilfe von 2 Vorsättigungsschichten, eine über dem Sinus sagittalis superior (axial, 60 mm Schichtdicke), sowie eine über dem Confluens sinuum (koronar, 40 mm Schichtdicke) eliminiert (Tabelle 5.2) [5, 17, 26].

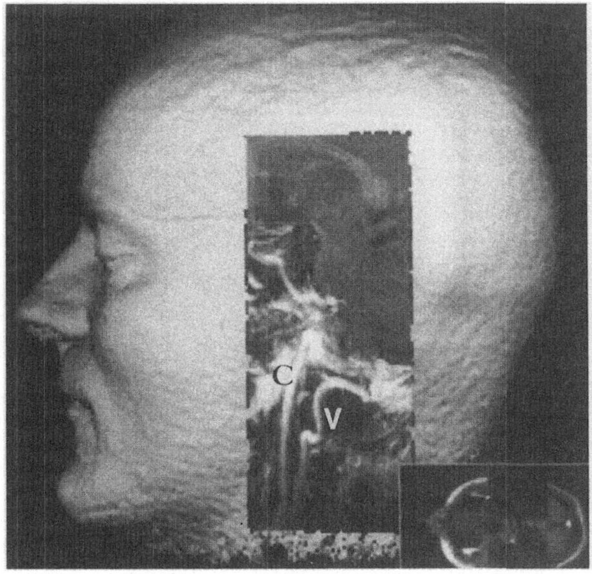

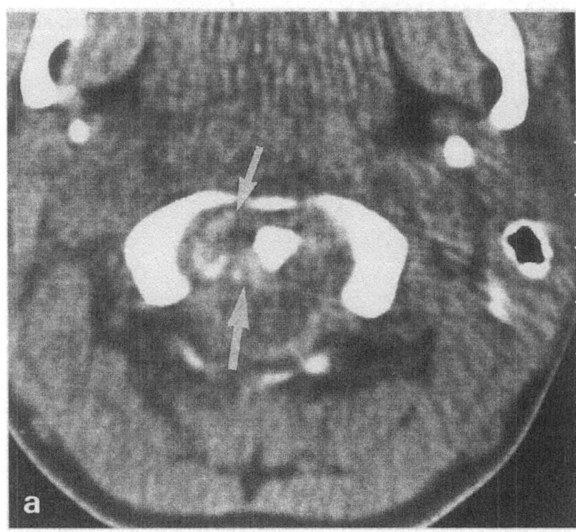

Abb. 5.1. Darstellung der Topographie der Schädelbasis
mittels 3D-Rekonstruktion in Fenstertechnik. 3D-MRT,
GE, TurboFLASH, sagittal, nativ. Diese Technik ermöglicht die Darstellung der komplexen Strukturen der Schädelbasis mit gleichzeitiger Abbildung der großen Gefäße
in dieser Region (*C* A. carotis interna, *V* A. vertebralis)

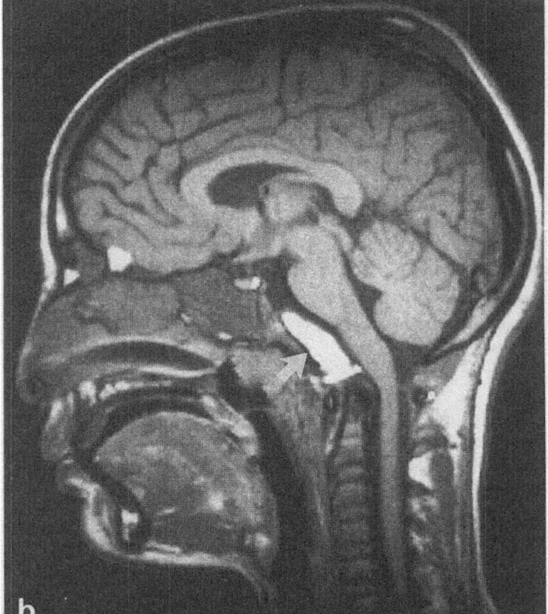

Abb. 5.2 a–c. 25jähriger Patient mit einer atlantodentalen
Traumatisierung und frischer Blutung im Bereich der Cisterna praemedullaris und dem ventralen Weichteilgewebe

a   CT, axial, nativ. In der CT-Aufnahme kommt im Bereich des atlantodentalen Gelenkes eine Traumatisierung
mit Einblutung in die Cisterna praemedullaris und die
ventralen Weichteilgewebe (*Pfeile*) zur Darstellung

b   MRT, SE, TR/TE = 600/15, sagittal, nativ. In der T1-
gewichteten, nativen SE-Sequenz Nachweis einer großen
Blutung, die von der Cisterna pontis nach kaudal bis zur
Cisterna praemedullaris reicht mit hyperintenser Signalintensität zur Darstellung und Mitbeteiligung der Clivus-
abschnitte (*Pfeil*)

c   Arterielle MRA, GE, FISP 3D, TR/TE = 40/7, Flip
15°, axial. In der arteriellen MRA mit „Targeted"-MIP
der vertebrobasilären Gefäße Darstellung einer signalintensiven Blutung ventral der Á. basilaris (*B1*) ohne Nachweis einer Gefäßkompression. MR-angiographisch kein
Nachweis einer vertebrobasilären Gefäßverletzung
(*C* A. carotis interna, *V*. A. vertebralis)

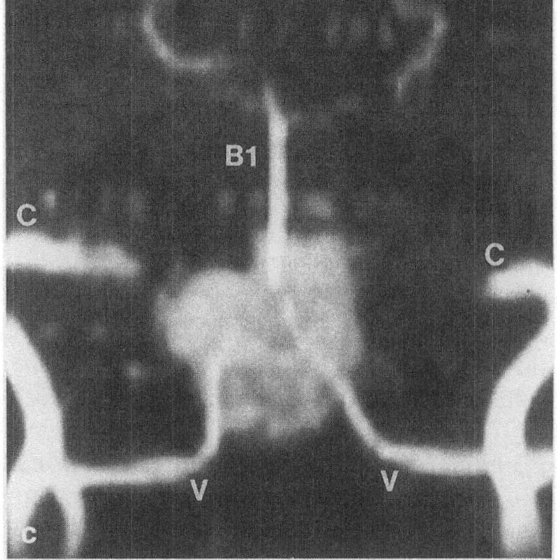

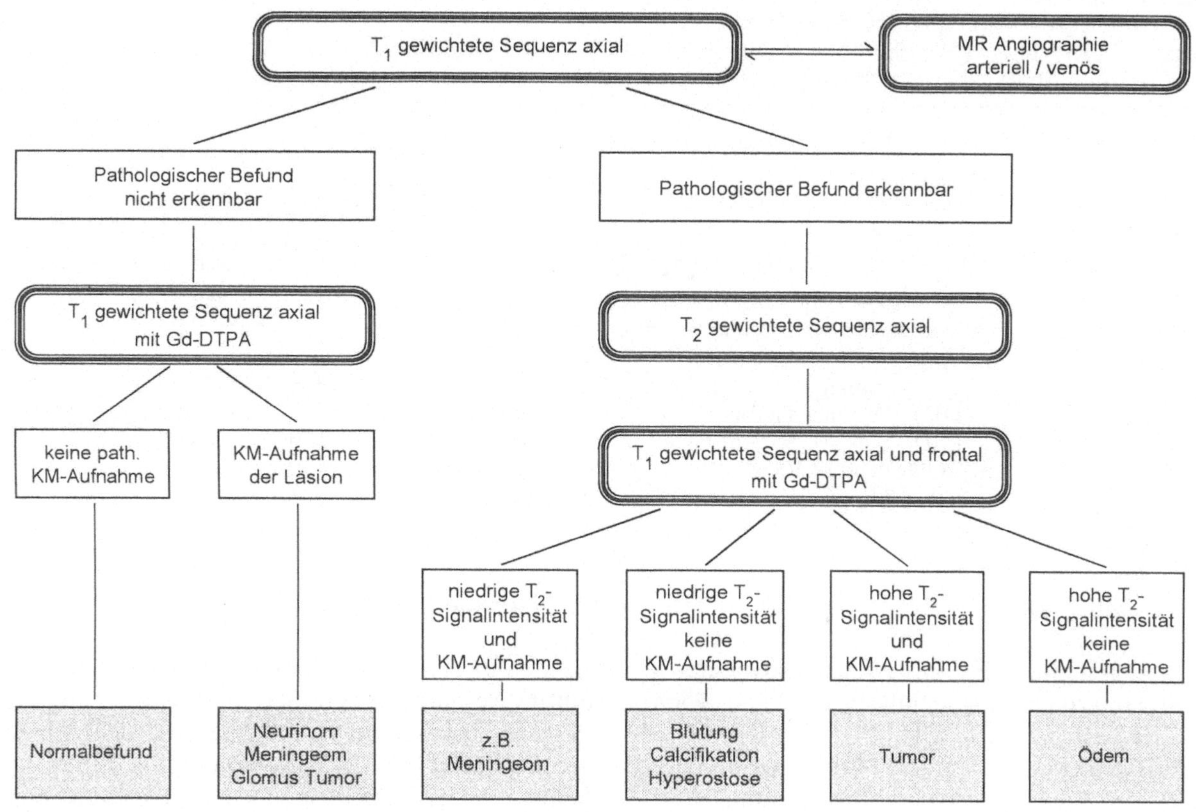

Abb. 5.3. Diagnostische Strategie für die MRT der Schädelbasis

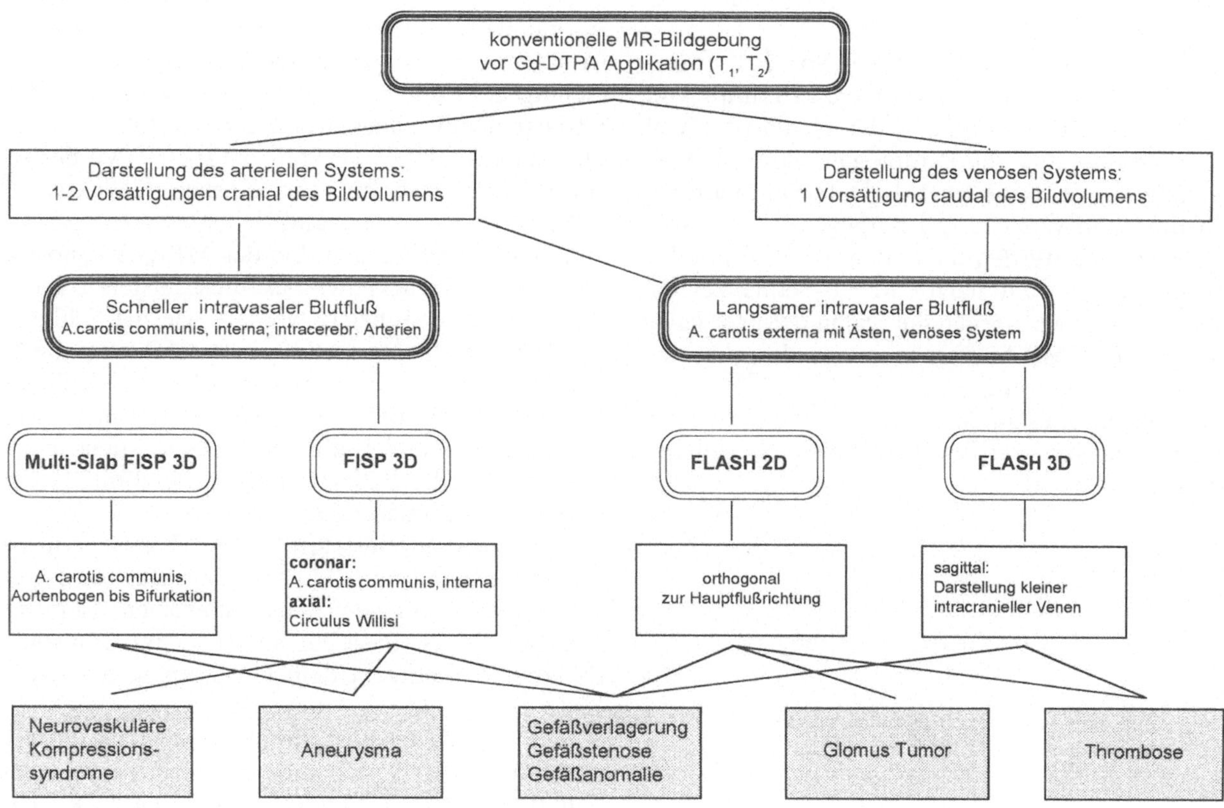

Abb. 5.4. Diagnostische Strategie für die MRA der Schädelbasis

Tabelle 5.2. Sequenz- und Parameterempfehlung für die MRA der Schädelbasis

Sequenz	TR [ms]	TE [ms]	FW [°]	SD [mm]	SZ [n]	O	ESD [mm]	FOV [mm]	DF	Matrix	MZ [M:SS]	AC [n]	VP [n]	O
FISP 3D	40	7	15	90	1	tran, cor	1,5	200	0	256·256 256·512	10:05	1	art.: 2 ven.: 1	art: tran, cor; ven: tran
TONE FISP 3D	43	8	20	96	1	tran	1,5	200	0	256·512 512·512	11:43	1	art.: 1 ven.: 1	art., ven.: tran
FLASH 2D	36	10	60	5	53	cor	1,5	200	−0.25	256·256	8:14	1	ven: 1	ven: tran
FLASH 3D	32	7	30	135	1	sag	1	200	0	256·256	9:04	1	ven: 1	ven: tran

Abkürzungen:

AC	Akquisitionen	cr	cranial	MZ	Meßzeit	TE	TE Echozeit
art	arteriell	DF	Distance factor	O	Orientierung	TR	Repetitionszeit
cd	caudal	ESD	effektive Schichtdicke	sag	sagittal	tran	transversal
cor	coronar	FOV	Field of View	SD	Schichtdicke	ven	venös
		FW	Flipwinkel	SZ	Schichtanzahl	VP	Vorsättigungspuls

5.1.2 Venöse MRA

Für die Darstellung des Sinussystems sowie der V. jugularis interna wird eine flußsensitive T_1-gewichtete GE-Sequenz (FLASH 2D) in koronarer Schichtführung angewendet (TR/TE = 36/10 ms, α = 60°, 53 Schichten, 20 % Überlappung, FOV 200 mm). Das Signal des arteriellen Flusses wird mit einem axialen Vorsättigungsimpuls (Schichtdicke 60 mm) in Höhe der Karotisbifurkation gesättigt und gelangt somit nicht zur Darstellung (Tabelle 5.2) [5, 17, 26].

Für die Beurteilung der Wertigkeit von flußsensitiven GE-Sequenzen in bezug auf die Erhöhung von Sensitivität und Spezifität in der Diagnostik von Tumoren oder anderen Pathologien wird die Auswertung der gewonnenen MR-Daten in mehreren Schritten und vergleichend durchgeführt. In einer ersten Sitzung werden die Daten der T_2- und T_1-gewichteten (vor und nach KM) SE-Sequenzen beurteilt. Zusätzlich werden die Daten der arteriellen oder venösen MRA ausgewertet. In der abschließenden Analyse werden dann alle MR-Daten eines Patienten im Gesamten analysiert und dieses Ergebnis dann mit den Einzelergebnissen verglichen [24–28].

5.2 Normale Topographie

Die Evaluierung des arteriellen Gefäßsystems beruht im wesentlichen auf der Analyse der petrösen (C2) und kavernösen (C3) Verlaufsstrecke der A. carotis interna (Abb. 5.5). Sowohl in der FISP-3D- als auch in der TONE-Sequenz hebt sich das perfundierte Lumen durch die hohe Signalintensität signifikant von den Umgebungsstrukturen ab. Die Identifikation von Endästen der A. carotis externa im Verlauf der Schädelbasis ist beschränkt auf die A. maxillaris sowie die A. temporalis superficialis. In seltenen Fällen gelingt die Identifikation der A. meningea media im Foramen spinosum und der Endäste der A. pharyngea ascendens [8].

Die A. ophthalmica als kaliberstärkster Ast der A. carotis interna konnte im eigenen Kollektiv in 35 % aller Probanden- und Patientenuntersuchungen identifiziert werden. Bei der MRT-Diagnostik des Kleinhirnbrückenwinkels müssen stets 2 wichtige Gefäße identifiziert werden, wie die Schlinge der A. cerebelli anterior inferior (AICA) und die V. petrosa Dandy. Nach Valavanis [21, 23] befindet sich die Schlinge der A. cerebelli anterior inferior in 53 % der Fälle außerhalb der Porus acusticus internus, in 52 % der Fälle an der Pons und in 22 % in einer intrameatalen Lage.

Dieses Gefäß imponiert in T_2-gewichteten Sequenzen als bogenförmige lineare Struktur niedriger Dichte innerhalb des signalintensiven Liquors. Die am Porus acusticus internus entspringende A. labyrinthi entgeht dem Nachweis in der MRT [28].

In der Region der posterioren Schädelbasis gelten der Sinus transversus und sigmoideus sowie der Bulbus und die V. jugularis als wesentliche Leitstrukturen. In der Region des Foramen jugulare sind 2 Anteile topographisch bedeutsam, die Pars vascularis und die Pars nervosa:

1. *Pars vascularis*:
   - Bulbus venae jugularis
   - N. vagus
   - N. accessorius
2. *Pars nervosa*:
   - N. glossopharyngeus
   - Sinus petrosus inferior

Die V. jugularis kommt in der MRT aufgrund des Blutflusses mit unterschiedlicher Signalintensität zur Darstellung. Unter Verwendung von Oberflächenspulen kann in Einzelfällen im Foramen jugulare bandförmig der N. vagus sowie der H. hypoglossus medial im Canalis hypoglossi nachgewiesen werden. Der Verlauf des N. trigeminus ist charakterisiert durch eine lineare Zone mittlerer Signalintensität in der T_1-gewichteten Sequenz im Bezirk der mittleren Schädelbasis.

Die V. petrosa Dandy wird optimal in der frontalen und transversalen MRT erfaßt und zeigt aufgrund des langsamen Blutflusses oft Zonen erhöhter Signalintensität. Der Vergleich von T_1-gewichteten Sequenzen vor und nach Gd-DTPA-Applikation sowie in Einzelfällen die Verwendung der Subtraktionstechnik sind daher die Voraussetzung für die exakte Klassifikation von Raumforderungen in dieser Region. Für die Standarddiagnostik ist zu beachten, daß der Sinus sigmoideus wie auch der Bulbus venae jugularis ein stark variables Signalverhalten aufweisen. Nach eigenen Untersuchungen imponiert der normale Bulbus in der T_2-gewichteten Sequenz in der Regel signalintensiv mit einem randständigen „signal void" mit jedoch enormen Variationsmöglichkeiten. In der T_1-gewichteten SE-Sequenz variiert das Signal von völligem Signalverlust bis hin zu einer mittleren Signalintensität. Nach KM-Applikation (Standarddosis: 0,1 mmol/kg KG) findet sich ein hohes Enhancement mit Tendenz zu zentralen Signalinhomogenitäten.

In der venösen *FLASH-2D-MRA* zeigt sich ein verläßliches und reproduzierbares Signal der Leitstrukturen wie Sinus sigmoideus, transversus, Bulbus venae jugularis sowie der V. jugularis interna. Durch die zusätzliche Analyse der MIP-Rekonstruktion können Detailstrukturen wie der Sinus petrosus superior und inferior sowie der Verlauf der Vena Labbé identifiziert werden.

Dies gilt auch für die Detektion von *Aneurysmen* der A. carotis interna in ihrer Verlaufsstrecke durch die Schädelbasis. Durch die Analyse der Einzelbilder und der MIP-Rekonstruktion in 2 Raumebenen erfolgt die Diagnosestellung (Abb. 5.6). Als „Pitfall" muß hier stets die enge Nachbarschaft der posterioren Abschnitte der Keilbeinhöhle mit berücksichtigt werden. Bei Ansammlung proteinreicher Flüssigkeit im Sinus sphenoidalis kann dieses signalintensiv in den MRA-Sequenzen zur Abbildung gebracht werden und das Vorliegen eines A.-carotis-interna-Aneurysmas vortäuschen.

Als wesentliches Krankheitsbild der A. carotis interna muß stets die spontane *Karotisdissektion* abgeklärt werden. Bereits die Standard-SE-Sequenzen weisen auf diesen Befund bei asymmetrischem Signalverhalten beider A. carotides internae hin. Bestätigt werden diese Befunde MR-angiographisch, um die distal noch vorhandene Perfusion zu überprüfen.

Beim *Tolosa-Hunt-Syndrom* resultiert eine verstärkte KM-Aufnahme im Sinus cavernosus, verbunden mit einer partiellen oder kompletten Aufhebung der Perfusion der A. carotis interna. Hier muß stets kombiniert mit SE-Sequenzen wie auch MR-angiographischen Protokollen untersucht werden.

5.3. Arterielles System

5.3.1 Variationen

Der extrakranielle Verlauf der A. carotis interna ist in 70 % der Fälle geradlinig, bei 23 % von asymptomatischen Patienten werden Knickbildungen („Kinking") und bei 9 % Schleifenbildung („Coiling") beobachtet (Tabelle 5.3). Als klinisch wichtige Gefäßanomalie muß die aberrierende A. carotis interna berücksichtigt werden. Dabei ist der Abschnitt der A. carotis interna von der Karotisbifurkation bis zum petrösen Karotissegment verschlossen. Dieses atretische Segment wird kollateralisiert über die A. pharyngea ascendens und die A. caroticotympanica. Selten wird die primäre unilaterale Aplasie einer A. carotis interna beschrieben [11, 23].

Tabelle 5.3. Verlaufsformen der extrakraniellen Segmente der *A. carotis* interna. Eine Variation ist dabei linksseitig häufiger als rechtsseitig

Gerade Verlaufsstrecke (65 %)		
Kurvige Verlaufsstrecke (35 %)		

Schlängelung 4 cm distal der Bifurkation	S- oder C-Form	Bilateral ≥ unilateral
Coiling (9 %) 4–8 cm distal der Bifurkation		Bilateral = unilateral
Kinking (23 %) 2–4 cm distal der Bifurkation		Bilateral ≤ unilateral

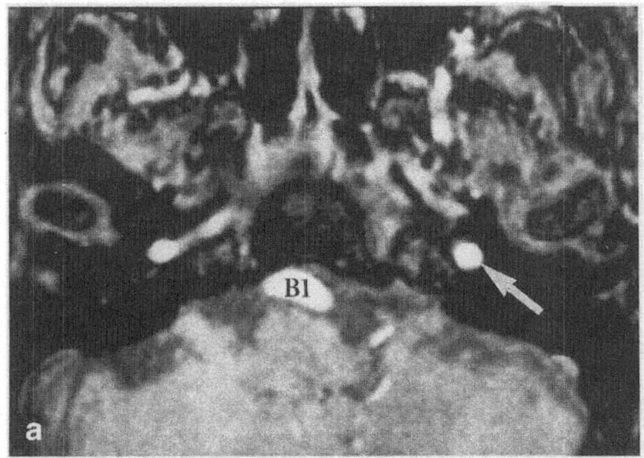

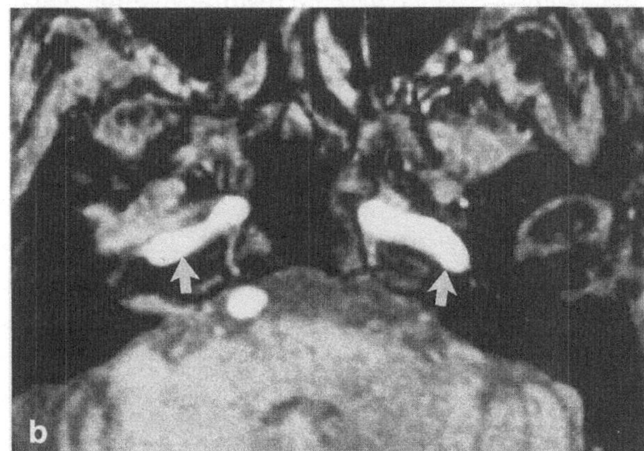

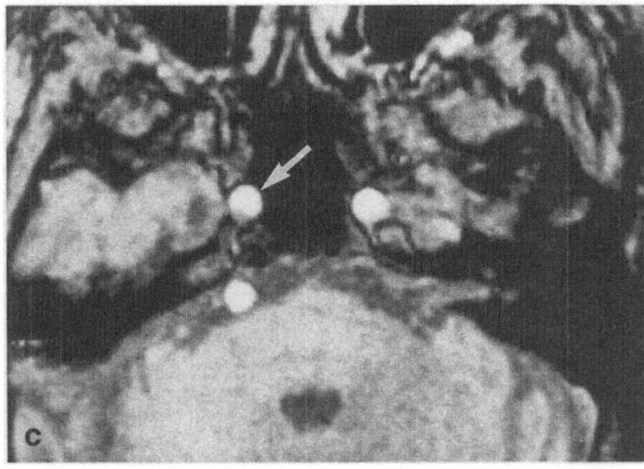

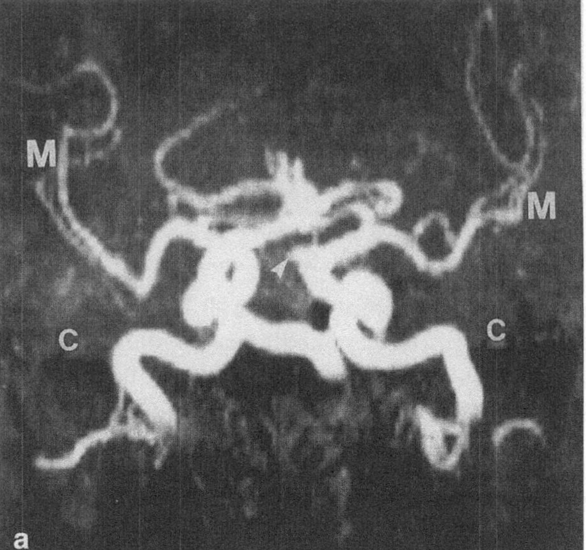

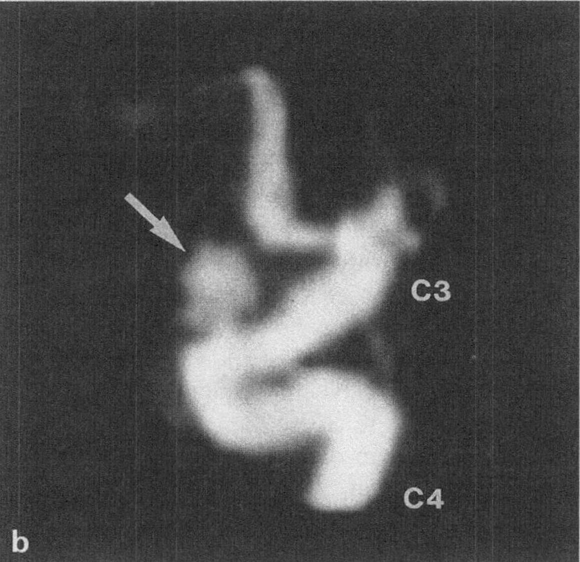

Abb. 5.6 a, b. 53jährige Patientin mit einem kleinen Aneurysma der A. carotis interna links im Segment C2. Arterielle MRA, GE, FISP 3D, TR/TE = 40/7, Flip 15°, axial

a In dem von axial nach koronar um 5° rotierten MIP-Angiogramm des Circulus Willisii weitgehend regelrechte Gefäßdarstellung mit Nachweis einer geringgradig unregelmäßigen Begrenzung der linken A. carotis interna im Segment C2 (*Pfeilspitze*)

b Im „Targeted"-MIP dieser Zone deutliche Darstellung eines kleinen, nach kranial gerichteten Aneurysmas der linken A. carotis interna am Karotissiphon (*Pfeil*)

C	A. carotis interna
C3	Kavernöses Segment
C4	Supraklinoidales Segment
M	A. cerebri media

Abb. 5.5 a–c. Normale topographische Darstellung der Verlaufsstrecke der A. carotis interna innerhalb der Schädelbasis. Arterielle MRA, GE, FISP 3D (TONE), TR/TE = 43/8, Flip 20°, axial

a Ebene der petrösen Verlaufsstrecke (C2) (*Pfeil*), A. basilaris (*B1*)

b In diesem Abschnitt verläuft der Karotiskanal ventral der Fossa jugularis und dorsal der Tuba Eustachii. Ventral der Cochlea verläuft der Kanal nach anteromedial und horizontal (*Pfeile*)

c Ebene der kavernösen Verlaufsstrecke (*C3*) (*Pfeil*) präselläres Segments

5.3.2 *Pathologie*

Die häufigste Pathologie der A. carotis interna kranial des zervikalen Segmentes im Verlauf der Schädelbasis betrifft *umschriebene Gefäßläsionen* oder Verschlüsse. Insbesondere präoperativ bei Vorliegen einer typischen Karotisstenose im Bifurkationsbereich muß das zusätzliche Vorhandensein einer weiter distal gelegenen Stenose (= Tandemstenose) ausgeschlossen werden. Für diese Fragestellungen kommt der nichtinvasiven MRA eine hohe klinische Bedeutung zu. Findet sich MR-angiographisch ein hohes Signal im gesamten Verlauf der A. carotis interna, muß differentialdiagnostisch immer auch eine ausgedehnte Thrombosierung berücksichtigt werden. Durch die zusätzliche Wahl einer MRA-Sequenz mit Vorsättigungspuls kann diese Frage im Einzelfall exakt beantwortet werden. Weitere Pathologien im Bereich der Schädelbasis, die mittels der arteriellen MRA diagnostiziert werden können, stellen tumorbedingte Stenosierungen und Verlagerungen der A. carotis interna (Abb. 5.7–5.9) sowie AVM (Abb. 5.10 und 5.11) im Bereich der Schädelbasis dar.

5.4 Venöses System

5.4.1 *Variationen*

Variationen der ableitenden Sinus in der Region der Schädelbasis sind so häufig, daß in der Regel ein Normalbefund mit Symmetrie eine Ausnahme darstellt. Physiologischerweise findet sich bereits häufig eine Betonung der rechten Seite mit vergrößertem Lumen des Sinus sigmoideus und Bulbus venae jugularis auf Grund der direkteren Kommunikation zum rechten Vorhof im Vergleich zur linken Seite (Abb. 5.12 und 5.13).

Der Hochstand des Bulbus venae jugularis ist definiert durch den Nachweis einer direkten Beziehung des tympanalen Raumes zum Bulbus venae jugularis (Abb. 5.14). Neben dem Bulbushochstand werden häufig unilaterale Hypo- oder Aplasien des Bulbus beobachtet, eine bilaterale Hypoplasie gilt als seltene Entität. Ebenfalls selten wird eine unilaterale doppelte Anlage des Bulbus venae jugularis beobachtet. Von unilateralen Hypo- oder Aplasien der ableitenden Sinussysteme müssen jedoch Verlagerungen durch Raumforderungen im Bereich der Schädelbasis mit konsekutiver Sinus- oder Jugularvenenthrombose abgegrenzt werden (Abb. 5.15).

5.4.2 *Glomustumoren*

Charakteristisch für die Diagnostik dieser tumorösen Läsionen ist der außerordentliche Gefäßreichtum. Meist durchzieht ein knäuelartiges arterielles Gefäßlabyrinth das ganze Organ, das in weite venöse Gefäße übergeht, die vor allem an der Oberfläche des Tumors gelegen sind. Der unterschiedliche Ausgangspunkt der Tumoren des Glomus jugulare und tympanicum bedingt die außerordentliche Variabilität des klinischen Bildes und setzt eine exakte Diagnosestellung voraus [2, 6, 10, 20].

Neben der klinischen Diagnostik, die insbesondere Symptome wie Ohrengeräusche und Schalleitungsschwerhörigkeit erfassen muß, haben die Audiometrie und die neurootologische Abklärung zu erfolgen [3, 9, 29].

Vor Einführung der Computertomographie wurde zur Diagnose hauptsächlich die selektive Angiographie der A. carotis externa und A. vertebralis eingesetzt. In den Frühstadien der Tumoren der Schädelbasis erfolgt die Blutversorgung über die Äste der A. carotis externa, erst bei größeren Prozessen über die Äste der A. vertebralis und basilaris.

Mit Hilfe der angiographischen Technik können insbesondere operativ bedeutsame Gefäßvarianten ausgeschlossen werden, wie eine nach lateral verlagerte A. carotis interna im petrösen Verlaufsabschnitt der A. carotis und ein hochstehender Bulbus venae jugularis.

Die CT-Diagnostik wurde bislang eingesetzt, um die Artdiagnose und die Ausdehnung der Glomustumoren festzulegen. Mit der CT in „high-resolution-technique“ kann die Beziehung zu den zervikalen Weichteilen sowie die Ausdehnung nach intratympanal und intrakraniell dargestellt werden. Mit Hilfe der dynamischen CT und Zeit-Dichte-Messungen können Glomustumoren in der Mehrzahl der Fälle von anderen Schädelbasisprozessen differenziert werden. Die Untersuchung mit der CT beinhaltet jedoch eine relativ hohe Rate an falschnegativen und falsch-positiven Resultaten, insbesondere wenn die CT primär nach intravenöser KM-Gabe durchgeführt wurde. Besondere Schwierigkeiten bereitete die Diagnostik kleiner Tumoren, insbesondere vom Glomus tympanicum ausgehend, die in der CT lediglich als weichteildichte Verschattung ohne Knochendestruktion imponieren [1, 12, 15, 16, 18, 23].

Die Einsatzmöglichkeiten der MRT unter Verwendung einer optimierten Untersuchungstechnik sollen im folgenden vorgestellt werden.

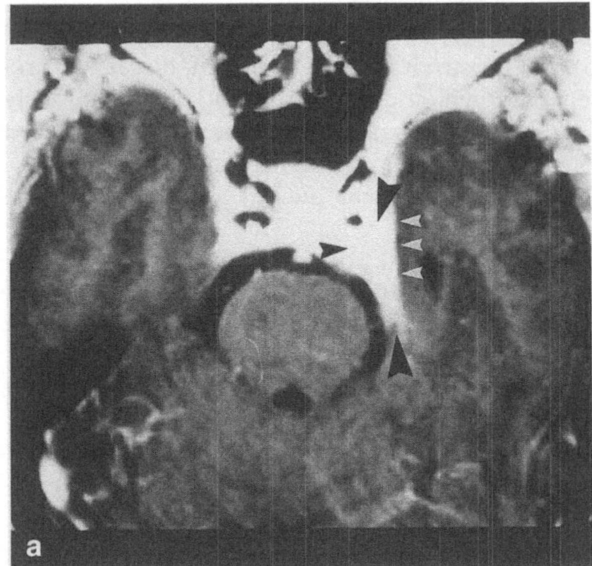

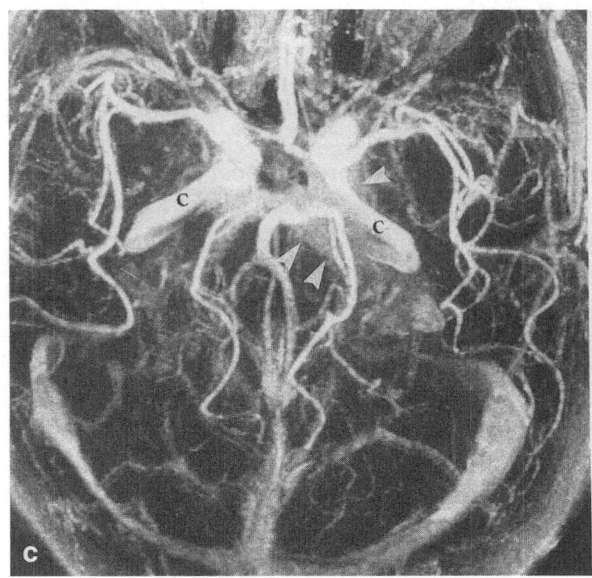

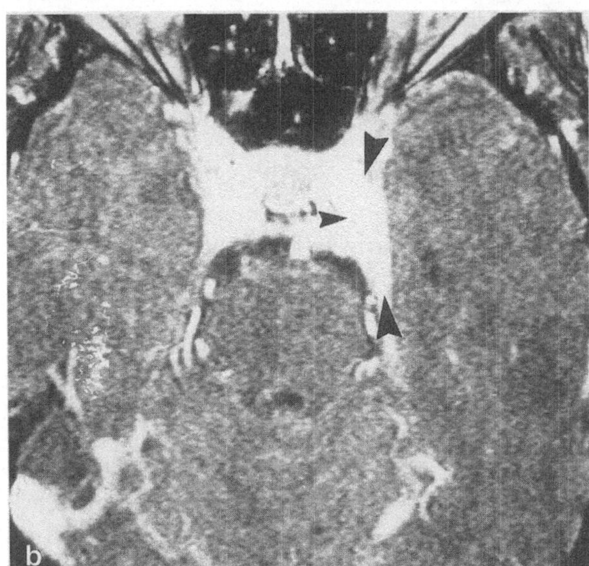

Abb. 5.7 a–c. 67jährige Patientin mit einem linksseitigen Keilbeinmeningeom entlang der apikalen und anterioren Pyramidenspitze mit Ummauerung der linken A. carotis interna

a MRT, SE, TR/TE = 600/15, axial, Gd-DTPA. In den T1-gewichteten Aufnahmen nach Kontrastmittelapplikation signalintensive Darstellung des Sinus cavernosus beidseits bei eingeschränkter Beurteilbarkeit (*Pfeilspitzen*). Beachte die tumorösen Ausläufer linksseitig mit deutlicher Asymmetrie im Vergleich zur Gegenseite

b Arterielle kontrastverstärkte MRA, GE, FISP 3D (TONE), TR/TE = 43/8, Flip 20°, axial, Gd-DTPA. Im Einzelbild der kontrastverstärkten MRA Isointensität von Tumor und Sinus cavernosus (*Pfeilspitzen*)

c Arterielle kontrastverstärkte MRA, GE, FISP 3D (TONE), TR/TE = 43/8, Flip 20°, axial, Gd-DTPA. In der MIP-3D-Rekonstruktion gute Abgrenzbarkeit des Meningeoms mit deutlichem Enhancement und diskreter Pelottierung der A. carotis interna (*C*) (*Pfeilspitzen*)

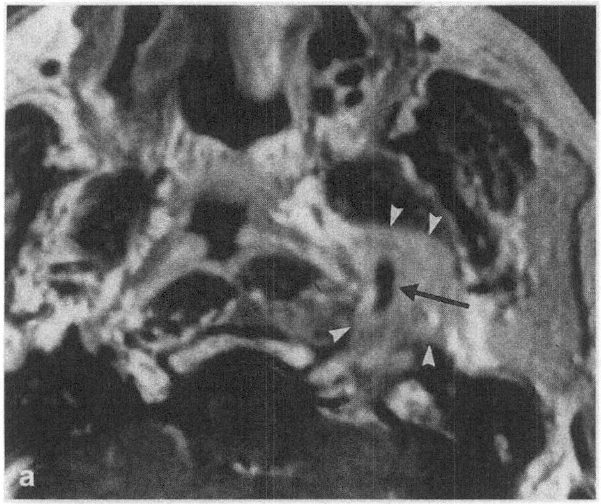

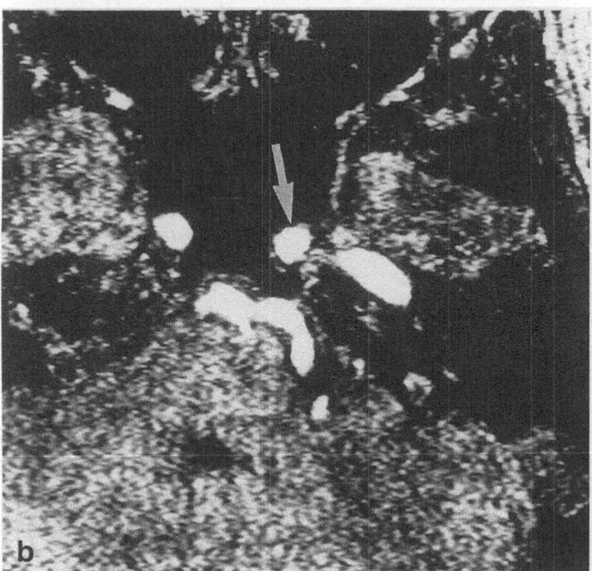

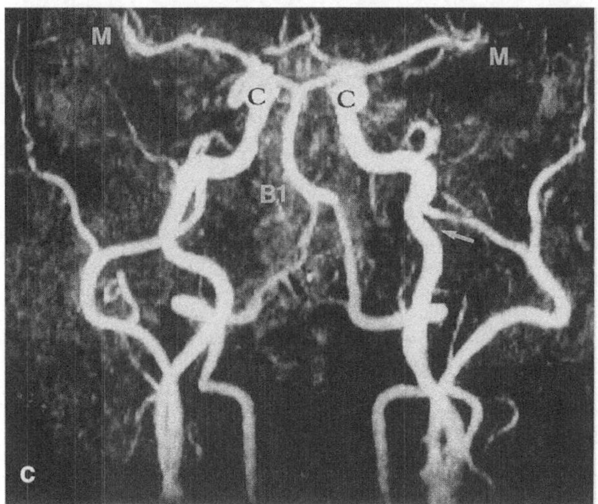

Abb. 5.8 a–c. 54jähriger Patient mit einem Meningeom im Bereich des linken Foramen jugulare

a MRT, SE, TR/TE = 600/15, axial, Gd-DTPA. In den T1-gewichteten Aufnahmen kommt im Bereich des linken Foramen jugulare eine mäßig kontrastmittelaufnehmende Raumforderung (*Pfeilspitzen*) mit Verlagerung der linken A. carotis interna (*Pfeil*) nach medial zu Darstellung

b Arterielle MRA, GE, FISP 3D, TR/TE = 40/7, Flip 15°, axial. Die Einzelschicht des Originaldatensatzes der arteriellen MRA verdeutlicht die Verlagerung der linken A. carotis interna nach medial (*Pfeil*)

c Arterielle MRA, GE, FISP 3D, TR/TE = 40/7, Flip 15°, axial. Das MIP-Angiogramm in streng koronarer Ansicht zeigt eine diskrete Verlagerung der linken A. carotis interna nach medial (*Pfeil*) bei ansonsten regelrechter Perfusion der intrakraniellen Gefäße. Zusätzlich Darstellung der kräftig perfundierten A. carotis-externa-Äste

B1   A. basilaris
C   A. carotis interna
M   A. cerebri media

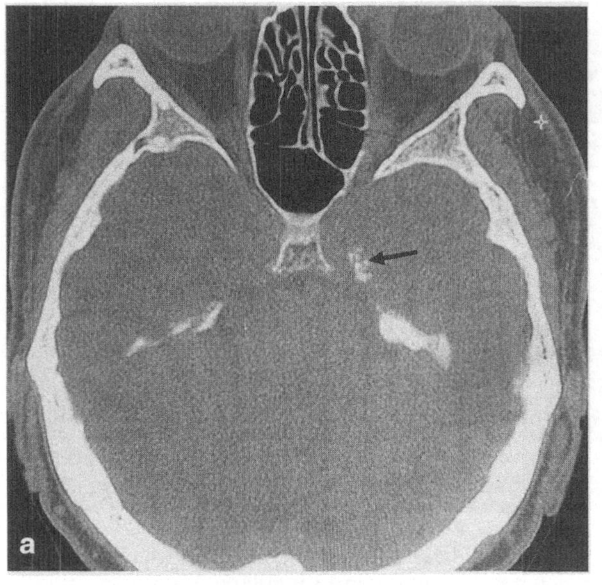

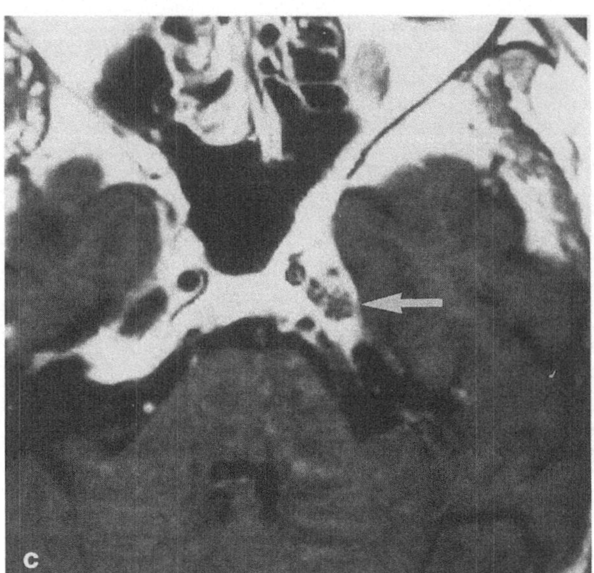

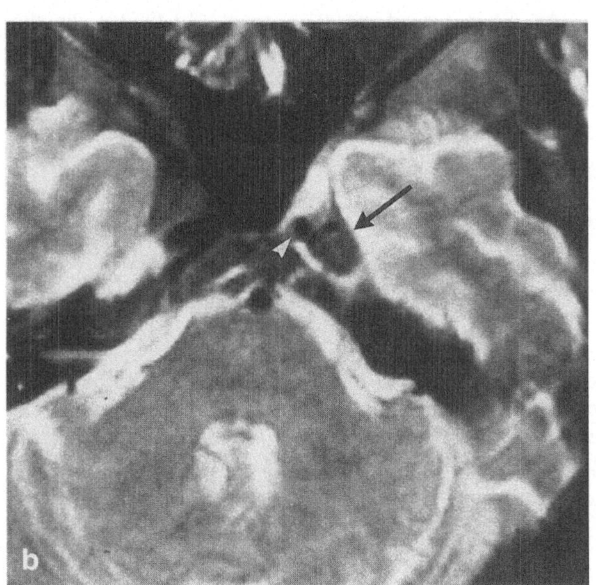

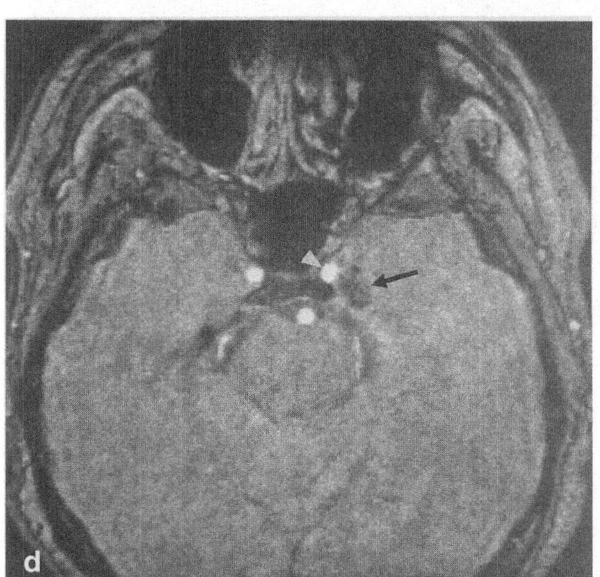

Abb. 5.9 a–e. 69jähriger Patient mit einem verkalkten Meningeom im Sinus cavernosus

a CT, axial nativ. Im nativen CT deutliche Darstellung einer Verkalkung im Bereich des Sinus cavernosus links (*Pfeil*)

b MRT, SE, TR/TE = 2500/90, axial, nativ. Im T2-gewichteten Bild kommt im Bereich des Sinus cavernosus links eine scharf begrenzte Raumforderung (*Pfeil*) mit hypointenser Signalintensität in unmittelbarer Nachbarschaft zu linken A. carotis interna (*Pfeilspitze*) zur Darstellung

c–e Legende s. S. 141

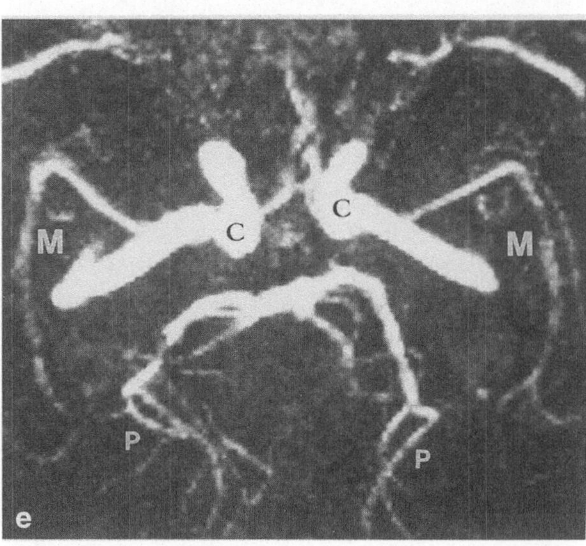

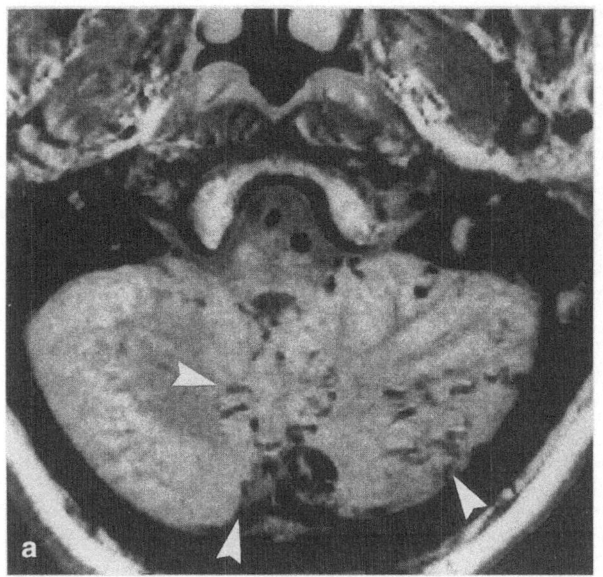

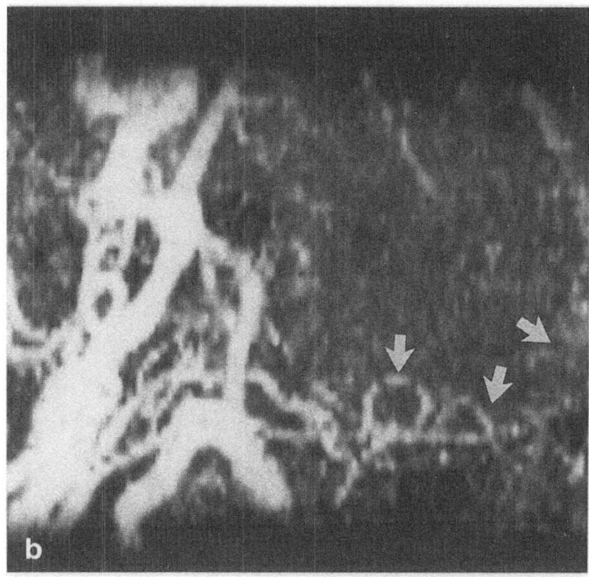

Abb. 5.10 a, b. 38jährige Patientin mit einer Durafistel links okzipital

a MRT, SE, TR/TE = 2500/22, axial, nativ. In den protonengewichteten Aufnahmen Nachweis eines diffusen, netzförmigen Gefäßkonglumerates links zerebellär (*Pfeilspitzen*), gering die Mittellinie überschreitend

b Arterielle MRA, GE, FISP 3D, TR/TE = 40/7, Flip 15°, axial. MR-angiographisch Dokumentation der netzförmigen Dilatation der duralen Gefäße (*Pfeile*), mit Kollateralisierung zum basalen Externasystem sowie vertebrobasilär

◄ **Abb. 5.9**

c MRT, SE, TR/TE = 600/15, axial, Gd-DTPA. Nach Kontrastmittelapplikation zeigt sich ein deutliches Enhancement dieser Raumforderung mit zentral hypointensen Arealen und fraglicher Beteiligung des Karotissiphons (*Pfeil*)

d Arterielle MRA, GE, FISP 3D, TR/TE = 40/7, Flip 15°, axial. In der Einzelschichtaufnahme der arteriellen MRA Darstellung einer regelrechten Perfusion der linken A. carotis interna (*Pfeilspitze*) sowie der hypointensen Raumforderung im Bereich des Sinus cavernosus (*Pfeil*). Insgesamt findet sich eine intrakranielle Gefäßrarefizierung

e Arterielle MRA, GE, FISP 3D, TR/TE = 40/7, Flip 15°, axial. Die MIP zeigt eine regelrechte Perfusion beider A. carotis internae bei reduziertem Fluß in den Aa. cerebri mediae

C A. carotis interna
M A. cerebri media
P A. cerebri posterior

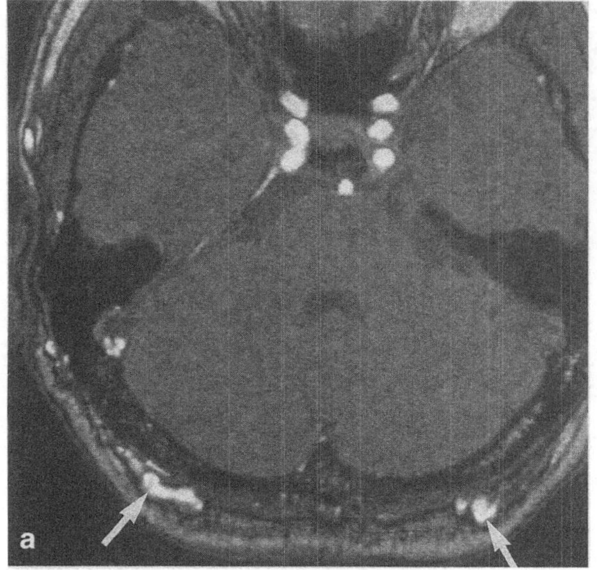

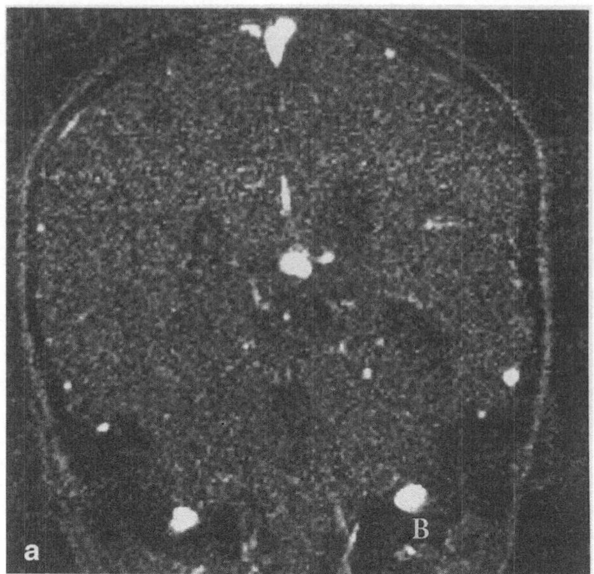

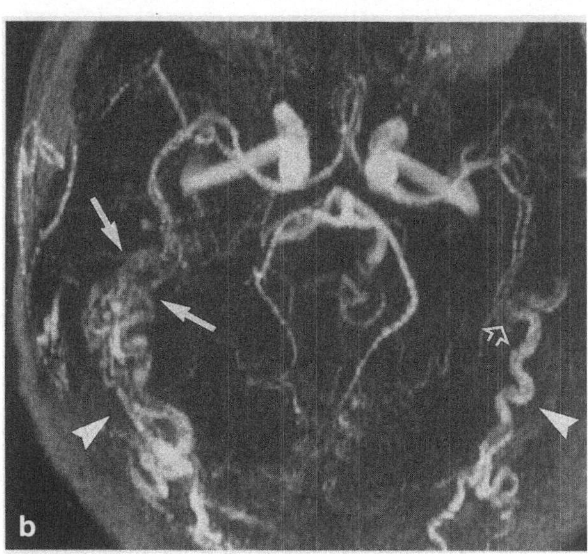

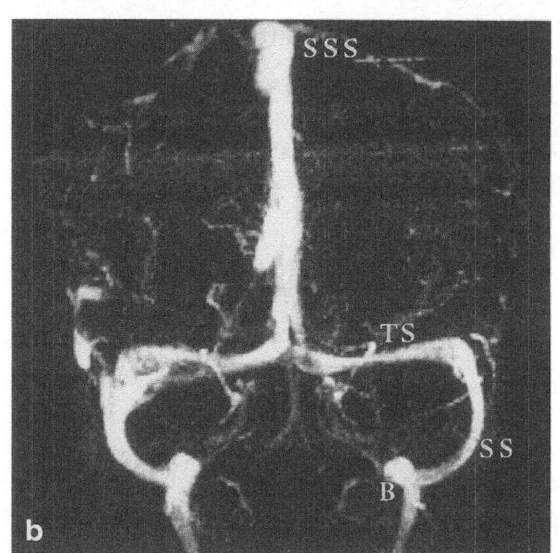

Abb. 5.11 a, b. 41jähriger Patient mit einer tiefsitzenden AV-Fistel beidseits. Arterielle MRA, GE, FISP 3D (TONE), TR/TE = 43/8, Flip 20°, axial

a Im Einzelschichtbild normale Flußverhältnisse im Circulus Willisii. Okzipital beidseits Nachweis dilatierter Gefäße in den nuchalen Weichteilstrukturen (*Pfeile*)

b In der MIP-Rekonstruktion Darstellung eines dilatierten, bilateral okzipitalen Gefäßkonvoluts (*Pfeilspitzen*) sowie eines großflächigen, duralen Fistelsystems rechts (*Pfeile*). Linksseitig nur andeutungsweise Darstellung der Fistel (*offener Pfeil*)

Abb. 5.12 a, b. Normale topographische Verhältnisse bei der Evaluierung der Fossa jugularis mittels MRA. Venöse MRA, GE, FLASH 2D, TR/TE = 36/10, Flip 60°, koronar

a Die Einzelbildanalyse demonstriert einen normalen Bulbus venae jugularis beidseits mit homogen hoher Signalintensität und glatter Berandung

b MIP-3D-Rekonstruktion in frontaler Ansicht. Symmetrische Anlage beider basalen Sinussysteme mit regelrechten Flußverhältnissen

B   Bulbus venae jugularis
SS   Sinus sigmoideus
SSS Sinus sagittalis superior
TS   Sinus transversus

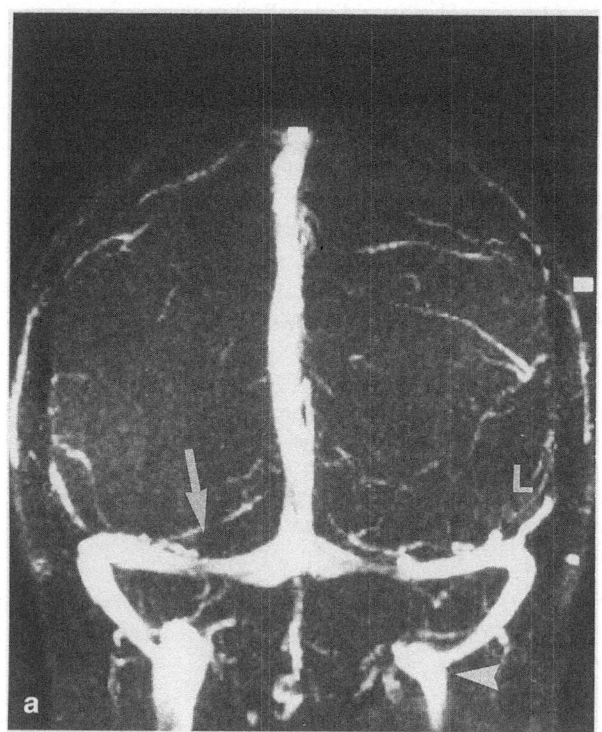

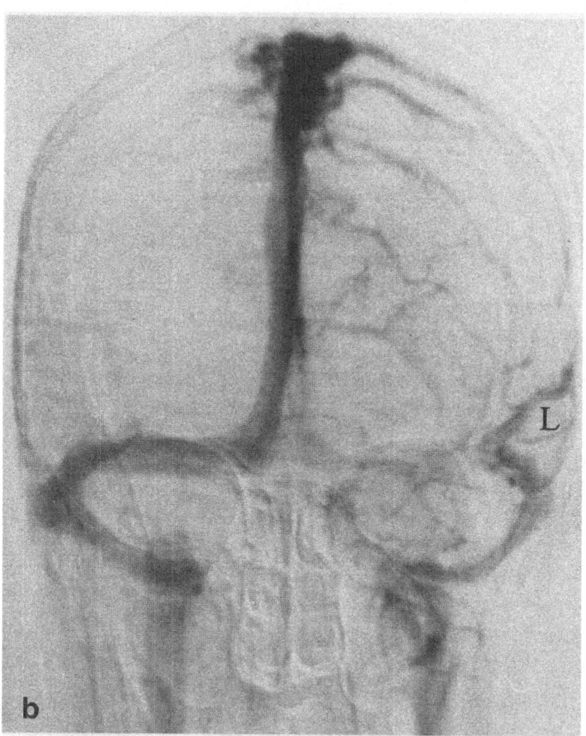

Abb. 5.13 a, b. Vergleichende Evaluierung der MRA der basalen Sinus versus DSA bei einer Variation der ableitenden Sinus

a Venöse MRA, GE, FlASH 2D, TR/TE = 36/10, Flip 60°, koronar. In der MIP-3D-Rekonstruktion kräftiges ableitendes Sinussystem rechts mit Signalinhomogenitäten (*Pfeil*) im rechten Sinus transversus aufgrund turbulenter Flußverhältnisse. Hypoplastischer Sinus transversus links mit kräftiger Vena Labbé, die in den linken Sinus transversus mündet (*L*). Hypoplastischer Bulbus venae jugularis links (*Pfeilspitze*)

b Intraarterielle DSA – venöse Phase. In der DSA exakte Korrelation der topographischen Verhältnisse der ableitenden Sinus, insbesondere die komplexen Abstromverhältnisse links betreffend. In der MRA wie auch in der DSA kann eine Tumormanifestation wie auch eine Thrombosierung ausgeschlossen werden (*L* V. Labbé)

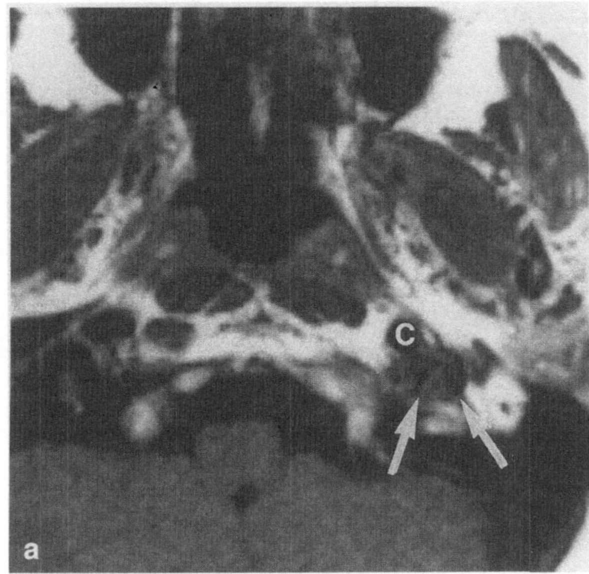

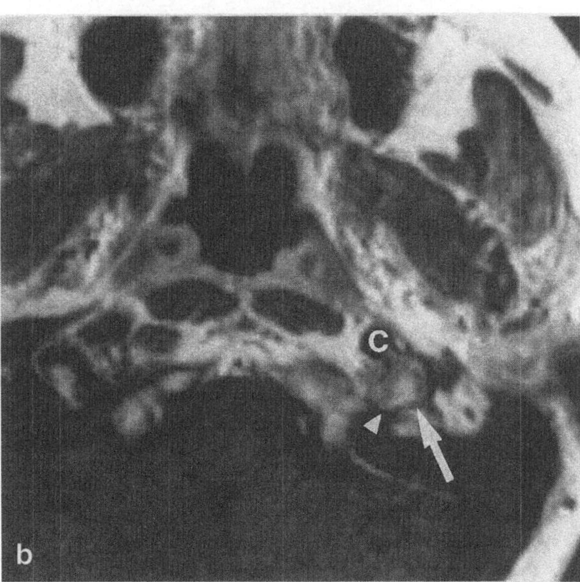

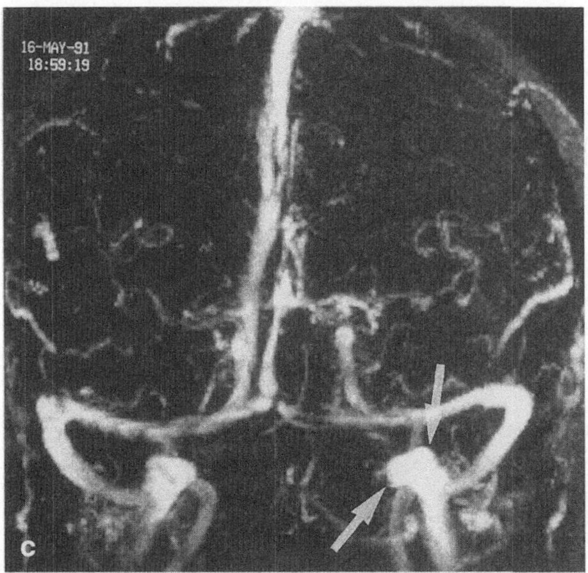

Abb. 5.14 a–c. Hochstand des Bulbus venae jugularis links. Vergleich der SE-Sequenz und des venösen MRA-Protokolls

a MRT, SE, TR/TE = 500/17, axial, nativ. In den SE-Sequenzen findet sich ein abnormal hoch liegender Bulbus venae jugularis auf der linken Seite (*Pfeil*). Nach Applikation von Gd-DTPA zeigt sich ein zentrales KM-Enhancement (*Pfeilspitze*) (*C* A. carotis interna)

b MRT, SE, TR/TE = 500/17, axial, Gd-DTPA. Auf der Basis der Analyse des Kontrastverhaltens kann hier ein Tumor im Foramen jugulare nicht sicher ausgeschlossen werden (*C* A. carotis interna)

c Venöse MRA, GE, FLASH 2D, TR/TE = 36/10, Flip 60°, koronar. MR-angiographisch wird der relative Hochstand des Bulbus venae jugularis links deutlich (*Pfeile*). Eine begleitende Raumforderung kann mit hoher diagnostischer Sicherheit ausgeschlossen werden. Mäßige Überlagerung der venösen MRA durch arteriellen Fluß

◀

Abb. 5.15 a–c. 43jährige Patientin mit einem rezidivieren- ▶ den Nasopharynxkarzinom und Jugularvenenthrombose

a MRT, SE, TR/TE = 600/15, axial, nativ. In der nativen, T1-gewichteten Sequenz Nachweis einer Raumforderung im Bereich des rechten Nasopharynx (*Pfeil*) in unmittelbarer Nachbarschaft zur A. carotis interna (*Pfeilspitze*)

b MRT, SE, TR/TE = 600/15, axial, Gd-DTPA. Nach Kontrastmittelapplikation deutliches Enhancement dieser Raumforderung mit ausgeprägter Infiltration des umgebenden Weichteilgewebes im Sinne eines Rezidivs (*Pfeil*)

c Venöse MRA, GE, FLASH 2D, TR/TE = 36/10, Flip 60°, koronar. Die zusätzlich durchgeführte venöse MRA zeigt in der MIP eine ausgeprägte Thrombosierung der basalen Sinussysteme rechts > links. Als Ausdruck einer Kollateralisation sind die kräftigen kortikalen Venen zu werten

jb   Bulbus venae jugularis
S1   Sinus sagittalis superior
S4   Sinus transversus
S5   Sinus sigmoideus
S9   V. jugularis interna

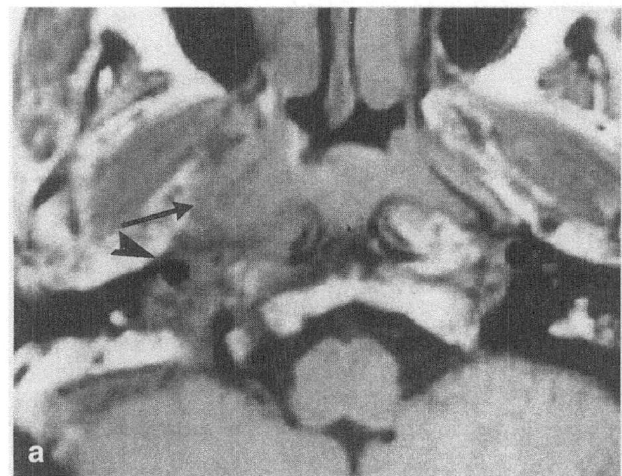

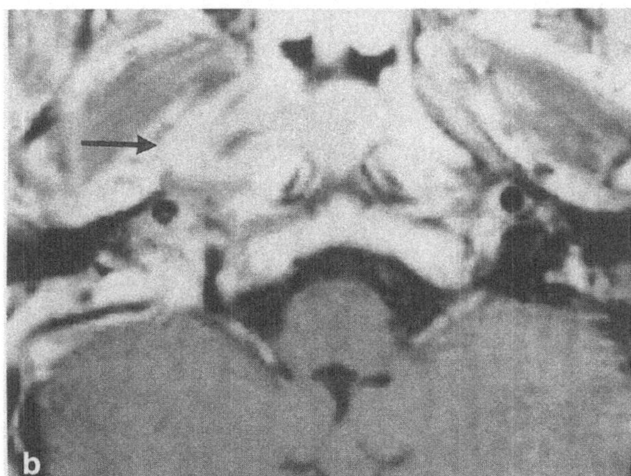

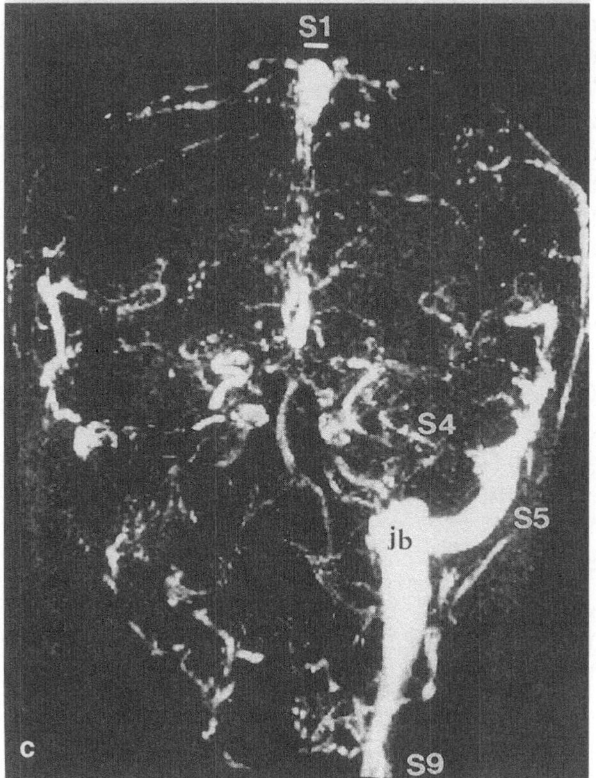

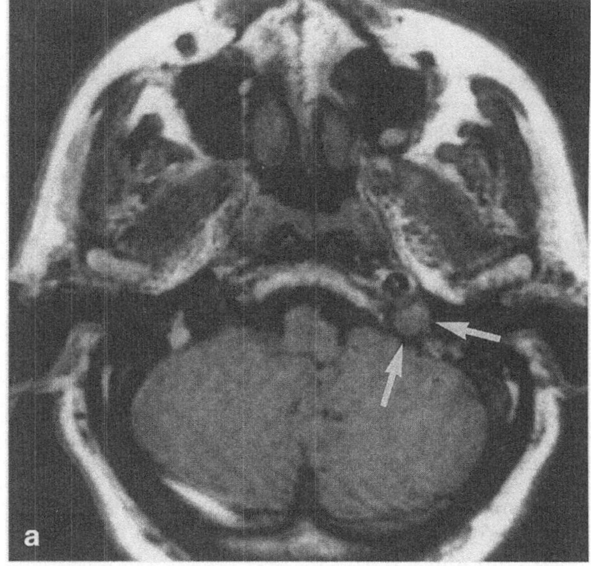

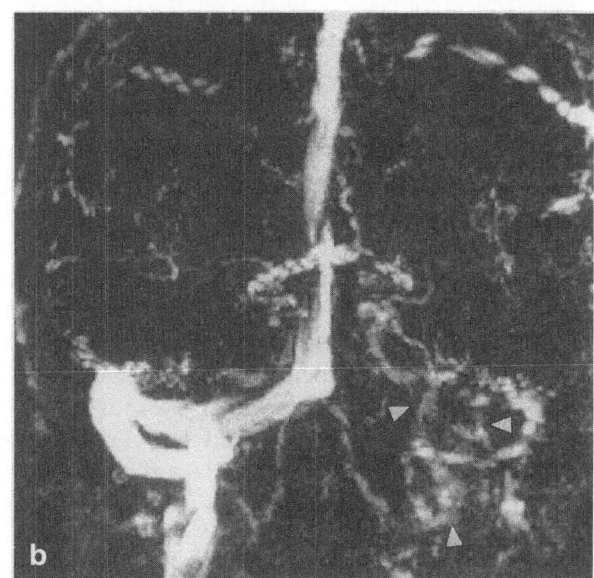

Abb. 5.16 a, b. Glomus-jugulare-Tumor (Stadium C)

a MRT, SE, TR/TE = 500/17, axial, nativ. MR-tomographisch signalarme Raumforderung im Foramen jugulare (*Pfeile*). Keine wesentliche Verdrängung der Umgebungsstrukturen. Differentialdiagnostisch kommt hier ein Paragangliom oder auch eine Asymmetrie des Bulbus links in Frage. Normale topographische Verhältnisse rechts

b Venöse MRA, GE, FLASH 2D, TR/TE = 36/10, Fip 60°, koronar. MR-angiographisch findet sich linksseitig ein kompletter Verschluß des Sinus transversus und Sinus sigmoideus mit deutlicher Kollateralisierung (*Pfeilspitzen*). In Kombination mit der bildgebenden MRT wird so die Diagnosesicherung des Paraganglioms links ermöglicht

◀

Abb. 5.15 a–c. Legende s. S. 144

Tabelle 5.4. Einteilung der Glomustumoren der Schädelbasis

Typ A: Glomus-tympanicum-Tumor

Typ B: Glomus-hypotympanicum-Tumor
 – kortikale Bulbusbegrenzung intakt
 – Arrosion der hypotympanalen Knochenplatte

Typ C: Glomus-jugulare-Tumor
 ohne intrakranielle Ausbreitung
  C1: Minimale Arrosion: vertikales Segment des Canalis caroticus
  C2: Vollständige Arrosion: vertikales Segment des Canalis caroticus
  C3: Arrosion: horizontales Segment des C. caroticus
  C4: Foramen lacerum, Sinus cavernosus

Typ D: Glomus-jugulare-Tumor
 mit intrakranieller Ausbreitung
 De: Extradural (De 1–3)
 Di: Intradural (Di 1–3)

Stadieneinteilung der Glomustumoren

Für die Glomustumoren des Felsenbeins und der Schädelbasis existieren mehrere unterschiedliche Stadieneinteilungen. Analog der Entstehung und nach der Lokalisation werden Glomus-tympanicum- und Glomus-jugulare-Tumoren differenziert. Für die Planung des operativen Eingriffs hat sich für die Diagnostik die Einteilung nach Valavanis und Fisch bewährt (Tabelle 5.4) [21, 23].

Typ-A-Tumoren entsprechen den Glomus-tympanicum-Tumoren, Typ-B-Tumoren den Glomus-hypotympanicum-Tumoren. Diese lassen charakteristischerweise die kortikale Begrenzung des Bulbus der V. jugularis intakt, arrodieren jedoch die hypotympanale Knochenplatte. Wir fanden in keinem Fall ein derartiges Stadium B. Typ-C-Tumoren sind definiert als Glomus-jugulare-Tumoren ohne intrakranielle Ausbreitung (Abb. 5.16 und 5.17), Typ-D-Tumoren mit intrakraniellen Tumoranteilen.

Charakteristika in der MRT

Für den primären Einsatz der MRT bei Verdacht auf einen Glomus-jugulare-Tumor sind mehrere Gründe ausschlaggebend. Zum einen ermöglicht die MRT im Gegensatz zur CT eine überlegene Weichteilkontrastierung durch das fehlende Signal des umgebenden Knochens. Voraussetzung hierfür ist jedoch die Verwendung der Kopfspule, da für den Einsatz einer Oberflächenspule der Bulbus venae jugularis zu nahe der Medianlinie gelegen ist. Entscheidend für die Überlegenheit der MRT-Diagnostik ist die durch das Flowphänomen bedingte Darstellbarkeit von fließendem Blut. So lassen sich bei entsprechend hohem Fluß exakt die topographischen Verhältnisse des Karotissyphons und des Bulbus venae jugularis ohne KM-Gabe differenzieren. Die venöse MRA kann in idealer Weise Glomustumoren von einem lateral verlagerten oder hochstehenden Bulbus venae jugularis differenzieren. Im umgekehrten Fall, bei fehlendem Fluß, gelingt es, in frontaler MRT den Tumor wie auch den in die V. jugularis reichenden Tumorzapfen zu differenzieren. Die früher bei dieser Fragestellung durchzuführende retrograde Phlebographie der V. jugularis kann so ersetzt werden [7, 12, 15, 19, 26, 28].

Bei den Glomustumoren der Schädelbasis erbringt die MRT nativ im Mittel eine gute Bildinformation. Bei Typ-C-Tumoren mit einem Durchmesser größer als 1,5 cm gelingt eine exakte Lage- und Größenbestimmung der Raumforderung, die charakteristischerweise eine gelappte Außenkontur und einen hohen Vaskularisationsgrad mit Gefäßen innerhalb des Tumors zeigt (Abb. 5.18). Bei unauffälliger Darstellung des N. statoacusticus in der zerebellopontinen Zisterne ermöglicht das Nativbild die differentialdiagnostische Abgrenzung von Neurinomen des N. vestibulocochlearis und N. facialis (Tabelle 5.5).

Tabelle 5.5. Vergleichende Beurteilung des Signal- und KM-Verhaltens von Glomustumoren bei den verschiedenen MR-Techniken

SE-Sequenzen	KM-Dynamik	Venöse MRA	
T2 nativ	T1 FAT-SAT	Turbo-FLASH	GE, MIP
Inhomogene Signalanhebung	Hyperintens im Vergleich zur Pons	Rapider Signalanstieg „wash-out" Effekt	Erhöhte SI Unscharfe Grenzen Tumorgefäße in 30%
T1 nativ Isointens im Vergleich zur Pons	T1 (Gd-DTPA) Enhancement 80–120%		

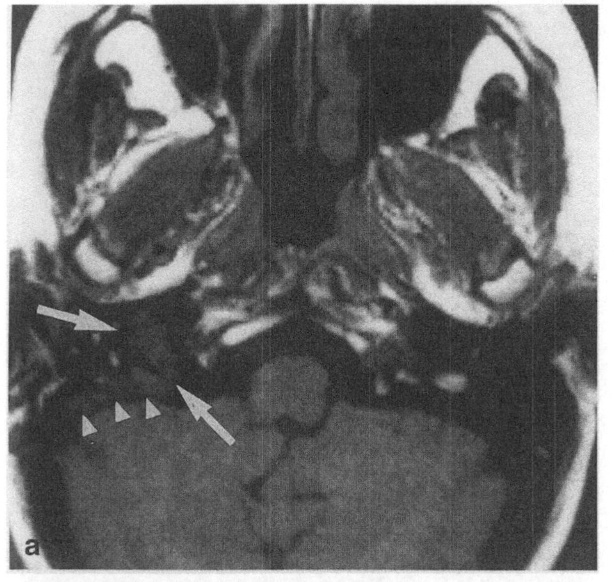

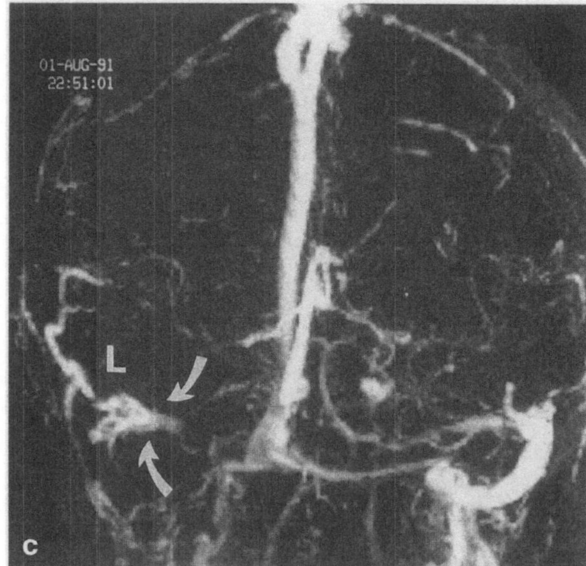

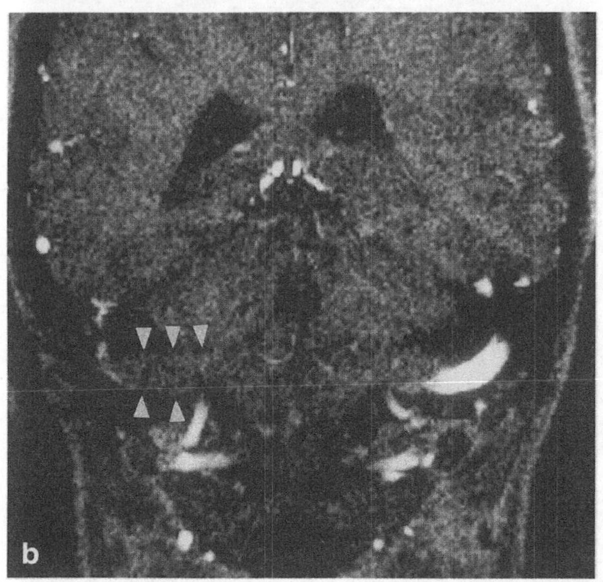

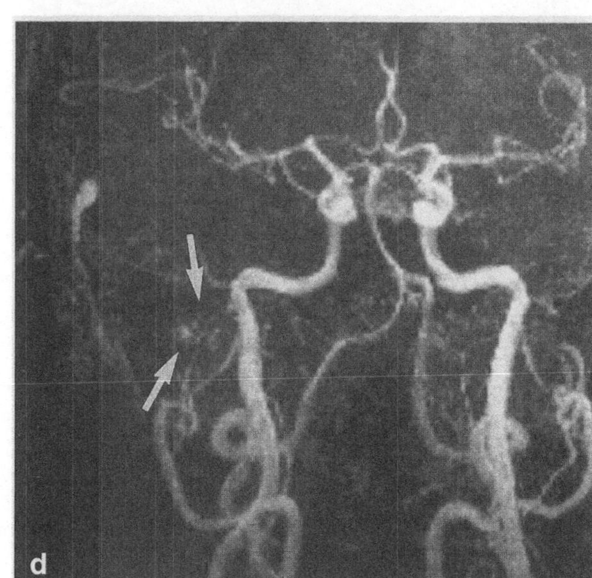

Abb. 5.17 a–d. Glomus-jugulare-Tumor rechts mit resultierender Thrombose des Sinus transversus und sigmoideus

a MRT, SE, TR/TE = 500/17, axial, nativ. MR-tomographisch nativ signalarme Raumforderung im Bulbus jugularis rechts (*Pfeile*). Im Sinus sigmoideus findet sich zusätzlich eine umschriebene, flächige Signalerhöhung (*Pfeilspitzen*)

b Venöse MRA, GE, FLASH 2D, TR/TE = 36/10, Flip 60°, koronar. Im Einzelschichtbild Abgrenzung der perfundierten Sinusabschnitte durch die hohe Signalintensität (wie z. B. Sinus transversus links). Thrombusmaterial im rechten Sinus transversus (*Pfeilspitzen*) mit mittlerer Signalintensität

c Venöse MRA, GE, FLASH 2D, TR/TE = 36/10, Flip 60°, koronar. MIP-3D-Rekonstruktion, frontale Ansicht. In der frontalen Ansicht exakte Dokumentation der perfundierten Abschnitte des Sinussystems. Perfundiertes Restlumen des Sinus transversus rechts (*gebogene Pfeile*), kräftige V. Labbé (*L*)

d Arterielle MRA, GE, FISP 3D, TR/TE = 40/7, Flip 15° axial. In der arteriellen MRA kräftige terminale Äste der A. carotis externa rechts. Die zentral im Paragangliom erhöhten Flußgeschwindigkeiten können als punktuelle Zonen erhöhter Signalintensität abgegrenzt werden (*Pfeile*). Keine Verlagerung der arteriellen Gefäßterritorien

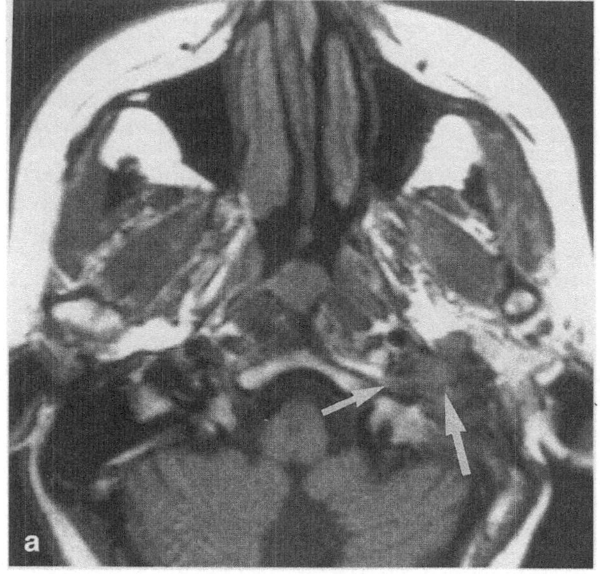

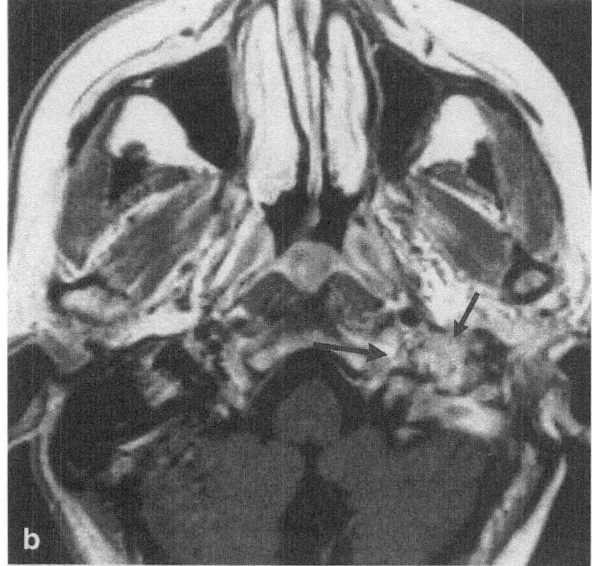

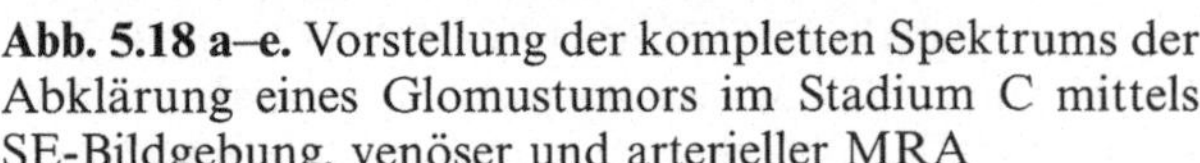

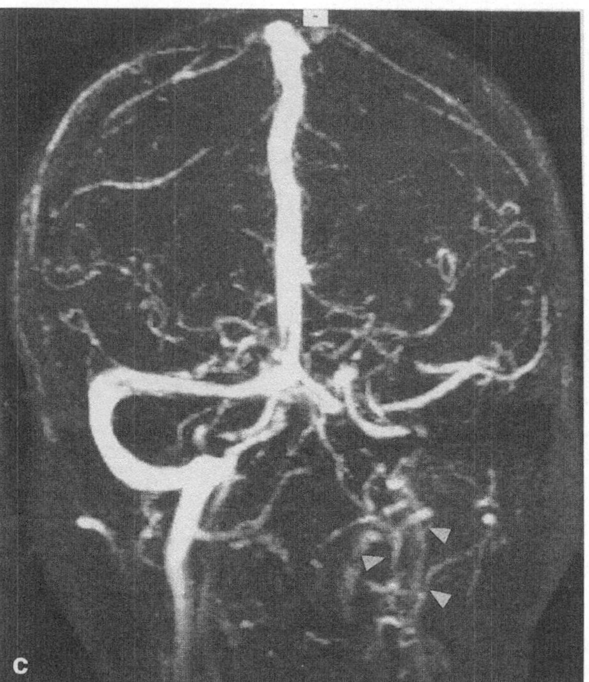

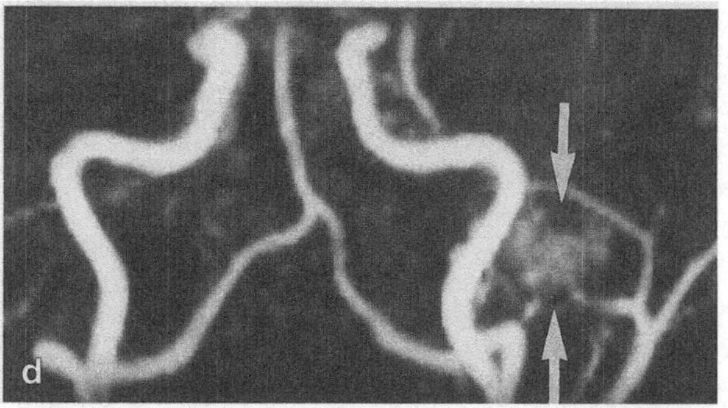

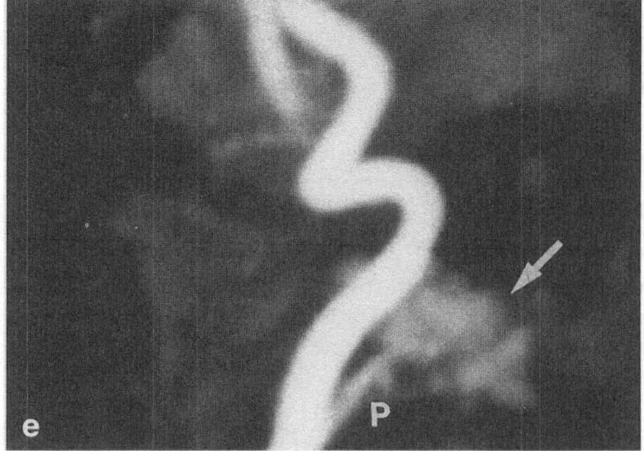

Abb. 5.18 a–e. Vorstellung der kompletten Spektrums der Abklärung eines Glomustumors im Stadium C mittels SE-Bildgebung, venöser und arterieller MRA

a   MRT, SE, TR/TE = 500/17, axial, nativ

b   MRT, SE, TR/TE = 500/17, axial, Gd-DTPA. MR-tomographisch signalarme Raumforderung im Foramen jugulare links (*Pfeile*) mit anteriorer Infiltration in den Parapharyngealraum. Nach Applikation von Gd-DTPA homogen hohes KM-Enhancement (**b**)

c   Venöse MRA, GE, FLASH 2D, TR/TE = 36/10, Flip 60°, koronar. MR-angiographisch komplette Verlegung des linken Sinus sigmoideus und Bulbus venae jugularis. Kollateralisierung über venöse Systeme des Parapharyngealraumes (*Pfeilspitzen*)

d, e   Arterielle MRA, GE, FISP 3D, TR/TE = 40/7, Flip 15°, axial. In der arteriellen MRA gute Abgrenzbarkeit des Paraganglioms durch ein Netzwerk erhöhter Signalintensität (*Pfeile*) im Versorgungsterritorium der terminalen Äste der A. carotis externa. Die selektive Rekonstruktion (**e**) belegt die Hauptversorgung über die A. pharyngea ascendens (*P*)

Glomus-tympanicum-Tumor

Den bei weitem am häufigsten benignen Tumor des Mittelohrs stellt der Glomus-tympanicum-Tumor dar. Diese Tumoren haben ihren Ursprung von Glomuskörperchen, die in der medialen Wand des Mittelohrs im Versorgungsgebiet des tympanalen Astes des N. glossopharyngeus (Jacobson-Nerv) und des aurikulären Astes des N. vagus (Arnold-Nerv) gelegen sind [13, 14].
Diese Tumoren zeigen MR-tomographisch stets eine scharfe Begrenzung und passen sich mit geradlinigen Konturen dem Cavum tympanicum an. Diese homogenen Weichteilmassen liegen jeweils breitflächig dem Promontorium cochleae sowie dem Canalis caroticus an (Tabelle 5.6). Die in der hochauflösenden Computertomographie nachweisbare Arrosion des Promontorium cochleae entgeht dem Nachweis in der MRT.
Differentialdiagnostisch müssen beim Glomus-tympanicum-Tumor das sehr seltene Hämangiom des Mittelohrs und weitere Gefäßvarianten abgegrenzt werden.
Das Hämangiom im Mittelohr geht dabei vom Perineurium des N. facialis aus wie das Fazialisneurinom. Lediglich nach Applikation von Kontrastmittel findet sich ein für das Hämangiom charakteristisches Zeit-/Signalintensitätsprofil, mit einem langsamen Anstieg und einer langen Plateauphase. Beim Hochstand des Bulbus venae jugularis

Tabelle 5.6. MRT-Charakteristika des Glomus-tympanicum-Tumors

1. Lokalisation: Tympanon, angrenzend an:
   – Promontorium cochleae
   – Canalis caroticus
2. Scharfe Begrenzung
3. Homogene Signalintensität
4. Intensive Kontrastmittelaufnahme

kommt es zu einer divertikelartigen Ausstülpung der superolateralen Abschnitte des Bulbus venae jugularis in das Hypotympanon. Nach KM-Gabe und mit Hilfe der MRA können diese Varianten differentialdiagnostisch sicher in der MRT erfaßt werden.

Wertigkeit der MRA

In einer eigenen Studie [28] wurden 40 Patienten mit pulsatilem Tinnitus nach der klinischen Diagnostik zur weiteren Abklärung mit der MRT und MRA untersucht. Das Alter dieser Patienten lag zwischen 21 und 79 Jahren; mit einem Mittelwert von 54 Jahren. Die klinische Diagnostik umfaßte die Audiometrie, die Ableitung evozierter Potentiale sowie eine vollständige neurootologische Untersuchung. Zusätzlich erfolgte bei Verdacht auf tympanale oder hypotympanale Paragangliome die Inspektion und Endoskopie.
Die klinische und MR-tomographische Untersuchung ergab bei 18 von 40 Patienten eine tumoröse Raumforderung. Mittels DSA oder chirurgischer Intervention konnte bei 17 Patienten die Diagnose Glomustumor bestätigt werden. Bei einem Patienten ergab die histologische Untersuchung des Präparates ein Adenom des Mittelohrs. Bei 7 von 17 Patienten wurde eine selektive, arterielle DSA mit partieller Embolisation der tumorversorgenden Äste aus der A. carotis interna et externa durchgeführt (Tabelle 5.7).
6 von 40 Patienten wiesen einen Hochstand des Bulbus venae jugularis auf. Bei 16 Patienten konnte kein pathologischer Befund erhoben werden.
Die Glomustumoren wurden anhand des Schemas von Valavanis und Fisch wie folgt eingeteilt: Glomustumoren des Tympanons (Typ A), des Hypotympanons (Typ B), des Foramen jugulare (Typ C) sowie des Foramen jugulare mit intrakranieller Infiltration (Typ D).
Bewertungsgrundlage der MR-Bilder war die Darstellung und Differenzierbarkeit des Tumors und seiner benachbarten topographischen Strukturen. Der Schwerpunkt lag hierbei insbesondere auf die Beurteilbarkeit des Sinus transversus, des Sinus sigmoideus, des Bulbus v. jugularis sowie der V. jugularis interna in allen Sequenztechniken. Zusätzlich wurden in allen SE-Sequenzen Signalintensitätsmessungen von Tumor und Pons für eine quantitative Analyse durchgeführt. Als Bezugsgröße wurde das Hintergrundsignal mit einem großen, rechtwinkligen ROI ermittelt. Die gemessenen Größen wurden anschließend für die Berechnung der Signal/Rausch-(S/N-), der Kontrast/Rausch-(C/N-)Verhältnisse vor und nach KM-Applikation,

Tabelle 5.7. Übersicht der Patienten mit Glomustumoren

Patient	Diagnose/ Stadium	T2 Zeiten ROI (Pons)	$\frac{T2_{ROI}}{T2_{Pons}}$	SI T1 nativ ROI (Pons)	Prozentuales Enhancement	Sinus transversus	Sinus sigmoideus	Bulbus V. jugularis
01	Typ A	99,8 (74,1)	135	283,7 (428,8)	253	D	D	D
02	Type A	76,0 (73,2)	104	401,8 (479,4)	188	N	N	N
03	Typ A, B	100,3 (78,1)	128	341,2 (307,4)	94	N	N	N
04	Typ A, B	110,1 (78,4)	140	249,8 (485,5)	161	N	N	N
05	Typ A, B	95,0 (78,6)	121	392,5 (484,1)	113	N	N	N
06	Typ B	88,4 (74,8)	118	531,6 (518,0)	79	N	N	N
07	Typ B	79,3 (71,5)	111	489,7 (501,2)	100	N	N	N
08	Typ B	85,6 (76,2)	112	391,9 (423,6)	77	D	D	D
09	Typ A, B, C	60,3 (72,8)	83	271,5 (417,1)	172	N	PT	V
10	Typ C	79,7 (72,6)	110	407,2 (464,7)	98	D	D	PT
11	Typ C	57,3 (82,4)	70	452,5 (537,6)	61	D	PT	PT
12	Typ C	92,5 (80,1)	115	514,7 (503,4)	154	N	PT	V
13	Typ C	59,8 (77,6)	77	496,7 (504,7)	113	N	PT	PT
14	Typ C	65,3 (78,4)	83	330,2 (446,1)	102	PT	PT	PT
15	Typ C	65,2 (74,1)	88	653,0 (565,1)	81	N	PT	V
16	Typ D	79,3 (76,0)	104	267,7 (407,5)	188	PT	PT	V
17	Glomus vagale	63,5 (73,1)	87	453,9 (482,7)	129	N	N	PT
18	Adenom	69,3 (76,2)	91	534,0 (566,1)	38	N	N	N
19	Bulbushochstand	52,9 (67,9)	78	685,9 (567,1)	78	N	N	N
20	Bulbushochstand	12,0 (73,8)	16	378,4 (534,3)	134	N	N	N
21	Bulbushochstand	2,0 (81,7)	2	345,5 (486,0)	99	N	N	N
22	Bulbushochstand	47,5 (76,4)	62	548,4 (565,6)	31	N	N	N
23	Bulbushochstand	86,9 (67,4)	129	335,4 (403,9)	185	N	N	N
24	Bulbushochstand	6,9 (72,9)	9	412,9 (482,4)	187	N	N	N

ROI Region of Interest, *SI* Signal Intensität; *N* normal, *D* Dysplasie, *PT* partiell thrombosiert; *V* Verschluß

sowie der prozentualen Kontrastmittelaufnahme verwendet.

Die T2-Relaxationszeiten von Pons und Tumor wurden basierend auf den T_2-gewichteten, Doppel-echo-SE-Sequenzen berechnet.

Signalverhalten

Bei allen Glomus-tympanicum- und hypotympanicum-Tumoren ohne Foramen-jugulare-Infiltration bestätigten die T_2-Relaxationszeitmessungen eine deutliche Verlängerung der T_2-Zeiten im Vergleich zur Pons. In T_1-gewichteten, nativen Aufnahmen wurde der Tumor bei einem Patienten mit hyperintenser Signalintensität (SI), in 2 Fällen isointens sowie in 5 Patienten hypointens im Vergleich zur Pons dargestellt. Die prozentuale KM-Aufnahme betrug 77%–253% (Mittelwert: 133%).

5.5 Neurovaskuläre Kompressionssyndrome

Die unmittelbare Nachbarschaft von Blutgefäßen und nervalen Strukturen ist im gesamten Körper gegeben und kann durch Gefäßtumoren oder -schlingenbildung mit Druck auf den benachbarten Nerven zu neurologischen Symptomen führen. Bereits 1934 berichtete Dandy [4] über Angiome und Gefäßschlingenbildung im Bereich des Kleinhirnbrückenwinkels als Ursache von Trigeminusneuralgien. Campbell u. Keedy [23] beschrieben 1947 als erste die vaskuläre Kompression des N. facialis als mögliche Ursache einer Fazialisparese.

Gefäße, die im Bereich der Schädelbasis neurovaskuläre Kompressionssyndrome verursachen können, sind in erster Linie die AICA mit unmittelbarer Nachbarschaftsbeziehung zum N. facialis und N. vestibulocochlearis, deren feine Äste selbst zwischen den einzelnen Faszikeln des betroffenen Nervs verlaufen können (Abb. 5.19). Als kausale Therapie wird daher bei der Diagnose eines neurovaskulären Kompressionssyndroms die mikrochirurgische Operation mit gleichzeitiger Entlastung des betroffenen Nervs und Wiederherstellung seiner Funktion durchgeführt [6].

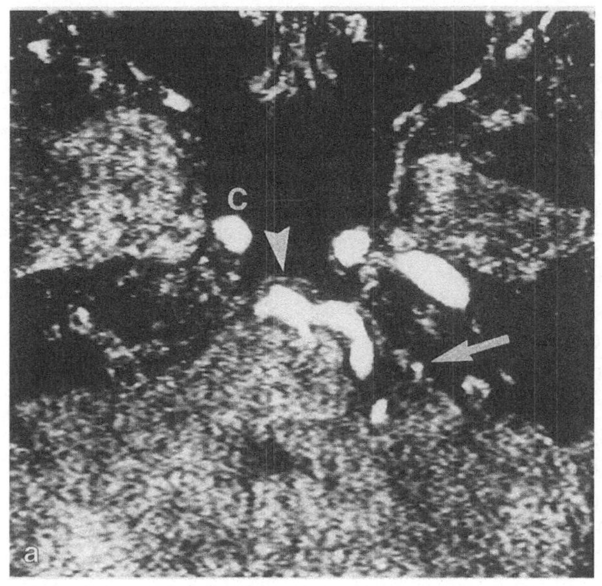

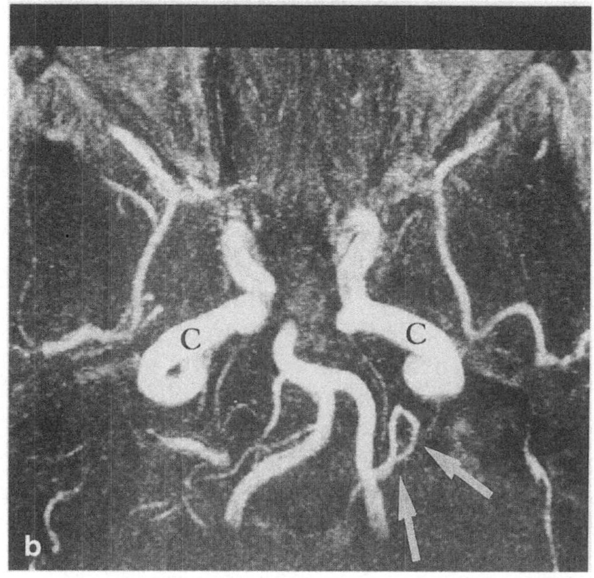

Abb. 5.19 a, b. Gefäßschlinge der AICA um den N. facialis bei Fazialisparese. Arterielle MRA, GE, FISP 3D (TONE), TR/TE = 43/8, Flip 20°, axial

a Im Einzelbild mäßige Elongation des vertebrobasilären Systems (*Pfeilspitze*) mit Nachweis eines Gefäßlumens in der linken Cisterna cerebellomedullaris (*Pfeil*)

b In der MIP-3D-Rekonstruktion deutlicher Nachweis einer Schlingenbildung der linken AICA (*Pfeile*)

C A. carotis interna

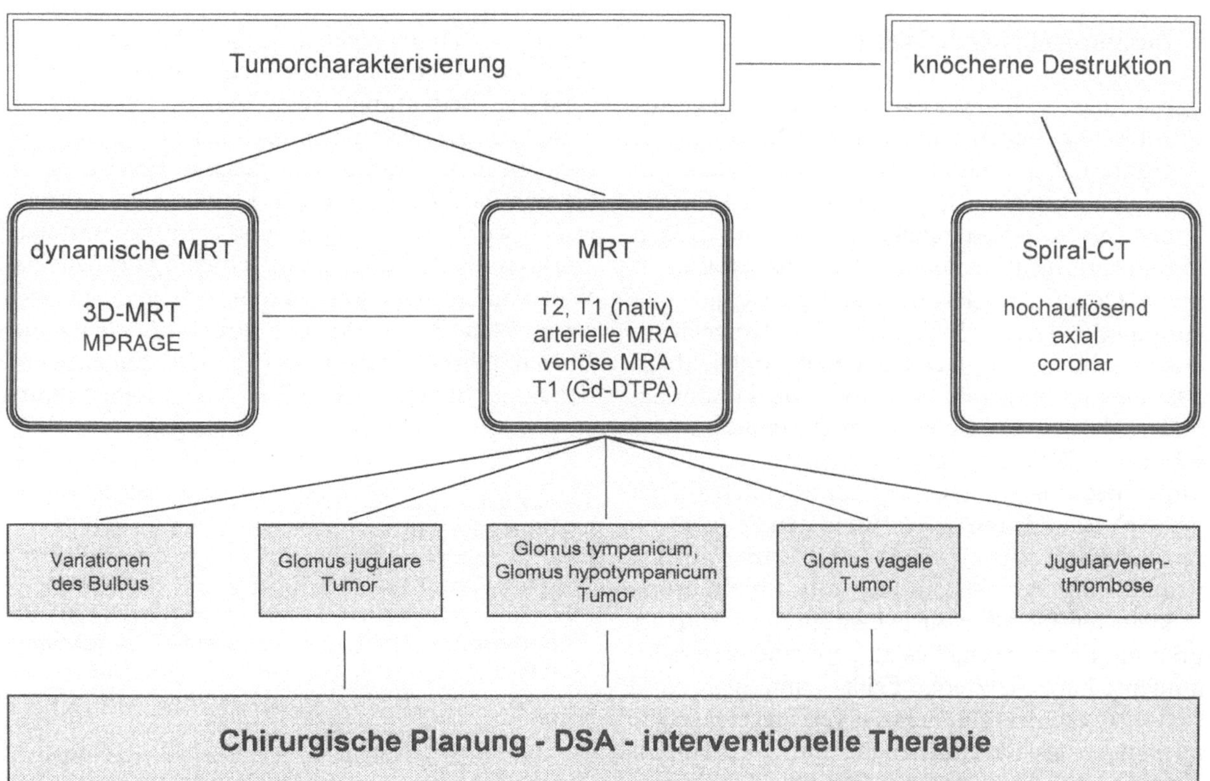

Abb. 5.20. Diagnostische Strategie: Paragangliome der Schädelbasis

In der präoperativen Diagnostik nehmen daher bildgebende Verfahren für die Darstellung vaskulärer Strukturen im Verlauf des Nervs bei bestimmten Fragestellungen einen hohen Stellenwert ein. Mittels der MRT lassen sich Schlingenbildungen der AICA im Kleinhirnbrückenwinkel in den T_2-gewichteten Sequenzen bei einer Schichtdicke von 3 mm identifizieren. Der gesamte Verlauf der AICA mit ihrem Ursprung aus der A. basilaris kann MR-angiographisch unter Verwendung der FISP-3D- oder TONE-Sequenz dargestellt werden. Für diese Fragestellungen hat sich der Einsatz einer möglichst geringen Meßvolumendicke und die Kombination mit einer Targeted-MIP zur Auflösungssteigerung bewährt. Vereinzelt können auch kleinere Äste der AICA im Originaldatensatz identifiziert werden, wobei dies jedoch eher die Ausnahme darstellt. Bei konventionellen SE-Sequenzen mit mehreren Schichten wird fließendes Blut durch verschiedene HF-Pulse angeregt, nachdem es in das Meßvolumen eingeflossen ist. Die Wahrscheinlichkeit, daß fließendes Blut beide HF-Pulse (sowohl den 90°- als auch den 180°-Puls) erfährt, steigt, wenn die Hauptflußrichtung nicht senkrecht zu den bildgebenden Schichten liegt.

5.6. Zusammenfassende Wertung

Aufgrund der Nicht-Invasivität und der hohen topographischen Information der MRA, vor allem im intrakraniellen Bereich und der Schädelbasisregion, eignet sich diese Methode prinzipiell für die präoperative Gefäßdarstellung bei tumorösen Raumforderungen im Bereich der Schädelbasis.

Hier überzeugt die MRA durch ausgezeichnete topographische Detailgenauigkeit. Die Korrelation mit DSA-Untersuchungen zeigt eine vergleichbare Ortsauflösung für größere Gefäße, wobei in der arteriellen MRA Gefäße mit einem Durchmesser unter 2 mm nicht über den gesamten Verlauf dargestellt werden können. Dies ist hauptsächlich auf die geringe Ortsauflösung der verwendeten Sequenzen, eine veränderte Strömungsdynamik sowie auf die Ortsauflösung der MIP-Bilder mit Eliminierung von kleinsten Gefäßen zurückzuführen (s. Kap. 2). Durch die Eingrenzung des zu berechnenden Bildvolumens kann letzterer Fehler minimiert und gleichzeitig die Berechnungszeit verringert werden. Änderungen des intravasalen Strömungsverhaltens führen zu einer Fehlinterpretation der MR-Angiogramme bei Gefäßläsionen wie Stenosen oder Aneurysmen. Dies kann jedoch durch die Integration des Originaldatensatzes sowie der SE-Bilder in die Auswertung oder durch die Optimierung der Untersuchungsparameter (Senkung der Repetitionszeit oder Verminderung der Schichtdicke) vermieden werden.

Die vorwiegend verwendete TOF-Technik erweist sich für die MRA am geeignetsten, da diese Methode bei vernachläßigbarer Zunahme der Untersuchungszeit problemlos mit der konventionellen MRT-Untersuchung gekoppelt werden kann. Die Nachteile dieser Technik, wie die geringere Ortsauflösung und das höhere Hintergrundsignal im Vergleich zur Phasenkontrast-MRA, werden aufgrund der kürzeren Akquisitionszeiten vielfach bewußt akzeptiert.

Eine zunehmende Anzahl von Patienten mit Tinnitus wird zur näheren Abklärung mittels der MRT untersucht. Tumoren des Glomus tympanicus gleichen sich in ihrer Form dem Cavum tympani an und können hierbei in T_1-gewichteten Sequenzen exakt diagnostiziert werden. Im Gegensatz dazu stellt sich das Adenom des Mittelohrs zwar mit einer ähnlichen Kontur dar, zeigt jedoch ein weitaus geringeres KM-Enhancement als Glomustumoren. Das Charakteristikum von Tumoren des Glomus jugulare ist in der Regel eine lobuläre Struktur mit inhomogener Innentextur, welche durch den Gefäßreichtum dieser Raumforderung bedingt ist. Dieses Erscheinungsbild des Tumors nimmt mit seiner Größe zu. Kleinere Glomustumoren (Durchmesser < 8 mm) zeigen diese charakteristische Form und Binnenstruktur nicht. Diese ist von besonderer Bedeutung, wenn der Bulbus isointens zum Hirngewebe in den nativen, T_1-gewichteten Sequenzen zur Darstellung gelangt. Hierbei gestaltet sich die Diagnostik von kleinen Glomustumoren sowohl mit nativen und kontrastmittelverstärkten SE-Aufnahmen als schwierig (Tabelle 5.8). Weiterhin können Flußphänomene zu einer eingeschränkten Beurteilbarkeit von Sinussystem und Bulbus führen. Insbesondere in den Schichten, in denen der Scheitel des Bulbus liegt, können beweg-

Tabelle 5.8. Zusammenfassung der unterschiedlichen Erscheinungsformen von Glomustumoren im MRT

Diagnose/Typ	Typ A/B	Typ C	Typ D
Tumorbegrenzung	Glatt	Unscharf	Unscharf
T2 (nativ)	Hypo-/isointens	Hyperintens	Hyperintens
T1 (nativ)	Isointens	Hypo-/isointens	Hypointens
T1 (Gd-DTPA)	Hyperintens	Hyperintens	Hyperintens
Binnenstruktur	Homogen	Inhomogen	Inhomogen
Verlagerung	Keine	A. carotis interna	A. carotis interna

te Spins länger in einer Schicht verweilen und somit sowohl den 90°- als auch den 180°-HF-Puls erfahren, und somit mit hoher Signalintensität zur Darstellung gelangen. Bei Patienten mit pulsatilem Tinnitus kann dieses Phänomen bei der Beurteilung des Foramen jugulare zu Schwierigkeiten in der Differenzierung und Beurteilung von einer kontrastmittelanreichernden Hochstand des Bulbus und kleinen Glomus-jugulare-Tumoren führen. Der Einsatz der venösen MRA kann in diesen Fällen wesentlich zur Diagnosefindung beitragen, da mit dieser Technik eine exakte Evaluierung des Bulbus venae jugularis bezüglich Morphologie und Topographie möglich ist. Der kombinierte Einsatz von MRT mit SE-Sequenzen und MRA ermöglicht durch die Interpretation der verschiedenen Signalkonstellationen in beiden Techniken eine exakte Diagnostik bei Patienten mit pulsatilem Tinnitus. So besteht bei einem KM-Enhancement in der MRT bei gleichzeitigem Vorliegen eines Signalverlustes in der venösen MRA im Bereich des Bulbus der dringende Verdacht eines Glomustumors.

Die kombinierte Auswertung von Originaldatensätzen der MRA und der MIP-Angiogramme ermöglicht ferner eine exakte Unterscheidung von Variationen des intrakraniellen Sinussystems zu Infiltrationen des Sinussystems durch Paragangliome. So sind vor allem bei großen Glomustumoren (Durchmesser > 35 mm) häufig die Fossa infratemporale und der retromaxilläre Raum mitbetroffen und können konsekutiv zu einer Kompression des Sinus transversus, sigmoideus und des Bulbus venae jugularis führen.

Die mit einer Verlegung der drainierenden Venensysteme häufig einhergehende Thrombosierung des betroffenen Gefäßes kann, aufgrund des altersabhängigen Signals des Thrombus, ein regulär perfundiertes Lumen vortäuschen. Dies ist auf die unterschiedlichen Abbaustufen von Blut mit Änderung der Gewebeparameter (Spindichte, T_1-, T_2- und T_2*-Relaxationszeiten) zurückzuführen, wobei insbesondere Methämoglobin mit hoher Signalintensität in GE- und SE-Sequenzen imponiert.

Verglichen mit der DSA zeigt die arterielle MRA bei Patienten mit Glomustumor eine reduzierte Ortsauflösung. Vorteilhaft erwiesen sich lediglich die mannigfaltigen Möglichkeiten der Präsentation der arteriellen MR-angiographischen Daten. So können durch die Betrachtungsmöglichkeiten der MIP-Angiogramme in allen 3 Ebenen des Raumes, die Möglichkeit der CINE-Angiographie sowie durch die Beurteilung der Einzelschichten im Rahmen der präoperativen Diagnostik Aussagen zu Gefäßanomalien und der Gefäßversorgung großer Glomustumoren gemacht werden. Dagegen sind Aussagen zu arteriellen, tumorversorgenden Gefäßen bei kleinen Glomustumoren (Durchmesser < 15 mm) nur vereinzelt und bislang nicht konstant reproduzierbar möglich.

Der Einsatz der arteriellen MRA bei Patienten mit Verdacht auf Glomustumor erhöht nicht die Sensitivität der MR-Untersuchung. Ein diagnostischer Vorteil beim kombinierten Einsatz von MRT und MRA liegt erst ab einer bestimmten Tumorgröße vor, wenn der Tumor mit konventionellen SE-Sequenzen vor und nach KM-Applikation erfaßt werden kann.

Bei Patienten mit pulsatilem Tinnitus wird daher die Durchführung einer venösen MRA empfohlen, wenn in den T_2- und T_1-gewichteten Aufnahmen vor und nach KM-Applikation keine konkrete Aussage zum Vorliegen einer tumorösen Raumforderung gemacht werden kann, oder im Bereich des Bulbus venae jugularis eine Änderung von Form, Signalintensität oder Lage vorliegt. Die venöse MRA liefert auch wesentliche Informationen zur Topographie, Verlagerung und evtl. Thrombosierung des basalen Sinussystems und des Bulbus.

Die Verdachtsdiagnose Glomustumor kann bestätigt werden, wenn mit der arteriellen MRA der Nachweis von tumorversorgenden Gefäßen oder des Tumors selbst gelingt (Abb. 5.20).

Eine Indikation für den Einsatz der arteriellen MRA im Bereich der Schädelbasis ergibt sich derzeit bei Fragestellungen nach Gefäßverlagerungen, -stenosen, aneurysmatischen Veränderungen sowie Variationen, und kann bei diesen Fragestellungen wesentliche diagnostische Mehrinformationen liefern. Die selektive Gefäßversorgung eines Tumors kann mit der derzeitig verfügbaren Technik nicht exakt beurteilt werden. Ein klinischer Einsatz der venösen MRA ist bei Verdacht auf einen Glomustumor im Bereich der Schädelbasis, Gefäßvariation sowie Jugularvenenthrombose empfehlenswert. Für die Planung von interventionell angiographischen Eingriffen wie der präoperativen Embolisation sowie zur Darstellung kleinkalibriger Gefäße kann auf die arterielle DSA in selektiver Kathetertechnik nicht verzichtet werden.

Wie bei jeder MRT-Untersuchung, so hängt auch bei der MRA die Qualität der Aufnahmen stark von der „Compliance" des Patienten ab. So wird das Resultat der MRA häufig durch Bewegungsartefakte beeinträchtigt und somit die Beurteilbarkeit der Angiogramme mitunter eingeschränkt. Diesem Problem kann jedoch durch eine weitere Reduktion der Untersuchungszeit bei gleichzeitiger Erhöhung der Ortsauflösung begegnet werden.

Weiterführende Literatur

1. Abrams HL (1983) Abrams angiography, vol I: Vascular and interventional radiology, 3rd edn. Little, Brown, Boston, pp 231–314
2. Arriaga MA, Lo WW, Brackmann DE (1992) Magnetic resonance angiography of synchronous bilateral carotid body paragangliomas and bilateral vagal paragangliomas. Ann Otol Rhinol Laryngol 101(11):955–957
3. Bratt GW, Bess FH, Miller GW, Glassock ME III (1979) Glomus tumor of the middle ear: origin, symptomology, and treatment. J Speech Hear Disord 44:121–134
4. Dandy WE (1934) Concerning the cause of trigeminal neuralgia. Am J Surg 24:447–455
5. Edelman RR, Hesselink JR (1990) Clinical magnetic resonance imaging. Saunders, Philadelphia, pp 110–182
6. Fisch U (1977) Die Mikrochirurgie des Felsenbeins. HNO 25:193–197
7. Flannigan BD, Bradley WG, Mazziotta JC (1985) Magnetic resonance imaging of the brainstem: Normal structure and basic functional anatomy. Radiology 154:375–383
8. Grevers G, Balzer JO, Vogl ThJ (1993) Magnetresonanzangiographie (MRA) – Ein neues Verfahren zur Gefäßdarstellung im Kopf-Halsbereich. Laryngorhinootology 72:116–124
9. Guild SR (1953) The glomus jugulare, a nonchromaffine paraganglion, in man. Ann Otol Rhinol Laryngol 62:1045–1071
10. Hesselink JR, Davis KR, Taveras JM (1981) Selective arteriography of glomus tympanicum and jugulare tumors: techniques, normal and pathologic arterial anatomy. AJNR 2:289–297
11. Krayenbühl H, Yasargil MG (1979) Zerebrale Angiographie für Klinik und Praxis, 3. Aufl. Thieme, Stuttgart
12. Lo WWM, Solti-Bohman LG (1984) High-resolution CT of the jugular foramen: anatomy and vascular variants and anomalies. Radiology 150:743–747
13. Lundgren N (1949) Typanic body tumors in the middle ear: tumors of carotid body type. Acta Otolaryngol 37:367–379
14. O'Leary MJ, Shelton C, Giddings NA, Kwartler J, Brackmann DE (1991) Glomus tympanicum tumors: a clinical perspective. Laryngoscope 101(10):1038–1043
15. Phelps PD (1990) Glomus tumours of the ear: an imaging regime. Clin Radiol 41(5):301–305
16. Phelps PD, Cheesman AD (1990) Imaging jugulotympanic glomus tumors. Arch Otolaryngol Head Neck Surg 116(8):940–945
17. Potchen EJ, Haacke EM, Siebert JE, Gottschalk A (1993) Magnetic resonance angiography: concepts & applications. Mosby, St Louis
18. Som PM, Reede DL, Bergeron RT, Parisier SC, Shugar JMA, Cohen NL (1983) Computed tomography of glomus tympanicum tumors. J Comput Tomogr 7:14–17
19. Stark DD, Bradley WG jr (1992) Magnetic resonance imaging, 2nd edn, vol I. Mosby, St Louis, pp 3–65, 253–334
20. Valavanis A (1986) Praeoperative embolization of the head and neck, indication, patient selection, goals and precautions. Am J Neuroradiol 7:943–952
21. Valavanis A (1986) Intraarterielle DSA in der interventionellen Neuroradiology. In: Nadjimi M (Hrsg) Digitale Subtraaktionsangiographie in der Neuroradiologie. Thieme, Stuttgart New York, S 239–246
22. Valavanis A, Dabiv K, Hamdi R, Oquz M (1982) The current state of the radiological diagnosis of acoustic neuroma. Neuroradiology 23:7–13
23. Valavanis A, Schubinger O, Naidid TP (1987) Clinical imaging of the cerebello pontine angle. Springer, Berlin Heidelberg New York Tokyo
24. Vogl ThJ, Balzer JO (1993) Magnetresonanzangiographie (MRA) extrakranieller Gefäße. Prostacyclin Akt 9:19–22
25. Vogl ThJ, Balzer JO, Juergens M, Dürr G, Spengel F, Hausmann R, Lissner J (1992) Neurovaskuläre Magnetresonanz Angiographie: Technik, Ergebnisse und Indikationsstellungen. MMW 134/7:97–104
26. Vogl ThJ, Balzer JO, Juergens M, Grevers G, Lissner J (1992) MR Angiographie für die Tumordiagnostik in der Kopf-Hals-Region: Untersuchungstechnik und klinische Ergebnisse. Fortschr Röntgenstr 156/4:374–381
27. Vogl ThJ, Balzer JO, Stemmler J et al. (1992) MR Angiographie bei neuro-pädiatrischen Fragestellungen: Technik und klinische Ergebnisse. Fortschr Röntgenstr 156/2:112–119
28. Vogl ThJ, Juergens M, Balzer JO et al. (1994) Glomus tumors of the skull base: Combined MR Angiography and MR Imaging. Radiology 192:103–110
29. Zak FG, Lawson W (1982) The paraganglionic chemoreceptor system: physiology, pathology, and clinical medicine. Springer, New York, vol 33, pp 343–344

6 Gesichtsschädel und Orbita

Die vaskuläre Diagnostik im Bereich des Gesichtsschädels und der Orbita beruht im wesentlichen auf zwei Indikationsstellungen. Einmal muß im Rahmen der Tumordiagnostik die Lagebeziehung und der Grad der Vaskularisierung einer Raumforderung beurteilt werden. Zum anderen muß die Diagnostik von Lagebeziehungen zu arteriellen oder venösen Hauptgefäßstämmen sowie die präoperative Erfassung von Variationen oder anderen Gefäßpathologien erfaßt werden. Diese zusätzlichen Informationen sind oft wesentlich für die präterapeutische Diagnostik, die weitere endoskopische Evaluierung und die chirurgische Operationsplanung. Die TONE-Sequenz erweist sich als vorteilhaft für die Dokumentation von Prozessen mit Lagebeziehung zur arterioren und mittleren Schädelbasis [2, 5].

6.1 Untersuchungstechnik

Die MR-Diagnostik dieser Region beruht auf dem kombinierten Einsatz von T_1- und T_2-gewichteten SE-Sequenzen, sowie der Untersuchung nach KM-Applikation. In Einzelfällen liefern auch 3D-Sequenzen wie die Turbo-FLASH-Sequenz weitere detaillierte Informationen über Lagebeziehung, KM-Aufnahme und Binnenstruktur von Raumforderungen.
Die MRA-Untersuchung der arteriellen Gefäße im Gesichtsschädelbereich gestaltet sich als schwierig aufgrund des relativ langsamen Blutflusses in den Ästen der A. carotis externa. Geeignet ist für diesen Bereich eine sequentielle FLASH-2D-Sequenz in frontaler Schichtorientierung. Zwei Vorsättigungen über dem Sinus sagittalis superior und dem Confluens sinuum unterdrücken die Signalintensität des venösen Flusses. Die venöse MRA in dieser Region beschränkt sich auf die Dokumentation der Hauptgefäßstämme, wie den Vv. jugulares externae et internae. Nach entsprechender Absättigung des arteriellen Flusses in Höhe der Karotisbifurkation, erweist sich auch in dieser Region die sequentielle FLASH-2D-Sequenz als geeignet. Eine reprodu

zierbare Abbildung des Sinus cavernosus gelingt nicht verläßlich; dies kann in Einzelfällen durch den Einsatz der kontrastverstärkten MRA signifikant verbessert werden [3, 7].

6.2. Normale Topographie

Mittels der FLASH-2D-Sequenz können alle großlumigen Äste der A. carotis externa, wie die A. thyreoidea superior, die A. lingualis, die A. facialis und die A. temporalis superficialis differenziert werden. Der Verlauf der A. facialis kann exakt bis zu A. angularis verfolgt werden. Die A. temporalis superficialis ist in der MRA über den gesamten Verlauf beurteilbar, die Darstellung der A. lingualis und A. maxillaris ist schwierig, beide Gefäße werden durch Bewegungsartefakte nur im Anfangsteil dargestellt.

6.3 Pathologie

Fragestellungen in diesem Bereich sind gerichtet auf eine Gefäßverlagerung bzw. Kompression durch Raumforderungen (Abb. 6.1 und 6.2). Die MRA muß nativ durchgeführt werden, da sich das Kontrastmittel Gd-DTPA in den Schleimhäuten vor allem des Cavum nasi und des Nasopharynx anreichert und somit zu einer hohen Signalintensität dieser Strukturen führt.

6.3.1 Variation

Vergleichbar den im Kap. 5 aufgeführten Variationen, stellt die MRA ein ergänzendes Verfahren zur MRT dar, um abnorme Gefäßverläufe wie auch fetale Gefäßvarianten darzustellen. Dies ist von besonderer Bedeutung bei der präoperativen Planung von endoskopischen Eingriffen der Nasennebenhöhlen oder von operativen Revisionen an der Orbita. Insbesondere bei nasalen oder sphenoidalen Zelen müssen stets abnorme Gefäßverläufe berücksichtigt werden (Abb. 6.3).

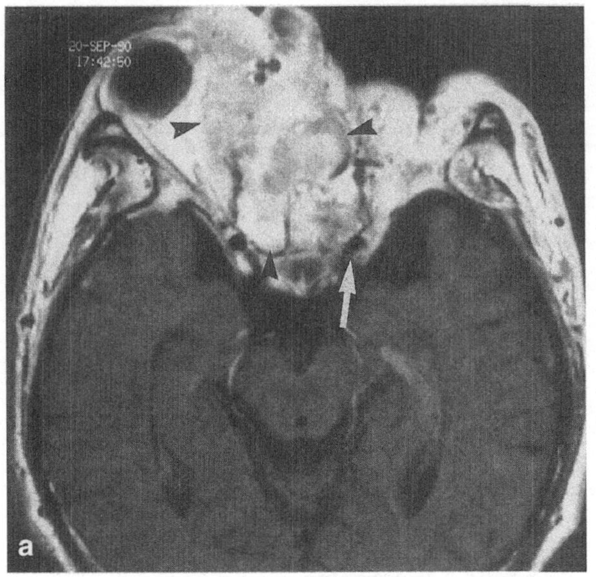

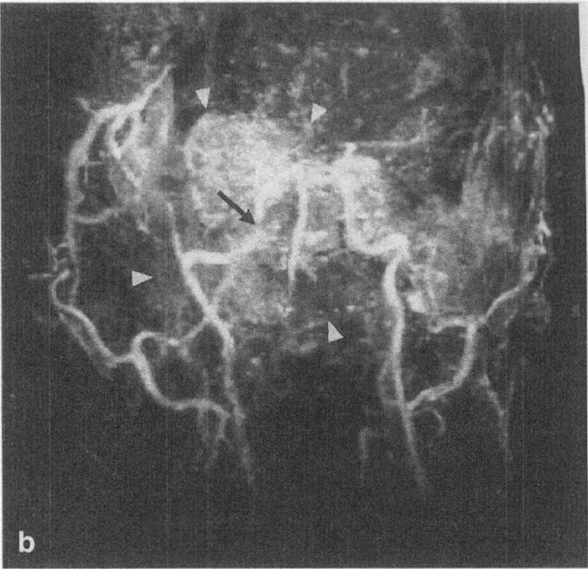

Abb. 6.1 a, b. Leiomyosarkom des Gesichtsschädels, Stenosierung der linken A. carotis interna durch den Tumor

a MRT, SE, TR/TE = 600/15, axial, Gd-DTPA. Deutliches Enhancement der Raumforderung mit Infiltration der rechten Orbita (*Pfeilspitzen*) sowie Ummauerung der linken A. carotis interna (*Pfeil*)

b Arterielle MRA, GE, FISP 3D, TR/TE = 40/7, Flip 15°, axial. In der arteriellen MRA Nachweis einer Stenosierung der linken A. carotis interna (*Pfeil*) sowie der Lagebeziehung des Tumors (*Pfeilspitzen*) zu den Gefäßen der Schädelbasis

6.3.2 Tumordiagnostik

Eine besondere Bedeutung hat die MRT und MRA bei der Diagnostik von tumorösen Raumforderungen der Nasennebenhöhlen und des Nasopharynx [1, 6]. Im Rahmen der Differenzierung benigner von malignen Tumoren müssen entzündliche Prozesse von hypervaskularisierten benignen Tumoren abgegrenzt werden. Das *Nasenrachenfibrom* (Abb. 6.2) stellt einen semiaggressiven Tumor dar, der aufgrund des hohen Vaskularisierungsgrades einer sorgfältigen prätherapeutischen Planung bedarf. Charakterisiert ist dieser Tumor durch die geometrische Tumorbegrenzung, die lokale Invasivität sowie die hohe T_2-Relaxationszeit. In der MRT und MRA kann der außerordentliche Gefäßreichtum dieser Raumforderung dokumentiert werden, zusätzlich findet sich in der Regel ein starkes, homogenes KM-Enhancement.

Das *Ästhesioneuroblastom* stellt den wichtigsten primären Tumor der anterioren Schädelbasis neben dem Meningeom dar. Diese Form des Neuroblastoms ist charakterisiert durch einen hohen Vaskularisierungsgrad sowie ein lokal aggressives Tumorwachstumverhalten, und ist somit mit dem Nasenrachenfibrom vergleichbar. MR-angiographisch kann bei diesen Tumoren ein Netzwerk von Binnengefäßen dokumentiert werden, die exakte Information über Feeder und drainierenden Venen fehlt jedoch in der Regel. Hier muß zur Planung interventioneller Eingriffe stets eine selektive DSA erfolgen. Die MRA eignet sich dann im weiteren Verlauf zur Therapiekontrolle interventioneller Eingriffe. Dies gilt auch für die Einsatzmöglichkeiten der MRT und MRA zur Perfusionskontrolle von Kathetern und Bypässen, die im Rahmen der Durchführung einer intraarteriellen Chemotherapie bei Malignomen der Nasennebenhöhlen und des Nasopharynx implantiert werden [1, 8].

6.3.3 Carotis-sinus-cavernosus-Fisteln

Traumatische arteriovenöse Verbindungen finden sich an den verschiedensten Lokalisationen der Schädelbasis, bevorzugt jedoch an den Stellen, wo Dissektionen oder Verletzungen von Arterien in unmittelbarer Nachbarschaft zu Venen oder duralen Sinus auftreten. Am häufigsten findet sich die Karotis-sinus-cavernosus-Fistel nach Schädel-Hirn-Traumen oder Schädelbasisfrakturen. Dabei findet sich in der Regel eine direkte Kommunikation zwischen der A. carotis interna und dem Sinus cavernosus. Bei zahlreichen Fisteln kann die exakte Lokalisation der Perforation aufgrund der hohen Flußgeschwindigkeiten erschwert sein. Als Leitsymptom gelten MR-tomographisch dilatierte Venen ohne die Identifikation eines Nidus.

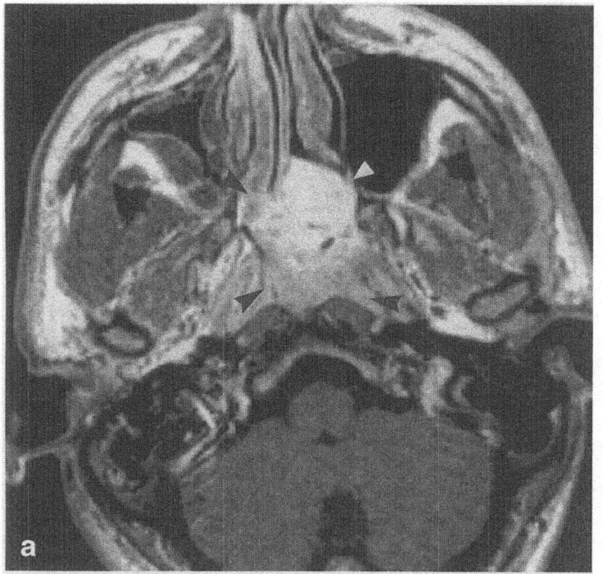

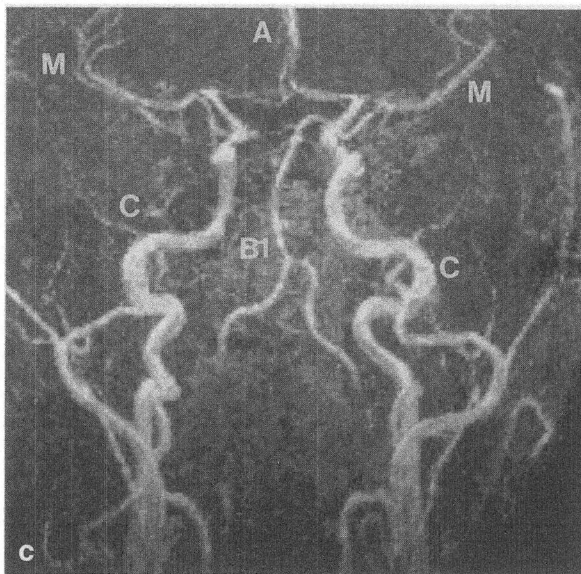

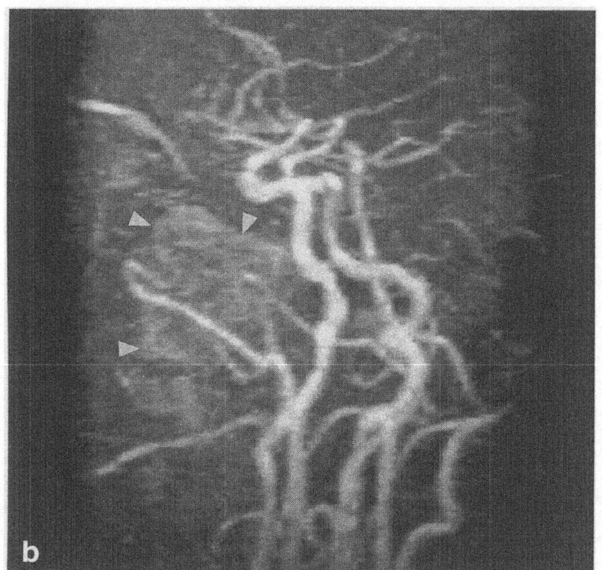

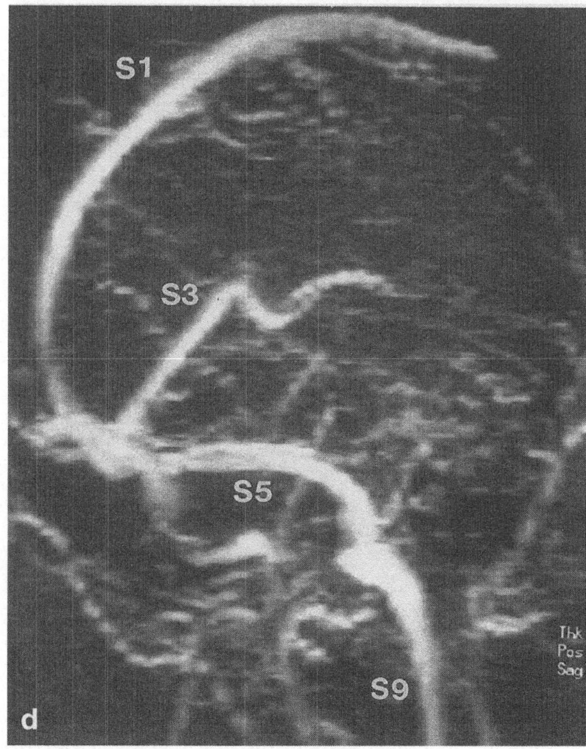

Abb. 6.2 a–d. Nasenrachenfibrom der Nasenhaupthöhle und des Nasopharynx mit Infiltration des Parapharyngealraumes links

a MRT, SE, TR/TE = 700/15, axial, Gd-DTPA. In den T1-gewichteten Sequenzen postkontrast Nachweis einer großen, den gesamten Nasopharynx ausfüllenden tumorösen Raumforderung (*Pfeilspitzen*). Im Bereich des linken Parapharyngealraumes reicht diese Raumforderung bis nahe an den Karotissiphon heran

b Arterielle MRA, GE, FISP 3D, TR/TE = 40/7, Flip 15°, axial. Im von sagittal nach koronar um 30° rotierten MIP-Angiogramm kein Nachweis einer tumorbedingten Gefäßstenose. Durch den hohen Vaskularisationsgrad des Tumors gelingt die simultane Darstellung von Tumor (*Pfeilspitzen*) und Gefäß in der MIP-Rekonstruktion

c Arterielle MRA, GE, FISP 3D, TR/TE = 40/7, Flip 15°, axial. Auch in der streng koronaren Ansicht kein Nachweis einer tumorbedingten Gefäßstenose. Kräftige A. carotis externa links. Hohes Signal des primär hoch vaskularisierten Neoplasmas

d Venöse MRA, GE, FLASH 2D, TR/TE = 36/10, Flip 60°, koronar. Die zusätzlich durchgeführte venöse MRA zeigt eine regelrechte Perfusion des intrakraniellen Sinussystems

A	A. cerebri anterior
B1	A. basilaris
C	A. carotis interna
M	A. cerebri media
S1	Sinus sagittalis superior
S3	Sinus rectus
S5	Sinus sigmoideus
S9	V. jugularis interna

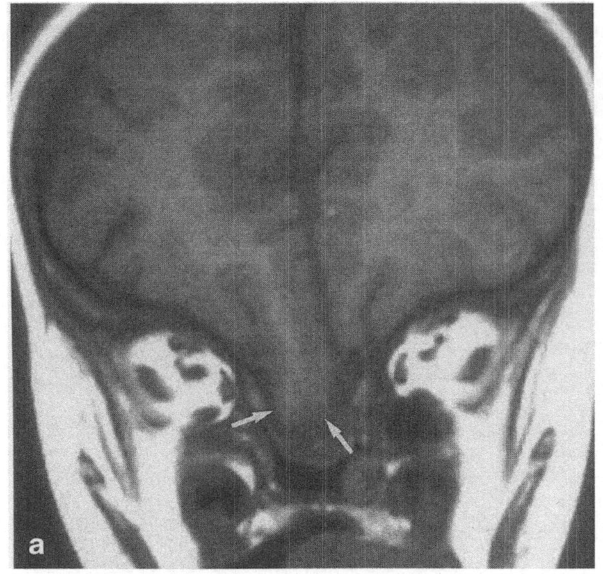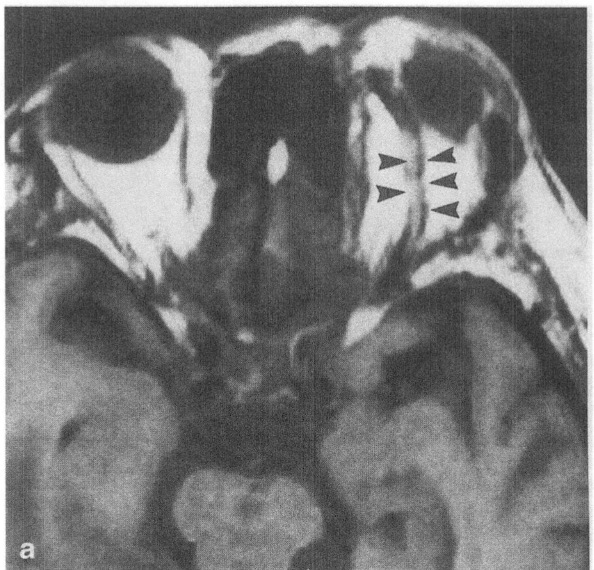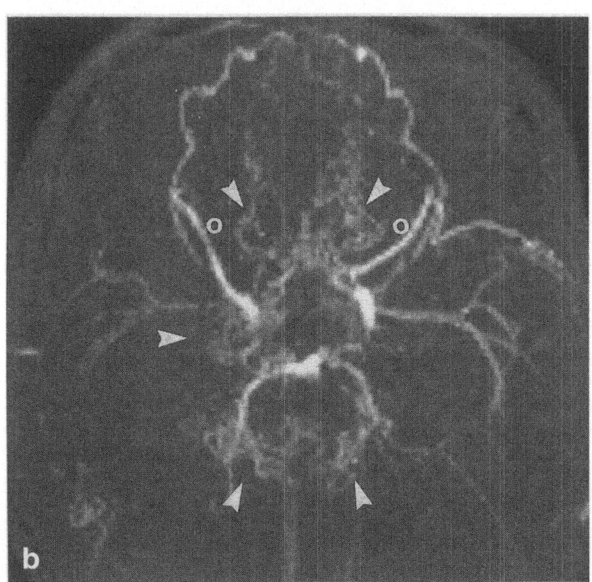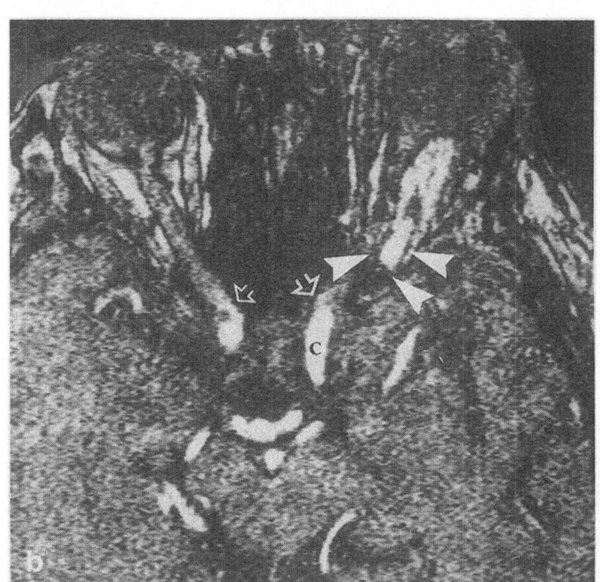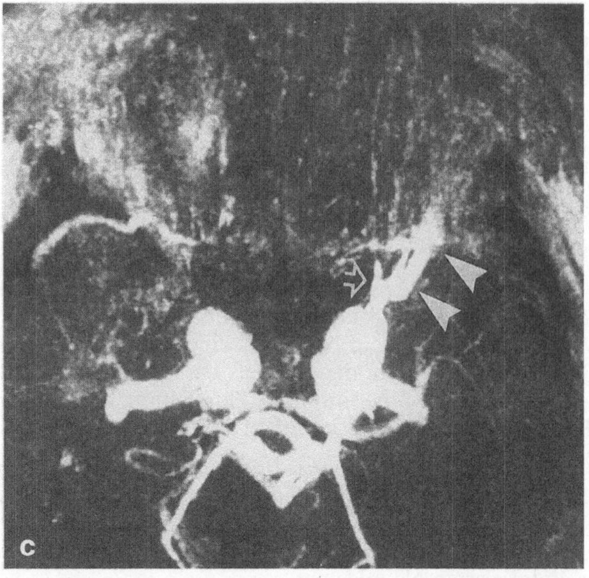

Abb. 6.3 a, b. Enzephalozele mit komplexer Gefäßmißbildung der intrakraniellen Gefäße (Angiomatose) bei einem 3jährigen Patienten

a MRT, SE, TR/TE = 600/15, frontal, nativ. In der T1-gewichteten, frontaler Schichtführung Nachweis der ins Cavum nasi prolabierten Gehirnsubstanz (*Pfeile*) mit Dokumentation der Enzephalozele

b Arterielle MRA, GE, FISP 3D, TR/TE = 40/7, Flip 15°, axial. Die transversale Ansicht des MIP-Angiogramms zeigt an Stelle der großen, basalen Hirnarterien ein Netzwerk (Angiomatose) von pathologischen Gefäßen (*Pfeile*). Darstellung des Verlaufes der dilatierten A. ophthalmica beidseits (*o*). Hypoplastische Darstellung des peripheren Media-, Anterior- und Posteriorversorgungsgebietes

◀ **Abb. 6.4 a–c.** 29jähriger Patient mit einer traumatischen Sinus-cavernosus-Fistel links

a MRT, SE, TR/TE = 600/15, axial, nativ. Nativ Inhomogenitäten im Sinus cavernosus links ohne Zeichen einer Raumforderung. Ausgespannte V. ophthalmica mit Dilatation (*Pfeilspitzen*)

b Arterielle MRA, GE, FISP 3D (TONE), TR/TE = 43/8, Flip 20°, axial. In der Einzelschicht regelrechte Darstellung des Gefäßlumens in den kavernösen Abschnitten der A. carotis interna (*C*). Dokumentation des Abgangs der A. ophthalmica beidseits (*offene Pfeile*). Nachweis von arteriellem Fluß in der V. ophthalmica (*Pfeilspitzen*)

c Arterielle MRA, GE, FISP 3D (TONE), TR/TE = 43/8, Flip 20°, axial. In der MIP-Rekonstruktion Dokumentation des Abgangs der dilatierten A. ophthalmica (*offener Pfeil*) sowie der V. ophthalmica mit arteriellem Fluß (*Pfeilspitzen*)

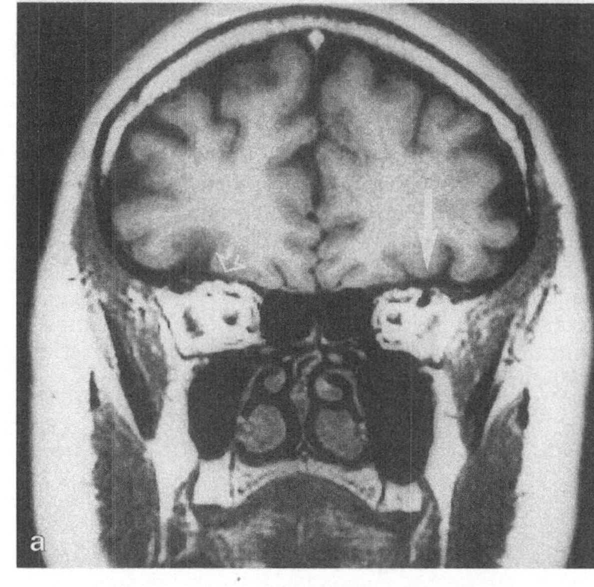

Sekundäre Zeichen sind Hämorrhagien oder Infarzierungen. Die Dilatation der V. ophthalmica superior gilt als Leitsymptom für eine Carotis-sinus-cavernosus-Fistel. MR-angiographisch ist zusätzlich häufig der Nachweis von Feedern und Kollateralkreisläufen möglich (Abb. 6.4 und 6.5) [4].

6.4 Kritische Wertung und diagnostische Strategie

Bislang ist bei Fragestellungen im Bereich der Orbita und des Gesichtsschädels der kombinierte Einsatz von MRT und MRA nur bei limitierten Indikationen gerechtfertigt. Dies beruht im wesentlichen auf der erschwerten und inkonstanten Visualisierung der A. ophthalmica sowie der fazialen Gefäße in der MRA. Als Indikationen gelten heute bereits die Abklärung von hypervaskularisierten Raumforderungen, die Sinus-cavernosus-Fistel sowie die Therapiekontrolle nach interventionellen oder operativen Eingriffen [4, 8, 9].

Klinische Indikationen für die MRT und MRA im Bereich der Orbita und des Gesichtsschädels

– Hypervaskularisierte Raumforderungen
  Nasenrachenfibrom
  Hämangiom
  Ästhesioneuroblastom
– Variationen der Nasennebenhöhlen und der anterioren Schädelbasis
– Therapiekontrolle nach interventioneller oder onkologischer Therapie

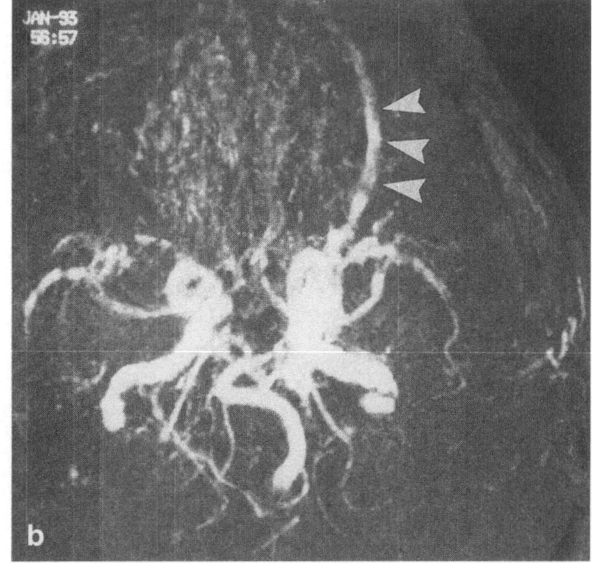

Abb. 6.5 a, b. Spontane Sinus-Cavernosus-Fistel links. Vergleichende Darstellung mittels SE-Sequenzen und MRA

a MRT, SE, TR/TE = 600/15, koronar, nativ. In der SE-Sequenz im Seitenvergleich deutlich dilatierte V. ophthalmica (*Pfeil*), bei ansonsten unauffälligen orbitalen Strukturen sowie regelrechter V. ophthalmica linksseitig (*offener Pfeil*)

b Arterielle MRA, GE, FISP 3D, TR/TE = 40/7, Flip 15°, axial. MR-angiographisch arterieller Fluß in der V. ophthalmica mit unmittelbarer Kommunikation zum Sinus cavernosus (*Pfeilspitzen*)

Weiterführende Literatur

1. Edelman RR, Hesselink JR (1990) Clinical magnetic resonance imaging. Saunders, Philadelphia, pp 110–182
2. Grevers G, Balzer JO, Vogl ThJ (1993) Magnetresonanzangiographie (MRA) – Ein neues Verfahren zur Gefäßdarstellung im Kopf-Halsbereich. Laryngorhinootology 72:116–124
3. Lissner J, Seiderer M (1990) Klinische Kernspintomographie. Enke, Stuttgart, S 59–83, 570–607
4. Peters PE, Bongartz G, Drews C (1990) Magnetresonanzangiographie der hirnversorgenden Arterien. Fortschr Röntgenstr 152:528–533
5. Potchen EJ, Haacke EM, Siebert JE, Gottschalk A (1993) Magnetic resonance angiography: Concepts & applications. Mosby, St Louis
6. Stark DD, Bradley WG jr (1992) Magnetic resonance imaging, 2nd edn, vol I. Mosby, St Louis, pp 3–65, 253–334
7. Vogl ThJ, Balzer JO, Juergens M, Grevers G, Lissner J (1992) MR Angiographie für die Tumordiagnostik in der Kopf-Hals-Region: Untersuchungstechnik und klinische Ergebnisse. Fortschr Röntgenstr 156/4:374–381
8. Vogl ThJ, Balzer JO, Juergens M, Dürr G, Spengel F, Hausmann R, Lissner J (1992) Neurovaskuläre Magnetresonanz Angiographie: Technik, Ergebnisse und Indikationsstellungen MMW 134(7):97–104
9. Vogl ThJ, Balzer JO, Lissner J (1994) Klinische Aussagen der MR-Angiographie in der Kopf-Hals-Region. Med Bild 1:15–19

7 Extrakranielle Gefäße der Halsregion

Der Einsatz der MRA erlaubt eine detailgetreue Darstellung des arteriellen Gefäßsystems der Halsregion. Im Mittelpunkt des klinischen Einsatzes steht die Untersuchung der Karotisbifurkation zur Erfassung und weiterer Abklärung von Stenosen der A. carotis interna und artherosklerotischer Ulzerationen, die die gesamte Karotisbifurkation betreffen können. Diese Veränderungen sind maßgeblich an der Entstehung zerebraler Ischämien beteiligt. Die Vorteile der MRA gegenüber konventionellen Angiographietechniken liegen vor allem in der Nicht-Invasivität und dem Verzicht auf den Einsatz von Kontrastmitteln. Zusätzlich ermöglicht die nachträgliche Bearbeitung die Darstellung des gesamten Datensatzes oder selektiver Areale in verschiedenen Projektionen. Diesen für ein radiologisch-diagnostisches Verfahren idealen Bedingungen stehen geringere Auflösung und erhöhte Empfindlichkeit für Bewegungen des Patienten in der MRA nachteilig gegenüber. Bei oberflächlicher Betrachtung scheint der Informationsgehalt von konventionellen und MR-Angiogrammen identisch zu sein, obwohl gänzlich verschiedene Abbildungseigenschaften zugrunde liegen. Es muß daher erneut betont werden, daß die MRA fließendes Blut darstellt und das Signalverhalten stark von den intravasalen Flußeigenschaften abhängt. Die konventionelle Angiographie erlaubt die Wiedergabe einer exakten anatomisch-morphologischen Abbildung des Gefäßlumens. Der erfolgreiche diagnostische Einsatz der MRA verlangt deshalb mehr als in der MRT-Bildgebung die genaue Kenntnis der technisch-physikalischen Grundlagen und der Ursachen möglicher Fehlinterpretationen.

7.1 Untersuchungstechnik

7.1.1 Gradientenecho

GE-Sequenzen, die vor allem bei der Darstellung der arteriellen und venösen Gefäßsysteme eingesetzt werden, besitzen sehr kurze Repetitionszeiten, die wie folgt ermöglicht werden.

Analog zu der SE-Sequenz wird in Anwesenheit des Schicht-Selektionsgradienten der Hochfrequenzimpuls mit dem Flipwinkel α eingestrahlt. Der Flipwinkel α, der in SE-Sequenzen typischerweise 90° beträgt, wird in GE-Sequenzen niedrig gehalten und entscheidet in nicht unerheblichem Maße über die Darstellung arteriellen und venösen Blutes. Die Spins erlangen durch den Hochfrequenzimpuls eine transversale Magnetisierung, die jedoch bei niedrigeren Flipwinkeln geringer ausfällt. Nach Abschalten des Hochfrequenzimpulses dephasieren die Spins innerhalb der durch den Schichtselektionsgradienten bestimmten Schicht. Nun wird die Polarität des Schichtselektionsgradienten invertiert, wodurch die dephasierten Spins wieder rephasiert werden. Nach Abschluß der Rephasierung setzt das Gradientenecho ein. Zeitlich parallel zum invertierten Anteil des Schichtselektionsgradienten wird der Phasenkodierungsgradient eingeschaltet. Das Gradientenecho wird in Anwesenheit des Readout-Gradienten ausgelesen. In der MRA des extrakraniellen Gefäßsystems stehen 2 Typen von GE-Sequenzen zur Verfügung. Für schnellen Blutfluß, in der Regel das arterielle System betreffend, werden FISP-Sequenzen verwendet. FLASH-Sequenzen kommen für die Venographie der Halsgefäße zum Einsatz.

In der FLASH-Sequenz wird die restliche transversale Magnetisierung vor jedem neuen Hochfrequenzimpuls durch einen Spoilergradienten eliminiert. Daher kann sich nur für die longitudinale Magnetisierung im Laufe mehrerer Anregungen ein Gleichgewicht zwischen dem Verlust von longitudinaler Magnetisierung und deren Rückkehr während des TR-Intervalls einstellen.

In der FISP-Sequenz wird kein Spoilergradient eingesetzt, da die transversale Magnetisierung erhalten bleiben soll, und so besitzen alle Spins, deren T2* sehr viel größer ist als die TR, bereits zum Zeitpunkt des nächsten Hochfrequenzimpulses eine transversale Vormagnetisierung. Longitudinale und transversale Magnetisierung erreichen einen Gleichgewichtszustand (sog. steady-state) und tragen beide zum Signal bei.

7.1.2 Durchführung der extrakraniellen MRA

In der MRA der Halsgefäße werden in der Regel GE-Sequenzen eingesetzt, die eine hohe Sensitivität für schnellen arteriellen Blutfluß besitzen; dies gilt im besonderen für FISP-Sequenzen. Allerdings ist es möglich, daß arterielle extrakranielle Stromgebiet auch mit FLASH-Sequenzen abzubilden, wobei die 2D-Variante bevorzugt wird. Im klinischen Einsatz zeigte sich jedoch das Prinzip des FISP-3D-Sequenz gegenüber FLASH-Sequenzen und auch den zweidimensionalen FISP-Sequenzen überlegen. Die Sequenzparameter sind aus Tabelle 7.1 ersichtlich.

Alle vorgestellten MRT- und MRA-Untersuchungen wurden an einem Magnetom SP 63 Helicon (Siemens) mit einer Feldstärke von 1.5 Tesla durchgeführt. In der Untersuchung der extrakraniellen Arterien wird für die Karotisbifurkation eine Helmholtz-Nackenspule und transversal orientierte FISP-3D-Sequenzen, für weiter distal gelegene Pathologien und Variationen, vor allem im Stromgebiet der Aa. vertebrales, eine zirkular polarisierte Kopfspule und FISP-3D-Sequenzen in transversaler und frontaler Schichtführung eingesetzt.

Die MR-angiographische Untersuchung der extrakraniellen Arterien mittels einer Helmholtz-Nackenspule besteht je nach Ausdehnung des Untersu-

chungsfeldes in einem oder mehreren sich überlappenden transversalen FISP-3D-Meßvolumina (Multislab-Angiographie). Die Überlappung der einzelnen Meßvolumina sollte, um Unterschiede in der Signalintensität und der Lumendefinition im Grenzbereich zweier Meßvolumina zu vermeiden, zwischen 40 und 50 % liegen. Hervorgerufen wird dieser Effekt durch das Nebeneinander von Partitionen, die einerseits aus dem Einstrombereich, andererseits aus dem Ausstrombereich stammen. Im Ausstrombereich eines FISP-3D-Meßvolumens kann durch die zunehmende Aufsättigung der fließenden Spins zum einen die Signalintensität abnehmen, zum anderen der Gefäßdurchmesser gemindert abgebildet werden. Bei der Positionierung der Meßvolumina für die MRA der Halsgefäße muß in Betracht gezogen werden, daß die Beurteilbarkeit des Gefäßabschnittes im Bereich der Übergänge zwischen 2 verschiedenen Meßvolumina aufgrund der oben genannten Phänomene stark reduziert sein kann. Die etwaigen Bewegungen des Patienten in der Meßpause zwischen 2 Messungen können die Beurteilbarkeit stark einschränken und müssen bei der Anordnung der Slabs berücksichtigt werden.

Folglich sollten 2 wichtige Bedingungen erfüllt werden:

1. Der pathologische Abschnitt des zu untersuchenden Gefäßes muß im optimalen Bereich des Meßvolumens eingestellt werden.
2. Übergangsbereiche zwischen den einzelnen Meßvolumina müssen soweit wie möglich von den pathologischen Gefäßabschnitten entfernt positioniert werden.

Um die erste Bedingung erfüllen zu können, sind genaue Kenntnisse über das Verhalten der verwendeten Sequenz in verschiedenen Bereichen der eingesetzten Spule notwendig.

Tabelle 7.1. Arterielle MRA der extrakraniellen Gefäße (Sequenzparameter)

Sequenz	TR	TE	α	Ac	FOV	SZ	DF	SD	P	ESD	Matrix	TA	Ebene	Sat	Ebene	Position
FISP 3D Halsspule	29	7	15°	1	200	var	−0,4	96	64	1,5	256·256	07:58	tra	50	tra	Kaudal
FISP 3D Kopfspule	40	7	15°	1	200	1	−	96	64	1,5	256·256	10:58	cor	50	tra	Kaudal
														50	cor	Ventral

Abkürzungen:

Ac	Anzahl der Akquisitionen	*P*	3D Partitionen	*TA*	Akquisitionszeit (min)
α	Flipwinkel	*sag*	sagittale Schichtebene	*TE*	Echozeit (ms)
cor	frontale Schichtebene	*Sat*	Vorsättigungspuls (mm)	*TR*	Repetitionszeit (ms)
DF	Distance factor	*SD*	Schichtdicke (mm)	*tra*	transversale Schichtebene
ESD	effektive Schichtdicke (mm)	*SZ*	Schichtzahl	*var*	variabel
FOV	Field of view (mm)				

In Untersuchungen mit gesunden Probanden wurden jeweils 3 sich überlappende FISP-3D-Volumina mit 64 Partitionen im oberen, mittleren und unteren Drittel der Helmholtz-Nackenspule akquiriert. Anschließend wurden die mittleren Signalintensitäten der Gefäßlumina kontinuierlich für den Verlauf A. subclavia – A. carotis communis – A. carotis interna gemessen und in Koordinatensysteme übertragen. Repräsentative Sequenzprofile für diese Strombahn sind in Abb. 7.1 a–c dargestellt. Es wird deutlich erkennbar, daß das annähernd im Mittelpunkt der Spule positionierte Meßvolumen durch das symmetrische Profil die besten Voraussetzungen für eine zuverlässige Gefäßdarstellung bietet. Weiterhin veranschaulichen diese Messungen, daß im Randbereich der Meßvolumina das Flußsignal schnell ansteigt bzw. abfällt. Daher müssen diese Bereiche mit reduzierter diagnostischer Qualität möglichst vollständig durch Überlappung der Meßvolumina eliminiert werden (Abb. 7.1 d).

Da aus mehreren zeitlich getrennt gemessenen Volumenblöcken ein gemeinsames Projektionsangiogramm erstellt werden soll, muß der Untersucher den Patienten speziell aufklären und darauf hinweisen, daß die zu Beginn der ersten Messung gewählte Position für Oberkörper, Hals und Kopf auch in den Meßpausen beibehalten werden muß. Die bequeme Lagerung und Unterpolsterung des Kopfes mit den in der Regel zur Verwendung kommenden weichen und der Anatomie des Patienten anpaßbaren Schaumstoffkissen ist hierfür in gleicher Weise notwendig, wie die Fixierung des Kopfes mit arretierbaren Pads, wie sie bei Nackenspulen moderneren Designs verfügbar sind.

Da die Positionierung der FISP-3D-Volumenblöcke aus oben angesprochenen Gründen nur in Kenntnis der genauen Höhe beider Karotisbifurkationen erfolgen darf, müssen vorher 3 Messungen zur Lokalisation durchgeführt werden.

Zu Beginn wird eine Übersichtsmessung in sagittaler Schichtführung akquiriert. In der zweiten Messung sollte eine kurze flußsensitive GE-Sequenz (FLASH-2D-Localizer) in frontaler Schichtführung Verwendung finden. Dabei müssen die Meßschichten im Bereich des vorderen Drittels der Halswirbelsäule angeordnet werden, um die Karotisbifurkation und die Aortenwurzel abzubilden. Wichtig ist hierbei die Wahl eines ausreichend großen FOV. Ein transversaler Vorsättigungsimpuls in Höhe des Confluens sinuum verhindert die Überlagerung der Karotisbifurkation durch die V. jugularis interna. Im Anschluß an diese Messung wird ein transversal orientiertes FISP-3D-Volumen im Bereich der Karotisbifurkation unter ebenfalls vorhandener venöser Vorsättigung akquiriert. Die empfohlenen Sequenzparameter sind in Tabelle 7.1 aufgeführt.

Die Abbildungsqualität dieser zur sorgfältigen Lokalisation der Karotisbifurkation eingesetzten Messung erlaubt bereits eine grobe Beurteilung der vaskulären Situation im Stromgebiet der Karotiden und Vertebralarterien, so daß größere stenosierte Abschnitte erkannt werden können.

Anhand der transversalen Partitionen wird die axiale Schicht, die den proximalen Anteil der Karotisbifurkation abbildet, ausgewählt. Ein Computerprogramm berechnet nun ausgehend von dieser Schichtposition und den integrierten Standardsequenzparametern die für die Abbildung der Karotisbifurkation optimale Lage des Meßvolumens (Abb. 7.2).

Es handelt sich dabei um eine Software, die auf den aus Probandenstudien gewonnenen Sequenzcharakteristika basiert und die die über die Schichtposition bestimmte ROI bestmöglich in den FISP-3D-Volumenblock integriert. Zusätzlich ergibt sich für den Untersucher die Möglichkeit, die Abschnitte unterhalb und oberhalb der ROI zu definieren (Angabe in Millimeter erforderlich) und somit Schichtdicke und Position des Meßvolumens zu verändern, ohne den optimalen Bereich des Sequenzprofils verlassen zu müssen.

7.1.3 Projektionsangiogramm und Nachbearbeitung

Die einzelnen Schichten (Partitionen) eines dreidimensionalen Datensatzes enthalten die komplette räumliche Information des Meßvolumens. Die Beurteilung von einzelnen Partitionen erfordert eine genaue Kenntnis der Gefäßanatomie, da die verschiedenen Querschnitte bestimmten Gefäßen zugeordnet werden müssen. Während die Einzelschichten zur Diagnostik in eng umschriebenen Gefäßarealen besonders herangezogen werden, ist für die Beurteilung des gesamten abgebildeten Stromgebietes die Berechnung von Projektionsangiogrammen sinnvoll. Hierfür werden verschiedene Techniken verwendet.

Die häufigste Darstellungsmethode bedient sich der MIP. Den Ausgangspunkt für diese Methode bildet ein Datensatz, der die darzustellenden Strukturen mit einem charakteristischen Graustufenbereich verbindet. In diesem Fall durchdringen die parallel verlaufenden Projektionsstrahlen mit einem vorwählbaren Projektionswinkel den Datensatz und selektieren entlang des theoretischen Strahlenganges jeweils das Pixel mit der höchsten Signalintensität. In bezug auf die MRA der extrakraniellen Halsgefäße können der MIP mehrere

Schritte einer multiplanaren Rekonstruktion vorangestellt werden. Dies ermöglicht einerseits die freie Projektion der Karotisbifurkation im Falle einer Überlagerung mit der A. vertebralis und andererseits eine verbesserte Signal-to-noise-Ratio aufgrund der Reduktion des Gesamtdatensatzes.

Eine weitere aufwendigere Methode stellt die halbautomatische Segmentierung der Gefäßlumina dar. Hierbei müssen die Gefäßlumina vom Untersucher per Eingabegerät (z. B. Maus, Trackball) markiert werden, bevor der Bildrechner das Gefäßlumen grauwertabhängig segmentiert. Aus dem neuerstellten Datensatz wird nun eine Oberflächenrekonstruktion berechnet. Vorteil dieser sehr zeitaufwendigen Methode ist die Möglichkeit der indirekten räumlichen Darstellung von Plaques (s. Abschn. „A. carotis interna", S. 173, Abb. 7.20c).

7.1.4 Strömungsverhältnisse der supraaortalen Strombahn

Die A. carotis communis stellt ein in der Regel ohne abrupte Richtungsänderungen verlaufendes Gefäß dar, in dem die Voraussetzungen für eine laminare Strömung annähernd gegeben sind. Eine laminare Strömung läßt sich beobachten, wenn Blut mit konstanter Stromstärke durch ein glattes, langes Gefäß fließt, so daß das durchflossene Lumen in zylindrische Schichten unterteilt werden kann, deren Abstand zur Gefäßwand gleichbleibt. Betrachtet man die Strömungsgeschwindigkeit in Abhängigkeit zum Radius des Gefäßes, so erkennt man ein parabelförmiges Geschwindigkeitsprofil, das ursächlich aus der starken Haftung des Blutes bzw. der Erythrozyten an der Gefäßwand resultiert. Die Abb. 7.3 zeigt eine schematisierte Darstellung dieser Strömungsform.

Da in der MRA ein hoher Prozentsatz an relaxierten Spins bei Einstrom aus nicht angeregten Körperpartien in das Meßvolumen zu einem optimalen Signal führt, stellt der laminare Blutfluß die am besten darstellbare Strömungsform dar. In Abb. 7.4 wurde jeweils eine Partition einer FISP-3D-Messung ausgewählt und die Grauwerte eines kleinen Ausschnittes, der die Querschnitte der A. carotis communis, der Karotisbifurkation und der A. vertebralis enthält, dreidimensional aufgetragen. Aus dieser Darstellung wird deutlich, daß die MRA weit mehr physiologische Informationen liefern kann, als die hinlänglich bekannten Projektionsangiogramme vermuten lassen.

Das laminare Strömungsprofil wird durch Gefäßverzweigungen, physiologische Kalibersprünge des Gefäßlumens, arteriosklerotische Plaques und Stenosen verändert. Diese Veränderungen der Gefäßgeometrie führen zu Ablösungszonen im Strömungsprofil bzw. zu Turbulenzen, und müssen bei der Entstehung und dem weiteren Fortschreiten der Arteriosklerose als begünstigend angesehen werden. Ablösungszonen stellen eine Störung der laminaren Strömung dar, wobei Änderungen des hydrostatischen Druckes und der Strömungsgeschwindigkeit des Blutes Schubspannungen bewirken, die zu Verlangsamung oder Umkehr der Strömung (Wirbelbildung) im Wandbereich führen. Im Bereich der Karotisbifurkation kommt es, je nach Ausprägung des Sinus caroticus, zu den beschriebenen Abweichungen von der laminaren Strömung. In Ablösungszonen mit Wirbelbildung kann der Betrag des resultierenden Geschwindigkeitsvektors sehr kleine Werte annehmen. Phasenabweichungen im Bereich der Wirbelbildung führen in der MRA zu einer Intensitätsabnahme des sonst hohen Signals innerhalb durchströmter arterieller Blutleiter. Aufgrund dieser Phänomene kann die MRA insbesondere bei jungen Menschen mit deutlich ausgeprägtem Sinus caroticus Abgangsstenosen der A. carotis interna vortäuschen und damit zu Fehlinterpretationen verleiten (Abb. 7.5).

Die turbulente Strömung ist durch das unregelmäßige Aufspalten des Blutstromes in axialer und lateraler Richtung gekennzeichnet. Das Auftreten von turbulenter Strömung ist abhängig von der Strömungsgeschwindigkeit und tritt zunehmend mit Verminderung des Gefäßdurchmessers und der daraus resultierenden Strömungsbeschleunigung bei hochgradigen Stenosen auf. Dies ist ursächlich für die morphologische Überschätzung von Stenosegrad und longitudinaler Ausdehnung der Stenose verantwortlich.

7.2 Normale Topographie

Die Hauptäste des Aortenbogens stellen der Truncus brachiocephalicus, die A. carotis communis sinistra und die A. subclavia sinistra dar. In Höhe des rechten Sternoklavikulargelenkes entspringt die *A. carotis communis* dextra aus dem Truncus brachiocephalicus, der gleichzeitig den Ursprung für die A. subclavia dextra darstellt (Abb. 7.6). Die A. communis sinistra verläßt den Arcus aortae an der am weitesten kranial gelegenen Stelle dicht neben dem Abgang des Truncus brachiocephalicus. Die A. carotis communis zieht lateral der Trachea und des Larynx, mediodorsal der Jugularvenen nach kranial und teilt sich etwa in Höhe des Schildknorpels in ihre beiden Hauptäste A. carotis interna und externa (Abb. 7.7).

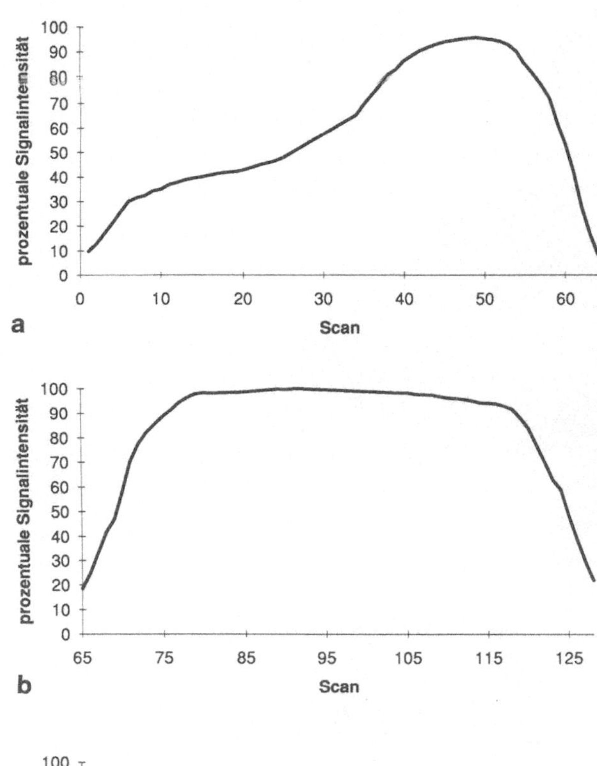

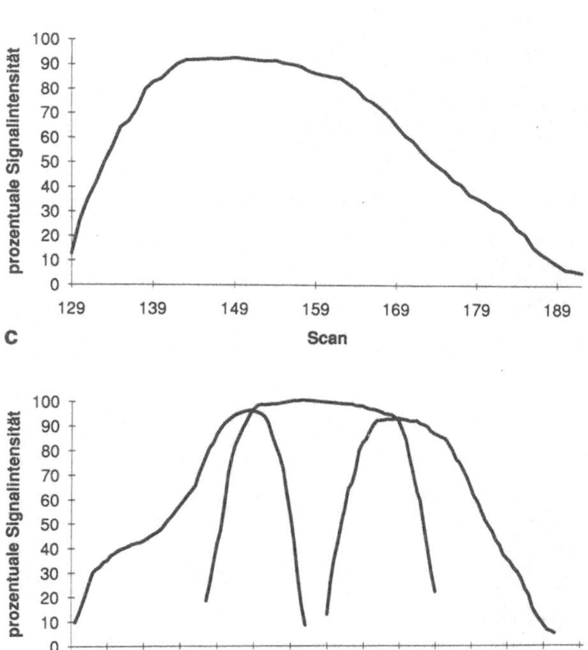

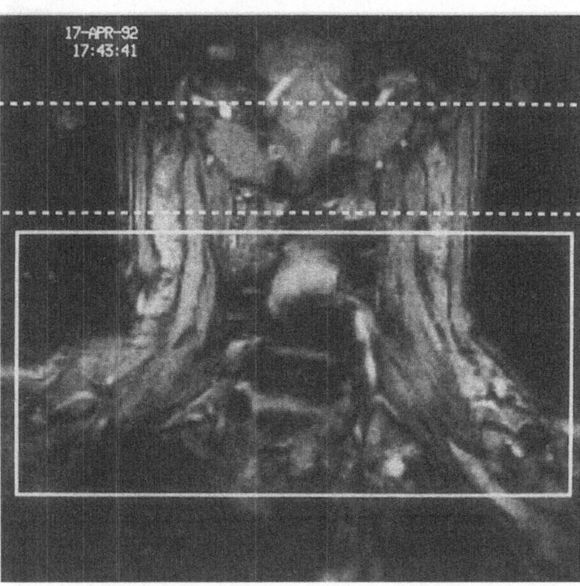

Abb. 7.2. Untersuchungstechnisches Vorgehen bei der MRA der intrakraniellen Halsgefäße, Positionierung von Meßvolumen und Vorsättigungspuls. Localizer, TR/TE = 39/12, Flip 20°. Dokumentation der Positionierung des Meßvolumens (*weißes Rechteck*) anhand des Localizer, Plazierung des Vorsättigungspulses (*gestrichelte Linien*) mit einem Abstand von 10 mm kranial des Untersuchungsvolumens zur Vorsättigung der venösen Blutleiter

Abb. 7.1

a Kraniales Meßvolumen

b Mittleres Meßvolumen

c Kaudales Meßvolumen

d Selektion der Einzelschichten für die MIP-Rekonstruktion

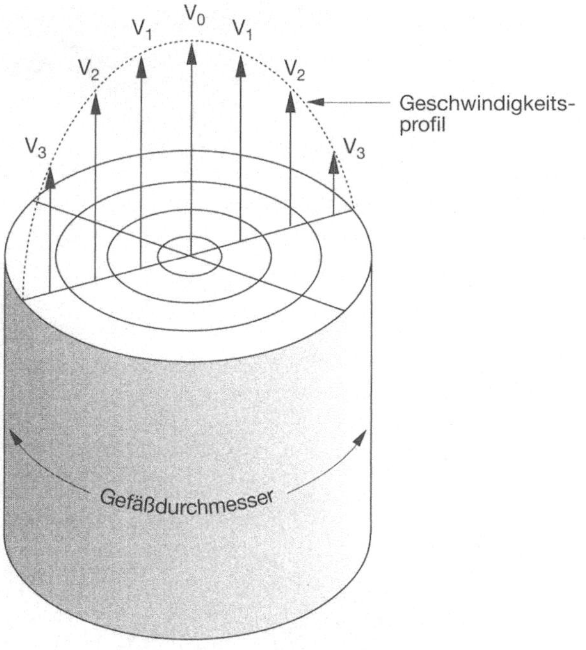

Abb. 7.3. Geschwindigkeitsprofil bei laminarer Strömung

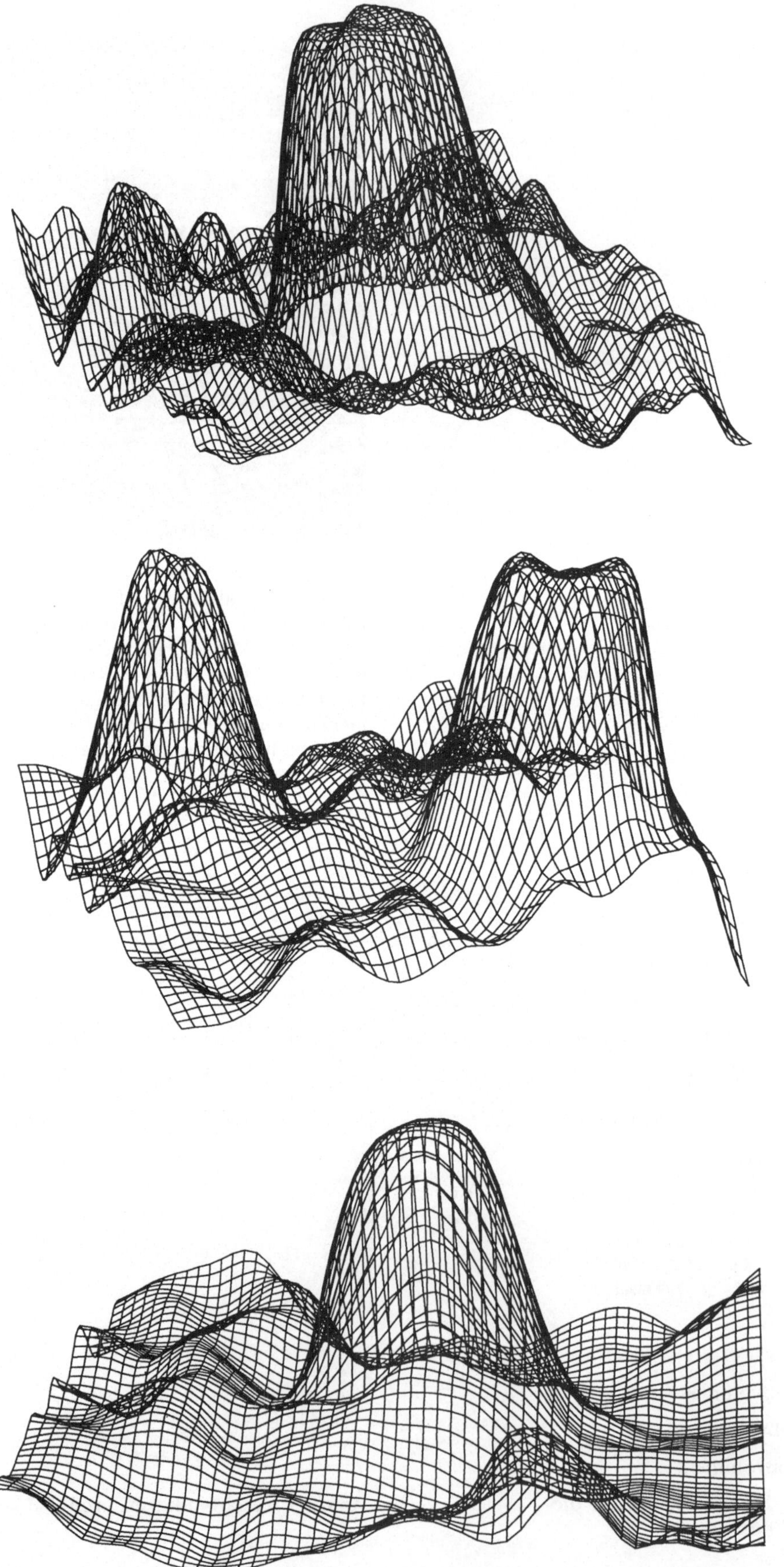

Abb. 7.4. 3D-Rekonstruktion: *oben* A. carotis communis, *Mitte* Karotisbifurkation, *unten* A. vertebralis

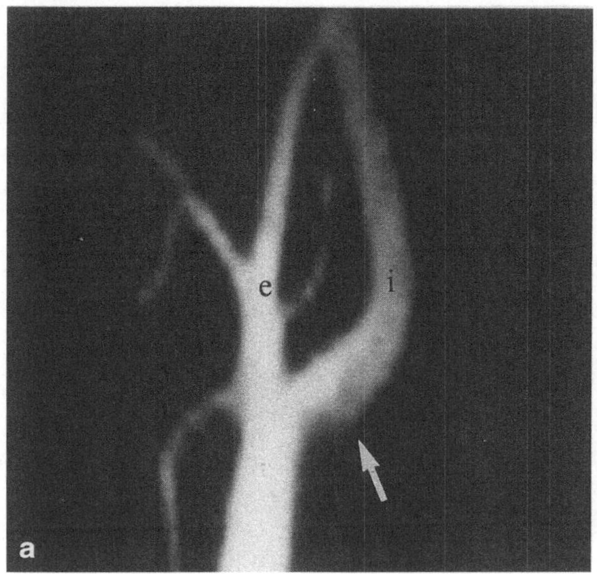

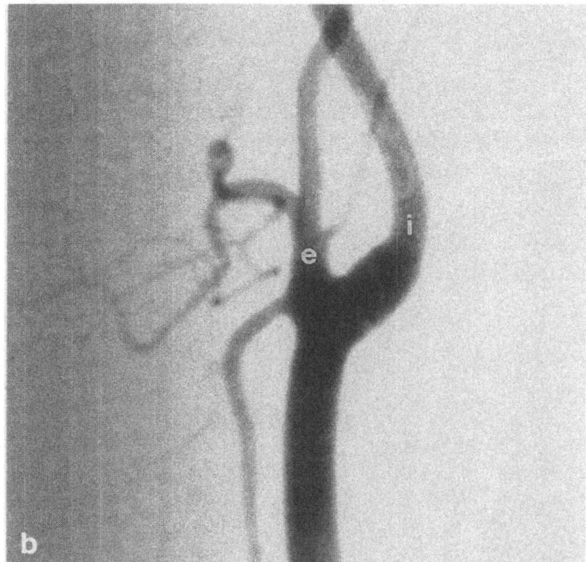

Abb. 7.5 a, b. Vergleichende Gegenüberstellung der MRA (a) und DSA (b) eines jungen Patienten mit ausgeprägtem Sinus caroticus und altersentsprechend hoher Flußgeschwindigkeit im Karotisstromgebiet (1.5 m/s)

a MRA, FISP 3D, TR/TE = 29/7, Flip 15°, MIP. In der selektiven Darstellung der linken Karotisbifurkation deutlicher Nachweis von Ablösungszonen mit Flußinhomogenitäten im Bereich des Sinus caroticus (*Pfeil*) mit weitem Bifurkationswinkel; Vortäuschung einer Abgangsstenose der A. carotis interna

b Arterielle DSA, selektive Kommunisinjektion. Die DSA liefert ein genaues Abbild der Gefäßmorphologie mit betontem Sinus caroticus, jedoch ohne Nachweis einer Abgangsstenose. Dieser Fall spiegelt einerseits die physiologische Nähe der MRA wider, andererseits wird deutlich, daß nur die fundierte Kenntnis der physiologischen und pathophysiologischen Flußeigenschaften sowie der physikalischen Grundlagen der MRA Fehlinterpretationen vorbeugen kann

e A. carotis externa
i A. carotis interna

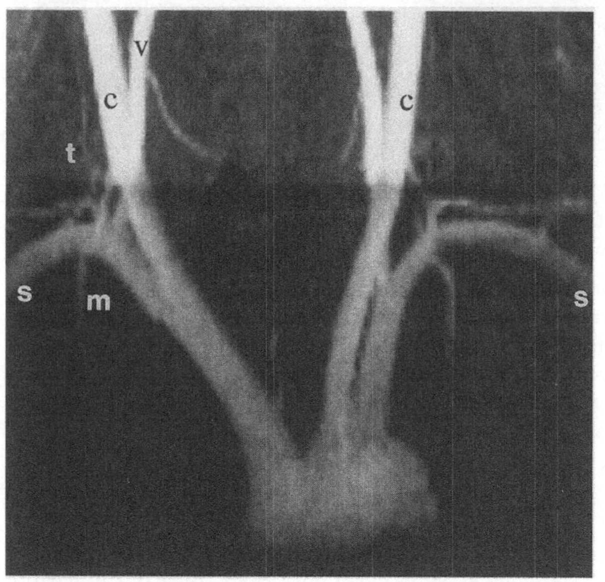

◄

Abb. 7.6. Normale Topographie der supraaortalen Arterien (kaudale Meßvolumina). MRA, FISP 3D, TR/TE = 29/7, Flip 15°, MIP. MR-angiographische Demonstration des ersten kaudalen Untersuchungsvolumens (*unterer Slab*) mit einer guten Adaptation zum zweiten Untersuchungsvolumen (*oberer Slab*). Dokumentation des Verlaufs des Truncus brachiocephalicus, der A. carotis communis dextra et sinistra (*c*) und der A. subclavia dextra et sinistra (*s*). Dokumentation des Verlaufs der A. mammaria interna (*m*), des Truncus thyreocervicalis (*t*) sowie der Aa. vertebrales (*v*)

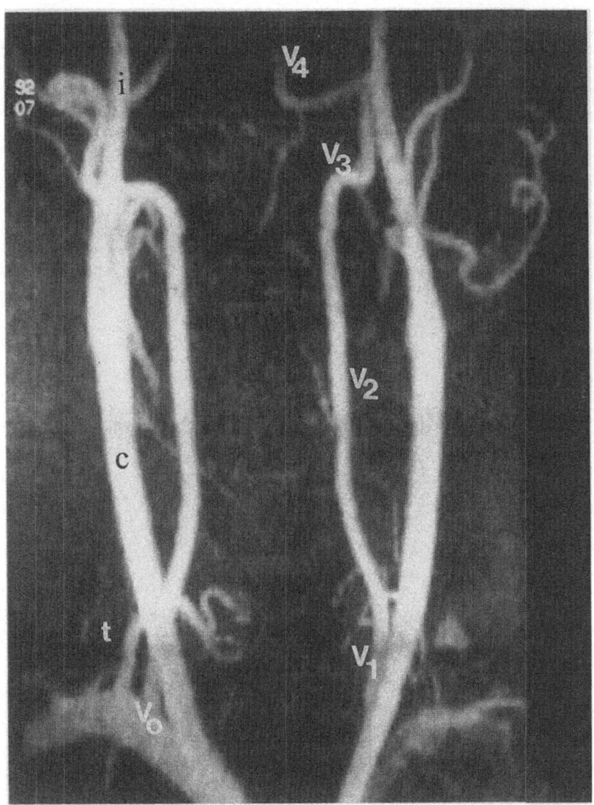

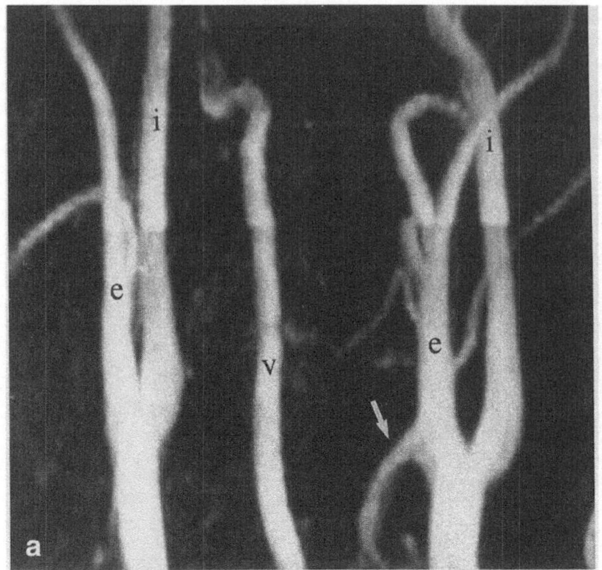

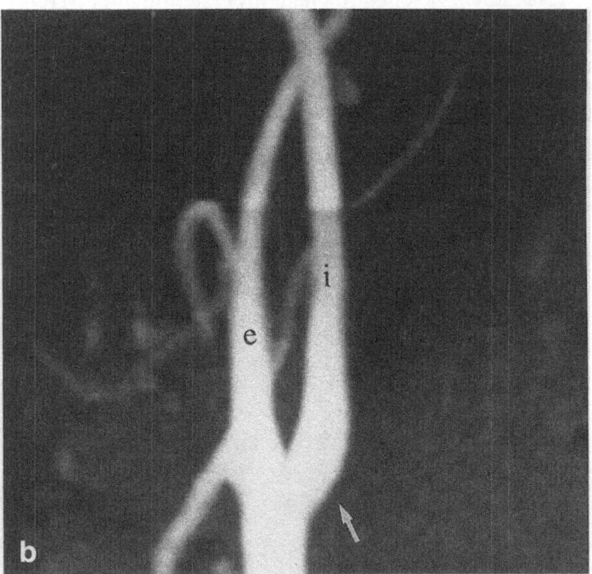

Abb. 7.7. MRA aller 4 Untersuchungsvolumina kaudal und kranial mit Demonstration der normalen topographischen Verhältnisse. MRA, FISP 3D, TR/TE = 29/7, Flip 15°, MIP. MR-angiographisch in strenger a.p.-Projektion Verlauf der extrakraniellen Hirnarterien A. carotis communis (*c*), A. carotis interna (*i*) et externa. Kräftiges, nahezu symmetrisches Flußverhalten im Bereich beider Aa. vertebrales (V_0 bis V_4), Truncus thyreocervicalis (*t*)

Abb. 7.8 a, b. Vergleichende Darstellung der MIP-Rekonstruktion der Karotisbifurkation beidseits (**a**) sowie in selektiver Projektion (**b**)

a MRA, FISP 3D, TR/TE = 297/7, Flip 15°, MIP. MR-angiographisch in einer leicht links-anterioren Projektion übersichtliche Darstellung der Karotisbifurkation beidseits mit exakter Darstellung des Sinus caroticus linksseitig, kräftiger Externahauptstamm mit Abgang der A. thyreoidea superior nach kaudal (*Pfeil*)

b Selektiv berechnetes Projektionsangiogramm ausgehend von den Meßvolumina in **a** MRA, FISP 3D, TR/TE = 29/7, Flip 15°, MIP. Verbesserte Beurteilbarkeit der Gefäßabgänge, homogenes Signalverhalten insbesondere im Bereich des Sinus caroticus (*Pfeil*), sowie der A. carotis interna und externa

e A. carotis externa
i A. carotis interna
v A. vertebralis

Tabelle 7.2. Ausprägung und Position der Karotisbifurkation

Position der Karotisbifurkation (zervikale Wirbelkörper)	Häufigkeit [%]
C2	1
C3	16
C4	66
C5	16
C6	1

Im Bereich der Karotisbifurkation zeigt die A. carotis communis häufig eine diskrete, in die A. carotis interna reichende Erweiterung, die als Sinus caroticus bezeichnet wird. Die Ausprägung und die Höhe der Karotisbifurkation sind individuell verschieden (Tabelle 7.2).

Art und Form der Aufspaltung sind vor allem abhängig von Alter und Wandbeschaffenheit der Gefäße. Im Abgangsbereich verläuft die *A. carotis interna* in der Regel lateral oder laterodorsal der A. carotis externa (Abb. 7.8). Nachdem sich die A. carotis interna im proximalen Verlauf von der A. carotis externa entfernt, nähert sie sich nach einer Verlaufsstrecke von 2–3 cm wieder an, um gemeinsam in Richtung Schädelbasis zu ziehen. Kurz vor Eintreten in den Canalis caroticus weist die A. carotis interna häufig eine medial konvexe Krümmung auf. Während ihres extrakraniellen Verlaufs entspringen im Normalfall keine Äste aus der A. carotis interna.

Die *A. carotis externa* verläuft in der Regel anteromedial von der A. carotis interna. Allerdings ist auch ein posterolateraler bzw. lateraler Verlauf beobachtet worden. Die A. carotis externa kann in einen unteren zervikalen Abschnitt, einen mittleren Abschnitt im Bereich des Kieferwinkels und einen Endabschnitt in der Region der Glandula parotis unterteilt werden. Das Kaliber der A. carotis externa ist individuell verschieden und nimmt nach kranial unter Abgabe zahlreicher Äste kontinuierlich ab. Im Abgangsbereich aus der A. carotis communis ist der Lumendurchmesser der A. carotis externa bei älteren Menschen mit der A. carotis interna vergleichbar, bei jüngeren geringer. In der MRA der Halsgefäße können folgende Äste der A. carotis externa in ihrem Hauptstamm dargestellt werden: Die *A. thyreoidea superior* stellt den ersten ventralen Ast der A. carotis externa dar und verläuft in Richtung Hyoid zum oberen Pol der Glandula thyreoidea. Abweichend vom Regelfall kann die A. thyreoidea superior aus der A. carotis communis entspringen (16%).

Der zweite ventrale Ast verläßt die A. carotis externa als *A. lingualis* und versorgt die Pharyngealmuskulatur und den M. hyoglossus. In 20% der Individuen bildet die A. lingualis einen gemeinsamen Stamm mit dem nächsten ventralen Ast der A. carotis externa, der A. facialis (Truncus linguofacialis).

Die *A. facialis* kann mit Hilfe der MRA in der Regel bis zum Kieferwinkel verfolgt werden. Charakteristisch ist der nach kranial verlaufende Anfangsabschnitt und das abrupte bogenförmige Abbiegen in Richtung auf den Angulus mandibulae. Die A. facialis versorgt über MR-angiographisch nicht darstellbare Äste die mimische Muskulatur, den weichen Gaumen, die Pharynxwand, die Tonsillarregion, Unter- und Oberlippe, sowie die Mundbodenmuskulatur.

Die *A. pharyngea ascendens* stellt den ersten ventralen Ast der A. carotis externa dar und verläuft steil nach oben zur Pharyngealmuskulatur. In 14% der Individuen entspringt die A. pharyngea ascendens aus dem proximalen Abschnitt der A. occipitalis.

Die *Aa. vertebrales* stellen beiderseits die ersten Äste der A. subclavia dextra et sinistra dar, wobei die A. vertebralis sinistra in wenigen Fällen (4%) direkt aus dem Aortenbogen entspringt (Abb. 7.9). Nach ihrem Abgang aus der A. subclavia (Segment V_0), meist mediodorsal oder am Scheitelpunkt des Subklaviabogens verläuft dieses Gefäß vor dem M. scalenus bogenförmig nach kranial und tritt in das Foramen processus transversi des 6. Halswirbels ein. Dieser Verlauf wird in der Mehrzahl der Fälle beobachtet. Selten tritt jedoch die A. vertebralis erst in das Foramen processus transversi C4 (0,5%), C5 (6,6%), oder C7 (5,4%) ein. Dieser Abschnitt zwischen Ursprung aus der A. subclavia und Eintritt in die Foramina processuum transversorum der Halswirbelsäule wird als Pars praevertebralis bzw. Segment V_1 bezeichnet. Der zweite Abschnitt, die Pars transversaria (Segment V_2), beschreibt den Verlauf der A. vertebralis durch die Foramina processum transversorum des 6. bis 2. Halswirbels. Ein geschlängelter Verlauf kann in allen Alterskategorien beobachtet werden. Im Segment V_2 gibt die A. vertebralis sog. Rr. spinales ab, die durch die Foramina intervertebralia in den Canalis vertebralis einziehen, um die Medulla spinalis und ihre Hüllen, sowie den Epiduralraum und das Periost der Wirbelkörper zu versorgen. Nach Verlassen des Foramen processus transversi axis zieht die A. vertebralis nach lateral und tritt dann konvexbogig in das Foramen processus transversi atlantis ein. Die Pars atlantis stellt den letzten extrakraniellen Abschnitt der A. vertebralis dar. In diesem auch als Segment V_3 oder Atlasschlinge bezeichneten Abschnitt verläuft die A. vertebralis nach Austritt aus dem Foramen processus transversi atlantis rechtwinkelig nach dorsal, zieht im

Sulcus arteriae vertebralis über die Massa lateralis atlantis nach medial und tritt nach Passieren der Membrana atlantooccipitalis posterior senkrecht in das Foramen magnum ein. In Höhe der Atlasschlinge gibt die A. vertebralis Rr. musculares ab, die die tiefe regionale Halsmuskulatur erreichen. Weiterhin anastomosieren die Rr. musculares der A. vertebralis mit Ästen der A. occipitalis aus der A. carotis externa (sog. Okzipitalis-vertebralis-Anastomose). Ebenfalls anastomosiert die A. vertebralis mit Ästen aus den Trunci thyreocervicales et costocervicales. Die Partes intracraniales (Segment V4) der Aa. vertebrales vereinigen sich zur A. basilaris. Das Gefäßlumen beträgt für die Aa. vertebrales 1,5–5 mm, wobei die A. vertebralis sinistra in der Regel weitergestellt ist als die A. vertebralis dextra.

7.3 Variationen

Die Diagnostik von Variationen der extrakraniellen Halsgefäße umfaßt ein schmales Spektrum von Veränderungen wie abnorme Gefäßursprünge am Aortenbogen und atypische Gefäßverläufe, wie z.B. Kinking oder Coiling (Abb. 7.10–7.12). Extrem selten werden Variationen, wie ein Ursprung der A. vertebralis aus der A. carotis communis oder primäre Hypoplasien oder Aplasien der extrakraniellen Halsgefäße beobachtet (Abb. 7.13).

7.4 Pathologien

7.4.1 Stenosen und Gefäßverschlüsse

Arteriosklerotische Gefäßwandveränderungen

Die Gefäßwand der extrakraniellen Hirnarterien wird aus 3 Schichten aufgebaut: Die *Adventitia* stellt die äußere Schicht der Gefäßwand dar. Diese kann nicht vom umliegenden Bindegewebe abgegrenzt werden und besteht vorwiegend aus in Querrichtung angeordneten kollagenen Fasern. Die *Media* ist durch den hohen Anteil aus glatten Muskelfasern breiter als die übrigen Wandschichten und enthält neben kollagenen auch elastische Fasern. Die Media wird durch eine elastische Membran von der *Intima* getrennt. Diese setzt sich aus dem Endothel sowie elastischen und kollagenen Fasern zusammen. Trotz einer regelmäßig zu beobachtenden Zunahme im Alter stellt die Intima in der Regel die dünnste Schicht der Gefäßwand dar und überschreitet nur selten 100 µm. Nach der WHO (World Health Organization) werden 4 Stadien der Arteriosklerose unterschieden. Stadium 0

bezeichnet den normalen Arterienquerschnitt. Im Zuge arteriosklerotischer Prozesse kann jedoch schon beim jungen Menschen eine geringe, durch abnorme Lipidinfiltration der Intimazellen hervorgerufene Wandverdickung (Fettstreifen) eintreten (Frühe Läsion, Stadium I). Eine entscheidende Rolle in der Entstehung arteriosklerotischer Abweichungen des inneren Gefäßdurchmessers von der Norm spielen primäre Veränderungen des Endothels bzw. der Intima, die mit Ablagerungen von Thrombozyten und Fibrin einhergehen. In der Folge verursacht die gesteigerte Proliferation von elastischen und kollagenen Fasern sowie der glatten, lipidbeladenen Gefäßmuskulatur Verbreiterungen von Intima und Media. Diese fibrösen Plaques, die im Stadium der fortgeschrittenen Läsion auftreten (Stadium II), führen zu einer progredienten Obstruktion des Arterienlumens. Die komplizierte Läsion im Stadium III der WHO-Klassifikation wird durch fibröse Plaques gebildet, die durch Blutung, Verkalkung oder Aufbruch der Endotheloberfläche verändert sind.

Stenosegradbestimmung

Bildgebende Verfahren wie die DSA und die konventionelle Angiographie erlauben nachträglich eine exakte zweidimensionale Vermessung der Gefäßlumina. Dies ermöglicht die prozentuale Angabe von Stenosegraden, die das Verhältnis zwischen normalem und vermindertem Durchmesser innerhalb einer Stenose wiedergeben. Unterschiede in der Definition der Stenosegrade erschweren den Umgang mit prozentualen Angaben. Grundsätzlich werden 2 verschiedene Richtungen eingeschlagen:

Die Bildung des Quotienten aus dem Durchmesser des residualen Gefäßlumens und des angenommenen normalen Gefäßlumens stellt den Versuch einer streng morphologisch-anatomischen Klassifizierung von Stenosen dar. Die mutmaßliche Bestimmung des normalen Gefäßdurchmessers in stenosierten Arealen erhöht die Möglichkeit von Fehlinterpretationen. Die gemessenen Durchmesser werden oft noch auf die Gefäßgrundfläche hochgerechnet, wobei sich etwaige Fehler quadrieren.

Die bei der NASCET-Studie (North American Symptomatic Carotid Endarterectomy Trial) verwendete Klassifikation bildet den Quotienten aus dem residualen Gefäßdurchmesser (N) und dem exakt meßbaren Gefäßdurchmesser (D) distal des Sinus caroticus (Abb. 7.14).

$$\text{Stenosegrad } (\%) = (1 - N/D) \cdot 100.$$

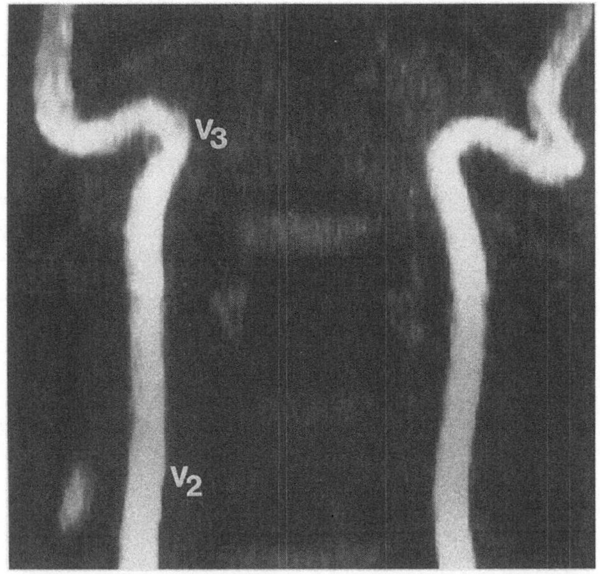

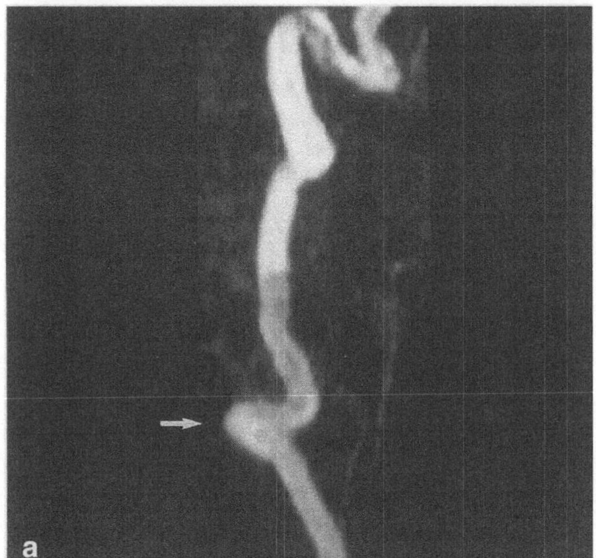

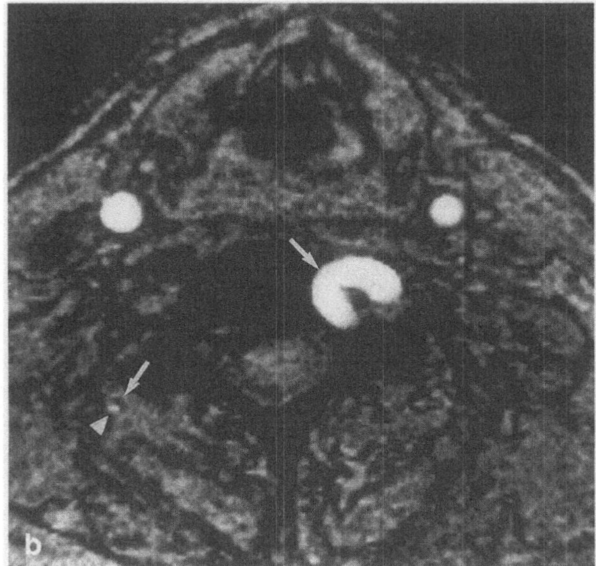

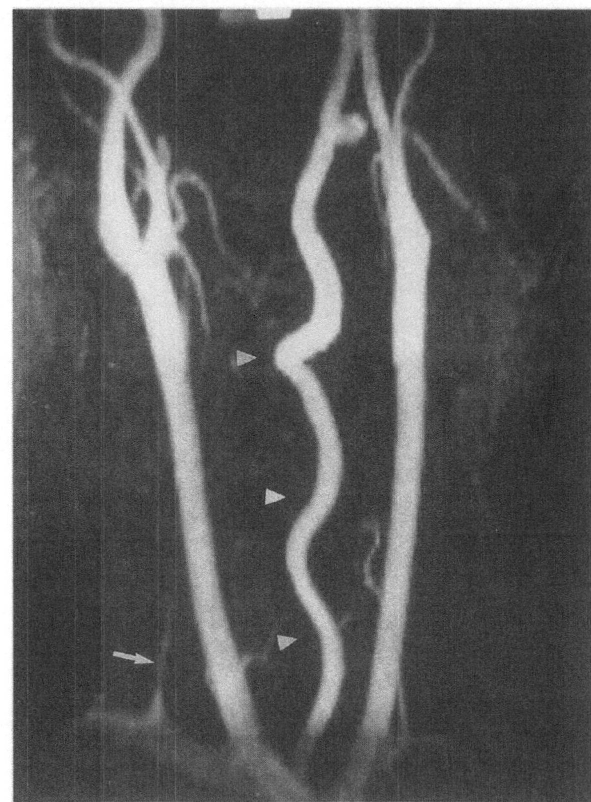

Abb. 7.11. MRA, FISP 3D, TR/TE = 29/7, Flip 15°, MIP. MR-angiographische Dokumentation einer über den gesamten extrakraniellen Verlauf geschlängelten A. vertebralis (*Pfeilspitzen*). Die A. vertebralis der Gegenseite ist hypoplastisch (*Pfeil*)

◀

Abb. 7.9 (*links oben*). Rekonstruktion des Verlaufs beider Aa. vertebralis mit Dokumentation der Segmente V_2 und V_3 (Atlasschlinge)

Abb. 7.10

a MRA, FISP 3D, TR/TE = 29/7, Flip 15°, MIP. Die selektive Berechnung der A. vertebralis sinistra dokumentiert exakt das Coiling (*Pfeil*) der A. vertebralis. Die A. vertebralis ist vom Ursprung aus der A. subclavia bis zum Verlassen des Foramen processus transversi atlantis abgebildet

b MRA, FISP 3D, TR/TE = 29/7, Flip 15°. Exakte Abgrenzung der Schleifenbildung (*Pfeile*) im Einzelbild des FISP-3D-Datensatzes. Aplasie der kontralateralen A. vertebralis (*Pfeilspitze*) und arterieller Muskelast

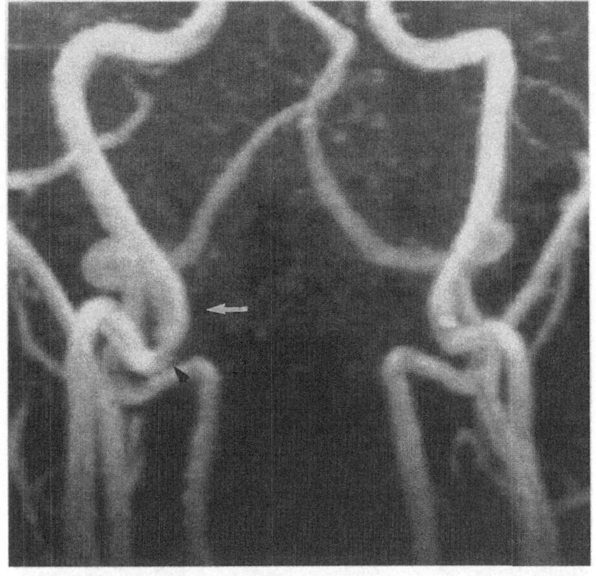

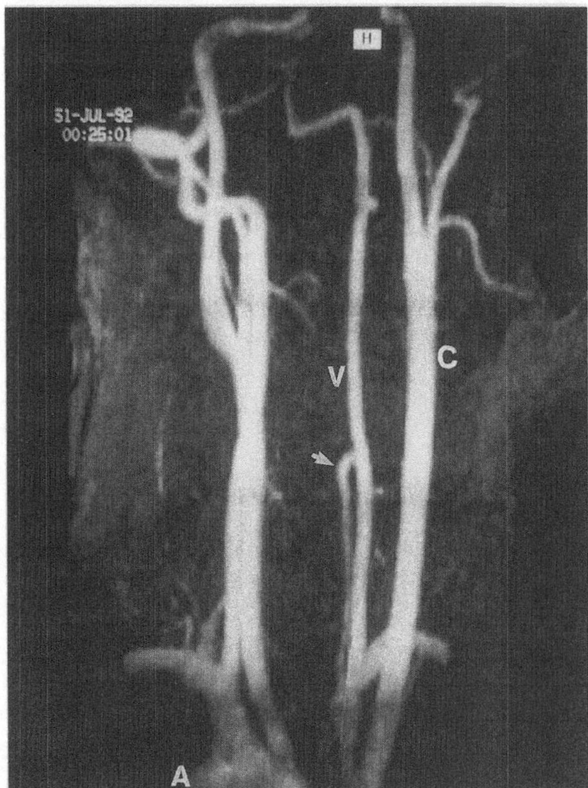

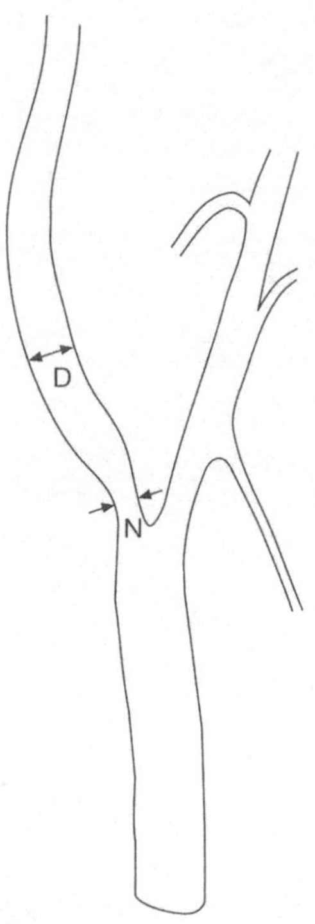

Abb. 7.14. Stenosegradbestimmung nach der NASCET-Klassifikation (*D* exakt meßbarer Gefäßdurchmesser, *N* residualer Gefäßdurchmesser)

◀

Abb. 7.12 (*links oben*). MRA, FISP 3D, TR/TE = 29/7, Flip 15°, MIP. Das Projektionsangiogramm zeigt eine ausgeprägte Betonung des Karotissyphons mit Knickbildung (Kinking) (*Pfeilspitze*) der rechten A. carotis interna (*Pfeil*)

Abb. 7.13. MRA, FISP 3D, TR/TE = 29/7, Flip 15°, MIP. Rechtsdeszendierender Aortenbogen (*A*) mit MR-angiographischer Dokumentation einer seltenen Variation im Vertebralisstromgebiet. Der Hauptstamm der A. vertebralis sinistra (*V*) entspringt aus der A. carotis communis (*C*) und wird zusätzlich über ein Gefäß (*Pfeil*) aus der A. subclavia sinistra gespeist

Tabelle 7.3. Klinische Stadieneinteilung der Karotisstenosen

Stenosegrad	Lumenverminderung [%]	Beschreibung
Grad 0	0–10	Normal
Grad 1	11–50	Mild
Grad 2	51–75	Moderat
Grad 3	76–99	Schwerwiegend
Grad 4	100	Verschlossen

Dabei sollte eine Gefäßstrecke gewählt werden, die keine nennenswerten Lumenunterschiede aufweist. Die Klassifikation erfordert 2 aufeinander senkrecht stehende Projektionen, die das größte Ausmaß der Stenose darstellen.

Die klinische Problematik verschiedener Definitionen soll folgendes Beispiel veranschaulichen. Eine Aufhebung des Sinus caroticus mit parallel verlaufenden Gefäßwänden kann unter Berücksichtigung der vorgestellten Definitionen zuerst einem Stenosegrad von 50%, auf die Fläche berechnet einem Stenosegrad von 75%, und schließlich nach der NASCET-Klassifikation 0% zugeordnet werden [1, 2]. Entscheidend ist jedoch, daß die beschriebene Veränderung im Sinus caroticus keine hämodynamische Wirksamkeit besitzt. Die Stenosegradbestimmung nach der NASCET-Definition, wie sie unabhängig auch von der Society of Vascular Surgery empfohlen wird, ist weniger fehleranfällig und bezieht die hämodynamischen Auswirkungen von Stenosen indirekt in den Stenosegrad mit ein [3–5]. Die MRA vereinfacht durch die Berechnung kleinschrittiger Projektionsangiogramme die Auswahl der Schicht, die das Ausmaß der Stenose am besten wiedergibt. Alle Korrelationen zwischen DSA und MRA wurden im eigenen Kollektiv nach der NASCET-Klassifikation beurteilt (Tabelle 7.3).

MRA

In eigenen Studien wurden über einen Zeitraum von 2 Jahren 123 Patienten mit Veränderungen der arteriellen extrakraniellen Strombahn MR-angiographisch untersucht. Ausgewählt wurden diese Patienten im Rahmen der klinischen Diagnostik, sowie der Doppler- und farbkodierten Duplexsonographie. Bei 81 Patienten konnte die extrakranielle Angiographie mit konventionellen Blattfilmangiogrammen und der DSA verglichen werden. In 70 Fällen wurde ein gefäßchirurgischer Eingriff an der A. carotis interna durchgeführt.

A. carotis interna

Die Untersuchung der Karotisbifurkation gewährleistet durch die annähernd zentrale Lage innerhalb der Nackenspule gute Voraussetzungen für die MRA. Der Abgangsbereich der A. carotis interna stellt mit etwa 50% aller symptomatischen extrakraniellen Verschlußprozesse einen Prädilektionsort für Stenosen und Verschlüsse dar, die überwiegend als Folge arteriosklerotischer Wandveränderungen gesehen werden müssen.

Da eine Beziehung zwischen dem Ausmaß der Stenosierung im Sinus caroticus bzw. der A. carotis interna und dem Schlaganfallrisiko besteht, ist die exakte nicht-invasive Abklärung extrakranieller Gefäßobstruktionen und die Graduierung stenosierter Areale Ziel aller diagnostisch innovativen Überlegungen auf dem Gebiet der MRA.

Während der extrakranielle Abschnitt der A. carotis interna meist durch stenotische Prozesse betroffen wird, kommt es im intrakraniellen Abschnitt sowie im Stromgebiet der A. cerebri media meist zu embolischen Verschlüssen. Traumatische Veränderungen, fibromuskuläre Dysplasien oder spontane Dissektionen gehören zu den selteneren Ursachen. Da die MRA sehr sensibel auf turbulenten Fluß reagiert, ermöglicht dieses Verfahren auch indirekte Aussagen über pathologische Strömungsverhältnisse.

Die eigenen Ergebnisse einer prospektiven Studie über die Wertigkeit der MRA im Vergleich zur DSA im Rahmen der präoperativen Diagnostik belegen die hohe Treffsicherheit der MRA. Bei 81 Patienten (Altersmittelwert: 63 Jahre) konnten 65 Stenosen der A. carotis interna nachgewiesen und mit Blattfilmangiographie und DSA korreliert werden; bei 10 Patienten konnten die operativen Ergebnisse durch prä- und postoperative MRA dokumentiert werden. Bei Patienten mit niedrigen Stenosegraden fand sich eine sehr gute Korrelation zur DSA (Abb. 7.15–7.17). Bei hohen Stenosegraden war die Korrelation zur DSA gut. Jedoch ist bei hochgradigen Stenosen die Tendenz der MRA zur Überschätzung zu beachten (Abb. 7.18–7.20). Diese Ergebnisse werden in ihrer Bedeutung anhand Abb. 7.21 sowie der folgenden Fälle veranschaulicht. Es muß betont werden, daß derzeit die MRA zu einer mäßigen Überschätzung der Stenosegrade im Stadium III (76–99%) tendiert. Im wesentlichen gilt aber die Regel, daß das restperfundierte Lumen in den distalen Abschnitten der A. carotis interna verläßlich evaluiert werden kann, so daß die klinisch wesentliche Differenzierung von partiellen und kompletten Okklusionen gelingt (Abb. 7.22–7.24).

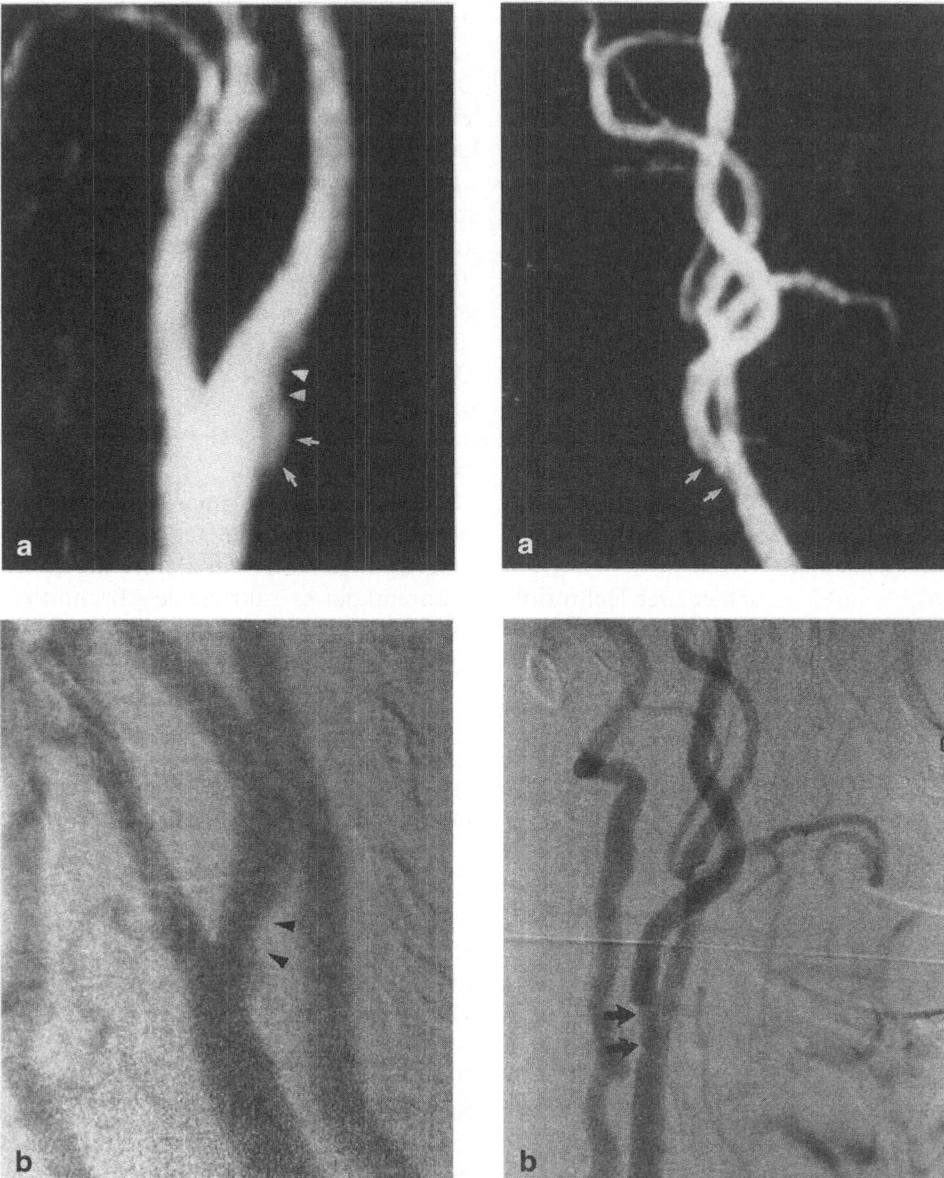

Abb. 7.15 a, b. Karotisstenose Stadium I mit kleiner aneurysmatischer Dilatation

a MRA, FISP 3D, TR/TE = 29/7, Flip 15°, MIP. MR-angiographisch im Abgangsbereich der linken A. carotis interna und Übergang zur A. carotis communis Nachweis einer kleinen, aneurysmatischen Erweiterung (*Pfeil*), gefolgt von einer 35%igen Stenosierung (*Pfeilspitzen*) im Abgangsbereich der A. carotis interna. Regelrechter distaler Verlauf der A. carotis interna sowie der A. carotis externa

b Arterielle DSA in Aortenbogeninjektion. Die DSA nach Aortenbogeninjektion dokumentiert übereinstimmend die aneurysmatische Erweiterung im Übergang der A. communis zum Abgang der A. carotis interna sowie die Stenosierung im Abgangsbereich der Interna mit Plaquebildung entsprechend Stadium I (*Pfeilspitzen* Stenose)

Abb. 7.16

a MRA, FISP 3D, TR/TE = 29/7, Flip 15°, MIP. MR-angiographisch zeigt sich eine große Plaquebildung (*Pfeile*), die die distalen Abschnitte der A. carotis communis betrifft und sich bis in den Abgangsbereich der A. carotis interna erstreckt. Dokumentation der unregelmäßigen Wandoberfläche im Bereich der Plaquebildung, der mäßigen poststenotischen Dilatation, der Stenosegrad gemäß NASCET 20%

b DSA in Aortenbogeninjektion. In der DSA-Technik trotz Einsatz von 3 Projektionen gelingt nur erschwert die freie Projektion der Stenose der A. carotis communis und der A. carotis interna auf der rechten Seite (*Pfeile*). Der Vergleich zur MRA dokumentiert die exakte Aussage bezüglich der Länge der Plaquebildung (*Pfeile*) sowie der mäßigen poststenotischen Dilatation und der Lumeneinengung. Insgesamt hohe Korrelation bei niedrigem Stenosegrad

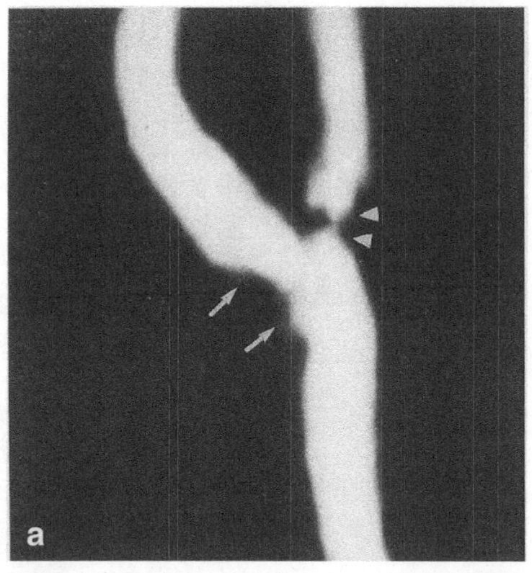

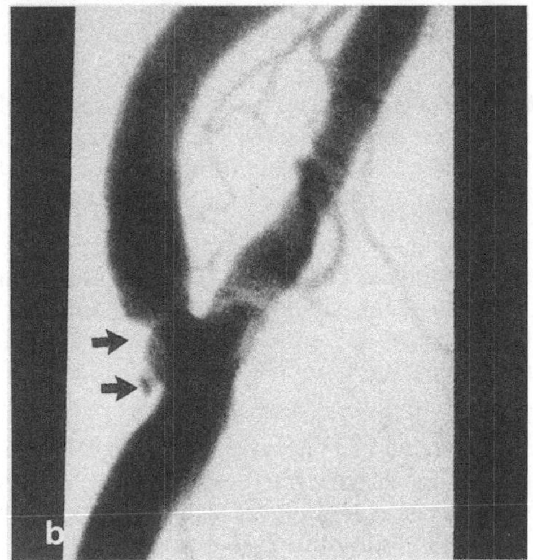

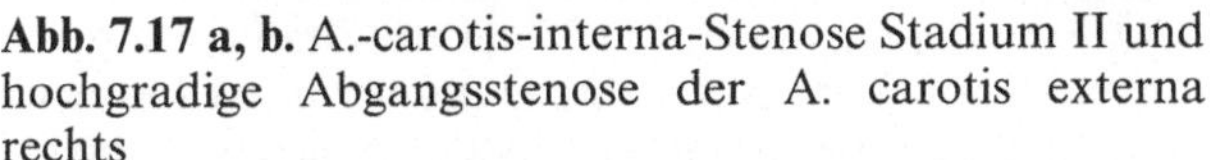

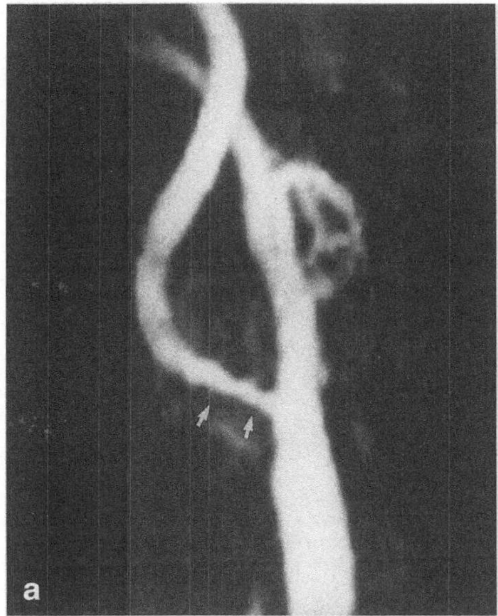

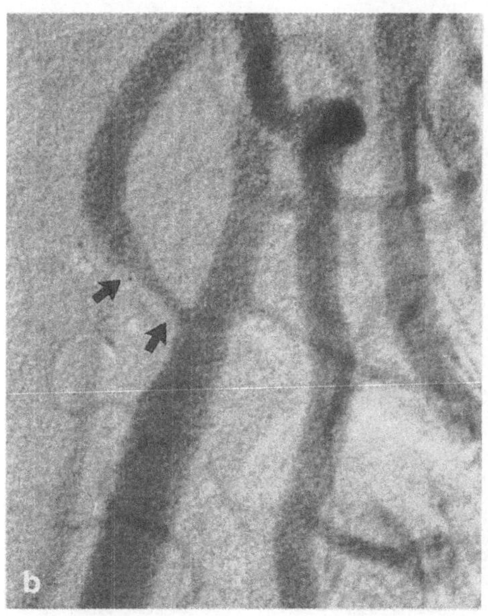

Abb. 7.17 a, b. A.-carotis-interna-Stenose Stadium II und hochgradige Abgangsstenose der A. carotis externa rechts

a MRA, FISP 3D, TR/TE = 29/7, Flip 15°, MIP. MR-angiographisch imponiert im Abgangsbereich der A. carotis interna im Übergang zur A. carotis communis eine ausgedehnte Plaquebildung mit zentraler Ulzeration und einer 55%igen Lumeneinengung (*Pfeile*) im Abgangsbereich der A. carotis interna. Deutliche poststenotische Dilatation. Im Abgangsbereich der A. carotis externa findet sich eine 95%ige Stenose (*Pfeilspitzen*) über eine Strecke von 2 mm mit mäßiger poststenotischer Dilatation

b Selektive DSA der rechten A. carotis communis. In der DSA ulzerative Plaquebildung im Abgangsbereich der A. carotis interna am Übergang zur A. carotis communis. Das Ausmaß der Plaquebildung, die Ulzeration sowie die 55%ige Stenosierung (*Pfeile*) in exakter Übereinstimmung zur MRA. Die hochgradige Abgangsstenose der A. carotis externa imponiert als lineare Unterbrechung der Kontrastmittelsäule, die Ausdehnung der Stenose wird MR-angiographisch im Externabereich überschätzt

Abb. 7.18 a, b. Stenose der rechten A. carotis interna im Stadium III

a MRA, FISP 3D, TR/TE = 29/7, Flip 15°, MIP. MR-angiographisch langstreckige Stenosierung im Abgangsbereich der A. carotis interna rechts (*Pfeile*). Deutliche Wandunregelmäßigkeiten, insgesamt die Stenoselänge über eine Strecke von 15 mm. Der maximale Stenosegrad beträgt 80%

b Arterielle DSA in Aortenbogeninjektion. Angiographisch exakte Übereinstimmung der Stenose mit einer Graduierung von 80%, entsprechend Stadium III. Exakte Korrelation zwischen MRA und DSA in bezug auf den langstreckigen Stenoseverlauf (*Pfeile*), sowie die poststenotischen Veränderungen

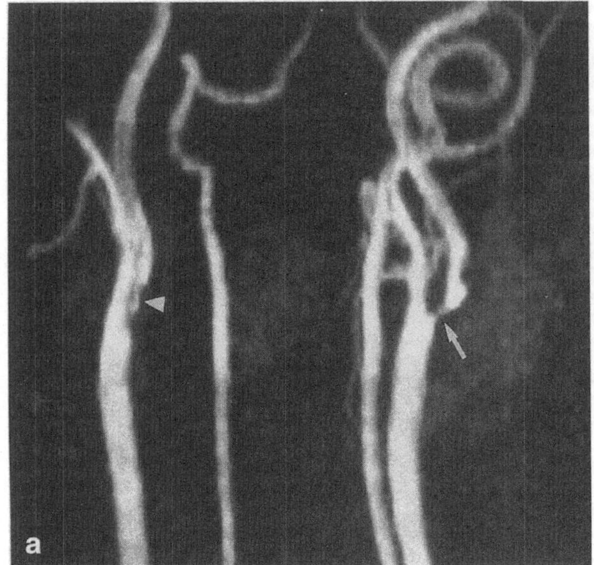

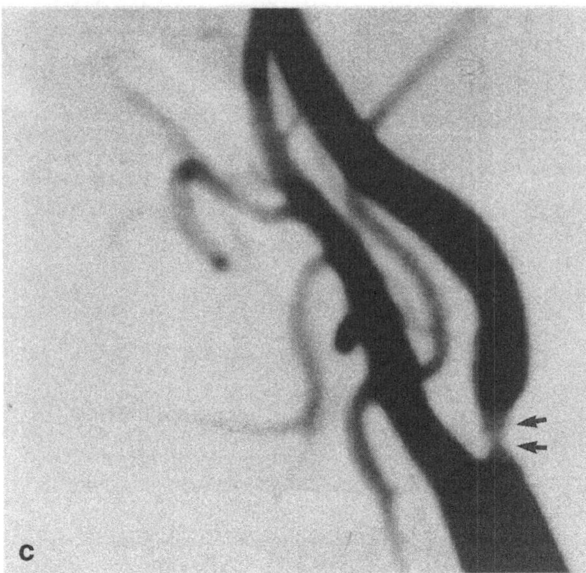

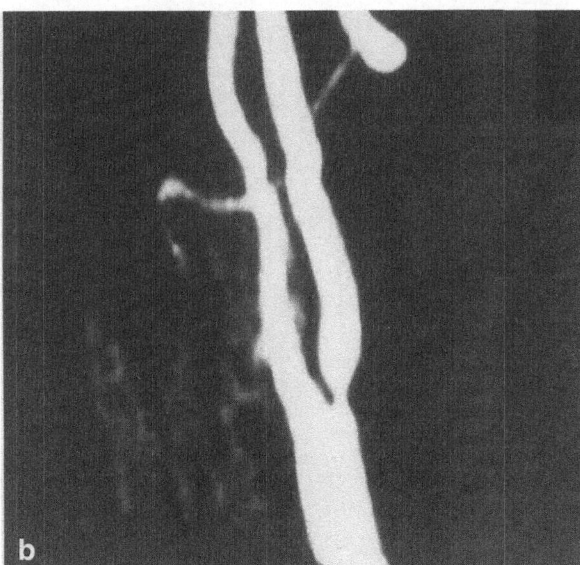

Abb. 7.19 a–c. Vergleichende Bewertung der Karotissstenose im Stadium III. MR-angiographisch mit unterschiedlicher Fenstereinstellung sowie in der DSA

a MRA, FISP 3D, TR/TE = 29/7, Flip 15°, MIP. MR-angiographisch Nachweis einer 95%igen Abgangsstenose (*Pfeile*) im Bereich der A. carotis interna mit mäßiger poststenotischer Dilatation, Stenoselänge insgesamt 5 mm betragend. Deutliche Wandunregelmäßigkeiten sowie Flußinhomogenitäten im weiteren distalen Verlauf

b MRA, FISP 3D, TR/TE = 29/7, Flip 15°, MIP. Darstellung derselben Stenose (Stadium III) wie in **a**, aber Auswahl eines härteren Fensters. Die Stenose erscheint subjektiv etwas geringgradiger. Die Fenstereinstellung in **a** ist als Qualitätsstandard definiert

c Selektive DSA der rechten A. carotis communis. Die DSA zeigt die Stenoselänge (*Pfeile*), die Graduierung, die Lagebeziehung in guter Korrelation zur MRA, eine Überschätzung des Stenosegrads findet sich MR-angiographisch nicht

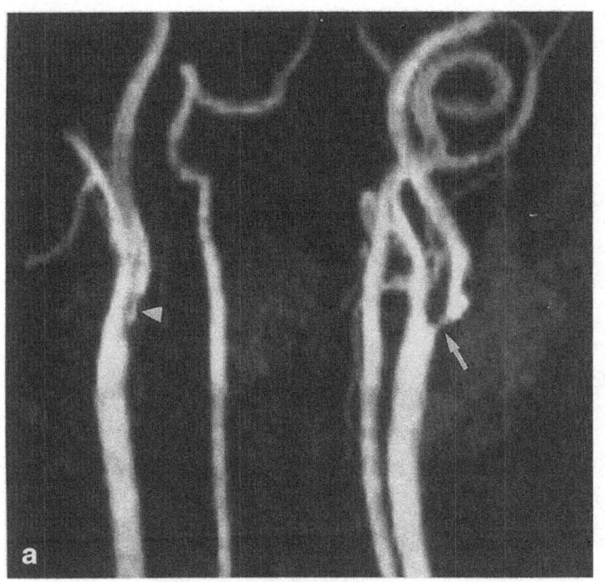
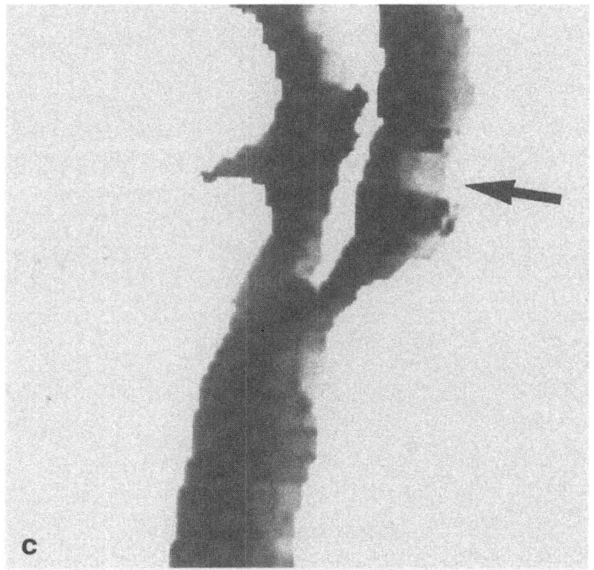
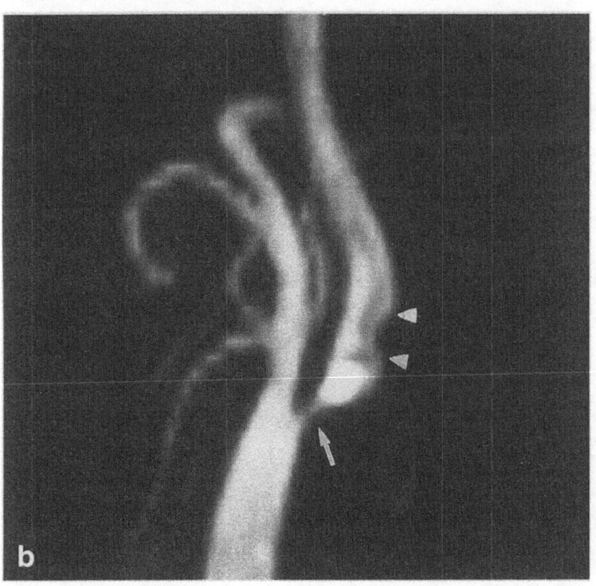
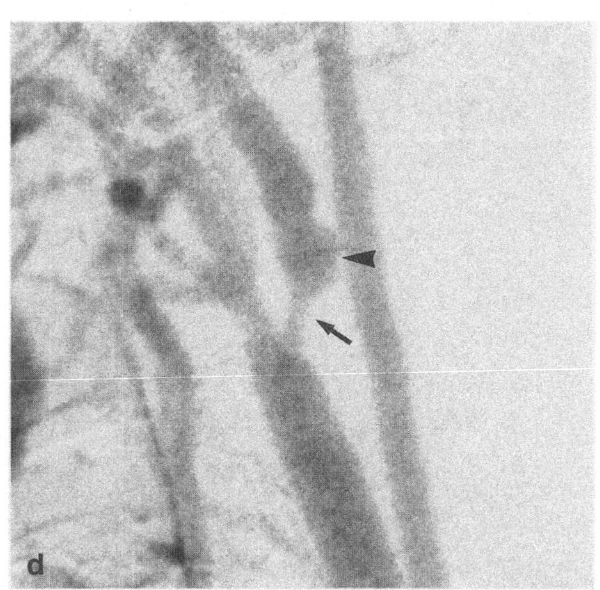

Abb. 7.20 a–d. Karotisstenose links Stadium III. Vergleich zwischen MIP in Übersichtstechnik und selektiver Darstellung, segmentierte Oberflächenrekonstruktion und DSA

a MRA, FISP 3D, TR/TE = 29/7, Flip 15°, MIP. In der Übersichtstechnik läßt sich bereits die Stadium-III-Stenose der A. carotis interna linksseitig dokumentieren (*Pfeil*). Auf der rechten Seite kann ebenfalls eine ausgedehnte Plaquebildung im Abgangsbereich der A. carotis interna festgestellt werden (*Pfeilspitze*)

b MRA, FISP 3D, TR/TE = 29/7, Flip 25°, MIP, lateral. In der selektiven Berechnung Nachweis einer 90%igen Abgangsstenose der A. carotis interna (*Pfeil*) mit poststenotischer Dilatation, sowie einer weiteren distalen Stenosierung von 50% und lateraler Plaquebildung (*Pfeilspitzen*). Die selektive Darstellung erlaubt eine genauere Beurteilung der Stenosemorphologie, des Stenosegrades und der Ausdehnung

c Segmentierte Oberflächenrekonstruktion. Die segmentierte Oberflächenrekonstruktion erlaubt eine detailgenaue direkte Beurteilung der Stenosemorphologie, sowie eine indirekte Beurteilung der Plaqueausbreitung (*Pfeil*), da ein plastisches Gefäßabbild berechnet wird

d Arterielle DSA in Aortenbogeninjektion. In der DSA wurde der Stenosegrad mit 80% (*Pfeil*), auch entsprechend einem Stadium III, klassifiziert mit poststenotischer Dilatation sowie Nachweis der weiteren Plaquebildung (*Pfeilspitze*). Insgesamt dokumentiert dieser Fall eine mäßige Überschätzung der MRA bzw. des Stenosegrads unter Beachtung der dreidimensionalen Information der MRA

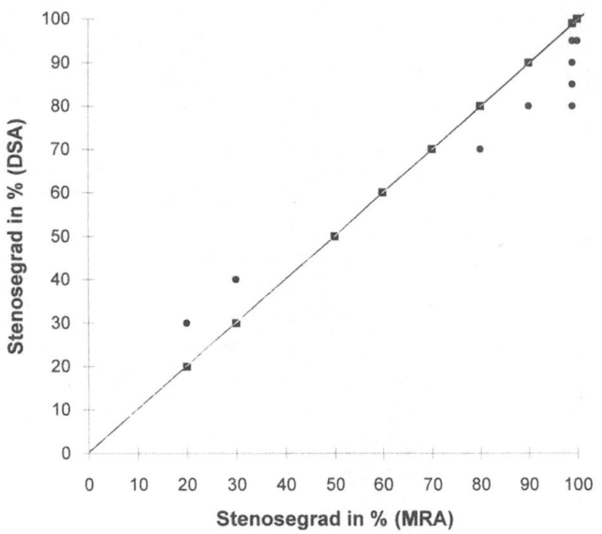

Abb. 7.21. Korrelation der Stenosegrade (%) zwischen DSA und MRA

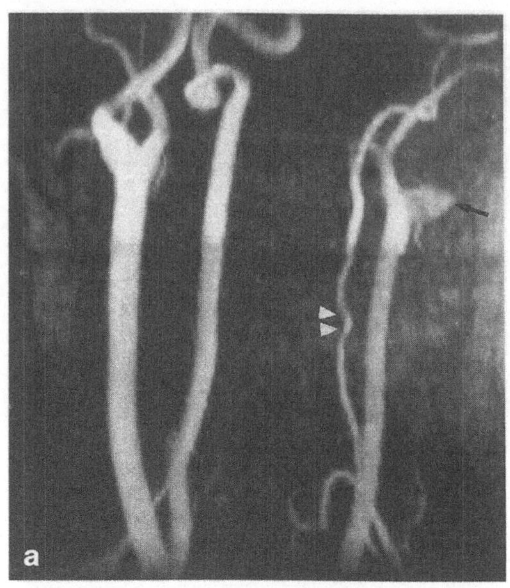

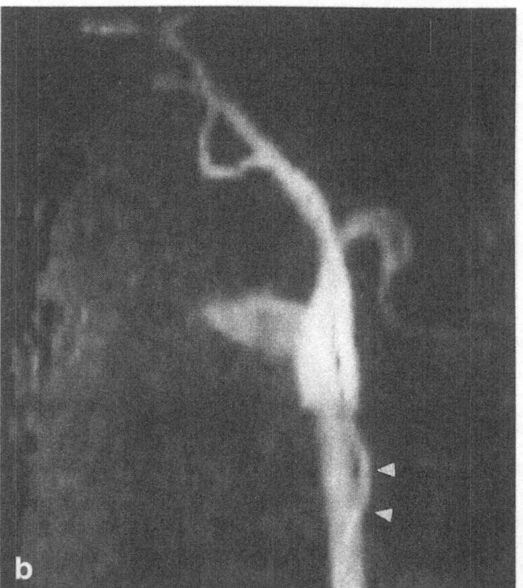

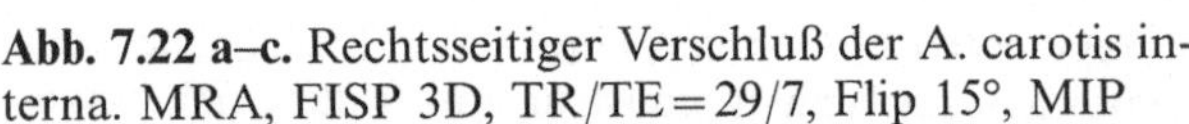

Abb. 7.22 a–c. Rechtsseitiger Verschluß der A. carotis interna. MRA, FISP 3D, TR/TE = 29/7, Flip 15°, MIP

a In rechtsposteriorer Übersichtsprojektion Darstellung des gesamten extrakraniellen Karotisstromgebietes mit Nachweis eines Verschlusses der A. carotis interna dextra (*Pfeil*). Hypoplastische A. vertebralis dextra (*Pfeilspitzen*) und kompensatorisch kräftig ausgeprägte A. vertebralis sinistra

b In der selektiven MIP 150°-rotierte Darstellung der rechten Karotisstrombahn, sowie der hypoplastischen A. vertebralis dextra (*Pfeilspitzen*). Verbessertes Signal-Rausch-Verhältnis durch Reduktion des berechneten Volumens. Eindeutige Beurteilung des Gefäßstumpfes der A. carotis interna dextra ohne Nachweis einer Restperfusion distal des Sinus caroticus

c Einzelschicht des dreidimensionalen Meßvolumens mit Dokumentation des Gefäßstumpfes der A. carotis interna dextra, sowie der hypoplastischen A. vertebralis dextra

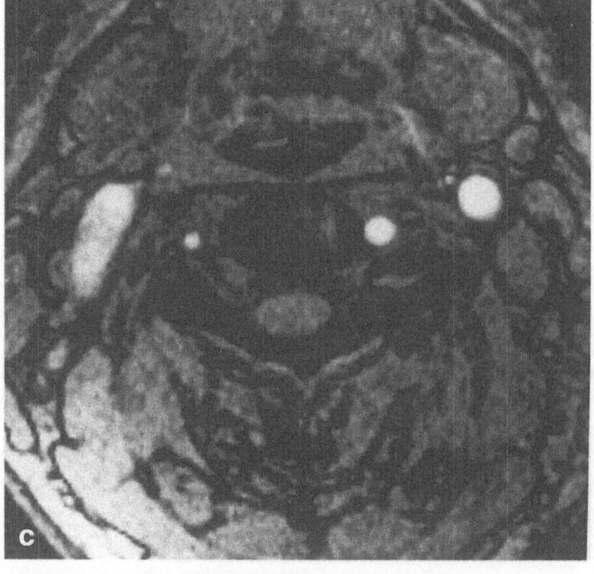

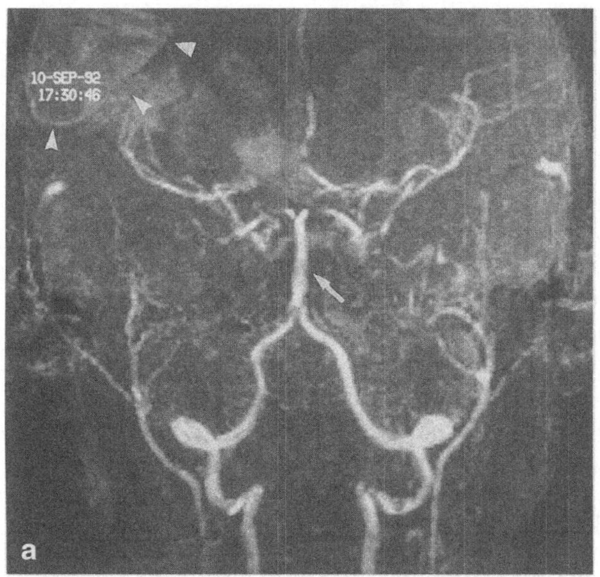

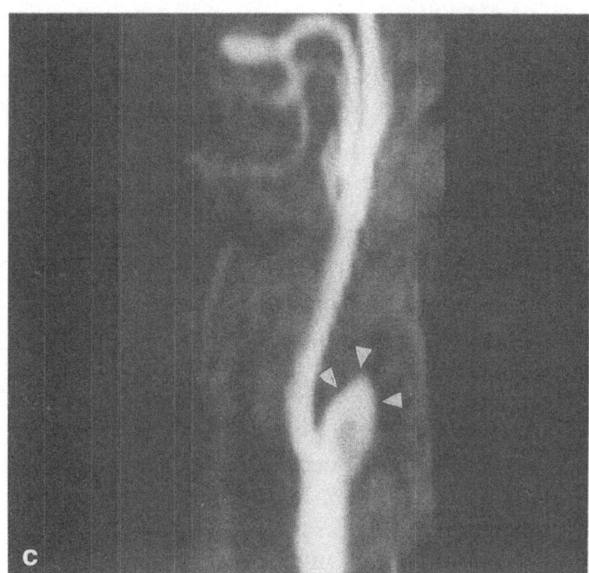

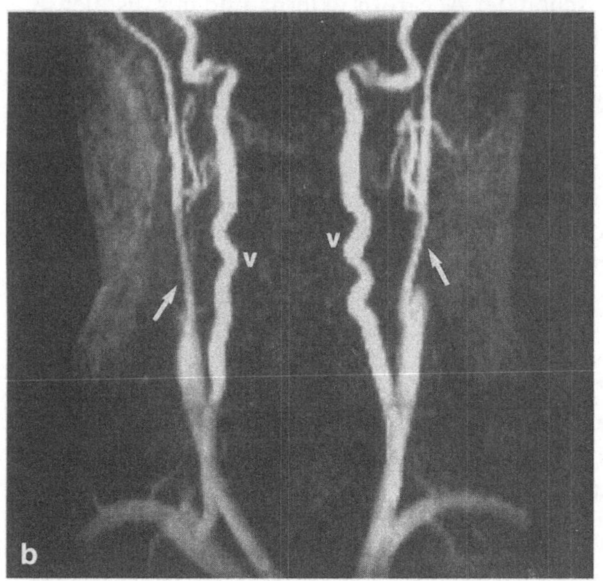

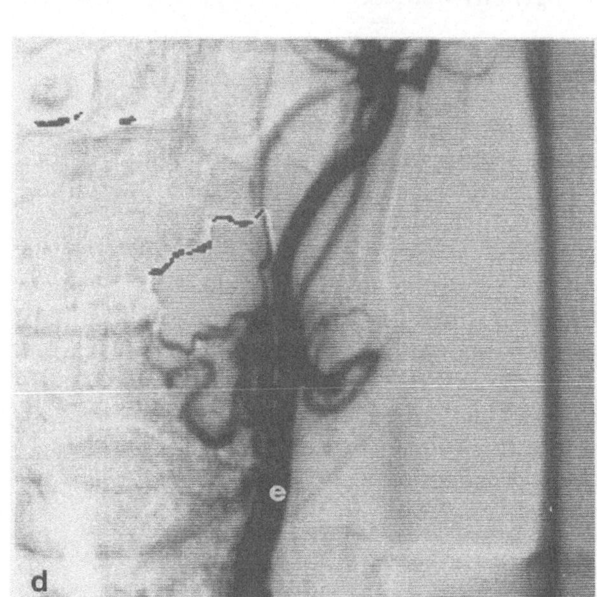

Abb. 7.23 a–d. Vergleichende Dokumentation eines beidseitigen Verschlusses der A. carotis interna mit MR-angiographischer Darstellung der extra- und intrakraniellen Hirnarterien, sowie in Korrelation mit selektiver DSA

a MRA, FISP 3D, TR/TE = 40/7, Flip 15°, MIP. MRA der extra- und intrakraniellen Hirnarterien (Kopfspule) mit Dokumentation eines rarefizierten Mediastromgebietes, insbesondere rechtsseitig Manifestation eines ausgedehnten Infarktareals (*Pfeilspitzen*). Kein Nachweis eines intrakraniellen Flußsignals beider Aa. carotides internae. Kompensatorisch verstärkter Fluß innerhalb der A. basilaris (*Pfeil*)

b MRA, FISP 3D, TR/TE = 29/7, Flip 15°, MIP. In der mittels der Helmholtz-Nackenspule durchgeführten MRA der extrakraniellen Hirnarterien Dokumentation des gesamten karotidovertebralen Stromgebietes vom Ursprung aus dem Aortenbogen bis zum Hirnstamm mit beidseitigem Verschluß der A. carotis interna (*Pfeile*). Kompensatorisch kräftig ausgeprägte Aa. vertebrales (*v*)

c MRA, FISP 3D, TR/TE = 29/7, Flip 15°, MIP. In der selektiven MIP der Karotisbifurkation kommt der Stumpf der A. carotis interna sinistra mit für turbulenten Fluß charakteristischem inhomogenem Signalverhalten zur Darstellung. Dokumentation eines Jet-Phänomens im kranialen Bereich des Arterienstumpfes, wie er ähnlich auch bei arteriellen Aneurysmen beobachtet werden kann (*Pfeilspitzen*)

d Intraarterielle DSA der A. carotis communis. In der ap-Projektion Dokumentation eines kräftigen Externahauptstammes (*e*), fehlende Perfusion der A. carotis interna sinistra

A. carotis externa

Stenosen der A. carotis externa sind fast ausschließlich im proximalen Gefäßabschnitt direkt in der Karotisbifurkation lokalisiert. Die A. carotis externa wird etwa 10mal seltener von ausgeprägten arteriosklerotischen Veränderungen betroffen als die A. carotis interna. Klinische Bedeutung erlangen Stenosen der A. carotis externa, wenn gleichzeitig eine hochgradige Stenose oder ein Verschluß der ipsilateralen Seite vorliegt und die Kollateralversorgung der A. ophthalmica über die Äste der A. carotis externa erfolgt oder bei proximalem Vertebralarterienverschluß eine Füllung des distalen Abschnittes über die A. occipitalis vorliegt. Besondere Bedeutung erlangen Stenosen der A. carotis externa nach extra-intrakraniellen Bypassoperationen, die jedoch heute nur noch in Einzelfällen durchgeführt werden.

A. vertebralis

Stenosen und Verschlüsse der A. vertebralis werden weniger häufig beobachtet als arteriosklerotische Veränderungen der Karotisstrombahn.
Prädilektionsstellen für Stenosen der A. vertebralis sind der Ursprung aus der A. subclavia sowie der Durchtritt durch die Membrana atlantooccipitalis posterior am kraniozervikalen Übergang. Stenosen am kraniozervikalen Übergang zeigen eine deutliche poststenotische Dilatation. Traumen der Halswirbelsäule können in jeder Höhe durch Gefügeverschiebungen Verschlüsse der A. vertebralis bedingen (Abb. 7.25).

Subclavian-steal-Syndrom

Das Subclavian-steal-Syndrom wird durch eine proximale Stenosierung der A. subclavia bedingt. Die Stenose der A. subclavia kann dabei zu einer relativen Minderversorgung der oberen Extremität und der ipsilateralen A. vertebralis führen. Bei starker Blutdruckdifferenz zwischen beiden Armen wird Blut aus der ipsilateralen A. vertebralis abgezogen und der minderversorgten oberen Extremität zugeführt, wobei es zu einer Umkehr der Strömungsrichtung der A. vertebralis kommen kann. Die Perfusion der A. vertebralis durchläuft bei zunehmender Progredienz der Subklaviastenose Übergangsstadien zwischen ortho- und retrograder Strömung, bis die vollständige sys- und diastolische Strömungsumkehr eintritt. Pathophysiologisch können 4 Stealtypen abgegrenzt werden [6, 7]. Den häufigsten Pathomechanismus stellt der *verte-*

brovertebrale Typ (Typ I) dar, wobei unter der Voraussetzung ausreichend großlumiger Aa. vertebrales die Versorgung der oberen Extremität durch Überlauf des Blutes der kontralateralen Seite auf die ipsilaterale Seite gewährleistet wird (Abb. 7.26). Ist dies nicht möglich, kann Blut aus weiteren Hirnarterien abgezogen werden. Verschluß der kontralateralen A. vertebralis oder beidseitiger Verschluß der A. subclavia proximal vom Ursprung der A. vertebralis kann zu einem *karotidobasilären Überlauf (Typ II)* über den R. communicans posterior führen. Dieser Versorgungstyp steht in enger Beziehung mit *Typ III (externovertebral und externosubklavial)*, wobei die A. vertebralis über die Anastomose mit der A. occipitalis (Ast der A. carotis externa) in Höhe der Atlasschlinge bidirektional gefüllt werden kann. Bei zu geringem Fluß in der zu Subklaviaobstruktion ipsilateralen A. vertebralis füllen sich zervikale Kollateraläste zwischen der A. carotis externa und der distalen A. subclavia, da die A. occipitalis mit Ästen des Truncus thyreocervicalis und costocervicalis anastomosiert. Diese Kollateralen werden bei einem Verschluß der A. vertebralis ohne Subklaviaobstruktion nach kranial durchströmt.
Ein Verschluß des Truncus brachiocephalicus führt zu einer Strömungsumkehr der ipsilateralen A. carotis interna et communis (*karotidosubklavial*).
In der MRA können Flußumkehrphänomene durch Vorsättigungsimpulse im Bereich des Circulus Willisii und A. basilaris dargestellt werden. Während bei der standardmäßigen Durchführung der MRA der extrakraniellen Hirnarterien beide Aa. vertebrales zur Darstellung kommen, kann durch die Anregung der arteriellen Blutleiter distal der Vereinigung beider Aa. vertebrales bzw. der Aa. vertebrales im intrakraniellen Segment eine Auslöschung der retrograd durchströmten Aa. vertebrales erreicht werden. Für den Nachweis der Stromumkehr im Rahmen eines Subclavian-steal-Syndroms eignet sich vor allem die Verwendung der Kopfspule und einer frontal orientierten FISP-3D-Sequenz mit optimierter Akquisitionszeit (Tabelle 7.1).

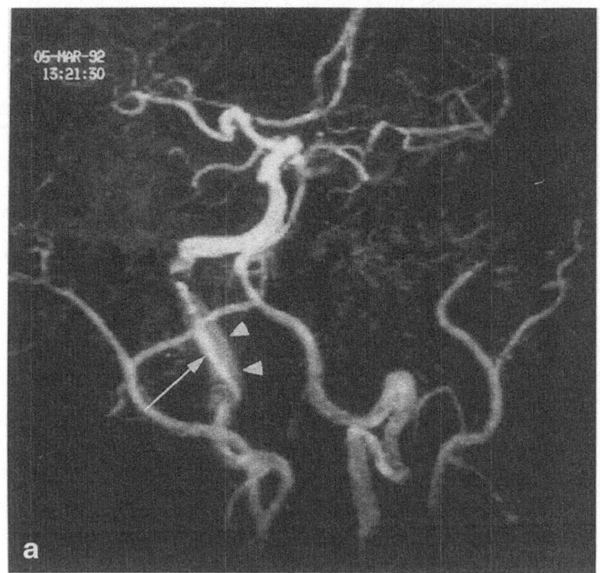

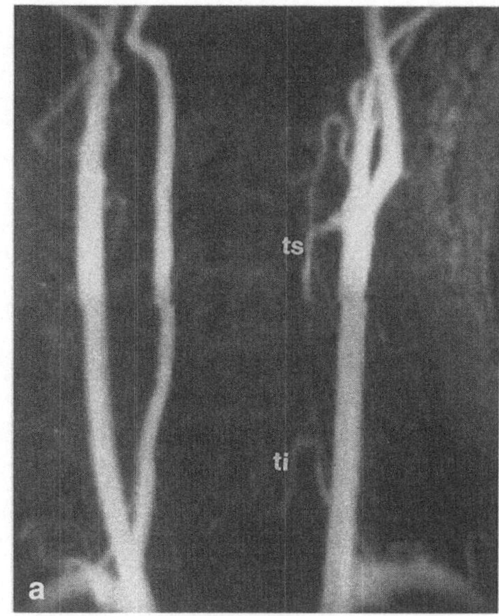

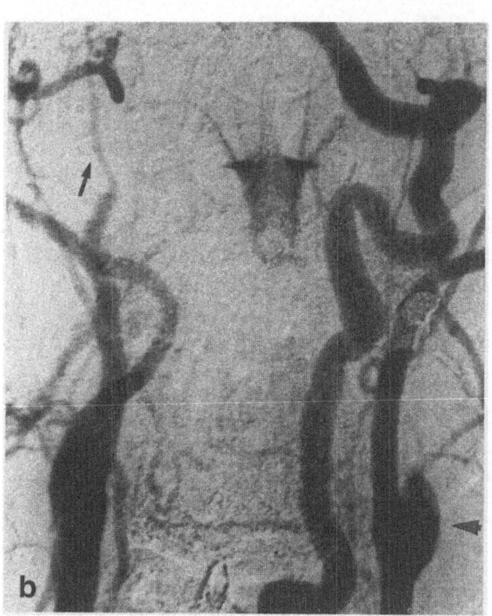

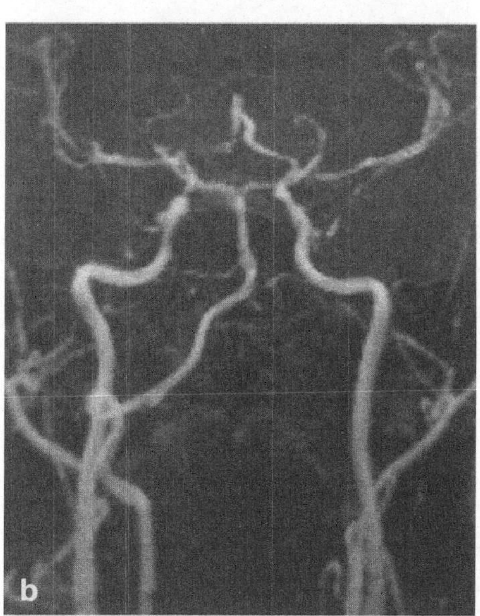

Abb. 7.24 a, b. Dissektion der A. carotis interna dextra und Verschluß der A. carotis interna sinistra

a MRA, FISP 3D, TR/TE = 29/7, Flip 15°, MIP. Unter Verwendung der Kopfspule Dokumentation des extra-/intrakraniellen Überganges der A. carotis interna. Dissektion mit filiform perfundiertem Restlumen (*Pfeil*) und thrombosiertem Zweitlumen (*Pfeilspitzen*). Verschluß der A. carotis interna sinistra mit fehlendem Nachweis einer Restperfusion

b Intravenöse DSA. In der DSA nach intravenöser KM-Applikation kommt nur das perfundierte Restlumen der A. carotis interna dextra (*Pfeil*) zur Darstellung. Eine Perfusion der A. carotis interna sinistra distal des Gefäßstumpfes (*Pfeilspitze*) konnte nicht nachgewiesen werden

Abb. 7.25 a, b. Verschluß der A. vertebralis sinistra

a MRA, FISP 3D, TR/TE = 29/7, Flip 15°, MIP. In der MRA der extrakraniellen Hirnarterien Dokumentation einer fehlenden Perfusion der A. vertebralis sinistra nach einem HWS-Schleudertrauma. *Differentialdiagnose:* Traumafolge, Aplasie (*ti* A. thyreoidea, *ts* A. thyreoidea superior)

b MRA, FISP 3D, TR/TE = 40/7, Flip 15°, MIP. Auch in der MRA der extra- und intrakraniellen Hirnarterien mittels der Kopfspule kann keine Perfusion der A. vertebralis sinistra nachgewiesen werden

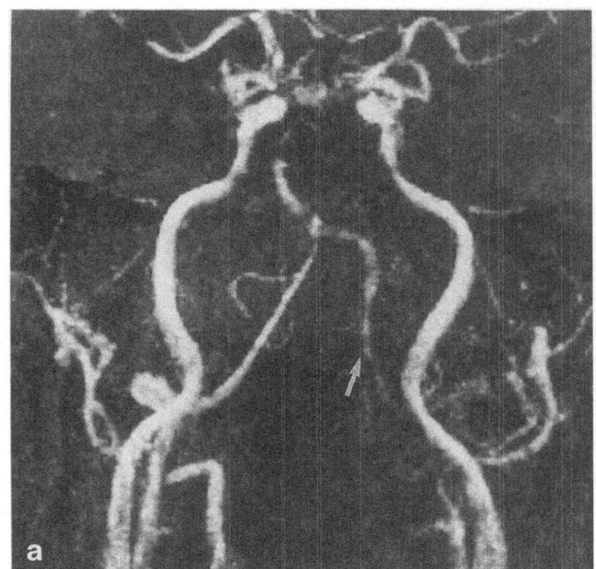

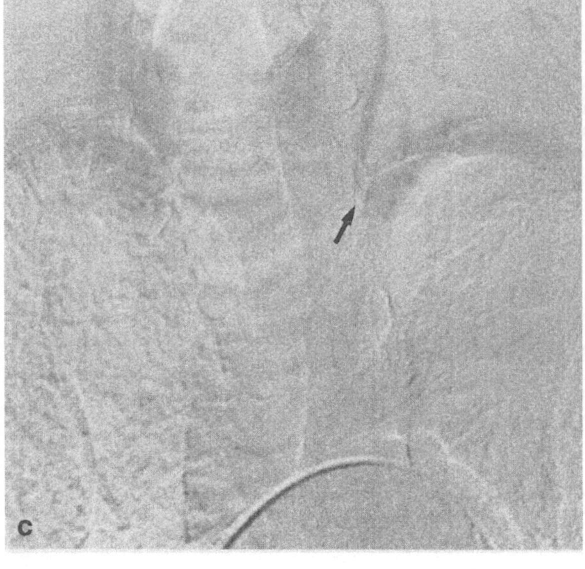

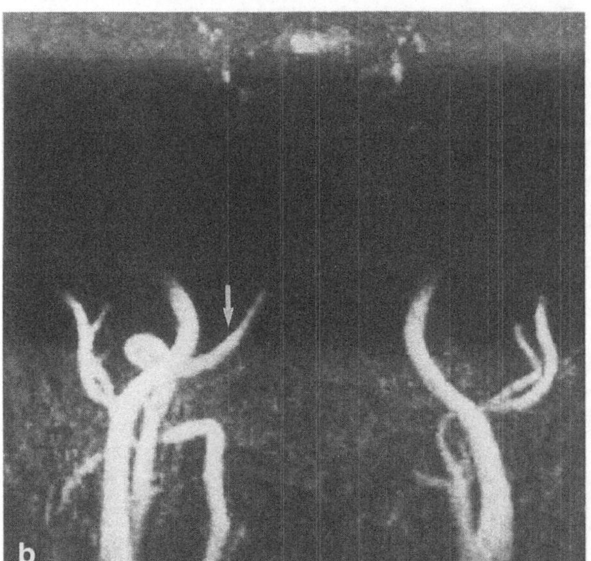

Abb. 7.26 a–c. Subclavian-steal-Syndrom, vertebrovertebraler Typ I

a MRA, FISP 3D, TR/TE = 35/7, Flip 15°, MIP. In der MRA Nachweis einer schwach perfundierten A. vertebralis sinistra (*Pfeil*)

b MRA, FISP 3D, TR/TE = 35/7, Flip 15°, MIP. Nach selektiver Absättigung der Vertebralisgabel kann die A. vertebralis sinistra nicht mehr, die A. vertebralis dextra (*Pfeil*) mit unbeeinflußter Signalintensität dargestellt werden. Dies gibt Hinweis auf die retrograde Füllung der A. vertebralis sinistra

c Intraarterielle DSA. In der späten Phase Dokumentation des retrograden vertebralen Flusses und der Versorgung der A. subclavia sinistra über die A. vertebralis sinistra (*Pfeil*)

7.4.2 Vaskulitiden

Angiopathien sind dilatative und stenosierende Gefäßerkrankungen, die von arteriosklerotischen Lumenveränderungen abgegrenzt werden müssen. Bei der *fibromuskulären Dysplasie* handelt es sich um eine Angiopathie ungeklärter Ätiologie, wobei in der Regel segmentale Stenosen in Arterien mittlerer Größe auftreten. Die pathologischen Veränderungen führen zu einer Gefäßwandfibrose, die mit einer Destruktion der elastischen Fasern, vor allem der Media vergesellschaftet ist, aber auch wandübergreifend auftreten kann. Diese Gefäßwandveränderungen können von einer muskulären Hyperplasie begleitet sein. Die Fibroplasie der Intima, und vor allem die der Adventitia, stellt eine Rarität dar. Der häufigste Typ, die Fibroplasie der Media, beinhaltet Gefäßstrecken mit Wechsel von Stenosen, Dilatationen und aufgrund fortgeschrittener Wandausdünnung entstandener Aneurysmen. Verschiedene Studien beziffern das Auftreten von Aneurysmen auf etwa 25 %. Prädilektionsort der fibromuskulären Dysplasie ist die distal des Sinus caroticus gelegene Gefäßstrecke der A. carotis interna [8–11] (Abb. 7.27). Ein ähnliches angiographisches Bild zeigt die ebenfalls mit Lumenveränderungen einhergehende *Takayasu-Arteriitis*. Die Ätiologie dieser Angiopathie, die auch als Takayasu-Syndrom oder Aortenbogensyndrom bezeichnet wird, ist unbekannt; eine Autoimmunpathogenese wird jedoch angenommen. In der Regel erkranken junge Frauen zwischen dem 10. und 25. Lebensjahr, wobei das weibliche Geschlecht etwa 7mal häufiger betroffen ist als das männliche. Typisch ist der Befall des Aortenbogens, des Truncus brachiocephalicus, der A. subclavia sowie der deszendierenden und abdominellen Aorta. Seltener erreicht die Entzündung die extrakraniellen Hirnarterien, die Koronararterien und die Pulmonalarterien. Bei der Takayasu-Arteriitis handelt es sich um eine nekrotisierende Vaskulitis, die mit entzündlichen, nicht selten riesenzellhaltigen granulomatösen Infiltraten in der Adventitia beginnt, auf die Media übergreift und von einer fibrösen Intimaverdickung gefolgt wird. Die Abb. 7.27 zeigt den Befund einer jungen Patientin mit einem aufsteigenden Befall der seltener betroffenen extrakraniellen Hirnarterien. Diese Krankheitsbilder erfordern zur Erfassung der oft segmental auftretenden Veränderungen eine exakte Wahl der Projektionen in der konventionellen Angiographie. Durch die nachträgliche Rekonstruktion verschiedener Gefäßareale in beliebig gewählten Projektionen erleichtert die dreidimensionale MRA die Erfassung der pathologischen Veränderungen und ermöglicht eine umfassende Abklärung.

7.4.3 Raumforderungen

Aneurysmen

Aneurysmen stellen lokale Erweiterungen des Gefäßlumens dar. Sie können eine engumschriebene sackförmige Konfiguration besitzen oder als sog. fusiforme Aneurysmen mehr oder weniger lange Gefäßstrecken erfassen. Aneurysmen der extrakraniellen Hirnarterien sind verhältnismäßig selten [12]. Während fusiforme Aneurysmen eher auf dem Boden arteriosklerotischer Gefäßwandveränderungen entstehen, entwickeln sich sackförmige Aneurysmen vorzugsweise aufgrund einer anlagemäßig bedingten umschriebenen Schwäche der Elastica interna und der glattmuskulären Fasern der Media. Aneurysmen der A. carotis interna führen zu einer Strömungsirritation im Karotisstromgebiet und können dadurch und durch Embolien aus dem Aneurysma zerebrovaskuläre Insulte hervorrufen. Zerebrovaskuläre Insulte stellen in der Regel die initialen Symptome dar.

Weitere Hinweise auf die Existenz ausladender Aneurysmen können Ausfallsymptome aufgrund einer Komprimierung der kaudalen Hirnnervenanteile IX–XII sein oder auch die Ausbildung eines Horner-Syndroms durch Druck auf den zervikalen Sympathikus. Aneurysmen der A. carotis interna liegen häufig aufgrund arteriosklerotischer Veränderungen im Bereich der Karotisbifurkation, treten jedoch auch in Höhe der oberen Halswirbel auf und können dort als pulsierende Raumforderung an der Pharynxwand oder zervikolateral palpiert werden.

Die MRA ist in der Lage, Aneurysmen darzustellen, unterliegt allerdings der Limitation durch den mitunter turbulenten Fluß innerhalb des Aneurysmasackes (Abb. 7.28). Zur Darstellung eignen sich vor allem dreidimensionale GE-Sequenzen, wie die FISP-3D-Sequenz. Hiermit können Sättigungseffekte möglichst klein gehalten werden.

Ein verbesserter Kontrast kann durch eine Messung in der frühen Anflutungsphase eines paramagnetischen Kontrastmittels, beispielsweise Gd-DTPA erreicht werden. Gleichzeitig führt diese Anwendung zu einer Kontrasterhöhung des venösen Stromgebietes sowie des zervikalen Weichteilgewebes, und macht folglich einen gesteigerten Zeitaufwand in der selektiven Nachbearbeitung zu aussagekräftigen Projektionsangiogrammen notwendig. Einen hohen Stellenwert in der Diagnostik von Aneurysmen mittels der dreidimensionalen MRA stellt die genaue Analyse der aus dem Meßvolumen berechneten Einzelschichten dar. Die direkte Position eines 40 mm breiten Vorsättigungsimpulses unterhalb des mutmaßlichen Aneurysmasackes erleichtert die Diagnosestellung durch gleichzeitige Signalauslöschung von zuführender Arterie und dem Aneurysma. Da die Abgrenzung von Einblutungen traumatischer Genese schwierig sein kann, sollten in jedem Fall eine transversale T2-gewichtete, sowie transversale und frontale T1-gewichtete SE-Sequenzen vor und nach Applikation von Gd-DTPA akquiriert werden. Aneurysmen zeigen ein aufgrund von Phasenverschiebungen und Änderungen der Flußgeschwindigkeit inhomogenes Signalverhalten. In T2-gewichteten Sequenzen stellen sich Anteile des Aneurysmas mit hoher Signalintensität dar. Die Verkürzung der T1-Relaxationszeit durch die Applikation von Gd-DTPA führt zu einem starken Anstieg der Signalintensität im Verhältnis zur nativen Messung.

Blutungen

Blutungen können durch Ruptur von Aneurysmen, Neoplasien der Halsweichteile oder durch Halsverletzungen und Punktionskomplikationen bei diagnostischen oder therapeutischen invasiven Verfahren auftreten. Da Methämoglobin eine kurze T1-Relaxationszeit besitzt, kommt es in GE-Sequenzen signalreich zur Darstellung. Dieser Umstand kann die Abgrenzung zu anderen vaskulären Raumforderungen der Halsregion, wie bereits im Abschn. „Aneurysmen" (S. 183) angesprochen, erschweren (Abb. 7.29). Folgende morphologische und signalbezogene Kriterien erleichtern die Differentialdiagnose. Blutungen können eine ausgesprochen raumfordernde Potenz besitzen, nutzen jedoch die präformierten Ausbreitungsmöglichkeiten entlang der Muskelfaszien der Halsweichteile. Bei Einblutungen in Neoplasien der Halsregion oder in die drüsigen Strukturen des Oro- und Hypopharynx entstehen kleine kugelförmige Areale hoher Signalintensität. In der MRT und MRA zeichnen sich Blutungen durch ein homogenes Signalverhalten sowohl in SE, als auch in GE-Sequenzen aus (Abb. 7.30).

Glomustumoren

Glomustumoren können an verschiedenen Stellen des menschlichen Organismus, wie im Bereich des Aortenbogens (Glomera aortica), der Retroperitonealregion (Glomera retroperitonealia) und der Karotisbifurkation (Glomus caroticum) beobachtet werden. Der *Glomus-vagale*-Tumor geht vom Ganglion inferior des N. vagus aus und kann trotz seiner relativ hohen extrakraniellen Lokalisation noch weit nach kaudal wachsen und die Karotisbi-

furkation aufweiten (Abb. 7.31). Der Glomus-jugulare-Tumor entsteht auf dem Boden hyperplastischer Veränderungen des Glomusgewebes im Foramen jugulare nahe des Ganglion superior des N. vagus. Eine weitere Prädilektionsstelle ist der Plexus tympanicus, aus dem die Glomus-tympanicum- und hypotympanicum-Tumore hervorgehen. Glomustumoren gehen von Abkömmlingen der Neuralleiste, den nonchromaffinen Zellen, aus. Histologisch sind Glomustumoren durch azidophile Epitheloidzellen in Kontakt mit Gefäßendothelzellen charakterisiert. In der Regel wachsen diese Raumforderungen relativ langsam. Dabei handelt es sich in der Mehrzahl um gutartige abgekapselte Tumoren, jedoch sind in seltenen Fällen schnell und invasiv expandierende und metastasierende Formen beobachtet worden.

Da Glomustumoren von vielen geschlängelten Gefäßen und Blutseen durchsetzt sind, zeigen sie in der MRT und MRA ein inhomogenes Signalmuster. Die arterielle Versorgung wird in der Regel aus Ästen der A. carotis externa gespeist. Selten bilden sich zuführende Arterien aus der A. carotis interna aus. In der extrakraniellen MRA kontrastieren sich *Glomus-caroticum*- und *Glomus-vagale-Tumore* aufgrund der hohen Vaskularisation mit erhöhter Signalintensität gegenüber umgebendem Weichteilgewebe (Abb. 7.32). Da die Signalintensität des Tumorgewebes jedoch deutlich niedriger als die der arteriellen Gefäße ist, werden nur größere Läsionen auch in den MIP-Angiogrammen signalgebend dargestellt. Dieser Umstand macht die genaue Analyse der Einzelschichten notwendig. In den Projektionsangiogrammen lassen sich die raumfordernden Auswirkungen auf das Karotisstromgebiet anschaulich wiedergeben. Der Glomus-caroticum-Tumor verlagert die A. carotis externa meist nach ventromedial oder ventrolateral, während die A. carotis interna nach dorsolateral verschoben wird. Beim Glomus-vagale-Tumor handelt es sich um einen parapharyngealen Tumor, der die A. carotis interna und externa nach ventral verlagert. In einigen Fällen lassen sich die zuführenden Arterien in den Projektionsangiogrammen darstellen.

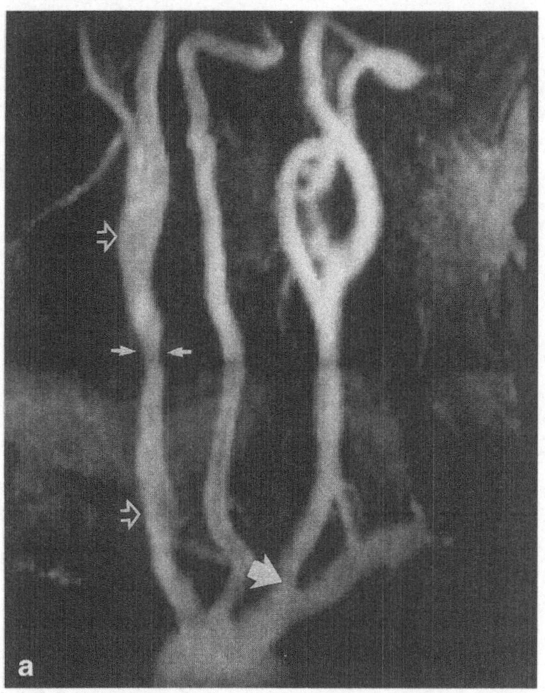

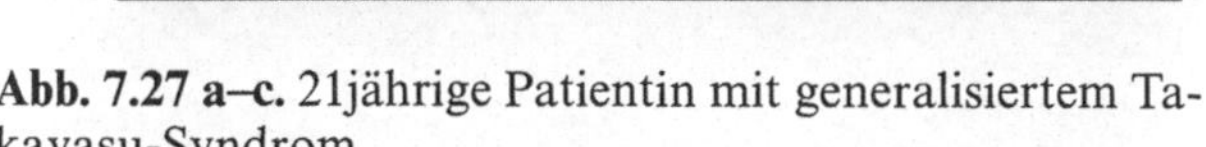

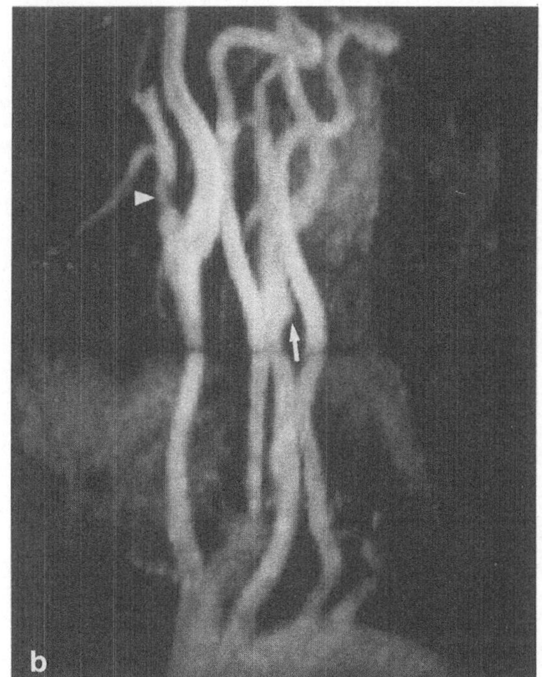

Abb. 7.27 a–c. 21jährige Patientin mit generalisiertem Takayasu-Syndrom

a MRA, FISP 3D, TR/TE = 29/7, Flip 15°, MIP. Darstellung der extrakraniellen Hirnarterien in rechts-posteriorer Projektion. Dokumentation von stenosierten (*Pfeile*) und ektatischen Gefäßabschnitten (*offene Pfeile*) im Karotisstromgebiet. Inhomogenes Signalverhalten mit linksseitigem relativem Signalverlust

b MRA, FISP 3D, TR/TE = 29/7, Flip 15°, MIP. In der links-posterioren Rotation Nachweis eines ausgeprägten Lumensprunges in der A. carotis externa dextra (*Pfeilspitze*) und einer aneurysmatischen Dilatation der rechten Karotisbifurkation. Dokumentation einer weiteren aneurysmatischen Dilatation der A. carotis communis sinistra (*Pfeil*). Insgesamt unscharfe Abgrenzung der Gefäßlumina und inhomogenes Signalverhalten als Hinweis auf einen Gefäßwandprozeß bei sehr guter Kooperation der Patientin (exakte Adaptation der Meßvolumina)

c MRA, FISP 3D, TR/TE = 40/7, Flip 15°, MIP. Darstellung der intrakraniellen Arterien mit Rarefizierung im Versorgungsgebiet der linken A. cerebri media ohne Infarktzeichen. Ebenfalls Nachweis eines inhomogenen Flußmusters insbesondere im Circulus Willisii (*Pfeilspitze*) als Hinweis auf eine seltene intrakranielle Manifestation des Takayasu-Syndroms

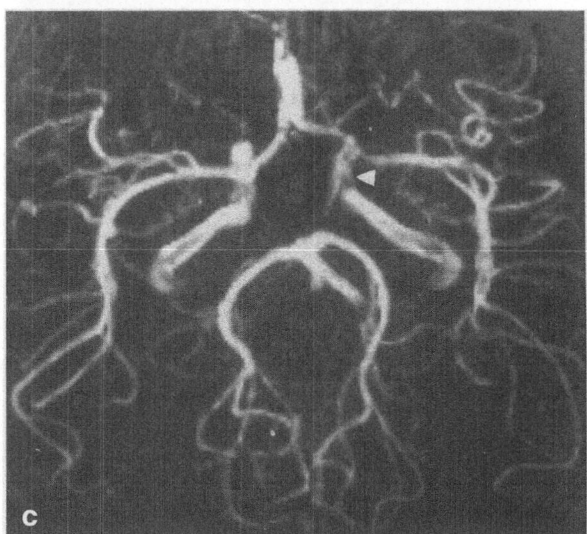

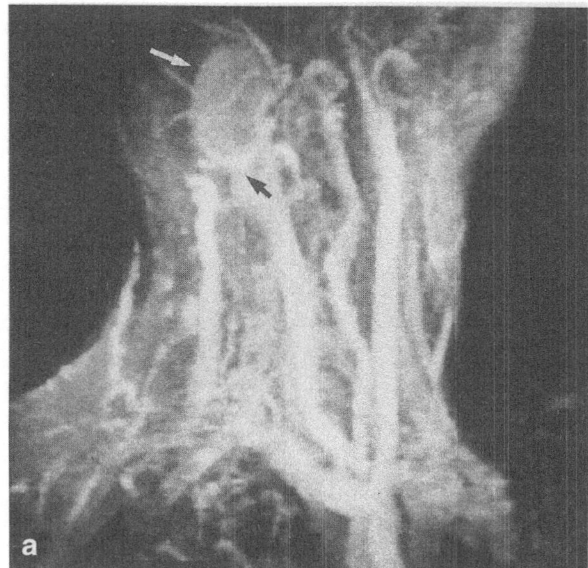

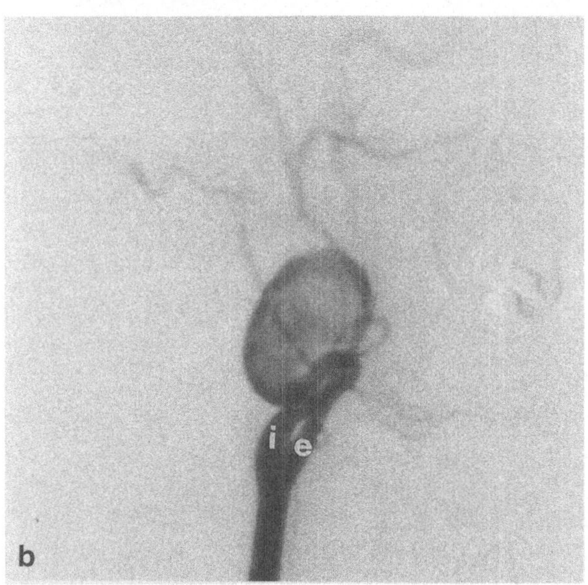

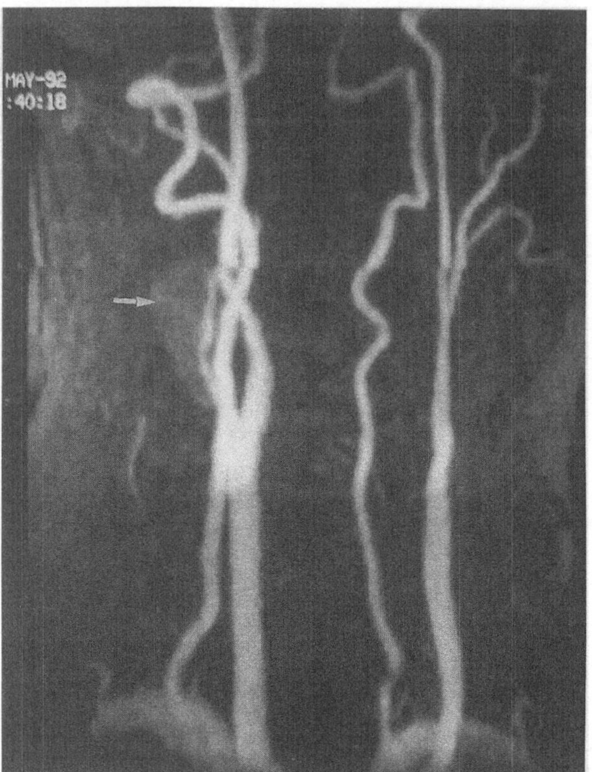

Abb. 7.29. Einblutung in die rechte Glandula submandibularis. MRA, FISP 3D, TR/TE = 29/7, Flip 15°, MIP. Im Übersichtsangiogramm Nachweis einer scharf begrenzten Raumforderung mittlerer Signalintensität oberhalb der Karotisbifurkation (*Pfeil*). Die Signalintensität liegt deutlich unterhalb der des Flußsignals in den extrakraniellen Hirnarterien. Bioptisch bestätigte sich der Verdacht einer Einblutung in die Glandula submandibularis. Die Arterien der linken Halsseite zeigen insgesamt eine Hypoplasie, im besonderen die A. carotis interna, deren Lumen weniger als die Hälfte der Gegenseite beträgt

Abb. 7.28 a, b. Aneurysma der A. carotis interna

a MRA, FISP, 3D, TR/TE = 40/7, Flip 15°, Gd-DTPA, MIP. Kontrastverstärkte MRA der extrakraniellen Hirnarterien mit Dokumentation des sackförmigen Aneurysma (*Pfeil*) der A. carotis interna dextra (*schwarzer Pfeil*)

b Intraarterielle DSA der A. carotis communis sinistra. Korrelierend zum Ergebnis der MRA Nachweis eines Aneurysmas, gespeist von der A. carotis interna (*i*) (*e* A. carotis externa)

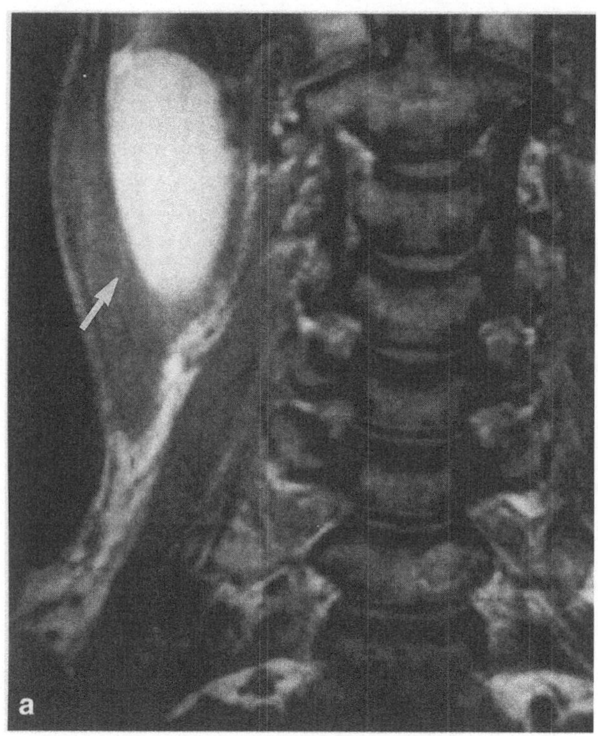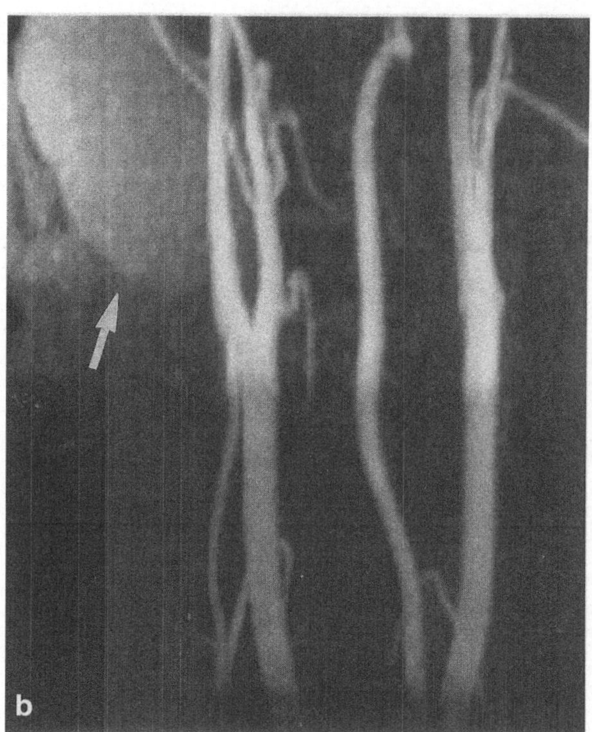

Abb. 7.30 a, b. Juguläre Blutung nach Heroininjektion

a FLASH 2D, TR/TE = 36/10, Flip 60°. Nachweis einer ausgedehnten ovalen Raumforderung innerhalb der lateralen Halsweichteile rechtsseitig mit hoher Signalintensität (*Pfeil*) ohne Gefäßanschluß

b MRA, FISP 3D, TR/TE = 29/7, Flip 15°, MIP. MR-angiographisch Dokumentation der Raumforderung (*Pfeil*) mit einer mittleren bis hohen Signalintensität, einer frischen Blutung entsprechend. Kein Nachweis eines arteriellen Aneurysmas

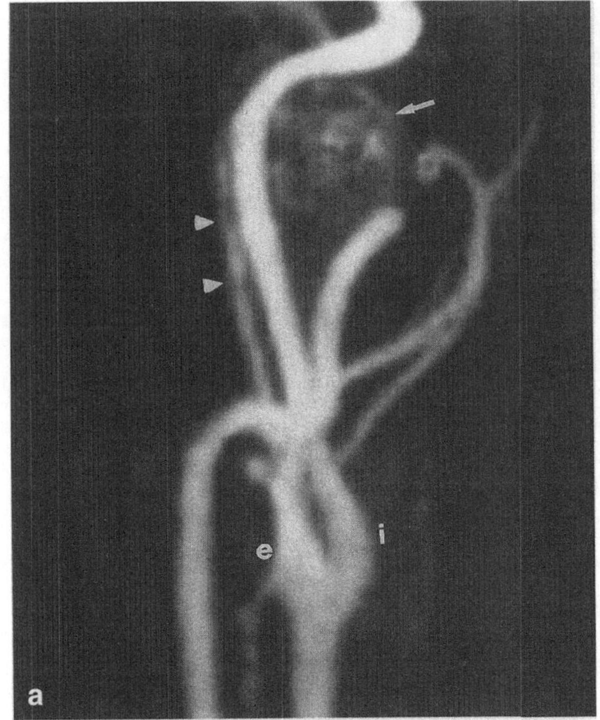

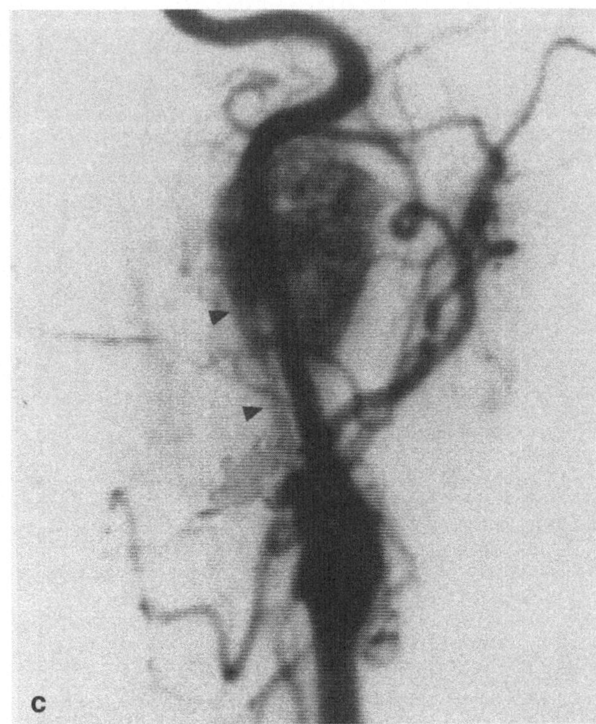

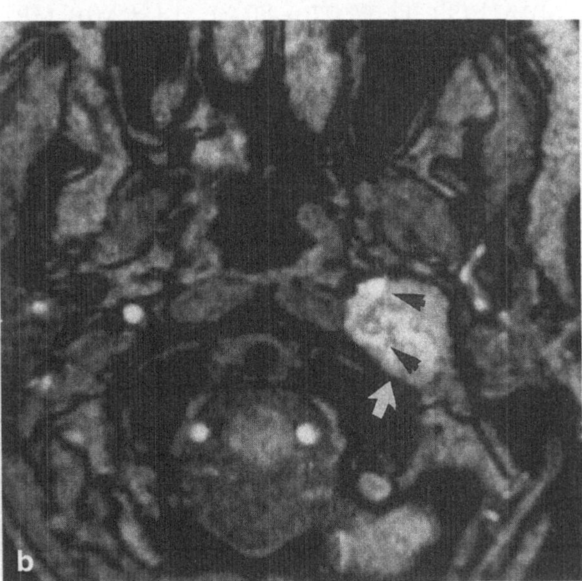

Abb. 7.31 a–c. Glomus-vagale-Tumor rechts

a MRA, FISP 3D, TR/TE = 29/7, Flip 15°, MIP. In der selektiv berechneten MIP MR-angiographisch Dokumentation eines Glomus-vagale-Tumors (*Pfeil*), der hauptsächlich von der A. pharyngea ascendens (*Pfeilspitzen*) versorgt wird. Der Tumor stellt sich mit mittlerer Signalintensität dar, läßt sich jedoch gut von den Halsweichteilen abgrenzen (*e* A. carotis externa, *i* A. carotis interna)

b MRA, FISP 3D, TR/TE = 43/7, Flip 15°. In der Einzelschicht läßt sich der Glomus-vagale-Tumor (*Pfeil*) besser abgrenzen als in der MIP-Rekonstruktion; die vaskuläre Beziehung ist aufgrund der hohen Signalintensität einzelner Tumorgefäße (*Pfeilspitzen*) gut zu erkennen

c Intraarterielle DSA der A. carotis communis. Die selektive DSA ist durch eine höhere Ortsauflösung gekennzeichnet. Präzise Dokumentation der arteriellen Versorgung über die A. pharyngea ascendens (*Pfeilspitzen*) und genaue Darstellung der gesamten Tumormasse

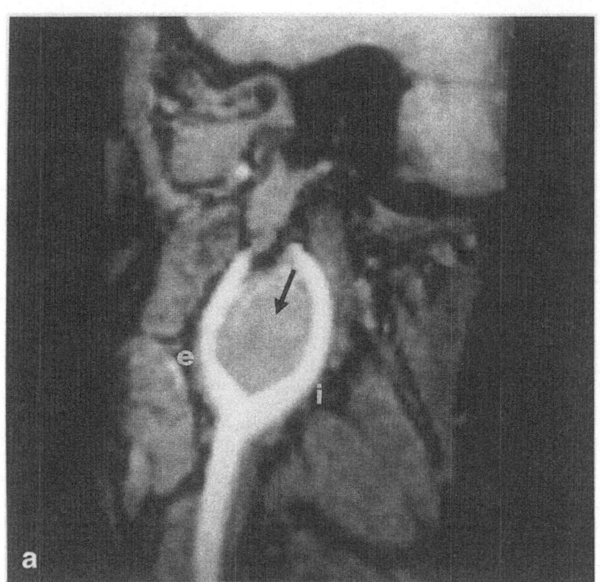

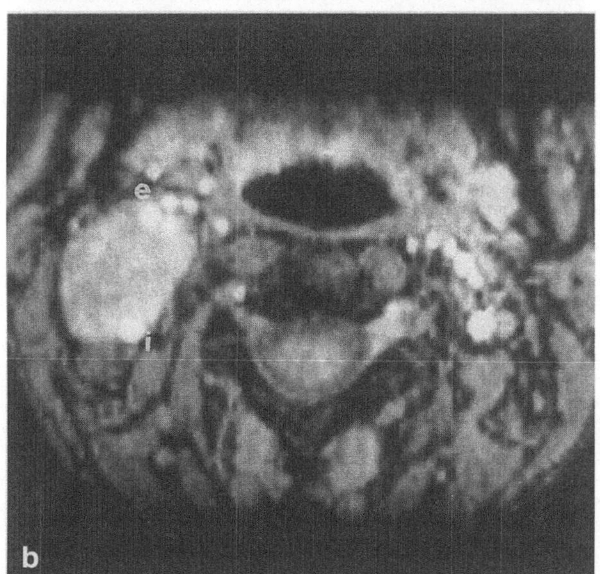

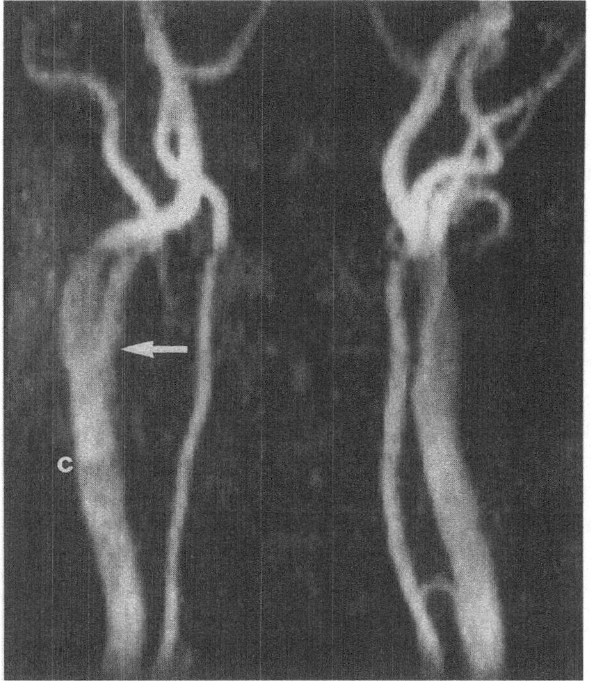

Abb. 7.33. Lymphknotenmetastase mit Verlagerung der rechten Karotisbifurkation. MRA, FISP 3D, TR/ TE = 29/7, Flip 15°, MIP. MR-angiographisch massive Verlagerung der rechten Karotisbifurkation (*Pfeil*), sowie der rechten A. carotis communis (*c*). Ursache dieser Verlagerung ist eine MR-angiographisch nicht sichtbare Lymphknotenmetastase eines undifferenzierten hochmalignen Hypopharynxkarzinoms

◄

Abb. 7.32 a–c. Glomus-caroticum-Tumor

a MRA, FISP 3D, TR/TE = 40/7, Flip 15°, MIP. Sagittales Projektionsangiogramm aus wenigen, mittels multiplanarer Rekonstruktion berechneten Schichten. Selektive Darstellung der Karotisbifurkation mit Einbettung eines Glomus-caroticum-Tumors (*Pfeil*)

b MRA, FISP 3D, TR/TE = 40/7, Flip 15°, multiplanare Rekonstruktion. In der axial berechneten Rekonstruktion Dokumentation der Einbettung des Glomus-caroticum-Tumors zwischen A. carotis interna (*i*) und externa (*e*). Im Vergleich zur sagittalen Rekonstruktion verminderte Ortsauflösung, jedoch trotzdem genaue Abbildung der Gefäßversorgung, insbesondere der Externaäste

c SE, T1-gewichtet, TR/TE = 700/15, sagittal, Gd-DTPA. In der T1-gewichteten SE-Sequenz nach Applikation von Gd-DTPA zeigt der Glomus-caroticum-Tumor ein moderates Enhancement, bleibt jedoch gut abgrenzbar von den lateralen Halsweichteilen

e A. carotis externa
i A. carotis interna

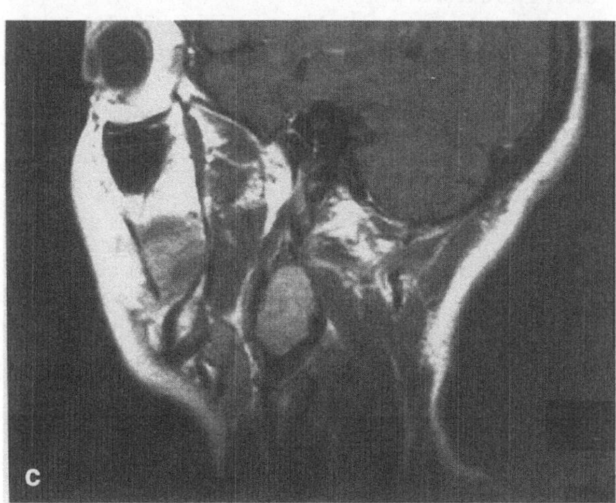

Verschiedene Raumforderungen der Halsregion

Raumforderungen der Halsregion können die extrakraniellen Hirnarterien verlagern oder pelottieren. Die A. carotis communis liegt dorsolateral der Glandula thyreoidea an und kann bei hyperplastischen Veränderungen derselben je nach Ausmaß, beispielsweise durch eine *Struma nodosa* oder ein raumgreifend expandierendes *Adenom*, verlagert werden. Eine Lageveränderung der A. carotis communis führt meist zu einer konsekutiven Dislokation der Karotisbifurkation, sowie der A. carotis interna und externa (Abb. 7.33). Die Position der Karotisbifurkation und der extrakraniellen Hirnarterien wird vor allem durch retro-submandibulär und retropharyngeal wachsende Raumforderungen verändert. Zu dieser Gruppe gehören insbesondere ausgedehnte Karzinome der *Tonsillenloge* und *Lymphknotenmetastasen* (Abb. 7.33), sowie die *Hodgkin-* und *Non-Hodgkin-Lymphome*.

7.5 Zusammenfassende Bewertung

Die MRA der extrakraniellen Halsgefäße erlaubt in nicht-invasiver Weise einen sehr genauen Einblick in die Physiologie und Pathophysiologie des extrakraniellen arteriellen Stromgebietes. Trotz gewisser Limitationen bei der anatomisch-morphologischen Darstellung des Gefäßlumens erlaubt die MRA mit dem vorgestellten Protokoll eine klinisch reproduzierbare Klassifizierung von Karotisstenosen und Pathologien des vertebrobasilären Gefäßsystems. Neue Ansätze mit verbessertem Spulendesign und Kontrastmittelapplikation werden den klinischen Indikationsbereich erweitern.

Indikationen zur extrakraniellen arteriellen MRA

- Abklärung von Gefäßvariationen
- Prätherapeutische Diagnostik der Karotisstenosen
- Subclavian-Steal-Syndrom
- Vertebrobasiläres Stromgebiet
- Therapie- und Verlaufskontrollen

Literatur

1. North American Symptomatic Carotid Endarterectomy Trial Collaborators (1991) Beneficial effect of carotid endarterectomy in symptomatic patients with high grade carotid stenosis. N Engl J Med 325:445–453
2. North American Symptomatic Carotid Endarterectomy Trial (NASCET) Steering Committee (1991) North American Symptomatic Carotid Endarterectomy Trial: methods, patient characteristics, and progress. Stroke 22:711–720
3. Baker JD, Rutherford RE, Bernstein EF et al. (1988) Suggested standards for reports dealing with cerebrovascular disease. J Vasc Surg 8:721–729
4. Goldberg H (1985) Radiology of ischemic cerebral vascular disease, vol 2. In: Wilkins RH, Rengachary SS (eds) Neurosurgery. McGraw-Hill, New York, pp 1219–1239
5. Goldberg HI (1986) Cerebral angiography. In: Barnett HJM, Mohr JP, Stein BM, Yatsu FM (eds) Stroke: pathophysiology, diagnosis, and management, vol 1. Churchill Livingstone, New York, pp 221–244
6. Vollmar J (1975) Rekonstruktive Chirurgie der Arterien, 2. Aufl. Thieme, Stuttgart
7. Vollmar J, El Bayar M, Kolmar D, Pfleiderer Th, Diezel PB (1965) Zentrale Durchblutungsinsuffizienz bei Verschlußprozessen der Arteria subclavia (subclavian steal effect). Dtsch Med Wochenschr 90:8–14
8. Manelfe C, Clarisse J, Fredy D, Andre JM, Grouzet G (1974) Dysplasie fibromusculaire des artères cervico-c'ephaliques à propos de 70 cas. J Neuroradiol 1:149–321
9. Harrington OB, Crosby VG, Nicholas O (1970) Fibromuscular hyperplasia of the internal carotid artery. Ann Thorac Surg 9:516–524
10. Houser OW, Baker HL (1968) Fibromuscular dysplasia and other uncommon diseases of the cervical carotid artery: angiographic aspects. Am J Roentgenol 104:201–212
11. Houser OW, Baker HL, Sandok BA, Holley KE (1971) Cephalic arterial fibromuscular dysplasia. Radiology 101:605–611
12. Margolis MT, Stein RL, Newton TH (1972) Extracranial aneurysma of the internal carotid artery. Neuroradiology 4:78–89

8 Thorax

8.1 Thorakale Aorta

8.1.1 MR-Untersuchungstechnik

Die MRT-Untersuchung der thorakalen Aorta erfolgt analog zur Computertomographie zunächst in *transversaler Schichtführung*. Da bei den meisten Patienten mit Pathologien im Bereich der thorakalen Aorta auch der kardiale Befund im Sinne von Folgeveränderungen im Bereich des Herzens von Interesse ist, empfiehlt sich ein kontinuierliches Durchschichten des Thorax von der oberen Thoraxapertur bis zum Zwerchfell mittels 2 SE-Sequenzen. Es hat sich als sinnvoll erwiesen, die Ventilebene des Herzens als Überlappungsbereich der beiden Sequenzen zu wählen, weil aufgrund der anatomischen Gegebenheiten bei 12–18 Schichten pro Sequenz und einer Schichtdicke von 4–6 mm auf diese Weise eine lückenlose Schichtung gewährleistet wird. Im Gegensatz zur Untersuchung des Herzens, bei der sich Echozeiten zwischen 10 und 15 ms als optimal erwiesen haben, sind im Bereich der Aorta Echozeiten zwischen 18 und 25 ms besser geeignet.

Analog zur MR-Untersuchung des Herzens ergeben getriggerte, hochauflösende T1-gewichtete SE-Sequenzen mit parallel zur Schichtführung plazierten Vorsättigungspulsen im Bereich der Aorta die besten Resultate. Im Anschluß zur transversalen Schichtführung empfiehlt sich entsprechend der *linksanterioren Schrägprojektion (LAO)* des Herzkatheters eine *parasagittale Schichtführung*. Der Vorteil der MRT bei der Darstellung der Aorta in ihrer Längsachse liegt darin, daß die Angulierung der Schichtführung anhand der transversalen Schnittbilder für den jeweils zu untersuchenden Abschnitt exakt angepaßt werden kann. Plaziert man die Schichten jeweils durch den Mittelpunkt der aszendierenden und deszendierenden Aorta, kann bei entsprechend großem FOV die thorakale Aorta in ihrem gesamten Verlauf dargestellt werden. Es ergeben sich je nach zu untersuchendem Abschnitt und Alter des Patienten Winkel zwischen 15° und 45° von der sagittalen zur koronaren Achse hin (LAO = 30°).

Bei Verwendung von *SE-Sequenzen* wird so eine exzellente Beurteilung der Morphologie des Aortenbogens, bei Verwendung von *retrospektiv getriggerten GE-Sequenzen* hingegen eine Beurteilung der dynamischen Compliance der Aorta in Abhängigkeit von der Herztätigkeit möglich (Tabelle 8.1). Weiterhin können koronare Schichtführungen über der Aortenwurzel sowohl in SE- als auch in GE-Technik wichtige Zusatzinformationen über die Weite des Sinus Valsalvae und des Bulbus aortae und über die Lagebeziehung zum linksventrikulären Ausflußtrakt ergeben. Als Spezialtechnik der MRA bietet sich darüber hinaus die Möglichkeit, die thorakale Aorta mittels *FISP-3D-Angiographiesequenzen* in dreidimensionalen Rekonstruktionen in jeder beliebigen Projektion analog zur Aortographie überlagerungsfrei darzustellen. Bei dieser Technik wird ein frei zu bestimmendes Meßvolumen mit 64 oder 128 Partitionen und einer resultierenden Schichtdicke von 1–3 mm akquiriert und anschließend mittels eines Nachbearbeitungsprogramms dreidimensional rekonstruiert. Es hat sich als vorteilhaft für die Qualität sowohl der Einzelschichten als auch der Rekonstruktion erwiesen, einen größeren Ausschnitt in das Meßvolumen zu integrieren, als die eigentlich darzustellende Region, um die ersten und letzten 5–10 Schichten des Meßvolumens, in denen das Signal-Rausch-Verhältnis meist relativ schlecht ist, verwerfen zu können. Die Repetitionszeiten liegen bei dieser Technik, die ohne EKG-Triggerung zur Anwendung kommt, zwischen 25 und 35 ms, die Echozeiten zwischen 6 und 8 ms. Es hat sich bei diesem Sequenztyp als wichtig für die Bildqualität erwiesen, hohe Bildmatrices (192–256·512) mit anschließendem Oversampling, 2 Akquisitionen und einen Vorsättigungspuls oberhalb des Meßvolumens zur selektiv arteriellen Darstellung ohne venöse Überlagerung anzuwenden. Es resultieren Darstellungen, bei denen alle stationären Gewebe und der venöse Blutfluß mit niedrigem Signal, der arterielle

Tabelle 8.1. Sequenz- und Parameterempfehlung MRT/MRA der thorakalen Gefäße

Sequenztyp	TR [ms]	TE [ms]	FW [°]	SD [mm]	AK [n]	Matrix	FOV [cm]	DF	VP	Trig
T1-Tra	RR-10 %	25		4–6	2–3	128/192–256·512 h.o.	300–400	0,05	Parallel	Pro
T2-Tra/Sag	2–3 × (RR-10 %)	15/90		4–6	1–2	128/192–256·512 h.o.	300–400	0,05	Parallel	Pro
T1-RAO	RR-10 %	18		5–8	3–5	128/192–256·512 h.o.	350–450	0,05	Keine	Pro
T1-LAO	RR-10 %	25		2–5	3–5	128/192–256·512 h.o.	200–350	0,05	Keine	Pro
Gradienten-echo-LAO	50	12	30	6–10	1	128–256–256·512 h.o.	200–350	0	Keine	Retro
Angio/Aorta	29	7	15	1–2,5	2	256–256·512 h.o.	300–400	0	Cranial	Keine
Angio/Aa. pulmonales	1500	8	14	1–2	5–9	64–192–256·512 h.o.	150–250	0	Keine	Keine
Angio/Hohl-venen	40	10	30	2–4	3	256–256·512 h.o.	300–400	0	Caudal	Keine
3D-Aufsicht	15	4	10	1–2	3	256–256·512 h.o.	400–450	0	Keine	Keine

Abkürzungen:

AK	Akquisitionen	*FW*	Flipwinkel	*SD*	Schichtdicke
DF	Distanzfaktor	*Pro*	Prospektiv	*TE*	Echozeit
FOV	Field of view	*Retro*	Retrospektiv	*TR*	Repititionszeit

Trig	Triggerung
VP	Vorsättigungspuls

Blutfluß hingegen mit hohem Signal zur Darstellung kommen. In Abhängigkeit von dem Kontrast zwischen dem arteriellen Signal und den anderen Geweben gelingt die Rekonstruktion im *maximalen Intensitätsprojektionsmodus*, bei dem nur die Strukturen, die mit hohem Signal zur Darstellung kommen, dreidimensional rekonstruiert werden.

8.1.2 Normale Anatomie

Die *Aorta ascendens* nimmt ihren Ursprung im supravalvulären Teil des linken Ventrikels. Dieser Teil der Aorta ascendens wird auch als *Bulbus aortae* bezeichnet und ist im Bereich des *Sinus Valsalvae*, der als Blutreservoir für die Koronararterien angesehen werden kann, kolbenartig ausgebuchtet. Die Form des Sinus Valsalvae ist von großer Bedeutung für die Perfusion der Koronararterien, da der eigentliche Blutfluß in den Koronararterien während der Diastole stattfindet, wenn der Druck des Myokards auf die Koronargefäße, der während der Systole nur einen geringen Blutfluß zuläßt, nachläßt. Die aszendierende Aorta ist, bevor der Übergang in den Arcus aortae stattfindet, noch in vollem Umfang in die perikardiale Umschlagfalte integriert. Im weiteren Verlauf finden sich im Bereich des *Arcus bzw. Isthmus aortae* die Abgänge der supraaortalen Äste. Bei ca. 70 % findet die Aufteilung in der Reihenfolge *Truncus brachiocephalicus, linke A. carotis communis* und linke *A. subclavia* statt, während in ca. 20 % die linke A. carotis communis sich dem Truncus brachiocephalicus an-

schließt, so daß die A. subclavia dextra und beide Aa. carotis communes einen gemeinsamen Abgang aufweisen. Im Bereich des Isthmus aortae findet sich bedingt durch den Ansatz des *Lig. arteriosum* bei vielen Patienten eine physiologische Enge der thorakalen Aorta, die hämodynamisch meist ohne Bedeutung bleibt. Im Bereich der *Aorta descendens* finden sich die Abgänge der Vasa propria der Lunge, der Aa. spinales und vieler anderer, kleinerer Arterien. Im supradiaphragmalen Teil der Aorta descendens findet sich insbesondere bei älteren Patienten oft eine erhebliche Elongation des Gefäßes, die meist ohne Folgen bleibt und in der Literatur oft als „Kinking" bezeichnet wird.

8.1.3 Normvarianten

Rechts deszendierende Aorta

Beim rechts deszendierenden Aortenbogen ohne gleichzeitiges Vorhandensein eines *Situs inversus* liegt eine embryologische Fehlentwicklung vor, bei der nach der *Edwards-Hypothese* im Gegensatz zur normalen Entwicklung der rechts zur Trachea verlaufende Teil bestehen bleibt und eine Unterbrechung des links zur Trachea verlaufenden Teils des Aortenbogens unmittelbar distal zum *Ductus arteriosus* stattfindet. Es resultiert eine spiegelbildliche Anatomie, bei der der *Truncus brachiocephalicus* die linke Seite versorgt und die *A. subclavia dextra* und die *A. carotis dextra* folgen. Im Gegensatz zum doppelten Aortenbogen liegt beim rechts deszendierenden Aortenbogen in einem sehr hohen Prozentsatz gleichzeitig eine Fehlbildung im Bereich des Herzens vor, meist in Form einer *Fallot-Tetralogie* oder eines *Truncus arteriosus*. Beim sehr seltenen, isolierten Vorhandensein eines rechts deszendierenden Aortenbogens ist die Kompression der Trachea mit konsekutiver Dyspnoe des Patienten die häufigste klinische Manifestation.

Doppelter Aortenbogen

Beim doppelten Aortenbogen liegt eine Aufteilung der aszendierenden Aorta in jeweils einen links und einen rechts zur Trachea verlaufenden Teil vor. In den meisten Fällen findet diese Aufteilung unmittelbar vor der Trachea statt, wobei die beiden Schenkel des Aortenbogens an der Trachea vorbeilaufen, um sich *retrotracheal* und *retroösophageal*, in seltenen Fällen auch *präösophageal* wieder zu einer *mittig* oder *links deszendierenden Aorta* zu vereinigen (Abb. 8.1 a, b). Der doppelte Aortenbogen ist nur in Ausnahmefällen mit anderen kardiovaskulären Fehlbildungen kombiniert, wird jedoch in den meisten Fällen aufgrund der durch die Ummauerung der Trachea bedingten extrinsischen Tracheomalazie und der resultierenden Dyspnoe des Patienten frühzeitig manifest. Das Untersuchungsprotokoll zur Evaluierung von Normvarianten im Bereich der Aorta gleicht prinzipiell dem Standarduntersuchungsprotokoll, wobei bei Patienten mit doppelten Aortenbögen koronare Schichtführungen zur Darstellung der Einmündung der 2 Bogenanteile in die gemeinsame Aorta descendens besonders geeignet sind (Abb. 8.1 c–e) [3, 4, 16, 17].

Weitere Anomalien

Eine relativ häufige Ursache vaskulärer Kompressionssyndrome stellt die mittlere Trachealstenose, bedingt durch abnormen Verlauf mit Kompression durch den Aortenbogen oder Truncus brachiocephalicus, dar (Abb. 8.2). Die multiplanare MRT stellt dabei das ideale bildgebende Verfahren dar, um eine Kompression des Tracheallumens und den abnormen Gefäßverlauf zu dokumentieren. Dies erweitert den diagnostischen Einsatz der MRT auch auf postoperative Verlaufskontrollen.

8.1.4 Pathologien

Aortenisthmusstenose

Die Isthmusstenose der Aorta ist mit ca. *5 % aller Angiokardiopathien* eine relativ häufige, angeborene Fehlbildung, die in ca. 65 % mit einer bikuspiden Aortenklappe, in ca. 40 % mit einem Ventrikelseptumdefekt, in ca. 10 % mit einem atrialen Septumdefekt und in ca. 8 % mit einer Transposition der großen Gefäße kombiniert auftritt. Bei den Isthmusstenosen gilt es zu unterscheiden zwischen der *präduktalen Form*, die fast ausschließlich bei Kindern auftritt und die in ca. 75 % mit einem persistierenden Ductus arteriosus Botalli kombiniert ist, und der *postduktalen Form*, die in der Mehrzahl der Fälle bei Erwachsenen auftritt und mit ausgeprägten Kollateralkreisläufen einhergeht. Der Unterschied zwischen den beiden Typen von Isthmusstenosen besteht in der Lokalisation des maximalen Stenosierung. Bei der präduktalen Form ist die maximale Einengung im eigentlichen Isthmusbereich, also nach Abgang der A. subclavia dextra und vor Einmündung des Ductus arteriosus Botalli, lokalisiert. Bedingt durch die stark reduzierten Druckwerte in der Aorta distal der Stenose findet ein Blutfluß von dem Truncus pulmonalis über den Truncus arteriosus Botalli in die Aorta descendens statt. Die Körperperipherie wird bei diesen Patienten hauptsächlich durch den rechten Ventrikel über den Ductus arteriosus Botalli versorgt, so daß eine periphere Mischzyanose besteht und die physiologische Obliteration des Ductus Botalli verhindert wird. Im Gegensatz hierzu ist bei der postduktalen Form der Isthmusstenose die maximale Einengung *distal des Ductus Botalli* lokalisiert, so daß eine Versorgung der Peripherie nur über eine ausgeprägte Kollateralisierung möglich ist.

Typische Kollateralwege bei der postduktalen Form sind die *Interkostalarterien* mit den typischen röntgenologischen Zeichen der Rippenusuren, die *Skapulararterien* sowie die *Aa. mammaria internae*. Charakteristisch für beide Typen von Aortenisthmusstenose ist die Blutdruckdifferenz zwischen oberer und unterer Extremität. Das MR-Untersuchungsprotokoll zur Evaluierung eines Patienten mit Verdacht auf Isthmusstenose gleicht prinzipiell dem allgemeinen Untersuchungsprotokoll (Abb. 8.3 a), wobei Schwerpunkte auf die LAO-Darstellungen und die vergleichende Flußmessung in der Aorta ascendens und descendens zu legen sind.

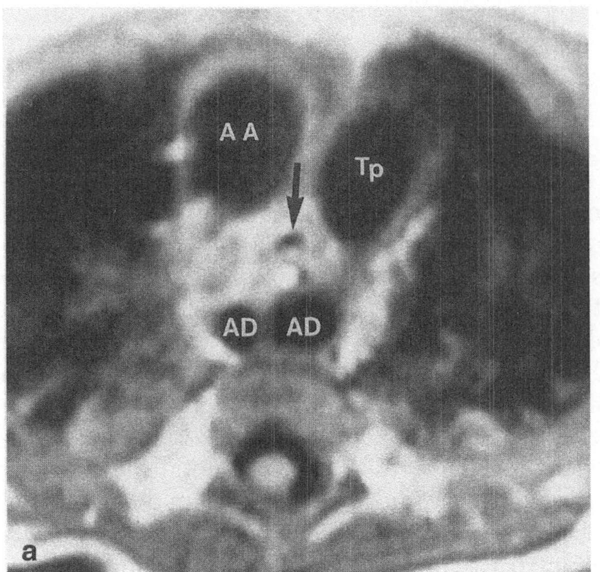

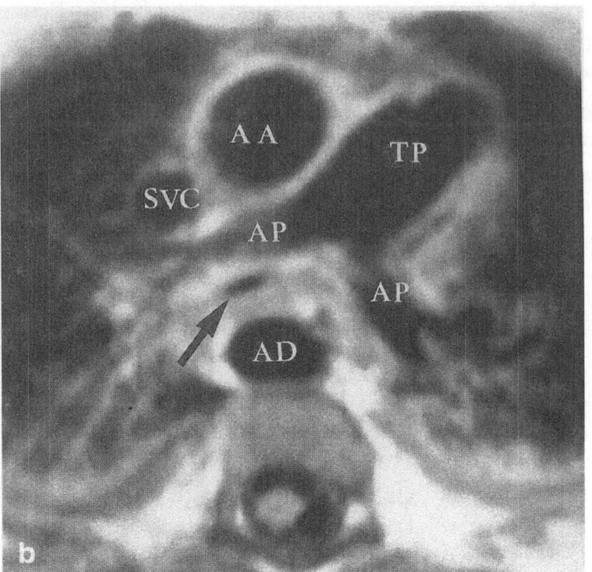

Abb. 8.1 a–e. Doppelter Aortenbogen

a, b Transversale, T1-gewichtete Schichtführung durch das obere Mediastinum unter Verwendung der prospektiv getriggerten SE-Technik

a Zwei Anteile des Aortenbogens und der deszendierenden Aorta kommen zur Darstellung, wobei der eine Anteil den normalen Verlauf links der Trachea einhält, während der andere Anteil zusätzlich rechts der Trachea verläuft. Durch den die Trachea umfassenden doppelten Aortenbogen ist das Lumen der Trachea erheblich reduziert (*Pfeil*)

b Neben der Pulmonalarterienbifurkation kommt eine mittig deszendierende Aorta und eine in Lage und Größe normale Aorta ascendens zur Darstellung, wobei das Tracheallumen unverändert stenosiert erscheint (*Pfeil*)

c–e s. S. 195

Die Erklärungen für die in den Teilabbildungen stehenden Abkürzungen befinden sich stets am Ende der Legende bzw. auf der gegenüberliegenden Seite.

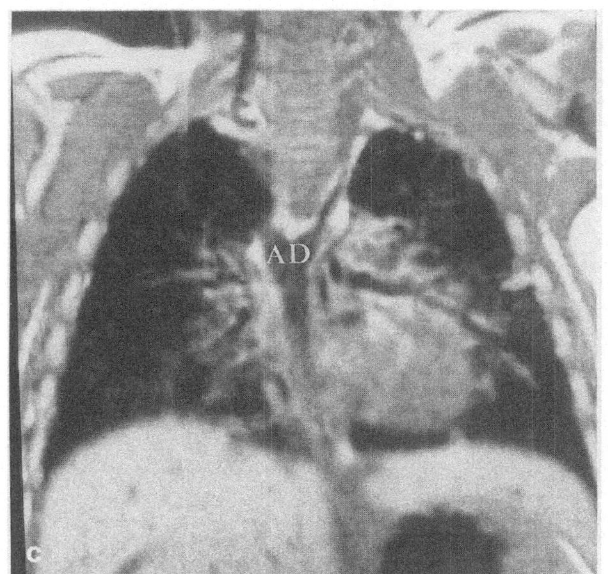

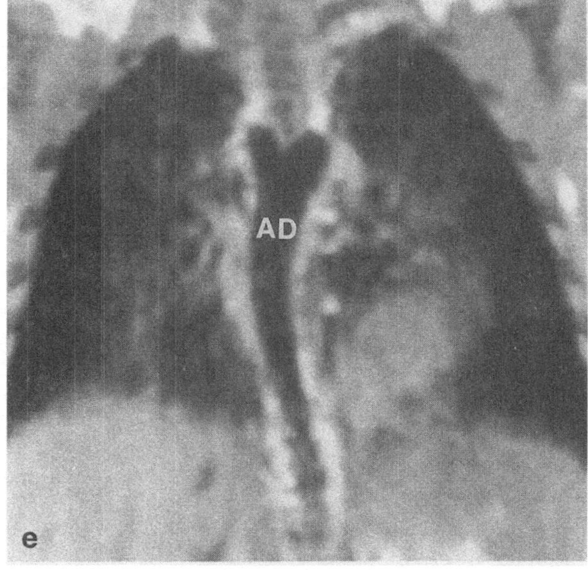

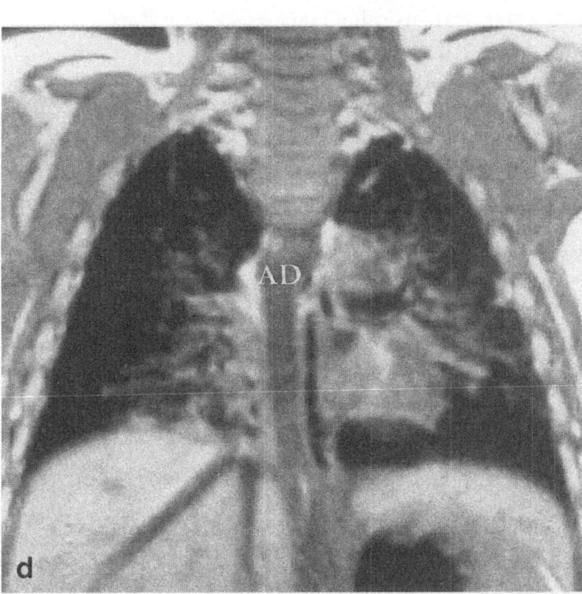

Abb. 8.1

c–e Koronare, T1-gewichtete Schichtführungen durch das hintere Mediastinum unter Verwendung der prospektiv getriggerten SE-Technik

c–d Die Einmündungen der beiden Lumina des Aortenbogens in eine gemeinsame Aorta descendens sind dargestellt

e Im Gegensatz zu den streng koronaren Schichtführungen in **a–d** gelingt durch Anwinklung der Meßebene parallel zur deszendierenden Aorta die Darstellung der Einmündung und des weiteren Verlaufs der deszendierenden Aorta in einem einzelnen Bild

AA	Aorta ascendens
AD	Aorta descendens
AP	Aa. pulmonales
SVC	Obere Hohlvene
TP	Truncus pulmonalis

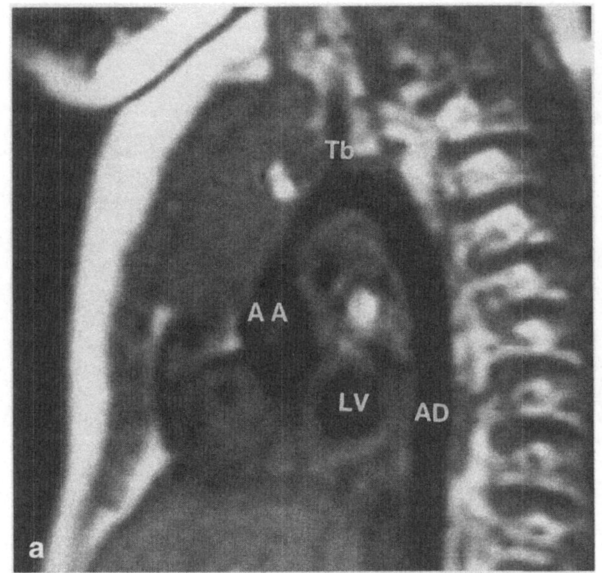

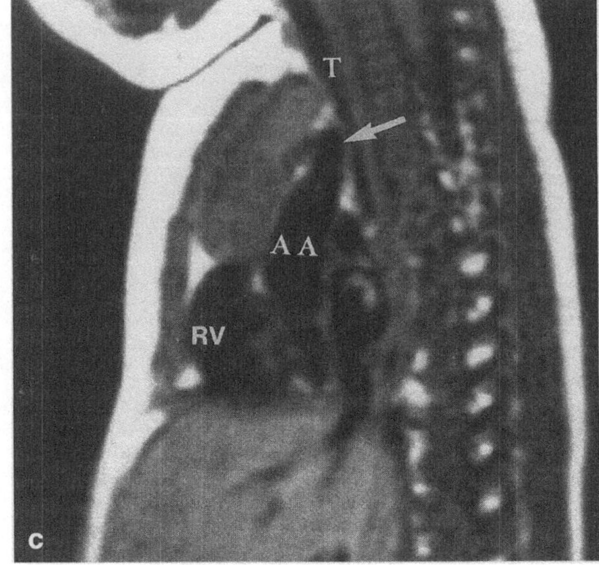

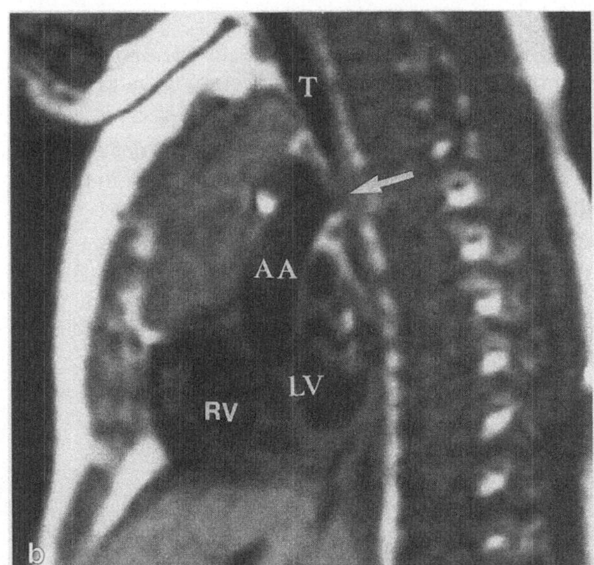

Abb. 8.2 a–f. Extrinsische Trachealstenose durch prätracheale A. lusoria

a–c Parasagittale, T1-gewichtete Schichtführungen durch das Mediastinum entsprechend der linksanterioren Schrägprojektion unter Verwendung der prospektiv getriggerten SE-Technik. Die parasagittalen Schichtführungen zeigen die Lagebeziehungen des Aortenbogens zur Trachea und die Lokalisation der maximalen Kompression der Trachea durch den Aortenbogen (*Pfeil*)

d–f s. S. 197

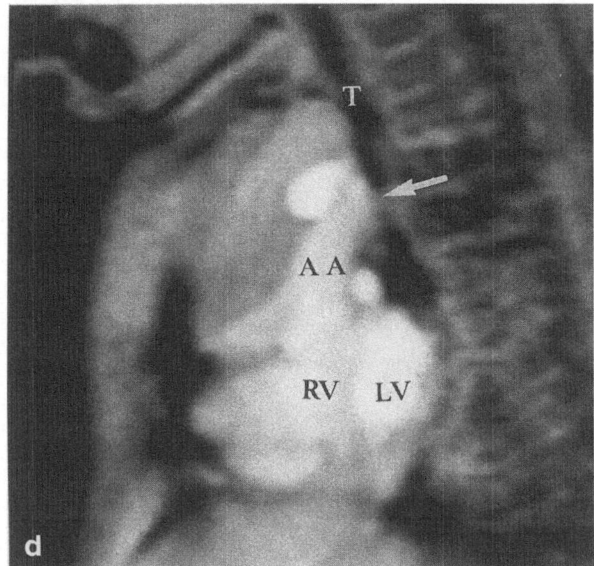

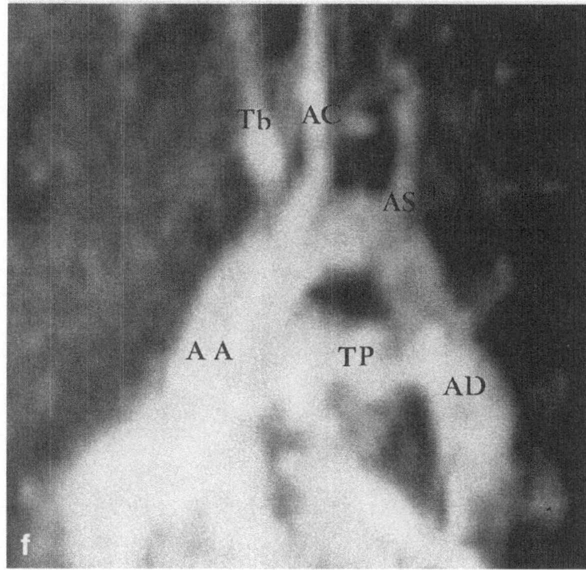

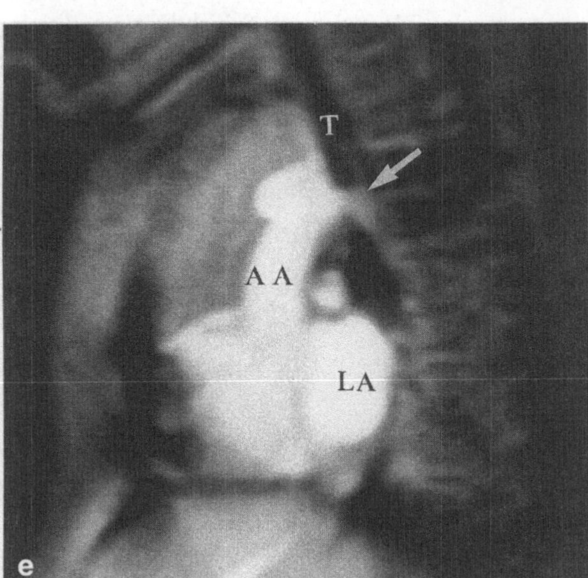

Abb. 8.2

d, e Parasagittale, T1-gewichtete Schichtführungen durch das Mediastinum entsprechend der linksanterioren Schrägprojektion unter Verwendung der retrospektiv getriggerten GE-Technik. Die Funktionsstudie zeigt in der endsystolischen Abbildung (**e**) eine im Vergleich zur enddiastolischen Abbildung (**d**) erhöhten Blutfluß in den der Trachea nahen Aortenbogenabschnitten (*Pfeil*)

f Linksanteriore Schrägprojektion des Aortenbogens mittels einer nach dem MIP-Modus berechneten MRA. Die Berechnung zeigt deutlich den die Trachealstenose verursachenden aufgeweiteten Abschnitt im Bereich der Aorta ascendens

AA Aorta ascendens
AC A. carotis communis sinistra
AD Aorta descendens
AS A. subclavia sinistra
LA Linker Vorhof
LV Linker Ventrikel
RV Rechter Vorhof
T Trachea
Tb Truncus brachiocephalicus
TP Truncus pulmonalis

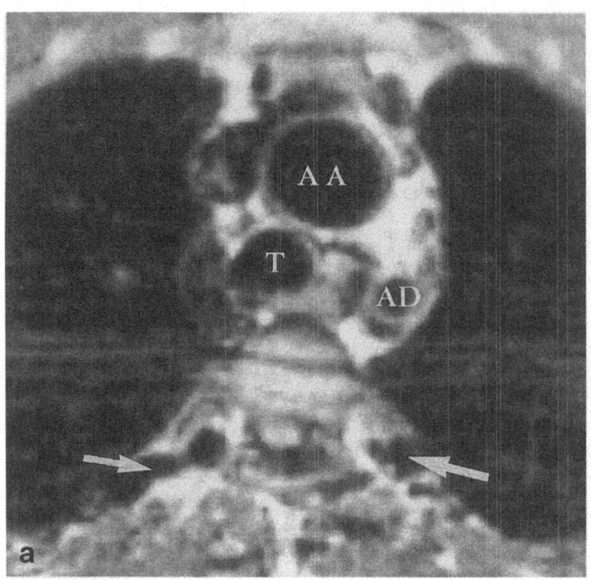 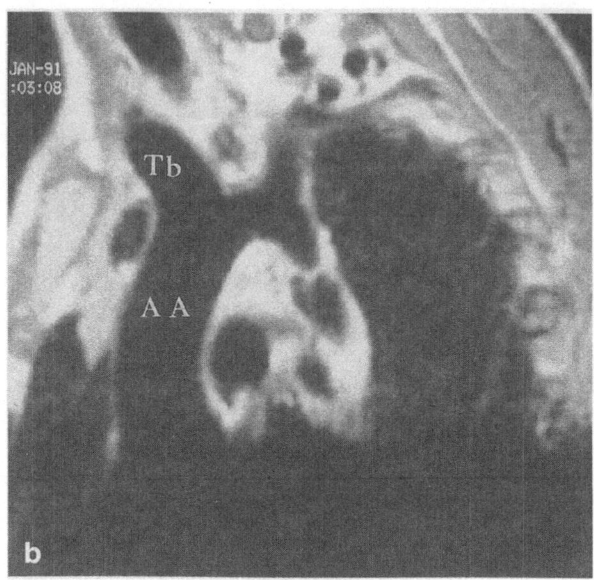

Abb. 8.3 a–e. Aortenisthmusstenose

a Transversale, T1-gewichtete Schichtführung durch das obere Mediastinum unter Verwendung der prospektiv getriggerten SE-Technik. Erhebliche Kaliberdifferenz zwischen der aszendierenden und der deszendierenden Aorta, wobei die aszendierende Aorta eine beginnende ektatische Erweiterung im Bogenbereich aufweist. Darüber hinaus kommt die charakteristische Aufweitung der Interkostalgefäße (*Pfeile*) insbesondere auf der rechten Seite zur Darstellung

b Parasagittale, T1-gewichtete Schichtführung durch das obere Mediastinum entsprechend der linksanterioren Schrägprojektion unter Verwendung der prospektiv getriggerten SE-Technik. Charakteristische „Hirschgeweihkonfiguration" des Aortenbogens, die durch die Aufweitung der prästenotischen, supraaortischen Gefäße bei Patienten mit Isthmusstenose bedingt ist.

c–e s. S. 199

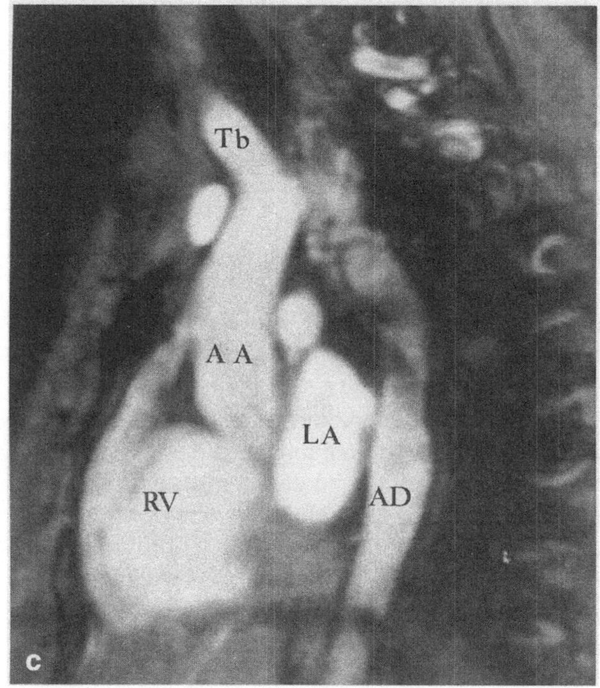

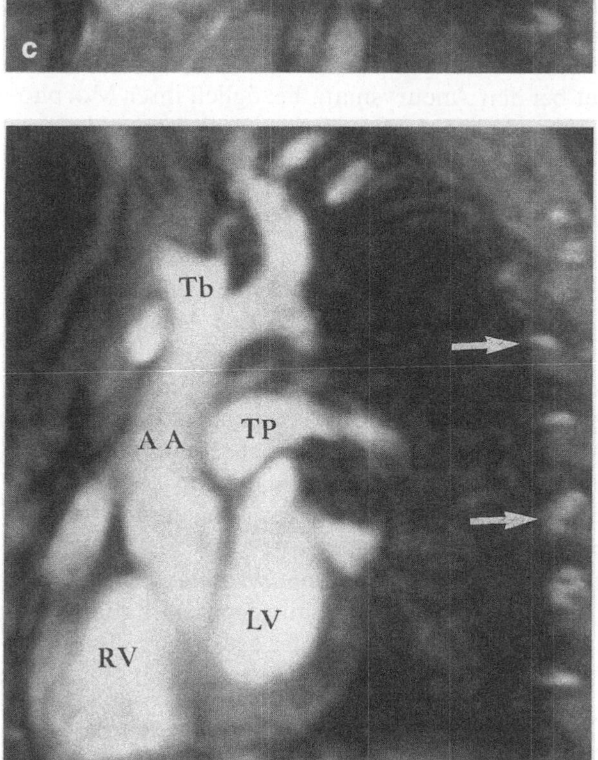

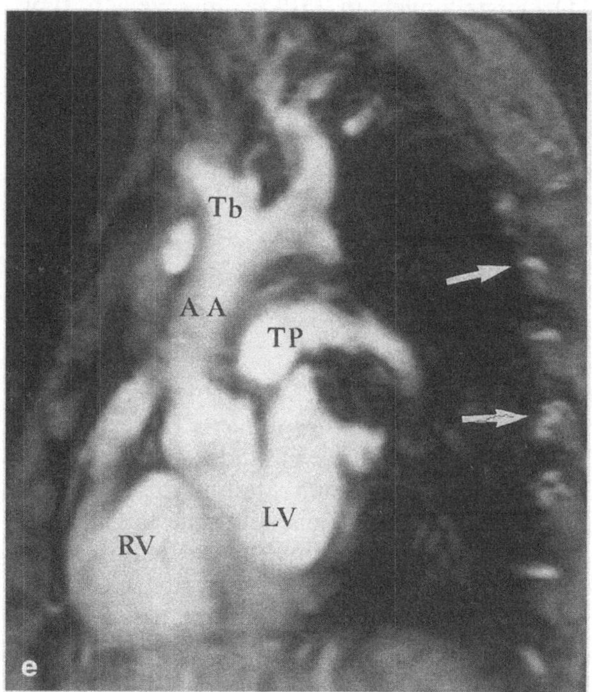

Abb. 8.3

c–e Parasagittale Schichtführung durch das obere Mediastinum entsprechend der linksanterioren Schrägprojektion unter Verwendung der retrospektiv getriggerten GE-Technik. Unter Verwendung der retrospektiv getriggerten Gradientenechotechnik und der gleichen Schichtorientierung wie in **b** zeigt sich neben der Geweihkonfiguration der Aorta und der Hypertrophie des linksventrikulären Myokards insbesondere in der endsystolischen Abbildung (**d**) der hohe Blutfluß in den Interkostalgefäßen (*Pfeile*). Bei veränderter Schichtorientierung ist die distale Wiederauffüllung der deszendierenden Aorta über Kollateralen aus den Interkostalarterien sowie die Kaliberdifferenz zwischen der aszendierenden und dem proximalen Teil der deszendierenden Aorta zu sehen (**c**)

AA Aorta ascendens
AD Aorta descendens
LA Linker Vorhof
LV Linker Ventrikel
RV Rechter Ventrikel
T Trachea
Tb Truncus brachiocephalicus
TP Truncus pulmonalis

LAO-Darstellungen in GE-Technik zeigen typischerweise die Kaliberdifferenz zwischen Aorta ascendens und descendens sowie die „Geweihkonfiguration" der Aorta, die durch die Stenose und die prästenotische Dilatation der Aorta ascendens bedingt ist und aus den katheterangiographischen Darstellungen bekannt ist (Abb. 8.3 b–e) [17, 23, 28].

Aortenbogensyndrom

Unter dem Begriff Aortenbogensyndrom werden *stenosierende und obliterierende Prozesse unterschiedlicher Genese* an einer oder mehreren von Aortenbogen abgehenden Stammarterien subsumiert. Die charakteristische klinische Beschwerdesymptomatik liegt begründet in der Kombination von zerebrovaskulärer Insuffizienz und Durchblutungsstörungen der oberen Extremität bei erhaltener Durchblutung der unteren Extremität. Da die Durchblutungssituation beim Aortenbogensyndrom als spiegelbildlich zu der bei Isthmusstenose bezeichnet werden muß, ist der Begriff des *umgekehrten Koarktationssyndroms* geprägt worden. Die häufigste Pathologie, die zur Entstehung eines Aortenbogensyndroms führt, ist die verstärkte Arteriosklerose im Bereich des Aortenbogens und der abgehenden Kopf- und Armgefäße im Sinne einer arteriellen Verschlußkrankheit von Schultergürteltyp. Weitere mögliche Ursachen sind entzündliche Veränderungen der Gefäßintima und -media im Rahmen von Kollagenosen, Erkrankungen des rheumatischen Formenkreises, Riesenzellarteriitis, Tuberkulose, Lues, Thrombangitis obliterans und Autoimmunerkrankungen, wie z.B. dem Takayasu-Syndrom.

Das MR-Untersuchungsprotokoll umfaßt insbesondere hochauflösende, T1-gewichtete Sequenzen vor und nach Applikation von Kontrastmittel sowie T2-gewichtete Sequenzen in transversaler (Abb. 8.4a, b) und LAO-Schichtführung (vgl. Abb. 8.4e, f) zur Darstellung der meist entzündlich verdickten, in der Signalintensität veränderten Gefäßwände. Darüber hinaus kommen GE-Angiographiesequenzen (Abb. 8.4c, d) und MR-Flußmessungssequenzen zur Darstellung der veränderten Flußverhältnisse in den Gefäßen zur Anwendung. Dreidimensionale Gefäßrekonstruktionen im MIP-Modus (Abb. 8.4c, d) sind insbesondere bei gering- und mittelgradigen Veränderungen wenig aussagekräftig, da sie Veränderungen im Gefäßinneren nur unzureichend wiedergeben können. Zusammenfassend kann gesagt werden, daß Gefäßveränderungen, die eine hämodynamische Wirkung aufweisen, mittels MRT mit großer Sicherheit diagnostiziert werden können, während eine sichere Zuordnung der Veränderungen zu den verschiedenen Pathologien in vielen Fällen nicht möglich ist [14, 15, 21, 22, 27, 33, 34].

Aortenaneurysmata

Bei der Untersuchung von thorakalen Aortenaneurysmata ist es von großer Bedeutung, eine Bewertung bezüglich bestimmter, therapeutisch und prognostisch wichtiger Parameter vorzunehmen. Neben dem Ausmessen der *Aneurysmadurchmesser* in verschiedenen Ebenen, der Angabe der genauen *Lokalisation* und *Ausdehnung* des Aneurysmas sowie der relativen Lage zu entspringenden Arterien gilt es, die Frage der Zugehörigkeit zu den verschiedenen Aneurysmatypen und der Ätiologie zu beantworten. Thorakale Aortenektasien bzw. -aneurysmata zählen insbesondere bei älteren Patienten zu den häufigsten Pathologien und werden in bis zu 15 % der Autopsien beschrieben. Man unterscheidet bei den Aneurysmata bezüglich ihrer Morphologie zwischen dem *fusiformen* und dem *sakkulären* Typ als Vertreter der wirklichen Aneurysmata und dem *Aneurysma spurium* als Vertreter des „falschen" Aneurysmas. Die Lokalisation des Aneurysmas gibt dabei aufgrund der *typischen Ausbreitungsmuster* der Aneurysmatypen auf die verschiedenen Abschnitte der thorakalen Aorta einen weiteren Hinweis auf den zugrundeliegenden Entstehungsprozeß. Arteriosklerotisch bedingte Aneurysmata sind z.B. nur in Ausnahmefällen auf einen Abschnitt der Aorta begrenzt, sondern beginnen meist im oberen Aszendensbereich und erstrecken sich kontinuierlich über den Aortenbogen hinaus bis zur deszendierenden Aorta.

Traumatisch bedingte Aneurysmata, wie z.B. nach Dezelerationstraumata, hingegen sind charakteristischerweise im Bereich der aszendierenden Aorta lokalisiert, weil die Aorta ascendens im Gegensatz zum Aortenisthmus und der Aorta descendens durch die perikardiale Umschlagfalte fixiert ist und daher im Übergangsbereich zwischen Aorta ascendens und Aortenisthmus die größten physikalischen Kräfte wirksam werden. Differentialdiagnostisch muß bei Aneurysmata im Bereich der Aorta ascendens die Syphilis, die zystische Medianekrose, das Marfan-Syndrom (Abb. 8.5a–e) und die poststenotische Dilatation bei Aortenklappenvitien in Betracht gezogen werden, während bei Aneurysmata im Isthmus-/Deszendensbereich autoimmun, mykotisch und bakteriell bedingte Aortitiden am häufigsten sind. Aus prognostischen Gründen unterscheidet man weiterhin zwischen *dissezierenden* und *nicht dissezierenden* Aneurysmata und ordnet in der *Klassifikation nach de Bakey* die dissezierenden Aneurysmata in Abhängigkeit von ihrer Lokalisation 3 Untergruppen zu. Die *Typ-I-Dissektion* beginnt in der Aorta ascendens und erstreckt sich bis zur deszendierenden, thorakalen Aorta, während die *Typ-II-Dissektion* auf die Aorta descendens begrenzt bleibt. Die *Typ-III-Dissektion* schließlich beginnt jenseits der linken A. subclavia. Dissektionen entstehen durch Ablösung der Gefäßintima auf dem Boden einer *arteriosklerotisch, entzündlich, traumatisch* oder *idiopathisch* bedingten Medianekrose und haben das Entstehen eines zweiten, zusätzlichen Gefäßlumens zur Folge. Über 90 % aller Aortendissektionen sind im Bereich des Thorax lokalisiert oder haben zumindest dort ihren Ursprung. Generell gelten bei Erwachsenen im Bereich der Aorta ascendens Aneurysmalumina zwischen 4 und 5 cm im Durchmesser als ungefährliche, kontrollbedürftige ektatische Erweiterung, ab 5 cm als potentiell und ab 6 cm als dringend operationswürdig. Wichtiger als die absolute Größe des Aneurysmas ist die Geschwindigkeit, mit der das Aneurysmalumen zunimmt, so daß bei Patienten mit Aneurysmalumina über 5 cm im Durchmesser häufigen Kontrolluntersuchungen eine große Bedeutung zukommt. Das MR-Untersuchungsprotokoll zur Evaluierung eines Aortenaneurysmas gleicht prinzipiell dem vorher beschriebenen allgemeinen Protokoll (Abb. 8.6a–d), wobei LAO-Darstellungen der Aorta mittels prospektiv getriggerter SE-Sequenzen (Abb. 8.6g) sowie retrospektiv getriggerter GE-Sequenzen (Abb. 8.6h) zur Beurteilung der dynamischen Compliance des Aneurysmas bzw. evtl. vorhandener Dissektionen besonders wichtig sind.

Bei vielen Patienten wird die Unterscheidung zwischen echtem und falschem Lumen oft erst durch diese Darstellungen möglich. Eine weitere Abweichung vom allgemeinen Untersuchungsprotokoll besteht darin, daß T2-gewichtete und kontrastverstärkte T1-gewichtete Sequenzen, die im Standardprotokoll zur Untersuchung der Aorta nicht enthalten sind, die Sensitivität der MRT bezüglich des Vorhandenseins von thrombotischem Material im Bereich der falschen Lumina erheblich erhöhen. Auch zur Darstellung perikardialer und paraaortaler Hämatome sowie zur Darstellung von Pelottierungen umgebender Strukturen durch das Aneurysma ist die zusätzliche Verwendung von T2-gewichteten und kontrastverstärkten T1-gewichteten Sequenzen sinnvoll. Eine überragende Bedeutung kommt der MRT zusätzlich in der treffsicheren Abklärung von Patienten mit röntgenologisch verbreitertem Mediastinum zu. Dabei können vaskuläre Ursachen von tumorösen (Abb. 8.6i–m) oder entzündlich bedingten Raumforderungen des Me-

diastinums differenziert werden. Zusammenfassend muß festgehalten werden, daß in Anbetracht der hohen Sensitivität und Spezifität der MRT und der hohen Komplikationsrate bei der Untersuchung von dissezierenden Aneurysmata mittels Katheterverfahren die MRT als Verfahren der ersten Wahl bei der präoperativen Abklärung und postoperativen Verlaufskontrolle von Aneurysmata gelten muß [1, 5, 8, 11, 13, 18, 25, 26, 29].

8.2 Pulmonalarterien

8.2.1 *MR-Untersuchungstechnik*

Trotz des großen klinischen Bedarfs einer *nichtinvasiven Screeninguntersuchung* zur *Detektion* und *Klassifikation* von *Lungenembolien* und trotz der enormen Fortschritte der MRT und MRA im Bereich der thorakalen Aorta wird die Indikation zur Untersuchung der arteriellen und venösen Gefäße der Lunge mittels MRT bzw. MRA bis heute nur in Ausnahmefällen gestellt. Die Begründung hierfür ist in den technischen Limitationen und der erheblichen Artefaktbildung insbesondere bei der MRA der Pulmonalarterien zu sehen. Die wichtigsten Störeinflüsse, die eine MR-gestützte Angiographie der Pulmonalarterien lange erheblich erschwert haben, sind die Pulsationen des Herzens, die atmungsbedingte Bewegung des Thorax sowie Suszeptibilitätsartefakte bedingt durch den Luftgehalt der Lunge (Abb. 8.7). Durch Verwendung anderer Soft- und Hardware sowie mittels neuentwikkelter Sequenzen ist es in jüngster Vergangenheit gelungen, eine qualitativ hochwertige Darstellung der Pulmonalarterien mittels *MRA* zu gewährleisten. Unter Einbeziehung der Untersuchung in *SE-Technik* sowie der *Flußmessung* im Truncus pulmonalis bzw. den Aa. pulmonales sind heute differenzierte Aussagen bezüglich der *Morphologie* der Lungengefäße sowie *funktionellen Parametern* wie *Flußvolumina* und *Flußgeschwindigkeiten* möglich.

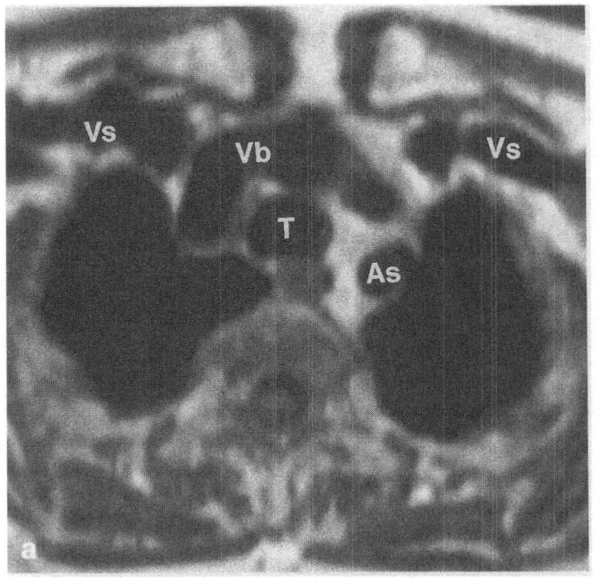

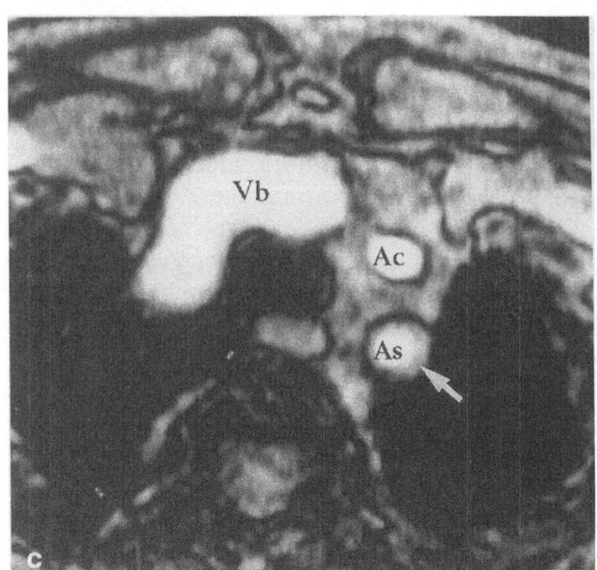

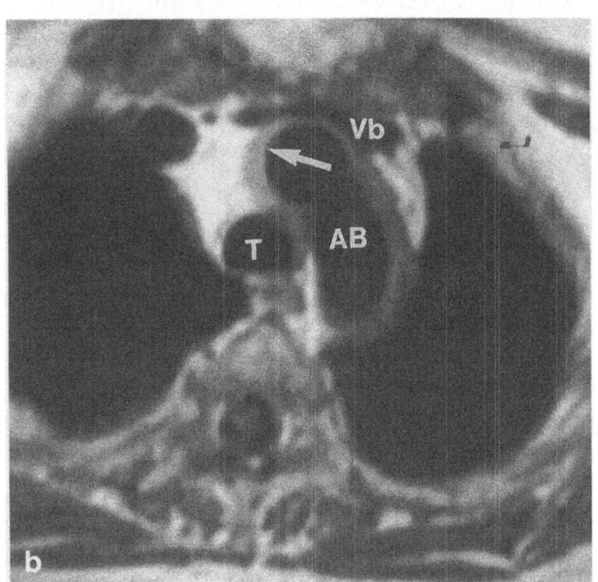

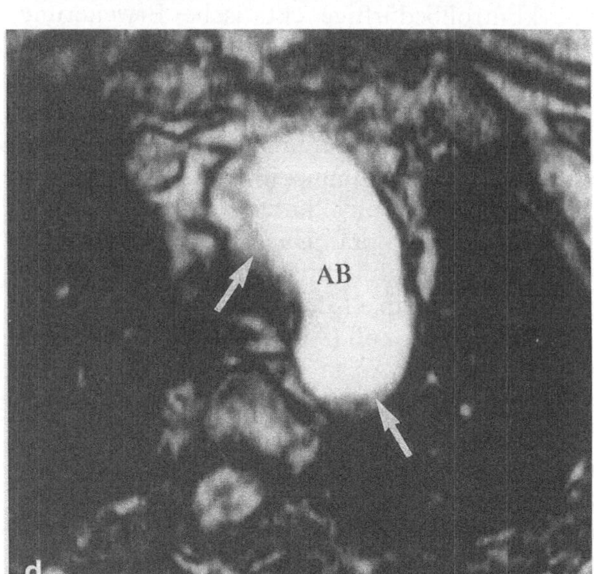

Abb. 8.4 a–g. Aortenbogensyndrom bei Takayasu-Arteriitis

a, b Transversale, kontrastverstärkte T1-gewichtete Schichtführungen durch das obere Mediastinum unter Verwendung der prospektiv getriggerten SE-Technik. Bei normalen Gefäßdurchmessern findet sich in den kontrastverstärkten T1-gewichteten Schichtführungen eine deutlich erhöhte Signalintensität im Bereich der Gefäßintima (*Pfeil*)

c, d Transversale Schichtführungen durch das Mediastinum unter Verwendung der nicht getriggerten MRA-Technik. Auch in der MRA kommt insbesondere in der A. subclavia sinistra die deutlich verdickte Gefäßintima mit einer mittleren Signalintensität zur Darstellung (*Pfeile*)

e–g s. S. 203

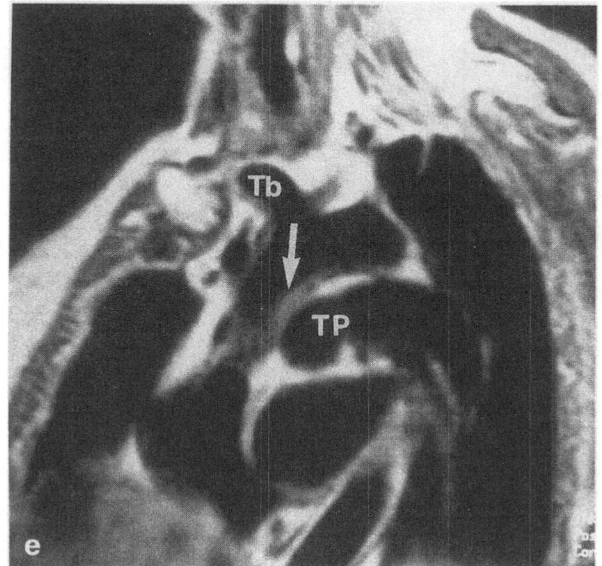

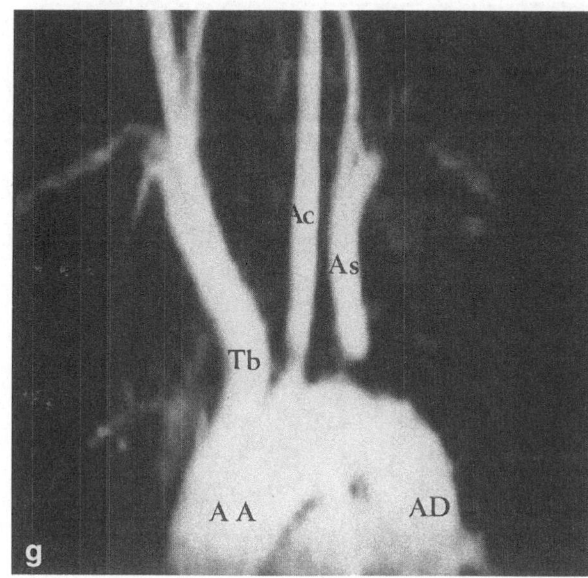

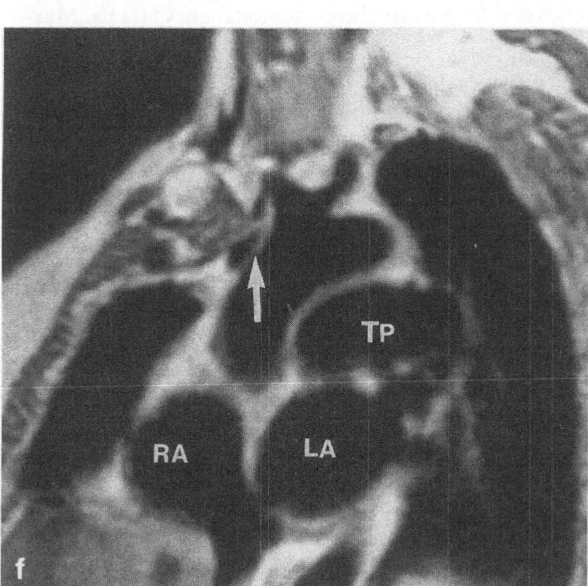

Abb. 8.4

e, f Parasagittale, kontrastverstärkte T1-gewichtete
Schichtführungen durch das Mediastinum entsprechend
der linksanterioren Schrägprojektion unter Verwendung
der prospektiv getriggerten SE-Technik. In der parasagittalen Schichtführung gelingt der Nachweis der deutlichen
Veränderungen im Bereich der Gefäßintima des Aortenbogens (*Pfeil*)

g Linksanteriore Schrägprojektion des Aortenbogens
mittels einer nach dem MIP-Modus berechneten MRA.
In der MRA imponiert eine durch die Veränderungen im
Bereich der Gefäßintima bedingte Stenose in der A. subclavia dextra über eine Strecke von 10 mm mit einer mä-
ßig-gradigen poststenotischen Dilatation

A A	Aorta ascendens
A B	Aortenbogen
Ac	A. carotis communis sinistra
AD	Aorta descendens
As	A. subclavia
LA	Linker Vorhof
RA	Rechter Vorhof
T	Trachea
Tb	Truncus brachiocephalicus
TP	Truncus pulmonalis
Vb	V. brachiocephalica
Vs	V. subclavia

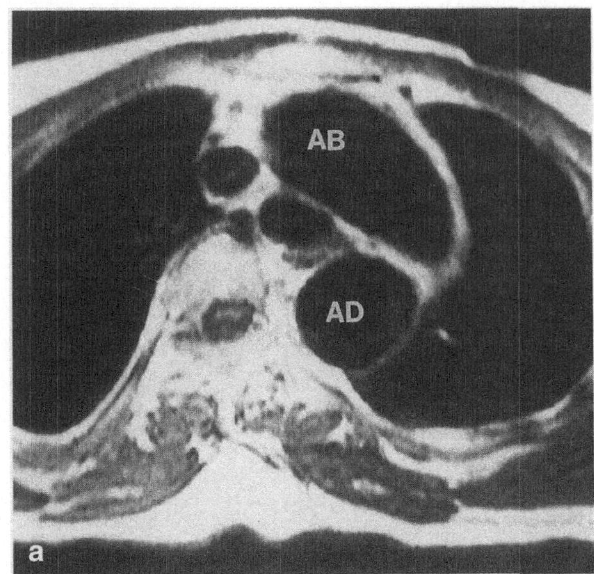

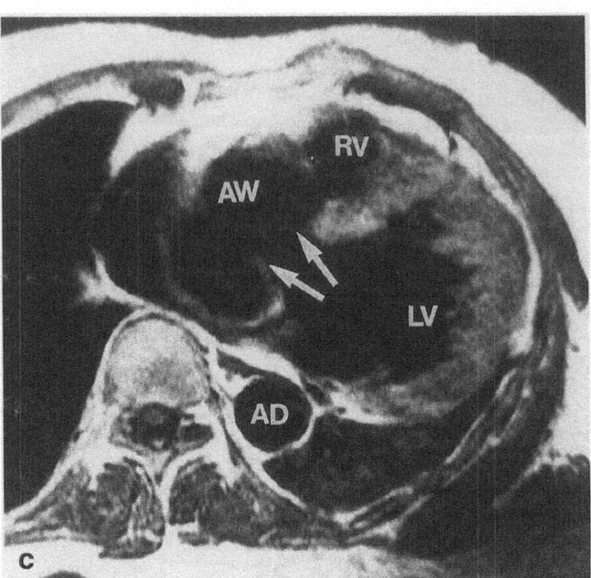

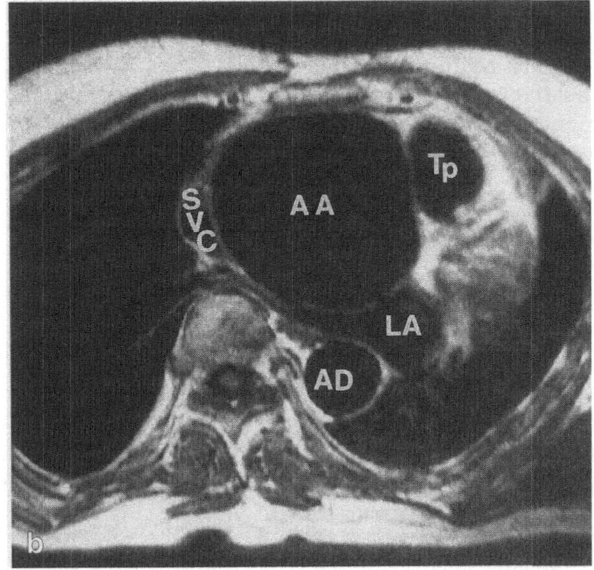

Abb. 8.5 a–e. Supravalvuläres Aortenaneurysma bei Marfan-Syndrom

a–c Transversale T1-gewichtete Schichtführungen durch das Mediastinum und das Herz unter Verwendung der prospektiv getriggerten SE-Technik. In den transversalen Schichtführungen zeigt sich ein sehr großes Aortenaneurysma, das unmittelbar im Bereich der Aortenklappe (*Pfeile*) beginnt und sich bis in den Bogenbereich fortsetzt. Bei einem maximalen Aneurysmadurchmesser von 9 cm ist die obere Hohlvene und der linke Vorhof nach links verlagert und komprimiert. Bedingt durch die relative Aortenklappeninsuffizienz, die häufig im Rahmen von klappennahen Aneurysmata auftreten, zeigt sich bei diesem Patienten eine deutliche linksventrikuläre Myokardhypertrophie

d, e s. S. 205

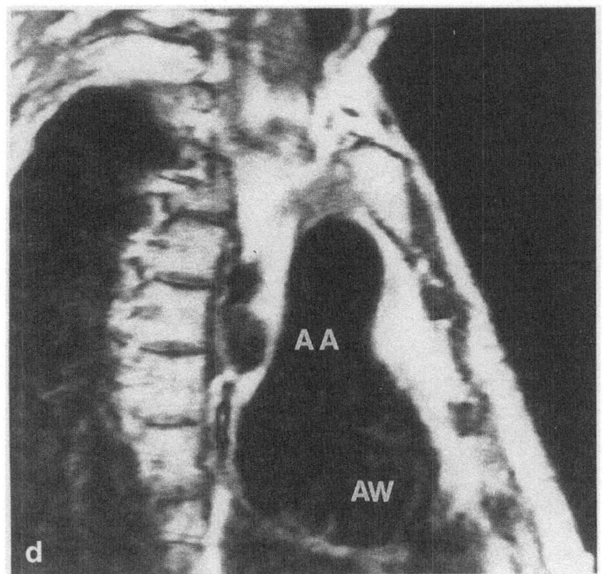

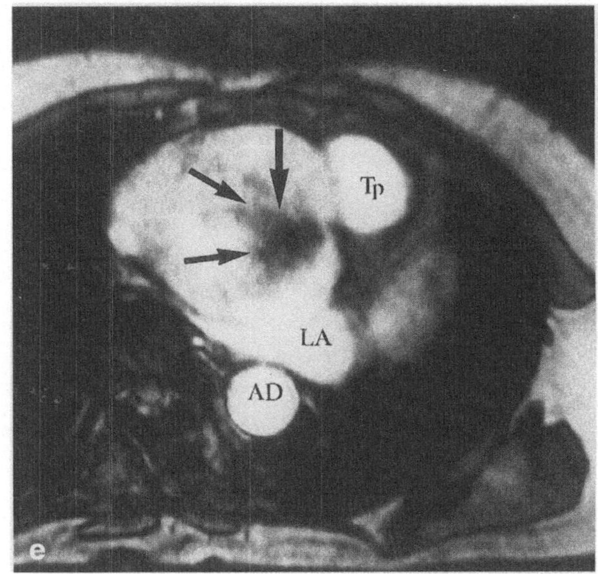

Abb. 8.5

d Parasagittale T1-gewichtete Schichtführungen durch das Mediastinum und das Herz unter Verwendung der prospektiv getriggerten SE-Technik. In den parasagittalen Schichtführungen gelingt der Nachweis des tiefsitzenden Aortenaneurysmas, das vom Sternum bis zur Wirbelsäule reicht, unmittelbar oberhalb der Aortenklappe seinen maximalen Durchmesser hat und bis zum Aortenbogen reicht

e Transversale Schichtführungen durch das Mediastinum und das Herz unter Verwendung der retrospektiv getriggerten GE-Technik. In der transversalen Schichtführung gelingt bei Verwendung der retrospektiv getriggerten GE-Technik der Nachweis eines diastolischen „Jets" im Bereich der Aortenklappe, der im Sinne einer relativen Klappeninsuffizienz zu interpretieren ist (*Pfeile*)

AA Aorta ascendens
AB Aortenbogen
AD Aorta descendens
AW Aortenwurzel
LA Linker Vorhof
LV Linker Ventrikel
RV Rechter Ventrikel
SVC Obere Hohlvene
Tp Truncus pulmonalis

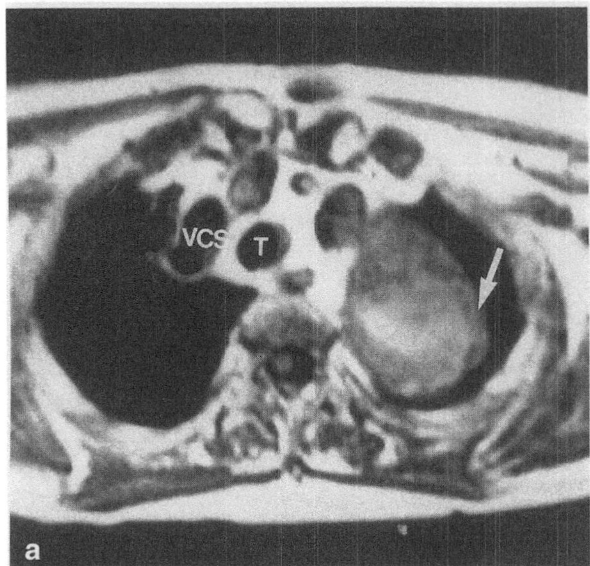

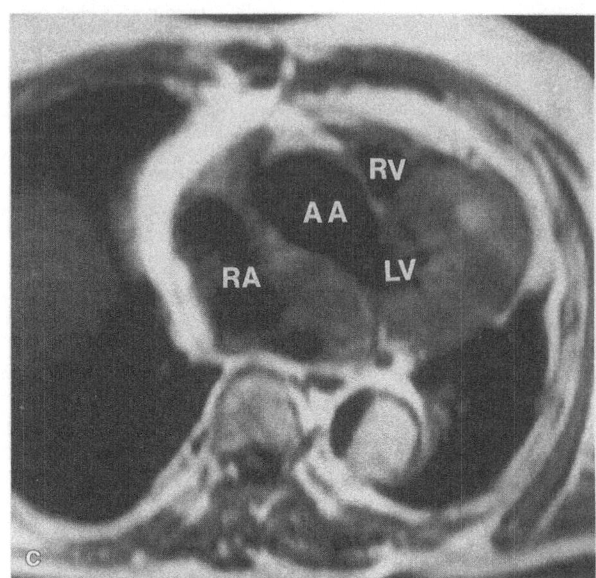

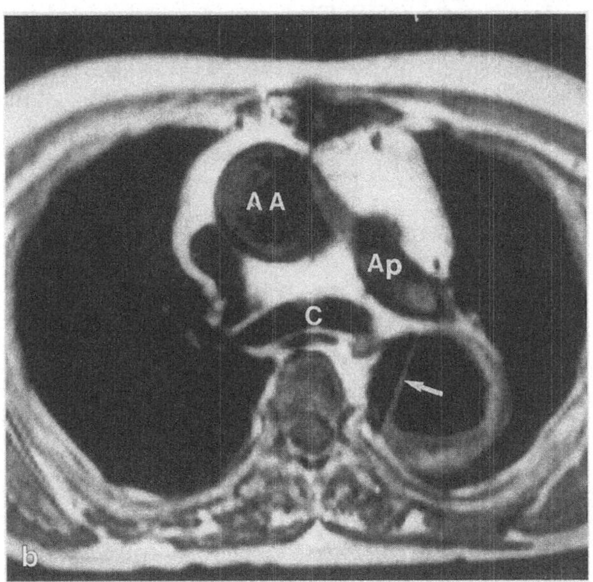

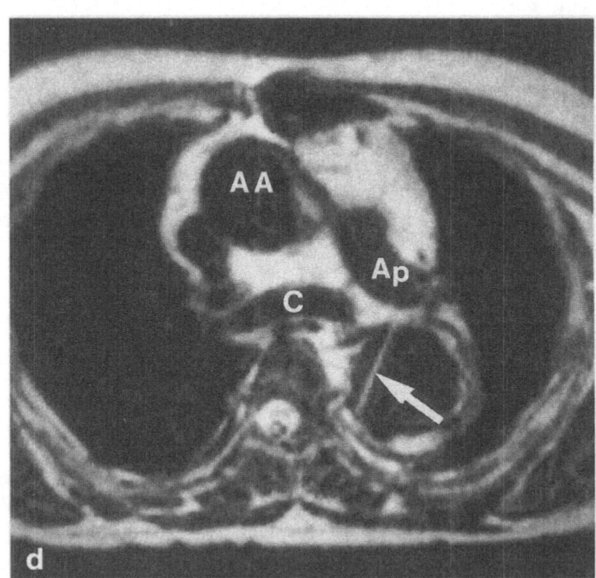

Abb. 8.6 a–h. Teilthrombosiertes, dissezierendes Aortenaneurysma Typ III

a–c Transversale, kontrastverstärkte T1-gewichtete Schichtführungen durch das Mediastinum unter Verwendung der prospektiv getriggerten SE-Technik. In den Abbildungen zeigt sich ein im Bereich des proximalen Aortenbogen beginnendes, dissezierendes Aneurysma des Aortenbogens und der deszendierenden Aorta (*Pfeil*), das sich unter Auslassen der aszendierenden Aorta bis zur abdominellen Aorta erstreckt. Die KM-Anreicherung im Bereich des Aneurysmasacks wird durch erheblich verlangsamte, inhomogene Flußverhältnisse insbesondere im Bereich des falschen Lumens verursacht

d Transversale, T2-gewichtete Schichtführung durch das Mediastinum unter Verwendung der prospektiv getriggerten SE-Technik. Auch in der T2-Gewichtung gelingt der Nachweis der Dissektionsmembran (*Pfeil*) und die Unterteilung in das echte und das falsche Lumen

e–h s. S. 207

AA	Aorta ascendens
AP	A. pulmonalis
C	Carina
LV	Linker Ventrikel
RA	Rechter Vorhof
RV	Rechter Ventrikel
T	Trachea
Tp	Truncus pulmonalis
VCS	V. cava superior

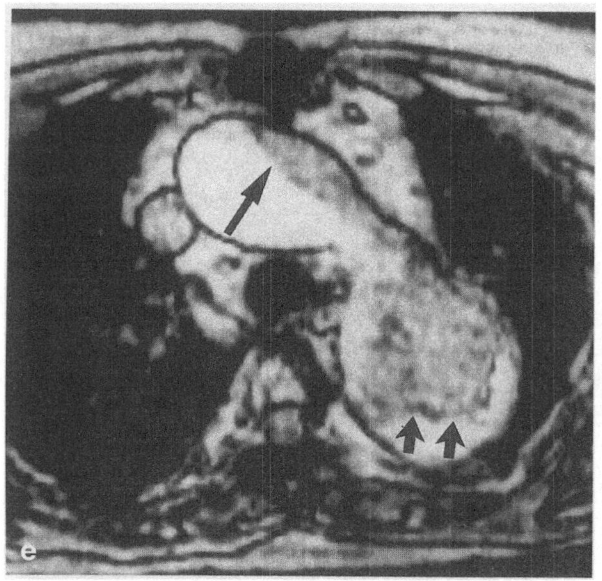
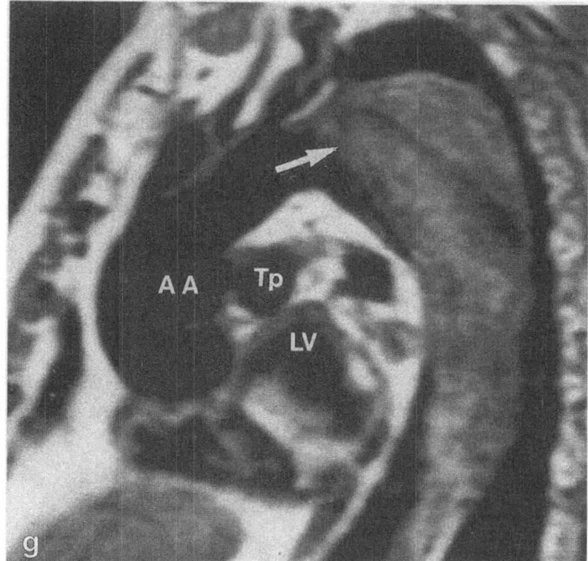

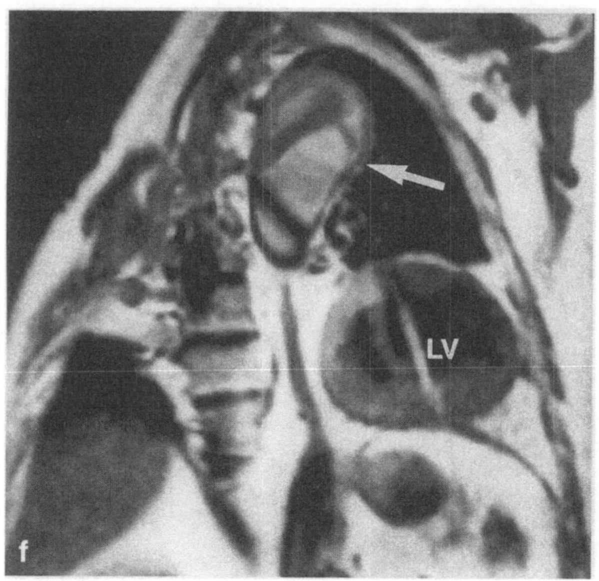
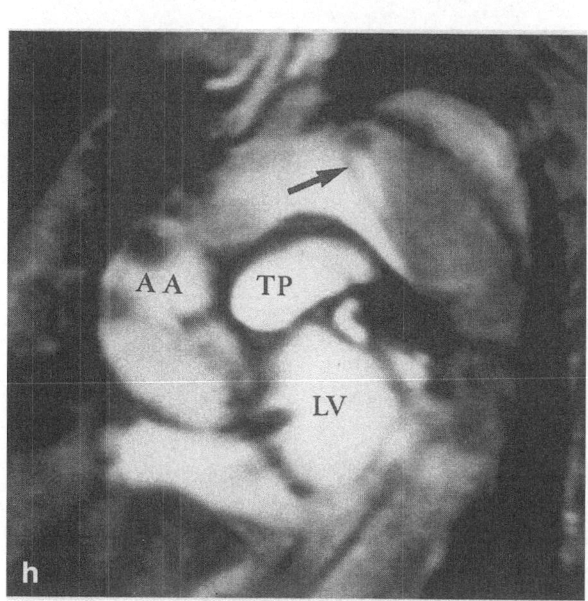

Abb. 8.6

e Transversale Schichtführung durch das Mediastinum unter Verwendung der nicht getriggerten MRA-Technik. Die MRA bestätigt die inhomogenen Flußverhältnisse im Bereich des Aneurysmas (*Pfeile*)

f Doppelt angulierte Schichtführung entsprechend der Herzlängsachse unter Verwendung der prospektiv getriggerten SE-Technik. Es wird die Lagebeziehung des Aneurysmas zur oberen Thoraxapertur (*Pfeil*) sowie die durch das Aneurysma bedingte linksventrikuläre Myokardhypertrophie verdeutlicht

g Parasagittale, T1-gewichtete Schichtführungen durch das Mediastinum entsprechend der linksanterioren Schrägprojektion unter Verwendung der prospektiv getriggerten SE-Technik. Die parasagittale Schichtführung

verdeutlicht noch einmal den Beginn des Aneurysmas im Bereich des Aortenbogens sowie die Auftrennung des Aortenlumens in das kleinere, wahre Lumen und das größere, falsche Lumen. Deutlich zu erkennen ist die Dissektionsmembran, die im Bereich der Abgänge der supraaortalen Gefäße beginnt und das echte und das falsche Lumen voneinander trennt (*Pfeil*)

h Parasagittale Schichtführung durch das Mediastinum entsprechend der linksanterioren Schrägprojektion unter Verwendung der retrospektiv getriggerten GE-Technik. Die Abbildung zeigt in der gleichen Schichtorientierung wie in **g** die Flußverhältnisse im Bereich des Aneurysmas, wobei auffällt, daß in der proximalen Aorta descendens der Blutfluß nahezu völlig sistiert und im Bereich der distalen Aorta ascendens Signalauslöschungen aufgrund von Flußturbulenzen zur Darstellung kommen

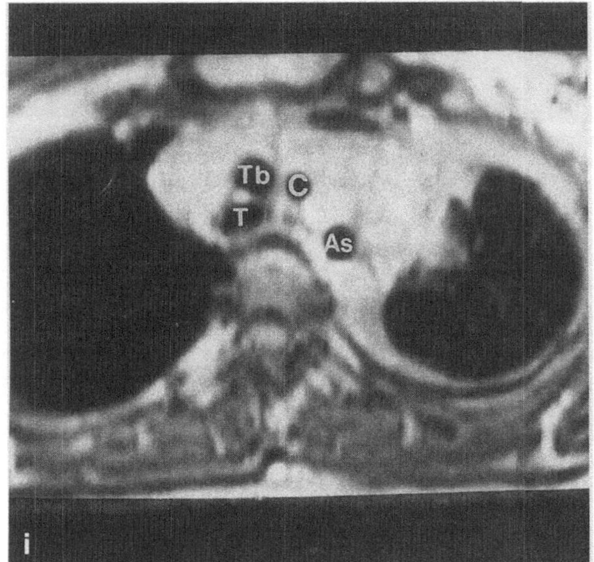

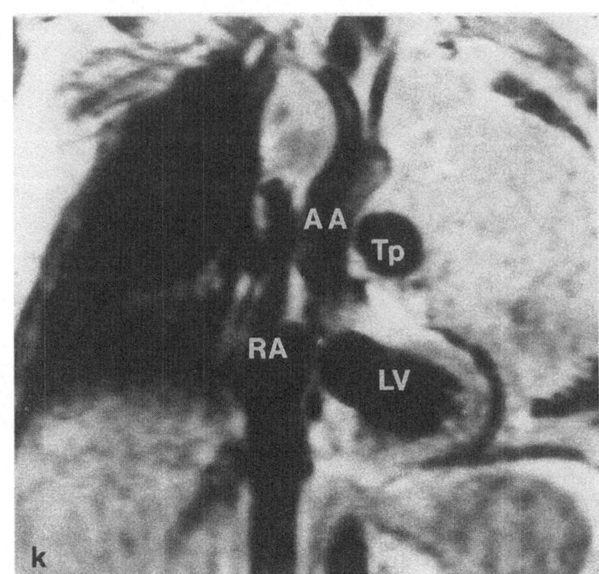

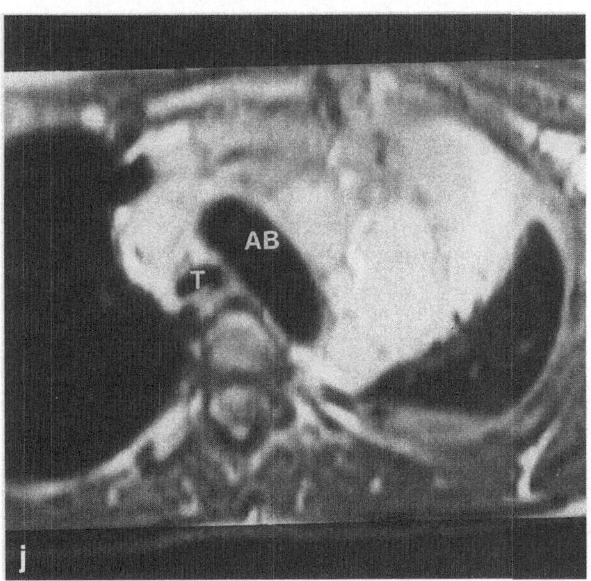

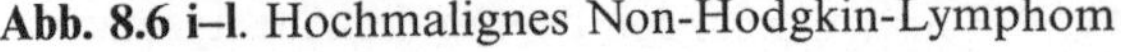

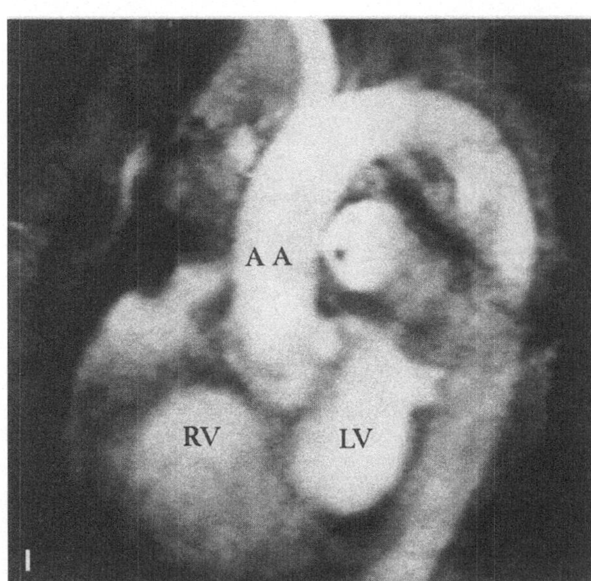

Abb. 8.6 i–l. Hochmalignes Non-Hodgkin-Lymphom

i, j Transversale, kontrastverstärkte T1-gewichtete Schichtführungen durch das Mediastinum unter Verwendung der prospektiv getriggerten SE-Technik. In der transversalen Schichtführung imponiert eine große Raumforderung, die sich von der oberen Thoraxapertur bis zum Zwerchfell erstreckt und die supraaortischen Gefäße, den Aortenbogen und den Truncus bzw. die Aa. pulmonales umscheidet

k Koronare, kontrastverstärkte T1-gewichtete Schichtführungen durch das Mediastinum unter Verwendung der prospektiv getriggerten SE-Technik. Die koronare Schichtführung ermöglicht eine exakte Beurteilung bezüglich der kraniokaudalen Ausdehnung der Raumforderung und der Infiltration der Gefäße

l Parasagittale Schichtführungen durch das Mediastinum entsprechend der linksanterioren Schrägprojektion unter Verwendung der retrospektiv getriggerten GE-Technik. Die parasagittale Schichtführung zeigt bei regelrechten Flußverhältnissen im Aortenbogen und im Truncus pulmonalis die Raumforderung mit einer mittleren Signalintensität (*Pfeile*)

A A	Aorta ascendens
A B	Aortenbogen
As	A. subclavia sinistra
C	A. carotis communis sinistra
LV	Linker Ventrikel
R A	Rechter Vorhof
R V	Rechter Ventrikel
T	Trachea
Tb	Truncus brachiocephalicus
Tp	Truncus pulmonalis

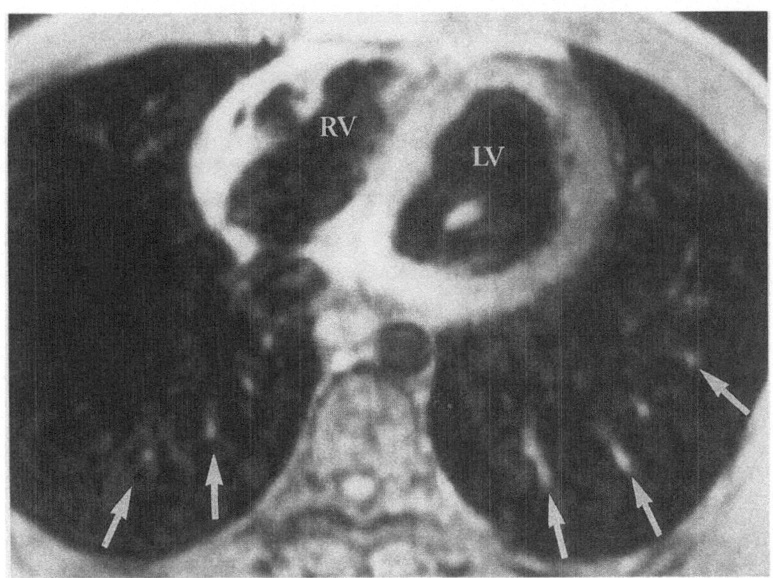

Abb. 8.7. Untersuchungstechnik. Transversale, kontrastverstärkte T1-gewichtete Schichtführung durch das Herz und das Mediastinum unter Verwendung der prospektiv getriggerten SE-Technik. Neben den basalen Abschnitten des linken und rechten Ventrikels sind im Bereich der Lunge die peripheren Aufzweigungen der Pulmonalarterien zu erkennen (*Pfeile*) (*LV* Linker Ventrikel, *RV* Rechter Ventrikel)

8.2.2 Normale Anatomie

Arterielles System

Der *Pulmonalarterienhauptstamm* nimmt seinen Ursprung im supravalvulären Bereich des rechten Ventrikels und zieht über eine Länge von ca. 50 mm in einer minimal parasagittalen Achse von links ventral nach rechts dorsal (Abb. 8.8 a). Der normale Durchmesser beträgt im Mittel 30 mm und variiert in Abhängigkeit von der Herztätigkeit um ca. 20–25 %. Die Aufteilung des Hauptstamms in linke und rechte Pulmonalarterie (Abb. 8.8 b) befindet sich in der Konkavität des Aortenbogens unmittelbar unterhalb des aortopulmonalen Fensters und ist in vollem Umfang in die perikardiale Umschlagfalte integriert. Bei geringfügigem Kaliberunterschied zugunsten der rechten Pulmonalarterie betragen die normalen Durchmesser ca. 15 mm mit einer systolischen Zunahme um ca. 30 %. Die *rechte Pulmonalarterie* nimmt über eine Länge von ca. 50 mm ihren weiteren Verlauf dorsal der aszendierenden Aorta und der oberen Hohlvene zum rechten Lungenhilus, wo die Aufteilung in die *Aa. lobulares dextrae* stattfindet (Abb. 8.8 c). Die *linke Pulmonalarterie* verläuft oberhalb des linken Hauptbronchus zum linken Lungenhilus, um sich bei relativ großer Variabilität in die *Aa. lobulares sinistrae* aufzuteilen. Die weitere Aufteilung des arteriellen Systems der Lunge in die *Segmentarterien* (Abb. 8.8 d–h) folgt auf beiden Seiten der Aufteilung des Bronchialbaums in die Segmentbronchien (Tabelle 8.2).

Venöses System

Das pulmonalvenöse Gefäßsystem zeigt einen partiell vom arteriellen und bronchialen System abweichenden Verlauf. Während die Venen der *apikalen* Lungenabschnitte ähnlich wie die Arterien in einer eher vertikalen Achse verlaufen, nehmen die Venen der *basalen* Lungenabschnitte einen eher horizontalen Verlauf. Generell sind die venösen Gefäße *ventrokaudal der korrespondierenden Arterien* zu finden.

Im Bereich des linken Vorhofs ist die Varianz des pulmonalvenösen Systems mit 2 einmündenden Pulmonalvenen pro Seite weitaus geringer als in der Lungenperipherie, wo als Gemeinsamkeit meistens lediglich pro Lungenlappen eine große drainierende Pulmonalvene beschrieben werden kann. Der *pulmonale Blutfluß* ist direkt abhängig von der Funktion des rechten Ventrikels, der Compliance der Lungengefäße, den intrapulmonalen und intrapleuralen Druckverhältnissen und dem Lungengefäßgesamtquerschnitt. Bei Herz-/Lungengesunden beträgt der pulmonale Blutfluß in Ruhe normalerweise *2 bis 5 Liter pro Minute* und Quadratmeter Körperoberfläche, wobei Kinder aufgrund ihrer ge-

Tabelle 8.2. Segmentale Aufzweigung der linken und rechten Pulmonalarterien

Rechte Pulmonalarterie

a) Aszendierende Hauptarterie

Oberlappen rechts	Apikale Segmentarterie	Apikale und posteriore Rami
	Hintere Segmentarterie	Posteriore und laterale Rami
	Vordere Segmentarterie	Anteriore und laterale Rami

b) Deszendierende Hauptarterie

Mittellappen rechts	Laterale Segmentarterie	
	Mediale Segmentarterie	
Unterlappen rechts	Superiore Segmentarterie	
	Medio-basale Segmentarterie	
	Anterior-basale Segmentarterie	
	Postero-basale Segmentarterie	
	Latero-basale Segmentarterie	

Linke Pulmonalarterie

a) Aszendierende Hauptarterie

Oberlappen links	Postero-apikale Segmentarterie	Apikale und posteriore Rami
	Anteriore Segmentarterie	Anteriore und laterale Rami

b) Deszendierende Hauptarterie

Lingula	Superiore Segmentarterie	
	Inferiore Segmentarterie	
Unterlappen	Superiore Segmentarterie	
	Anterio-medio-basale Segmentarterie	
	Postero-basale Segmentarterie	

ringen Körperoberfläche tendenziell höhere Werte aufweisen als Erwachsene. Die Verteilung des Blutvolumens auf die verschiedenen Lungenbezirke weist eine starke Abhängigkeit von der Körperhaltung auf. Bei *genereller Betonung der kaudalen Lungenabschnitte* ist die Durchblutung der basalen Abschnitte *im Stehen* um den *Faktor 3–5 höher*, während *in liegender Körperlage* eine nur geringfügige Mehrdurchblutung der basalen Abschnitte besteht. Darüber hinaus haben die *intrathorakalen* und insbesondere die *intrapleuralen Druckverhältnisse* einen großen Einfluß auf das pulmonale Blutflußvolumen und die Flußgeschwindigkeit. Bei maximaler Exspiration findet eine Kompression der arteriellen Lungengefäße und des linken Vorhofs statt, während bei mittlerer Inspiration der mittlere Gefäßquerschnitt vergrößert wird, so daß der pulmonale Blutfluß im allgemeinen bei mittlerer Inspiration höher ist. Andererseits kann bei maximaler Inspiration der Alveolardruck so stark ansteigen, daß der pulmonale Blutfluß durch die Kompression der Arteriolen vermindert wird. Auch der *Lungengefäßgesamtquerschnitt* hat eine große Bedeutung für die Flußvolumina und Flußgeschwindigkeiten insbesondere in den Aa. lobulares und dem nachgeschalteten Gefäßsystem, so daß z.B. im Falle einer Rarefizierung der intrapulmonalen Gefäße im Rahmen eines chronischen Lungenemphysems in den verbleibenden Gefäßen die Flußvolumina und Flußgeschwindigkeiten einen erheblichen Anstieg erfahren. Im Bereich der pathophysiologischen Regelmechanismen hat der *Euler-Liljestrand-Reflex*, wonach Lungenabschnitte mit einer reduzierten Ventilation zugunsten der Lungenabschnitte mit einer normalen Ventilation minder perfundiert werden, große praktische Bedeutung. Die *Flußgeschwindigkeiten* im Bereich des Truncus pulmonalis und den Aa. pulmonales betragen bei Herz-/Lungengesunden zwischen *60 und 90 cm/s*, wobei Kinder wiederum mit Normwerten zwischen *80 und 110 cm/s* erheblich höhere Werte aufweisen. *Erhöhte Flußgeschwindigkeiten* ergeben sich bei Patienten mit pulmonaler Hypertension, bei Patienten mit langjährigen obstruktiven Lungenerkrankungen aufgrund der globalen Gefäßrarefizierung und bei Patienten mit Pulmonalarterienembolie in den der Embolie parallel geschalteten Gefäßen. *Verminderte Flußgeschwindigkeiten* werden bei Patienten mit dekompensierter Rechtsherz- bzw. biventrikulärer Herzinsuffizienz im Rahmen einer koronaren Herzkrankheit oder einer Kardiomyopathie, bei Patienten mit Klappenvitien und bei restriktiven Lungenerkrankungen beobachtet. Darüber hinaus können sich bei einseitigen Lungenprozessen im Sinne einer Pneumonie oder bei Patienten nach einseitiger Lungentransplantation ein erheblicher Unterschied in den Flußvolumina und Flußgeschwindigkeiten der rechten und linken Lungenarterien ergeben, so daß insbesondere bei Registrierung von pathologischen Werten im Truncus pulmonalis bzw. in den Aa. pulmonales dextra oder sinistra die Kontrollmessung der jeweils anderen Seite empfehlenswert ist.

8.2.3 Pathologien

Pulmonalarterienektasie

Im Rahmen eines langjährig bestehenden *Hypertonus* im kleinen Kreislauf oder als Folge einer *Pulmonalklappenstenose* im Sinne einer poststenotischen Dilatation kann sich eine Ektasie des Truncus pulmonalis bzw. der Aa. pulmonales ausbilden. Gerade bei älteren Patienten ist die Aufweitung der Aa. pulmonales neben der pulmonalvenösen Stauung häufig der Grund für die röntgenologische Verbreiterung des Mediastinums im Bereich der Lungenhili. In der MRT ist es neben der Darstellung der Pulmonalarterienmorphologie mittels *SE-* und *GE-Angiographiesequenzen* möglich, mit Hilfe der *vergleichenden Flußgeschwindigkeitsbestimmung* an der Pulmonalklappe und im Truncus pulmonalis, zwischen der weitaus häufigeren pulmonalarteriellen Hypertonie und einer Pulmonalklappenstenose zu unterscheiden. Darüber hinaus kann in zusätzlichen SE-Sequenzen das links- und rechtsventrikuläre Myokard dargestellt werden, um kardiale Folgeveränderungen im Sinne einer Myokardhypertrophie auszuschließen.

Embolien

Die Thrombosierung der tiefen Beinvenen mit anschließender Lungenarterienembolie ist eine der häufigsten Komplikationen bei Patienten, die aufgrund von operativen Eingriffen oder anderen schwerwiegenden Erkrankungen für längere Zeit immobilisiert werden müssen. Sowohl bezüglich der Thrombosierung der tiefen Beinvenen als auch bezüglich des embolischen Verschlusses der Lungenarterien kann die MRT wichtige Informationen liefern. In den *standardisierten, hochauflösenden T1-gewichteten SE-Sequenzen* in transversaler und parasagittaler Schichtführung kommen Thromben, die den Verschluß einer Pulmonalarterie verursachen, mit einer mittleren Signalintensität zur Darstellung, während sie in *T2-gewichteten Sequenzen* eine leicht erhöhte Signalintensität aufweisen. Die Verwendung von Kontrastmittel ist bei Patienten mit Verdacht auf Lungenarterienembolie empfeh-

lenswert, da in *kontrastverstärkten, T1-gewichteten Sequenzen* die Abgrenzung des Embolus aufgrund des verbesserten Signal-Rausch-Verhältnisses erleichtert wird.

Bei Verwendung von *retrospektiv getriggerten GE-Sequenzen* kann insbesondere in transversalen Schichtführungen die Motilität des Embolus im Gefäßlumen untersucht werden, um die Gefahr der Verschleppung des Embolus in weiter periphere Lungenanteile und den Therapieerfolg nach Lysetherapie zu beurteilen. Auch die *vergleichende Bestimmung* der *Flußgeschwindigkeiten* im Truncus pulmonalis bzw. in den Aa. pulmonales sowie die Darstellung der arteriellen Lungengefäße mittels MRA-Sequenzen können wichtige Zusatzinformationen in der Untersuchung von Patienten mit Verdacht auf Lungenarterienembolie erbringen [10, 12, 19, 20, 24, 32].

Tumoraffektion

Wie bei allen anderen Organen unterscheidet man auch bei der Lunge zwischen primären, von der Lunge ausgehenden und sekundären, also metastatischen Raumforderungen. Bei den primären Lungentumoren gilt es neben sehr seltenen gutartigen Raumforderungen wie Fibromen, Lipomen und Chondromen die zunehmend häufigeren malignen Neoplasien zu nennen. Diese gehen in den meisten Fällen von dem Bronchialepithel, seltener auch von dem Alveolarepithel, aus und beeinflussen durch ihren raumfordernden Charakter häufig auch das pulmonale Gefäßsystem. Bei den metastatischen Raumforderungen in der Lunge kommen prinzipiell alle malignen Tumoren als Primärtumor in Frage, wobei die Tumoren, die über die untere oder obere Hohlvene drainiert werden, besonders häufig in die Lunge metastasieren. Als letzte Gruppe gilt es die malignen Tumoren des Mediastinums bzw. der Pleura zu nennen, die per continuitatem im Sinne einer Lymphangiosis carcinomatosa in die Lunge und das pulmonale Gefäßsystem einwachsen. Hier sind vor allem das Mamma-, das Magen- und Ösophaguskarzinom sowie maligne mediastinale Lymphome (Abb. 8.9) zu nennen.

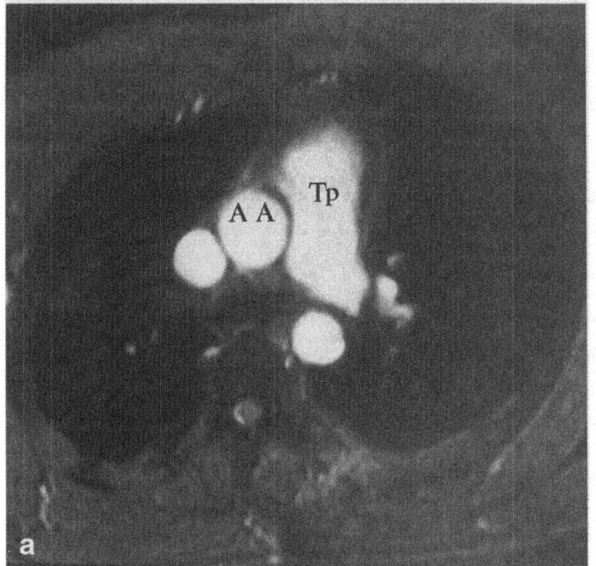

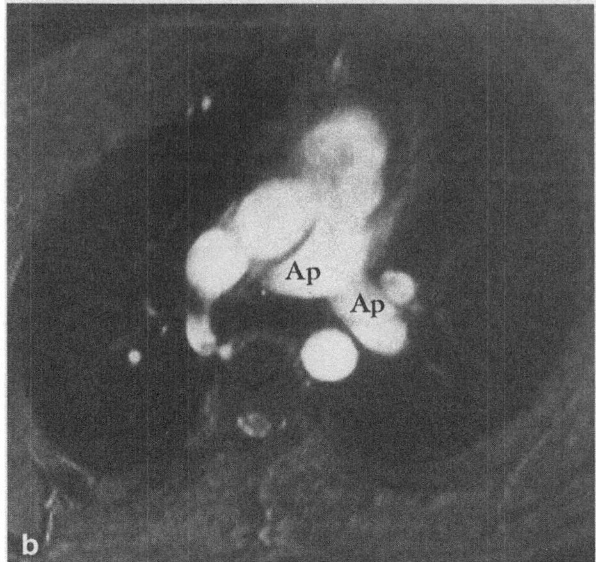

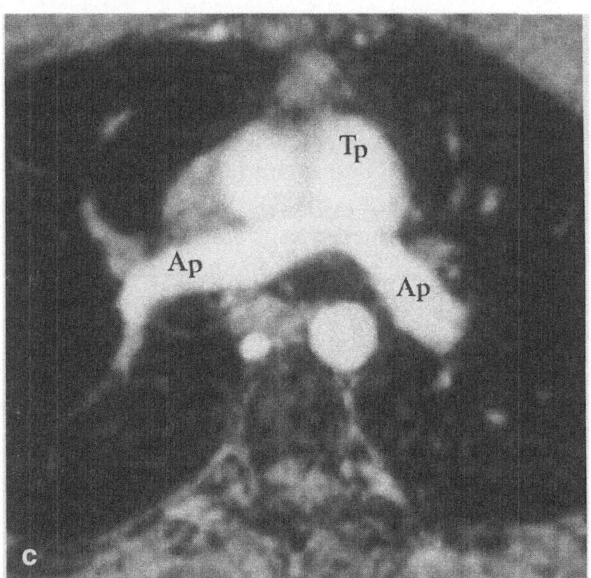

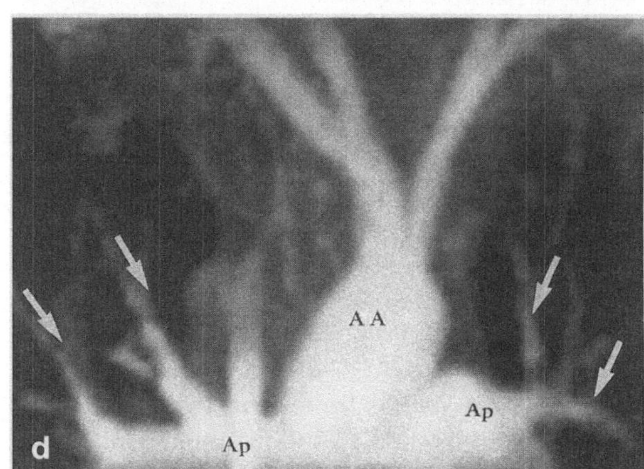

Abb. 8.8 a–h. Normalanatomie

a, b Doppelt angulierte Schichtführung entsprechend
der Herzlängsachse unter Verwendung der retrospektiv
getriggerten GE-Technik (TR/TE = 50/12, 1 Acq, 24
Herzphasen). In **a** ist der Pulmonalarterienhauptstamm,
in **b** der Verlauf und die Aufzweigung der linken und
rechten Pulmonalarterie zu erkennen

c Paraaxiale Schichtführung entsprechend dem Verlauf
der rechten Pulmonalarterie unter Verwendung der
nichtgetriggerten MRA-Technik (TR/TE = 29/7, 2 Acq,
Matrix 256·256). Bei entsprechender paraaxialer Anwinklung der Schichtführung können die Pulmonalarterien in ihrem Verlauf in einem einzelnen Bild dargestellt
werden. Da die linke und rechte Pulmonalarterie einen
unterschiedlichen Verlauf aufweisen, gelingt es jedoch
nur selten, den Pulmonalarterienverlauf beider Seiten bis
zur Peripherie in einem Bild darzustellen

d Angiographische, nicht selektive Darstellung des
Aortenbogens und des pulmonalarteriellen Systems unter Verwendung der nichtgetriggerten MRA-Technik
und der Nachbearbeitung im MIP-Modus (TR/TE = 29/
7, 2 Acq, Matrix 256·256). Neben dem Aortenbogen und
den supraaortischen Ästen kommen in der a.-p.-Projek-
tion die Pulmonalarterienhauptstämme und die Verzweigungen zweiter und dritter Ordnung zur Darstellung
(*Pfeile*)

e–h s. S. 213

AA   Aorta ascendens
Ap   A. pulmonalis
Tp   Truncus pulmonalis

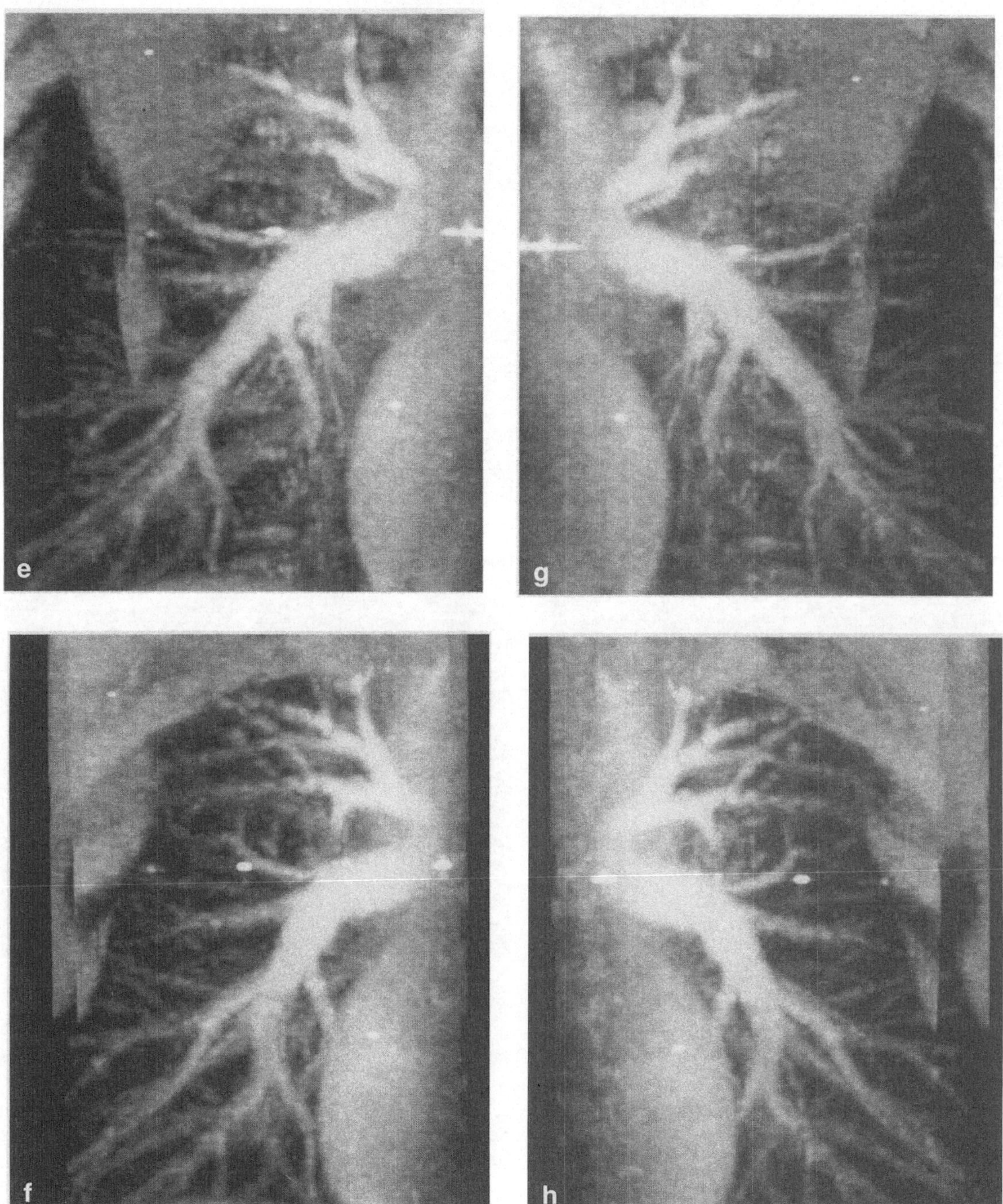

Abb. 8.8

e, f Anteroposteriore selektive Darstellungen des pulmonalarteriellen Systems unter Verwendung der nichtgetriggerten MRA-Technik und der Nachbearbeitung im MIP-Modus. (TR/TE = 1500/8, 8 Acq, Matrix 128·256). In den dreidimensionalen, in jeder beliebigen Projektion darstellbaren MIP-Berechnungen ist bei normaler Anatomie die Aufteilung des pulmonalarteriellen Systems bis in die Peripherie beurteilbar, so daß mittels der zugrundeliegenden Einzelschichten und der MIP-Berechnung der Ausschluß des Vorliegens einer Lungenembolie möglich ist

g, h Posteroanteriore selektive Darstellungen des pulmonalarteriellen Systems unter Verwendung der nichtgetriggerten MRA-Technik und der Nachbearbeitung im MIP-Modus (TR/TE = 1500/8, 8 Acq, Matrix 128·256)

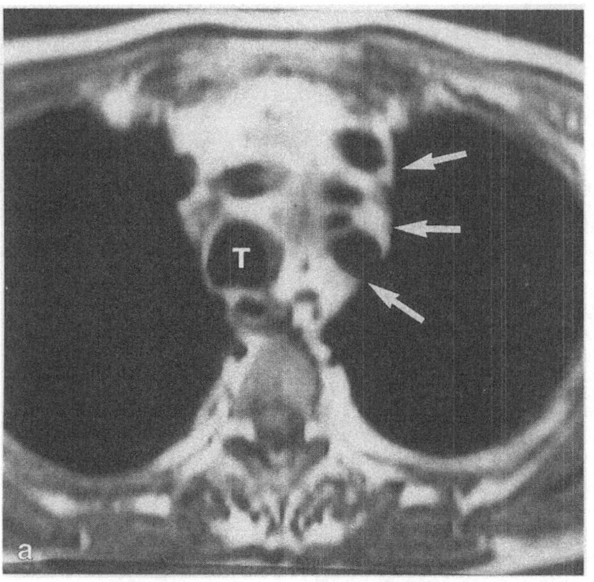
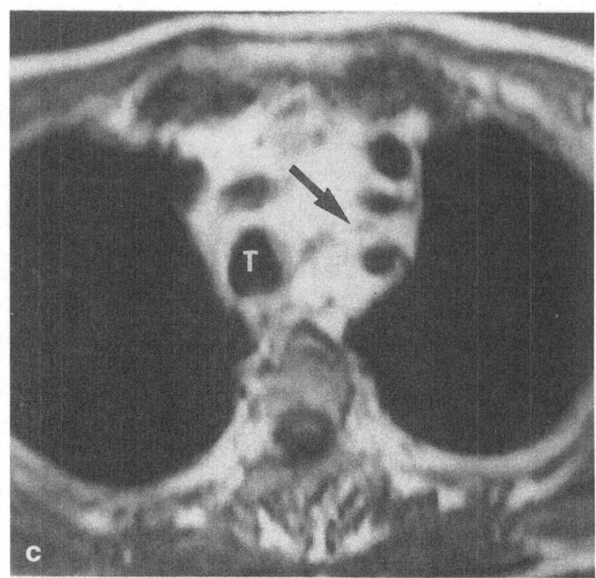
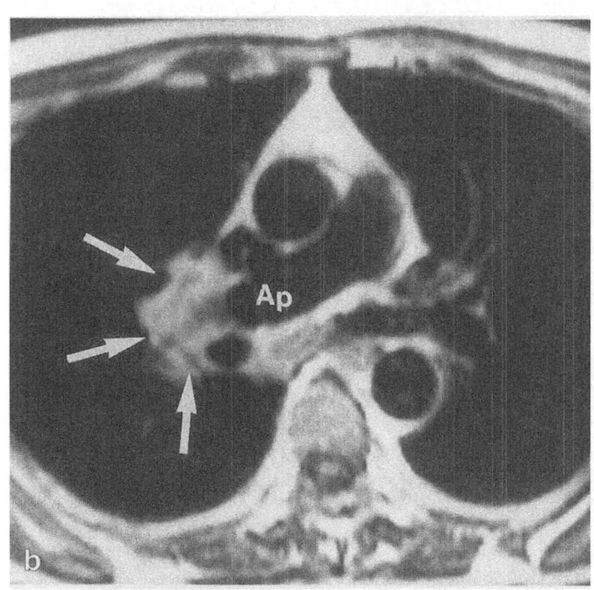
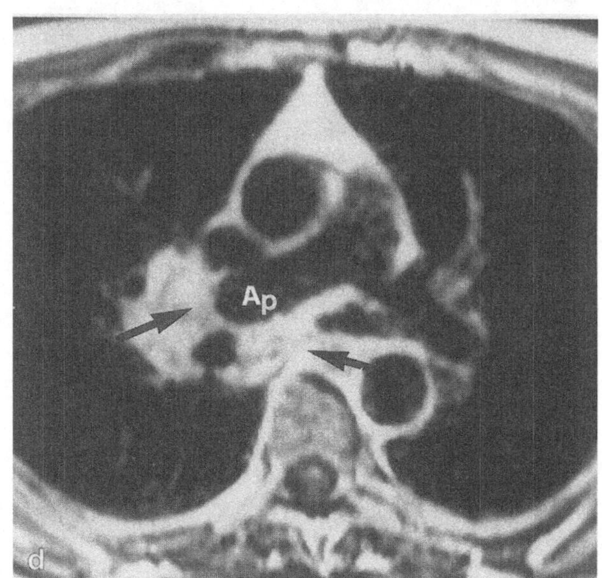

Abb. 8.9 a–d. Tumoraffektion des pulmonalarteriellen Systems

a, b Transversale, native T1-gewichtete Schichtführungen durch das obere Mediastinum unter Verwendung der prospektiv getriggerten SE-Technik. In den Abbildungen kommt eine Weichteilraumforderung zur Darstellung, die sich von den Abgängen der supraaortischen Äste bis unterhalb des aortopulmonalen Fensters erstreckt und die Trachea, die V. brachiocephalica und die Pulmonalarterien pelottiert und die supraaortischen Äste ummauert (*Pfeile*). Histologisch wurde bei diesem Patienten ein zentrozytisches Non-Hodgkin-Lymphom gesichert

c, d Transversale, kontrastverstärkte T1-gewichtete Schichtführungen durch das obere Mediastinum unter Verwendung der prospektiv getriggerten SE-Technik. Nach Applikation von Kontrastmittel zeigt sich insbesondere in den perivaskulären, paravertebralen Anteilen des Tumors ein deutliches Enhancement (*Pfeile*), wobei eine weitergehende Ausbreitung des Tumors als in der nativen Untersuchung nachgewiesen werden kann

Ap A. pulmonalis dextra
T Trachea

Arteriovenöse Malformationen der Lunge

AVM sind definiert als pathologische Kurzschlußverbindungen zwischen dem arteriellen und venösen Blutgefäßsystem, die im Gegensatz zu den physiologischen arteriovenösen Verbindungen im Bereich des Kapillarbetts nicht der Regulation durch den Organismus unterliegen. Ätiologische Entstehungsmechanismen sind bei den angeborenen Formen Differenzierungsstörungen des embryonalen Kapillarbetts bzw. eine Persistenz von in der Embryonalzeit physiologischerweise vorhandenen arteriovenösen Kurzschlüssen, bei den erworbenen Formen meist in Folge penetrierender Verletzungen der jeweiligen Arterie und der assoziierten Vene oder im Rahmen von chronischen entzündlichen Gefäßerkrankungen, wie z.B. bei Syphilis. Weiterhin unterscheidet man in Abhängigkeit vom Vorhandensein eines zwischengeschalteten Kapillarnetzes und der Anzahl und der Länge der AV-Verbindungen zwischen 3 verschiedenen Formen. Bei Typ I ist ein direkter Querachsenkurzschluß zwischen Hauptgefäßen, während bei Typ II multiple Querachsenkurzschlüsse kleinerer Gefäße in Weichteilen und Knochen vor allem im Bereich der Extremitäten vorhanden sind (Weber-Syndrom). Typ III schließlich beinhaltet alle Formen von Längsachsenkurzschluß ohne zwischengeschaltetes Kapillarnetz, wobei diese Form fast ausschließlich in der Lunge und im Gehirn vorkommt (Abb. 8.10).

Schlingenbildung der linken Pulmonalarterie

Als eine *seltene Normvariante* wird in der Literatur die Schlingenbildung der linken Pulmonalarterie mit einem *retrotrachealen*, meist *präösophagealen Verlauf* beschrieben. In über 80 % der Fälle werden Patienten mit einer Pulmonalisschlinge in frühestem Kindesalter aufgrund der meist *höchstgradigen Trachealeinengung* mit schwerster Dyspnoe und Zyanose symptomatisch. Darüber hinaus zeigen bestimmte *kardiovaskuläre* und *tracheobronchiale Fehlbildungen* bei Patienten mit einer Pulmonalisschlinge eine erhöhte Inzidenz, so daß bei diesen Patienten immer eine Untersuchung des gesamten Thorax erfolgen sollte. In Abhängigkeit von der Lokalisation der Trachealbifurkation und dem Vorhandensein eines epiarteriellen Bronchus werden Patienten mit einer Pulmonalisschlinge in 2 Gruppen und 2 Untergruppen eingeteilt (Tabelle 8.3).
Ähnlich wie bei dem doppelten und dem zirkumflexen Aortenbogen wird die Trachea bei der retrotrachealen Pulmonalisschlinge durch die Gefäßpulsationen kompromiert und im Sinne einer extrinsi

Tabelle 8.3. Klassifikation nach Wells et al.

Type I: *Pulmonalschlinge in Höhe Th* 4–5
  Ia: ohne epiarteriellem Bronchus
  Ib: mit epiarteriellem Bronchus

Type II: *Pulmonalschlinge in Höhe Th* 5–6
  IIa: mit epiarteriellem Bronchus
  IIb: ohne epiarteriellem Bronchus

schen Malazie geschädigt (Abb. 8.11). Das Ausmaß der tracheomalazischen Veränderungen hat dabei eine entscheidende Bedeutung für die Prognose dieser Patienten. Eine *operative Korrektur* des fehlerhaften Verlaufs der linken Pulmonalarterie und die *Resektion* des malazischen Abschnitts der Trachea kann nur bei den Patienten eine entscheidende Besserung bringen, bei denen die Veränderungen der Trachea auf den Teil begrenzt ist, der durch die Pulmonalisschlinge komprimiert worden ist.
Das Untersuchungsprotokoll zur Evaluierung eines Patienten mit Pulmonalisschlinge beinhaltet in Anbetracht des meist sehr niedrigen Alters der Patienten einige Modifikationen des Standarduntersuchungsprotokolls. Zunächst muß die Schichtdikke der transversalen Spinechosequenzen auf 3 mm reduziert werden und die transversalen und sagittalen Sequenzen nach Verschieben der mittleren Schichtposition um 1 mm wiederholt werden, um eine kontinuierliche Schichtung zu gewährleisten. Besonders geeignet zur *Darstellung* der *Trachealstenose* ist die parakoronare Schichtführung parallel zu dem jeweils betroffenen Abschnitt der Trachea. Hierzu wählt man in den sagittalen Schichtführungen eine Abbildung der Trachea von Beginn bis zur Bifurkation aus, um eine möglichst genaue Winkelung der Schichtführung zu gewährleisten. Weiterhin ist die Darstellung der maximalen Kompression der Trachea durch die Pulmonalisschlinge mittels einer retrospektiv getriggerten GE-Sequenz zur Abschätzung der Schwankungen des Tracheallumens in Abhängigkeit von der Gefäßpulsation empfehlenswert. Schließlich muß angesichts der hohen Inzidenz an *kardiovaskulären Fehlbildungen* mittels T1-gewichteten transversalen und koronaren Schichtführungen das Herz hinsichtlich des Vorhandenseins z.B. von Ventrikel- und Vorhofseptumdefekten, persistierender oberer linker Hohlvenen sowie persistierender Ducti arteriosi Botalli evaluiert werden [2, 3, 7, 9, 30, 31].

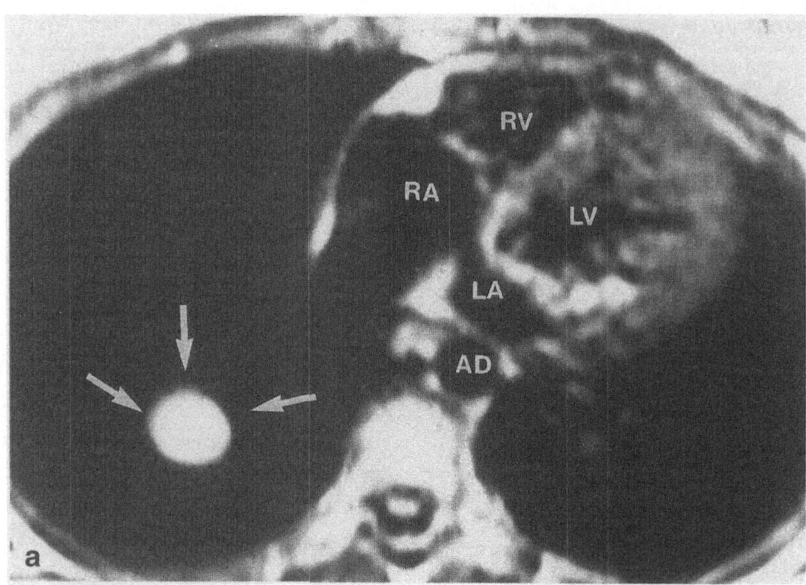

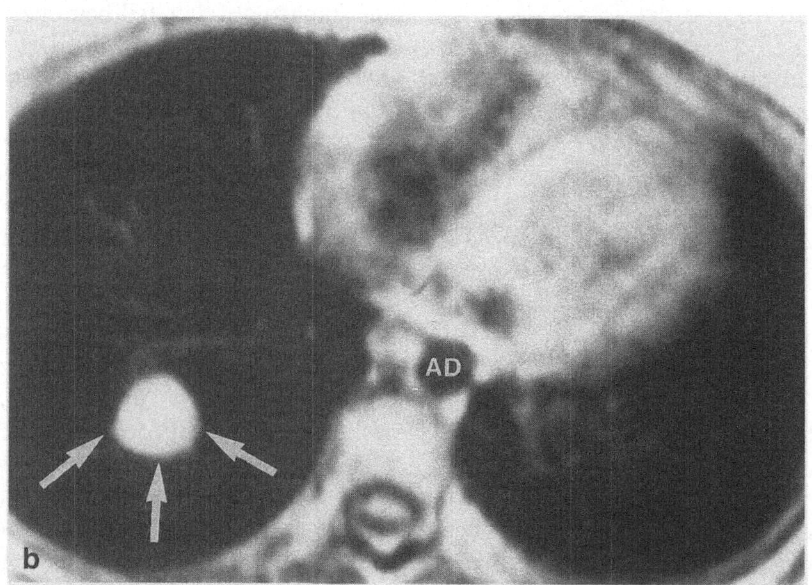

Abb. 8.10 a–g. Arteriovenöse Malformation der Lunge

a, b Transversale, native T1-gewichtete Schichtführung durch das Mediastinum und das Herz unter Verwendung der prospektiv getriggerten SE-Technik. In den Abbildungen ist neben den basalen Abschnitten des linken und rechten Ventrikels eine rundliche Struktur im Bereich des rechten Lungenmittelfelds dargestellt (*Pfeile*), die in der Nativuntersuchung eine stark hyperintense Signalintensität aufweist

AD Aorta descendens
LA Linker Vorhof
LV Linker Ventrikel
RA Rechter Vorhof
RV Rechter Ventrikel

c, d Transversale, kontrastverstärkte T1-gewichtete Schichtführungen durch das Mediastinum und das Herz unter Verwendung der prospektiv getriggerten SE-Technik. Nach Applikation von Kontrastmittel zeigt sich im Bereich des Lungenrundherds ein lediglich geringgradiges Enhacement, während die mitdargestellten, zuführenden Gefäße eine deutliche Signalanhebung erfahren (*Pfeile*)

e Transversale T2-gewichtete Schichtführungen durch das Mediastinum und das Herz unter Verwendung der prospektiv getriggerten SE-Technik. Auch in der T2-Gewichtung zeigt sowohl der Rundherd als auch die zuführenden Gefäße eine deutlich hyperintense Signalintensität (*Pfeile*)

f, g s. S. 218

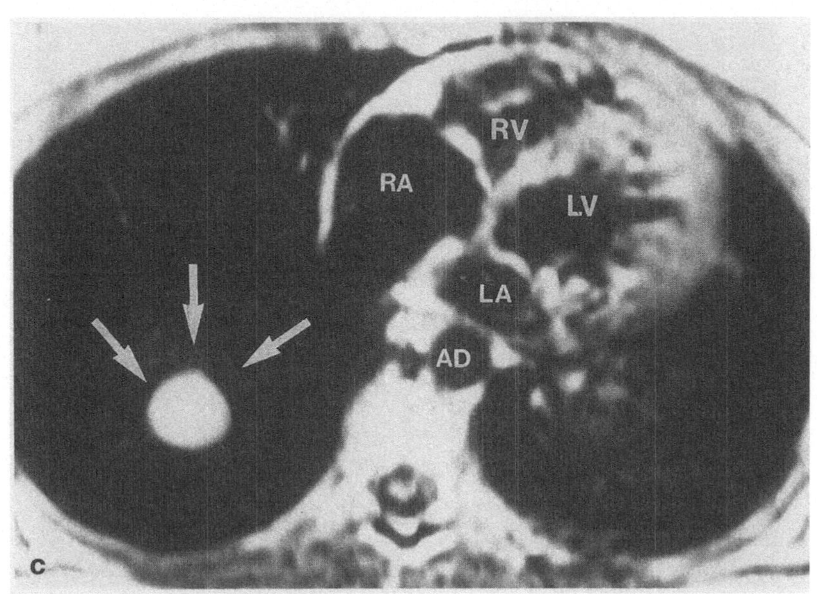

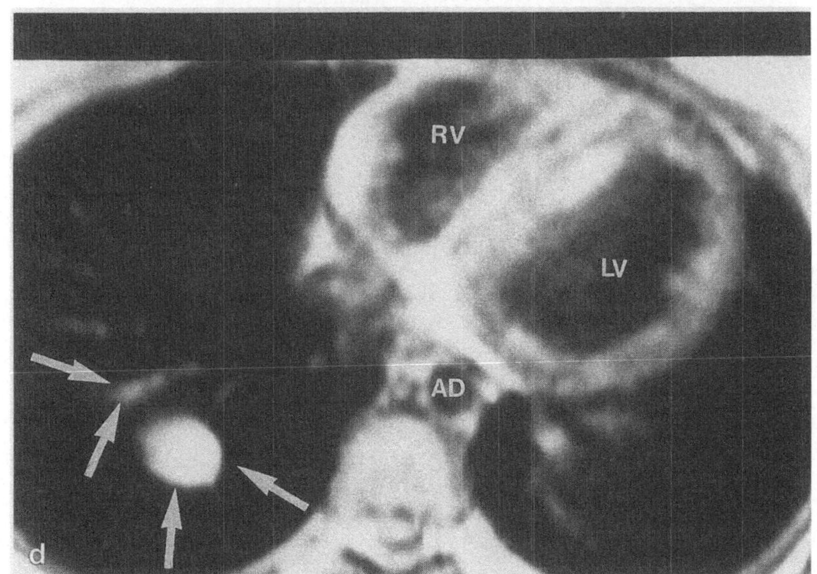

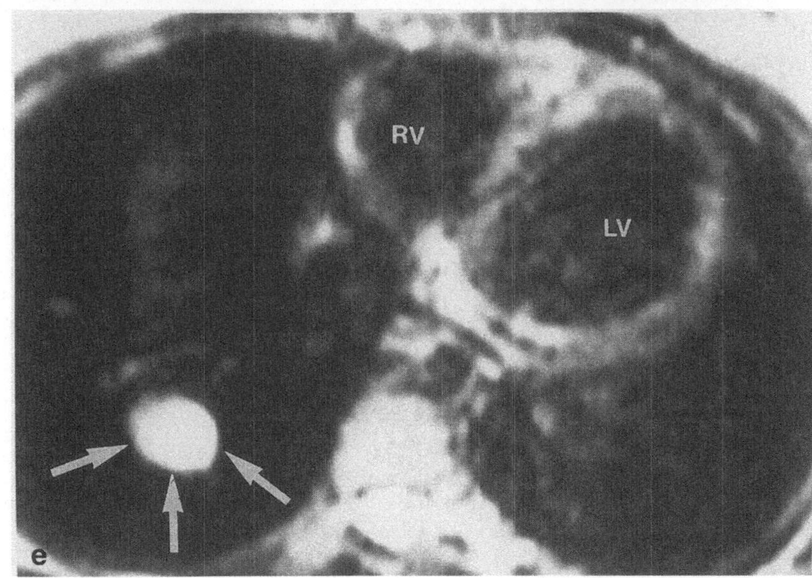

Abb. 8.10

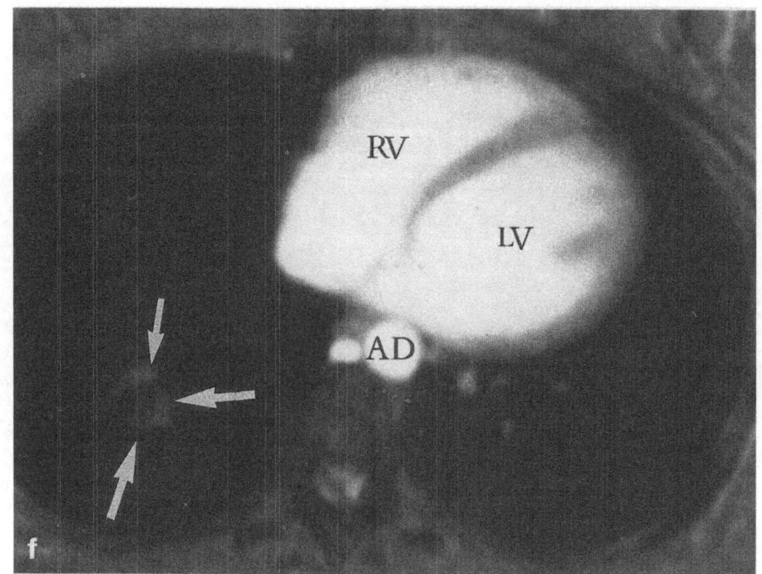

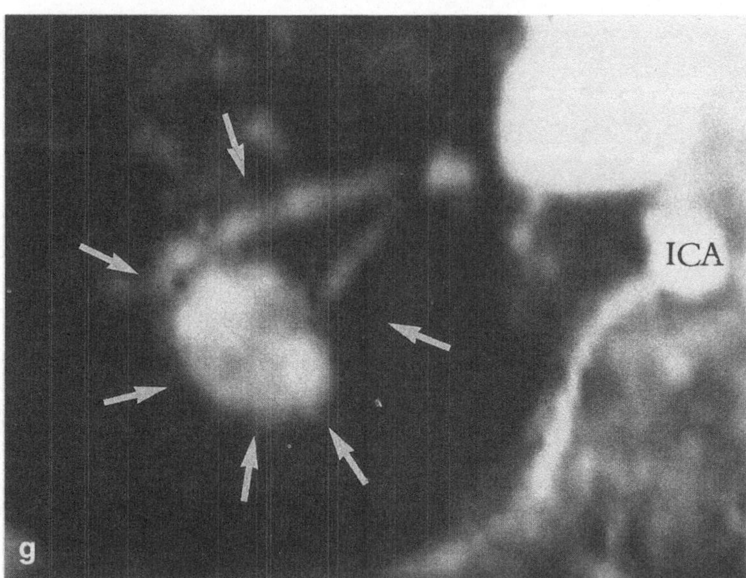

Abb. 8.10

f Transversale Schichtführungen durch das Mediastinum und das Herz unter Verwendung der retrospektiv getriggerten GE-Technik (TR/TE = 50/12, 1 Acq, 24 Herzphasen). Bei Verwendung dieses Sequenztyps, der nur Areale mit einer relativ hohen Flußgeschwindigkeit mit einer hohen Signalintensität darstellt, zeigt sich lediglich am Rand des Rundherds eine Zone mit erhöhtem Blutfluß (*Pfeile*)

g MRA-Darstellung der Interkostalarterien unter Verwendung der nichtgetriggerten MRA-Technik und der Nachbearbeitung im MIP-Modus. (TR/TE = 29/7, 2 Acq, Matrix 256·256). Da dieser Sequenztyp auch gegenüber langsam fließendem Blut eine hohe Sensitivität aufweist, sind in der Rekonstruktion auch die zentralen Anteile der arteriovenösen Malformation und die zuführenden Gefäße dargestellt (*Pfeile*)

AD	Aorta descendens
ICA	Interkostalarterie
LV	Linker Ventrikel
RV	Rechter Ventrikel

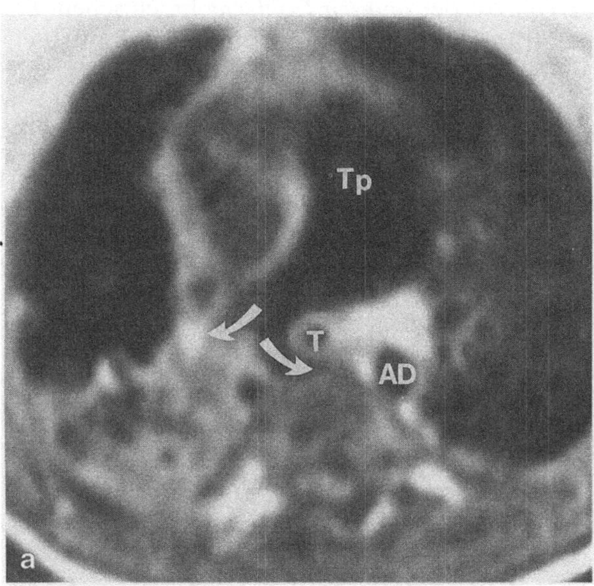

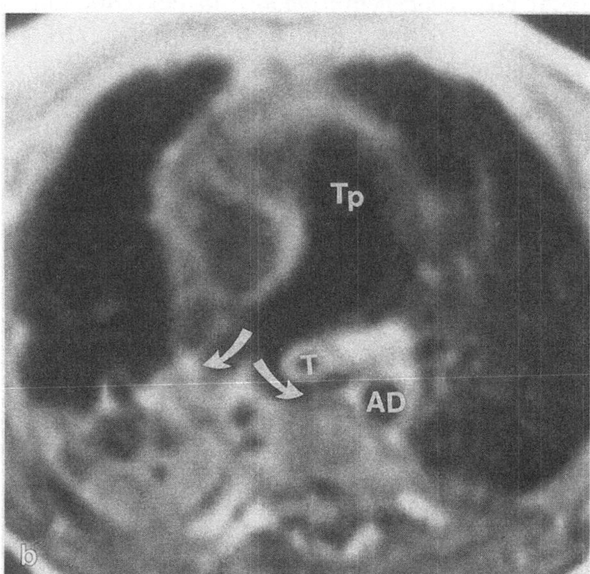

Abb. 8.11 a, b. Retrotracheale Pulmonalisschlinge. Transversale T1-gewichtete Schichtführungen durch das Herz und das Mediastinum unter Verwendung der prospektiv getriggerten SE-Technik. In den im Abstand von 3 mm durchgeführten transversalen Schichtführungen ist deutlich der Verlauf der Pulmonalarterien relativ zur Trachea zu erkennen (*Pfeile*). Es handelt sich bei diesem Patienten um ein Kind mit einer retrotracheal verlaufenden linken Pulmonalarterie und einer daraus resultierenden Trachealstenose

AD   Aorta descendens
T   Trachea
Tp   Truncus pulmonalis

8.3 Thorakale Venen

8.3.1 MR-Untersuchungstechnik – Normale Anatomie

Die MR-gestützte Darstellung der großen extrapulmonalen thorakalen Venen gelingt seit Anwendung neuer Soft- und Hardware sowie neuer Sequenztechniken mit Hilfe von 2 unterschiedlichen Methoden. Neben der schon seit Einführung der MRT in die thorakale Diagnostik verwendete *Dark-blood-Angiographie* mittels SE-Sequenzen findet heute vielfach *Bright-blood-Darstellung* mittels 2D-TOF-Sequenzen und Phasenkontrastsequenzen, also flußsensitiven GE-Sequenzen Anwendung. Bei den Dark-blood-Angiographien macht man sich den Signalverlust des in den Venen fließenden Blutes zunutze, so daß ein hervorragender Kontrast zwischen der Gefäßwand und dem Gefäßlumen entsteht und eine Beurteilung der Gefäßsituation möglich wird. Die Untersuchung der Hohlvenen in *SE-Technik* folgt in den Grundzügen der Untersuchungstechnik, die generell bei thorakalen MR-Untersuchungen angewandt wird. Bei parakoronaren und sagittalen Schichtführungen empfiehlt sich die Verwendung von getriggerten, hochauflösenden SE-Sequenzen (192–256·512,0) mit Echozeiten zwischen 15 und 20 ms. Vorsättigungpulse sind in der Regel bei diesen Schichtführungen wenig effektiv und reduzieren bei gleicher Repetitionszeit die maximale Anzahl an Schichten, so daß von Vorsättigungspulsen abgesehen werden kann. In *parakoronaren Schichtführungen* gelingt auf diese Weise in 80–90% eine gute Darstellung der *Vv. brachiocephalicae sinistra* et *dextra*, des *Confluens* der *V. cava superior* und des rechten Vorhofs (Abb. 8.12a, b). In 20–30% gelingt auch eine Darstellung der *Vv. azygos et hemiazygos* (Abb. 8.12c, d).

Parasagittale Schichtführungen bringen oft ähnlich gute Resultate, sind aber im Vergleich zu den parakoronaren Schichtführungen weitaus weniger zuverlässig in der Beurteilung des Hohlvenensystems. *Transversale Schichtführungen* stehen analog zur computertomographischen Untersuchung am Anfang jeder thorakalen MR-Untersuchung. In der Beurteilung des Hohlvenensystems und des rechten Vorhofs sind diese bei Verwendung von *SE-Sequenzen* jedoch wenig aussagekräftig, da durch das nicht orthogonale Anschneiden der Gefäße leicht Fehleinschätzungen bezüglich der Gefäßdurchmesser entstehen. Der entscheidende Nachteil der Dark-blood-Angiographie besteht in der fehlenden Möglichkeit der dreidimensionalen Rekonstruktion im „Maximalen Intensitätsprojektionsmodus", der routinemäßig bei der Bright-blood-Angiographie Anwendung findet. Hierzu werden Sequenzen verwendet, die statisches Gewebe unabhängig von den Relaxationszeiten der Gewebe mit niedrigen Signalintensitäten, das fließende Blut hingegen mit hoher Signalintensität abbilden. Bei Verwendung von *GE-Sequenzen* zur Darstellung der Hohlvenen liefert die transversale Schichtführung die besten Ergebnisse. Eine Triggerung hat sich bei diesem Sequenztyp als nicht notwendig erwiesen, so daß auch tachyarrhythmische Patienten, bei denen eine Triggerung oft Probleme bereitet, zuverlässig untersucht werden können. Als *Repetitionszeiten* werden üblicherweise Werte zwischen 30 und 40 ms, als *Echozeit* 8–12 ms verwendet. Bei 35–45 Schichten mit einem negativen Überlappungsfaktor von 0,2–0,4 gelingt in der Regel die Erfassung des gesamten Hohlvenensystems. Um eine selektiv venöse Angiographie ohne arterielle Überlagerung zu erhalten, muß ein transversaler *Vorsättigungspuls* über dem Herz plaziert werden. Durch den Vorsättigungspuls werden die Spins, die zum Zeitpunkt der Anregung sich im Herz bzw. in den großen herznahen Arterien befinden, abgesättigt und kommen, auch wenn sie in die Bildebene einfließen, nur mit niedrigem Signal zur Darstellung. Zu beachten gilt es hierbei, daß der transversale Vorsättigungspuls über dem Herz die Armvenen nicht miterfaßt, weil bei hoher Flußgeschwindigkeit in den Armvenen ein Signalverlust in den Vv. subclaviae resultiert und dadurch ein Verschluß in diesem Bereich vorgetäuscht werden kann. Bei Verwendung von Angiographiesequenzen wird eine über die morphologischen Aspekte hinaus weitergehende Beurteilung bezüglich der Perfusion der Hohlvenen möglich.

2D-TOF-Sequenzen erlauben auf der Basis der Analyse der Einzelschichten wie auch der *dreidimensionalen Rekonstruktion* in 60–70 % der Untersuchungen eine sichere Beurteilung des Hohlvenensystems und des rechten Vorhofs. Die *3D-Phasenkontrastsequenzen* werden im thorakalen Bereich noch nicht in großem Umfang eingesetzt, liefern jedoch nach Literaturangaben in 15–20 % ergänzende Informationen zur 2D-TOF-Sequenz und übertreffen diese sogar in ca. 5 % der Untersuchungen.

8.3.2 Normvarianten

Die Anzahl an Normvarianten im Bereich des Hohlvenensystems ist im Gegensatz zu den anderen Anteilen des kardiovaskulären Systems eher gering. Lediglich ca. 0,5 % des klinischen Sektionsguts weist eine *persistierende linke obere Hohlvene* auf und in einem noch wesentlichen geringerem Prozentsatz wird die *Hypoplasie* oder *Agenesie* der

oberen bzw. der *unteren Hohlvene* beschrieben. Bei allen thorakalen Gefäßmißbildungen muß stets nach assoziierten, insbesondere *kardialen Fehlbildungen* gefahndet werden, da diese in einem hohen Prozentsatz kombiniert auftreten. Bei hypoplastischen oder nicht angelegten venösen Gefäßen müssen die möglichen Kollateralabflußwegen z. B. im Bereich der Vv. azygos und hemiazygos dokumentiert und evaluiert werden, da diese im weiteren Verlauf erhebliche Komplikationen verursachen können.

8.3.3 Pathologien

Thrombosierungen des Hohlvenensystems

Die Untersuchung von Patienten mit dem Verdacht auf *Armvenenthrombose* in der Differentialdiagnose zur *Armvenenthrombophlebitis* (z. B. bei infiziertem zentralem Venenkatheter) stellt im eigenen Kollektiv eine klinische Indikation zur MR Kavographie dar. Insbesondere bei der Planung einer Streptokinase-/RTPA-Lysetherapie in der Frühphase einer Armvenenthrombose ist die nichtinvasive, MR-Kavographie zur Sicherung der Diagnose ebenso wie zur weiteren Verlaufskontrolle hilfreich. Bei der Abklärung einer Thrombose, beispielsweise im Rahmen eines *Paget-Schroetter-Syndroms*, muß stets der Vorsättigungspuls über dem Herz so zur Gegenseite angewinkelt werden, daß eine Vorsättigung der betroffenen Armvene ausgeschlossen werden kann. Weiterhin muß bei Flußsignalauslöschungen in den Regionen, in denen die Flußrichtung der Bildebene entspricht, mittels einer zusätzlichen Kontrollmessung senkrecht zur Flußrichtung ein Artefakt ausgeschlossen werden.

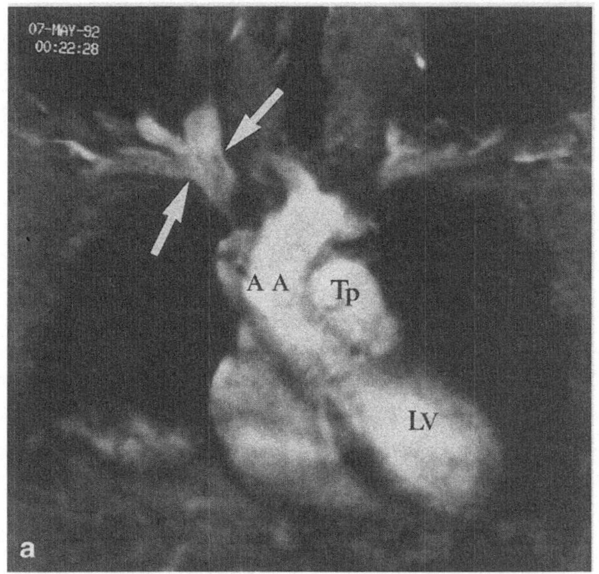
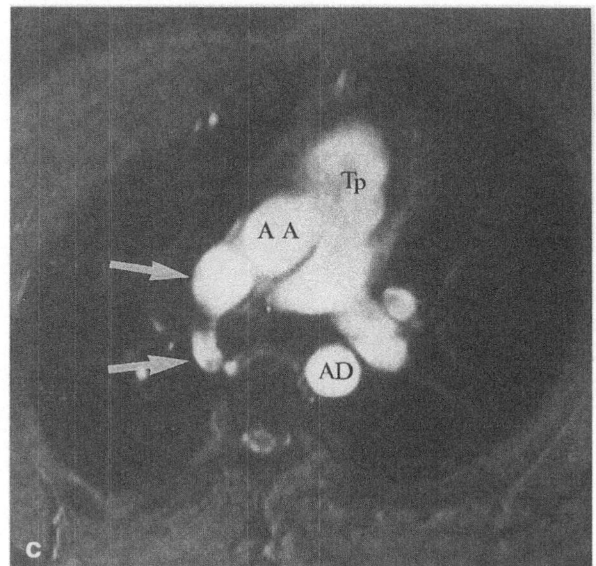
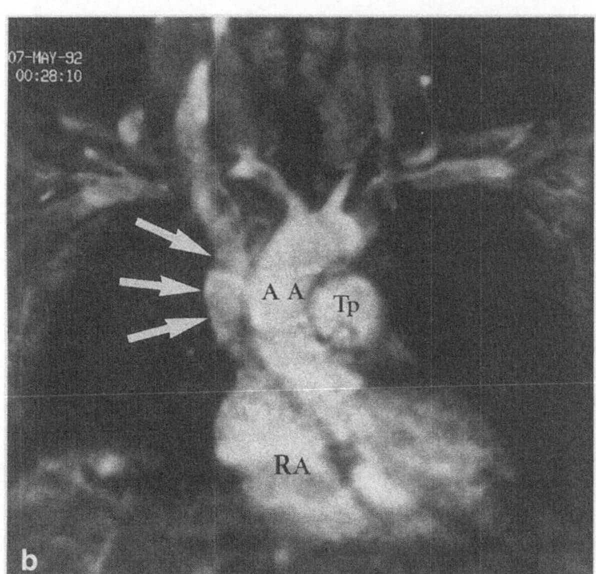
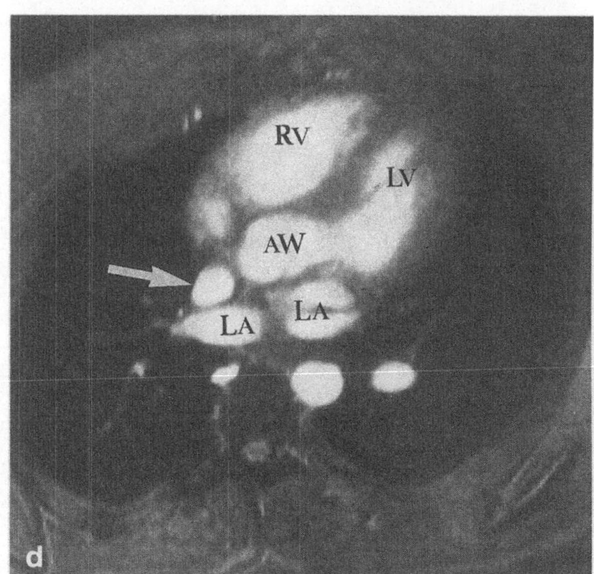

Abb. 8.12 a–d. Normalanatomie des Hohlvenensystems

a, b Parakoronare Schichtführung durch den Thorax unter Verwendung der retrospektiv getriggerten GE-Technik. In den koronaren Abbildungen ist der Confluens der Vv. subclaviae et jugulares zur V. cava superior (*Pfeile*, **a**) sowie der weitere Verlauf der oberen Hohlvene bis zum rechten Vorhof (*Pfeile*, **b**) dargestellt

c, d Doppelt angulierte Schichtführung durch den Thorax entsprechend der Herzlängsachse unter Verwendung der retrospektiv getriggerten GE-Technik. In den doppelt angulierten Abbildungen ist die Einmündung der V. azygos in die obere Hohlvene (*Pfeile*, **c**) sowie die Lagebeziehung der oberen Hohlvene zur Aortenwurzel und zum linken Vorhof (*Pfeil*, **d**) dargestellt

A A   Aorta ascendens
AD   Aorta descendens
AW   Aortawurzel
LA   Linker Vorhof
LV   Linker Ventrikel
RA   Rechter Vorhof
RV   Rechter Ventrikel
Tp   Truncus pulmonalis

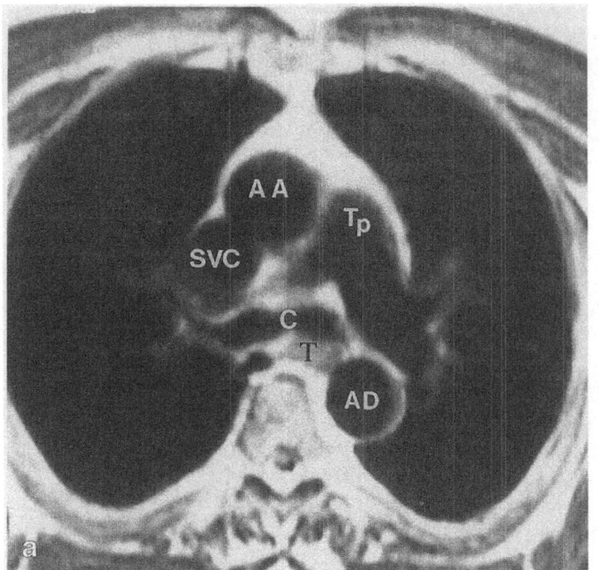

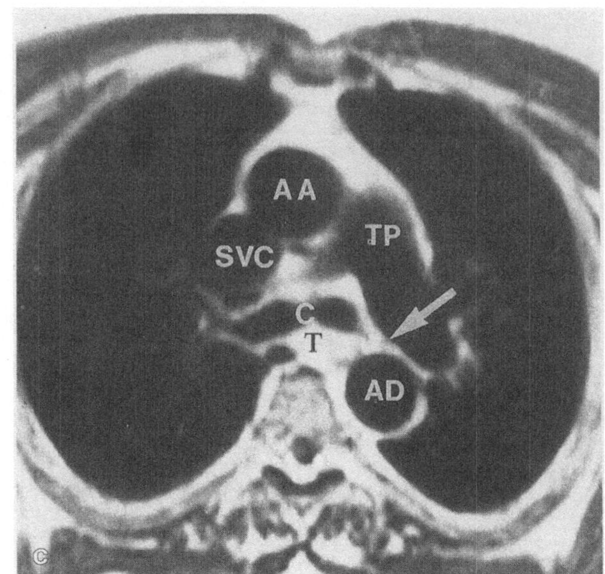

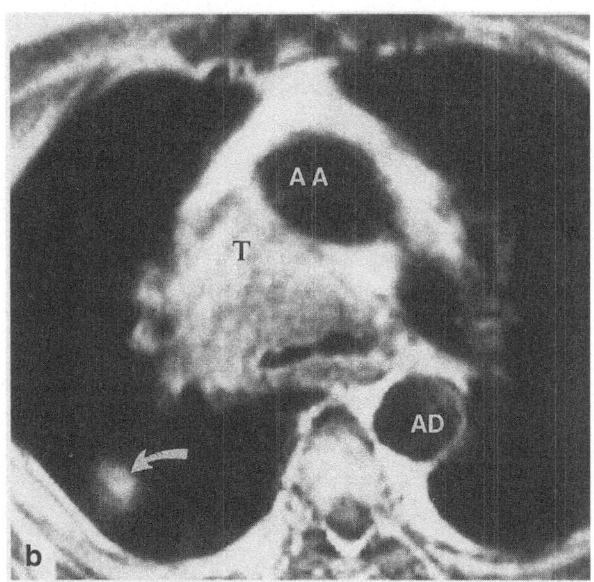

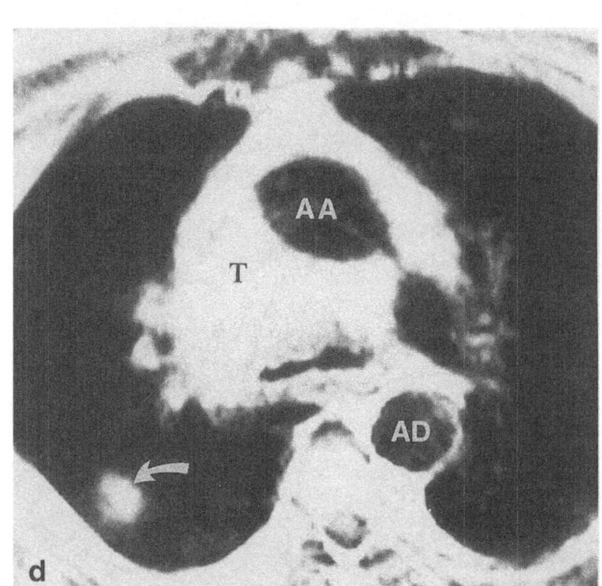

Abb. 8.13 a–g. Affektion des Hohlvenensystems durch ein Bronchialkarzinom

a, b Transversale native T1-gewichtete Schichtführung durch das Mediastinum unter Verwendung der prospektiv getriggerten SE-Technik. In den transversalen Abbildungen fällt auf, daß die obere Hohlvene in den oberen Abschnitten des Tumors noch perfundiert ist, während in den weiter kaudalen Abschnitten das Lumen der oberen Hohlvene nicht mehr abgrenzbar ist. Weiterhin kann in Höhe der kaudalen Abschnitte des Tumors eine gleichseitige metastatische Absiedlung im Bereich des Lungenmittellappens nachgewiesen werden (*gebogener Pfeil*)

c, d Transversale, kontrastverstärkte T1-gewichtete Schichtführung durch das Mediastinum unter Verwendung der prospektiv getriggerten SE-Technik. Nach Applikation von Kontrastmittel zeigt sich sowohl im Bereich des Tumors (*Pfeil*) als auch im Bereich der Metastase (*gebogener Pfeil*) ein sehr starkes KM-Enhancement

e–g s. S. 223

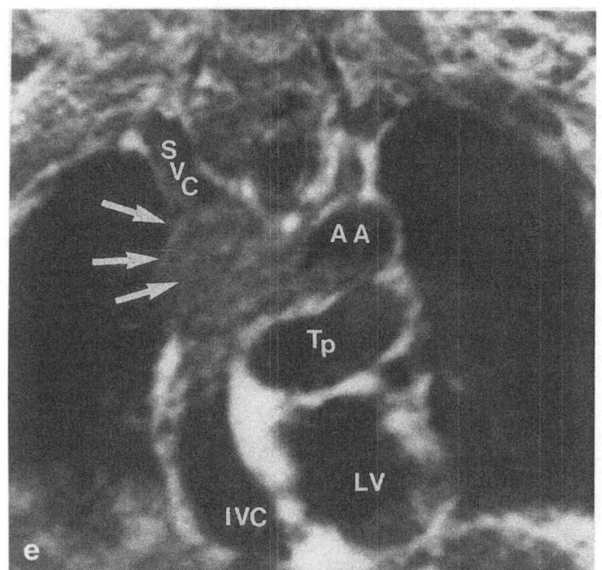
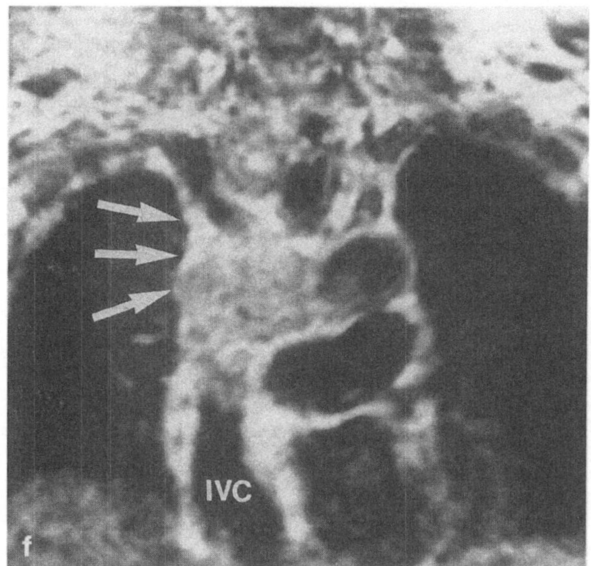

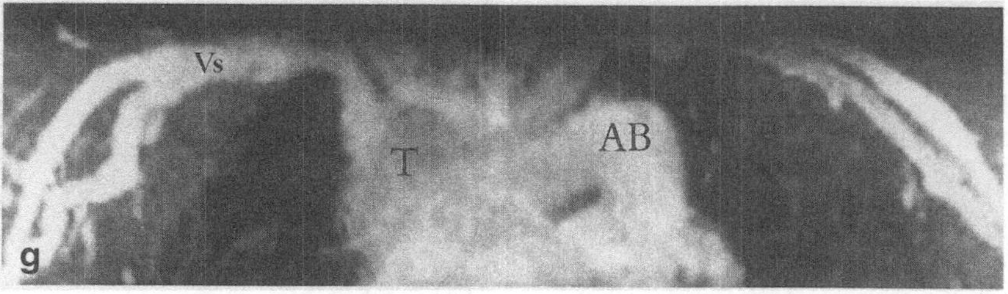

Abb. 8.13

e Transversale native T1-gewichtete Schichtführung durch das Mediastinum unter Verwendung der prospektiv getriggerten SE-Technik. In den koronaren Schichtführungen bestätigt sich die Verlegung der oberen Hohlvene durch den Tumor (*Pfeile*)

f Transversale kontrastverstärkte T1-gewichtete Schichtführung durch das Mediastinum unter Verwendung der prospektiv getriggerten SE-Technik; in den koronaren Schichtführungen Verlegung der oberen Hohlvene durch den Tumor (*Pfeile*)

g Anteroposteriore nicht selektive MRA-Darstellung des Hohlvenensystems und des Aortenbogens unter Verwendung der nicht getriggerten Angiographietechnik (TR/TE = 40/10, Flip 30°, 3 Acq) mit anschließender MIP-Berechnung. In der MRA-Darstellung gelingt neben der Darstellung des Aortenbogens und der Armvenen der Nachweis der Verlegung der oberen Hohlvene durch den Tumor, der mit einer mittleren Signalintensität dargestellt ist

AA	Aorta ascendens
AB	Aortenbogen
AD	Aorta descendens
C	Carina
IVC	Untere Hohlvene
LV	Linker Ventrikel
SVC	Obere Hohlvene
T	Tumor
Tp	Truncus pulmonalis
Vs	V. subclavia

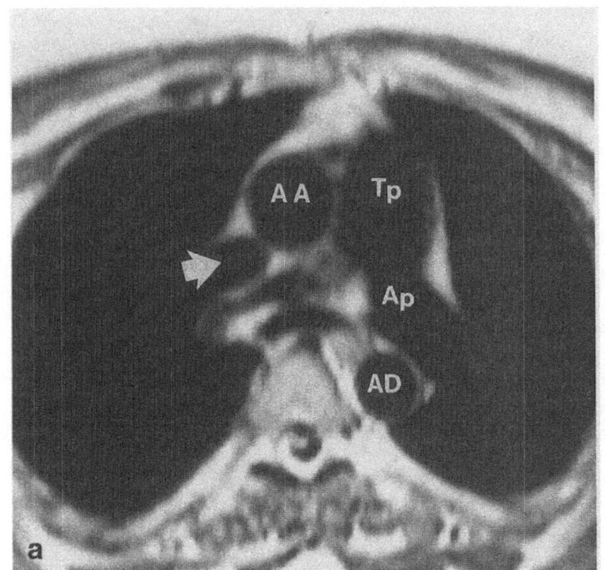

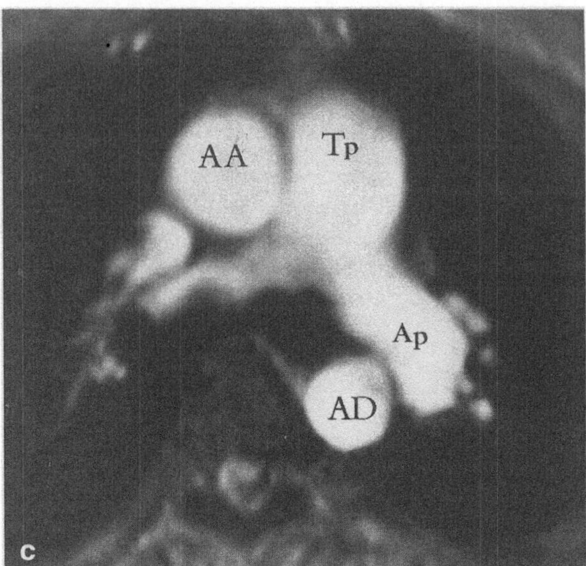

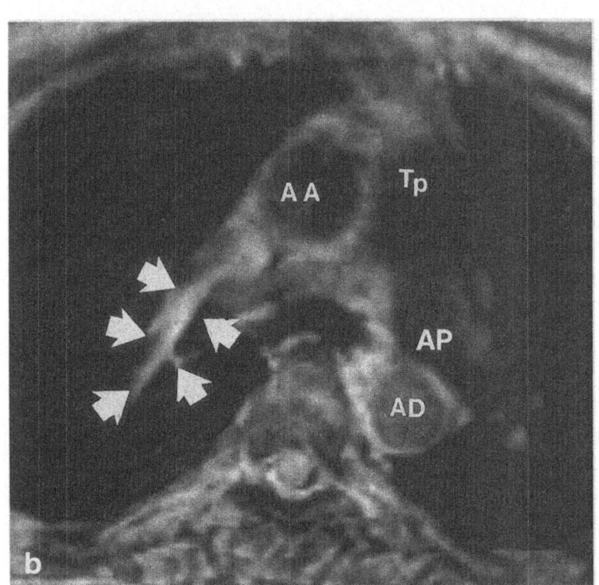

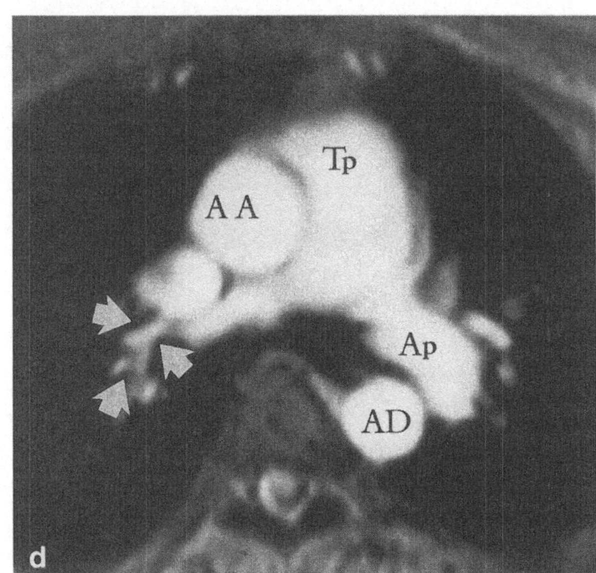

Abb. 8.14 a–f. Partielle Fehleinmündung der Lungenvenen: Scimitar-Syndrom

a Transversale, T2-gewichtete Schichtführung durch das Mediastinum unter Verwendung der prospektiv getriggerten SE-Technik. Im Bereich der oberen Hohlvene ist deutlich der Verlauf und die Fehleinmündung der Lungenvenen zu erkennen (*Pfeil*)

b Transversale T1-gewichtete Schichtführung durch das Mediastinum unter Verwendung der prospektiv getriggerten SE-Technik. Neben dem regelrechten Abgang der linken Pulmonalarterie ist rechts lateral eine Kontinuitätsunterbrechung der Wand der oberen Hohlvene zu erkennen (*Pfeile*)

c, d Endsystolische und enddiastolische transversale Schichtführung durch das Mediastinum unter Verwendung der retrospektiv getriggerten GE-Technik. In der endsystolischen Abbildung kommt eine erhöhte Flußgeschwindigkeit im Bereich der fehleinmündenden Lungenvenen zur Darstellung (*Pfeile*)

e, f s. S. 225

AA	Aorta ascendens
AB	Aortenbogen
AD	Aorta descendens
Ap	A. pulmonalis
IVC	Untere Hohlvene
LV	Linker Ventrikel
SVC	Obere Hohlvene
Tp	Truncus pulmonalis

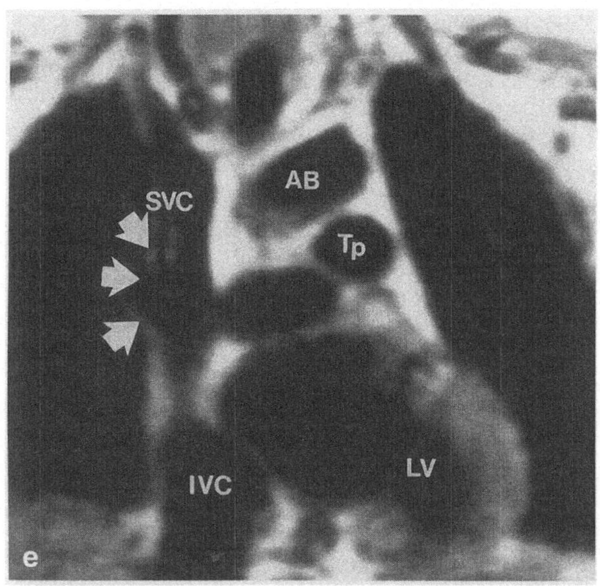

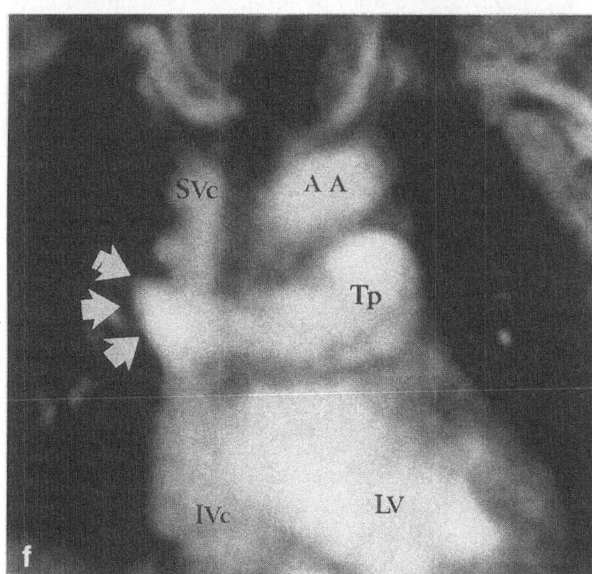

Abb. 8.14

e Koronare, T1-gewichtete Schichtführung durch das Mediastinum und das Herz unter Verwendung der prospektiv getriggerten SE-Technik. In der koronaren Schichtführung kann die Kontinuitätsunterbrechung der oberen Hohlvenenwand nach rechts lateral bestätigt werden (*Pfeile*), wobei die einmündenden Lungenvenen nicht zur Darstellung kommen

f Endsystolische, koronare Schichtführung durch das Mediastinum unter Verwendung der retrospektiv getriggerten GE-Technik. Bei Verwendung der retrospektiv getriggerten GE-Sequenz gelingt auch in der koronaren Schichtführung die Darstellung der Einmündung der Lungenvenen (*Pfeile*)

Tumoraffektion des Hohlvenensystems

Klinisch ist die Frage der Kompression des *Hohlvenensystems* bzw. der *Vv. azygos* und *hemiazygos* bei Patienten mit mediastinalen Tumoren, insbesondere bei Bronchial- und Ösophaguskarzinomen sowie bei mediastinalen Lymphomen von entscheidender Bedeutung für das weitere Therapiekonzept. Der entscheidende Vorteil der MRT/MRA gegenüber den Konkurrenzverfahren liegt in der Möglichkeit der simultanen, multiplanaren Darstellung des Tumors und der pelottierten Anteile des Hohlvenensystems (Abb. 8.13 a–f) in Verbindung mit der dreidimensionalen MR-angiographischen Darstellung (Abb. 8.13 g). Auf diese Weise können andere z. T. invasive Untersuchungsverfahren nichtinvasiv und ohne Verwendung von Röntgenstrahlen und Kontrastmittel ersetzt werden.

Fehleinmündung der Pulmonalvenen (Scimitar-Syndrom)

Neben dem atrialen und dem ventrikulären Septumdefekt ist die partielle oder vollständige Fehleinmündung der Pulmonalvenen die häufigste Ursache für erhöhte Sauerstoffsättigungen im Bereich des rechten Herzens. Während sich die Evaluierung mittels Herzkatheter in Einzelfällen problematisch gestaltet, kann die Fehleinmündung der Pulmonalvenen direkt mittels MRT und MRA dokumentiert werden. Zusätzlich zur standardisiert durchgeführten transversalen Schichtführung ist zum Nachweis einer Fehleinmündung der Pulmonalvenen in die obere oder untere Hohlvene insbesondere die koronare Schichtführung geeignet. Bei Verwendung von hochauflösenden SE-Sequenzen kann sowohl in den transversalen (Abb. 8.14 a, b) als auch in den koronaren Schichtführungen (Abb. 8.14 e) die Gefäßwand der Pulmonalvene bei Einmündung in die Hohlvene abgegrenzt werden, während bei Verwendung von retrospektiv getriggerten GE-Sequenzen (Abb. 8.14 c, d, f) der Blutfluß in der fehleinmündenden Pulmonalvene in Abhängigkeit vom Herzzyklus dargestellt wird.

Literatur

1. Amparo EG, Higgins CB, Hoddick W et al. (1984) Magnetic resonance imaging of aortic disease: preliminary results. AJR 143:1203–1209
2. Berdon WE, Baker DH (1984) Complete cartilage ring tracheal stenosis associated with anomalous left pulmonary artery: The ring sling complex. Radiology 152:57–64
3. Berdon WE, Baker DH, Bordiuk J, Mellins R (1969) Innominate artery compression of the trachea in infants with stridor and Apnea. Radiology 92:272–278
4. Bisset GS III, Strife JL, Kirks DR, Bailey WW (1987) Vascular rings: MR imaging. AJR 149:251–256
5. Bryant DJ, Payne JA, Firmin DN, Longmore DB (1984) Measurement of flow with NMR. J Comput Assist Tomogr 8:588–593
6. Canter CE, Gutierrez FR, Mirowitz SA, Martin TC, Hartmann AF (1989) Evaluation of pulmonary arterial morphology in cyanotic congenital heart disease by magnetic resonance imaging. Am Heart J 118:347–354
7. Cohen SR, Landing BH et al. (1976) Tracheostenosis and bronchial abnormalities associated with pulmonary artery sling. Ann Otol Rhinol Laryngol 85:582–590
8. Coletti PM, DeFrance A, Tak T, Boswell WD Jr, Chandraratina PAN (1991) Cardiac MRI cine and doppler in valvular disease: correlative imaging. Magn Res Imag 9:343–347
9. Contro S, Miller RA, White H et al. (1958) Bronchial obstruction due to pulmonary artery anomalies. Circulation 17:418
10. Erdman WA, Clarke GD, Lipscomb M, Parkey RW, Peshock RM (1992) High resolution, electrocardiogram-gated breath-hold pulmonary MR angiography with rotating 3D multiphasic cine display. Radiology 185(P):217
11. Firmin DN, Nayler GL, Klipstein RH, Underwood SR, Rees RSO, Longmore DB (1987) In vivo validation of MR velocity imgaging. J Comput Assist Tomogr 11:751–756
12. Foo TKF, MacFall JR, Hayes CE, Sostman HD, Slayman BE (1992) Pulmonary vasculature: Single breath-hold MR imaging with phase-array coils. Radiology 183:473–477
13. Glazer HS, Gutierrez FR, Levitt RG, Lee JK, Murphy WA (1985) The thoracic aorta studied by MR imaging. Radiology 157:149–155
14. Gotsman MS, Beck W, Schrire V (1976) Selective angiography in arteriitis of the aorta and its major branches. Radiology 88:232–248
15. Grollman JH Jr, Hanafee W (1964) The roentgen diagnosis of Takayasu's arteriitis. Radiology 83:387–395
16. Julsrad PR, Ehman RL, Hagler DJ, Ilstrup DM (1989) Extracardiac vasculature in candidates for Fontan surgery: MR imaging. Radiology 173:503–506
17. Kersting-Sommerhoff BA, Sechtem UP, Fisher MR, Higgins CB (1987) MR imaging of congenital abnormalities of the aortic arch. AJR 149:9–13
18. Kersting-Sommerhoff BA, Sechtem UP, Schiller NB, Lipton MR, Higgins CB (1987) MR imaging of the thoracic aorta in Marfan patients. J Comput Assist Tomogr 11:633–639
19. MacFall JR, Sostman HD, Foo TKF (1992) Thick-section, single breath-hold magnetic resonance pulmonary angiography: preliminary report. Invest Radiol 27:318–322
20. MacFall JR, Sostman HD, Grist TM, Spritzer CE, Foo TKF (1991) Venous suppressed pulmonary MR angiography. J Magn Reson Imag 1:9–10
21. Miller DL, Reinig JW, Volkman DJ (1986) Vascular imaging with MRI: inadequacy in Takayasu's arteriitis compared with angiography. AJR 146:949–954
22. Numano F (1979) Pulmonary changes in Takayasu's arteriitis. Cardioangiology 6:97–108
23. Rees S, Sommerville J, Warad C, Matinez J, Mohiakkin RH, Underwood R, Longmore DB (1989) Coarctation of the aorta: MR imaging in late postoperative assessment. Radiology 173:449–502
24. Rubin GD, Herfkins RJ, Napel SA, Pelc NJ, Bergin CJ (1992) Breath-hold pulmonary MR angiography: comparison of imaging strategies. Radiology 185(P):217
25. Sechtem U, Pflugfelder PW, Cassidy MM, White RD, Cheitlin MD, Schiller NB, Higgins CB (1988) Mitral or aortic regurgitation: quantification of regurgitant volumes with cine MR imaging. Radiology 167:425–430
26. Sechtem U, Sünger B, Kux R, Theissen P, Curtius JM, Hoepp HW, Schicha H (1988) Nichtinvasive Beurteilung von Aorten- und Mitralklappeninsuffizienzen mit dynamischer Magnetresonanztomographie. Z Kardiol 77:145–151
27. Suzuki Y, Konishi K, Hisada K (1973) Radioisotope lung scanning in Takayasu's arteriitis. Radiology 109:133–136
28. Von Schulthess GK, Higashino SM, Higgins SS, Didier D, Fisher MR, Higgins CB (1986) Coarctation of the aorta: MR imaging. Radiology 158:469–474
29. Von Schulthess GK, Higgins CB (1985) Blood flow imaging with MR: spin-phase phenomena. Radiology 157:687–695
30. Wells TR, Gwinn JL, Landing BH, Stanley P (1988) Reconsideration of the anatomy of sling left pulmonary artery: The association of one form with bridging bronchus and imperforate anus. Anatomic and diagnostic aspects. J Pediat Surg 23:892–898
31. Wells TR, Stanley P (1990) Serial section reconstruction of anomalous tracheobronchial branching pattern from CT scan images: bridging bronchus associated with sling left pulmonary artery. Pediat Radiol 20:444–446
32. Wielopolski PA, Haake EM, Adler LP (1992) Three dimensional MR imaging of the pulmonary vasculature: preliminary experience. Radiology 183:465–472
33. Yamada I, Shibuya H, Matsubara O et al. (1992) Pulmonary artery disease in Takayasu's arteriitis: angiographic findings. AJR 159:263–269
34. Yamato M, Lecky J, Hiramatsu K, Kohda E (1986) Takayasu arteriitis: radiographic and angiographic findings in 59 patients. Radiology 161:329–334

9 Herz

Die MR-Diagnostik des Herzens und des thorakalen Gefäßsystems umfaßt ein komplexes Spektrum an Fragestellungen und kardialen Pathologien. Bei einer Vielzahl von thorakalen MR-Untersuchungen erbringt eine *Evaluierung der Herzfunktionsparameter* analog zu echokardiographischen und konventionellen kardangiographischen Untersuchungen wichtige Zusatzinformationen. Raumforderungen des Mediastinums, des Peri- und Epikards, sowie alle Formen von entzündlichen und autoimmunbedingten Vaskulitiden und nicht zuletzt die primären und sekundären Formen von Kardiomyopathien und Klappenvitien beeinflussen in unterschiedlichem Umfang die Herzfunktion. Im folgenden Kapitel soll neben den vielfältigen untersuchungstechnischen Aspekten auf die häufigsten kardialen Erkrankungen eingegangen werden. Prinzipiell muß die kardiologische Diagnostik mittels MRT die gleichen Parameter wie die etablierten Konkurrenzverfahren evaluieren. Von größtem klinischen Belang sind morphologische Aspekte wie *Klappenöffnungsflächen*, *atriale* und *ventrikuläre Durchmesser*, *ventrikuläre* und *septale Wanddicken* sowie funktionelle Parameter wie *endsystolische* und *enddiastolische Ventrikelvolumina* (ESV, EDV), die daraus resultierenden *Auswurffraktionen* und nicht zuletzt *Flußprofile* in den großen herznahen Gefäßen. Zusätzliche Informationen können bei bestimmten Fragestellungen mittels der MR-angiographischen, 3-dimensionalen Darstellung der Gefäße gewonnen werden.

9.1 Untersuchungstechnik

Am Beginn einer MRT-Herzuntersuchung steht eine *transversale*, *EKG-getriggerte*, *multiphasische T1-gewichtete Schichtung* des Myokards in SE-Technik. Bei einer Schichtdicke von 4–6 mm und einem Distanzfaktor von 5 % gelingt es in der Regel, das Herz von der Ventilebene bis zur Herzspitze mittels einer einzelnen transversalen SE-Sequenz darzustellen. Bei allen transversalen Untersuchungen in SE-Technik ist es sinnvoll, einen schichtparallelen, kranial und kaudal der Schichten plazierten *Vorsättigungspuls* zu verwenden, um Fluß- und Pulsationsartefakte zu reduzieren oder völlig zu vermeiden. Darüber hinaus ist es unerläßlich, Parameter wie Schichtposition, Schichtdicke, Distanzfaktor und Bildmatrix im Verlauf der Untersuchung in transversaler Schichtorientierung beizubehalten, um Bildsubtraktionen und andere Nachbearbeitungsverfahren anwenden zu können. Weiterhin muß bei den T1- und T2-gewichteten Sequenzen die Repetitionszeit an die Herzfrequenz des Patienten angepaßt werden, um eine konstant hohe Bildqualität zu erzielen. Die *ideale Repetitionszeit* für *T1*-gewichtete Sequenzen ergibt sich nach Reduktion des einfachen *RR-Abstand*s um ca. 10 %, so daß in Abhängigkeit von der Herzfrequenz des Patienten Repetitionszeiten von 500–1000 ms resultieren. Bei einer Matrix von $192–256 \cdot 512$ sowie 4 Akquisitionen ergibt sich eine Meßzeit zwischen 5 und 8 min. Für *T2*-gewichtete Sequenzen, bei denen die minimale Repetitionszeit 1200–1500 ms beträgt, errechnet sich die *ideale Repetitionszeit* mit $2–3 \times$ (RR-10 %). Angesichts der längeren Repetitionszeiten von T2-gewichteten Sequenzen wird bei gleicher Bildmatrix meist eine Reduktion der Bildpunktakquisitionen vorgenommen, so daß die Meßzeit wie bei den T1-gewichteten Sequenzen zwischen 5 und 8 min liegt. Bei der Wahl der *Echozeit* für Sequenzen mit *T2*-Gewichtung haben sich Werte zwischen 45 und 90 ms, für *T1*- und *Protonendichte*-Gewichtung Echozeiten zwischen 15 und 20 ms bewährt (Tabelle 9.1). Die *transversale Schichtführung* dient zur groben Orientierung über die Lage und Größe des zu untersuchenden Organs und erlaubt eine erste Beurteilung der Muskelstärken des linken und rechten Ventrikels sowie des Interventrikularseptums. Hierbei gibt es zu beachten, daß das Ausmessen der Myokarddurchmesser in der transversalen Schichtführung nicht zulässig ist, weil das Myokard bei dieser Schichtführung nicht orthogonal angeschnitten

Tabelle 9.1. Sequenz- und Parameterempfehlung MRT/MRA des Herzens

Sequenztyp	TR [ms]	TE [ms]	FW [°]	SD [mm]	AK [n]	Matrix	FOV [cm]	DF	VP	Trig
T1-Tra	RR-10%	15		3–5	3–6	128/192–256·512 h.o.	300–400	0,05	Parallel	Pro
T1-FatSat	RR-10%	15	130	4–6	4	128/192–256·512 h.o.	300–400	0,05	Parallel	Pro
T2-Tra	2–3 × (RR-10%)	15/90		4–6	1–2	128/192–256·512 h.o.	300–400	0,05	Parallel	Pro
T1-RAO	RR-10%	18		5–8	3–5	128/192–256·512 h.o.	350–450	0,05	Keine	Pro
T1-LAO	RR-10%	25		5–8	3–5	128/192–256·512 h.o.	350–450	0,05	Keine	Pro
T1-Doppelt anguliert	RR-10%	18		4–6	2–4	128/192–256·512 h.o.	200–350	0,05	Keine	Pro
FISP-Doppelt anguliert	50	12	30	7–10	1–2	128/256–256·512 h.o.	250–350	0	Keine	Retro
3D-Aufsicht	15	4	10	1–2	3	256–256·512 h.o.	400–450	0	Keine	Keine

Abkürzungen:

AK	Akquisitionen	*FW*	Flipwinkel	*SD*	Schichtdicke	*Trig*	Triggerung
DF	Distanzfaktor	*Pro*	Prospektiv	*TE*	Echozeit	*VP*	Vorsättigungspuls
FOV	Field of view	*Retro*	Retrospektiv	*TR*	Repititionszeit		

wird und leicht Fehleinschätzungen des ventrikulären Myokards im Sinne einer Hypertrophie entstehen. Im Anschluß an die transversale haben sich *parasagittale Schichtführungen* parallel zum Interventrikularseptum entsprechend der rechtsanterioren Schrägprojektion des Herzkatheters bewährt. Die Angulierung der Messung kann entweder standardisiert vorgenommen werden, wie es bei der *konventionellen Lävokardiographie* (RAO/45°) der Fall ist, oder der Ausrichtung des Interventrikularseptums, die von der individuellen Lage des Herzes abhängig ist, angepaßt werden. Man sucht dazu in den transversalen Schichten die Vierkammerprojektion, bei der sich für das Interventrikularseptum meist ein Winkel von ca. 50° von der sagittalen Achse in Richtung der koronaren Achse ergibt. Bei besonders adipösen oder schlanken Patienten können sich durch stark abweichende Zwerchfellwinkel hingegen erhebliche Abweichungen ergeben, so daß sich insbesondere bei diesen Patienten die Genauigkeit der Volumenbestimmung durch die individuelle Anpassung erhöht. Die resultierenden Abbildungen werden allgemein als *einfache Long-axis* bezeichnet und sind in Abhängigkeit von der Akquisitionstechnik (SE, GE) zu unterschiedlichen Fragestellungen aussagekräftig. In SE-Technik dienen sie zur ergänzenden Beurteilung der Größe und der Muskelstärke der Ventrikel und Vorhöfe, in GE-Cine-Technik zur Erkennung von infarkt- und narbenbedingten Wandbewegungsstörungen. Bei GE-Sequenzen gilt es, zwischen 2 verschiedenen *Triggermodi* zu unterscheiden. Bei Verwendung der *Standardtriggertechnik* werden zwischen 2 R-Zacken je nach Länge des RR-Intervalls und der Einzelscandauer so viele Schichten wie möglich akquiriert. Im *retrospektivem Triggermodus* erfolgt

gleichzeitig eine kontinuierliche Datenakquisition und eine EKG-Aufzeichnung. Erst nach Beendigung der Sequenz wird das RR-Intervall in *12–36 Herzphasen* unterteilt und den entsprechenden Abbildungen zugeordnet. Im Anschluß an die Untersuchung werden die Einzelbilder in ein *Cinemode-Programm* eingeladen und es ergibt sich ein Film ähnlich wie bei der Angiokardiographie, der die Motilität der einzelnen Herzabschnitte wiedergibt.

Merke

Standarduntersuchungstechnik

- Multiplanare, T1- und T2-gewichtete Myokardschichtung
- SE- und GE-Sequenzen
- Prospektive und retrospektive Triggerung
- Schichtführungen: transversal, parakoronar, parasagittal, LAO, RAO
- Repetitionszeiten (T1) = (RR-Abstand-10%)
- Repetitionszeiten (T2) = 2–3 × (RR-10%)

9.1.1 Volumenbestimmung

Ausgehend von der *einfachen Long-Axis* gibt es mehrere Möglichkeiten, die Untersuchung mit dem Ziel der Volumenbestimmung fortzusetzen. Eine Möglichkeit besteht darin, den Ventrikel von der Herzspitze bis zur Ventilebene in einer Schichtführung senkrecht zur „einfachen Long-Axis" kontinuierlich durchzuschichten, die Flächen der gewonnenen *Short-Axis*-Darstellungen zu bestimmen und mit der Summe dieser Flächen das Ventrikelvolumen zu errechnen. Man bezeichnet diese Methode, die sehr genaue Näherungen des Ventrikelvolumens ergibt, als *Scheibchensummationsmethode*. Der entscheidende Nachteil dieser Methode besteht in dem hohen Zeitaufwand, der für die Akquisition der 15–20 Schichten und die Bestimmung der Flächen benötigt wird. Die zweite, sehr viel weniger zeitaufwendige Methode besteht darin, den Ventrikel in seiner *wirklichen, doppelt angulierten Längsachse* darzustellen. Diese Achse verläuft zwischen der Herzspitze und einem Punkt, der zwischen der linksventrikulären Ein- und Ausflußbahn liegt. Es resultiert eine Darstellung, in der sowohl die Bestimmung der Volumina des linken Ventrikels möglich ist als auch eine grobe Beurteilung der Mitral- und Aortenklappenfunktion. Zur Bestimmung der absoluten Ventrikelvolumina und der myokardialen Muskelmasse sucht man zunächst in der retrospektiv getriggerten GE-Sequenz die endsystolischen und enddiastolischen Abbildungen des Ventrikels heraus. Danach gilt es zunächst die *Baseline* des linken Ventrikels zu definieren.

Diese verläuft von dem posterioren Myokard im Bereich des hinteren Mitralsegels zum epimembranösen Teil des Interventrikularseptums. Anschließend umfährt man mit dem Cursor eines *halbautomatischen Auswerteprogramms* die Konturen des linken Ventrikels, indem man sich den hohen Kontrast zwischen Myokard und fließendem Blut zunutze macht (Abb. 9.1). Unter Verwendung des am häufigsten verwendeten Modells zur Berechnung von Volumina aus zweidimensionalen Darstellungen (*Höhen-Längen-Methode*) erfolgt die Berechnung der Ventrikelvolumina. Bei der Anwendung dieses Algorithmus geht man davon aus, daß die nicht dargestellte Tiefe des Ventrikels der gemessenen Breite („Baseline") insoweit entspricht, daß man sie für die Berechnung gleichsetzen kann. Der resultierende geometrische Körper wird auch als *Rotationsellipsoid* bezeichnet und zeigt eine weitgehende Annäherung an die wirkliche Form des linken Ventrikels. Weiterhin kann aus den selben Projektionen, die zur Berechnung der linksventrikulären Volumina verwendet werden, eine Berechnung der myokardialen Muskelmasse vorgenommen werden. Unter Beibehalten der „Baseline" und Umfahrung der Myokardaußenkontur anstelle der Ventrikelkontur (Abb. 9.1) berechnet man die Differenz zwischen beiden und erhält eine Näherung des myokardialen Volumens. Multipliziert man dieses Volumen mit dem spezifischen Gewicht von Herzmuskelgewebe, so ergibt sich das Gewicht des Ventrikels [7, 21, 26, 27, 30–33, 39, 40].

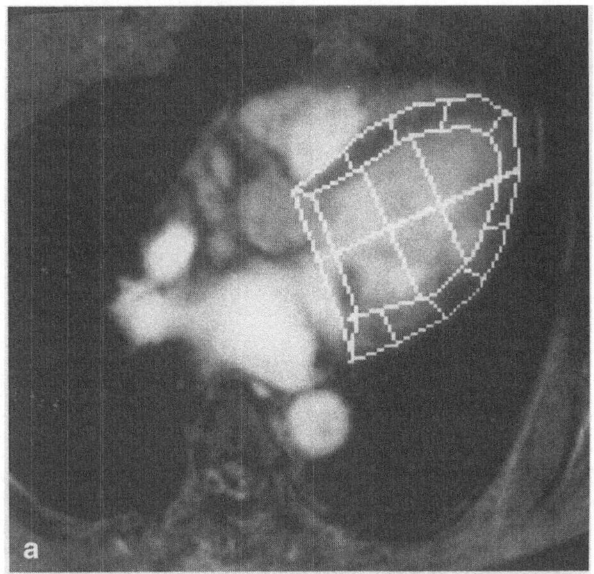

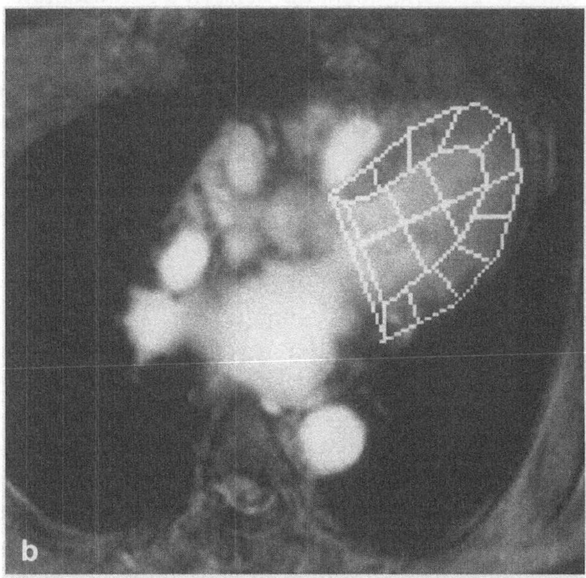

Abb. 9.1 a, b. Volumenbestimmungen

Doppelt angulierte Schichtführung entlang der „echten" Herzlängsachse unter Verwendung der retrospektiv getriggerten GE-Technik (TR/TE = 50/12, 1 Acq, 24 Herzphasen). Enddiastolische und endsystolische Abbildung des linksventrikulären Ausflußtrakts: Unter Verwendung eines semiautomatischen Auswerteprogramms werden zwecks Berechnung der endsystolischen und enddiastolischen Volumina und der linksventrikulären Muskelmasse die endo- und epikardialen Konturen eingezeichnet und durch Subtraktion von EDV und ESV das Auswurfvolumen und die Auswurffraktion errechnet

Merke

Volumenbestimmung

- Herzfunktionsparameter: EDV, ESV, EF, LVMM
- Methoden: Scheibchensummationsmethode, Höhen-Längen-Methode
- Semiautomatisches Auswerteprogramm (Baseline, Outline)

9.1.2 Herzklappenfunktion

Die Darstellung der Herzklappen in der MRT gelingt sowohl mittels *SE-* als auch mittels *GE-Sequenzen*. Insbesondere die Aorten- (Abb. 9.2a) und *Mitralklappe* (Abb. 9.2e) werden bei Verwendung von getriggerten, hochauflösenden T1-gewichteten Sequenzen mit geringer Schichtdicke in transversaler Schichtführung in ca. 80% der Untersuchungen dargestellt. In seltenen Fällen gelingt bei koronarer Schichtführung auch die Darstellung der Pulmonalklappe (Abb. 9.2i, j) sowie der Trikuspidalklappe (Abb. 9.2a). Die Bewertung der Herzklappen in SE-Sequenzen beschränkt sich allerdings aufgrund der fehlenden Möglichkeit zur herzphasenabhängigen Darstellung auf morphologische Veränderungen im Sinne von postentzündlichen Veränderungen. Zur Beurteilung der *Klappenfunktion* ist die Verwendung von retrospektiv getriggerten GE-Sequenzen geeignet (Abb. 9.2b, c, e, f), wobei Klappenstenosen mit einem *Jet*, also einer Signalauslöschung in Richtung des turbulenten, anterograden Blutflusses (Abb. 9.2d), Klappeninsuffizienzen hingegen mit einem *Jet* in Richtung des retrograden, regurgitierten Blutvolumens (Abb. 9.2h) zur Darstellung kommen. Herzklappen mit normaler Funktion kommen ohne jede Signalauslöschung zur Darstellung. Die Möglichkeit der Dokumentation von Klappenvitien mittels MR-GE-Sequenzen liegt darin begründet, daß bei Verwendung dieser nur laminar fließendes Blut mit hoher Signalintensität zur Darstellung kommt, statisches Gewebe und turbulent fließendes Blut hingegen mit niedriger Signalintensität bzw. einer Signalauslöschung (Jet) dargestellt wird. Bestimmt man die Länge und Breite sowie die Richtung des Jets und berechnet die Fläche, so ist es möglich, eine *Stadieneinteilung* der *Vitien* vorzunehmen. Studien mit großen Patientenzahlen haben gezeigt, daß eine gute Korrelation zwischen der MR-gestützten, der echokardiographischen und der Quantifizierung von Klappenvitien mittels Herzkatheter besteht. Darüber hinaus besteht die Möglichkeit, mittels MR-gestützter

Flußgeschwindigkeitsmessung sowohl intrakardial als auch in den herznahen, großen Gefäßen eine Beurteilung der Klappenfunktion vorzunehmen, sofern es sich um Aorten- bzw. Pulmonalklappenvitien handelt.

9.1.3 Kardiale MR-Flußgeschwindigkeitsmessung

Die Bestimmung von Flußgeschwindigkeiten in der MRT beruht auf der *Flußsensitivität* von GE-Sequenzen. Bei der MR-Flußmessung muß die Schichtführung der Meßebene, in der die Flußgeschwindigkeit bestimmt werden soll, exakt im rechten Winkel zur Richtung des Blutflusses ausgerichtet werden. Zur Quantifizierung eines Aortenvitiums muß der Aortenbogen zunächst in *parasagittaler Schichtführung* vom supravalvulären Bereich bis zum Abgang der supraaortalen Äste bzw. der deszendierenden Aorta in der *Längsachse* dargestellt werden. Dazu wählt man in den transversalen Sequenzen eine Schicht aus, in der Aorta ascendens und descendens im rechten Winkel abgebildet sind, und plaziert eine Meßschicht durch den Mittelpunkt beider Gefäße. Nachdem man den „Slab" im rechten Winkel auf den Bereich, in dem Flußgeschwindigkeit bestimmt werden soll, justiert hat, kann die Flußmessung gestartet werden (Abb. 9.3a–d). Die Vorgehensweise für die *Flußmessung im Bereich des Pulmonalarterienhauptstammes bzw. der Aa. pulmonales* ist mit der Darstellung des Gefäßes in parasagittaler Schichtführung und anschließender Messung orthogonal zur Flußrichtung analog. Der *Normbereich* für Flußgeschwindigkeiten in der *Aorta ascendens* liegt im Bereich von 100–170 cm/s, im *Truncus pulmonalis* im Bereich von 60–110 cm/s. Werden die Flußgeschwindigkeiten in der Aorta und dem Pulmonalarterienhauptstamm und zusätzlich die Durchmesser der Gefäße bestimmt, kann eine etwaige Differenz zwischen der Pumpleistung von linkem und rechtem Ventrikel weiteren Aufschluß über Klappenvitien geben. Einfacher und weniger zeitaufwendig, aber sehr viel anfälliger für Störeinflüsse ist die *intrakardiale Flußmessung*. Da bei Vitien der Vorhofklappen Flußmessungen in den großen Gefäßen häufig wenig aussagekräftig sind, findet die intrakardiale Flußmessung insbesondere bei Vitien der *Mitral- und Trikuspidalklappe* Verwendung. Analog zur Bestimmung der Geschwindigkeiten in den Gefäßen benötigt man auch zur Bestimmung der Geschwindigkeiten an den Vorhofklappen eine Darstellung der *atrialen Einstrombahn* in der Längsachse.

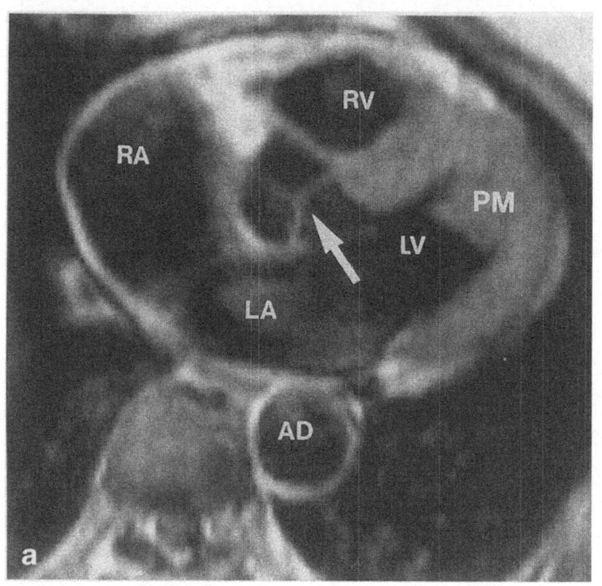

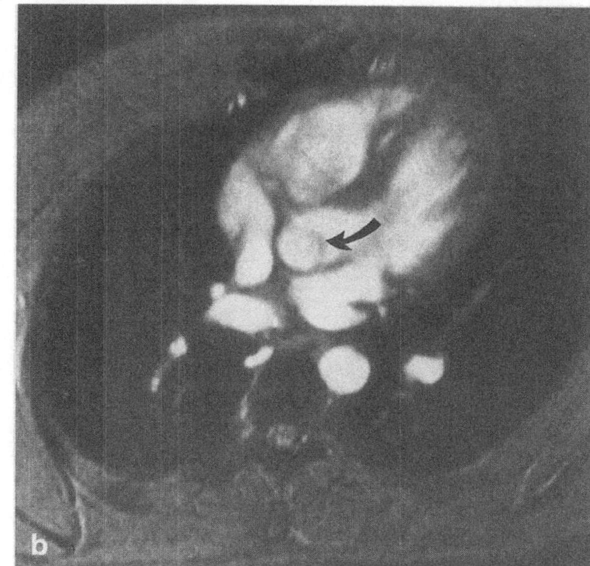

Abb. 9.2 a–d. Aortenklappe

a Transversale T1-gewichtete Schichtführung durch das Herz auf Höhe der Aortenklappe unter Verwendung der prospektiv getriggerten SE-Technik. Neben dem links- und rechtsventrikulären Myokard sowie den Vorhöfen kommt in der Bildmitte die Aortenklappe (*Pfeil*) mit der typischen dreiteiligen Konfiguration zur Darstellung. Zu beachten ist die sehr gute Abgrenzbarkeit des Myo- und Perikards insbesondere im Bereich des linken Ventrikels

b, c Doppelt angulierte Schichtführung entlang der „echten" Herzlängsachse unter Verwendung der retrospektiv getriggerten GE-Technik (TR/TE = 50/12, 1 Acq, 24 Herzphasen). Enddiastolische (und endsystolische) Abbildung mit Darstellung des linksventrikulären Ausflußtrakts (*Pfeil*). Zu beachten ist die diastolische Füllung der Ventrikel und die Verdickung des Myokards in der Systole. Die Darstellung der Aortenklappe (*Pfeil*) gelingt in der Regel nur in der Diastole, wenn der Schluß der Aortenklappe erfolgt ist

d Parasagittale Darstellung des Aortenbogens analog zur linksanterioren Schrägprojektion des Herzkatheters (LAO) unter Verwendung der retrospektiv getriggerten GE-Technik (TR/TE = 50/12, 1 Acq, 24 Herzphasen). Zu beachten ist die Signalauslöschung im Bereich der aszendierenden Aorta aufgrund eines turbulenten Flußprofils bei Aortenklappenstenose (*Pfeil*)

AA   Aorta ascendens
AD   Aorta descendens
LA   Linker Vorhof
LV   Linker Ventrikel
PM   Papillarmuskel
RA   Rechter Vorhof
RV   Rechter Ventrikel
Tp   Truncus pulmonalis

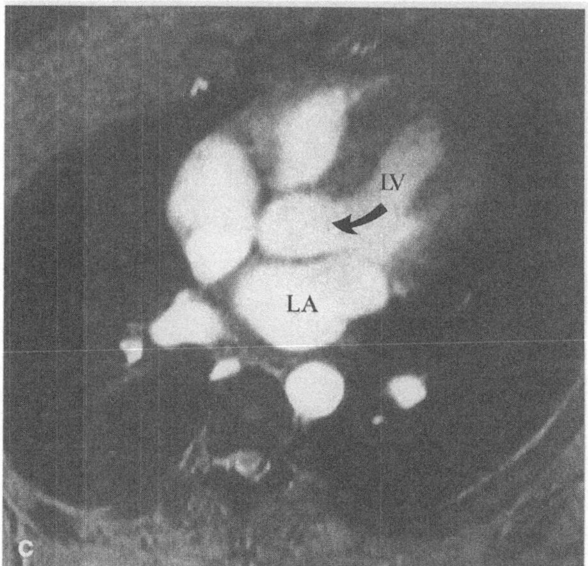

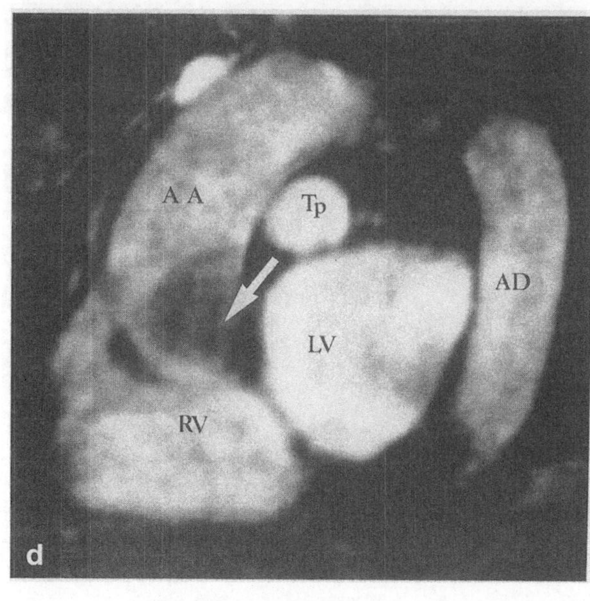

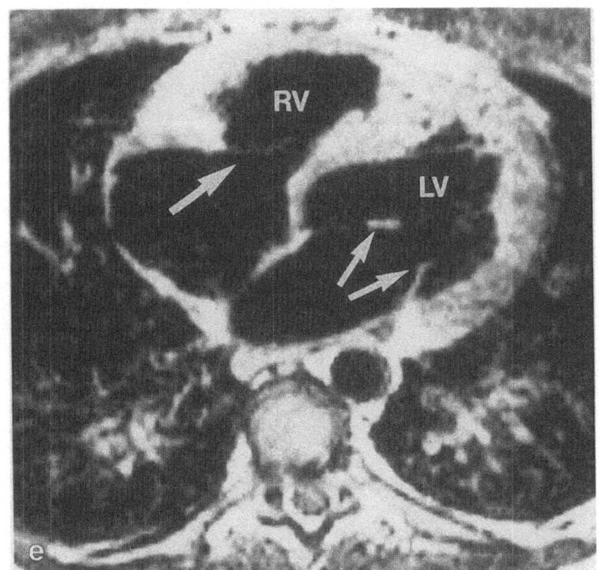

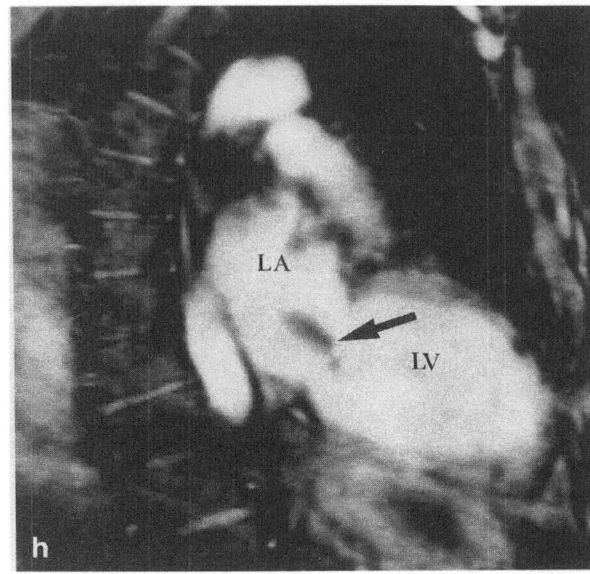

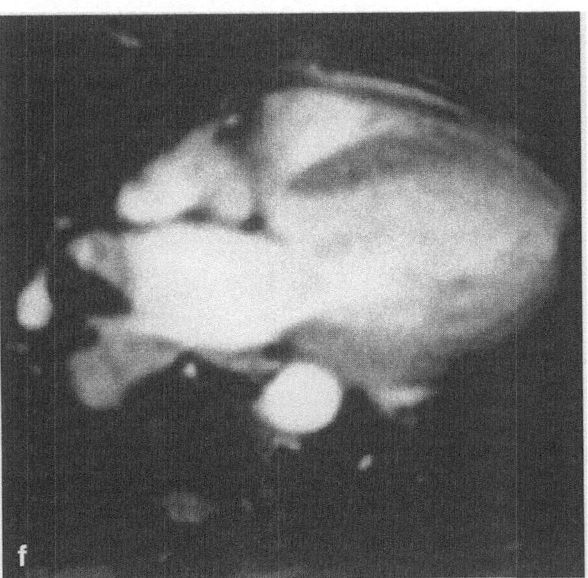

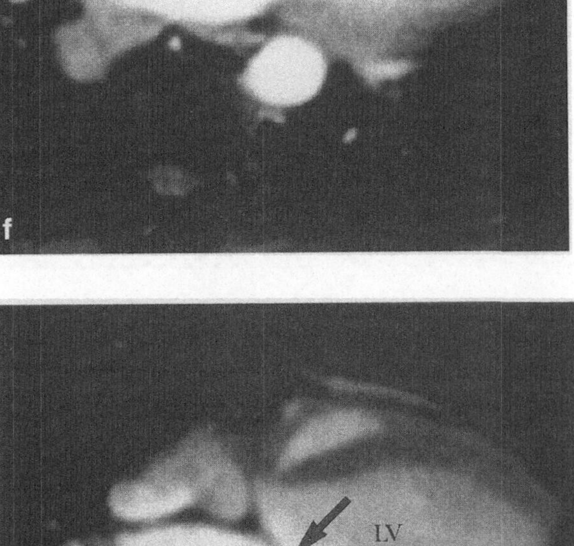

Abb. 9.2 e–h. Mitralklappe

e Doppelt angulierte, T1-gewichtete Schichtführung durch das Herz in Höhe der Vorhofklappen unter Verwendung der prospektiv getriggerten SE-Technik. Zu beachten ist die Darstellung des kurzen, posterioren und des längeren, anterioren Anteils der Mitralklappe sowie des anterioren Anteils der Trikuspidalklappe (*Pfeile*). Bemerkenswert ist auch Darstellung der Binnenstrukturen im Bereich des ventrikulären Myokards und Interventrikularseptums mittels der hochauflösenden, T1-gewichteten SE-Sequenzen

f, g Doppelt angulierte Schichtführung entlang der „echten" Herzlängsachse unter Verwendung der retrospektiv getriggerten GE-Technik (TR/TE = 50/12, 1 Acq, 24 Herzphasen). Enddiastolische (und endsystolische) Abbildung des linken Atrioventrikularkanals mit Darstellung des anterioren und posterioren Segels der Mitralklappe in Abhängigkeit von der Herzaktion. Die Darstellung beider Segel gelingt wie schon in **e** nur bei Schluß der Klappe, wenn beide Segel aufeinanderliegen (*Pfeile*). Da weder im Bereich des Vorhofs noch im Bereich des Ventrikels eine Signalauslöschung vorhanden ist, kann von der Suffizienz der Klappe ausgegangen werden

h Einfach angulierte Schichtführung entsprechend der rechtsanterioren Schrägdarstellung des Herzkatheters (RAO) unter Verwendung der retrospektiv getriggerten GE-Technik. (TR/TE = 50/12, 1 Acq, 24 Herzphasen). Endsystolische Abbildung des linken Atrioventrikularkanals mit Nachweis einer diastolischen Signalauslöschung im Bereich des linken Vorhofs (*Pfeil*) entsprechend einer Mitralinsuffizienz

LA   Linker Vorhof
LV   Linker Ventrikel
RV   Rechter Ventrikel

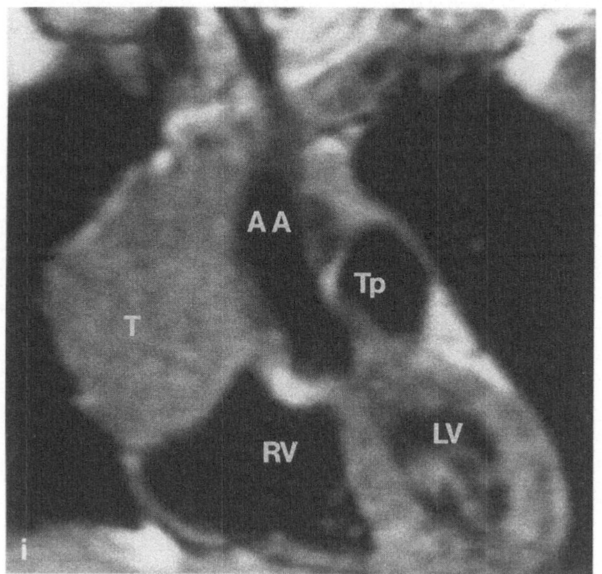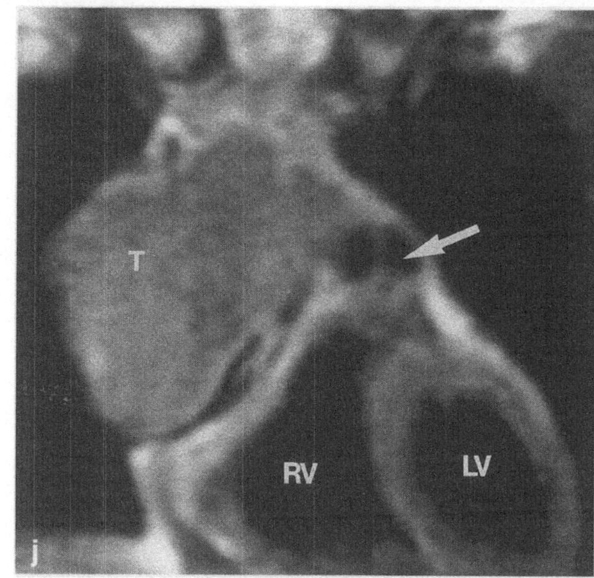

Abb. 9.2 i, j. Pulmonalklappe

Koronare, T1-gewichtete Schichtführungen durch das Herz im Bereich des links- und rechtsventrikulären Ausflußtrakts unter Verwendung der prospektiv getriggerten SE-Technik. Neben der Raumforderung, die das Herz im Bereich des rechten Vorhofs bzw. rechten Ventrikels von lateral pelottiert, kommt in der Bildmitte oberhalb des rechten Ventrikels die Pulmonalklappe (*Pfeil*) und die Wurzel des Truncus pulmonalis zur Darstellung

AA	Aorta ascendens
LV	Linker Ventrikel
RV	Rechter Ventrikel
T	Tumor
TP	Truncus pulmonalis

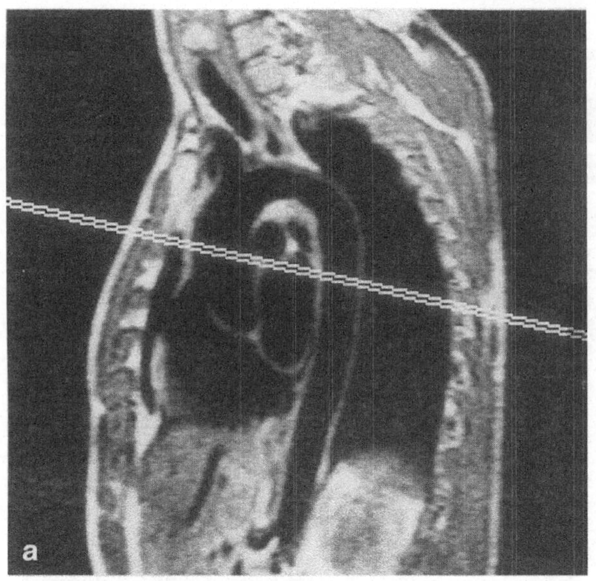

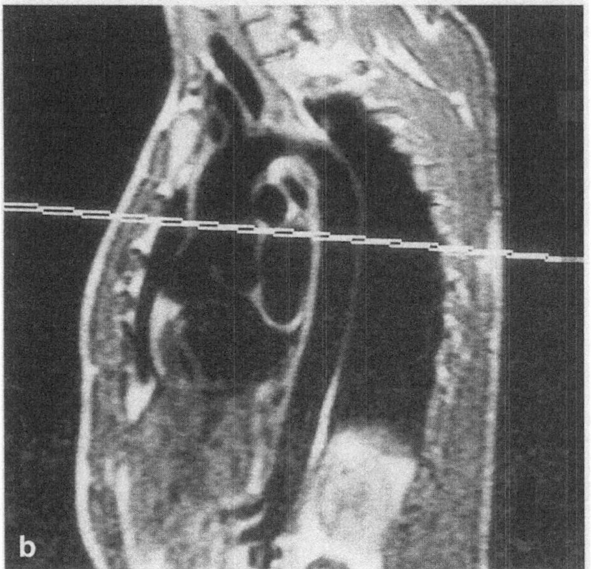

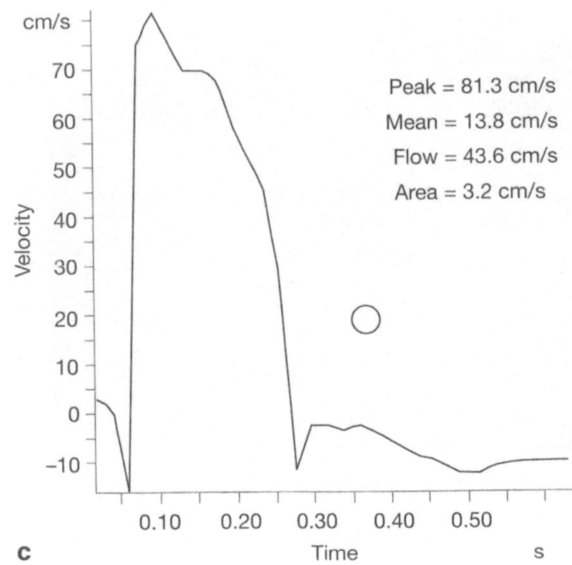

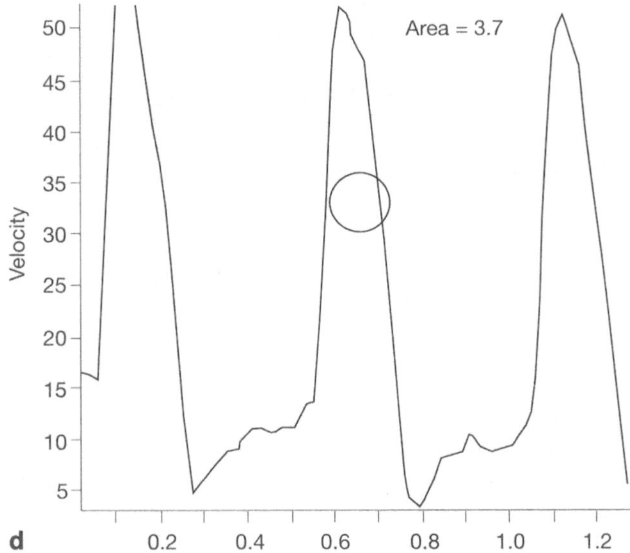

Abb. 9.3 a–d. Flußmessung Aorta ascendens und descendens

a, b Parasagittale Darstellung des Aortenbogens analog zur linksanterioren Schrägprojektion des Herzkatheters (LAO) unter Verwendung der prospektiv getriggerten SE-Technik

a Ausrichtung der Schichtorientierung zur Bestimmung der Flußgeschwindigkeiten in Abhängigkeit vom Herzzyklus am Beispiel der aszendierenden Aorta

b Ausrichtung für die deszendierende Aorta

c, d Resultierende Flußkurven für aszendierende und deszendierende Aorta in Abhängigkeit von der Zeit mit den typischen Flußprofilen

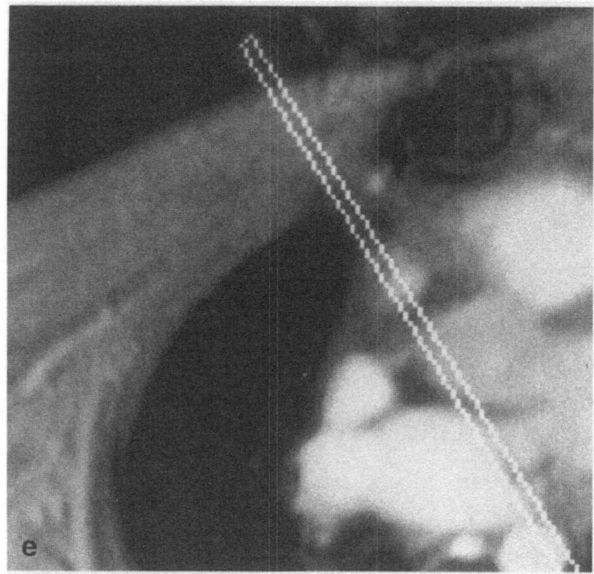

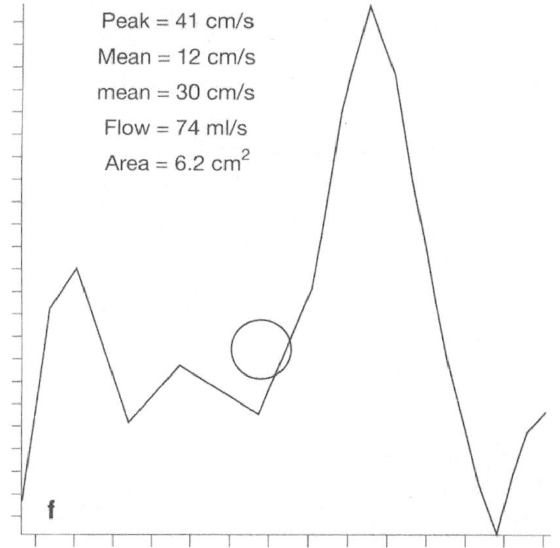

Abb. 9.3 e, f. Flußkurve Mitralklappe. Doppelt angulierte Schichtführung entlang der „echten" Herzlängsachse unter Verwendung der retrospektiv getriggerten GE-Technik (TR/TE = 50/12, 1 Acq, 24 Herzphasen)

e Ausrichtung der Schichtorientierung zur Bestimmung der intrakardialen Flußgeschwindigkeiten in Abhängigkeit vom Herzzyklus am Beispiel der Mitralklappe

f Resultierende Flußkurve mit dem typischen Flußprofil an der Mitralklappe, durch den diastolischen Peak im Sinne der Vorhofkontraktion gekennzeichnet

Hierzu wird, wie in 9.1.1 beschrieben, die *doppelt angulierte, wirkliche Long-Axis* der Ventrikel dargestellt, um dann in Höhe der dargestellten Klappen den Flußmessungsslab senkrecht zur Richtung des Blutflusses zu plazieren (Abb. 9.3 e, f). Die Flußgeschwindigkeit an der *Mitralklappe* liegt in Ruhe bei herzgesunden Probanden im Bereich von 60–180 cm/s, an der *Trikuspidalklappe* hingegen aufgrund der größeren Klappenöffnungsfläche zwischen 30 und 70 cm/s.

9.2 Pathologie

9.2.1 Fehlbildungen

Die häufigste Normvariante im Bereich des Herzens, die meist im Rahmen eines *Situs inversus viscerum* auftritt und in den meisten Fällen ohne klinische Bedeutung bleibt, ist die *Dextrokardie* (Abb. 9.4a–d). Wichtig in diesem Zusammenhang ist es, die Dextrokardie als Zufallsbefund ohne weitere Konsequenzen von der *Dextroversio cordis* abzugrenzen, die Folge einer Rechtsdrehung des Herzens ist und häufig in Kombination mit anderen Fehlbildungen auftritt. Fehlbildungen im Bereich des Herzens werden in Abhängigkeit von dem *Vorhandensein* und der *Richtung des Shunts* zwischen linkem und rechtem Ventrikel bzw. Atrium in 3 Gruppen eingeteilt. In der *ersten Gruppe* befinden sich die *azyanotischen Vitien ohne Vorhandensein eines Shunts*. Die wichtigsten Vertreter dieser Gruppe sind die *Aorten- und die Pulmonalstenose*, bei denen wiederum in Abhängigkeit von der Lokalisation der Stenose im infundibulären, valvulären oder supravalvulären, peripheren Bereich jeweils *3 Unterformen* unterschieden werden. Eine Sonderform der Aortenstenose ist die idiopathische, hypertrophe Subaortenstenose (IHSS), die auch zu den hypertrophen Kardiomyopathien zählt und in 9.2.3 abgehandelt wird. In die *zweite Gruppe mit Links-Rechts-Shunt*, die in der Mehrzahl der Fälle *keine Zyanose* aufweisen, werden atriale (Abb. 9.4e–g) und ventrikuläre Septumdefekte, AVM und persistierende Ductus arteriosi Botalli subsumiert. Die *dritte Gruppe* schließlich beinhaltet die *Vitien mit Rechts-links-Shunt* und *meist klinisch manifester Zyanose*, wobei die wichtigsten Vertreter dieser Gruppe die Fallot-Tetralogie, die Transposition der großen Gefäße, der Truncus arteriosus communis und die totale Lungenvenenfehleinmündung sind.

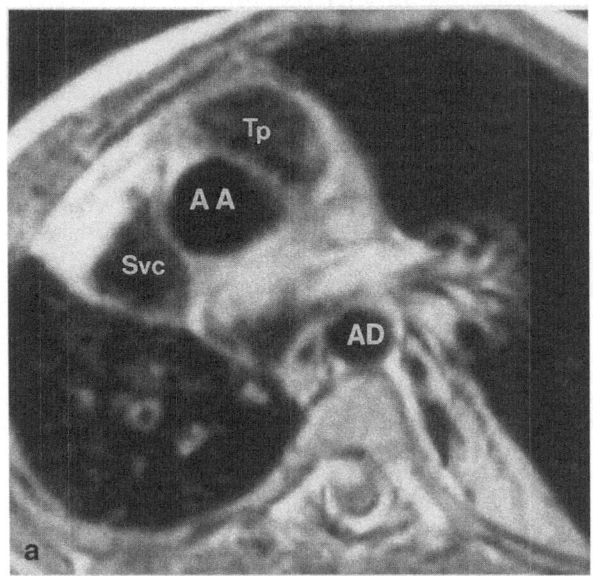

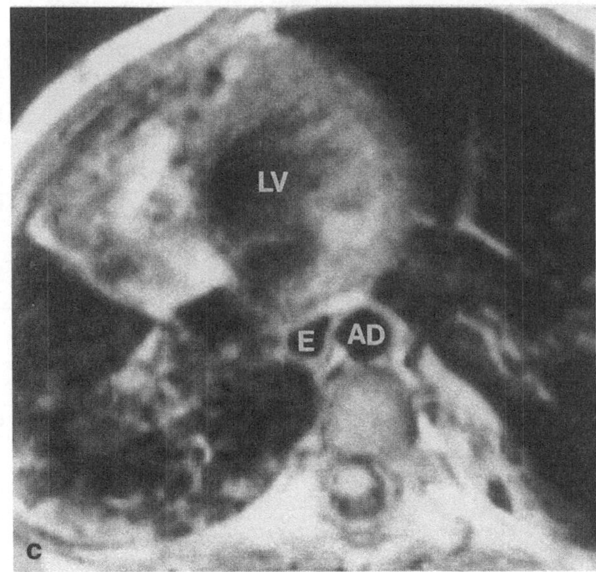

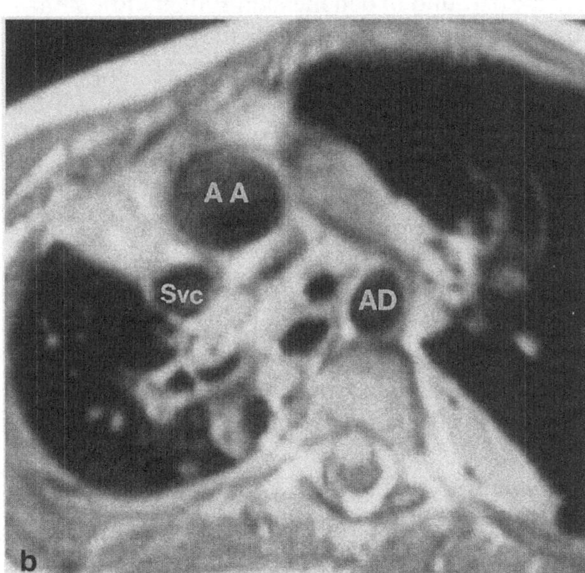

Abb. 9.4 a–c. Dextrokardie. Transversale T1-gewichtete Schichtführung durch das Herz und das Mediastinum unter Verwendung der prospektiv getriggerten SE-Technik

a, b In **a** und der weiter kaudalen Schichtführung in **b** kommen der Aortenbogen mit dem rechts aszendierenden Anteil und dem mittig deszendierenden Anteil, sowie die von ventrolateral anliegende A. pulmonalis sinistra zur Darstellung

c Bei Dextrokardie gelingt die Zuordnung der großen Gefäße zu dem rechten und linken Ventrikel

AA Aorta ascendens
AD Aorta descendens
E Ösophagus
LV Linker Ventrikel
Svc V. cava superior
Tp Truncus pulmonalis

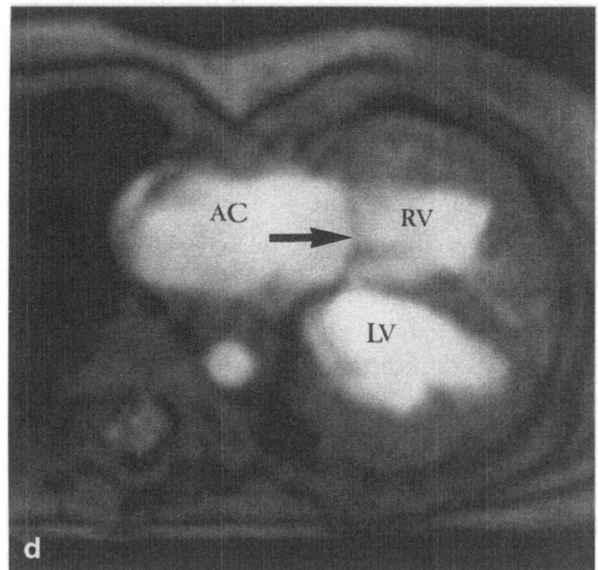

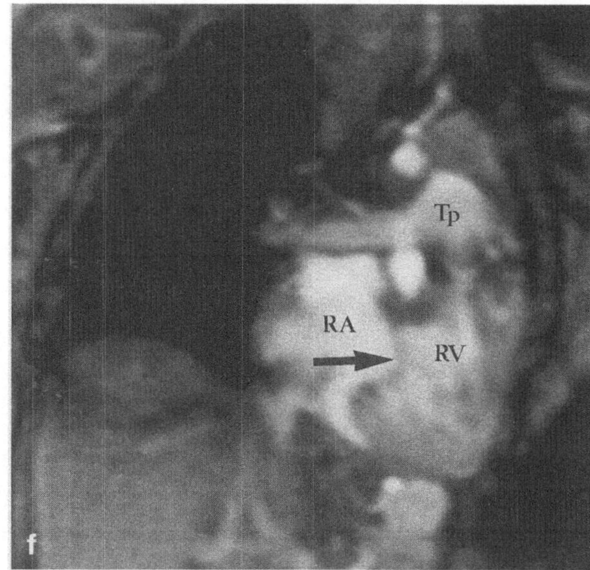

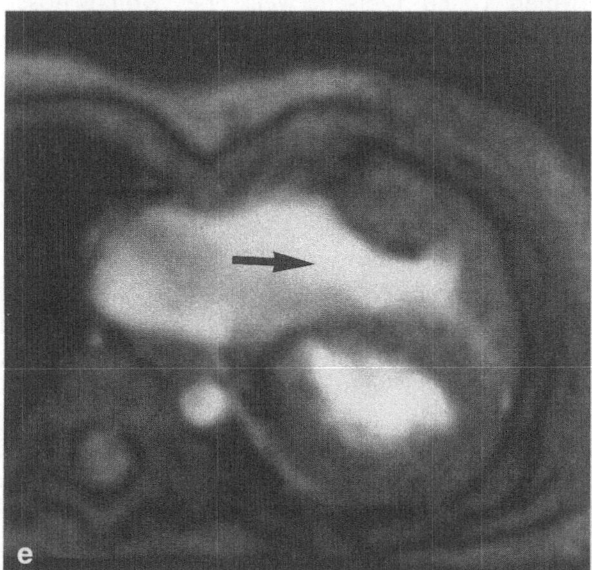

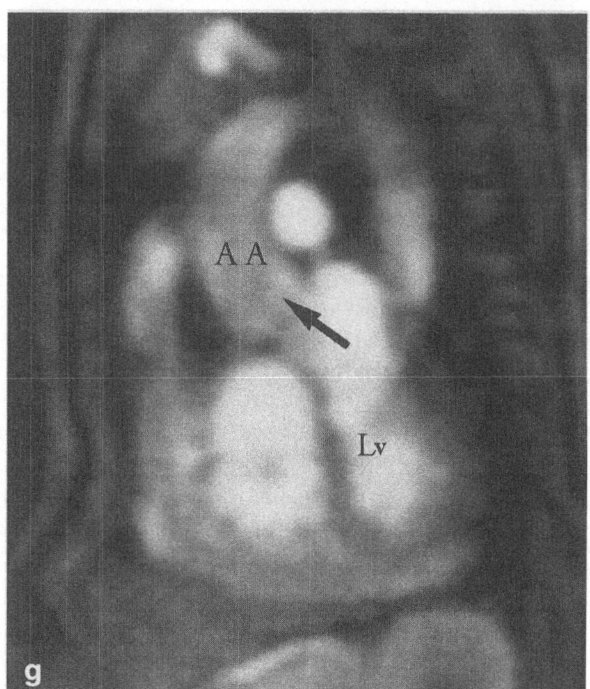

Abb. 9.4 d–g. Atrialer Septumdefekt

d, e Doppelt angulierte Schichtführung entsprechend der Herzlängsachse unter Verwendung der retrospektiv getriggerten GE-Technik (TR/TE = 50/12, 1 Acq, 24 Herzphasen). Neben der Linksverschiebung des Herzens und der konzentrischen Myokardhypertrophie beider Ventrikel kommt in der *Bildmitte* der für beide Ventrikel gemeinsame Vorhof zur Darstellung. In der frühsystolischen Herzphase (**d**) zeigt sich der Schluß der Trikuspidalklappe (*Pfeil*), während die Klappe bei Öffnung nicht mehr zur Darstellung kommt (**e**)

f Parasagittale Schichtführung parallel zum Interventrikularseptum entsprechend der rechtsanterioren Schrägprojektion (RAO) unter Verwendung der retrospektiv getriggerten GE-Technik (TR/TE = 50/12, 1 Acq, 24 Herzphasen). In Übereinstimmung zu den vorhergehenden Abbildungen gelingt die Darstellung und die Zuordnung der abgebildeten Klappenstrukturen zum rechten Atrioventrikularbereich (*Pfeil*)

g Parasagittale Schichtführung entsprechend der linksanterioren Schrägprojektion (LAO) unter Verwendung der retrospektiv getriggerten GE-Technik (TR/TE = 50/12, 1 Acq, 24 Herzphasen). In dieser endsystolischen Abbildung zeigt sich der regelrechte Ursprung der Aorta ascendens aus dem linken Ventrikel (*Pfeil*)

AA   Aorta ascendens
AC   Gemeinsamer Vorhof
Lv   Linker Ventrikel
RA   Rechter Vorhof
RV   Rechter Ventrikel
Tp   Truncus pulmonalis

Das *MR-Untersuchungsprotokoll* zur Evaluierung von Normvarianten und Fehlbildungen im Bereich des Herzens gleicht dem allgemeinen Protokoll, wobei es wichtig ist, die fehlgebildeten Strukturen zusätzlich zu den Standardachsen möglichst entlang sowie senkrecht zu ihrer Längsachse darzustellen, um auch komplexe anatomische Verhältnisse zu klären [4, 6, 8–9, 15, 18–20, 24, 41].

9.2.2 Koronare Herzerkrankungen und Myokardinfarktionen

In Anbetracht der hohen Prävalenz und zunehmend höheren Inzidenz der koronaren Herzkrankheit in den Bevölkerungen der Industrieländer stellt die Untersuchung des Herzens auf das Vorhandensein von Myokardischämien bzw. nach erfolgtem Myokardinfarkt auf das Vorhandensein von Narben oder Aneurysmata eine der zur Zeit größten Herausforderungen an die MRT dar. Die Möglichkeit einer *nichtinvasiven Koronarangiographie* in Kombination mit einer *Evaluierung aller Herzfunktionsparameter* mittels MRT würde eine wesentlich flexiblere Indikationsstellung bei Patienten mit unklaren thorakalen Beschwerden sowie bei Hochrisikopatienten ohne klinische Symptome ermöglichen. Wie in 9.1.2 bereits beschrieben wurde, ist die Evaluierung der Herzfunktionsparameter mittels MRT analog zur echokardiographischen und katheterangiographischen Untersuchung bei hoher Genauigkeit und Reproduzierbarkeit bereits klinisch etabliert worden. Darüber hinaus zeigt sich die MRT in der Untersuchung von morphologischen Veränderungen des Peri- und Myokards, wie z.B. Ventrikelhypertrophien, Myokardnarben oder -aneurysmata, aufgrund der hohen zeitlichen und räumlichen Auflösung den Konkurrenzverfahren überlegen. Die *Darstellung der Koronararterien* mittels MRT gelingt in transversalen SE-Sequenzen in ca. 10–20%, wobei meist nur eine Darstellung der *Hauptstammabschnitte der linken* und *rechten Koronararterie* und *des R. interventricularis anterior* möglich ist (Abb. 9.5). Die Darstellung der weiter peripher gelegenen Abschnitte der Koronararterien mittels SE-Sequenzen ist derzeit aufgrund der Bewegungs- und Flußartefakte, die auch durch EKG-Triggerung und Vorsättigungspulse nicht vollständig eliminiert werden können, nicht möglich.

Neueste Studien haben durch Verwendung von speziellen GE-Sequenzen mit Angulierung der Schichtführung entsprechend der Längsachse der Koronararterien eine Verbesserung der Darstellung in den peripheren Abschnitten realisiert, ohne jedoch derzeit die Qualität für eine klinische Appli-

kation zu erreichen. In naher Zukunft könnte bei Verwendung einer neuen MR-Hardware, die eine *Echtzeituntersuchung mittels MRT* erlaubt und als *Echo-Planar-Imaging* bezeichnet wird, die Darstellung der Koronararterien auch in den peripheren Verästelungen möglich werden [3, 11, 25, 29].

9.2.3 Kardiomyopathien

Das Krankheitsbild der Kardiomyopathie umfaßt alle Myokarderkrankungen, die nicht durch pulmonale bzw. systemische Hypertonie, Koronarsklerose, angeborene oder erworbene Herzfehler oder Prozesse im Bereich des Perikards bedingt sind. Weiterhin werden die Kardiomyopathien in die *primären, idiopathischen* Formen und die *sekundären, im Rahmen generalisierter Grundkrankheiten* auftretenden Formen unterteilt. Die sekundären Formen treten typischerweise bei Kollagenosen oder bei längerbestehender Hypothyreose, als Folge viraler oder bakterieller Infektionskrankheiten, chronischer nutritiver Noxen oder physikalischer Einwirkungen auf. Bei den primären Formen unterscheidet man zwischen der häufigsten Form, der *kongestiven dilatativen Kardiomyopathie (DCM)* und den selteneren *hypertrophischen (HOCM, HNCM)*, *restriktiven (RCM)* und *obliterativen (OCM) Kardiomyopathien.* Die Kennzeichen der dilatativen Kardiomyopathie ist die Dilatation und Ausdünnung insbesondere des linken, seltener auch des rechten Ventrikels und des linken Vorhofs (Abb. 9.6 a).

In fortgeschrittenen Verläufen finden sich stark erhöhte *enddiastolische* und *endsystolische Ventrikelvolumina* sowie erheblich reduzierte *Auswurfvolumina* und *Auswurffraktionen* (Abb. 9.6 b–e). Das Untersuchungsprotokoll zur Sicherung der Diagnose bei Verdacht auf Kardiomyopathie gleicht prinzipiell dem schon beschriebenen allgemeinen Herzuntersuchungsprotokoll, wobei die Schwerpunkte auf das Ausmessen der endsystolischen und enddiastolischen Myokarddurchmesser und Ventrikelvolumina sowie die Bestimmung der Auswurffraktionen zu legen sind.

Aus der Synthese von Myokard- Perikardmorphologie sowie den Funktionsparametern läßt sich in der Regel zuverlässig zwischen den verschiedenen Formen der Kardiomyopathien unterscheiden [5, 10, 12–13, 16, 23, 34–38].

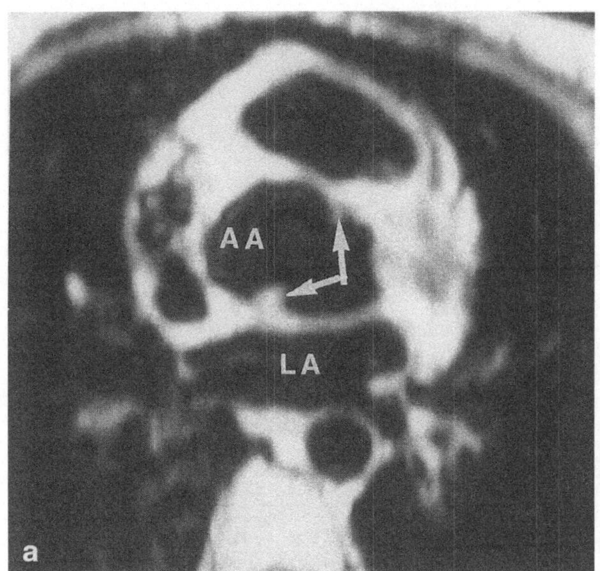

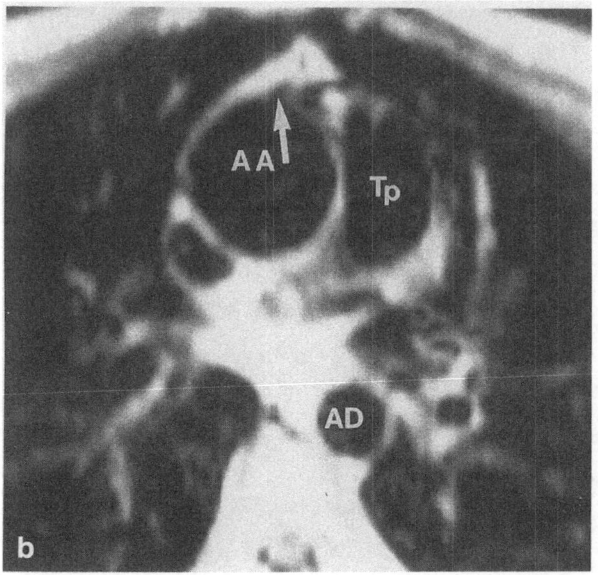

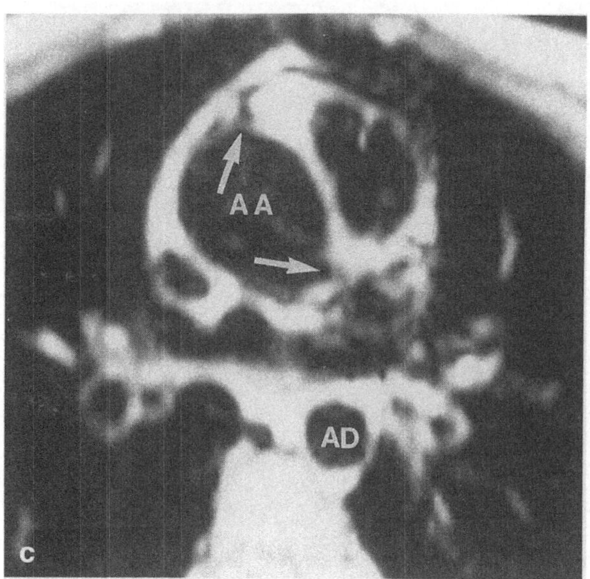

Abb. 9.5 a–c. Koronararterien

a, b Transversale T1-gewichtete Schichtführung durch das Herz im Bereich der Aortenwurzel unter Verwendung der prospektiv getriggerten Spinechotechnik

a Im Bereich der Aortenwurzel sind die Insertionspunkte der Aortenklappensegel (*Pfeile*) zu erkennen

b In der 6 mm Schicht kranial von **a** ist im Bereich der anterioren Aortenwand das Ostium der rechten Koronararterie dargestellt (*Pfeil*)

c Kontinuierliche, transversale T1-gewichtete Schichtführung durch das Herz im Bereich der Aortenwurzel unter Verwendung der prospektiv getriggerten SE-Technik. Hier ist der weitere Verlauf der rechten Koronararterie im epikardialen Fettgewebe nachzuvollziehen. Im Bereich der linkslateralen Aortenwand stellt sich das Ostium der linken Koronararterie (*Pfeil*) dar, wobei der weitere Verlauf der linken Koronarterie nicht beurteilbar ist

AA Aorta ascendens
AD Aorta descendens
LA Linker Vorhof
Tp Truncus pulmonalis

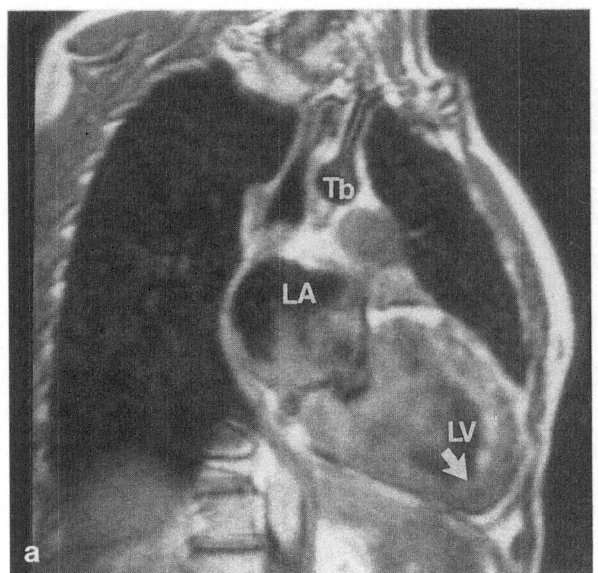

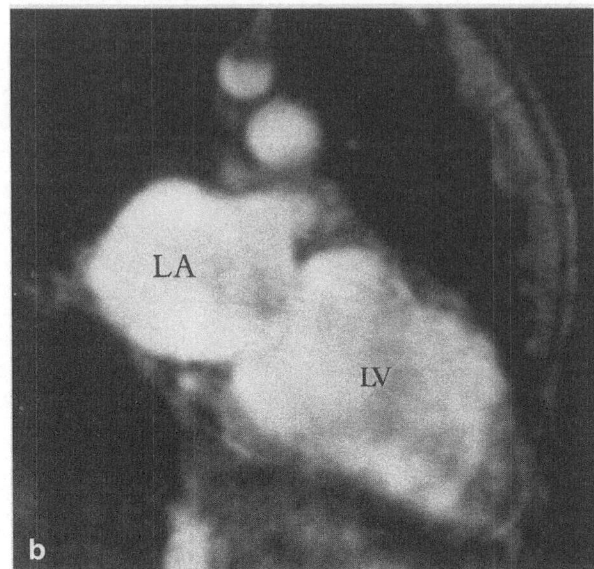

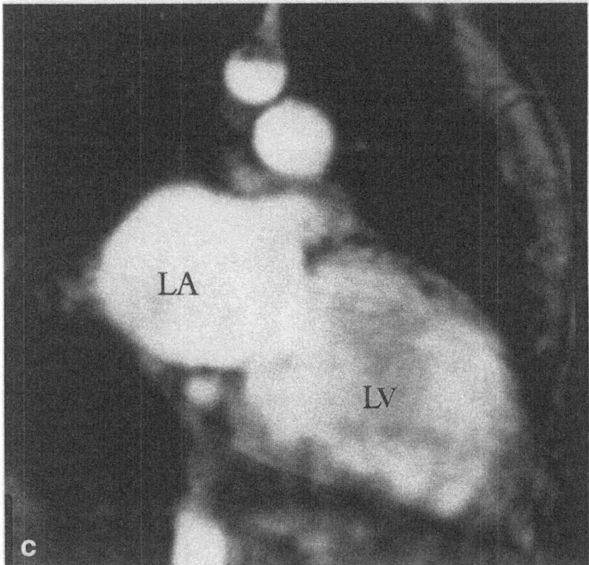

Abb. 9.6 a–e. Dilatative Kardiomyopathie

a Parasagittale T1-gewichtete Schichtführung durch
das Herz entsprechend der rechtsanterioren Schrägprojektion (RAO) unter Verwendung der prospektiv getriggerten SE-Technik. Deutliche Dilatation des linken Vorhofs und Ventrikels in Kombination mit einer Ausdünnung des Myokards (*Pfeil*) im Sinne einer dilatativen
Kardiomyopathie (DCM)

b, c Parasagittale Schichtführung analog zu **a** unter
Verwendung der retrospektiv getriggerten GE-Technik
(TR/TE = 50/12, 1 Acq, 24 Herzphasen). Enddiastolische
und endsystolische Abbildungen mit Darstellung einer
globalen Hypokinesie des linken Ventrikels und deutlich
vergrößerten enddiastolischen und endsystolischen Volumina des linken Ventrikels und Vorhofs bei reduzierten
Auswurffraktionen

d, e s. S. 241

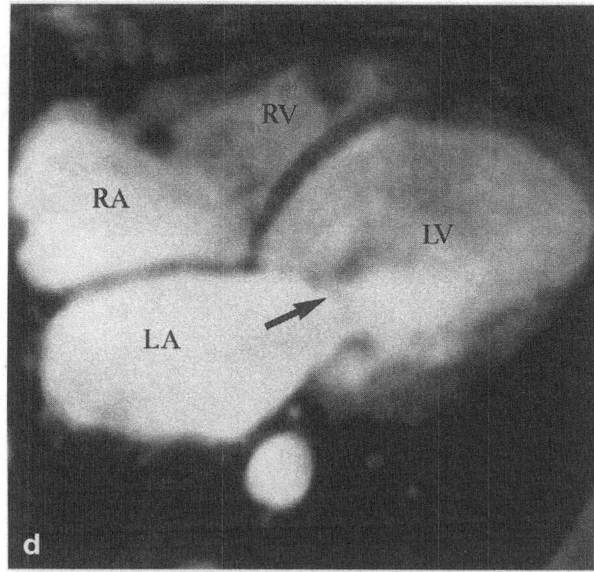

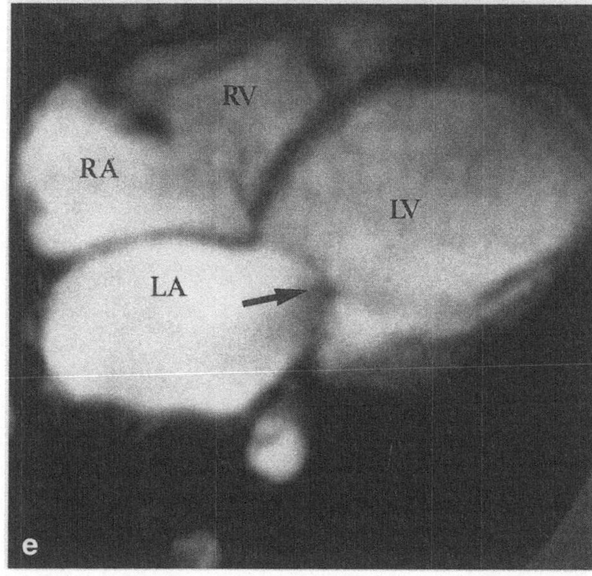

Abb. 9.6

d, e Doppelt angulierte Schichtführung entsprechend der Herzlängsachse unter Verwendung der retrospektiv getriggerter GE-Technik (TR/TE = 50/12, 1 Acq, 24 Herzphasen). In dieser Schichtführung wird noch einmal die Ausdünnung insbesondere im Bereich des Interventrikularseptums und der Hinterwand des linken Ventrikels sowie die globale Hypokinesie bei regelrechter Klappenfunktion (*Pfeil*) verdeutlicht

LA	Linker Vorhof
LV	Linker Ventrikel
RA	Rechter Vorhof
RV	Rechter Ventrikel
Tb	Truncus brachiocephalicus

Merke

Kardiomyopathien

– Dilatative KMP (DCM)
– Hypertrophische KMP (HOCM, HNCM)
– Restriktive KMP (RCM)
– Obliterative KMP (OCM)

9.2.4 Tumoren des Herzens, des Perikards und benachbarter Organe

Raumforderungen, die ihren Ursprung in Strukturen des Herzens, des Peri- oder Epikards nehmen, sind äußerst selten und haben nur in Ausnahmefällen einen klinisch bedeutsamen Einfluß auf die Herzfunktion. Prinzipiell können wie bei anderen Körperregionen auch im Falle des Herzens von allen Gewebsanteilen Tumoren ausgehen, wobei gutartige Tumoren des Herzens wesentlich häufiger sind als Tumoren mit einem Malignitätspotential. Typische gutartige Tumoren des Herzens sind Lipome bzw. lipomatöse Tumoren, Fibrome, Hamartome, Rhabdomyome und andere Weichteilmischtumoren. Der *häufigste maligne Tumor* des Herzens ist das *Vorhofmyxom*, das charakteristisch im linken Vorhof, in selteneren Fällen auch im rechten Vorhof lokalisiert ist. Neben Fernmetastasen anderer Tumoren gibt es noch Raritäten wie das Angiosarkom, das Rhabdomyosarkom, das Liposarkom und Teratome. Wesentlich häufiger als intrakardiale Tumoren sind Raumforderungen, die im Bereich des Perikards lokalisiert sind. Neben dem Perikarderguß (Abb. 9.7 a–d) und dem Lipom, ist als wichtigster Vertreter der gutartigen Raumforderungen im Bereich des Perikards die Perikardzyste (Abb. 9.7 e–i) zu nennen, die vornehmlich in Folge einer Perikarditis im Rahmen einer bakteriellen oder viralen Erkrankung oder eines transmuralen Herzinfarkts im Sinne einer lokalen Perikardverklebung entsteht. Als Beispiele für intraperikardiale maligne Neoplasien sind Lymphome (Abb. 9.8 a–e), Teratome, Mesotheliome und Metastasen anderer Tumoren zu nennen.

Nicht zuletzt können alle Arten von mediastinalen Raumforderungen das Herz von außen komprimieren oder in seiner Funktion behindern bzw. einschränken. Differentialdiagnostisch muß bei parakardialen Tumoren an Hernierungen von abdominellen Organen, insbesondere an Hernierungen des Magens (Abb. 9.8 f–j) gedacht werden, die oft nur schwer von perikardialen Raumforderungen abzugrenzen sind.

Bei der MR-Untersuchung von intra-, epi- und perikardialen Tumoren sind die im allgemeinen Teil beschriebenen Untersuchungstechniken ausreichend, wobei es von besonders großer Bedeutung ist, eine Gewebecharakterisierung des Tumors mittels T1-gewichteter Sequenzen vor und nach KM-Applikation und T2-gewichteten Sequenzen in den 3 Standardachsen sowie eine Evaluierung der Herzfunktionsparameter mittels doppelt angulierter GE-Sequenzen vorzunehmen, wobei eine definitive Aussage bezüglich der Dignität des Tumors in der Regel nicht möglich ist [1, 2].

Merke

Herztumoren

- Häufigste intrakardiale Tumoren:
  Vorhofmyxome, Angiosarkome, Metastasen
- Häufigste perikardiale Tumoren:
  Zysten, Lymphome, Teratome, Mesotheliome, Metastasen
- Differentialdiagnose perikardialer Tumoren:
  Hernierung von abdominellen Organen

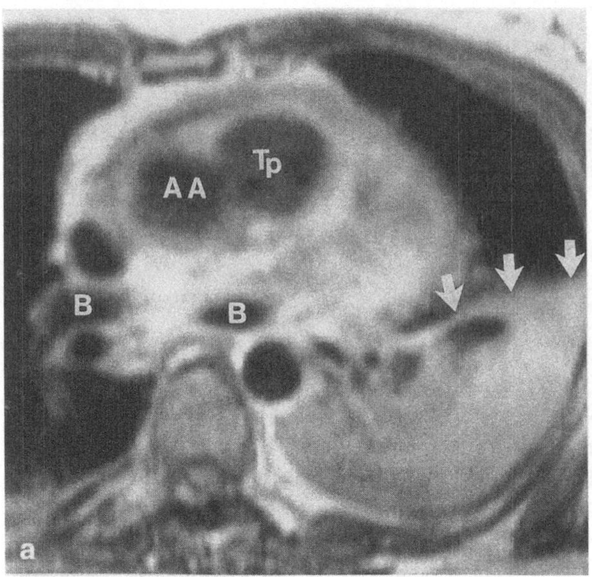

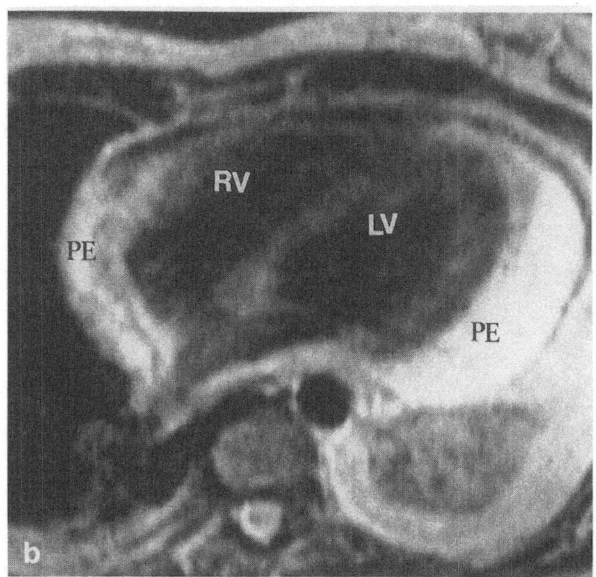

Abb. 9.7 a–f. Perikarderguß

a Transversale T1-gewichtete Schichtführung durch das Mediastinum im Bereich der Hauptbronchien und des linken Vorhofs unter Verwendung der prospektiv getriggerten SE-Technik. Neben einem geringgradigen Pleuraerguß rechtsseitig kommt eine durch den Perikarderguß bedingte Kompressionsatelektase im Bereich des linken Mittelfelds (*Pfeile*) zur Darstellung

b Transversale T2-gewichtete Schichtführung durch das Mediastinum im Bereich des linken Vorhofs unter Verwendung der prospektiv getriggerten SE-Technik. Unter Verwendung der T2-Gewichtung gelingt der Nachweis von Flüssigkeit im Bereich des Perikards im Sinne eines serösen Perikardergusses bei terminaler Herzinsuffizienz

c–f s. S. 243

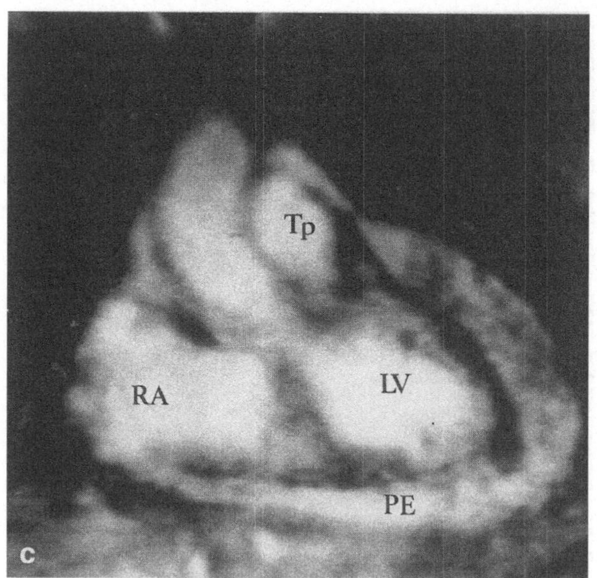

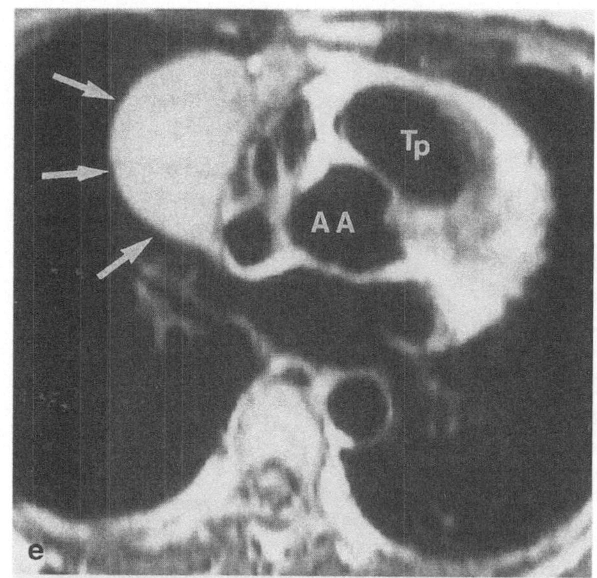

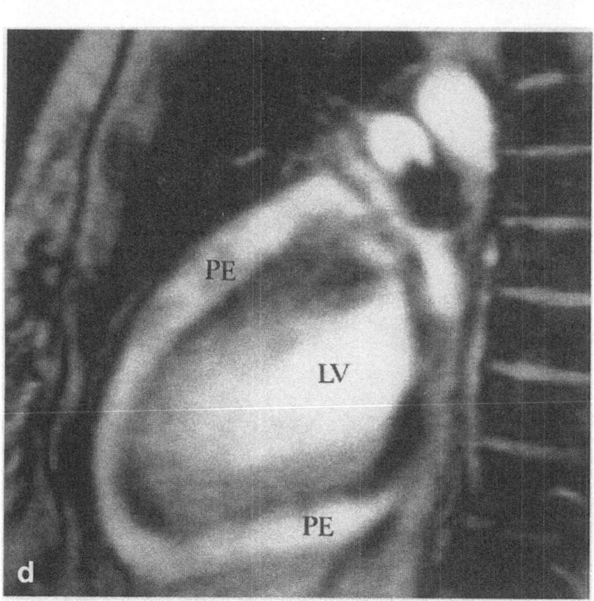

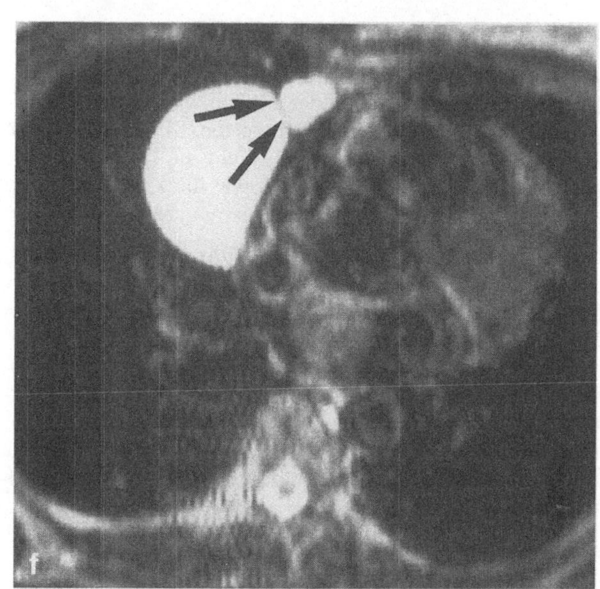

Abb. 9.7

c, d Koronare und parasagittale Schichtführungen unter Verwendung von retrospektiv getriggerten GE-Sequenzen (TR/TE = 50/12, 1 Acq, 24 Herzphasen). Nachweis eines zirkulären, ca. 2–3 cm breiten Perikardergusses sowie einer globalen Hypokinesie

e Transversale kontrastverstärkte T1-gewichtete Schichtführung durch das Mediastinum im Bereich der Aortenklappe unter Verwendung der prospektiv getriggerten SE-Technik. In der T1-gewichteten Schichtführung gelingt der Nachweis einer Zyste, die dem rechten Vorhof und Teilen des rechten Ventrikels kappenförmig aufsitzt und vom Perikard ausgeht (*Pfeile*)

f Transversale T2-gewichtete Schichtführung durch das Mediastinum im Bereich der Aortenklappe unter Verwendung der prospektiv getriggerten SE-Technik. In der identischen Schichtführung wie in **e** gelingt bei Verwendung der T2-Gewichtung der Nachweis des homogen zystischen Charakters der Raumforderung sowie einer Kammerung der Zyste im ventralen Abschnitt (*Pfeile*)

AA	Aorta ascendens
B	Bronchus
LV	Linker Ventrikel
PE	Perikarderguß
RA	Rechter Vorhof
RV	Rechter Ventrikel
Tp	Truncus pulmonalis

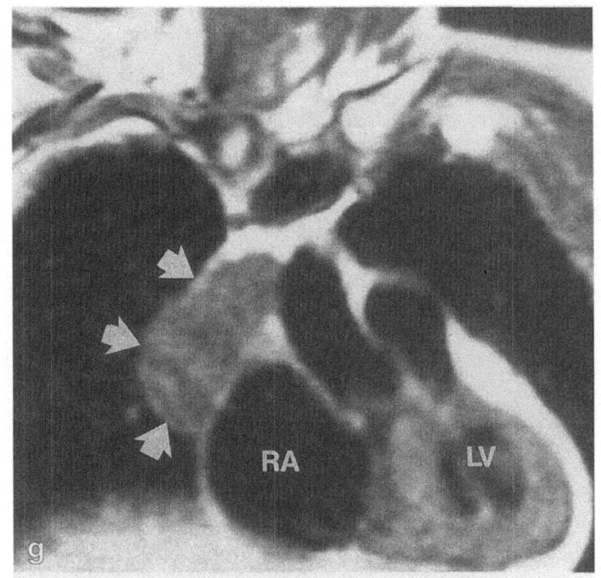

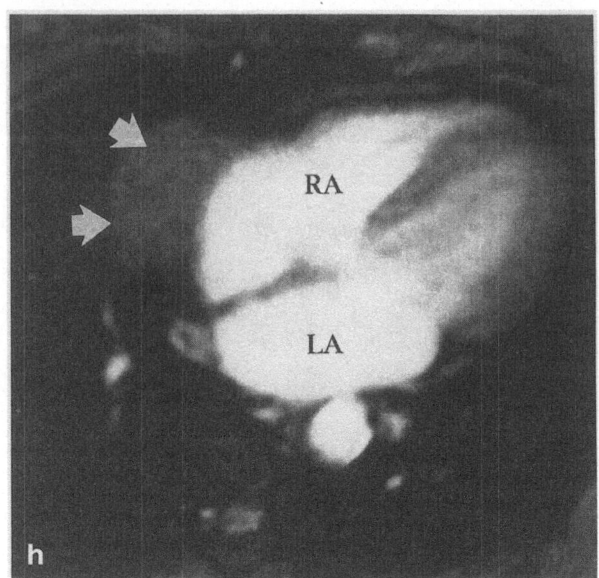

Abb. 9.7 g–i. Perikardzyste

g Koronare T1-gewichtete Schichtführung durch das Mediastinum im Bereich der Aortenwurzel unter Verwendung der prospektiv getriggerten SE-Technik. Die koronare Schichtführung verdeutlicht die kraniokaudale Ausdehnung der Zyste (*Pfeile*) sowie die Lagebeziehung zum rechten Vorhof und zur Aortenwurzel

h, i Doppelt angulierte Schichtführung entsprechend der Herzlängsachse unter Verwendung der retrospektiv getriggerten GE-Technik (TR/TE = 50/12, 1 Acq, 24 Herzphasen). Die Herzfunktionsstudie in der doppelt angulierten Schichtführung unter Verwendung einer retrospektiv getriggerten GE-Sequenz weist nach, daß die Perikardzyste, die mit einer niedrigen Signalintensität zur Darstellung kommt (*Pfeile*), weder in der Enddiastole noch in der Endsystole einer hämodynamischen Bedeutung aufweist

LA   Linker Vorhof
LV   Linker Ventrikel
RA   Rechter Vorhof

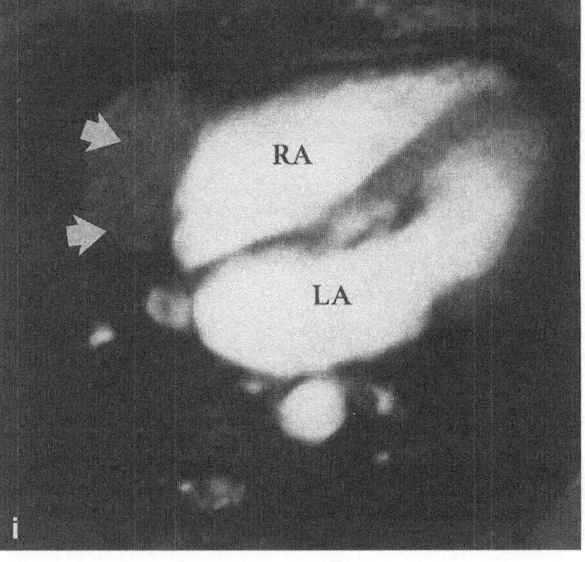

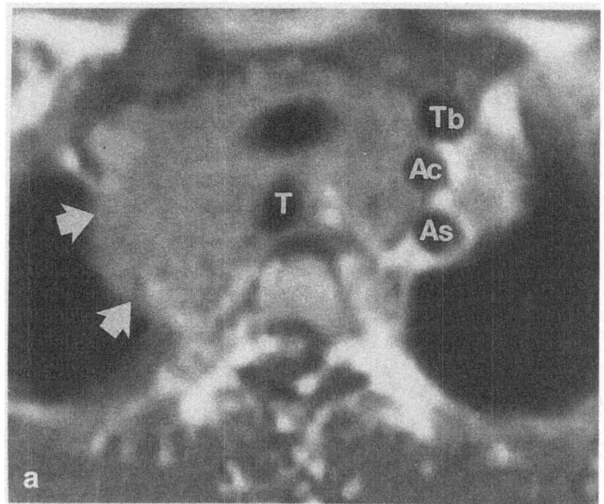

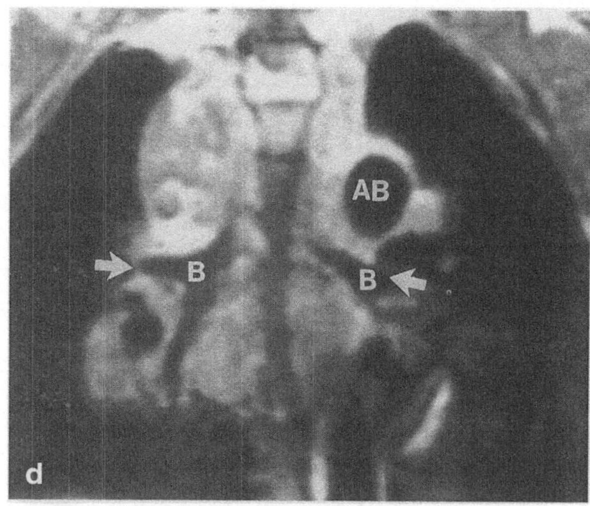

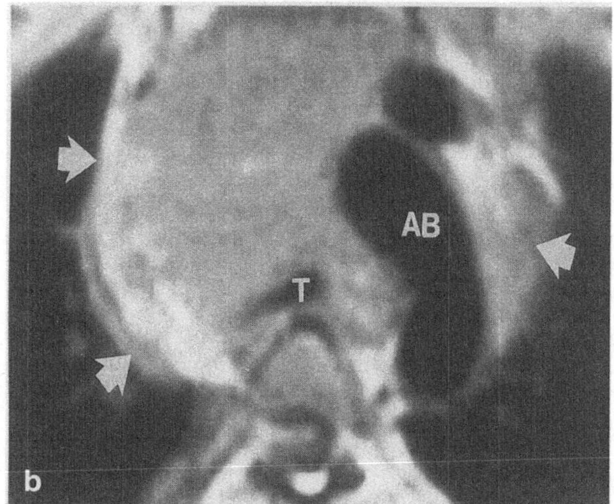

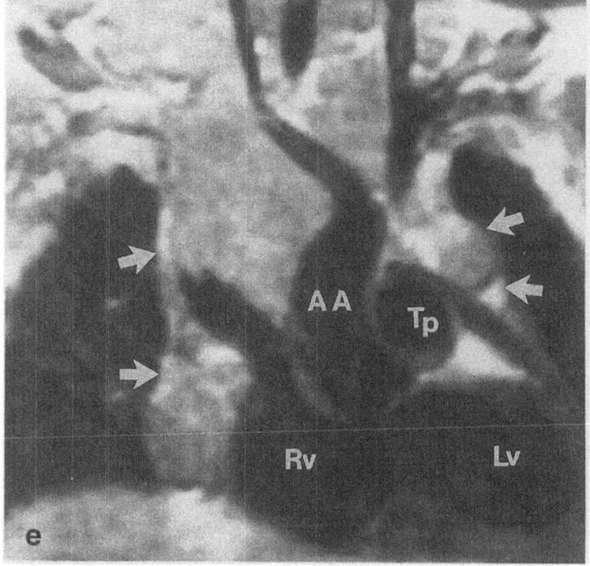

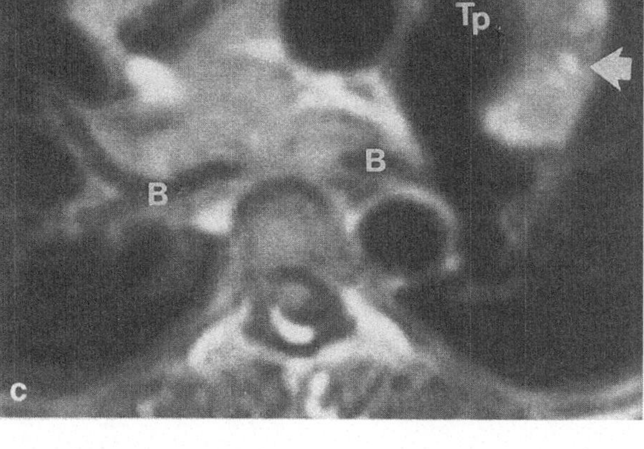

In den nativen, T1-gewichteten Schnittführungen imponiert eine große, inhomogene Tumormasse, die sich von der oberen Thoraxapertur über den Aortenbogen bis zum Truncus pulmonalis erstreckt und in der nativen Untersuchung eine mittlere Signalintensität aufweist (*Pfeile*)

d, e Koronare kontrastverstärkte T1-gewichtete Schichtführungen durch das vordere und hintere Mediastinum unter Verwendung der prospektiv getriggerten SE-Technik. Die koronaren Schichtführungen verdeutlichen die kraniokaudale Ausdehnung des Tumors, die Umscheidung der Hauptbronchien und der großen Gefäße sowie die Infiltration im Bereich des Perikards (*Pfeile*)

AA	Aorta ascendens
AB	Aortenbogen
Ac	A. carotis communis sinistra
As	A. subclavia sinistra
B	Hauptbronchien
Lv	Linker Ventrikel
Rv	Rechter Ventrikel
T	Trachea
Tb	Truncus brachiocephalicus
Tp	Truncus pulmonalis

Abb. 9.8 a–e. Mediastinales Lymphom

a–c Transversale native T1-gewichtete Schichtführung durch das Mediastinum im Bereich der supraaortalen Gefäße, des Aortenbogens sowie des Truncus pulmonalis unter Verwendung der prospektiv getriggerten SE-Technik.

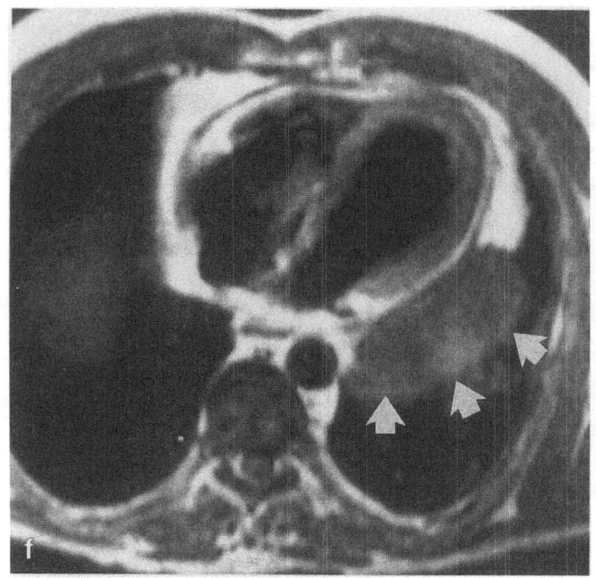

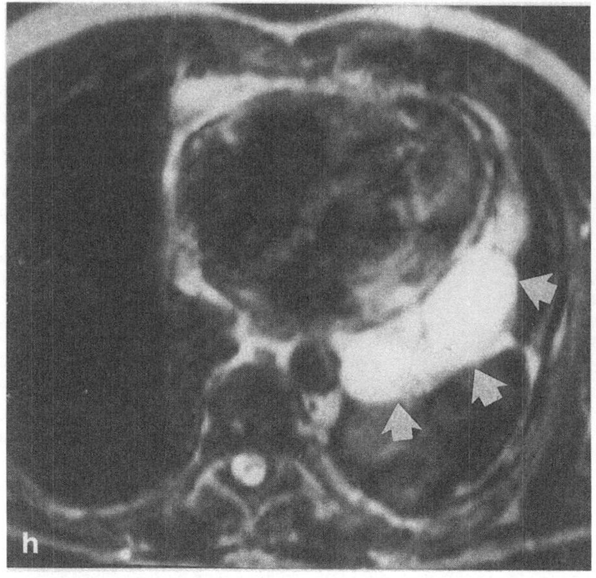

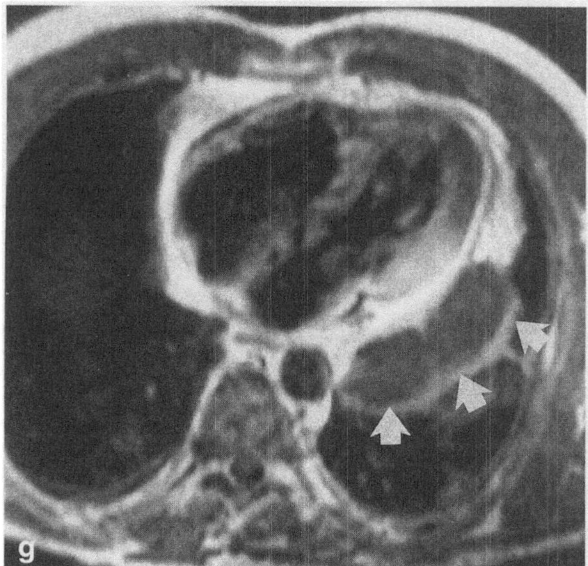

Abb. 9.8 f–j. Paraösophageale Hernierung des Magens

f Transversale native T1-gewichtete Schichtführung durch das Mediastinum im Bereich des rechten Vorhofs unter Verwendung der prospektiv getriggerten SE-Technik. In der nativen T1-gewichteten Schichtführung imponiert neben einer ausgeprägten Lipomatosis cordi eine parakardiale Raumforderung ohne scharfe Abgrenzung zum Perikard und zur umgebenden Lunge (*Pfeile*)

g Transversale kontrastverstärkte T1-gewichtete Schichtführung durch das Mediastinum im Bereich des rechten Vorhofs unter Verwendung der prospektiv getriggerten SE-Technik. Nach Applikation von Kontrastmittel durch das Enhancement der Magenschleimhaut wird eine Abgrenzung möglich (*Pfeile*)

h Tranversale T2-gewichtete Schichtführung durch das Mediastinum im Bereich des rechten Vorhofs unter Verwendung der prospektiv getriggerten SE-Technik. Während die Raumforderung in der nativen T1-gewichteten Sequenz eine hypointense und in der kontrastverstärkten Sequenz einen hyperintensen Randsaum aufweist, zeigt sich in der T2-Gewichtung eine hohe Signalintensität (*Pfeile*) im Sinne eines hohen Flüssigkeitsgehalts

i, j s. S. 247

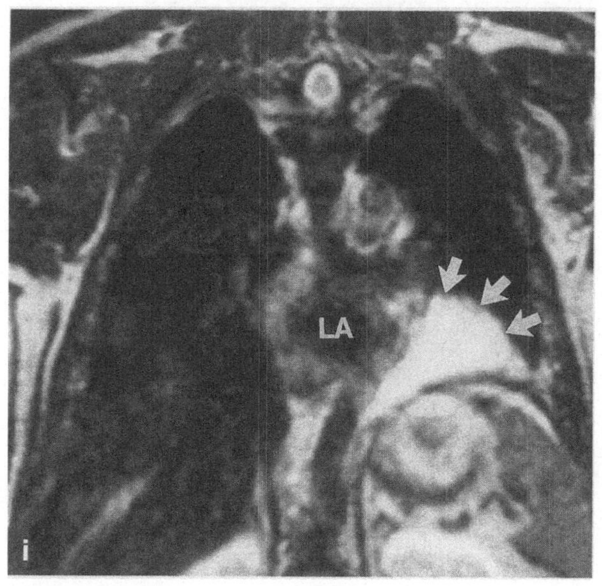

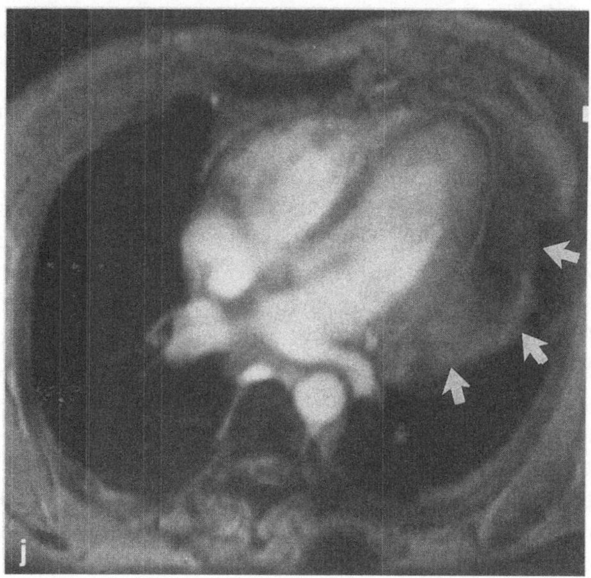

Abb. 9.8

i Koronare T2-gewichtete Schichtführung durch das Mediastinum im Bereich des linken Vorhofs unter Verwendung der prospektiv getriggerten SE-Technik. Die koronare Schichtführung verdeutlicht die Lagebeziehung der hernierten Magenanteile (*Pfeile*) zum linken Vorhof (*LA*) und zum Diaphragma

j Doppelt angulierte Schichtführung entsprechend der Herzlängsachse unter Verwendung der retrospektiv getriggerten GE-Technik (TR/TE = 50/12, 1 Acq, 24 Herzphasen). Die Herzfunktionsstudie zeigt in der enddiastolischen Abbildung eine normale Ventrikelfunktion ohne Beeinflussung durch die Magenhernie, die in der flußsensitiven GE-Sequenz mit einer niedrigen Signalintensität zur Darstellung kommt (*Pfeile*)

9.2.5 Transplantationsherzen

Bei einer Vielzahl von primären und sekundären, angeborenen und erworbenen Herzerkrankungen wird in den fortgeschrittenen Stadien dieser Erkrankungen heute die Indikation zur Herztransplantation gestellt. Neben den Engpässen bei der Beschaffung von Spenderorganen stellt auch im Zeitalter der Immunsuppression mit synthetischen Cyclosporinen die Organabstoßung ein großes Problem der Transplantationsmedizin dar. Die Früherkennung der Abstoßungsreaktion ist in diesem Zusammenhang von entscheidender Bedeutung für eine frühzeitige Therapie mit Immunsuppressiva und damit für das Überleben der Patienten. Eine Vielzahl von bildgebenden und laborchemischen Verfahren ist daher in der Früherkennung der Transplantatabstoßung eingesetzt worden, ohne daß diese die Spezifität und Sensitivität der bei diesen Patienten routinemäßig eingesetzten Endokardbiopsie erreicht hätten. Da im Falle der fortgeschrittenen Transplantatabstoßung die Herzfunktion in den meisten Fällen eine erhebliche Reduktion erfährt, ist die MRT ähnlich wie die Echokardiographie sehr gut zur Diagnostik dieser Abstoßungsstadien geeignet. Darüber hinaus können in der MRT zusätzlich zur Funktionsdiagnostik (Abb. 9.9) über die Bestimmung der Relaxationszeiten des Ventrikelmyokards die frühen Abstoßungsstadien diagnostiziert werden. Bei Patienten, bei denen die Herztransplantation weniger als 24 h zurückliegt, wird charakteristischerweise ein Anstieg der T1- und T2-Relaxationszeiten beschrieben. Bei Patienten, die keine Transplantatabstoßung aufweisen, findet im weiteren Verlauf eine sukzessive Normalisierung der Relaxationszeiten statt, während die Normalisierung beim Auftreten einer Frühabstoßung ausbleibt und bei Patienten mit einer Spätabstoßung eine erneute Erhöhung der Relaxationszeiten zu beobachten ist. Angesichts der eingeschränkten Erfahrung in der Abstoßungsdiagnostik mittels Bestimmung der Relaxationszeiten und der nur mäßigen Sensitivität dieses Verfahrens ist die Zahl der klinischen Applikationen bisher beschränkt [5].

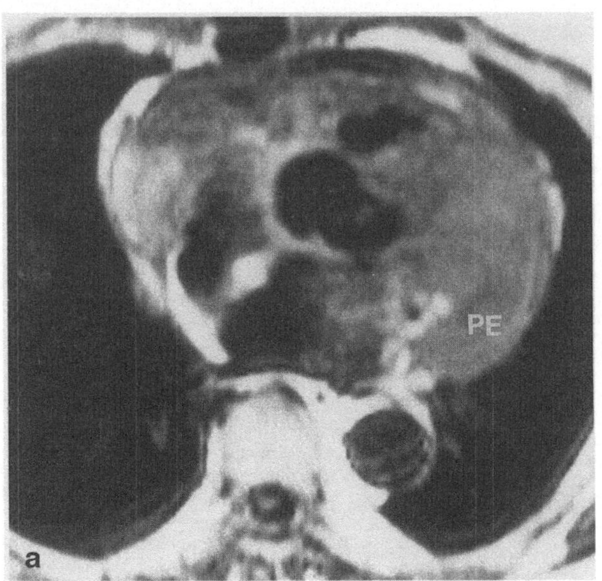

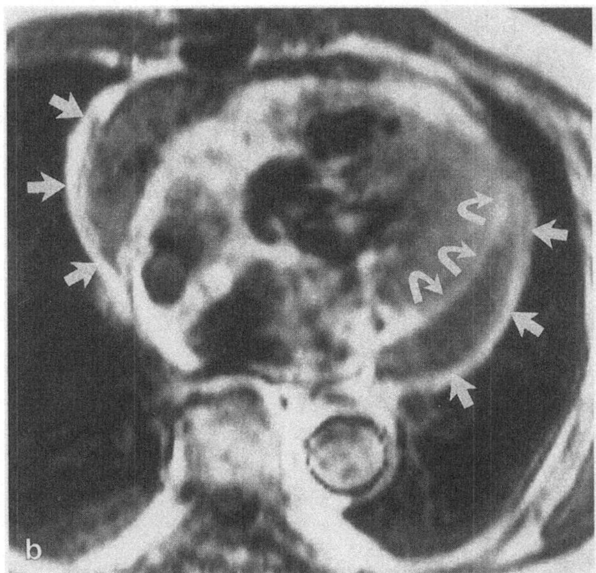

Abb. 9.9 a–c. Transplantationsherz

a, b Transversale T1-gewichtete native Schichtführungen (**a**) und transversale T1-gewichtete kontrastverstärkte Schichtführungen (**b**) durch das Herz im Bereich der Aortenwurzel unter Verwendung der prospektiv getriggerten SE-Technik. Insbesondere die kontrastverstärkte T1-gewichtete und die T2-gewichtete Schichtführung zeigen neben der typischen Artefaktbildung im Bereich der Sternalcerclagen und der Herzspitze einen deutlichen Perikarderguß (*PE*; *Pfeile*) und ein massives Enhancement im Bereich des Epi- und Perikards (*gebogene Pfeile*), das charakteristischerweise bei Herztransplantierten bis 2 Monate nach Transplantation auftritt

c–e s. S. 249

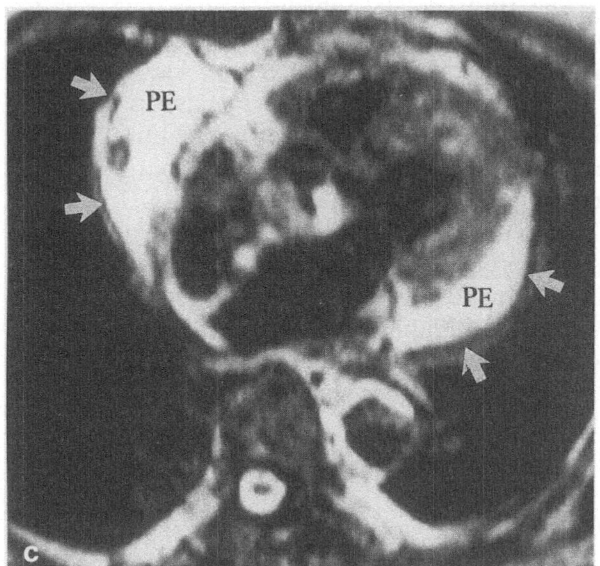

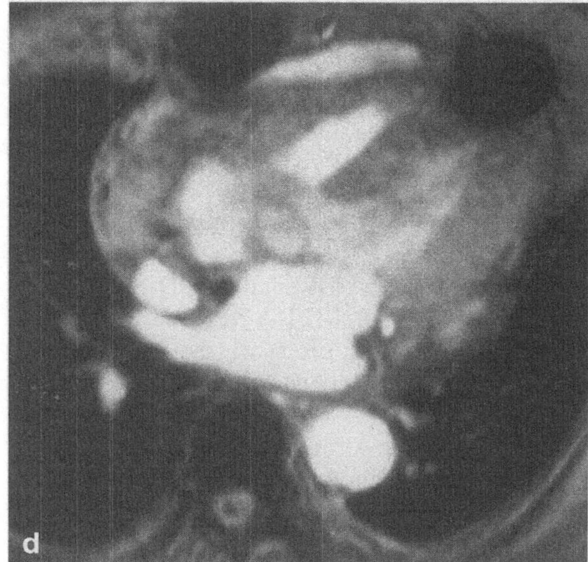

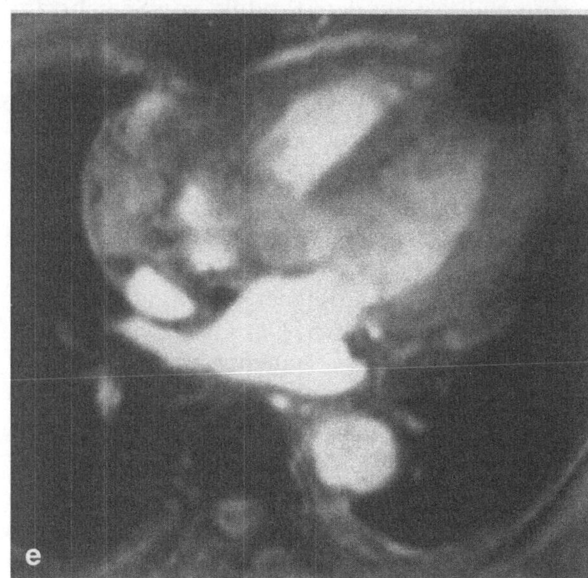

Abb. 9.9

c Transversale T2-gewichtete Schichtführungen durch das Herz im Bereich der Aortenwurzel unter Verwendung der prospektiv getriggerten SE-Technik. Insbesondere die kontrastverstärkte T1-gewichtete und die T2-gewichtete Schichtführung zeigen neben der typischen Artefaktbildung im Bereich der Sternalcerclagen und der Herzspitze einen deutlichen Perikarderguß (*PE*) und ein massives Enhancement im Bereich des Epi- und Perikards (*Pfeile*), das charakteristischerweise bei Herztransplantierten bis 2 Monate nach Transplantation auftritt

d, e Doppelt angulierte Schichtführung entsprechend der Herzlängsachse unter Verwendung der retrospektiv getriggerten GE-Technik (TR/TE = 50/12, 1 Acq, 24 Herzphasen). Die Herzfunktionsstudie zeigt eine deutlich reduzierte Ventrikelfunktion, die durch die erhebliche Ergußbildung im Bereich des Perikards und die tachykardiebedingte schlechte diastolische Füllung der Ventrikel begründet ist

9.2.6 Dreidimensionale Darstellungen des Herzens und der Aorta

Neben der klassischen MR-Untersuchung mittels 2-dimensionaler Schnittbilder in den verschiedenen Schichtorientierungen besteht seit Einführung der MRA in die Routinediagnostik die Möglichkeit, dreidimensionale Rekonstruktionen von speziell hierfür akquirierten Datensätzen zu erstellen. Diese Datensätze können entweder mit 3D-Sequenzen (FISP-, FLASH- oder MPRAGE) oder auch mit 2D-GE-Sequenzen akquiriert werden. Der Unterschied bei der praktischen Anwendung von 2D- und 3D-Sequenzen besteht darin, daß bei 3D-Sequenzen primär das Akquisitionsvolumen und die Anzahl an Partitionen bestimmt werden muß, wobei sich aus dem Quotient dieser Parameter die effektive Schichtdicke errechnet, während bei 2D-Sequenzen Schichtdicke und Schichtzahl vorzuwählen sind und sich aus dem Produkt von Schichtzahl und Schichtdicke die Größe der untersuchten Region ergibt.

3D-Sequenzen eignen sich hauptsächlich für die nicht bewegten Regionen und Organe des Körpers, wie z.B. die Kopf-/Halsregion, die Extremitäten oder auch in-vitro-Präparate (Abb. 9.10j–m), mit Einschränkungen auch für pulsatile Gefäße wie die Aorta thoracalis oder auch die pulmonalarteriellen Gefäße, sind aber ungeeignet für Organe wie das Herz oder auch die Leber. Der Grund hierfür liegt darin, daß bei diesen Sequenztypen eine kontinuierliche Datenakquisition derzeit noch ohne Möglichkeit zur Triggerung erfolgt, so daß bei Organen wie dem Herz in der Summe der Datenakquisition keine ausreichende Bildqualität resultiert. Bei diesen Organen hat es sich in eigenen Studien als sinnvoll erwiesen, das Organ unter Verwendung einer retrospektiv getriggerten 2D-GE-Sequenz bei möglichst geringer Schichtdicke kontinuierlich durchzuschichten. Die Wahl der Sequenzparameter wie Schichtdicke, Matrix, Akquisitionen und Anzahl der dargestellten Herzphasen sowie die Schichtführung richtet sich bei den 2D-GE-Sequenzen in besonderem Maße nach der maximal möglichen Untersuchungszeit. Bei einem anteroposteriorem Durchmesser des Thorax von durchschnittlich ca. 20 cm ist es in der koronaren Schichtführung am ehesten möglich, bei hoher Auflösung, geringer Schichtdicke und einer Anzahl von 16 dargestellten Herzphasen, den gesamten Thorax durchzuschichten (Abb. 9.10a, b).

Als Alternative zur koronaren Schichtführung ist es bei geringfügig höherem Aufwand auch bei Verwendung der sagittalen Schichtführung möglich, bei vertretbarem Zeitaufwand eine kontinuierliche Schichtung des Thorax vorzunehmen (Abb. 9.10c, d). Die transversale Schichtführung hingegen ist aufgrund des zu großen Zeitaufwands zur kontinuierlichen Schichtung ungeeignet. Als Alternative zur transversalen Schichtführung ist es möglich, mittels der doppelt angulierten Schichtführung entlang der Herzlängsachse eine kontinuierliche Schichtung vorzunehmen (Abb. 9.10e, f). Unabhängig von der Schichtführung entstehen bei Verwendung der multiphasischen, retrospektiv getriggerten GE-Sequenzen movies, in denen das Herz zwei- oder dreidimensional in Abhängigkeit von den Herzphasen dargestellt werden kann. Auch bei der Wahl des Rekonstruktionsmodus eines 2D-/3D-Datensatzes gibt es mehrere Alternativen. Routinemäßig implementiert an den meisten MR-Tomographen ist der „maximale Intensitätsrekonstruktionsmodus" zur Rekonstruktion insbesondere von MRA-Sequenzen. Bei diesem Rekonstruktionsmodus werden vornehmlich Areale mit hohen Signalintensitäten dreidimensional rekonstruiert, während Areale mit niedriger Signalintensität unterdrückt werden. In den resultierenden MRA korreliert die Signalintensität des jeweiligen Gefäßes mit der Flußgeschwindigkeit in diesem Bereich, so daß die Gefäßwand mit einer niedrigen Signalintensität zur Darstellung kommt, folglich also transparent ist (Abb. 9.10 g, h). Weiterhin zur Wahl steht der Oberflächenrekonstruktionsmodus nach dem „ray-tracing"-Prinzip, bei dem im Gegensatz zur MIP-Rekonstruktion die Gefäßwände nicht transparent sind und die resultierenden dreidimensionalen Rekonstruktionen keinen Rückschluß auf die Flußgeschwindigkeiten erlauben (Abb. 9.10i). Die Oberflächenrekonstruktionen dienen zur rein morphologischen Beurteilung eines Organs oder einer Region, wobei es möglich ist, mittels Anwendung von Segmentationstechniken selektiv bestimmte Regionen oder Organbezirke zu rekonstruieren (Abb. 9.10j) oder diese in einer Rekonstruktion anzufärben. Aus den verschiedenen Schwerpunkten bei den Rekonstruktionsmodi ergeben sich völlig unterschiedliche Indikationen zur Anwendung. Während die MIP-Rekonstruktion schon seit längerer Zeit routinemäßig zur Rekonstruktion von MRA-Sequenzen eingesetzt wird, halten Oberflächenrekonstruktionen erst in jüngster Vergangenheit Einzug in die klinische Anwendung. Indikationen zur Anwendung von Oberflächenrekonstruktionen sind insbesondere präoperative Abklärungen von komplizierten thorakalen Fehlbildungen sowie von großen thorakalen Raumforderungen.

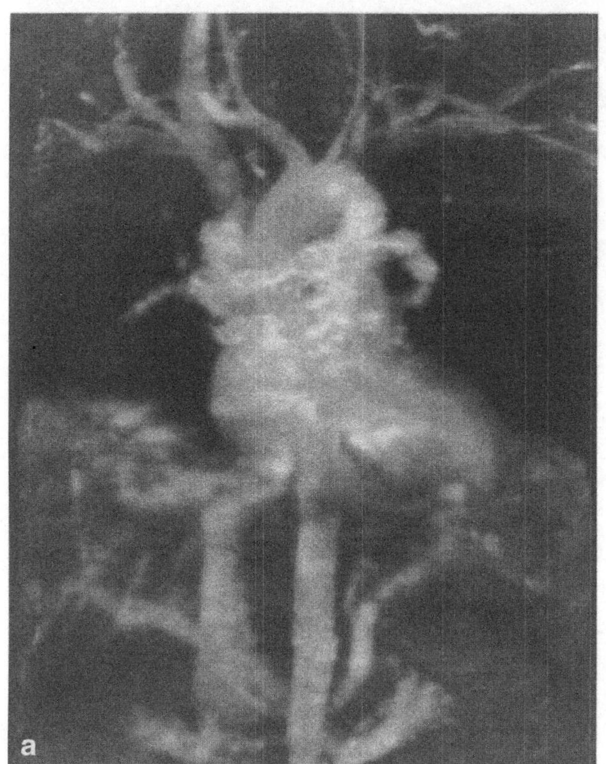

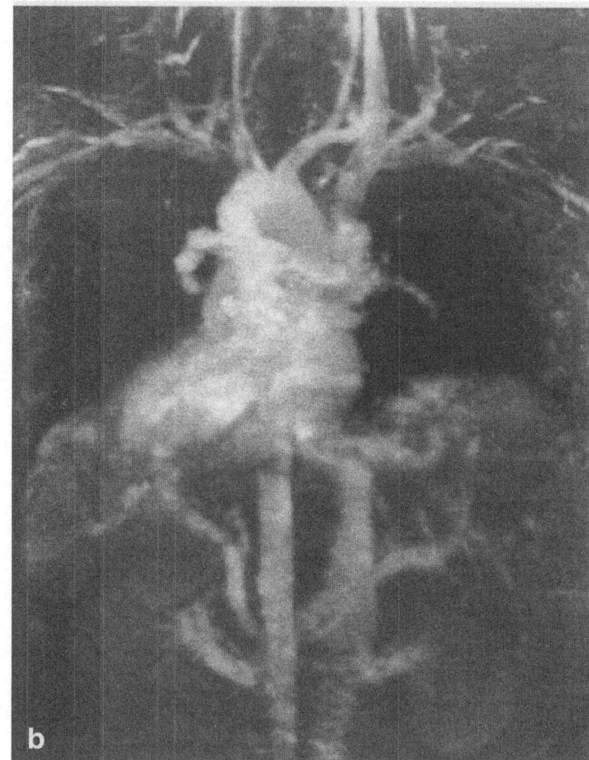

Abb. 9.10 a–f. In-vivo-3D-Darstellung des Herzens

a, b Dreidimensionale In-vivo-Darstellung des Herzens sowie der Thorax- und Oberbauchgefäße in AP- und PA-Projektion unter Verwendung des MIP-Rekonstruktionsmodus: 2D-Datensatz koronar. Neben dem Herz, der Aorta und dem Truncus pulmonalis sind die obere und untere Hohlvene und deren Zuflüsse dargestellt. Im Bereich des Abdomens sind die Aorta, die Nieren- und Milzgefäße sowie die Pfortader mit ihren Zuflüssen abgebildet. Durch die Wahl verschiedener Projektionen ist es bei den dreidimensionalen MIP-Rekonstruktionen in der Regel möglich, Überlagerungen von darzustellenden Gefäßen durch andere Venen oder Arterien zu eliminieren

c–f s. S. 252

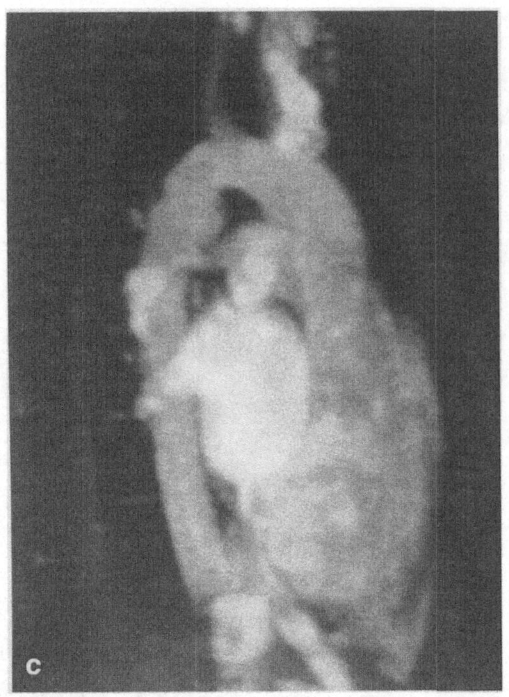

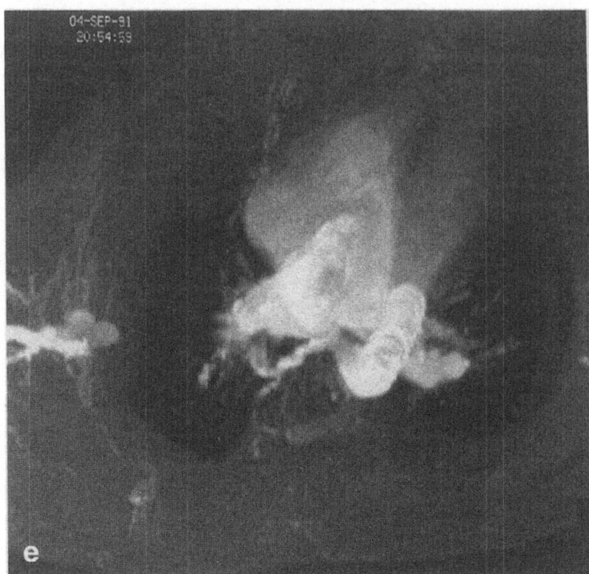

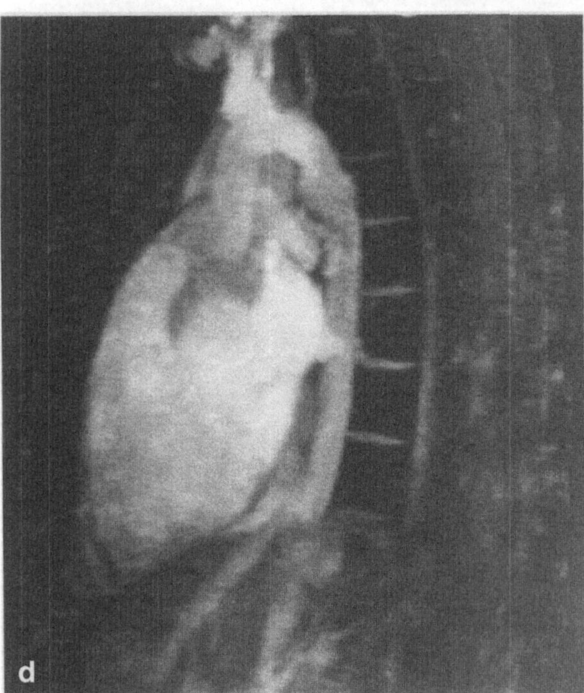

Während die rechtsventrikuläre Ausflußbahn und der Truncus pulmonalis in der links-lateralen Projektion überlagerungsfrei dargestellt sind, gelingt die Darstellung des linken Vorhofs und der einmündenden Pulmonalvenen in der rechts-lateralen Projektion. In beiden Projektionen kann der Verlauf der thorakalen Aorta relativ zum linken Vorhof und zur Wirbelsäule bis zum Eintritt in das Zwerchfell nachvollzogen werden

Abb. 9.10

c, d Dreidimensionale In-vivo-Darstellung des Herzens sowie der Thorax- und Oberbauchgefäße in links- und rechts-lateralen Projektionen unter Verwendung des MIP-Rekonstruktionsmodus: 2D-Datensatz sagittal.

e, f Dreidimensionale In-vivo-Darstellung des Herzens unter Verwendung des MIP-Rekonstruktionsmodus: 2D-Datensatz doppelt anguliert entsprechend der Herzlängsachse. Die dreidimensionale Rekonstruktion des doppelt angulierten Datensatzes zeigt im Vergleich zu den Rekonstruktionen des koronaren und des sagittalen Datensatzes deutlich weniger topographische Übersicht

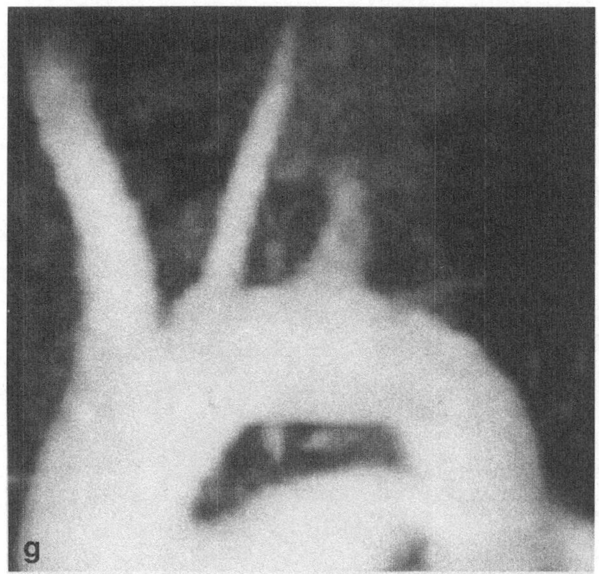

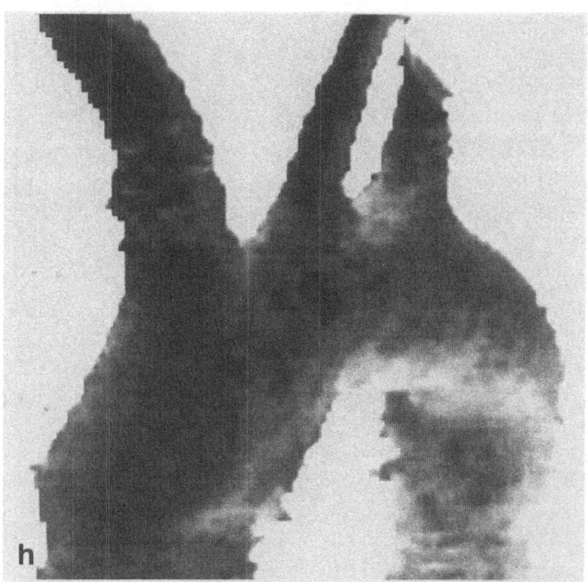

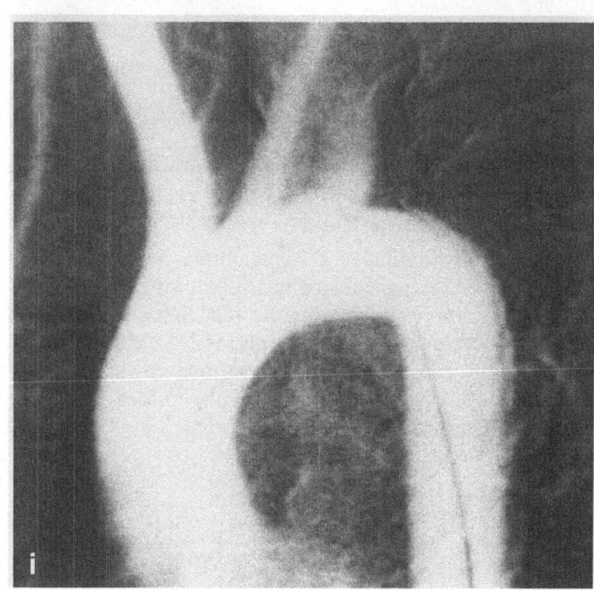

Abb. 9.10 g, h. In-vivo 3D-Darstellung der Aorta

g Dreidimensionale In-vivo-Darstellung des Aortenbogens unter Verwendung des MIP-Rekonstruktionsmodus: 2D-Datensatz transversal. Die dreidimensionale Rekonstruktion zeigt neben der regelrechten Aortenbogenanatomie in Übereinstimmung mit der DSA einen Abbruch der A. subclavia sinistra ca. 3 cm nach Abgang aus dem Aortenbogen im Sinne einer Subklaviastenose

h Dreidimensionale In-vivo-Darstellung des Aortenbogens unter Verwendung des Oberflächenrekonstruktionsmodus: 2D-Datensatz transversal. Die Oberflächenrekonstruktion unter Verwendung der Segmentationstechnik verdeutlicht den Befund

i Intraarterielle DSA
Die DSA bestätigt den in der MRA und in der Oberflächenrekonstruktion erhobenen Befund der Subklaviastenose

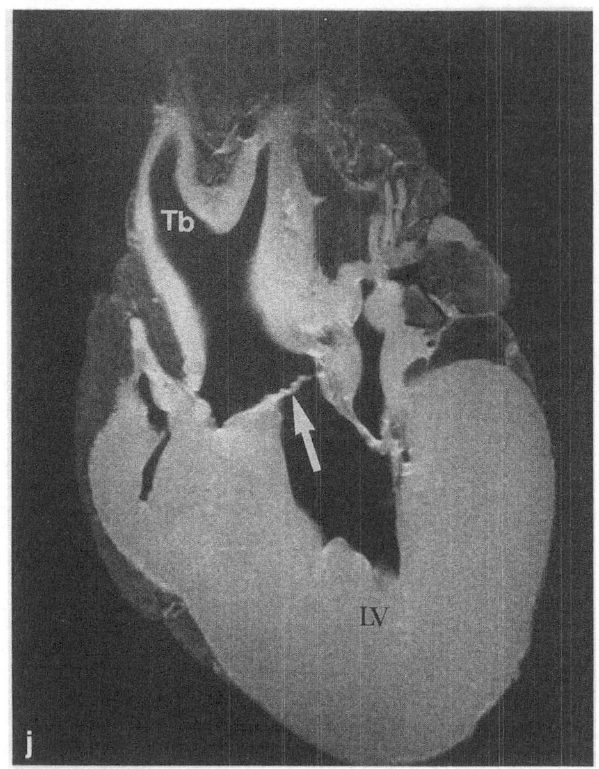

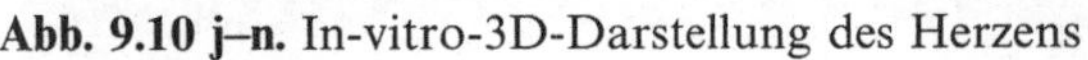

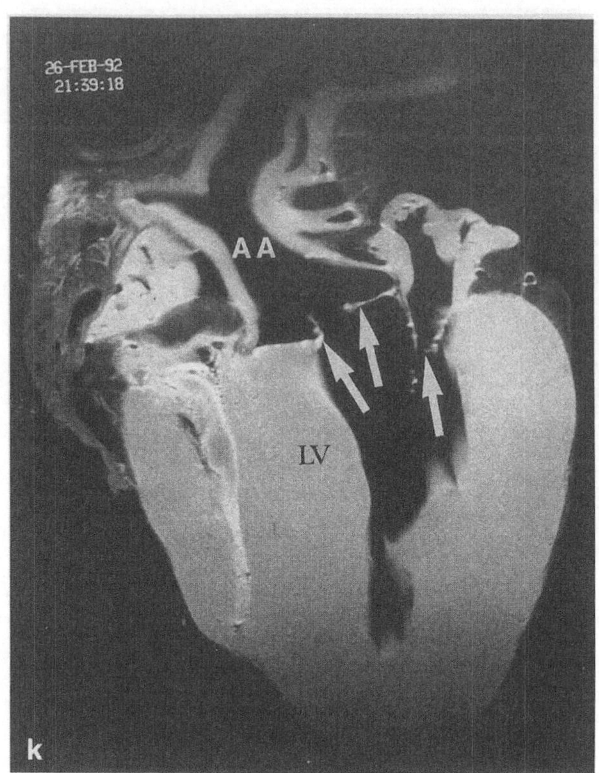

Abb. 9.10 j–n. In-vitro-3D-Darstellung des Herzens

j, k Doppelt angulierte T1-gewichtete Schichtführung entlang der Herzlängsachse ohne Verwendung einer Triggerung. In den doppelt angulierten Schichtführungen sind bei maximaler Ortsauflösung (512·512,0) die linksventrikulären Ein- und Ausstrombahnen sowie die zugehörigen Klappenstrukturen (*Pfeile*) abgebildet. Die hohe Signalintensität des Myokards in den T1-gewichteten Schichtführungen ist im Sinne der nicht vorhandenen Durchblutung zu interpretieren

AA   Aorta ascendens
LV   Linker Ventrikel
Tb   Truncus brachiocephalicus

l–n s. S. 255

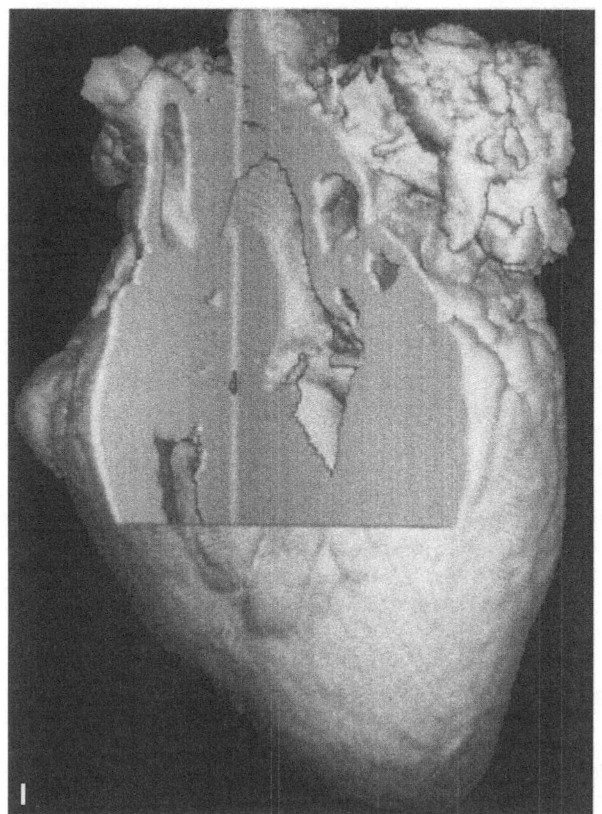

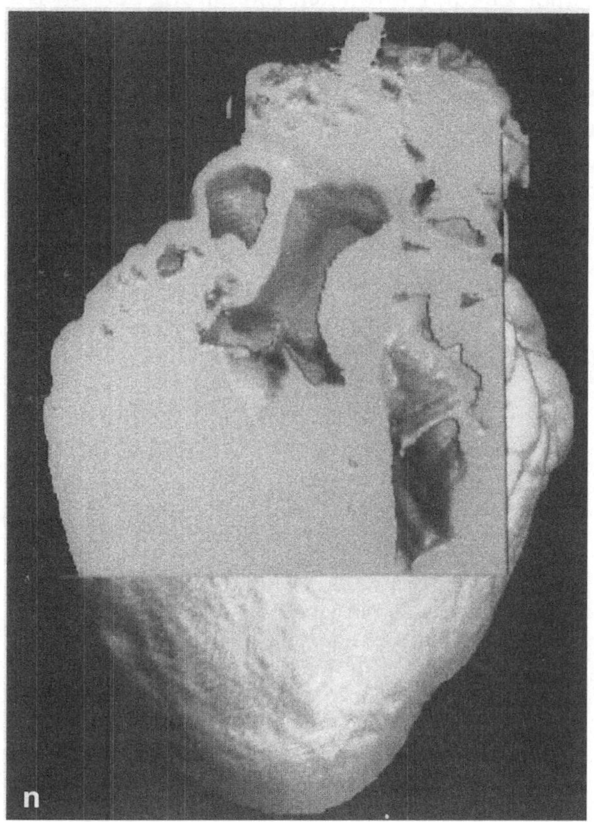

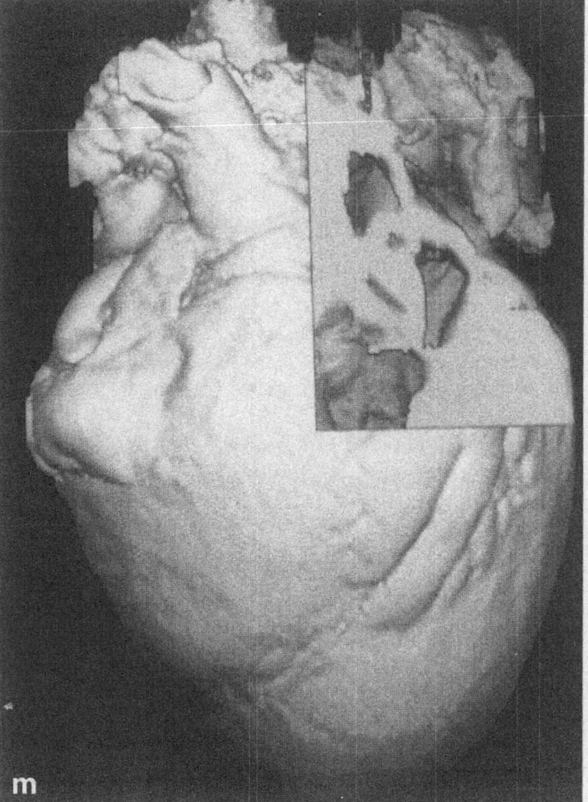

Abb. 9.10

l–n Dreidimensionale Aufsichtsrekonstruktionen eines 3D-Datensatzes mit 128 Partitionen bei einer effektiven Schichtdicke von 0,9 mm und einer Bildmatrix von 256·256. Zur Darstellung der aortalen Ausflußbahn wurden in den Bildbeispielen nach Erstellen der Oberflächenrekonstruktion in verschiedenen Projektionen entsprechende Volumina entnommen. Durch die Verwendung der Ray-tracing-Methode zur Berechnung der Aufsichtsrekonstruktion gelingt die plastische dreidimensionale Darstellung sowohl der Außen- als auch der Binnenstrukturen

In naher Zukunft wird nach Einführung der ultraschnellen Echoplanarbildgebung der Zeitaufwand sowohl für die Akquisition von Datensätzen zur dreidimensionalen Rekonstruktion mittels 2D- und 3D-Sequenzen als auch für die computergestützte Berechnung der Rekonstruktionen erheblich reduziert werden, so daß die Orts- und Zeitauflösung weiter verbessert werden kann [28].

Literatur

1. Barakos JA, Brown JJ, Higgins CB (1989) MR imaging of secondary cardiac and paracardiac lesions. AJR 153:47–50
2. Brown JJ, Barakos JA, Higgins CB (1989) Magnetic resonance imaging of cardiac and paracardiac masses. J Thorac Imag 4:47–50
3. Burstein D (1991) MR imaging of coronary artery flow in isolated and in vivo hearts. JMRI 1:337–346
4. Chung KJ, Simpson IA, Glass RF, Sahn DJ, Hesselink JR (1988) Cine magnetic resonance imaging after surgical repair in patients with transposition of the great arteries. Circulation 77:104–109
5. Cimino JJ, Kogan AD (1989) Constrictive pericarditis after cardiac surgery: report of three cases and review of the literature. Am Heart J 118:1292–1301
6. Didier D, Higgins CB (1986) Identification and localization of ventricular septal defects by gated magnetic resonance imaging. Am J Cardiol 57:1363–1368
7. Didier D, Higgins CB, Fisher MR, Osaki L, Silverman NH, Cheitlin MD (1986) Gated MR imaging in 72 patients. Radiology 158:227–235
8. Diethelm L, Dery R, Lipton MJ, Higgins CB (1987) Atrial level shunts: sensitivity and specificity of MR in diagnosis. Radiology 162:181–186
9. Dinsmore RE, Wismer GL, Guyer D et al. (1985) Magnetic resonance imaging of the interatrial septal and atrial septal defects. AJR 145:697–703
10. Doppman JL, Rienmüller R, Lissner J et al. (1981) Computed tomography in constrictive pericardial disease. J Comput Assist Tomogr 5:1–11
11. Edelman RR, Manning WJ, Burstein D, Paulin SP (1991) Coronary arteries: breath-hold MR angiography. Radiology 181:641–643
12. Engel PJ, Fowler NO, Tei C et al. (1985) M-mode echocardiography in constrictive pericarditis. J Am Coll Cardiol 6:471–474
13. Gerson MC, Colthar MS, Fowler NO (1989) Differenditation of constrictive pericarditis and restrictive cardiomyopathy by radionuclide ventriculography. Am Heart J 118:114–120
14. Hasse A, Frahm J, Matthaei D, Hänicke W, Merboldt KD (1986) FLASH imaging: rapid NMR imaging using low flip angles pulses. J Magn Reson 67:258–266
15. Higgins CB, Byrd BF III, Farmer DW, Osaki L, Silverman NH, Cheitlin MD (1984) Magnetic resonance imaging in patients with congenital heart disease. Circulation 70:851–860
16. Isner JM, Carter BL, Bankoff MS et al. (1983) Differentiation of constrictive pericarditis from restrictive cardiomyopathy by computed tomographic imaging. Am Heart J 105:1019–1024
17. Kersting-Sommerhoff BA, Seelos KC, Hardy C, Kondo C, Higgins SS, Higgins CB (1990) Evaluation of surgical procedures for cyanotic congenital heart disease using MR imaging. AJR 155:259–266
18. Kersting-Sommerhoff BA, Diethelm L, Teitel DF, Sommerhoff CP, Higgins SS, Higashino SS, Higgins CB (1989) Magnetic resonace imaging of congenital heart disease: sensitivity and specificity using receiver operating characteristic curve analysis. Am Heart J 118:155–161
19. Kersting-Sommerhoff BA, Dithelm L, Stander P, Dery R, Higashino SM, Higgins SS, Higgins CB (1990) Evaluation of complex congenital ventricular anomalies with magnetic resonance imaging. Am Heart J 120:131–142
20. Kersting-Sommerhoff BA, Sechtem U, Higgins CB (1988) Evaluation of pulmonary blood supply by nuclear magnetic resonance imaging in patients with pulmonary atresia. JACC 11:166–171
21. Kondo C, Caputo GR, Semelka R, Foster E, Shimakawa S, Higgins CB (1991) Right and left ventricular stroke volume measurements with velocity encoded cine NMR: in vitro and in vivo validitation. AJR 157:9–16
22. Lundt JT, Ehman RL, Julsrud PR, Sinak LJ, Tajik AJ (1989) Cardiac masses: assessment by MR imaging. AJR 152:469–473
23. Masui T, Finck S, Higgins CB (1992) Constrictive pericarditis and restrictive cardiomyopathy: evaluation with MR-imaging. Radiology 182:369–373
24. Mayo JR, Roberson D, Sommerhoff B, Higgins CB (1990) MRI of double outlet right ventricle. J Comput Assist Tomogr 14:336–339
25. McAlpine WA (1975) Heart and coronary arteries: an anatomical atlas for clinical diagnosis, radiological investigation, and surgical treatment. Springer, New York, pp 87–100
26. Moran PR, Moran RA, Karstaedt NK (1985) Verification and evaluation of internal flow and motion. Radiology 154:433–436
27. Nayler GL, Firmin DN, Longmore DB (1986) Blood flow imaging by cine magnetic resonance. J Comput Assist Tomogr 10:715–722
28. Paschal CB, Haacke EM, Adler LP et al. (1990) High resolution 3D cardiac imaging: Society of magnetic resonance imaging in medicine. Syllabus, p 278
29. Paulin S, von Schulthess GK, Fossel E, Krayenbuehl HP (1987) MR imaging of the aortic root and the proximal coronary arteries. AJR 148:665–670
30. Pflugfelder PW, Sechtem UP, White RD, Higgins CB (1988) Quantification of regional function by rapid cine MR imaging. AJR 150:523–529
31. Sakuma H, Fujita N, Foo KF et al. (1993) Evaluation of left ventricular volume and mass with breath-hold cine MR imaging. Radiology 188:377–380
32. Sechtem U, Pflugfelder PW, White RD, Gould RG, Holt W, Lipton MJ, Higgins CB (1987) Cine MRI: Potential for the evaluation of cardiovascular function. AJR 148:239–246

33. Sechtem U, Pflugfelder PW, Gould RG, Cassidy MM, Higgins CB (1987) Measurements of right and left ventricular volumes in healthy individuals with cine MR imaging. Radiology 163:697–702

34. Sechtem U, Tscholakoff D, Higgins CB (1986) MRI of the abnormal pericardium. AJR 147:245–252

35. Sechtem U, Tscholakoff D, Higgins CB (1986) MRI of the normal pericardium. AJR 147:239–244

36. Sechtem U, Higgins CB, Sommerhoff BA, Lipton MJ, Huycke EC (1987) Magnetic resonance imaging of restrictive cardiomyopathy. Am J Cardiol 59:480–482

37. Soulen RL, Stark DD, Higgins CB (1985) Magnetic resonance imaging of constrictive pericardial disease. Am J Cardiol 55:480–484

38. Sutton FJ, Whitley NO, Applefeld MM (1985) The role of echocardiography and computed tomography in the evaluation of constrictive pericarditis. Am Heart J 109:350–355

39. Utz JA, Herfkens RJ, Heinsimer JA et al. (1987) Cine MR determination of left ventricular ejection fraction. AJR 148:839–843

40. Underwood SR, Firmin DN, Klipstein RH, Rees RS, Longmore DB (1987) Magnetic resonance velocity mapping: clinical application of a new technique. Br Heart J 57:404–412

41. Yoo SJ, Seo JW, Lim TH et al. (1993) Hearts with twisted atrioventricular connections: Findings at MR imaging. Radiology 18:109–113

10 Abdominelle Venen

In diesem Kapitel sollen Technik und Indikation der vaskulären MRT und MRA der abdominellen Venen vorgestellt werden, die arterielle MRA wird in Kap. 12 behandelt.

Das splenoportale System ist eine Gefäßprovinz, die herkömmlichen angiographischen Techniken am schwierigsten zugänglich ist. Mittels der transfemoralen Technik wird nach selektiver Arteriographie des Truncus coeliacus eine indirekte Darstellung erreicht, womit auch bei der DSA lediglich ein geringer Kontrast zu erzielen ist. Die Alternative der direkten Punktion des splenoportalen Systems auf transhepatischem oder translienalem Wege stellt einen invasiven Eingriff mit hoher Komplikationsrate dar. Als nichtinvasives Verfahren hat sich zusätzlich die Duplexsonographie sowie die farbkodierte Doppler-Sonographie durchgesetzt, die Aussagen über die Pfortader sowie die Hämodynamik und Flußrichtung im portalen System ermöglichen [15, 23]. Für die Diagnostik der V. cava inferior stehen klinische Fragen nach Okklusion, Verlagerung und Kollateralkreisläufe bei tumorösen Raumforderungen oder Gefäßverschlußerkrankungen im Vordergrund.

Neben der Kopf- und Halsregion konnten für die abdominelle MRA einzelne klinische Indikationen erarbeitet werden. Dies gilt im wesentlichen für das venöse System, das heute mit Hilfe von Atemstillstandstechniken bereits in großem Umfang klinisch evaluiert wird. Die venöse abdominelle MRA ist durchaus in der Lage, die relevanten krankhaf-

ten Veränderungen nichtinvasiv und ohne KM-Applikation sichtbar zu machen [3, 11]. Im folgenden sollen die Grundlagen der Untersuchungstechnik, eine optimierte diagnostische Strategie und die klinischen Fragestellungen vorgestellt werden.

10.1 Untersuchungstechnik

Zur Evaluierung der abdominellen Venen müssen wichtige Faktoren beachtet werden, die die Wahl der optimalen MRA-Sequenzen entscheidend beeinflussen [5, 44]. Durch den langsamen Blutfluß im abdominellen Venensystem kommt es sehr schnell zur Absättigung des fließenden Blutes mit einem daraus resultierenden Kontrastverlust. Daher kommen aufgrund der Sensitivität für schnellen Fluß 3D-TOF-Sequenzen in der Regel nicht zur Anwendung.

10.1.1 TOF-MRA

Im Vordergrund der Standardtechnik für die abdominelle MRA stehen die 2D-TOF-Sequenzen [10, 18, 22]. Diese GE-Sequenzen ermöglichen eine hyperintense Darstellung der Gefäße im Vergleich zum stationären Gewebe [14] im Gegensatz zu SE-Sequenzen, die Gefäße meist ohne Signal darstellen [4, 6]. Dabei ist besonders die FLASH-2D-Sequenz in Atemstillstandstechnik mit folgenden Parametern zu empfehlen:
TR/TE/Flipwinkel $= 31/10/35°$, Matrix $128 \cdot 256$, 1 Akquisition, Meßzeit: 16 s, 3 Schichten, 5 mm Schichtdicke mit 1 mm Überlappung der Schichten, koronare Schichtorientierung (fakultativ: transversal).

Die Untersuchung wird mittels einer zirkularpolarisierten Ganzkörperspule durchgeführt, stets unter Einsatz eines straff gezogenen Bauchgurtes.

Die Akquisitionszeit beträgt für eine Einzelmessung je nach Schichtzahl zwischen 7 und 16 s, eine

Tabelle 10.1. Gegenüberstellung technischer Grundlagen der abdominellen MRA

	Time of Flight (TOF)	Phasenkontrast (PC)
Flußrichtung	Vertikal zur Schicht	1–3 Orientierungen wählbar
Flußgeschwindigkeit	FLASH-3D:hoch FLASH-2D:niedrig	Variabel 0–100 cm/s
Hintergrund	Sichtbar	Unterdrückt
Akquisitionszeit	1–5 min	2D: 1–5 min 3D: 6–20 min
Vorteile	Hohes S/N-C/N	Quantitative Daten
Probleme	Subakute Blutung Bewegungsartefakte geringes Volumen bei Turbulenzen 3D-Akquisition	Große Untersuchungsvoxel

in der Regel für den Patienten zumutbare Atemstillstandsperiode. Bei der sequentiellen 2D-Akquisition werden in einer Atemanhalteperiode jeweils nur 3 Schichten akquiriert, zur Reduktion von Interferenzen zwischen den einzelnen Schichten, die das Flowenhancement degradieren [1]. Mit Hilfe eines automatisierten Verfahrens werden anhand einer Übersichtssequenz die einzelnen Untersuchungsvolumina festgelegt und der Programmablauf mit Messungen und Atmungsperioden zeitlich koordiniert. Durch entsprechende Atemkommandos wird erreicht, daß die Untersuchungssequenzen möglichst in *Exspiration* durchgeführt werden, so daß diese definierte Vorgehensweise das Postprocessing entscheidend verbessert. Die Wahl des Flipwinkels beeinflußt nur in geringem Maße das Untersuchungsergebnis. In der Regel sollte der Flipwinkel zwischen 20° und 60° liegen. Bei der Wahl von zu kleinen Flipwinkeln (z.B. 10°) ist der Kontrast zwischen fließendem Blut und stationärem Gewebe ungenügend. Wird ein zu hoher Flipwinkel (z.B. 70°–90°) gewählt, kommt es andererseits zu einem hohen Kontrast zwischen schnell fließendem Blut und stationärem Gewebe, während langsamer Blutfluß unterdrückt wird. Zusätzlich werden bei starkem Blutfluß „ghosting"-Artefakte verstärkt zur Abbildung gebracht (Tabelle 10.1).

Die *Untersuchungsregion* reicht in frontaler Schichtführung von der ventralen Bauchwand bis zum Retroperitoneum einschließlich der Nieren. Zur Durchführung der venösen MRA sind dabei bei einer Schichtdicke von 5 mm ca. 21 Schichten mit einem Überlappungsbereich von 1 mm erforderlich, um das gesamte Untersuchungsvolumen abzudecken. Die Schichtdicke von 5 mm stellt unter Berücksichtigung von Flowenhancement, räumlicher Auflösung, S/N-Verhältnis und Untersuchungszeit eine Kompromißlösung dar. Die gesamte Untersuchungszeit für eine derartige Messung beträgt einschließlich der Atempausen etwa 6 min. Eine adäquate Vorsättigung der arteriell einströmenden signalgebenden Spins wird durch einen transversalen Puls über der thorakalen Aorta in Höhe der Zwerchfellkuppe erreicht [3, 10, 12]. Ein einfacher arterieller Sättigungspuls führt jedoch immer zu einer nicht selektiven Abbildung des gesamten venösen Systems. Darüber hinaus können durch den Einsatz weiterer spezifischer Vorsättigungspulse selektiv das V.-hepatica-System, das Pfortadersystem sowie die übrigen abdominellen Venen dargestellt werden [9, 10]:

– V. portae,
– Vv. hepaticae,
– große Abdominalvenen,
– Kollateralvenen.

Für die MR-phlebographische Untersuchung des Beckens werden die identischen Untersuchungsprotokolle wie für den Oberbauch eingesetzt. In der Regel reicht das Untersuchungsvolumen von der Leistenregion bis zum Confluens beider Vv. iliacae. Bei exakter Positionierung können die Datensätze einer MR-Venographie des Abdomens und Beckens zusammengefügt werden und mittels MIP-3D-Berechnung zu einem kompletten Venogramm ausgearbeitet werden (Abb. 10.1).

Als alternatives Verfahren steht die Phasenkontrast-MRA zur Verfügung, die auf einer Phasenverschiebung der transversalen Magnetisierungskomponente beruht, die durch die SE-Bewegung hervorgerufen wird [7, 26]. Diese beinhaltet jedoch längere Aufnahmezeiten und verstärkt das Hintergrundrauschen (Tabelle 10.1).

10.1.2 Postprocessing

Bei der abdominellen venösen MRA liegt die diagnostische Evaluierung schwerpunktmäßig auf der Analyse der Einzelbilder. Die MIP-Rekonstruktion [11, 13, 19] ist aufgrund vieler Faktoren in der Regel suboptimal. Zum einen kommt es durch unterschiedliche Atempositionen zu Verschiebungen der anatomischen Leitstrukturen, zusätzlich resultiert bei einer größeren Anzahl von Schichten ein Informationsverlust dünnlumiger Gefäße. Dennoch muß zur Vervollständigung der topographischen Information immer auch eine Rekonstruktion des gesamten Untersuchungsvolumens erfol-

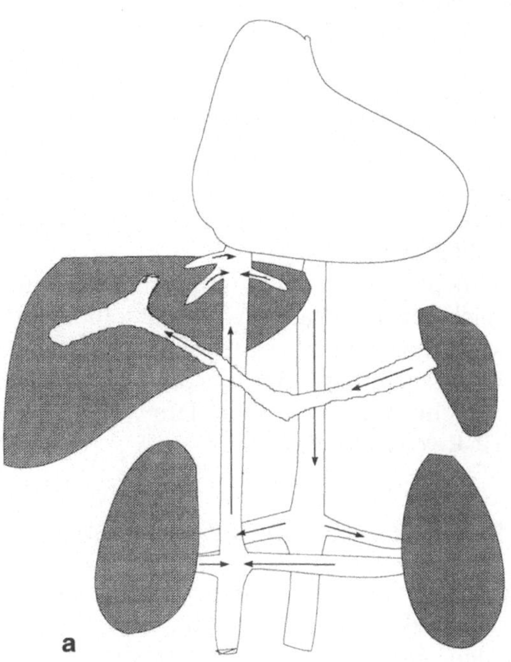
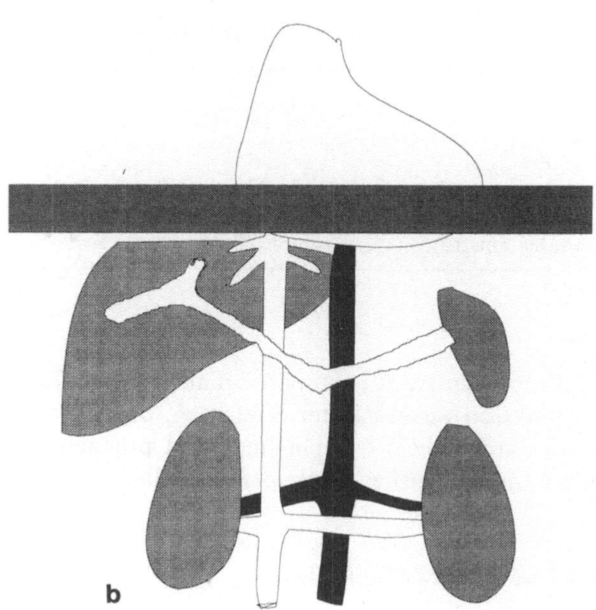
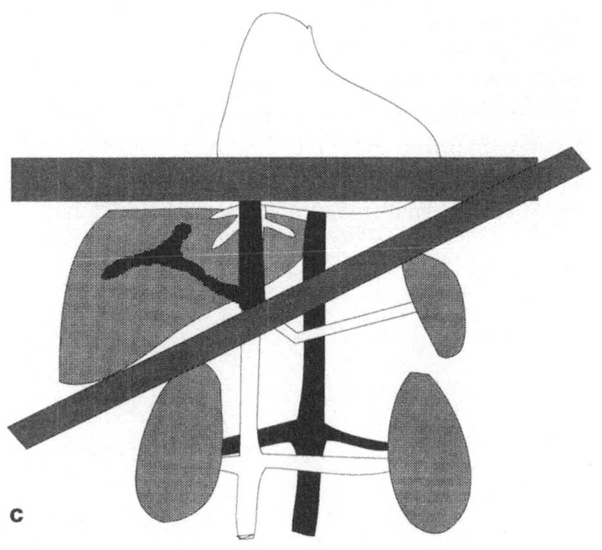

Abb. 10.1 a–c. Selektive MRA der großen abdominalen Venen bei koronarer Schichtführung. (Nach [11])

a Normale Flußverhältnisse im Oberbauch

b Absättigung des arteriellen Blutflusses durch axialen Vorsättigungspuls, an der Leberkuppe abschließend mit Darstellung aller großen venösen Gefäße (*dunkelgrauer Balken* Vorsättigungspuls, *schwarze Gefäße* abgesättigter Blutfluß)

c Absättigung des arteriellen Blutflusses durch axialen Vorsättigungspuls (an der Leberkuppe abschließend), Absättigung des Pfortadersystems durch axial-gekippten Vorsättigungspuls mit selektiver Darstellung der aszendierenden Lebervenen und V. cava inferior (*dunkelgraue Balken* Vorsättigungspulse, *schwarze Gefäße* abgesättigter Blutfluß)

Tabelle 10.2. Gefäßabgrenzbarkeit in der venösen abdominellen MRA an einem Normalkollektiv

V. cava inferior	92%
V. hepatica dextra	68%
V. hepatica sinistra	58%
V. portae	83%
V. lienalis	78%
V. mesenterica superior	92%
V. renalis dextra	56%
V. renalis sinistra	72%

gen. Empfehlenswert ist außerdem die spezielle Rekonstruktion ausgewählter Schichten, um Gefäßterritorien wie die Vv. hepaticae, die V. portae und andere Gefäßbezirke abzubilden (Tabelle 10.2).

10.1.3 Klinische Applikation

Als Standarduntersuchungsprotokoll empfiehlt sich nach der Lokalisationssequenz der Einsatz einer sequentiellen FLASH-2D-Sequenz in frontaler oder transversaler Schichtorientierung in der oben beschriebenen Atemstillstandstechnik. Entsprechend der klinischen Fragestellung folgt dann eine MRA-Akquisition in einer Schichtorientierung senkrecht zum interessierenden Gefäß, um so ein selektives Untersuchungsvolumen exakt darzustellen.

10.1.4 Empfohlenes Untersuchungsprotokoll: Venöse MRA (Tabelle 10.3)

1. Übersichtssequenz
2. MRA-FLASH 2D
   - TR/TE/Flipwinkel = 31/10/35
   - Schichtdicke: 5 mm
   - Overlap: 20% (1 mm)
   - Schichtzahl: 3
   - Vorsättigungspuls (80 mm transversal) im Bereich der thorakalen Aorta mit kaudalem Anschluß an die Leberkuppe
   - Untersuchungsregion: von der vorderen Bauchwand bis zu den Nieren
3. MIP-Rekonstruktion.

10.1.5 Pitfalls der abdominell venösen MRA

Verlaufen Gefäße über eine größere Strecke innerhalb einer akquirierten Schicht, so werden diese multiplen Hochfrequenzpulse exponiert und es kommt zu partiellen Sättigungsphänomenen mit *Reduktion der vaskulären Kontrastierung.*
Daher empfiehlt sich hier die standardisierte Messung zweier Datensätze in unterschiedlichen Schichtorientierungen. Einen kritischen Pitfall stellt die diagnostische Evaluierung der MIP-Rekonstruktion abdominell venöser MRA dar, hier besteht das Risiko von Fehlinterpretationen durch Artefakte sowie die fehlende Visualisierung dünnlumiger Gefäße.

10.1.6 Parameter

Parameter mit Einfluß auf die venöse MRA:
Extrinsisch: Schichtorientierung
- Repetitionszeit TR
- Schichtdicke
- Flipwinkel

Tabelle 10.3. Venöse MRA des Oberbauchs (Sequenzparameter)

Sequenz	TR	TE	α	Ac	FOV	SZ	DF	SD	P	ESD	Matrix	TA	Ebene	Sat	Ebene	Position
FLASH-2D	32	8	60°	1	350	54	−0,2	4	−	3,2	192·256,0	06:26	tra	80	tra	Kranial
FLASH-2D	72	10	35°	1	350	2	0	5	−	5	128·256,0	00:16	tra	80	tra	Kranial
FLASH-2D	31	10	35°	1	450	3	−0,2	5	−	4	128·256,0	00:16	cor	80	tra	Kranial

Abkürzungen:

Ac	Anzahl der Akquisitionen	*P*	3D Partitionen	*TA*	Akquisitionszeit (min)
α	Flipwinkel	*sag*	sagittale Schichtebene	*TE*	Echozeit (ms)
cor	frontale Schichtebene	*Sat*	Vorsättigungsimpuls (mm)	*TR*	Repetitionszeit (ms)
DF	Distance factor	*SD*	Schichtdicke (mm)	*tra*	transversale Schichtebene
ESD	effektive Schichtdicke (mm)	*SZ*	Schichtzahl	*var*	variabel
FOV	Field of view (mm)				

Intrinsisch:
- Flußgeschwindigkeit
- T1-Zeit des stationären Gewebes (wichtig für Kontrast zwischen Blutgefäßen und Hintergrund: je kürzer die T1-Zeit desto schlechter der Kontrast)

10.2 Korrelative Untersuchungsverfahren

Die Vorteile der *venösen MRA* der V. portae liegen in der fehlenden Artefaktbildung durch Darmgas oder Aszites. Darüber hinaus kann durch die richtige Schichtwahl und exakte Positionierung des Vorsättigungspulses die portale Hämodynamik erfaßt werden. Im Hauptstamm der Pfortader kann durch die spezielle Technik des Bolustracking die Flußrichtung bestimmt und sogar quantifiziert werden. Einfach und in der Routine verläßlich ist der Einsatz von 2 Messungen, eine mit, eine ohne einen schrägen Vorsättigungspuls über der Pfortader.

Als nichtinvasives Konkurrenzverfahren muß die *Doppler-Sonographie*, auch farbkodiert, aufgeführt werden. Limitationen bestehen hier in dem eingeschränkten Untersuchungsvolumen und untersuchungstechnischen Einschränkungen [15, 23].

Die *arterielle DSA* zeigt sich diagnostisch effektiv zur Darstellung der portovenösen Topographie. Das Risiko von Blutungen an der Injektionsstelle sowie die Nephrotoxizität hoher KM-Mengen müssen als Nachteile dieses Verfahrens aufgeführt werden. Die zur Abbildung kommenden vaskulären Strukturen sind abhängig von der Flußrichtung. Im Falle retrograden Flusses in der V. portae resultiert so eine fehlende Darstellung dieses Gefäßterritoriums in der DSA.

Die *venöse DSA* nach Punktion der V. femoralis und Einführen eines Katheters erlaubt die Erfassung der unilateralen Beckenstrombahn und der V. cava inferior einschließlich der Nierenvenen. Als nachteilig erweisen sich die fehlende Möglichkeit der simultanen Abklärung der kontralateralen Beckenstrombahn sowie komplexer Flußphänomene.

Merke

Venöse MRA:

- Nicht invasives Verfahren
- Kein Kontrastmittel notwendig
- Keine Belastung durch ionisierende Strahlung
- Geringere Artefaktbildung durch Darmgas oder Aszites
- Dreidimensionale Darstellung
- Nicht untersucherabhängige Auswertung (wichtig bei Verlaufskontrollen)

Doppler-Sonographie:

- Nicht invasives Verfahren
- Kein Kontrastmittel notwendig
- Ergebnisse untersucherabhängig

DSA:

- Invasives Verfahren
- Kontrastmittel notwendig
- Ionisierende Strahlung
- Lokale Komplikationen an Punktionsstelle
- Eingeschränktes zu untersuchendes Gefäßterritorium

10.3 Normale Topographie

10.3.1 Pfortadersystem

Das Pfortadersystem dient der venösen Drainage von Milz, Pankreas und Darm und beinhaltet so 75 % des afferenten Blutstroms zur Leber. Die *V. portae* entsteht durch den Zusammenfluß der *V. mesenterica superior* und der *V. lienalis* (Abb. 10.2) und liegt stets ventral der V. cava inferior. Die V. portae verläuft schräg nach rechts kraniodorsal des Duodenums, des Ductus hepaticus communis und der Bifurkation der A. hepatica communis.

Die *V. mesenterica superior* sammelt das Blut aus dem gesamten Dünndarm sowie des Dickdarms bis zur linken Flexur. Weiter distal übernimmt die *V. mesenterica inferior* die Drainage des Kolons und mündet dann in die *V. lienalis*, die ihrerseits das venöse Blut von Milz, Magen und Teilen des Pankreas ableitet. Einen komplexen venösen Abfluß weist der Magen auf. Der Venenbogen der kleinen Kurvatur wird von der *V. gastrica sinistra* und der *V. gastrica dextra* gebildet. Den Venenbogen der großen Kurvatur bilden die *Vv. gastroepiploica dextra* (Abfluß zur V. mesenterica superior) und *ga-*

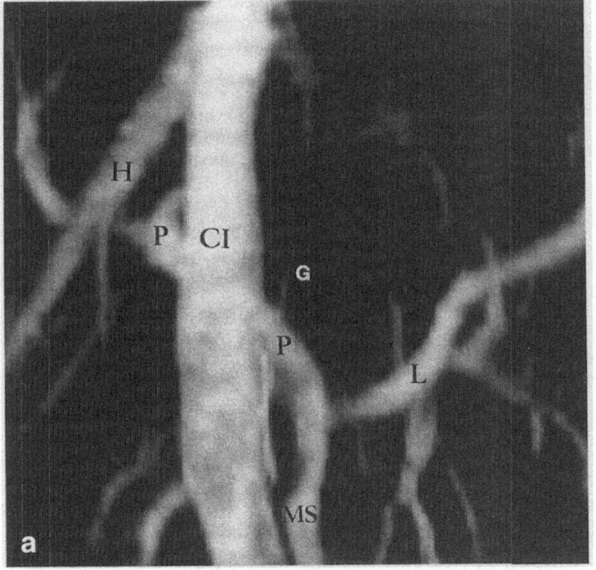

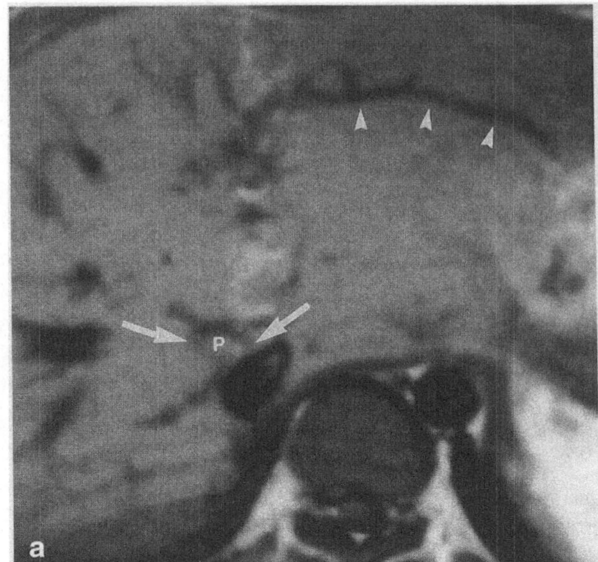

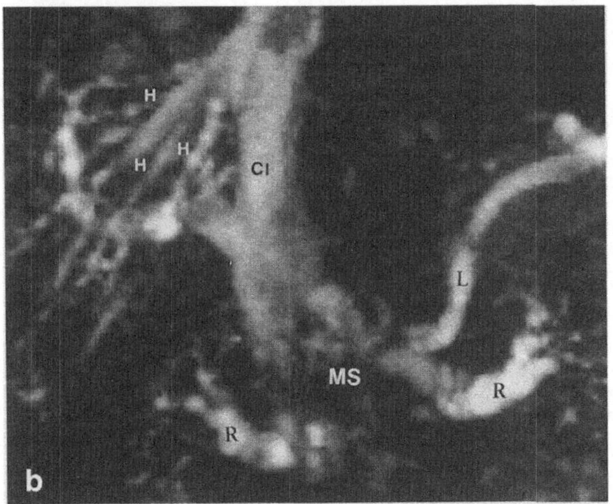

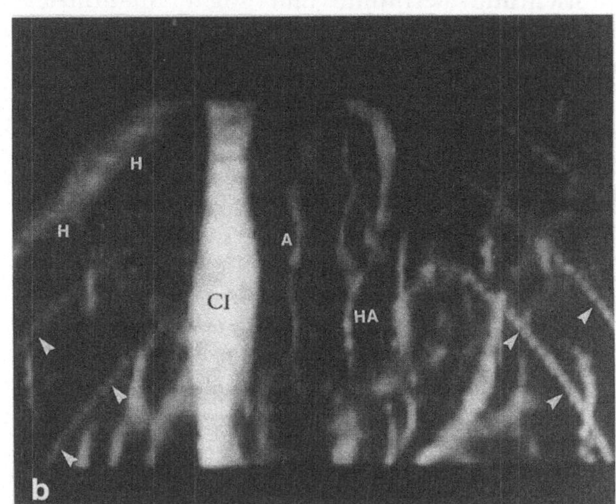

Abb. 10.2 a, b. Normale Topographie der abdominellen Venen

a Venöse MRA, FLASH-2D, transversal, frontale Ansicht, arterieller Vorsättigungspuls, TR/TE = 32/8, Flip 60°. Darstellung der V. lienalis (*L*), V. mesenterica superior (*MS*), V. portae (*P*), aszendierenden Lebervenen (*H*), V. cava inferior (*CI*) und V. gastrica dextra (*G*)

b Venöse MRA, FLASH-2D, Breathhold-Technik, frontale Schichtführung, arterieller Vorsättigungspuls, TR/TE = 72/10, Flip 35°. Regelrechte Darstellung des Pfortadersystems mit V. lienalis (*L*) und V. mesenterica superior (*MS*), der aszendierenden Lebervenen (*H*), der V. cava inferior (*CI*) und der Nierenvenen (*R*). Deutliche Signalinhomogenitäten und Auslöschungen in der MIP-3D-Rekonstruktion. Als vorteilhaft erweist sich die exakte Abgrenzbarkeit der aszendierenden Lebervenen

Abb. 10.3 a, b. Vollständige Pfortaderthrombose bei idiopathischer Thromboseneigung

a T1-gewichtete SE-Sequenz, transversal, TR/TE = 700/15, präkontrast. Fehlendes Signalvoid der V. portae (*P*), die verschlossen als signalintensives Areal (*Pfeile*) ventral der V. cava inferior abgrenzbar ist. Hypertrophie des linken Leberlappens, massive Dilatation der linksseitigen Gallenwege (*Pfeilspitzen*). Regelrechte Perfusion der aszendierenden Lebervenen

b Venöse MRA, FLASH-2D, transversal, frontale Ansicht, arterieller Vorsättigungspuls, TR/TE = 30/8, Flip 60°, MIP-Rekonstruktion. MR-angiographisch fehlender Fluß im Pfortadersystem. Deutlicher venöser Abfluß über Kollateralkreisläufe, interkostal (*Pfeilspitzen*)

A   V. azygos
CI V. cava inferior
H   V. hepatica
HA V. hemiazygos

stroepiploica sinistra (Abfluß zur V. lienalis, die auch *Vv. gastricae breves* vom Fundus aufnimmt).

Der Hauptstamm der V. portae teilt sich intrahepatisch in einen *linken* und *rechten* Ast:

Der *linke Ast* versorgt die lateralen Segmente des linken Leberlappens sowie den Lobus quadratus und Lobus caudatus. Der linke Hauptstamm ist dünnlumiger und verläuft in Nachbarschaft mit dem Lig. teres nach anterior.

Der *rechte Ast* versorgt die Segmente des rechten Leberlappens und verläuft stets horizontal auf die rechte Seite. Intrahepatisch verlaufen die Pfortaderäste parallel zu den Ästen der A. hepatica und den Gallenwegen.

MR-angiographisch können bei Verwendung obiger Technik die V. mesenterica superior (VMS), die V. lienalis und die Pfortader mit ihren intrahepatischen Ästen regelmäßig mit hoher Zuverlässigkeit abgegrenzt werden [24].

Probleme können am Zusammenfluß der V. mesenterica superior und V. lienalis bei extrem verlangsamten Flußverhältnissen entstehen.

Hier resultiert häufig eine Signalauslöschung, die nicht als pathologischer Befund gewertet werden darf.

10.3.2 *Venae hepaticae*

Die *Vv. hepaticae* entstehen durch Zusammenfluß aus den Zentralvenen und definieren die segmentale chirurgische Topographie der Leber. Im Normalfall wird die Leber über einen rechten, mittleren und linken Ast drainiert, akzessorische Venen drainieren häufig den Lobus caudatus und die posterioren Segmente. Die segmentale Drainage des Lobus caudatus direkt in die V. cava inferior ist diagnostisch von außerordentlicher Bedeutung, da sich darauf pathophysiologisch bei Verschluß der Vv. hepaticae ein Abweichen im Signalverhalten oder der Struktur zurückführen läßt.

In Höhe des Zwerchfells münden diese Lebervenen in die V. cava inferior. 3 % der Bevölkerung weisen eine akzessorische inferiore V. hepatica auf, die direkt unterhalb des Confluenz in die V. cava inferior drainiert. Regelmäßig können bei Anwendung der MRA in Atemstillstandstechnik in koronarer Schichtorientierung die segmentalen Äste der V. hepatica dokumentiert werden und damit die exakte Erfassung der chirurgisch segmentalen Topographie der Leber verbessert werden. Die transversale MRA ohne Atemstillstandtechnik (Abb. 10.2b) zeigt bessere Ergebnisse im Bereich von Confluens mit homogenem Signalprofil. Die Dokumentation des Flusses in den aszendierenden Venen ist reduziert (Abb. 10.2a).

10.3.3 *Vena cava inferior und Venae iliacae*

Die *untere Hohlvene, V. cava inferior (IVC)* übernimmt die gesamte Drainage der unteren Extremität, des Beckens und des Oberbauchs. Die V. cava inferior entsteht aus den Vv. iliacae communes dextra und sinistra, rechts ventral des 4. bis 5. Lendenwirbels, hinter und etwas kaudal der Aortengabel. Die V. cava inferior zieht rechts vor der Lendenwirbelsäule aufwärts, entfernt sich dabei zunehmend von der Aorta und erreicht am Hinterrand der Leber (Sulcus V. cavae) das Zwerchfell und mündet in die inferior-posterioren Abschnitte des rechten Vorhofs. Im Verlauf kommt die IVC dorsal von 2 Abschnitten des Duodenums wie auch des Pankreaskopfs zu liegen. Die Pfortader sowie der Ductus hepaticus communis sind interponiert zwischen der IVC und dem ersten Abschnitt des Duodenums. Die V. cava inferior nimmt in diesem Verlauf Zuflüsse von der Rumpfwand sowie von paarigen und unpaaren Bauchorganen auf. Die Vv. renales münden in Höhe von LWK 1 in die IVC, wobei die linke V. renalis regelmäßig ventral der Aorta verläuft. Etwas unterhalb der Mündungsstelle der rechten Nierenvene mündet auch die V. testicularis (ovarica) dextra vom rechten Hoden (Ovar).

Die Dokumentation der normalen Flußverhältnisse der V. cava inferior gelingt vergleichbar bei Anwendung sowohl der transversalen als auch der frontalen Breathhold-MRA (Abb. 10.2).

10.4 Pathologien

10.4.1 *Pfortaderhochdruck (portale Hypertension) und portosystemische Kollateralen*

Die portale Hypertension entsteht durch Blutaufstau im Pfortadersystem. Die venöse MRA hat bereits zeigen können, daß dieser eine wesentliche Bedeutung für die diagnostische Abklärung von Patienten mit *portalvenöser Hypertonie* zukommt [2, 13, 16, 17, 25]. Als Komplikation verschiedener hepatischer wie extrahepatischer Erkrankungen wird definitionsgemäß von einer portalen Hypertension ab Werten größer *5–12 mm/Hg* gesprochen. In Abhängigkeit von der Lokalisation der Obstruktion wird zwischen prähepatischem, intrahepatischem und posthepatischem Block unterschieden.

Ursache eines *prähepatischen Blocks* kann eine Thrombose der Milzvene oder der Pfortader sein, ätiologisch verursacht durch eine blande Thromboseneigung, Sepsis, tumoröse Raumforderungen und traumatische Ereignisse (Abb. 10.3).

Beim *intrahepatischen Block* wird zwischen präsinusoidal (primär biliäre Zirrhose, (Abb. 10.4), M. Wilson, Schistosomenerkrankungen), sinusoidal (chronisch aktive Hepatitis) und postsinusoidal (Leberzirrhose) unterschieden, wobei die Leberzirrhose die häufigste Ursache darstellt. Der *posthepatische Block* wird durch einen Verschluß der Lebervenen (Budd-Chiari-Syndrom) verursacht.

Als Folge der portalen Hypertension und des zirrhotischen Umbaus der Leber kann das Blut der Pfortader nicht mehr in ausreichendem Maß in die Leber gelangen, so daß entsprechende portosystemische Kollateralen das Pfortadersystem mit Abschnitten der oberen und unteren Hohlvenen (IVC, SCV) verbinden.

Normalerweise sind diese dünnkalibrig und ohne hämodynamische Bedeutung. Steigt der Druck im portalvenösen System an, so kommt es zur Öffnung dieser Kollateralen und zur Drainage von portalvenösem Blut direkt in das systemische Hohlvenensystem. Dabei stehen verschiedene *Kollateralkreisläufe* zur Verfügung. Es wird hierbei zwischen portogastroösophagealen, umbilikalen (Caput medusae), mesenterikohämorrhoidalen und gastrophrenorenalen Kollateralen differenziert.

Klinisch von besonderer Bedeutung ist die Drainage der ösophagealen, gastrischen und perisplenischen Venenplexus in das System der *Vv. azygos und hemiazygos*. Ein weiterer Kollateralweg verbindet die linke V. portae mit den Umbilikalvenen (Abb. 10.5).

Beim Fetus erlaubt die Umbilikalvene und der Ductus venosus die direkte Verbindung zwischen der Plazenta und IVC. Die normalerweise atrophischen Abschnitte der Umbilikalvenen im Erwachsenenalter kommunizieren bei portaler Hypertension mit den paraumbilikalen Venen und formen so das *Caput Medusae*. Weitere Kollateralkreisläufe betreffen die *Vv. rectales superiores*, die in die *Vv. mesenterica inferior* zu drainieren vermögen, mit dem klinischen Bild rektaler Varizen.

Die venöse MRA dient nicht nur der Primärdiagnostik, sondern auch der Therapiekontrolle nach unterschiedlichen endoskopischen und chirurgischen Maßnahmen. Letztere inkludieren die Splenektomie, die Ligation ösophagealer und gastrischer Varizen sowie die Shuntchirurgie und die Lebertransplantation.

10.4.2 Portosystemische Shunts

Für die Anlegung eines Shunts stehen dem Chirurgen mehrere Verfahren zur Verfügung. Die Wahl des Shuntverfahrens richtet sich nach der Erfahrung des Operateurs, den Child-Kriterien, dem intraoperativ gemessenen Pfortaderdruck und Er-

gebnis der präoperativ durchgeführten Angiographie. Das Ziel jeder Shuntoperation ist die Druckentlastung der gesamten Pfortader. Dabei wird zwischen folgenden Shuntverfahren unterschieden:

- portokavale End-zu-Seit-Anastomose,
- portokavale Seit-zu-Seit-Anastomose,
- proximale splenorenale Anastomose (Linton),
- distale splenorenale Anastomose (Warren),
- kavomesenteriale Anastomose,
- mesenterikokavale Anastomose,
- portokavale Anastomose mit Arterialisation
- TIPPS.

Die venöse MRA erlaubt die nichtinvasive Abkärung aller portosystemischer Shunts im Hinblick auf Perfusion, Flußrichtung und topographische Lagebeziehung. Engstellungen des Shuntlumens müssen kritisch in verschiedenen Orientierungen evaluiert werden, da Artefakte oder funktioneller Fluß die diagnostische Sicherheit einschränken können (Abb. 10.6) [8]. Dennoch erweist sich die venöse MRA den herkömmlichen angiographischen Techniken wie der indirekten Splenoportographie in der Regel als überlegen, da das perfundierte Lumen und die Kollateralkreisläufe besser abgrenzbar sind (Abb. 10.6).

10.4.3 Pathologien der Venae hepaticae

Im Vordergrund der klinischen Anwendung der venösen MRA stehen die Abklärung von Anomalien, Verlagerungen oder Thrombosen der Vv. hepaticae [45].

Bei der präoperativen Evaluierung von Lebertumoren müssen stets Anomalien evaluiert werden, wie eine dominante Vv. hepatica inferior oder auch AVM.

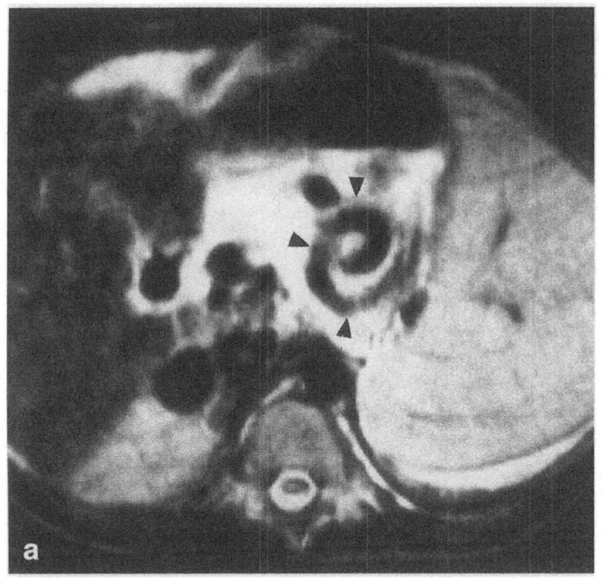

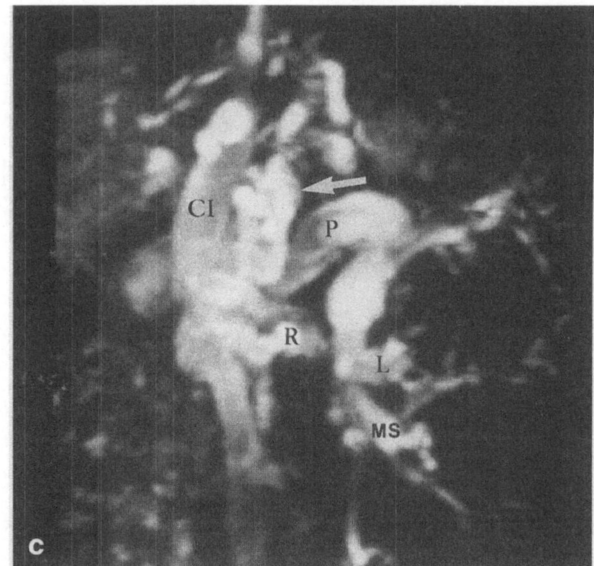

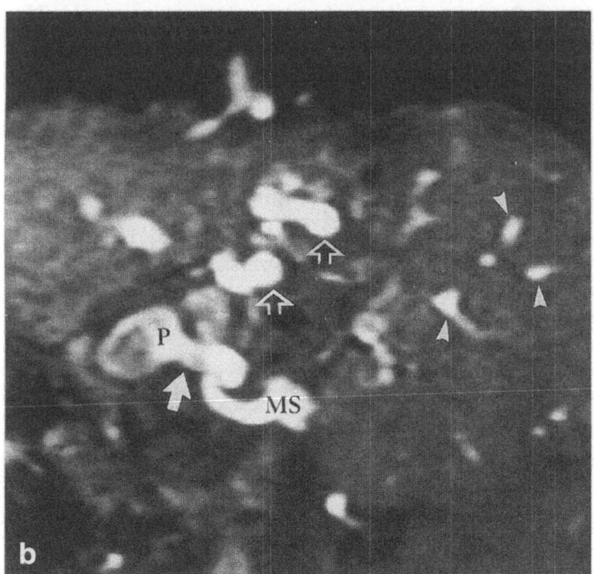

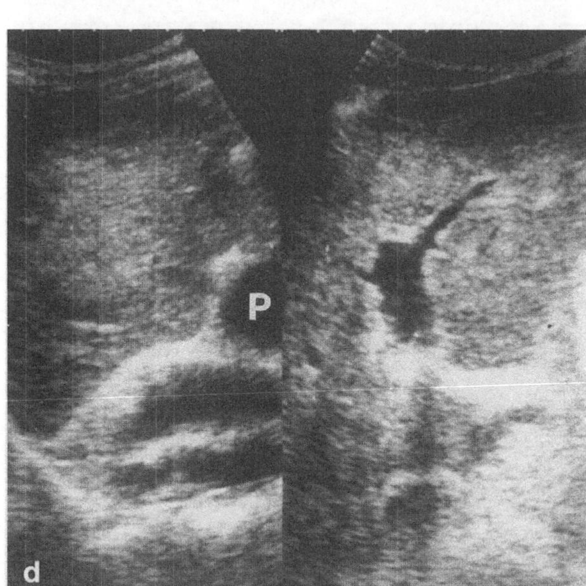

Abb. 10.4 a–d. Primär biliäre Zirrhose mit portaler Hypertension

a T2-gewichtete Turbo-SE-Sequenz, transversale Orientierung, TR/TE = 3600/90. Signalarme Darstellung des an Volumen reduzierten und knotig konturierten Leberparenchyms. Hyperintense Darstellung der vergrößerten Milz. Nachweis von Signalvoid in den ausgedehnten perisplenischen und perigastralen Kollateralkreisläufen (*Pfeilspitzen*)

b Venöse MRA, FLASH-2D, Breathhold-Technik, frontale Orientierung, arterieller Vorsättigungspuls, TR/TE = 31/10, Flip 35°, Einzelbild. In der Einzelschicht der MRA zeigt sich die riesig vergrößerte Milz mit Fluß, in den zentralen Abschnitten der Milzvenen ausgedehnte perigastrale und perisplenische Varizen (*offene Pfeile*). Dilatation der intrahepatischen Abschnitte der Pfortader (*P*). Einmündung der V. mesenterica superior (*MS*) (*Pfeil*)

c Venöse MRA, FLASH-2D, Breathhold-Technik, frontale Orientierung, arterieller Vorsättigungspuls, TR/TE = 31/10, Flip 35°, MIP-Rekonstruktion. Die MRA demonstriert übersichtlich den bogigen Verlauf der V. cava inferior (*CI*), die Dilatation der zentralen Abschnitte der Pfortader (*P*) und die ausgedehnte perigastrale Varikosis (*Pfeil*)

d Sonographie, schräg sagittaler und transversaler Orientierung. Nachweis der zentralen Dilatation der V. portae (*P*). Erschwerte Abgrenzbarkeit der übrigen Kollateralen. Unübersichtliche Darstellung des Gesamtkollateralvenensystems

L   V. lienalis
MS V. mesenterica superior
R   V. renalis

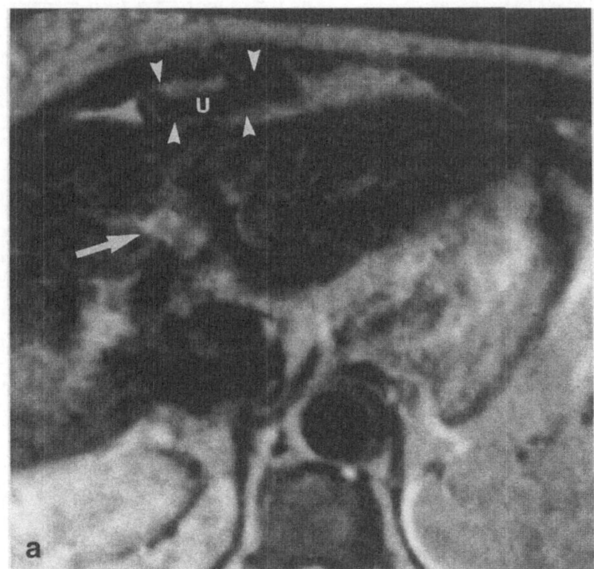

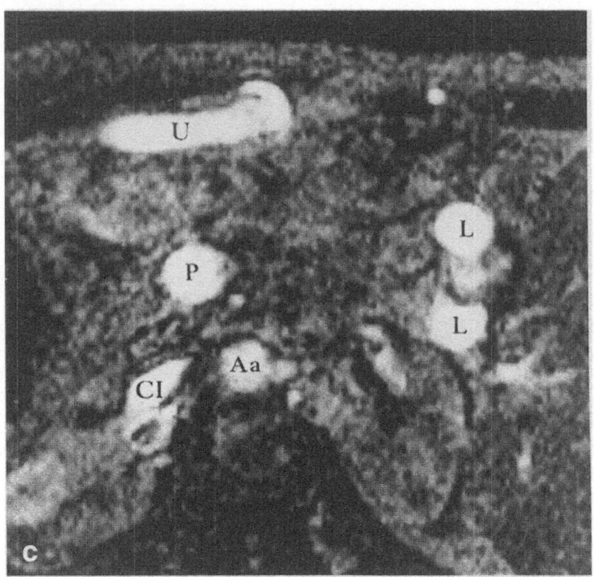

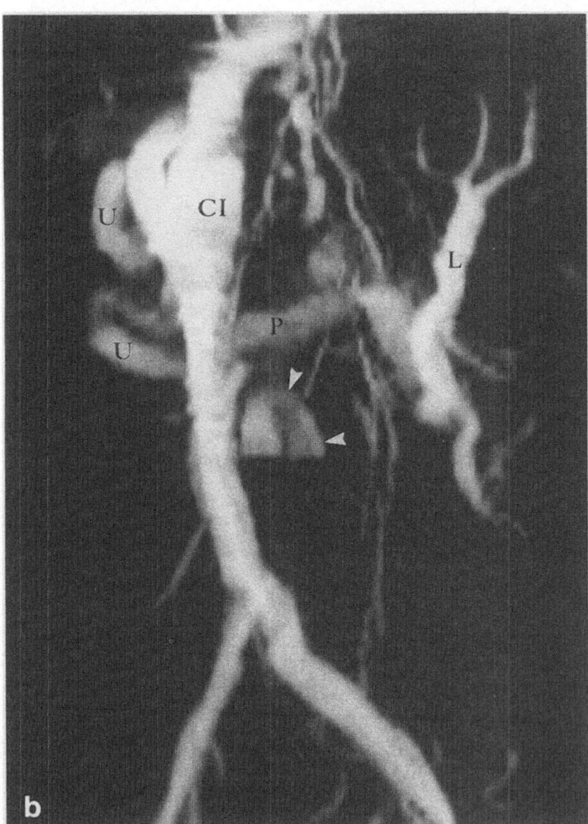

Abb. 10.5 a–c. Äthylische Leberzirrhose mit portaler Hypertension

a T2-gewichtete SE-Sequenz, transversal, TR/TE = 2000/90. Bei Leberzirrhose Volumenreduktion mit hypointensen Regeneratknoten. Lumenreduktion der V. portae (*Pfeil*) mit erhöhter Signalintensität, offene V. umbilicalis, abgrenzbar durch Signalvoid (*U*) (*Pfeilspitzen*)

b Venöse MRA, FLASH-2D, transversal, frontale Ansicht, arterieller Vorsättigungspuls, TR/TE = 32/8, Flip 60°, Doppelslab, MIP-Rekonstruktion. MR-angiographisch massive Dilatation und Schlängelung der V. lienalis (*L*). Darstellung der proximalen Abschnitte der V. portae (*P*). Überlagernde Darstellung der V. cava inferior (*CI*). Exzellente Visualisierung des Verlaufs der rekanalisierten V. umbilicalis (*U*). Da bei dieser MRA 2 Slabs readaptiert wurden, kommt aufgrund der Sättigungsphänomene nur der apikale Abschnitt des mesenteriko-hämorrhoidalen Kollateralvenensystems zur Darstellung (*Pfeilspitzen*)

c Venöse MRA, FLASH-2D, transversal, arterieller Vorsättigungspuls, TR/TE = 32/8, Flip 60°, Rohbild. Nachweis der in **b** beschriebenen Kollateralkreisläufe in der Einzelschicht-MRA mit insbesonderer Betonung der elongierten und dilatierten V. lienalis (*L*) sowie der offenen ventral verlaufenden rekanalisierten V. umbilicalis (*U*)

Aa Aorta abdominalis
CI V. cava inferior
P V. portae

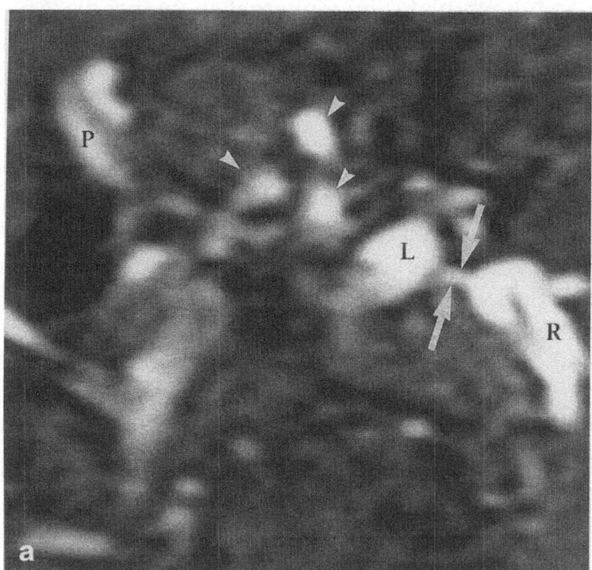

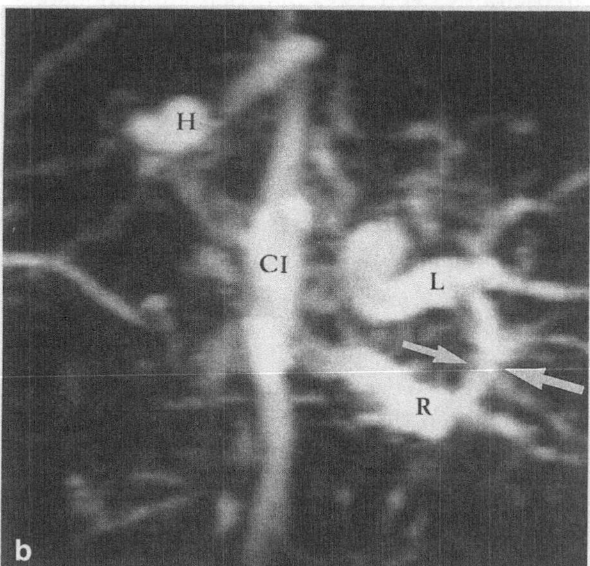

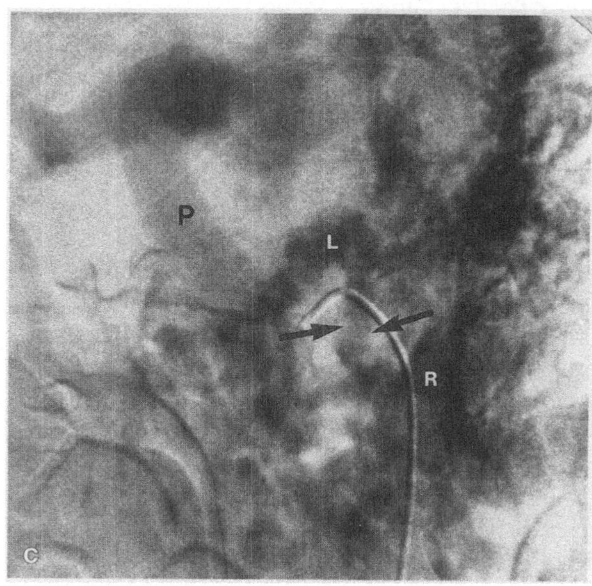

Abb. 10.6 a–c. Warren-Shunt bei konnataler Gallengangsatresie

a Venöse MRA, FLASH-2D, Breathhold-Technik, koronare Orientierung, arterieller Vorsättigungspuls, TR/TE = 31/10, Flip 35°, Rohdatenbild. Die MRA in der Einzelbildanalyse in Breathholdtechnik zeigt einzelne perfundierte Abschnitte der distalen splenorenalen Anastomose (Warren-Shunt) (*Pfeile*). Ausgedehnte perigastrische, paraösophageale Kollateralen (*Pfeilspitzen*), sowie antegrader Fluß im Bereich der V. portae (*P*) (*L* V. lienalis, *R* V. renalis)

b Venöse MRA, FLASH-2D, Breathhold-Technik, frontale Orientierung, arterieller Vorsättigungspuls, TR/TE = 31/10, Flip 35°, MIP-Rekonstruktion, Rotation um 15°. Die MIP-3D zeigt übersichtlich die Perfusion der distalen splenorenalen Anastomose (Warren-Shunt) als Verbindung zwischen V. lienalis (*L*) und der dilatierten V. renalis (*R*) (*Pfeile*). Regelrechte Flußverhältnisse im Bereich der V. cava inferior (*CI*). Deutliche Signalüberlagerungen durch dilatierte und perfundierte Kollateralsysteme (*H* Ascendierende Lebervenen)

c Indirekte Splenoportographie in Plattfilmtechnik mit Substraktion, Katheterlage in der A. mesenterica superior. Aufgrund der Rotation ergibt sich ein erschwerter Nachweis der dilatierten V. portae (*P*), des perfundierten Warren-Shunts (*Pfeile*). Erschwerte Abgrenzbarkeit der V. lienalis (*L*) und Kollateralen und der V. renalis (*R*). Im Vergleich zeigt **b** eine bessere Dokumentation der V. lienalis, der Shuntverhältnisse und der Perfusion. Vergleichbarkeit beider Aufnahmen ist eingeschränkt durch die Rotation von 15° der MR angiographischen Aufnahme

Budd-Chiari-Syndrom

Unter Budd-Chiari-Syndrom werden alle Formen von Verschlüssen der Lebervenen zusammengefaßt. Die häufigste Ursache des Budd-Chiari-Syndroms sind Thrombosen insbesondere im Rahmen von Erkrankungen mit gesteigerter Thromboseneigung wie Polycythaemia vera oder nach langjähriger Einnahme oraler Kontrazeptiva. Selten sind ätiologisch auch Tumoren in der Nachbarschaft verantwortlich, die durch Kompression oder Invasion zur Verlegung der Lebervenen führen. Sehr selten führt eine angeborene Mißbildung in Form einer Membran im suprahepatischen Anteil der V. cava inferior zum Bild des Budd-Chiari-Syndroms. Aus einer akuten vollständigen Obstruktion der Vv. hepaticae resultiert ein schweres Krankheitsbild mit schmerzhafter Hepatomegalie, Ikterus, Aszites, Erbrechen und den Zeichen des zunehmenden Leberversagens [43].

Betroffen sein können die zentrilobulären Venen, die größeren Vv. hepaticae oder auch die V. cava inferior.

Die diagnostischen Ergebnisse der MRT beruhen auf der kombinierten Analyse der bildgebenden SE-Sequenzen, der Einzelbilder der MRA und der MIP-3D-Rekonstruktionen. Das fehlende „Signalvoid" der aszendierenden Vv. hepaticae beim Budd-Chiari-Syndrom liefert bereits entscheidende Hinweise auf das Vorliegen einer Thrombosierung. Durch das fehlende Flußsignal bei der MRA (FLASH-2D-Sequenz) gelingt ein guter Kontrast gegenüber den noch perfundierten Abschnitten der IVC. Bei akuten Thrombosen kann das primär hohe Signal thrombotischen Materials nur erschwert von perfundierten Lumenabschnitten differenziert werden. Hier muß zusätzlich noch eine MRA-Sequenz mit kompletter Absättigung des venösen Systems erfolgen, um durch die Differenz der beiden MRA-Sequenzen eine exaktere Information über das perfundierte Gefäß zu erzielen.

10.4.4 Pathologien der Vena cava inferior (IVC)

Eine partielle oder komplette Okklusion der IVC findet sich unter verschiedenen klinischen Gegebenheiten.

Als häufigste Ursache finden sich *Thromben*, die entweder von den Beckenvenen nach kranial aszendieren oder bei Nierentumoren aus den Nieren ausgeschwemmt werden (Abb. 10.7). Ein fortschreitender Thrombus vermag die Venenwand zu infizieren und kann somit zu einer weiteren Stenosierung der V. cava inferior führen. In seltenen Fällen kann eine Thrombose der V. cava inferior auch mit einer Lumendilatation einhergehen, wobei die Abgrenzung gegenüber einem Tumor erschwert ist (Abb. 10.8). *Eine Aplasie der V. cava inferior findet sich selten.*

Zusätzlich können *extravasale Tumoren* zu einer Verlagerung sowie Stenosierung oder Okklusion der V. cava inferior führen.

Primäre Tumoren der IVC sind sehr selten und beschrieben sind gutartige venöse Angiome oder primäre Sarkome wie das Leiomyosarkom der großen Körpervenen.

Die bildgebende MRT mit Einsatz nativer T1- wie T2-gewichteter SE-Sequenzen muß das Signalverhalten, die Lagebeziehung sowie die Infiltration von Umgebungsstrukturen dokumentieren. Die im Anschluß durchgeführten MRA-Sequenzen werden optimal in frontaler Schichtführung und Atemstillstandstechnik gemessen. Die Analyse der Einzelbilder erlaubt die Erfassung perfundierter Lumenabschnitte, von IVC und den einmündenden Nierenvenen. Bei ausgedehnter Thrombosierung der Nierenvenen und begleitender Raumforderung stellt sich klinisch häufig die Frage nach der Möglichkeit der Differenzierung von intraluminalem Tumorwachstum und Thrombus. Da Thrombenmaterial jedoch durch ein stark variables Signalverhalten charakterisiert ist, muß zur genauen Diagnosestellung in der Regel das paramagnetische Kontrastmittel Gd-DTPA injiziert werden. Die Postkontrast-T1-gewichteten SE-Sequenzen erlauben dann in $^2/_3$ der Fälle die Differenzierung der gutvaskularisierten Tumormassen von akutem oder subakutem thrombotischem Material. Bei $^1/_3$ der Patienten kann zwischen Thrombenmaterial und Tumorinvasion nicht sicher differenziert werden.

10.4.5 Pathologien der Beckenvenen

Erkrankungen der Beckenvenen werden durch Entzündungen und Thrombosen oder auch Klappeninsuffizienz hervorgerufen. Als häufigste Erkrankung findet sich die Phlebothrombose, die als kompletter oder auch inkompletter Verschluß einer Vene in der Becken-Bein-Region mit den Risiken einer Lungenembolie definiert ist [41]. Diagnostisch muß neben dem primären Nachweis einer Thrombose immer das Ausmaß sowie das Alter des Thrombenmaterials beurteilt werden (Abb. 10.10). Mit der aszendierenden Phlebographie steht heute ein Diagnostikum zur Verfügung, das die Beantwortung obiger Fragen in der Regel erlaubt [38]. Die MRT und MRA kommen daher nur in Einzelfällen und bei besonderen klinischen Fragestellungen zum Einsatz [39, 42].

Die Hauptindikation besteht bei vorliegenden Kontraindikationen zum Einsatz iodhaltiger Kontrastmittel und bei Vorliegen einer Gravidität. Zusätzlich ist der Einsatz der MRT und MRA bei detaillierten Fragen nach einer zusätzlichen Mitbeteiligung des kontralateralen iliakalen Systems oder bei der Diagnostik einer Thrombose der Vv. iliacae internae indiziert (Abb. 10.11).

Als problematisch erweist sich die exakte Erfassung des Alters eines Thrombus in der MRT und MRA. Während das thrombosierte Material aufgrund des Gehaltes an Methämoglobulin primär signalintensiv abgebildet wird, kann das Signal subakuter und älterer Thrombosen stark variabel sein. In Einzelfällen empfiehlt sich hier der zusätzliche Einsatz der kontrastverstärkten MRT, um bereits organisierte Abschnitte durch deren KM-Aufnahme sicher zu erfassen [40].

10.5 Pathologien im Kindesalter

Im folgenden soll auf spezielle Aspekte der MRT und MRA-Diagnostik von abdominellen Tumoren und Systemerkrankungen im Kindesalter eingegangen werden. Während die primäre Tumorerfassung in der Region des Oberbauches in der Regel auch mittels Sonographie und Computertomographie gelingt, ermöglicht die MRT-Diagnostik die Dokumentation der Tumorlage und -ausdehnung sowie die Mitbeteiligung des vaskulären Systems in einem Untersuchungsgang.

10.5.1 Tumoren

Embryonale Tumoren im Kindesalter entwickeln sich aus primitiven, während der Organentwicklung undifferenziert gebliebenen Zellen. Eine bösartige Transformation dieser unreifen Zellen ist grundsätzlich so lange möglich, wie Zelldifferenzierungen stattfinden. Im folgenden sollen das Nephroblastom (Wilms-Tumor), das Neuroblastom und das Hepatoblastom behandelt werden.

Bei allen kindlichen Tumoren muß diagnostisch immer sowohl das arterielle als auch das *venöse Stromgebiet* beurteilt werden, um *Okklusionen, Verlagerungen, Stenosierungen* oder eine *Tumorinvasion* frühzeitig zu diagnostizieren.

Wilms-Tumor (Nephroblastom)

Histologisch handelt es sich um eine hochmaligne embryonale Mischgeschwulst der Niere, d.h. einen dysontogenetischen Tumor mesodermalen Ur-

sprungs. Der Häufigkeitsgipfel liegt zwischen dem 2. und 3. Lebensjahr, typisches Erstsymptom ist der palpable abdominale Tumor einhergehend mit schmerzloser Makrohämaturie, Fieber und allgemeinem Krankheitsgefühl. Das Nephroblastom weist eine Inzidenz von 8 Erkrankungen pro 1 Million Kinder auf und stellt damit den häufigsten Tumor des Urogenitaltraktes dar.

MR-tomographisch imponiert die tumoröse Raumforderung als Zone niedriger Signalintensität in der T1-gewichteten SE-Sequenz (Abb. 10.12a, b) und deutlich erhöhtem Signal in der T2-gewichteten SE-Sequenz [47]. Nach Applikation von Gd-DTPA findet sich eine meist inhomogene KM-Aufnahme [46]. Aufgrund des in der Regel expansiven Wachstumsverhaltens muß präoperativ die Verlagerung benachbarter Gefäßstrukturen exakt bestimmt werden.

Die Ergebnisse der *arteriellen MRA* (FISP-3D-Sequenz) sind dabei in der Regel so gut reproduzierbar, daß die Aorta sowie sämtliche infradiaphragmalen Hauptgefäßstämme auch bei ausgeprägter Verlagerung abgegrenzt werden können (vgl. Abb. 10.12d). Von größerer klinischer Bedeutung ist die Durchführung der venösen MRA, die die Zuordnung der IVC, der Nierenvenen, aber auch des splenoportalen Gefäßsystems erlaubt (vgl. Abb. 10.12c). Meist handelt es sich um eine Verlagerung der Gefäße, gegebenenfalls auch mit Stenosierung oder Okklusion einhergehend. Nur selten findet sich eine Tumorinvasion obiger Gefäße.

Hepatoblastom

Überwiegend bei Kleinkindern kann auch das Hepatoblastom als bösartiger embryonaler Mischtumor der Leber auftreten. Histopathologisch kann der Tumor aus epithelialen oder mesenchymalen Zellelementen aufgebaut sein.

Für die Diagnostik des Hepatoblastoms muß auch der kombinierte Einsatz der nativen und kontrastverstärkten MRT wie auch der MRA gefordert werden [49]. Neben der Tumorausdehnung und Infiltration wird prätherapeutisch die Lagebeziehung oder Mitbeteiligung der aszendierenden Lebervenen, der IVC sowie des splenoportalen Gefäßsystems dokumentiert (Abb. 10.13a, b). Das identische diagnostische Protokoll wird dann zur Beurteilung des Verlaufes unter Chemotherapie eingesetzt, wobei häufig eine rasche Remission der Tumormassen mit Normalisierung der perfundierten Gefäßabschnitte beobachtet werden kann (Abb. 10.13c, d).

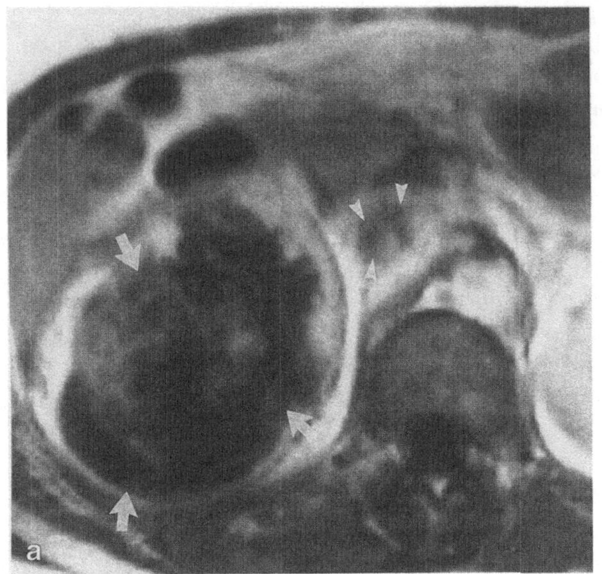
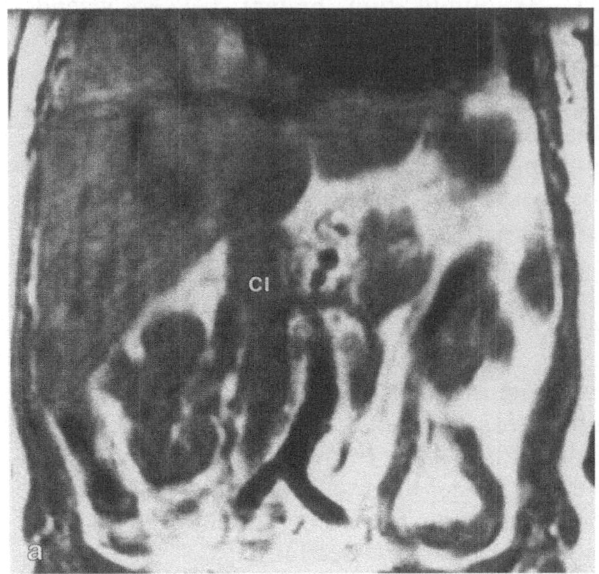

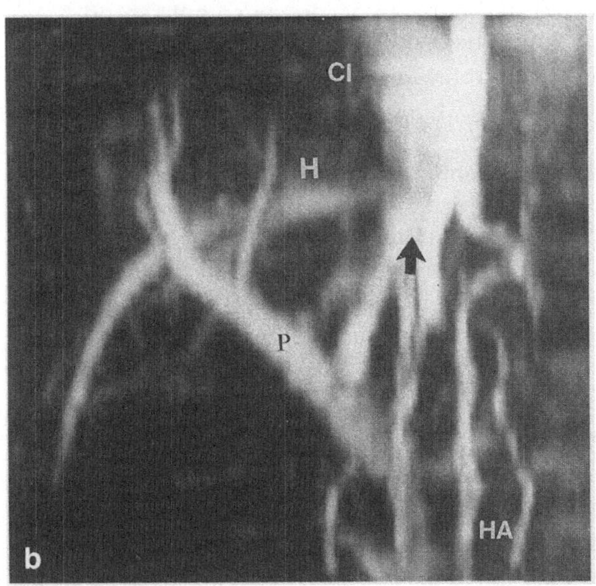
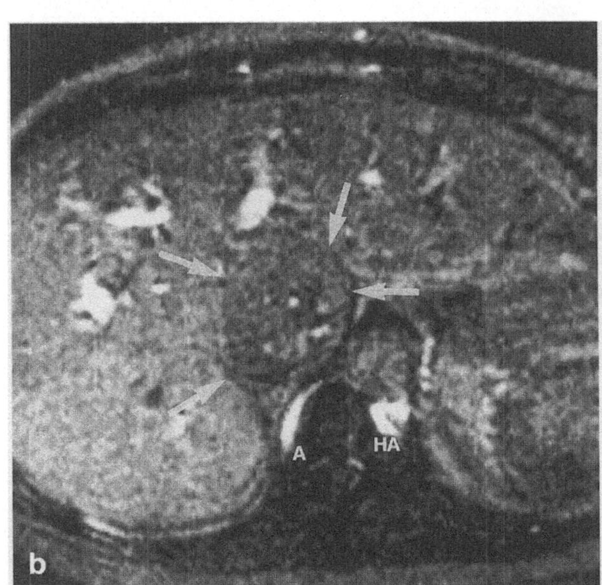

Abb. 10.7 a, b. Hypernephroides Nierenkarzinom mit Tumorzapfen und Thrombus in der V. cava inferior

a T1-gewichtete Sequenz, transversale Schichtorientierung, TR/TE = 700/15. Zentral nekrotische Raumforderung der rechten Niere (*Pfeile*) mit Nachweis eines Tumorthrombus in der V. cava als Kontrastmittelaussparung (*Pfeilspitzen*)

b Venöse MRA, FLASH-2D, transversal, arterieller Vorsättigungspuls, TR/TE = 30/8, Flip 60°, MIP-Rekonstruktion. Verschluß der V. cava inferior (*CI*) unterhalb der Einmündung der aszendierenden Lebervenen (*H*). *Pfeil* in Höhe der Thrombusspitze. Kollateralvenen über das Azygos und Hemiazygossystem (*HA*). Unauffällige Darstellung der V. portae (*P*)

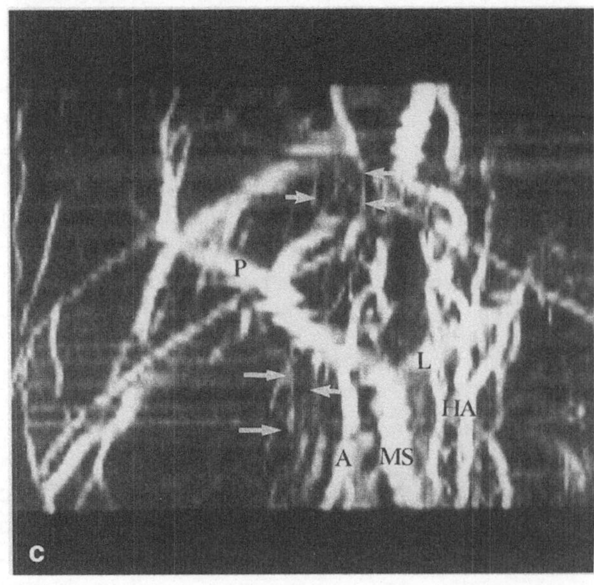

Abb. 10.8 a–c. Legende s. S. 273 ▶

Abb. 10.9 a, b. Omphalozele bei einem Neugeborenen. Erfassung der vaskulären Architektur

a T1-gewichtete Sequenz, koronare Schichtorientierung, TR/TE = 700/15. Verlagerung der abdominellen Organe durch eine Bruchpforte nach außen. Nachweis von Lebergewebe (*L*), Darm und Anteilen des Lig. hepatoduodenale im Bruchsack

b Venöse MRA, FLASH-2D, transversal, arterieller Vorsättigungspuls, TR/TE = 30/8, Flip 60°, MIP-Rekonstruktion. Dokumentation des Verlaufs der V. cava inferior (*CI*) sowie der V. hemiazygos (*HA*). Abschnittsweise kann der proximale Abschnitt der V. portae (*P*) dargestellt werden, die aszendierenden Lebervenen (*H*) können nur intrahepatisch abgegrenzt werden

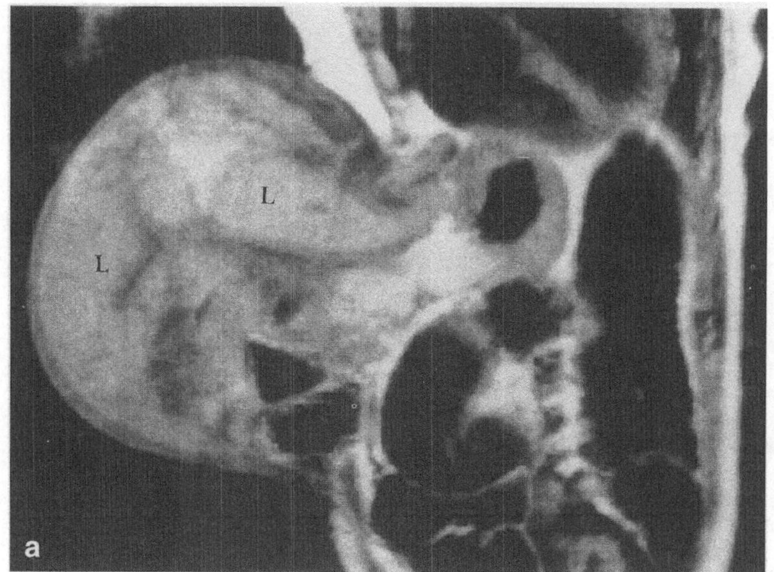

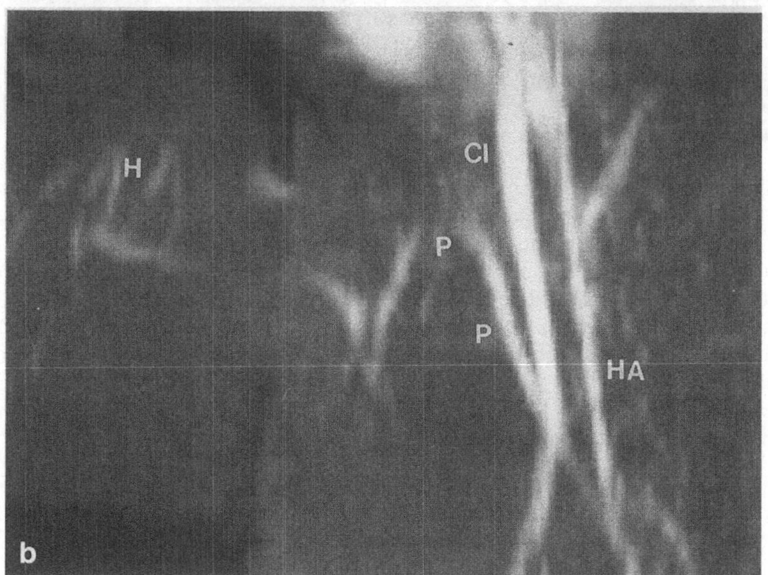

◀ **Abb. 10.8 a–c.** Thrombose der V. cava inferior mit Lumendilatation und komplettem Perfusionsausfall

a T1-gewichtete Sequenz, koronare Schichtorientierung, TR/TE = 700/15. In der T1-gewichteten SE-Sequenz fehlendes Signalvoid im Bereich der V. cava inferior (*CI*). Erschwerte Abgrenzbarkeit der intrahepatischen Verlaufstrecke. Deutliche Artefaktbildung im Bereich des Diaphragmas. Regelrechte Flußverhältnisse im Bereich des arteriellen Systems

b Venöse MRA, FLASH-2D, transversal, arterieller Vorsättigungspuls, TR/TE = 32/8, Flip 60°, Rohbild. MR-angiographisch Auftreibung der V. cava inferior (*Pfeile*). Deutlicher Signalverlust des thrombotischen Materials. Einzelne signalintensive Binnenstrukturen mit noch einem Netzwerk von dünnlumigen perfundierten

Abschnitten vereinbar. Nachweis von Kollateralvenen des Azygos-(*A*) und Hemiazygossystems (*HA*)

c Venöse MRA, FLASH-2D, transversal, frontale Ansicht, arterieller Vorsättigungspuls, TR/TE = 32/8, Flip 60°, MIP-Rekonstruktion. In der MIP-3D-Rekonstruktion bessere Dokumentation der perfundierten Abschnitte des splenoportalen Systems: V. lienalis (*L*), V. mesenterica superior (*MS*), V. portae (*P*). Fehlendes Flußsignal im Bereich der V. cava inferior. Die im Einzelbild netzwerkartig imponierenden signalintensiven intraluminären Abschnitte (*Pfeile*) erlauben eine indirekte Dokumentation des Verlaufes der V. cava inferior. Deutliche Dilatation des Azygos-(*A*) und Hemiazygossystems (*HA*) mit girlandenförmiger Morphologie paravertebral

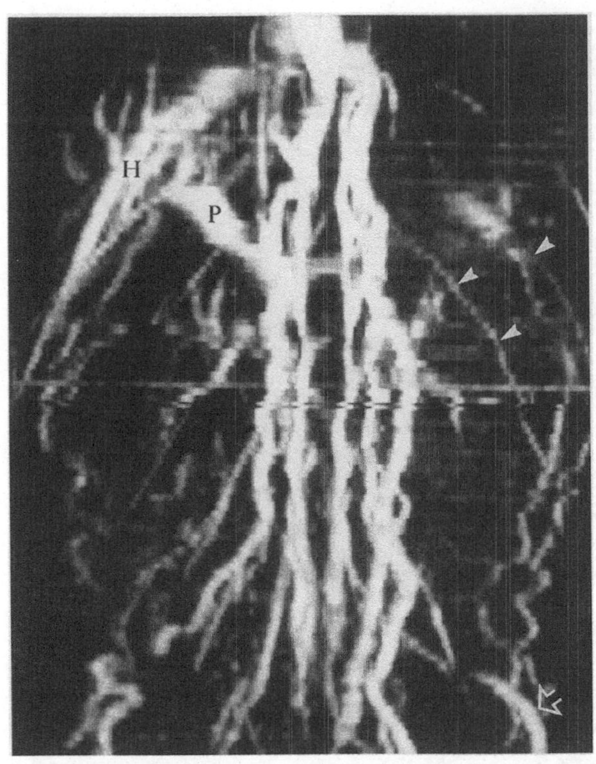

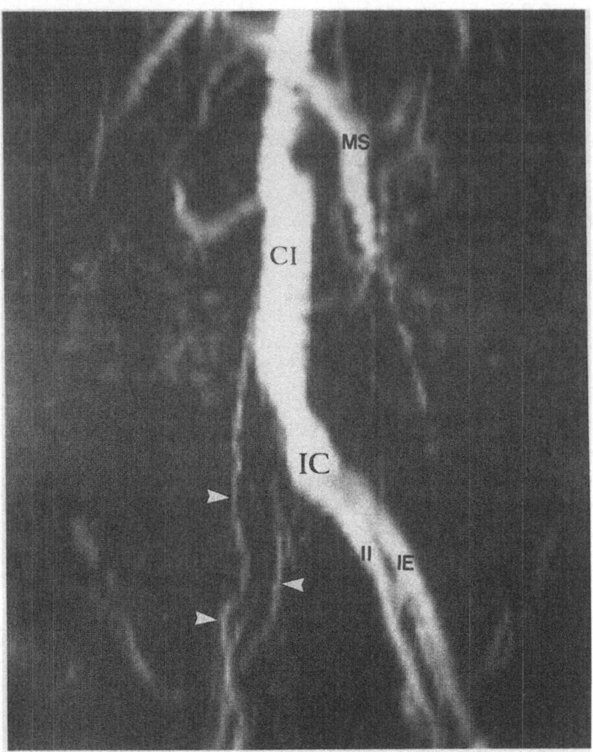

Abb. 10.10. Beckenvenenthrombose mit aszendierender Thrombosierung. Venöse MRA, FLASH-2D, transversale Orientierung, frontale Ansicht, arterieller Vorsättigungspuls, Doppelslab, TR/TE = 32/8, Flip 60°, MIP-Rekonstruktion. Vollständige Thrombosierung der V. cava inferior und des gesamten Beckenvenensystems. Ausgedehnte paraspinale und paravertebrale Kollateralisierung. Darstellung des Pfortadersystems (*P*), der aszendierenden Lebervenen (*H*), Interkostalvenen (*Pfeilspitzen*) und epigastrischen Venen (*offene Pfeilspitze*)

Abb. 10.11. Beckenvenenthrombose. Venöse MRA, FLASH-2D, transversale Orientierung, frontale Ansicht, arterieller Vorsättigungspuls, TR/TE = 32/8, Flip 60°, MIP-Rekonstruktion: Thrombose der V. iliaca communis dextra. Dokumentation der V. iliaca communis sinistra (*IC*) mit Aufzweigung in V. iliaca externa dextra (*IE*) und V. iliaca interna dextra (*II*). Flußminderung im Bereich der V. cava inferior (*CI*). Nachweis von straßenförmigen dünnlumigen Kollateralen im Bereich des iliakalen Systems (*Pfeilspitzen*) (*MS* V. mesenterica superior)

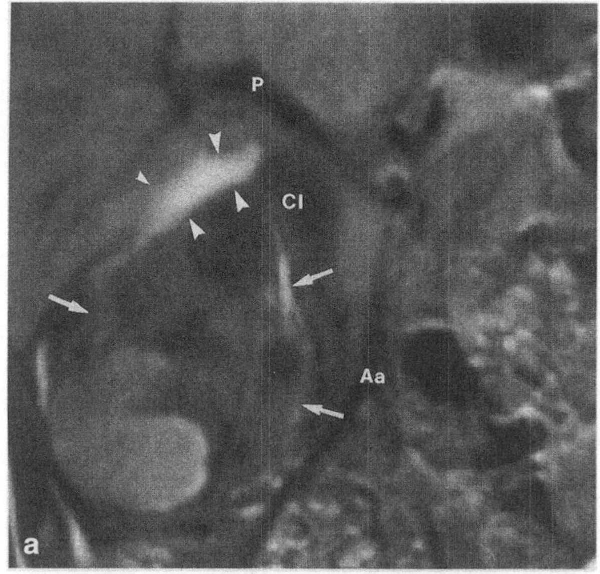

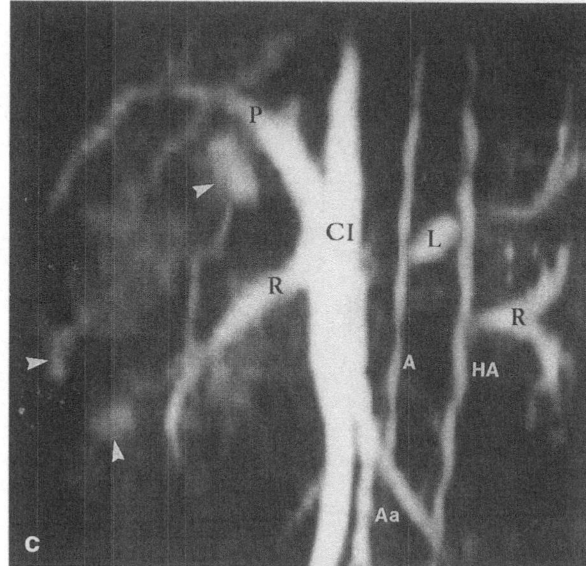

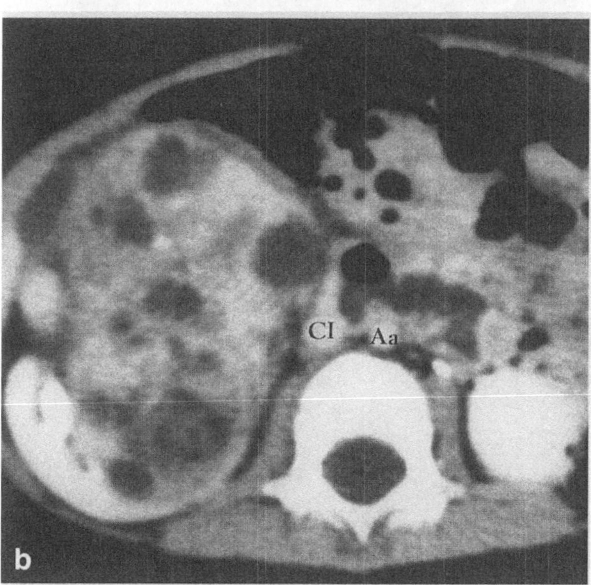

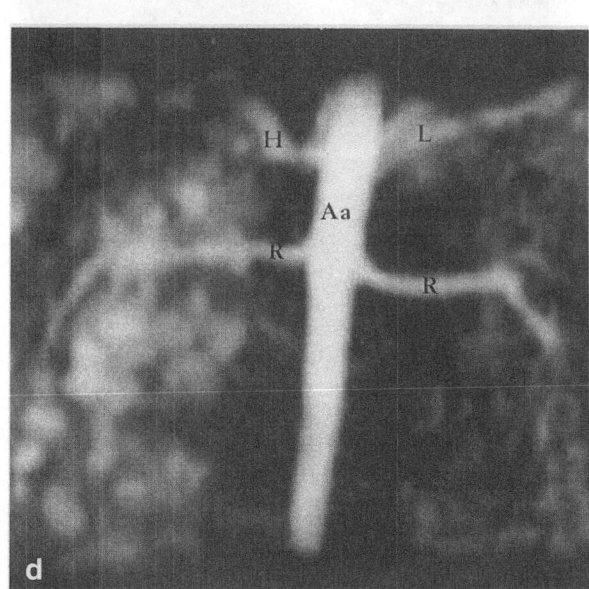

Abb. 10.12 a–d. Wilms Tumor

a T1-gewichtete SE-Sequenz, koronare Schichtorientierung, TR/TE = 800/15. Darstellung des Wilms-Tumors mit inhomogener Binnenstruktur und hypointensen Arealen (*Pfeile*). Medialisierung der V. cava inferior (*CI*) sowie Verlagerung der abdominellen Aorta (*Aa*). Gute Abgrenzbarkeit der V. portae (*P*). Hohes Signal im Bereich des Pars descendens duodeni (*Pfeilspitzen*) aufgrund oraler KM-Gabe

b Computertomographie, transversale Orientierung, postkontrast. Dokumentation des Wilms-Tumors mit hypodensen Binnenstrukturen, multiplen zentralen Nekrosen, Verdrängung des normalen Nierenparenchyms nach lateral. Erschwerte Abgrenzbarkeit in bezug auf die abdominellen Gefäße (*Aa* Aorta abdominalis, *CI* V. cava inferior)

c Venöse MRA, FLASH-2D, transversale Orientierung, frontale Ansicht, arterieller Vorsättigungspuls, TR/TE = 30/8, Flip 60°, MIP-Rekonstruktion: In der venösen MRA Kaudalverlagerung der rechten Nierenvene (*R*). Bogige Anhebung der V. portae (*P*). Medialisierung der V. cava inferior (*CI*). Paralleler Verlauf der dünnlumigen Aorta abdominalis (*Aa*). Flußdokumentation im Bereich der V. azygos (*A*) und V. hemiazygos (*HA*). Fleckförmige Signalintensitätserhöhung bedingt durch die orale Gd-DTPA-Applikation mit T1-Verkürzung (*Pfeilspitzen*) (*L* V. lienalis)

d Arterielle MRA, FISP-3D, transversale Orientierung, frontale Ansicht, venöser Vorsättigungspuls, TR/TE/Flip = 35/6/20, MIP-Rekonstruktion: Darstellung der Aorta abdominalis (*Aa*), der Aa. renales (*R*), der A. lienalis (*L*) und der A. hepatica communis (*H*). Darstellung der hyperintensen Binnenstrukturen des Wilms-Tumors durch die FISP-Sequenz

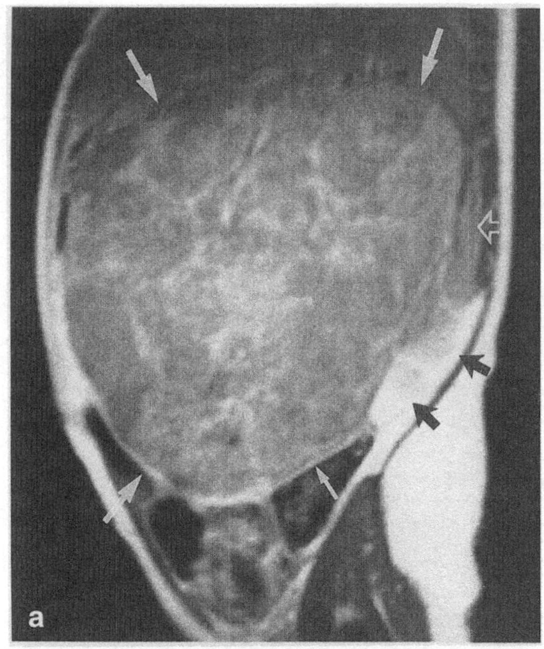

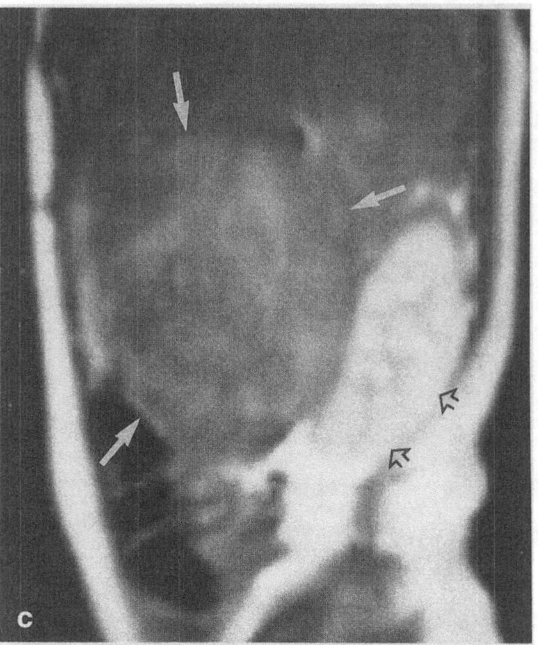

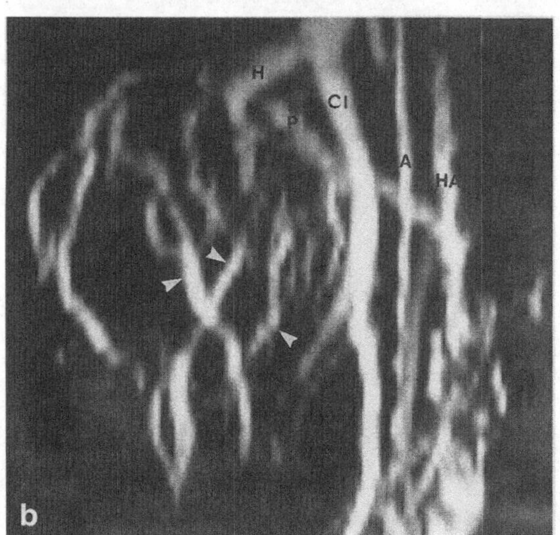

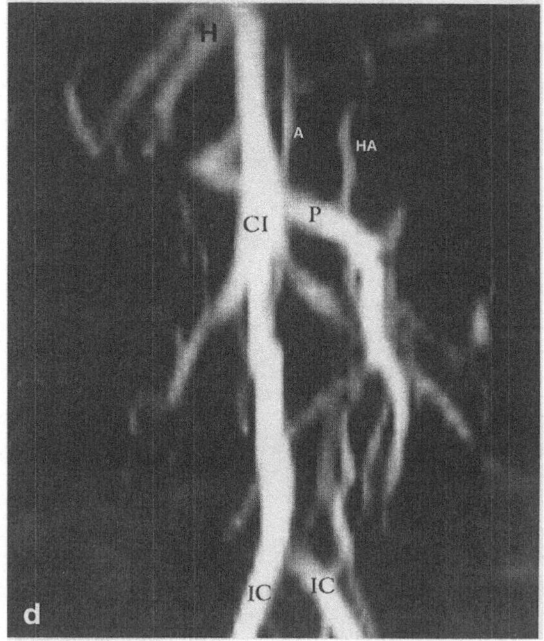

Abb. 10.13 a–d. Hepatoblastom

a T1-gewichtete SE-Sequenz, postkontrast, sagittale Schichtorientierung, TR/TE = 700/15. Riesiger abdomineller Tumor mit inhomogener Kontrastmittelaufnahme (*lange Pfeile*), der ein infiltratives Wachstum zeigt, die Nieren (*Pfeile*) und Milz (*offene Pfeile*) nach laterodorsal verdrängt und komprimiert. Die Organe des Unterbauchs sind ins kleine Becken verlagert

b Venöse MRA, FLASH-2D, transversale Orientierung, frontale Ansicht, arterieller Vorsättigungspuls, TR/TE = 30/8, Flip 60°, MIP-Rekonstruktion: Deutliche Verlagerung der V. cava inferior (*CI*) nach posterior. Deutliche Flußerhöhung im Bereich der V. azygos (*A*) und V. hemiazygos (*HA*). Flußinhomogenitäten im Bereich der Pfortader (*P*) (*Pfeilspitzen* Tumorkollateralen, *H*. V. hepatica)

c T1-gewichtete SE-Sequenz, sagittale Schichtorientierung, TR/TE = 700/15. Deutliche Remission der Tumormasse nach Chemotherapie bei noch vorhandenem Resttumor (*Pfeile*), Kompression der linken Niere rückläufig (*offene Pfeile*)

d Venöse MRA, FLASH-2D, transversale Orientierung, frontale Ansicht, arterieller Vorsättigungspuls, TR/TE = 30/8, Flip 60°, MIP-Rekonstruktion: Posttherapeutisch Reduktion des Flusses im Bereich der V. azygos (*A*) und V. hemiazygos (*HA*). Deutliche Flußerhöhung und Abgrenzbarkeit der aszendierenden Lebervenen (*H*). Normale Position der V. cava inferior (*CI*). Aufgrund der verbesserten Perfusion der Pfortader (*P*) deutliche Signalintensitätserhöhungen mit besserer Dokumentation auch der zuführenden venösen Abschnitte (*IC* V. iliaca communis)

Neuroblastom

Aus den Zellen der Neuralleiste (sympathische Ganglien, Nebennierenmark) entsteht das Neuroblastom. $^2/_3$ der erkrankten Kinder sind unter 3 Jahre alt und weisen einen Tumor mit Tendenz zur lokalen Infiltration auf. Klinisch finden sich erste Tumorzeichen erst spät infolge des lokalen Tumorwachstums mit Kompression und Infiltration der Nachbarorgane. Häufig resultiert auch eine Invasion von zentralen arteriellen und venösen Gefäßen (Abb. 10.14) [48].

Der kombinierte Einsatz der MRT- und MRA-Sequenzen erlaubt die definitive Diagnose sowie die Erfassung der Größe und Lagebeziehung des Primärtumors sowie sekundärer Tumormanifestationen. Die bildgebende MRT erweist sich überlegen zur Dokumentation der Tumormasse (Abb. 10.14a) sowie auch einer häufig begleitenden Lebermetastasierung im fortgeschrittenen Stadium. Die venöse MRA in der von uns vorgestellten reproduzierbaren Untersuchungstechnik erlaubt eine exzellente Demonstration des intrahepatischen Venensystems wie auch der splenoportalen Gefäßprovinzen. Die arterielle MRA bei den Kindern in jungem Lebensalter liefert ebenfalls in der Regel reproduzierbare Ergebnisse und erlaubt nichtinvasiv die Lagebestimmung des Tumors zu den großen Gefäßhauptstämmen.

Abdominelle Tumoren im Kindesalter: Rolle der MRA und MRT

- Tumorlagebeziehung
- Infiltration von Nachbarstrukturen
- Charakterisierung von Tumoren
- Gefäßverlagerung
- Gefäßinvasion
- Thrombose versus Okklusion

10.5.2 Lymphangiomatose

Im folgenden Abschnitt sollen speziell die Ergebnisse der MRT und MRA bei der Lymphangiomatose vorgestellt werden, da hier das Potential dieser Untersuchungsverfahren zur Differenzierung von Weichteilstrukturen und Flußphänomenen veranschaulicht werden kann. Die generalisierte Lymphangiomatose stellt eine seltene benigne kongenitale Fehlbildung der lymphatischen Gefäße mit einem komplexen Befallsmuster dar [27, 28, 35]. Die diffuse Form der Lymphangiomatose ist eine Krankheit des Kindes und des Jugendlichen [32, 35], am häufigsten sind die Lymphangiome an Nacken und in der Achsel (95%) lokalisiert, selte-

ner (5%) sind das Mediastinum, das Retroperitoneum und die Extremitäten betroffen. Ungewöhnliche Lokalisationen des Auftretens sind Leber, Milz, Pankreas, Dickdarm, Penis und Knochen [29, 34–36]. Das zu beobachtende Befallsmuster umfaßt den Schädel, das Skelettsystem, Leber, Milz und Gallenblase. Vergleichend werden Patienten mit verschiedenen Formen der Lymphangiomatose mittels MRT, MRA und Histopathologie vorgestellt. Bei allen Patienten handelt es sich um einen multiplen Organbefall jeweils im Abdomen, Skelett und Schädel. Zugrunde liegt jeweils eine Lymphangiomatose vom kapillar-kavernösen, zystischen und kavernösen Typ. Die Ergebnisse der bildgebenden MRT und MRA bei der Diagnostik splenaler, vaskulärer sowie skelettaler Veränderungen korrelieren exakt mit dem operativen Situs sowie der histopathologischen Klassifikation. Die MRT in Kombination mit MRA und dem Einsatz von paramagnetischen Kontrastmitteln erweist sich als diagnostisches Verfahren der Wahl zur Multiorganabklärung bei klinischem Verdacht auf generalisierte vaskuläre Erkrankungen wie die Lymphangiomatose. Es sollen verschiedene Manifestationen und Erscheinungsformen der generalisierten Lymphangiomatose in der MRT des Abdomens und Schädels aufgezeigt, sowie das diagnostische Potential der MRT in Kombination mit der MRA vorgestellt werden.

MRT und MRA des Abdomens

In der MRT-Untersuchung des Abdomens mittels Protonendichte-, T2- und T1-gewichteter Sequenzen, nativ und nach Applikation von Kontrastmittel (Gd-DTPA) findet sich bei allen Patienten eine über die Altersnorm stark vergrößerte Milz mit inhomogenem Signalmuster. Das normale Milzparenchym zeigt jeweils ein regelrechtes Enhancement nach Applikation von Gd-DTPA. In der T2-gewichteten Sequenz kann bei Patienten mit dem kavernösen Typ eine signalintensive Zone dokumentiert werden, die nativ in der T1-gewichteten Sequenz hypointens (Abb. 10.15a) und nach KM-Applikation hyperintens im Vergleich zum normalen Milzparenchym zur Darstellung kommen (Abb. 10.15b). Insgesamt sind dabei nochmals 30 dieser Läsionen mit einer Größe von 0,3–1 cm abgrenzbar. Die histologische Aufarbeitung nach Splenektomie ergibt den Befund einer *Hämangiolymphangiomatose* vom *kavernösen Typ*.

Bei der Form einer *Lymphangioleiomyomatose* mit ausgeprägter Zystenbildung zeigt sich in der MRT eine über die Altersnorm vergrößerte Milz von $10 \times 6{,}5 \times 3$ cm Größe mit etwa 20 Läsionen der

Tabelle 10.4. MRT und MRA des Abdomens: Korrelation klinischer und radiologischer Befunde

	H.L., 16 Jahre, Patient 1		J.-L. A., 15 Jahre, Patient 2		S.S., 8 Jahre, Patient 3
Histologie der Milz	Hämangiolymphangiomatose, kavernös, mit Zysten		Lymphangioleiomyomatose, zystisch		Lymphangiomatose, kapillär-kavernös
Größe/Gewicht der Milz	Über Altersnorm vergrößert: $14 \cdot 9 \cdot 5,5$ cm, 230 g		Über Altersnorm vergrößert: $10 \cdot 6,5 \cdot 3$ cm, 140 g		Über Altersnorm vergrößert: $7,5 \cdot 4,5 \cdot 2,5$ cm
Signalverhalten der Milz – Parenchym – Läsionen	Normal T2: hyperintens T1: hypointens T1 nach KM: hyperintens		Normal T2: hyperintens T1: hypointens T1 nach KM: hypointens		Normal Keine Läsion nachweisbar
KM-Enhancement: T1-Se.	Parenchym	Läsion	Parenchym	Läsion	
– Signalintensität vor KM	29,9	35,1	39,3	35,7	
– SI nach KM	57,1	66	75,7	52,6	
– % Enhancement	91	88	92,6	47,3	
Zahl und Größe der Läsionen der Milz	ca. 30 0,3–1 cm		ca. 20 0,5–2 cm		Keine Läsion nachweisbar
Leber: Homogenität/ Größe	Inhomogen, vergrößert		Mäßig inhomogen, nicht vergrößert,		Homogen, nicht vergrößert
KM-Enhancement	Inhomogenes Enhancement		regelrechtes Enhancement		Regelrechtes Enhancement
Mesenteriale Gefäße	Regelrechte Darstellung aller Gefäße, kräftige A. mesenterica superior, dilatierte V. linealis		Regelrechte Darstellung aller Gefäße, dilatierte V. lienalis		Geringe Flußminderung der V. iliaca dextra
Skelett, Wirbelsäule	Befall der WK der BWS und des paravertebralen Raumes		Befall der WK der BWS		Befall der LWS, Femur und Becken und Inguinalregion

Größe von 0,5–2 cm. Diese imponieren in der T2-gewichteten Sequenz mit hyperintensem Signalmuster, in der T1-gewichteten Sequenz hypointens (Abb. 10.16a). Im Bereich der Zysten kann keine Kontrastmittelaufnahme von Gd-DTPA dokumentiert werden (Abb. 10.16b).

Bei der Form einer *disseminierten Lymphangiomatose* vom *kapillärkavernösen* Typ kann ein Befall der Milz und der Leber nachgewiesen werden, dabei ist die Milz über die Altersnorm vergrößert, jedoch von homogener Parenchymstruktur (Tabelle 10.4).

Die *MRA* des Abdomens ergibt bei dem Patienten mit dem kavernösen und dem zystischen Typ der Lymphangiomatose eine regelrechte Darstellung der abdominellen Aorta, des Truncus coeliacus, der A. mesenterica superior und der Nierenarterien. Gefäßmalformationen mit erhöhten Flußprofilen können in den parenchymatösen Oberbauchorganen nicht nachgewiesen werden. Die *venöse MRA* des Abdomens zeigt bei den Patienten mit dem kavernösen und zystischen Typ jeweils eine Dilatation der V. lienalis, die übrigen abdominellen Venen zeigen kein verstärktes Flußprofil (Abb. 10.16c). Die Aufarbeitung der MRA vor und nach Splenek-

tomie bei dem Patienten mit der zystischen Form dokumentiert den zu erwartenden Signalverlust im Bereich des splenalen Gefäßbündels ohne Flußveränderungen der übrigen abdominellen Abschnitte (Abb. 10.16d). Bei dem Patienten mit dem kapillärkavernösen Typ kann in der bildgebenden MRT eine Weichteilraumforderung rechts iliakal nachgewiesen werden (Abb. 10.17a). In der zusätzlichen venösen MRA findet sich eine hochgradige Lumeneinengung der V. iliaca communis sowie externa, direkt in Höhe des Abgangs der V. iliaca interna. Hierbei handelt es sich um einen Kompressionseffekt durch die Weichteilläsion ohne sicheren Nachweis einer Thrombose (Abb. 10.17b).

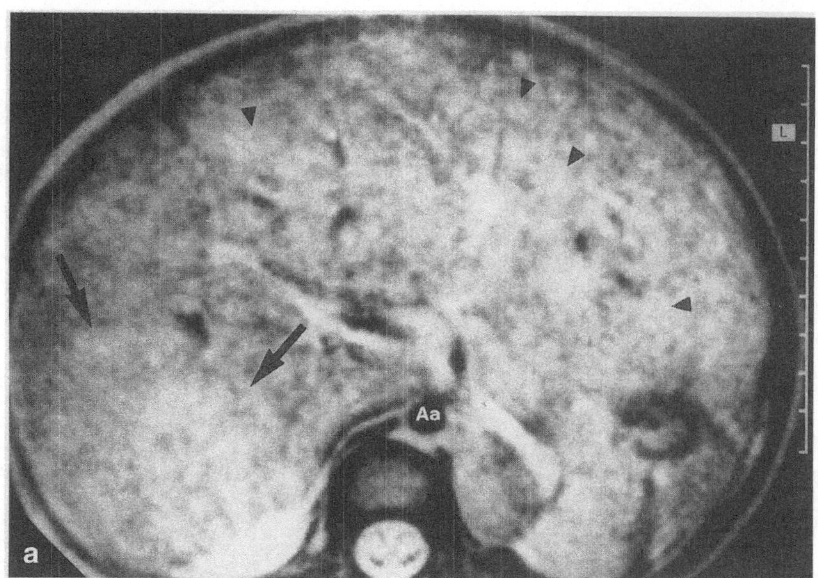

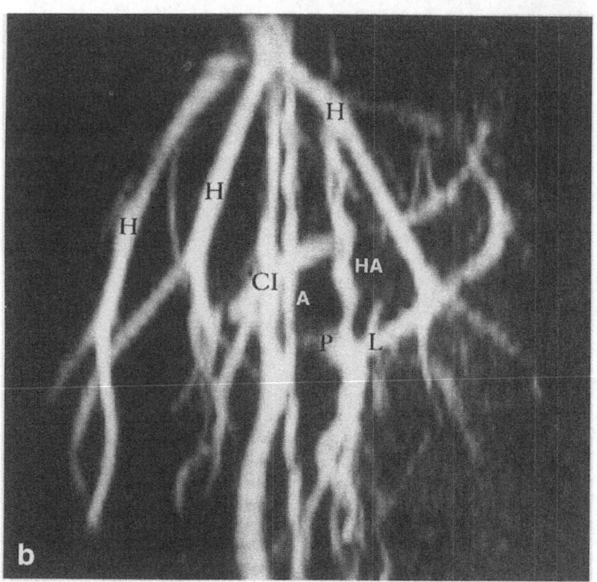

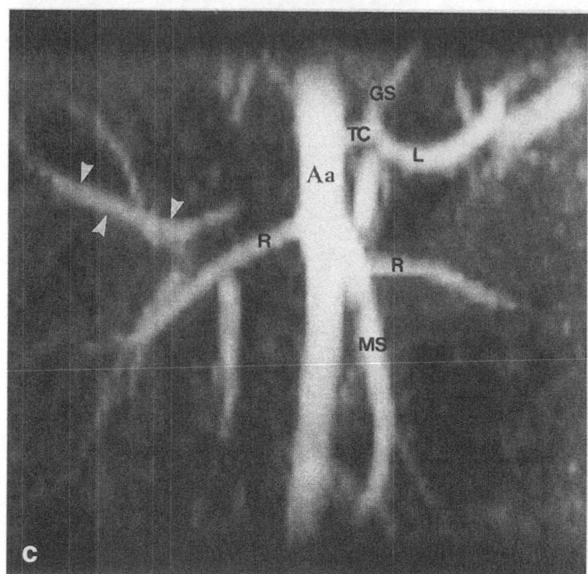

Abb. 10.14 a–c. Neuroblastom

a T2-gewichtete SE-Sequenz, transversale Schichtorientierung, TR/TE = 2000/90. Darstellung des Neuroblastoms ausgehend von der rechten Nebennierenloge (*Pfeile*) mit Invasion der Leber mit diffuser Lebermetastasierung (*Pfeilspitzen*). Kompression der V. cava inferior. Lediglich normaler Signalvoid in der Aorta abdominalis (*Aa*)

b Venöse MRA, FLASH-2D, transversale Orientierung, frontale Ansicht, arterieller Vorsättigungspuls, TR/TE = 30/8, Flip 60°, MIP-Rekonstruktion. Darstellung der komprimierten und verlagerten V. cava inferior (*CI*). V. portae (*P*) nach dem Konfluens im Lumen irregulär abgrenzbar, wohl bedingt durch eine Tumorkompres-

sion. Nachweis der hyperperfundierten und breitlumigen abgrenzbaren aszendierenden Lebervenen (*H*), die zeltförmig die venös-abdominellen Gefäßstämme einrahmen. Flußvermehrung der V. azygos (*A*) und V. hemiazygos (*HA*) (*L* V. lienalis)

c Arterielle MRA, FISP-3D, transversale Orientierung, frontale Ansicht, venöser Vorsättigungspuls, TR/TE = 35/6, Flip 20°, MIP-Rekonstruktion. Exzellente Visualisierung der arteriellen Gefäßhauptstämme im Bereich des Abdomens mit Aorta abdominalis (*Aa*), des Truncus coeliacus (*TC*) mit A. lienalis (*L*), A. gastrica sinistra (*GS*), A. mesenterica superior und beider A. renales. Abschnittsweise Darstellung eines Tumorgefäßes (*Pfeilspitzen*) (*MS* V. mesenterica superior, *R*. V. renalis)

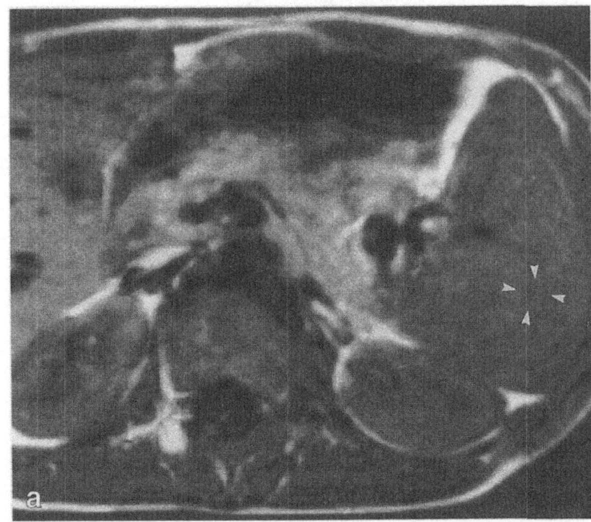

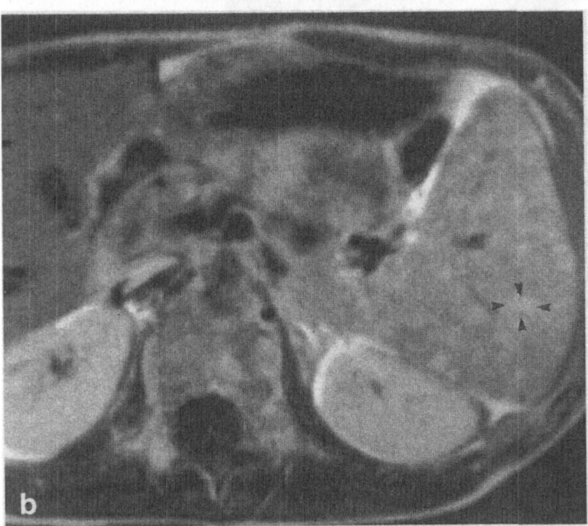

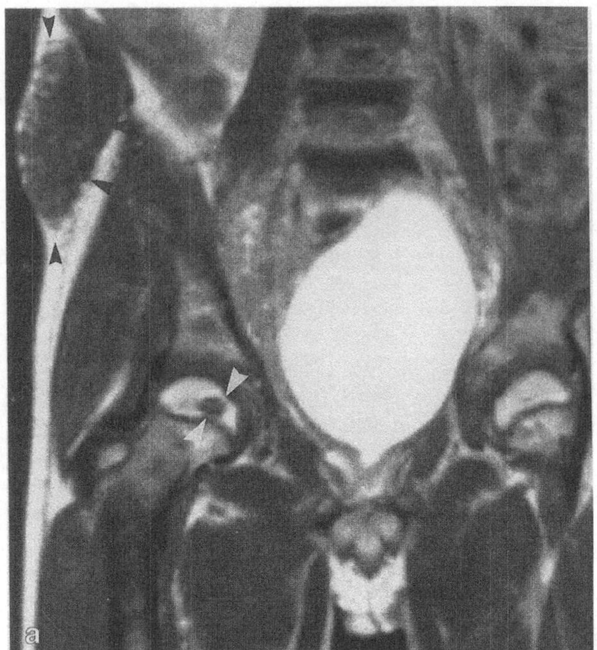

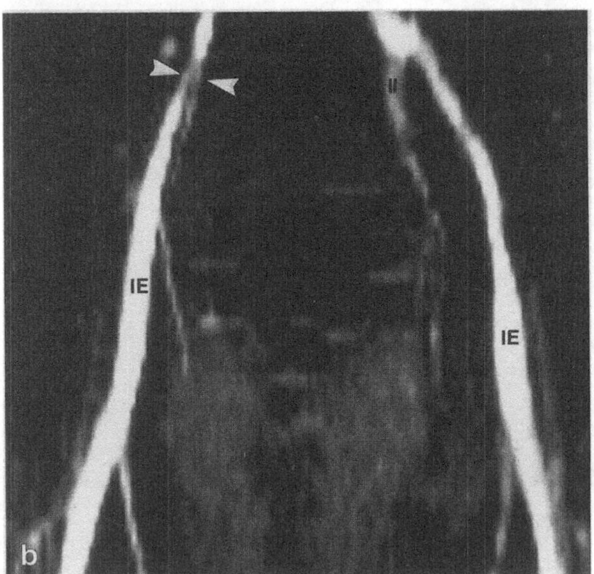

Abb. 10.15 a, b. Kavernöser Typ der Lymphangiomatose

a T1-gewichtete Sequenz (TR/TE = 650/15) präkontrast. In der T1-gewichteten Sequenz Darstellung der hypointensen splenalen Läsionen (*Pfeilspitzen*). Geringe Inhomogenitäten der Leber

b T1-gewichtete Sequenz (TR/TE = 650/15) nach i.v. Gd-DTPA. Nach Gd-DTPA-Applikation deutliche KM-Aufnahme der Läsionen (bis 1 cm Größe, *Pfeilspitzen*). Normale KM-Aufnahme des übrigen Milzparenchyms. Inhomogene KM-Aufnahme der Leber und der Läsionen in der Wirbelsäule

Abb. 10.16 s. S. 281

Abb. 10.17 a, b. Kavernöser Typ der Lymphangiomatose

a T1-gewichtete Sequenz (TR/TE = 650/15), postkontrast). Dokumentation einer Weichteilmasse in der rechten Flanke (*schwarze Pfeilspitzen*) sowie eines Lymphknotenbefalls rechts iliakal. Diffuse Durchsetzung des pelvinen Skelettsystems (*weiße Pfeilspitzen*)

b Venöse MRA, FLASH-2D, TR/TE = 32/8, Flip 60°, transversale Orientierung, frontale Ansicht, arterieller Vorsättigungspuls. Hochgradige Flußreduktion im Bereich der rechten V. iliaca communis (*Pfeilspitzen*), am Abgang der V. iliaca interna (*II*). Kompressionsartefakt durch den pathologischen paraaortalen Lymphknotenbefall. Kein Nachweis einer sicheren Thrombose. V. iliaca externa (*IE*) beidseits

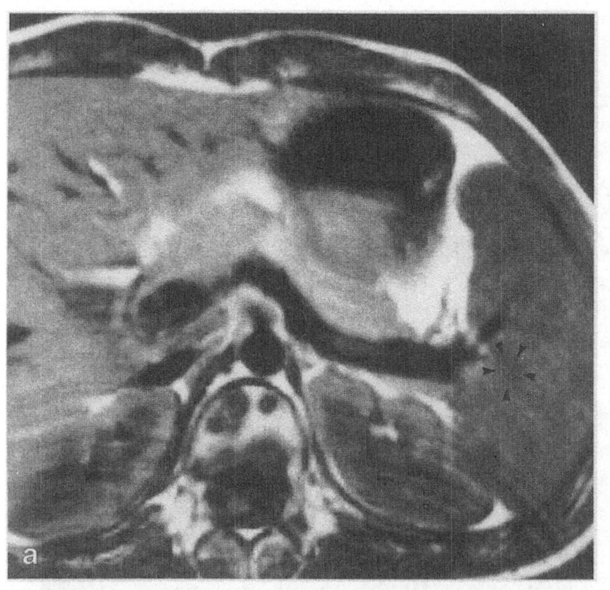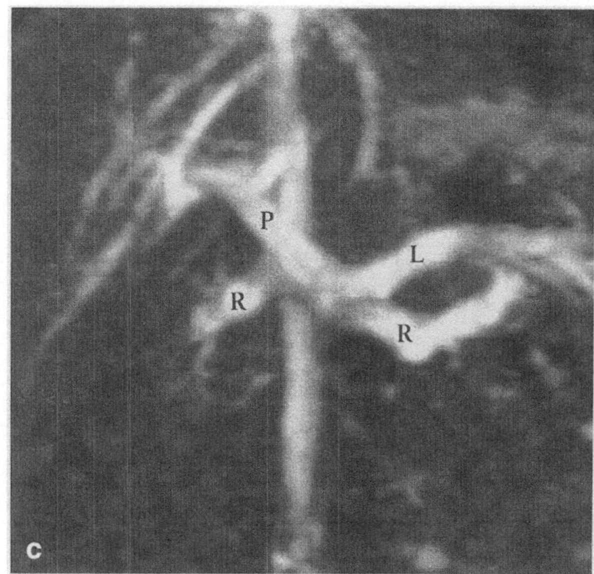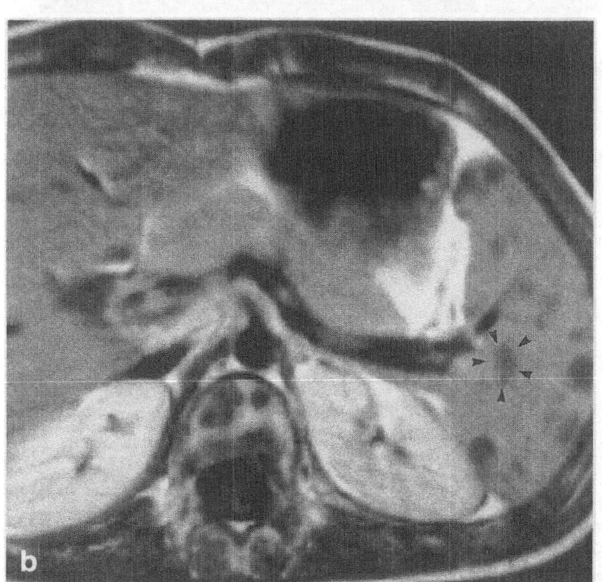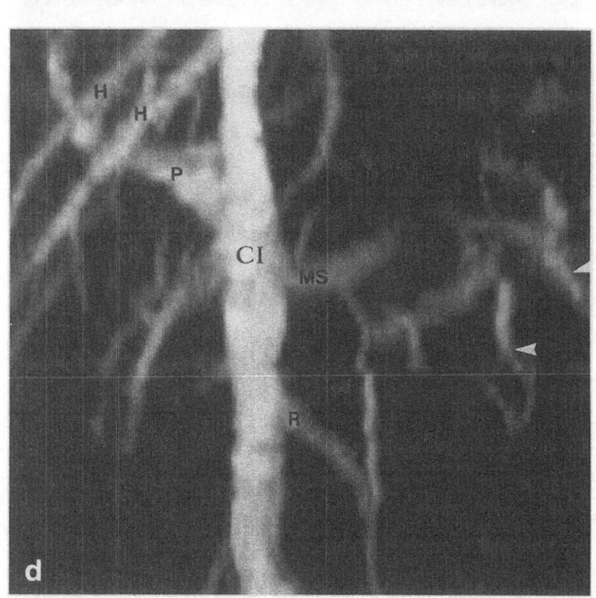

Abb. 10.16 a–d. Zystischer Typ der Lymphangiomatose

a T1-gewichtete Sequenz (TR/TE = 650/15) präkontrast. In der T1-gewichteten Darstellung Hypointensität der Läsionen (*Pfeilspitzen*). Inhomogenitäten der Leber. Mäßige Bewegungsartefakte, Dokumentation einer weiten V. lienalis

b T1-gewichtete Sequenz (TR/TE = 650/15) nach i.v. Gd-DTPA. Nach Applikation von Gd-DTPA keine KM-Aufnahme der zystischen Läsionen (*Pfeilspitzen*). Normale KM-Aufnahme des übrigen Milzparenchyms. Regelrechte KM-Aufnahme der Leber. Zystoide Destruktion der LWS

c Venöse MRA, FLASH-2D, frontale Orientierung, arterieller Vorsättigungspuls, TR/TE = 31/10, Flip 35°. Unauffällige Darstellung der Abdominalvenen, kräftige V. lienalis (*L*), normaler Gefäßverlauf der V. portae (*P*), der rechten und linken Nierenvene (*R*). Kein Fluß in den mesenterialen Venen

d Venöse MRA, FLASH-2D, frontale Orientierung, arterieller Vorsättigungspuls, TR/TE = 31/10, Flip 35°. Kontrolluntersuchung nach Splenektomie mit fehlender V. lienalis und Darstellung zahlreicher Kollateralgefäße (*Pfeilspitzen*), Keine Gefäßmalformationen

CI V. cava inferior
H V. hepatica
MS V. mesenterica superior
P V. portae
R V. renalis

Abb. 10.17 s. S. 280

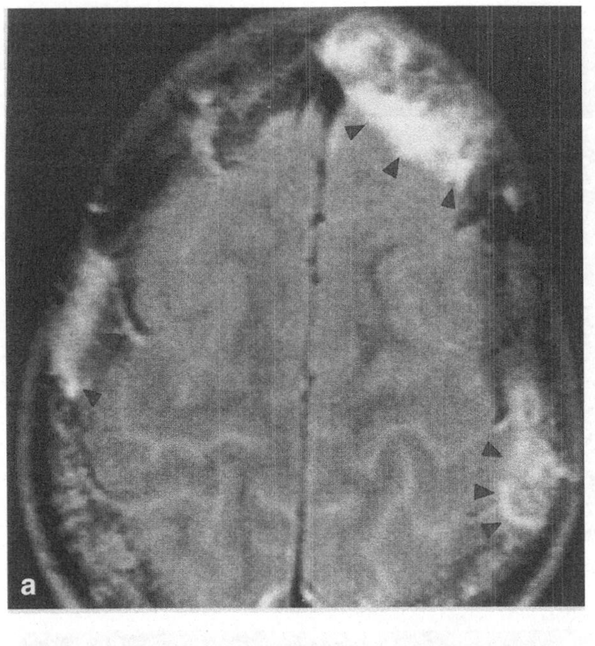

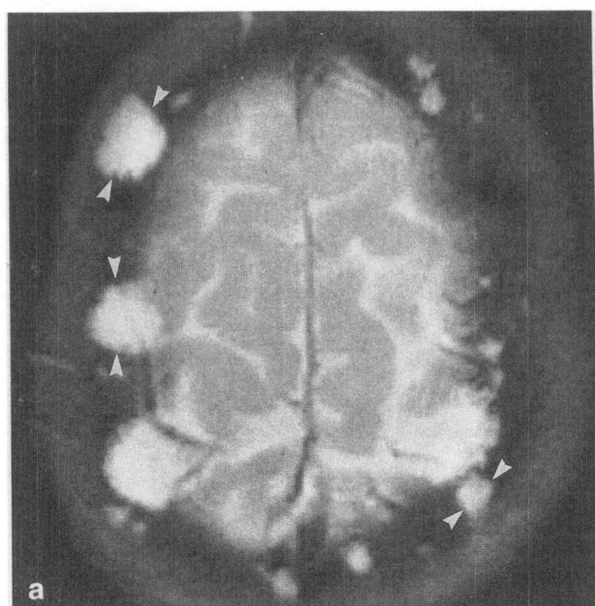

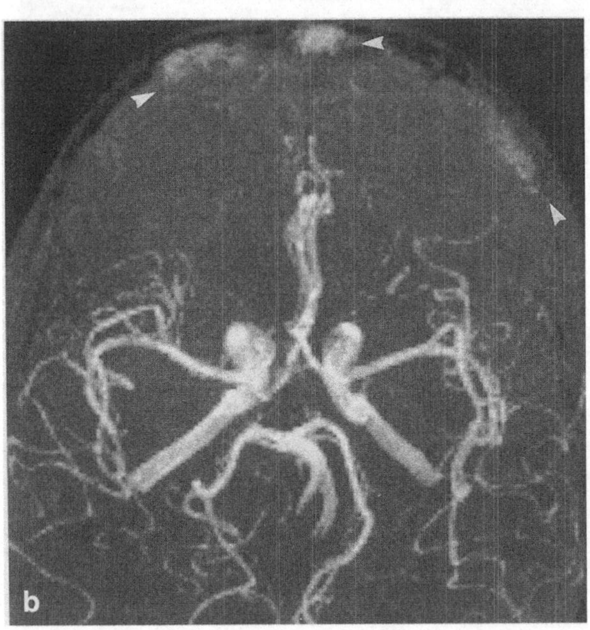

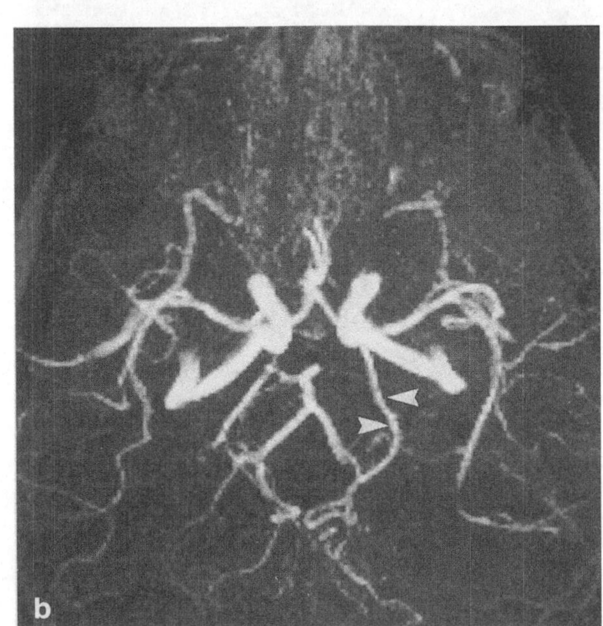

Abb. 10.18 a, b. Kavernöser Typ der Lymphangiomatose

a T2-gewichtete SE-Sequenz (TR/TE = 3000/60), präkontrast. Multiple hyperintense, unscharf berandete Einlagerungen im Bereich der Diploe und Tabula interna wie externa, bis an die Dura reichend (*Pfeilspitzen*)

b Arterielle MRA, FLASH-2D, TR/TE = 40/7, Flip 15°, transversale Orientierung, frontale Ansicht, venöser Vorsättigungspuls. Signalanhebungen im Bereich der Diploe (*Pfeilspitzen*). MRA mit Dokumentation von Flußphänomenen im Bereich der Lymphangiome. Regelrechte Gefäßverhältnisse des Circulus Willisi sowie der distalen Abschnitte der A. cerebri media und anterior

Abb. 10.19 a, b. Zystischer Typ der Lymphangiomatose

a T2-gewichtete SE-Sequenz, TR/TE = 2500/90, präkontrast. Hyperintense, scharf begrenzte Läsionen im Bereich der Diploe mit Durchsetzung der Tabula interna und Tabula externa (*Pfeilspitzen*). Beachte die Homogenität und glatte Begrenzung der zystischen Lymphangiome

b Arterielle MRA, FLASH-2D, transversale Orientierung, frontale Ansicht, venöser Vorsättigungspuls, TR/TE = 40/7, Flip 15°. Regelrechte Darstellung des arteriellen Stromgebietes, kein Nachweis von Flußphänomenen innerhalb der zystischen Läsionen in der MRA. Nebenbefundliche Dokumentation eines direkten Abgangs der A. cerebri posterior aus der A. carotis interna (*Pfeilspitzen*)

Tabelle 10.5. MRT und MRA des Schädels: Korrelation klinischer und radiologischer Befunde

	H.L., 16 Jahre, Patient 1	J.-L. A., 15 Jahre, Patient 2
Histologische Einteilung	Kavernös	Zystisch
Cerebrum	Unauffälliger altersentsprechender Befund	Mäßig weite Liquorräume, Inhomogenitäten im Bereich der Basalganglien
Diploe	Frontoparietal bds. (re. > li.) und okzipital ca. 30 umschriebene Läsionen	Im Bereich der Diploe, Tabula interna und des Dens umschriebene Läsionen
Gefäße	Signalanhebungen im Bereich der Diploe, verstärkter Gefäßabfluß, regelrechte arterielle Darstellung	Regelrechte arterielle Darstellung
Lymphangiome: – Andere Lokalisationen	Fossa pterygopalatina (rechts > links), rechts an Felsenbeinvorderkante im Retromaxillärraum, ventrolateral links Kieferhöhle	
Signalverhalten der Läsionen	T2: hyperintens T1: hypointens T1 nach KM: hyperintens	T2: hyperintens T1: hypointens T1 nach KM: hypointens

MRT und MRA des Schädels und Cerebrums

Die MRT-Untersuchung des Schädels mit dem kavernösen Typ der Lymphangiomatose ergibt intrazerebral einen altersentsprechend unauffälligen Befund. Im Bereich der Diploe finden sich frontoparietal beidseits, mehr rechts als links sowie okzipital multiple hyperintense, unscharf begrenzte Weichteilläsionen im Sinne von subkutanen Lymphangiomen mit Befall der Diploe sowie der Tabula externa (Abb. 10.18 a). Weitere Lymphangiome finden sich in beiden Fossae pterygopalatinae, im Bereich der Felsenbeinvorderkante, im Retromaxillärraum rechtsseitig sowie ventrolateral der linken Kieferhöhle. Diese Lymphangiome zeigen das charakteristische Signalmuster dieses Typs der Lymphangiomatose mit Hyperintensität in der T2-gewichteten Sequenz sowie Hypointensität in

der T1-gewichteten Sequenz und starkem Enhancement von Gd-DTPA (Tabelle 10.5). Im Gegensatz dazu sind die Läsionen des Patienten mit der zystischen Lymphangiomatose durch die fehlende Aufnahme von Kontrastmittel gekennzeichnet. Die Läsionen im Bereich der Diploe, der Tabula interna und des Dens weisen das typische Signalmuster des zystischen Typs auf mit betonter Hyperintensität in der T2-gewichteten Sequenz und Hypointensität vor und nach KM-Applikation in der T1-gewichteten Sequenz (Abb. 10.19 a). Die arterielle MRA bei dem kavernösen Typ zeigt Signalanhebungen innerhalb der Diploe, die eindeutig den Weichteilläsionen zugeordnet werden können (Abb. 10.18 b). Aufgrund des langsamen Flusses innerhalb der Lymphangiome imponieren diese Signale mit flächigem Charakter und unscharfer Randbegrenzung. Bei dem zystischen Typ kann kein Fluß im Areal der Zysten nachgewiesen werden, die MRA erbringt lediglich den Befund eines fetalen Abgangs der A. cerebri media am Abgang der A. carotis interna (Abb. 10.19 b).

Wertung der MRT und MRA bei Lymphangiomatose

Lymphangiome sind definiert als benigne Malformationen des lymphatischen Systems, zusammengesetzt aus endothelialen Zysten, die Lymphe enthalten [27, 28, 35]. Mikroskopisch werden Lymphangiome, abhängig von der Größe der Lymphgefäße, 3 Gruppen zugeordnet: *einfache* oder *kapilläre* mit dünnwandigen Lymphgefäßen von Kapillargröße, *kavernöse* mit erweiterten Lymphgefäßen, bestehend aus fibrösen Adventitiaauskleidungen, und *zystische* mit multilokulärem zystischem Gewebe [27, 30, 31, 33, 37].

Die Vorstellung der Befunde der generalisierten Lymphangiomatose mittels MRT erfolgte bisher nur in Einzelfalldarstellungen [30, 36]. Dabei wurden variierende Signalintensitäten der Läsionen in den T1- und T2-gewichteten Sequenzen festgestellt, basierend auf dem unterschiedlichen Fett- und Flüssigkeitsanteil der Zysten [36]. In einer Arbeit von Cutillo et al. [30] wurde ein Signalmuster vorgestellt, das charakteristisch für flüssigkeitsgefüllte Zysten ist, und unseren Ergebnissen für die zystische Form entspricht mit Hyperintensität in der T2-gewichteten Sequenz und Hypointensität in der T1-gewichteten Sequenz. Darüber hinaus konnten bei unseren Patienten durch MRT unterschiedliche Befallsmuster der Milz diagnostiziert und mit den histopathologischen Ergebnissen korreliert werden. Bei dem Typ einer kombinierten Hämangiolymphangiomatose fanden sich in der Milz Areale mit hoher Vaskularisation und entsprechend betontem KM-Enhancement. Diese Malformationen der Milz gehen meist mit einer asymptomatischen Splenomegalie einher, eine portale Hypertension oder eine spontane Milzruptur können jedoch auftreten.

Bei dem dritten Typ der kapillär-kavernösen Form fanden wir in der MRT lediglich eine Splenomegalie ohne lokalisierte Parenchymveränderungen. Die Anwendung der MRT zur Diagnostik der Lymphangiomatose sollte jeweils die zerebrale, spinale und abdominelle Diagnostik umfassen. Lediglich für die Thoraxregion ist bei umschriebenen Fragestellungen derzeit der Computertomographie gegenüber der MRT der Vorzug zu geben. Durch die Anwendung der MRA kann das diagnostische Spektrum wesentlich erweitert werden. Bei der Untersuchung des Schädels ermöglicht die arterielle MRA mittels TOF-Techniken die Analyse der Flußverhältnisse in Lymphangiomen sowie die Lagebeziehung in bezug zum intra- wie extrakraniellen Gefäßsystem [51]. Somit kann nichtinvasiv nach dem Vorliegen weiterer Gefäßmalformationen gefahndet werden, wenn auch die diagnostische Treffsicherheit dieses Verfahrens in größeren Studien evaluiert werden muß [50]. Bereits akzeptiert sind die Indikationsstellungen für die venöse MRA der Abdominalvenen [3, 9, 25]. Bei der Lymphangiomatose können dabei Fragen nach Variationen des portal-venösen Systems präoperativ sicher beantwortet werden [3, 9, 25]. Die Kombination von bildgebender MRT mit flußsensitiven Sequenzen erlaubt darüber hinaus die lokale Beurteilung stenosierender Prozesse und die Abgrenzung von Thrombosen.

Die MRT, kombiniert mit paramagnetischen Kontrastmitteln und der MRA, spielt eine wichtige Rolle in der Charakterisierung und Dokumentation der Ausbreitung von Lymphangiomen und der

Merke

Formen der Lymphangiomatose

- Kavernös
- Zystisch
- Kapillär
- Mischformen

Rolle der MRA: Darstellung von Malformationen

- Kapillär
- Lymphatisch
- Venös
- Kombiniert

generalisierten Lymphangiomatose. Die Therapiekontrolle wird somit durch die MRT entscheidend verbessert.

10.6 Zusammenfassende Bewertung und diagnostische Strategie

Die vaskuläre Diagnostik der Oberbauchorgane konnte bereits mit Einführung der nativen und kontrastmittelverstärkten MRT-Diagnostik entscheidend verbessert werden. Mit Optimierung MR-angiographischer Untersuchungsprotokolle gelingt heute treffsicher die Diagnostik der abdominell-venösen Erkrankungen (s. unten). Neben den zerebrovaskulären Erkrankungen sowie denen der Kopf-Hals-Region stellt heute die abdominell-venöse Diagnostik einen der klinischen Schwerpunkte zum Einsatz MR-angiographischer Untersuchungsprotokolle dar.

Indikationen zur vaskulären Diagnostik der Oberbauchorgane mittels MRT und MRA

- Portale Hypertension mit Erfassung von Kollateralkreisläufen
- Darstellung von Kollateralkreisläufen im Oberbauch
- Pfortaderthrombose
- Budd-Chiari-Syndrom
- Thrombosen der großen abdominellen Venen
- Komplexe Beckenvenenthrombose
- Verlaufskontrolle unter Therapie
- Gefäßverlagerung durch Tumoren des Oberbauches
- Beurteilung der Lagebeziehung zwischen Tumor und Gefäßen
- Primäre und sekundäre Erkrankungen der V. cava inferior
- Abdominelle Tumordiagnostik im Kindesalter
- Diagnostik von Systemerkrankungen (z. B. Lymphangiomatose)
- Kontraindikationen für iodhaltige Kontrastmittel (Kontrastmittelallergien)
- Verfahren der 1. Wahl bei Patienten mit Nierenfunktionsstörung
- Gravidität

Weitere technische Entwicklungen müssen darauf ausgerichtet sein, die Anfälligkeit für Bewegungen zu verbessern und die räumliche Auflösung zu steigern.

Literatur

1. Anderson CM, Saloner D, Tsuruda JS, Shapeero LG, Lee RE (1990) Artifacts in Maximum-Intensity-Projection display of MR angiogramms. AJR 154:623–628
2. Arai K, Matsui O, Kadoya M et al. (1991) MR imaging in idiopathic portal hypertension. J Comput Assist Tomogr 15:405–408
3. Arlart IP, Guhl L, Fauser L, Edelman RR, Kim D, Laub G (1991) MR-Angiographie (MRA) der Abdominalvenen. Radiologe 31:192–201
4. Axel L (1984) Blood flow effects in magnetic resonance. AJR 143:1157–1166
5. Axel L, Shimakawa AA, MacFall J (1986) A time-of-flight method of measuring flow velocity by magnetic resonance imaging. Magn Reson Imag 4:199–205
6. Bradley WG, Waluch V, Lai KS et al. (1984) The appearance of rapidly flowing blood in MR-images. AJR 143:1167–1174
7. Bryant DJ, Payne JA, Firmin DN, Longmore DB (1984) Measurement for flow with NMR imaging using a gradient pulses and a phase difference technique. J Comput Assist Tomogr 8:588–593
8. Cohen JM, Weinreb JC, Redman HC (1986) Postoperative assessment of splenorenal shunts with MRI: preliminary investigation. AJR 146:597–600
9. Edelman RR, Zhao B, Liu C, Wentz KU, Mattle HP, Finn JP, McArdle C (1989) MR angiography and dynamic flow evaluation of the portal venous system. AJR 153:755–760
10. Edelman RR, Mattle HP, Atkinson DJ, Hoogewood HM (1990) MR angiography. AJR 154:937–946
11. Edelman RR, Wentz KU, Mattle M, Zhao B, Liu C, Kim D, Laub G (1989) Projection arteriography and venography: initial clinical results with MR. Radiology 172:351–357
12. Edelman RR, Atkinson DJ, Silver MS, Loaiza FL, Warren WS (1988) FRODO pulse sequences: A new means of eliminating motion, flow and wraparound artefacts. Radiology 166:231–236
13. Finn JP, Edelman RR, Jenkins RJ et al. (1991) Liver transplantation: MR angiography with surgical validation. Radiology 179:265–269
14. Frahm J, Haase A, Matthaei D (1986) Rapid NMR imaging of dynamic processes using FLASH technique. Magn Reson Med 3:321–327
15. Fraser-Hill MA, Atri M, Bret PM, Aldis AE, Illescas FF, Herschom SD (1990) Intrahepatic portal venous system: variations demonstrated with duplex and color doppler US. Radiology 177:523–526
16. Gehl H-B, Bohndorf K, Klose KC, Günther RW (1990) Twodimensional MR angiography in the evaluation of abdominal veins with gradient refocused sequences. J Comput Assist Tomogr 14:619
17. Johnson CD, Ehman RL, Rakela J, Ilstrup DM (1991) MR angiography in portal hypertension: Detection of varices and imaging techniques. J Comput Assist Tomogr 15:578
18. Laub GA, Kaiser WA (1988) MR angiography with gradient motion rephasing. J Comput Assist Tomogr 12:377–382
19. Laub GA (1990) Displays for MR angiography. Magn Reson Med 14:222
20. Lenz GW, Haacke EM, Masaryle TJ, Laub G (1988) Implane vascular imaging: Pulse sequences design and strategy. Radiology 166:875–882
21. Mills CM, Brant-Zawadski M, Crooks LE et al. (1984) Nuclear magnetic resonance: Principles of blood flow imaging. AJR 142:165–170
22. Nishimura GD (1990) Time-of-flight MR angiography. Magn Reson Med 14:194
23. Ralls PW (1990) Color doppler sonography of the hepatic artery and portal venous system. AJR 155:517–525
24. Steinberg FL, Yucel EK, Dumoulin CL, Souza SP (1990) Peripheral vascular and abdominal applications of MR flow imaging techniques. Magn Reson Med 14:315
25. Torres WE, Gaylord GM, Whitmire L, Chuang VP, Bernardino ME (1987) The correlation between MR and angiography in portal hypertension. Am J Roentgenol 148:1109–1112
26. Young IR, Bydder GM, Payne JA (1986) Flow measurements by the development of phase differences during slice formation in MR imaging. Magn Reson Med 3:175–179
27. Asch MJ, Cohen AH, Moore TC (1974) Hepatic and splenic lymphangiomatosis with skeletal involvement: Report of a case and review of the literature. Surgery 76(2):334–339
28. Avigad S, Jaffe R, Frand M, Izhak Y, Rotem Y (1976) Lymphangiomas with splenic involvement. J Am Med Assoc 236:2315–2317
29. Blumhagen JD, Wood BJ, Rosenbaum DM (1987) Sonographic evaluation of abdominal lymphangiomas in children. J Ultrasound Med 6:487–495
30. Cutillo DP, Swayne LC, Cucco J, Dougan H (1989) CT and MR Imaging in cystic abdominal lymphangiomatosis. J Comp Assist Tomogr 13(3):534–536
31. Kittredge RD, Finby ND (1965) The many facets of lymphangioma. AJR 95:56–66
32. Leonidas JC, Brill PW, Bhan I, Smith TH (1978) Cystic retroperitoneal lymphangioma in infants and children. Radiology 127:203–208
33. Rao BK, AuBuchon J, Lieberman LM, Polcyn RE (1981) Cystic lymphangiomatosis of the spleen: a radiologic-pathologic correlation. Radiology 141:781–782
34. Singh S, Baboo ML, Pathak IC (1971) Cystic lymphangioma in children: report of 32 cases including lesions at rare sites. Surgery 69(6):947–951
35. Steenbergen W van, Joosten E, Marchal G et al. (1985) Heptic lymphangiomatosis. Report of a case and review of the literature. Gastroenterology 88:1968–1972
36. Thomas AM, Leung A, Lynn J (1985) Abdominal cystic lymphangiomatosis: report of a case and review of the literature. Br J Radiol 58:467–469
37. Verpoorten V von, Vogl ThJ, Hahn D (1991) Generalisierte Lymphangiomatose des Skelettsystems mit Chylothorax im Kindesalter. Fortschr Röntgenstr 154(6):675–677
38. Naidich JB, Feinberg AW, Karp-Harman H et al. (1988) Contrast venography: Reassessment of its role. Radiology 166:97–100
39. Habscheid W, Becker W, Höhmann M (1989) Diagnostik der tiefen Beinvenenthrombose. Dtsch Med Wochenschr 114:837–844

40. Anglade MC, Derhy S, Delvalle A, Roche A, Mathieu D (1989) Abdominal venous thrombosis: Applications of gradient-echo magnetic resonance imaging. Diagn Interv Radiol 1:61–67
41. Comerota AJ (1988) Deep vein thrombosis and pulmonary embolism: Clinical and pathophysiologic consequences. Cardiovasc Intervent Radiol 11:59–514
42. Gehl H-B, Bohndorf K, Günther RW (1990) MR-Angiographie (MRA) der tiefen Bein- und Beckenvenenthrombose: Vergleich mit der Phlebographie. Fortschr Röntgenstr 153(6):654–657
43. Stanley P (1989) Budd-Chiari syndrome. Radiology 170:625–627
44. Miller WJ, Federle MP, Straub WH, Davis PL (1993) Budd-Chiari Syndrome: Imaging with pathologic correlation. Abdom Imag 18:329–335
45. Arrivé L, Menu Y, Dessarts I et al. (1991) Diagnosis of abdominal venous thrombosis by means of spin-echo and gradient-echo MR imaging: analysis with receiver operating characteristic curves. Radiology 181:661–668
46. Gylys-Morin V, Hoffer FA, Kozakewich H, Shamberger RC (1993) Wilms tumor and nephroblastomatosis: Imaging characteristics at gadolinium-enhanced MR imaging. Radiology 188:517–521
47. Haussegger KA, Fotter R, Flückinger F, Sorantin E, Can MR (1991) Contribute to the diagnosis of nephroblastmatosis? Pediatr Radiol 21:533–535
48. Cohen MD, Weetman R, Provisor A et al. (1984) Magnetic resonance imaging of neuroblastoma with a 0.15-T magnet. AJR 143:1241–1248
49. Stoupis C, Ros PR (1993) Imaging findings in hepatoblastoma associated with Gardner's syndrome. AJR 161:593–594
50. Vogl Th J, Balzer JO, Stemmler J, Egger J, Ziegler L, Schedel H, Lissner J (1992) MR-angiographie bei neuropäditrischen Fragestellungen: Technik und klinische Ergebnisse. Fortschr Röntgenstr 156:112–119
51. Vogl Th J, Hammerstingl R, Schnell B, Klein Ch, Hauser M, Pfluger Th, Lissner J (1992) Magnetresonanztomographie und Magnetresonanzangiographie der Lymphangiomatose. Fortschr Röntgenstr 157:414–419

11 MR-Cholangiographie

Im Folgenden soll die Wertigkeit der MRT mit Standardsequenzprotokollen sowie der MR-Cholangiographie bei Erkrankungen des hepatobiliären Systems vorgestellt werden. Sensitivität und Spezifität der MRT können weiter durch den Einsatz hepatobiliärer Kontrastmittel wie Mangan-DPDP und Gadolinium-BOPTA gesteigert werden. Die vorgestellten Ergebnisse beruhen auf eigenen Untersuchungen an 65 Patienten mit Fragestellungen des hepatobiliären Systems, wobei die MRT im Vergleich zu Sonographie, Computertomographie und invasiven Techniken wie der perikutanen transhepatischen Cholangiographie (PTC) und ERCP eingesetzt wurde. Die Ergebnisse begründen den Einsatz der MRT bei komplexen hepatischen Raumforderungen mit Beziehung zum Leberhilus. Die dreidimensionale topographische Information der MR-Cholangiographie erweitert das diagnostische Spektrum und eignet sich so zur Therapieplanung. Der KM-Einsatz des lipophilen Mangan-DPDP erlaubt die Differenzierung lebereigener Prozesse von sekundären Infiltrationen. Zusätzlich konnten aufgrund der spezifischen Ausscheidung nichtinvasiv die ableitenden Gallenwege kontrastiert werden.

Im Vordergrund der nichtinvasiven diagnostischen Verfahren zur Erfassung von Pathologien des hepatobiliären Systems stehen heute Ultraschall und Computertomographie. Aufgrund von zahlreichen Limitationen dieser Untersuchungsverfahren kommen häufig invasive Verfahren wie die PTC oder die ERCP zum Einsatz. Die MRT wird derzeit bei vielen Fragestellungen von Erkrankungen des Leberparenchyms in der klinischen Routine eingesetzt. Dies macht eine Optimierung der Untersuchungstechnik der MRT mit Anpassung an die jeweilige Fragestellung erforderlich. Während Dilatationen und pathologische Raumforderungen der intra- und extrahepatischen Gallenwege bereits mit Standard-SE-Sequenzen in axialer Schichtführung erfaßt werden können, ermöglicht die MR-Cholangiographie die selektive dreidimensionale Erfassung normaler wie pathologischer Gallenwege. Zusätzlich ergeben sich neue diagnostische Möglichkeiten durch den klinischen Einsatz hepatobiliärer paramagnetischer Kontrastmittel in der MRT.

11.1 Untersuchungstechnik

Standardisiert sollte das hepatobiliäre System zunächst mit T1-(TR/TE = 500/15) und T2-(TR/TE = 2000/45-90) gewichteten SE- sowie GE-Sequenzen in Atemstillstandstechnik in axialer Schichtführung untersucht werden. Ergänzend kommen Turbo-FLASH-Sequenzen sowie fettunterdrückende (FATSAT) Techniken zum Einsatz. Bei Verdacht auf Raumforderungen des hepatobiliären System muß stets ergänzend in frontaler Schichtführung untersucht werden [2].

11.1.1 MR-Cholangiographie

Zur Darstellung des Gallengangssystems wird eine PSIF-3D-Sequenz, eine schnelle sequentielle GE-Akquisition (CE-Fast = contrast-enhanced fast imaging) mit 3D-MIP klinisch eingesetzt. Als Sende- und Empfängerspule dient eine zirkular polarisierte Körperspule [3].

Die PSIF-3D-Sequenz (17/7/2,5 mm/20 s) wird mit diesen Parametern in Atemanhaltetechnik am Ende einer Exspirationsphase mit einer Matrix von 128×256, 8 Partitionen und einem FOV von 450 in koronarer Schichtorientierung gemessen (Tabelle 11.1). Zur Darstellung des Gallengangssystems sind in der Regel 6 Messungen erforderlich. Vor Beginn der Untersuchung wird mit den Patienten bzw. gesunden Probanden ein kurzes Training der während der Meßvorgänge einzuhaltenden Atemstellung durchgeführt [6, 7].

Die PSIF-3D-Sequenz ist eine Sequenz mit zeitinvertiertem Ablauf der FISP-Sequenz (eine Echomeßsequenz durch schnelle Gradientenumschaltung gekennzeichnet, FISP = Fast Imaging Steady State Precession).

Tabelle 11.1. MR-Cholangiographie des Abdomens (Sequenzparameter)

Sequenz	TR	TE	α	Ac	FOV	SZ	DF	SD	P	ESD	Matrix	TA	Ebene	Sat	Ebene	Position
PSIF-2D	17	7	70°	1	450	1	–	20	8	2,5	128·256,0	00:20	cor	–	–	–

Abkürzungen:

Ac	Anzahl der Akquisitionen	*P*	3D Partitionen	*TA*	Akquisitionszeit (min)
α	Flipwinkel	*sag*	sagittale Schichtebene	*TE*	Echozeit (ms)
cor	frontale Schichtebene	*Sat*	Vorsättigungsimpuls (mm)	*TR*	Repetitionszeit (ms)
DF	Distance factor	*SD*	Schichtdicke (mm)	*tra*	transversale Schichtebene
ESD	effektive Schichtdicke (mm)	*SZ*	Schichtzahl	*var*	variabel
FOV	Field of view (mm)				

Bei der PSIF-Sequenz (SSFP = Steady State Free Precession) erfolgt eine Anregung durch Flipwinkel < 90°, Anregung des longitudinalen und des transversalen Magnetisierungsvektors und Herstellung stark T2-gewichteter Schnittbilder.

11.1.2 Diagnostik mit hepatobiliären Kontrastmitteln

Paramagnetisches Kontrastmittel Mangan-DPDP

Manganese (II) N, N′-dipyridoxilethylenediamin-N-N-diacetat-5,5-bis (phosphat) (DPDP; Byk-Gulden, Konstanz) ist ein neu entwickeltes paramagnetisches Kontrastmittel, das primär von den Hepatozyten aufgenommen und über die Gallenwege ausgeschieden wird. Mangan-DPDP stellt dabei ein Mangan-Chelat von Pyridoxal-5-Phosphat (Vitamin B6) dar. Der primäre KM-Effekt beruht auf einer Verkürzung der T1-Relaxationszeit durch den paramagnetischen Effekt. Nach intravenöser Gabe von 100 mmol/kg KG resultiert ein prozentualer Signalanstieg in der Leber von 75–100%. Im Rahmen einer Multicenterstudie wurden unter Einbeziehung einer Phase-II-Studie bislang 141 Patienten mit Läsionen des heptabiliären Systems prospektiv mit klinischer und histopathologischer Korrelation untersucht.

Paramagnetisches Kontrastmittel Gd-BOPTA

Im Rahmen einer Phase-I-Studie wurden erstmals an Probanden MRT-Untersuchungen zur Wirksamkeit des neuen hepatobiliären Kontrastmittels Gd-BOPTA (Gadolinium-benzoyloxy-propionic-tetra-acetate; Bracco, Italien) bezüglich der Kontrastierung verschiedener Oberbauchorgane, der Gallenwege und der Verträglichkeit durchgeführt. Gd-BOPTA stellt eine Komplexverbindung von Gadolinium (III) mit dem oktangebundenen Chelat BOPTA dar. Gemäß einem standardisierten Meßprotokoll wurden nativ mit T1- und T2-gewichteten SE-Sequenzen sowie mit GE-Sequenzen (FLASH, Turbo-FLASH) 8 Probanden in je 4 Gruppen mit folgenden Konzentrationen von Gd-BOPTA untersucht: 0,005, 0,05, 0,1 und 0,2 mmol/kg Gd-BOPTA.

11.2 Ergebnisse

Eine Darstellung der Gallenblase mit Ductus cysticus (MIP und Rohbilder) ist im eigenen Kollektiv in der MR-Cholangiographie bei 60% der Probandenuntersuchungen möglich (Abb. 11.1). Eine Darstellung der Gallenblase mit Ductus cysticus, Ductus hepaticus communis, kann bei 40% der Probanden (MIP und Rohbilder) erreicht werden. Vereinzelt gelingt auch die Abgrenzung des Ductus choledochus.

Dilatierte Gallenwege können mit Hilfe der stark T2-gewichteten Schichten der PSIF-3D-Sequenz in den folgenden Patientengruppen dargestellt werden: Nach Cholezystektomie (Abb. 11.2), nach Gallensteinen, bei Stenosen aufgrund eines Cholangiokarzinoms [10]. Bei Patienten mit Cholangiokarzinomen gelingt die Darstellung intrahepatisch gestauter Gallengänge sowie des Ductus choledochus mit Tumorzapfen. Bei Patienten mit tumorösen Raumforderungen kann die verlagerte Gallenblase mit aufgestauten Gallengängen dokumentiert werden (Abb. 11.3) [10].

Ebenso gelingt die Darstellung der intrahepatischen gestauten Gallenwege bei Patienten mit Caroli-Syndrom (Abb. 11.4), einem Mirrizzi-Syndrom (Abb. 11.5) und im Rahmen einer Pankreatitis (Abb. 11.6). Die MR-Cholangiogramme korrelieren in hohem Maße mit den SE-Sequenzen und der ERCP.

Im Rahmen von umfangreichen Untersuchungen konnte dokumentiert werden, daß dilatierte Gallenwege insbesondere bei Patienten nach Cholezystektomie regelmäßig zur Abbildung gebracht

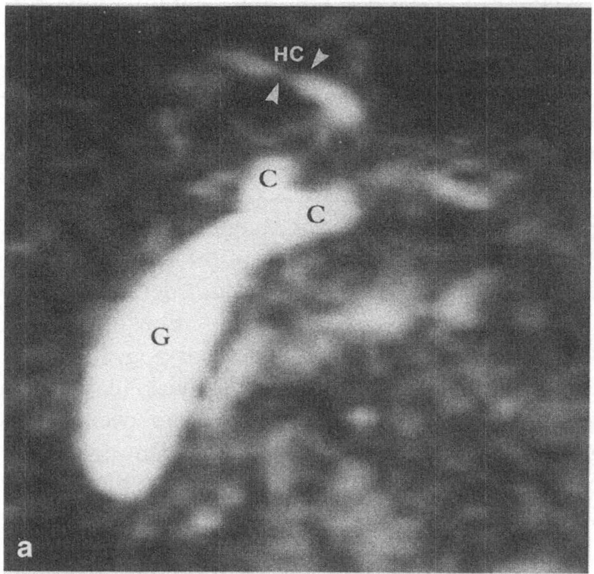

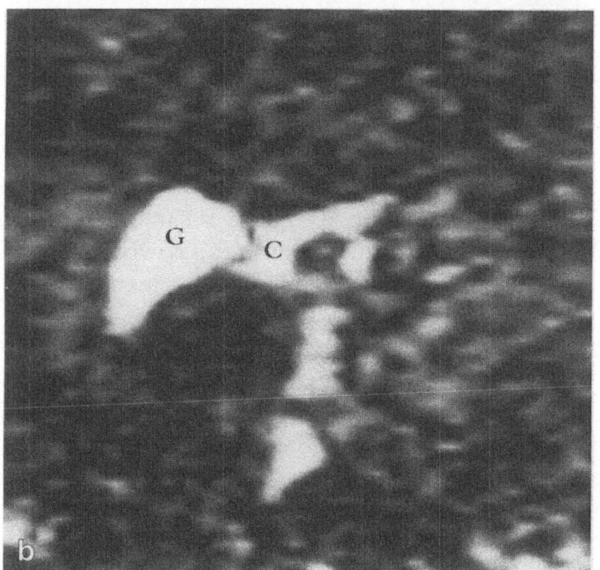

Abb. 11.1 a, b. MR-Cholangiographie

a PSIF-3D-Sequenz: TR/TE = 17/7, Flip 70°, frontale Orientierung, MIP-Rekonstruktion. Bei einem Probanden im nüchternen Zustand signalintensive Abgrenzung der Gallenblase (*G*). Der Ductus cysticus (*C*) kommt in dieser Projektion anguliert zur Darstellung. Die weiteren abführenden Gallenwege könen nicht sicher abgegrenzt werden. Es gelingt jedoch die Abgrenzung des Ductus hepaticus dexter (*HC*) (*Pfeilspitzen*)

b PSIF-3D-Sequenz: TR/TE = 17/7, Flip 70°, frontale Orientierung, MIP-Rekonstruktion. Im postprandialen Zustand signifikante Größenreduktion der Gallenblase (*G*), hohes Signal in Projektion auf den Pankreaskopf, kann nicht eindeutig Abschnitten des Ductus pancreaticus oder Ductus hepaticus zugeordnet werden (*C* Ductus cysticus)

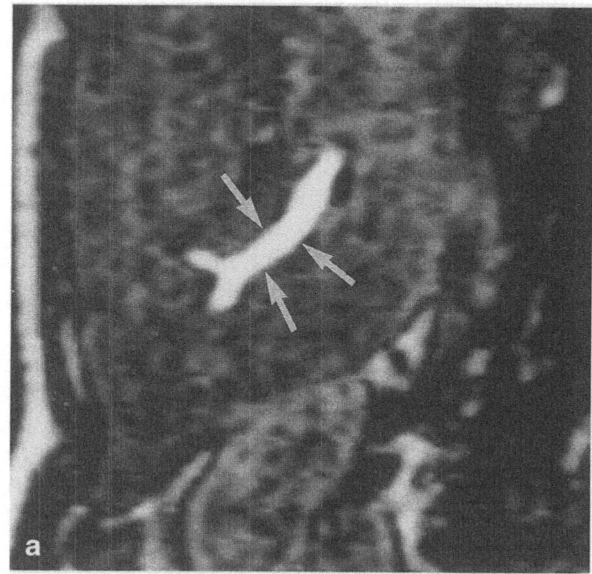

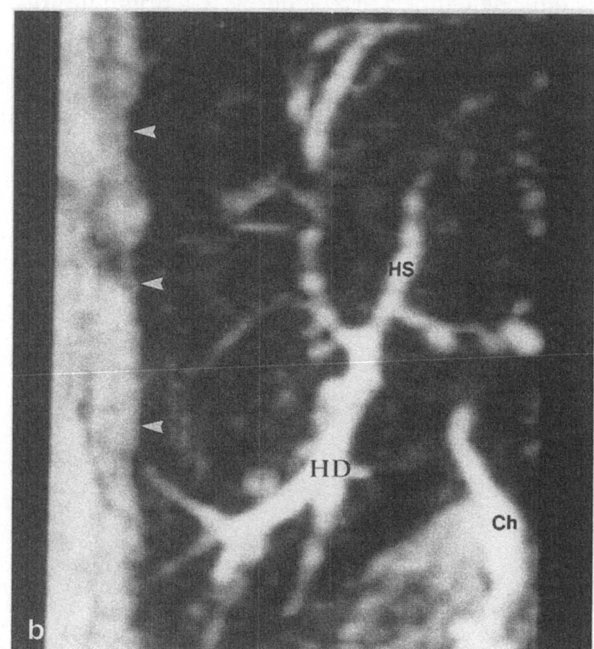

Abb. 11.2 a, b. Zustand nach Cholezystektomie

a MR-Cholangiographie, PSIF-3D-Sequenz, TR/TE = 17/7, Flip 70°, frontale Orientierung, Rohdatenbild. In der Einzelschicht der MR-Cholangiographie Darstellung des dilatierten intrahepatischen Gallengangssystems mit der rechts kaudalen Komponente (*Pfeile*)

b MR-Cholangiographie, PSIF-3D-Sequenz, TR/TE = 17/7, Flip 70°, frontale Orientierung, MIP-Rekonstruktion. Exakte dreidimensionale Darstellung der dilatierten Gallengangsabschnitte mit hervorragender topographischer Dokumentation der segmentalen Zuordnung. Zusätzlich Abgrenzung des Ductus choledochus (*Ch*) bis zur Einmündung in die Papilla Vateri. Signalarme Leber im Kontrast zu der signalintensiven Darstellung der Gallenwege (*Pfeilspitzen rechter Leberrand*) (*HD* Ductus hepaticus dexter, *HS* Ductus hepaticus sinister)

werden können (Abb. 11.2). Bei Patienten mit Gallensteinen finden sich ebenfalls gehäuft Dilatationen, die eine bessere Abgrenzbarkeit der Gallenwege in der PSIF-3D-Sequenz ermöglichen. Klinisch bedeutsam ist der Einsatz der PSIF-3D-Sequenz zur Abklärung von Stenosen und aufgestauten Gallenwegen aufgrund eines Cholangiokarzinoms und des Mirizzi-Syndroms. In seltenen Fällen eines Caroli-Syndroms (Abb. 11.4) können zystische Erweiterungen der Gallenwege dokumentiert werden und imponieren eindrucksvoll durch den dreidimensionalen Charakter dieser Sequenztechnik. Als wesentliche Information muß festgehalten werden, daß die hohe Signalintensität der PSIF-3D-Sequenz durch die Gallenflüssigkeit, aber nicht durch Flußphänomene bedingt ist. Dies unterscheidet fundamental die Applikation sowie Interpretation der MR-Cholangiographie von allen anderen MR-angiographischen Untersuchungstechniken.

Als entscheidende Vorteile der MR-Cholangiographie erweisen sich deren sehr kurze Untersuchungszeit von 2 min, die Nichtinvasivität und die primäre Durchführung ohne Gabe von Kontrastmitteln.

Ergebnisse hepatobiliärer Kontrastmittel für die MRT

Obwohl hepatobiliäre Kontrastmittel derzeit nur im Rahmen von Phase-II-und-III-Studien in Europa zur Verfügung stehen, sind die ersten Ergebnisse in der Anwendung dieser Substanzen vielversprechend und werden den Einsatz der MRT für Fragestellungen der Leber und Gallenwege erweitern [1, 5, 8, 9].

Ergebnisse mit Mn-DPDP

Im Rahmen einer offenen, prospektiven Studie an 20 Patienten mit Verdacht auf maligne Leberraumforderung werden Verträglichkeiten und diagnostische Wertigkeit des neuen hepatobiliären Kontrastmittels Mn-DPDP untersucht.

Aufgrund der spezifischen KM-Aufnahme in die Hepatozyten zeigt das Leberparenchym in allen T1-gewichteten Sequenzen einen signifikanten Anstieg der Signalintensität mit einem verbesserten Signal-Rausch-Verhältnis (S/N). Alle fokalen Läsionen können durch eine Verbesserung der Kontrast-Rausch-Verhältnisse (C/N) zwischen Läsion und Leber besser lokalisiert und abgegrenzt werden. Bei metastatischem Befall der Leber steigt die Anzahl der abgrenzbaren Läsionen um 25–125% im Vergleich zur Nativdiagnostik. Bei 5 Patienten

zeigen die Leberläsionen ein signifikantes Enhancement von Mn-DPDP (Zirrhoseknoten, HCC, FNH). Unsere ersten Ergebnisse dokumentieren, daß Mn-DPDP für die MRT ein sicheres und gut verträgliches Kontrastmittel zur Darstellung und Differenzierung von Leberläsionen ist. Zusätzlich kann die hepatobiliäre Ausscheidung des Kontrastmittels zur Diagnostik der ableitenden Gallenwege eingesetzt werden. Bei insgesamt 4 Patienten wurden Spätaufnahmen zum Studium der KM-Cholangiographie angewandt. Der hohe räumliche Kontrast mit Dokumentation topographischer Nachbarschaftsbeziehungen läßt diese Technik als vorteilhaft erscheinen, insbesondere wenn aufgrund eines kleinen Kalibers die Gallenwege in der nativen MR-Cholangiographie nicht beurteilbar sind.

Ergebnisse mit Gadolinium-BOPTA

Die Ergebnisse einer Phase-I-Studie beziehen sich auf die wichtigsten Organgruppen wie Leber, Gallenblase, Niere und Milz. Ein Anstieg der Kontrastierung des Leberparenchyms ist optimal bei Konzentrationen von 0,05 und 0,1 mmol/kg Gd-BOPTA zu beobachten. Dies kann sowohl bei den GE-Sequenzen (maximales Enhancement E von 149%) wie auch in den T1-gewichteten Sequenzen dokumentiert werden (maximales Enhancement E 107%). Bei Verwendung der Dosis 0,2 mmol/kg Gd-BOPTA ist die Kontrastierung des Leberparenchyms bei beiden Sequenzen zeitlich verzögert dokumentiert. Bei den Dosierungen 0,05, 0,1 und 0,2 mmol/kg ist in allen Fällen eine über 2 h konstante Kontrastierung des Leberparenchyms nachweisbar. Basierend auf der hepatobiliären Elimination findet sich stets eine enorme Erhöhung der Signalintensität der ableitenden Gallenwege, besonders nach 60 min und bei Konzentrationen über 0,05 mmol/kg Gd-BOPTA (E%-Werte von 148–670). Die eliminierte Komponente führt zusätzlich zu einer signifikanten Kontrastierung der Nieren und des Harnwegssystems. Das Milzparenchym zeigt konzentrationsabhängig einen Anstieg der Signalintensität. Die Ergebnisse dieser Phase-I-Studie belegen die Möglichkeit, diese neue Substanz Gd-BOPTA als hepatobiliäres MRT-Kontrastmittel einzusetzen. In weiteren klinischen Studien werden die diagnostischen Einsatzmöglichkeiten von Gd-BOPTA untersucht (Abb. 11.7).

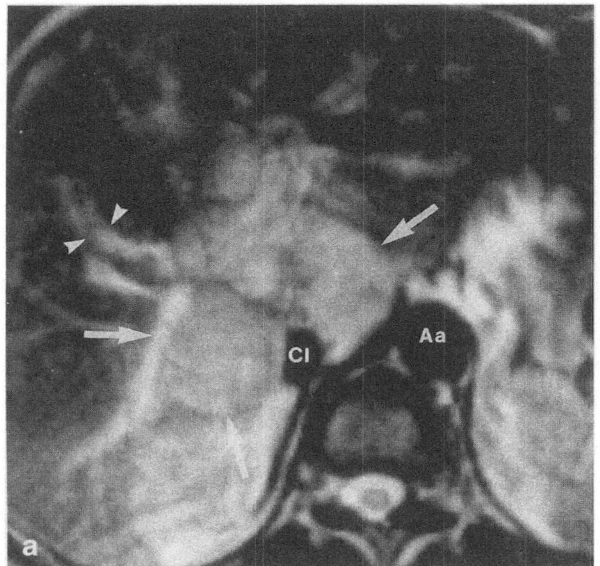

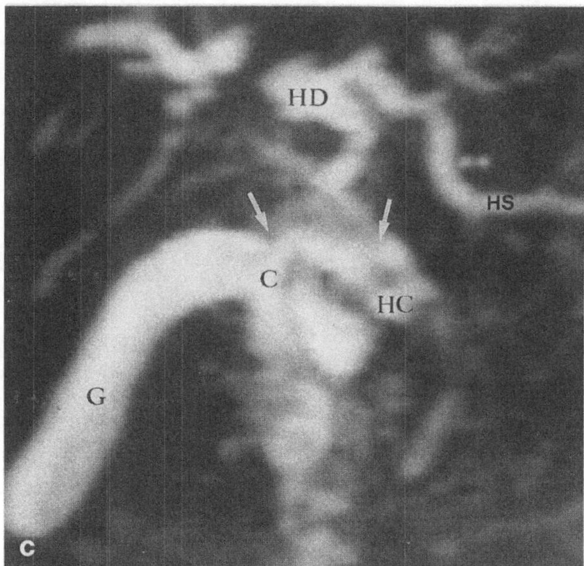

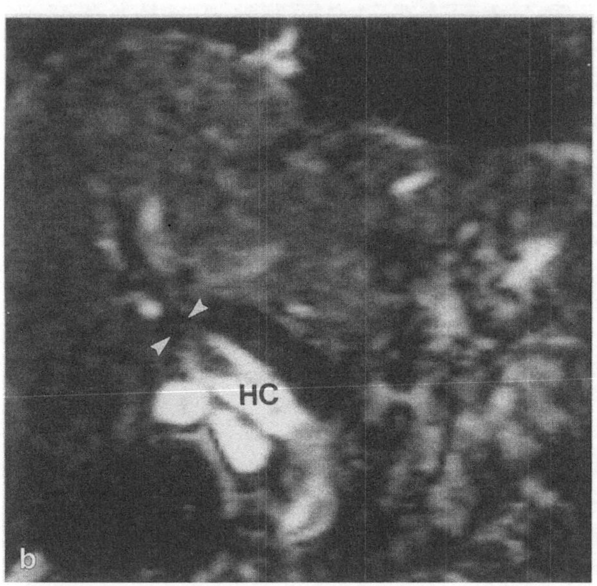

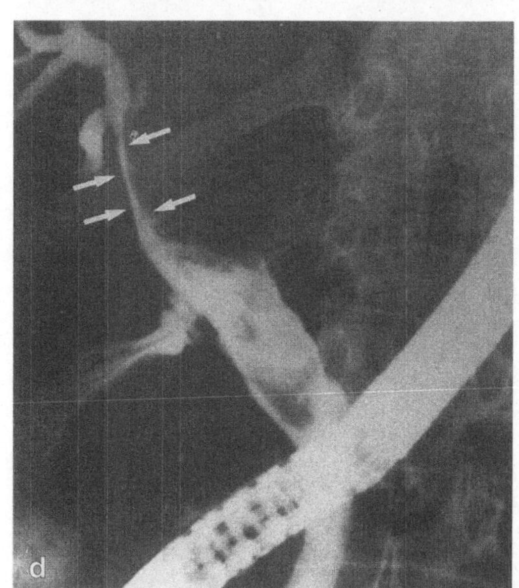

Abb. 11.3 a–d. Cholangiokarzinom mit Dilatation der Gallenwege und ERCP-Korrelation

a T2-gewichtete SE-Sequenz: TR/TE = 2000/90. In der T2-gewichteten SE-Sequenz Nachweis einer riesigen Raumforderung (*Pfeile*), die die V. cava inferior (*CI*) umfaßt, Aufstau der Gallenwege mit einem Ödembezirk (*Pfeilspitzen*), zentral sitzende Raumforderungen im Bereich der V. portae

b MR-Cholangiographie, PSIF-3D, Breath-Hold-Technik, T2-gewichtete GE-Sequenz, TR/TE = 17/7, Flip 70°, frontale Orientierung, Einzelbild. In der Einzelbildanalyse der MR-Cholangiographie Dokumentation einer Aussparung (*Pfeilspitzen*) im Bereich der zentralen Abschnitte des Ductus hepaticus communis (*HC*)

c MR-Cholangiographie, PSIF-3D, Breath-Hold-Technik, T2-gewichtete GE-Sequenz, TR/TE = 17/7, Flip 70°, frontale Orientierung, MIP-Rekonstruktion. In der dreidimensionalen Rekonstruktion Dokumentation der Aussparung (*Pfeile*) im Bereich der zentralen Abschnitte des Ductus hepaticus communis (*HC*). Regelrechte Darstellung der Gallenblase (*G*). Man beachte die hervorragende Dokumentation der Abschnitte des Gallenwegssystems des linken Leberlappens.

d ERCP. Großer Füllungsdefekt, Stenose (*Pfeile*), exakte Korrelation mit dem Befund aus der MR-Cholangiographie

Aa Aorta abdominalis
C Ductus cysticus
HD Ductus hepaticus dexter
HS Ductus hepaticus sinister

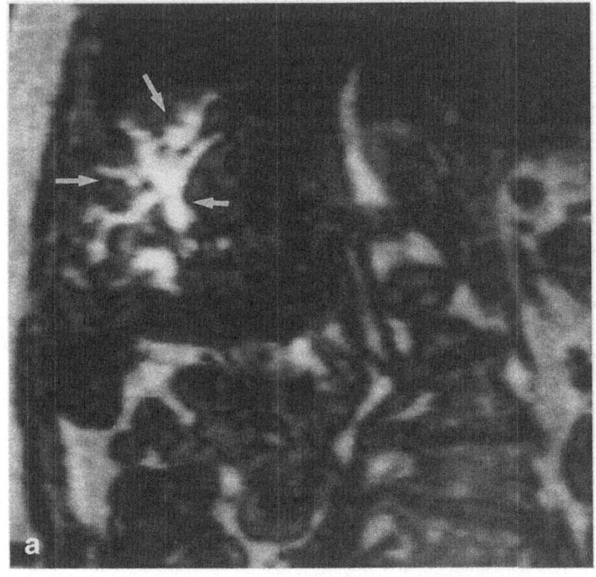

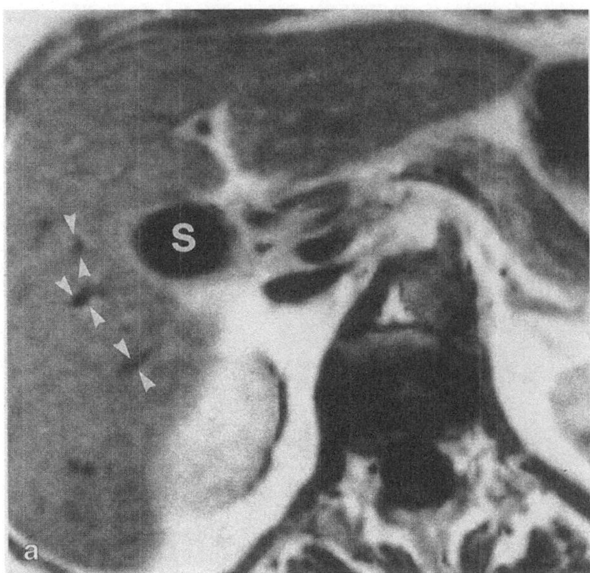

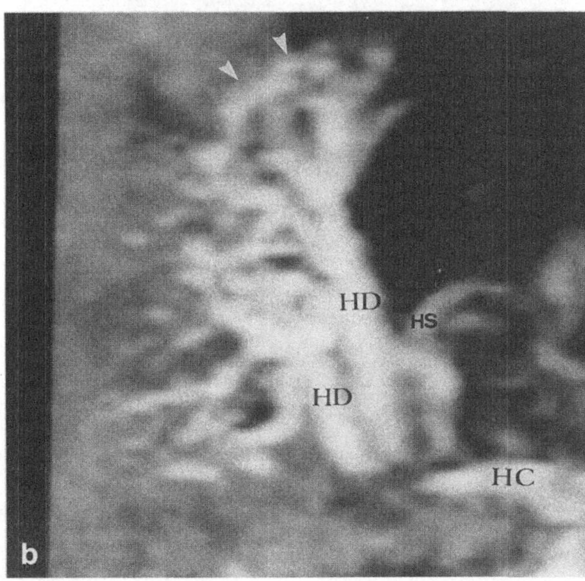

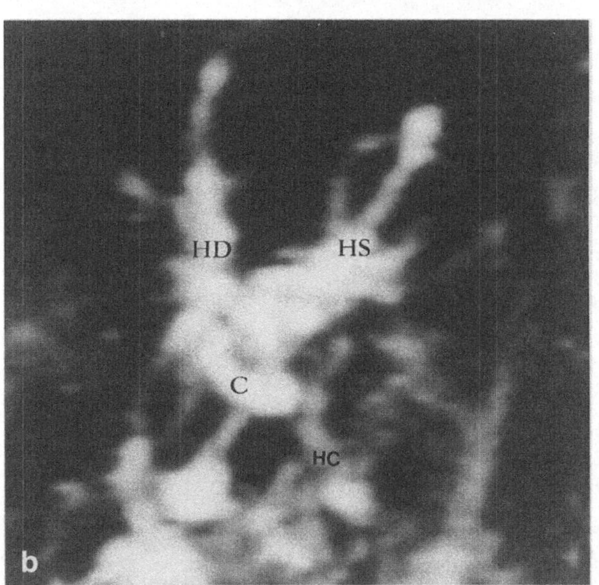

Abb. 11.4 a, b. Lokalisiertes Caroli-Syndrom mit Beteiligung des rechten Leberlappens

a MR-Cholangiographie, PSIF-3D-Sequenz, TR/TE = 17/7, Flip 70°, frontale Orientierung, Rohdatenbild. In der PSIF-3D-Einzelschichtdarstellung Dokumentation der erweiterten peripheren wie zentralen Gallenwege des rechten apikalen Leberlappens (*Pfeile*)

b MR-Cholangiographie: PSIF-3D-Sequenz, TR/TE = 17/7, Flip 70°, frontale Orientierung, MIP-Rekonstruktion. In der MIP-Rekonstruktion exakte dreidimensionale Dokumentation der dilatierten subsegmentalen wie segmentalen Abschnitte (*Pfeilspitzen*) der Gallenwege mit Erweiterung der zentralen Abschnitte und guter Abgrenzbarkeit des Ductus hepaticus communis (*HC*) (*HD* Ductus hepaticus dexter, *HS* Ductus hepaticus sinister)

Abb. 11.5 a, b. Mirizzi-Syndrom

a T1-gewichtete SE-Sequenz, postkontrast, TR/TE = 550/15, transversale Orientierung. Darstellung des hypointensen Konkrements im Ductus cysticus (*S*), der zu einer Kompression und Stenosierung des Ductus hepaticus communis führt. Deutliche Verlagerung der Nachbarschaftsstrukturen. Mäßige Dilatation der peripheren Abschnitte des Gallenwegssystems (*Pfeilspitzen*)

b MR-Cholangiographie, PSIF-3D-Sequenz, TR/TE = 17/7, Flip 70°, frontale Orientierung, MIP-Rekonstruktion. Die Darstellung des Gallenwegssystems in der 3D-Sequenz liefert deutlich mehr Informationen im Vergleich zur SE-Sequenz. Nachweis der peripher und zentral erweiterten Abschnitte des Ductus hepaticus dexter (*HD*) und Ductus hepaticus sinister (*HS*). Nachweis einer Lumenreduktion durch extrinsische Kompression des Ductus hepaticus communis. Immer noch dokumentierbarer Abfluß über den Ductus hepaticus communis (*HC*) in Richtung Papilla Vateri. Zusätzlich Abgrenzung des serpinginös erweiterten Ductus cysticus (*C*)

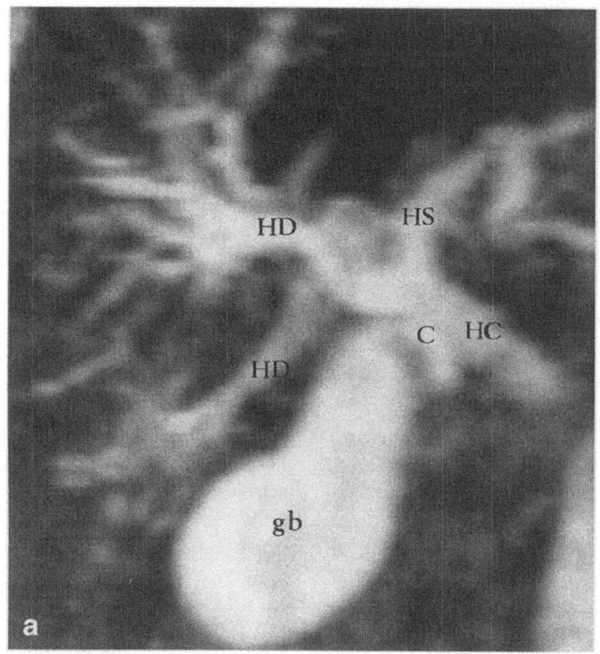

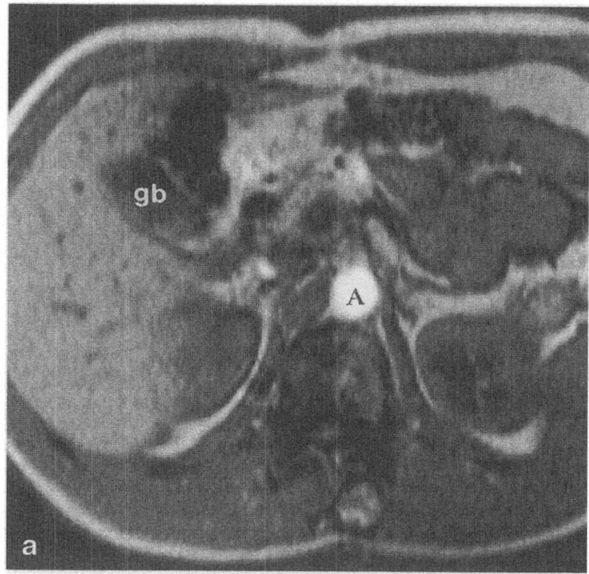

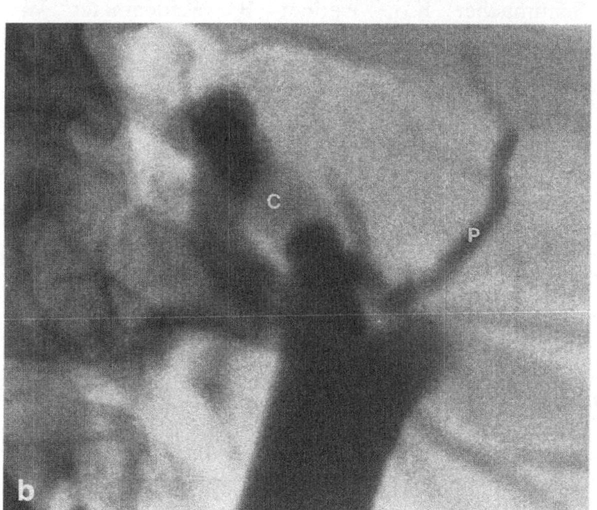

Abb. 11.6 a, b. Chronische Pankreatitis

a MR-Cholangiographie, PSIF-3D-Sequenz, TR/TE = 17/7, Flip 70°, frontale Orientierung, MIP-Rekonstruktion. In der MR-Cholangiographie Dilatation der segmentalen zentralen Abschnitte des rechten wie linken Gallengangssystems. Erweiterung des Ductus cysticus (*C*) mit signalintensiver Darstellung der Gallenblase (*gb*). MR-cholangiographisch kann hier eine tumoröse von einer chronisch-entzündlichen Stenose differenziert werden

b ERCP mit retrograder Injektion von Kontrastmittel. Mit Darstellung des regelrechten Ductus pancreaticus (*P*) und des deutlich dilatierten Ductus cysticus (*C*). Erschwerte Abgrenzbarkeit der intrahepatischen Gallenwege sowie des Ductus hepaticus communis

HC   Ductus hepaticus communis
HD   Ductus hepaticus dexter
HS   Ductus hepaticus sinister

Abb. 11.7 a,b. Vergleich der Nativdiagnostik und der Gd-BOPTA-verstärkten MRT

a   FLASH-2D-Sequenz, Breathhold-Technik, transversale Orientierung, nativ (*A* Aorta abdominalis, *gb* Gallenblase)

b   FLASH-2D-Sequenz, Breathhold-Technik, transversale Orientierung, 0,1 mmol Gd-BOPTA, 60 min postkontrast. 60 min nach i.v.-Applikation von 0,1 mmol Gd-BOPTA bei einem Probanden kommt es aufgrund der hepatobiliären Elimination zu einem Signalanstieg im Bereich der Gallenblase (*gb*) und des Ductus cysticus (*c*) mit verbesserter Abgrenzbarkeit topographischer Leitstrukturen (*C* V. cava inferior)

11.3 Zusammenfassende Bewertung

Trotz limitierter Erfahrungen kommt heute der MRT des hepatobiliären Systems mittels MR-Cholangiographie bei folgenden Fragestellungen eine klinische Bedeutung zu:

1. *Einsatz bei komplexen Raumforderungen* zur Erfassung der Topographie und der Beziehung zum Leberhilus.
2. Die noch in klinischer Prüfung befindlichen *Kontrastmittel Mn-DPDP und Gadolinium-BOPTA* eignen sich zur Differenzierung von lebereigenen Prozessen und Sekundärinfiltrationen.
3. Die *MR-Cholangiographie* stellt eine nichtinvasive MRT-Technik dar und erlaubt die exakte topographische Erfassung von dilatierten Gallenwegen sowie benachbarten Raumforderungen.
4. Die *kontrastmittelverstärkte MR-Cholangiographie*, z. B. unter Einsatz von Mn-DPDP oder Gd-BOPTA, könnte das Indikationsspektrum zusätzlich erweitern, da auch dünnlumige Gallenwege verläßlich abgebildet werden können.

Literatur

1. Elizondo G, Fretz C, Stark DD et al. (1989) Gd-BOPTA: Preliminary efficacy evaluation as a hepatobiliary contrast agent for MR Imaging (Abstract). Radiol Supp 173:253
2. Dooms GC, Fisher MR, Higgins CH, Hricak H, Goldberg HJ, Margulis AR (1986) MR imaging of the dilated biliary tract. Radiology 158:337–341
3. Oppelt A, Graumann R, Barfuss H, Fischer H, Schajor W (1986) FISP: Eine neue, schnelle Pulssequenz für die Kernspintomographie. Elektromedica 54:15–18
4. Hemmingsson A, Carsten J, Ericsson A, Klaveness J, Lonnemark M, Nyman R (1989) MR-cholangiography with a double contrast technique. Acta Radiol 30 1:29–33
5. Lauffer RP, Vincent AC, Padmanadhaus (1987) Hepatobiliary MR contrast agents: 5 substituted iron EHPG derivates. Magn Reson Med 4:582–590
6. Morimoto K, Shimoi M, Shirakawa T, Aoki Y, Choi S, Miyata Y, Hara K (1992) Biliary obstruction: evaluation with three-dimensional MR cholangiography. Radiology 183:578–580
7. Schumacher KA, Wallner B, Weidenmaier W, Friedrich JM (1991) Biliäre Obstruktion: MR Cholangiography mit einer schnellen Gradienten-echo-Sequenz (2D CE Fast). Fortschr Röntgenstr 155/4:332–336
8. Vogl ThJ, Hamm B, Schnell B, McMahon C, Barnding G, Lissner J, Wolf K-J (1993) Mn-DPDP enhancement patterns of hepatocellular lesions of MR images. JMRI 3:51–58
9. Vogl ThJ, Pegios W, McMahon C, Balzer J, Waitzinger J, Pirovano G, Lissner J (1992) Gadobenate Dimeglumine – a new contrast agent for MR imaging: preliminary evaluation in healthy volunteers. AJR 158:887–892
10. Vogl ThJ, Hammerstingl R, Schnell B, Eibl-Eibesfeldt B, Pegios W, Lissner J (1992) Magnet-Resonanz-Tomographie des heptobiliären Systems: Indikationen, Limitationen und Ausblick. Bildgebung 59:195–199

12 Abdominelle Arterien

Aufgrund des reproduzierbar nachweisbaren Signalvoids eignen sich primär bereits die SE-Sequenzen zur Diagnostik von Pathologien des arteriellen Systems im Abdomen [14]. Die MRA ermöglicht darüber hinaus eine signalintensive Darstellung von Gefäßen ohne Applikation von Kontrastmittel [1, 3, 4, 8]. In der Regel können mittels MRT und MRA die Aorta abdominalis mit ihren Hauptästen, dem Truncus coeliacus, der A. mesenterica superior sowie beiden Nierenarterien reproduzierbar dargestellt werden.

12.1 MRA der Nieren

Klinische Fragestellungen an die MRT und MRA der Nieren betreffen schwerpunktmäßig die *Hypertoniediagnostik* sowie die präoperative Evaluierung von Raumforderungen und deren Lagebeziehung zu den vaskulären Leitstrukturen (Abb. 12.1). Computertomographische Abklärungen ermöglichen ebenfalls gute diagnostische Möglichkeiten [16].

12.1.1 Untersuchungstechnik

Verschiedene MRA-Techniken stehen zur Evaluierung der Nierenarterien zur Verfügung. *Die 2D-TOF-MRA* empfiehlt sich in koronarer Schichtorientierung bei einem TR = 32, TE = 10, Flipwinkel = 20° mit einem venösen Vorsättigungspuls unterhalb der Nierenregion in transversaler Orientierung [6].
Die *3D-TOF-MRA* verspricht zusätzlich eine Verbesserung der diagnostischen Aussagekraft. Trotz der Empfindlichkeit der 3D-Datenakquisition für Bewegungsartefakte beeinflußt der pulsierende Fluß in der Aorta abdominalis nur unwesentlich das MR-angiographische Ergebnis. Die Untersuchung erfolgt mittels einer FISP-3D-Sequenz bzw. TONE-3D-Sequenz in transversaler Schichtorientierung mit einem venösen Vorsättigungspuls unterhalb der Nieren und einem Absättigungspuls über der Bauchdecke in gekippter Anordnung, um einer Artefaktbildung durch die Atmung vorzubeugen (Abb. 12.2) [2, 15].

Empfohlene Parameter:
TR = 35, TE = 6, Flip = 20°
(Tabelle 12.1)

Die *Phasenkontrast-MRA* in 3D-Techniken wird derzeit umfangreich in klinischen Studien evaluiert. Abhängig von der Wahl der Untersuchungsparameter erlaubt diese Technik die optimale Visualierung von normalen arteriellen Gefäßen und deren topographische Lagebeziehung [13].
Als nachteilig erweist sich jedoch die lange Meßzeit dieser Sequenz, die häufig in einer erhöhten Artefaktrate resultiert.

12.1.2 Pathologie

Lumenreduktion im Rahmen einer Arteriosklerose

90 % aller arteriellen Hypertonien sind zu den essentiellen Hypertonien zu rechnen, deren Ursachen bis heute nicht geklärt sind. Es handelt sich dabei um eine multifaktoriell bedingte Regenerationsstörung, wobei Faktoren wie hereditäre Disposition, Konstitution (Pyniker), Ernährungsfaktoren und endokrine Faktoren eine begünstigende Rolle spielen.
Bei den sekundären Hypertonien (10 % aller Hypertonien) muß zwischen renaler Hypertonie (5 %), endokriner Hypertonie (< 1 %) und Hypertonie bedingt durch eine Aortenisthmusstenose (< 1 %) differenziert werden.
Die *Nierenarterienstenose* (NAS) stellt die am besten therapierbare Form der Hypertonie dar. Deshalb ist eine genaue Abklärung der renalen Gefäßsituation bei Hypertonikern von außerordentlicher Bedeutung.

Tabelle 12.1. Arterielle MRA des Abdomens (Sequenzparameter)

Sequenz	TR	TE	α	Ac	FOV	SZ	DF	SD	P	ESD	Matrix	TA	Ebene	Sat	Ebene	Position
FISP-3D	35	6	20°	1	350	1	0	96	64	1,5	256·256,0	09:56	tra	70	tra	Kaudal
														25	cor	Ventral
Flash-2D	31	10	20°	1	450	43	−0,2	4	−	3,2	192·256,0	06:26	cor	80	tra	Kaudal
Flash-2D Breathhold	31	10	35°	1	450	3	−0,2	4	−	3,2	128·256,0	00:16	cor	80	tra	Kaudal
TONE-3D	33	7	20°	1	350	1	0	96	64	1,5	256·512	09:56	tra	70	tra	Kaudal

Abkürzungen:

Ac	Anzahl der Akquisitionen	*P*	3D Partitionen	*TA*	Akquisitionszeit (min)
α	Flipwinkel	*sag*	sagittale Schichtebene	*TE*	Echozeit (ms)
cor	frontale Schichtebene	*Sat*	Vorsättigungsimpuls (mm)	*TR*	Repetitionszeit (ms)
DF	Distance factor	*SD*	Schichtdicke (mm)	*tra*	transversale Schichtebene
ESD	effektive Schichtdicke (mm)	*SZ*	Schichtzahl	*var*	variabel
FOV	Field of view (mm)				

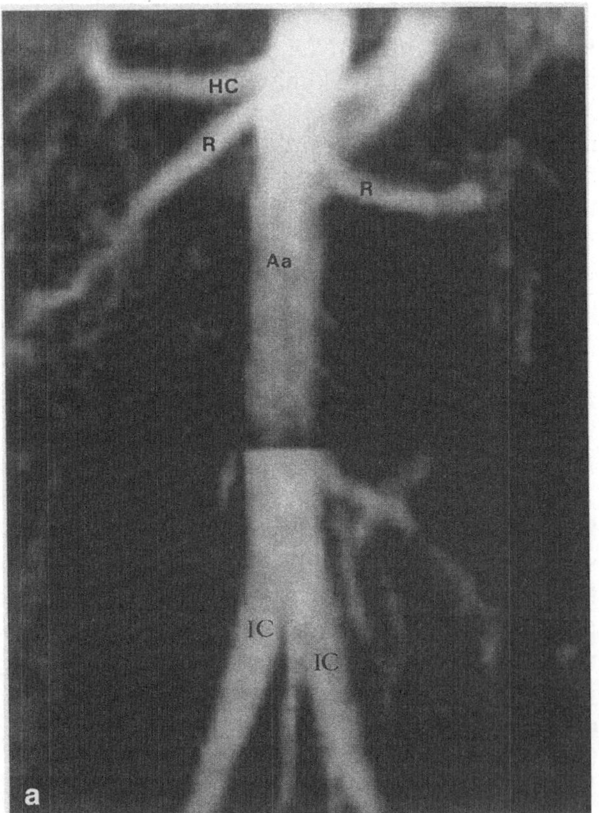

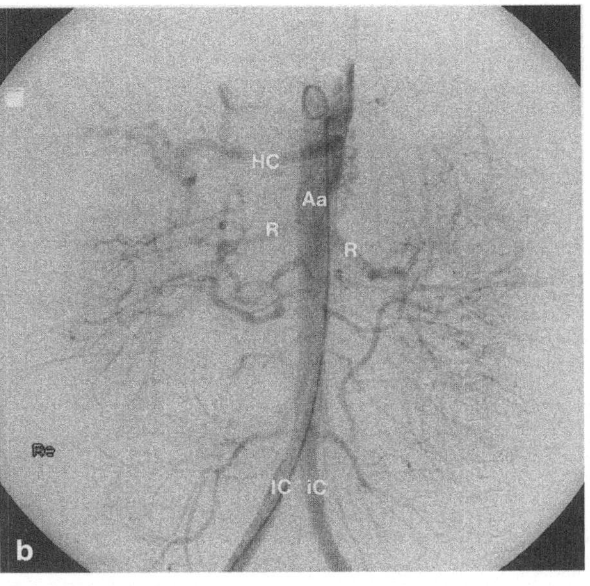

b DSA: Normale Flußverhältnisse in der Aorta abdominalis (*Aa*), und den Aa. renales (*R*) (*HC* A. hepatica communis, *IC* A. iliaca communis)

Abb. 12.1 a, b. Normale Topographie der Arterien im Bauchraum

a Arterielle Multislab-Angiographie des Abdomens. FISP-3D-Sequenz, transversale Orientierung, frontale Ansicht, venöser Vorsättigungspuls, TR/TE=35/6, Flip 20°. Normale Flußverhältnisse in der Aorta abdominalis (*Aa*), A. hepatica communis (*HC*), Aa. iliacae communes dextra et sinistra (*IC*) und den Aa. renales (*R*)

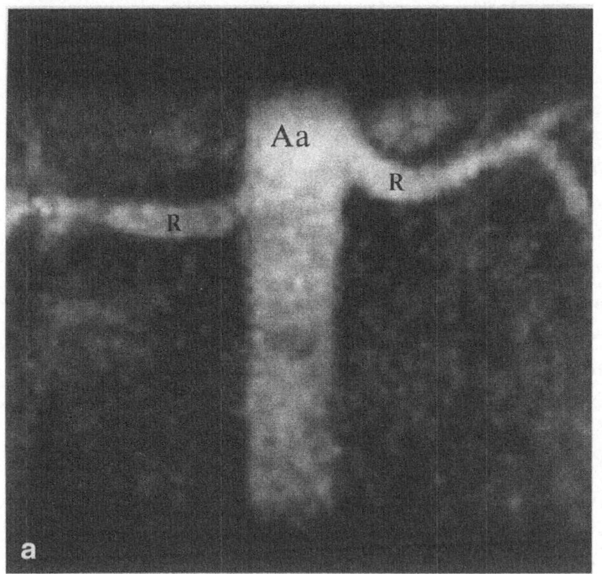

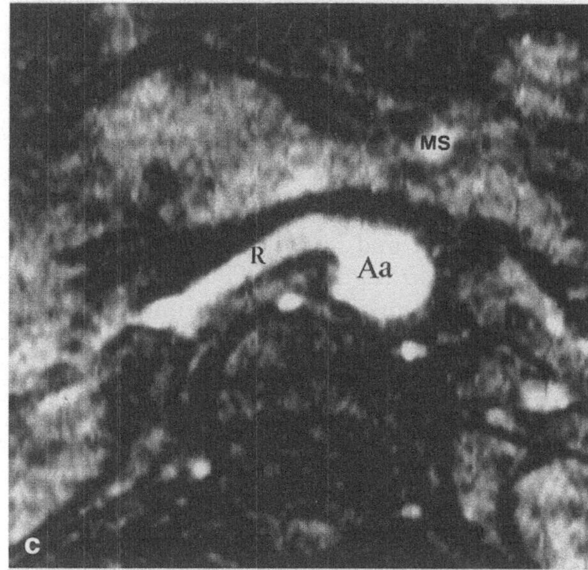

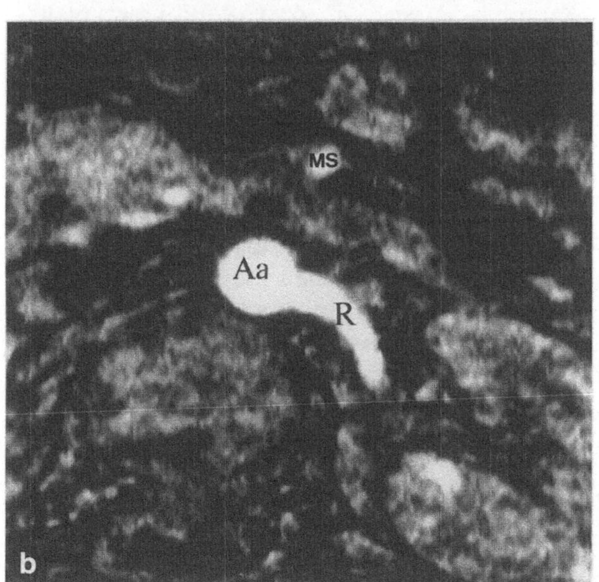

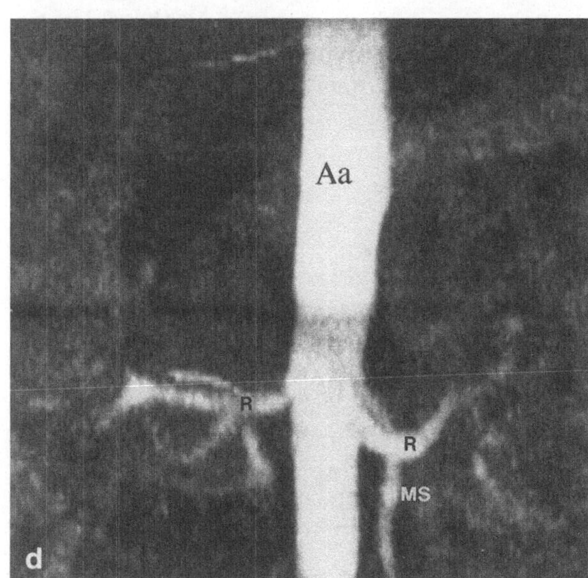

Abb. 12.2 a–d. Normale Topographie der Nierenarterien

a Arterielle MRA, FISP-3D-Sequenz, transversale Orientierung, frontale Ansicht, venöser Vorsättigungspuls, TR/TE = 35/6, Flip 20°. Normale Flußverhältnisse in der Aorta abdominalis (*Aa*) und den Aa. renales (*R*) mit Rr. anteriores et posteriores

b TONE-3D-Sequenz, TR/TE = 33/7, Flip 20°, transversale Orientierung, frontale Ansicht, venöser Vorsättigungspuls, Rohbild. Normale Flußverhältnisse in der Aorta abdominals (*Aa*). Darstellung der A. renalis sinistra (*R*) und A. mesenterica superior (*MS*)

c TONE-3D-Sequenz, TR/TE = 33/7, Flip 20°, transversale Orientierung, frontale Ansicht, venöser Vorsättigungspuls, Rohbild. Darstellung der Aorta abdominalis (*Aa*) und der A. renalis dextra (*R*) (*MS* A. mesenterica superior)

d TONE-3D-Sequenz, TR/TE = 33/7, Flip 20°, transversale Orientierung, frontale Ansicht, venöser Vorsättigungspuls, MIP-Rekonstruktion. Normale Flußverhältnisse in der Aorta abdominalis (*Aa*), A. mesenterica superior (*MS*) und den Aa. renales (*R*)

Die Anwendung der MRA zur Evaluierung der Nierenarterie ist daher bereits früh auf großes Interesse gestoßen.

Ursache einer NAS sind zu 70 % arteriosklerotische Veränderungen, in 25 % eine fibromuskuläre Dysplasie und in 5 % andere Prozesse wie ein Aneurysma, AV-Fistel, externe Kompression, kongenitale Hypoplasie und Embolie.

Die *arteriosklerotische* NAS befällt das proximale Drittel, die *fibromuskuläre* eher den mittleren Abschnitt und die Segmentarterien. Der poststenotische Druckabfall löst im juxtaglomerulären Apparat die Sekretion von Renin aus, die über den Angiotensinmechanismus eine *renovaskuläre Hypertonie* erzeugt (Goldblatt-Mechanismus, etwa 5 % aller Hypertoniker). Bei allen unter 40jährigen Hypertonikern muß an eine NAS gedacht werden, bei jedem zweiten sind beide Nierenarterien betroffen. Darüber hinaus können alle Erkrankungen der Nierenarterien, auch die benigne Nephrosklerose, die intrarenale Durchblutung und den Funktionszustand des juxtaglomerulären Apparates beeinflussen (Abb. 12.3).

Variation

Die häufigste Variation stellt das Vorliegen *akzessorischer Nierenarterien* dar, die in Abhängigkeit von Kaliber und Ursprung mittels MRA dokumentiert werden können. Ferner können im Bereich der Nierenarterie auch weitere Arten von Gefäßvariationen vorkommen, wie z. B. eine einseitige Hypoplasie, eine Verdoppelung der Nierenarterie (Abb. 12.4) oder Gefäßvariationen durch Nierenverlagerungen (Abb. 12.5).

12.1.3 Kritische Wertung und diagnostische Strategie

Die arterielle MRA kann derzeit klinisch zur Abklärung von *NAS* nur das Vorliegen von Stenosen größer 50 % sicher evaluieren. Die exakte Graduierung der Stenosen ist derzeit nicht verläßlich möglich, hinzu kommt, daß nur die proximale Hälfte des Gefäßverlaufs der A. renalis sicher dokumentiert werden kann. Dies bedeutet eine signifikante Limitation zum klinischen Einsatz bei jungen Patienten, da die fibromuskuläre Dysplasie mit typischer Lokalisation im mittleren bis distalen Drittel nicht sicher diagnostizierbar ist.

Klinisch ist weiterhin bedeutsam, daß Stenosen akzessorischer Nierenarterien in der Regel dem Nachweis mittels MRA entgehen.

Eine endgültige Stellungnahme zur klinischen Wertigkeit der MRA zur Evaluierung von NAS ist derzeit nicht möglich. Kent et al. konnten bei 37 Patienten eine Sensitivität von 100 % bei eine Spezifität von 94 % zur Evaluierung von NAS größer 50 % erreichen. Diese Ergebnisse wurden durch die vergleichende Analyse der Einzelbilder wie auch der MIP-3D-Rekonstruktion erreicht [5]. Eine klinische Indikation zum Einsatz der renalen MRA besteht beim arteriosklerotisch induzierten Nierenversagen. Derzeit werden dabei die besten diagnostischen Ergebnisse mit einer FISP-3D- oder TONE-3D-Sequenz in transversaler Schichtführung erzielt.

Klinisch ist es dabei bedeutsam, ohne den Einsatz renal toxischer Kontrastmittel uni- oder bilaterale NAS, die in der Regel proximal liegen, auszuschließen. Können in der MRA normale Nierenarterien bilateral dokumentiert werden, kann eine vaskuläre Ätiologie des Nierenversagens mit hoher Sicherheit ausgeschlossen werden (Abb. 12.6).

12.2 Gefäßdarstellung der Aorta

Weitere Fragestellungen an die arterielle abdominelle MRA sind zum einen die Darstellung aneurysmatischer Gefäßprozesse an der Aorta abdominalis, zum anderen die Diagnostik entzündlicher, arteriosklerotischer oder anderer Pathologien der Gefäßwand.

12.2.1 Untersuchungstechnik

Für die arterielle Gefäßdiagnostik des Abdomens stehen verschiedene Verfahren wie die DSA, die konventionelle Angiographie, die computertomographische Angiographie [17] sowie die farbkodierte Doppler-Sonographie und die MRA zur Verfügung. Die beiden letztgenannten Untersuchungsverfahren können zu den nicht invasiven Verfahren gerechnet werden und werden ohne Applikation eines Kontrastmittels und ohne Verwendung von ionisierenden Strahlen durchgeführt.

Bei der *MRA* erlaubt der Einsatz von 2D-TOF- oder 3D-TOF-Sequenzen sowie die Phasenkontrast-MRA eine optimale Darstellung der Aorta abdominalis und deren Hauptäste.

Zur Anwendung kommen FLASH-2D-TOF- in koronarer und FISP-3D-TOF-Sequenzen in transversaler Schichtorientierung mit einem transversalen venösen Vorsättigungspuls unterhalb des zu untersuchenden Gebietes [2, 7] (Abb. 12.7).

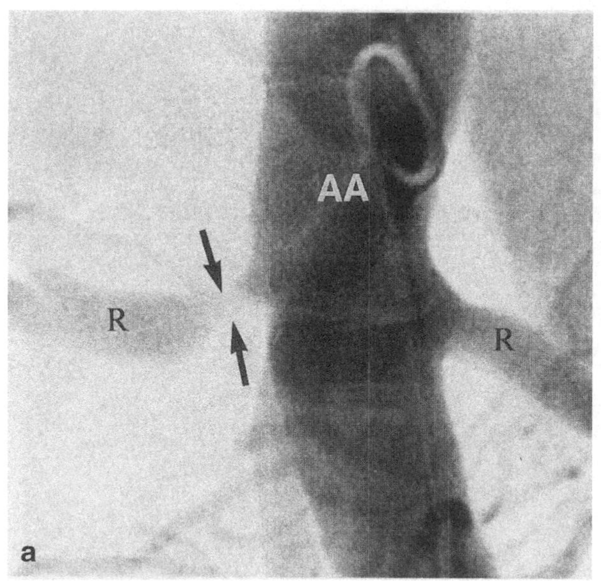

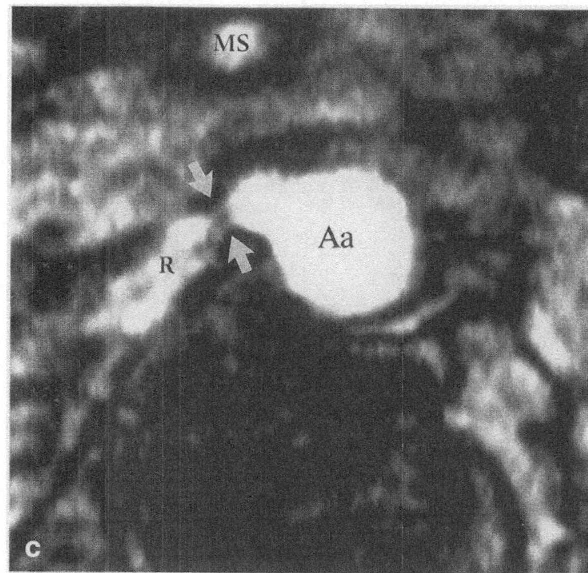

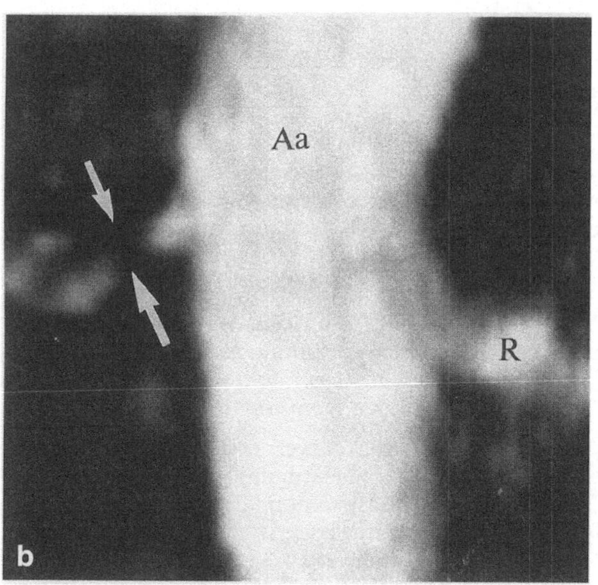

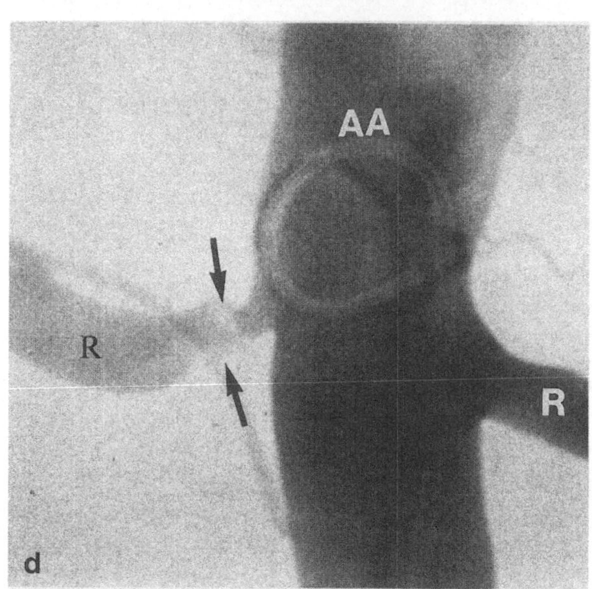

Abb. 12.3 a–g. Nierenarterienstenose rechts

a DSA. 95 % Stenosierung der A. renalis dextra (*Pfeile*)

b TONE-3D-Sequenz, transversale Orientierung, frontale Ansicht, venöser Vorsättigungspuls, TR/TE = 33/8, Flip 20°, MIP-Rekonstruktion. In der arteriellen MRA imponiert die in der DSA nachgewiesene Nierenarterienstenose als kompletter Signalverlust (*Pfeile*). Hier besteht MR-angiographisch die Überschätzung der Stenose im Sinne einer Pseudookklusion aufgrund der turbulenten Flußverhältnisse

c TONE-3D-Sequenz, transversale Orientierung, frontale Ansicht, venöser Vorsättigungspuls, TR/TE = 33/8, Flip 20°, Rohdatenbild. Auch die Analyse der Einzelschichtbilder führt zu einer Überschätzung des Stenosegrades (*Pfeile*) mit einem Signalverlust der abgangsnahen Abschnitte der Nierenarterie (*R*) auf der rechten Seite

d DSA nach Therapie mittels Ballondilatation. Deutliche Lumenerweiterung der Nierenarterie rechts (*R*). Es finden sich jedoch noch deutliche Wandunregelmäßigkeiten mit Nachweis einer größeren Plaquebildung von kranial in den abgangsnahen Abschnitten der Nierenarterie (*Pfeile*)

e–g s. S. 300

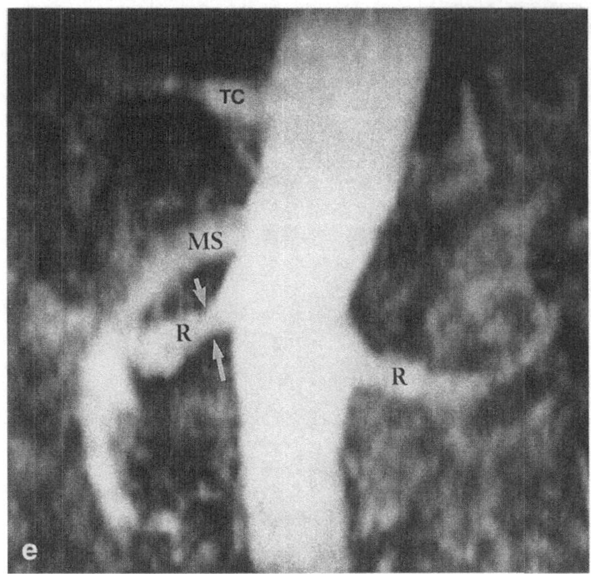

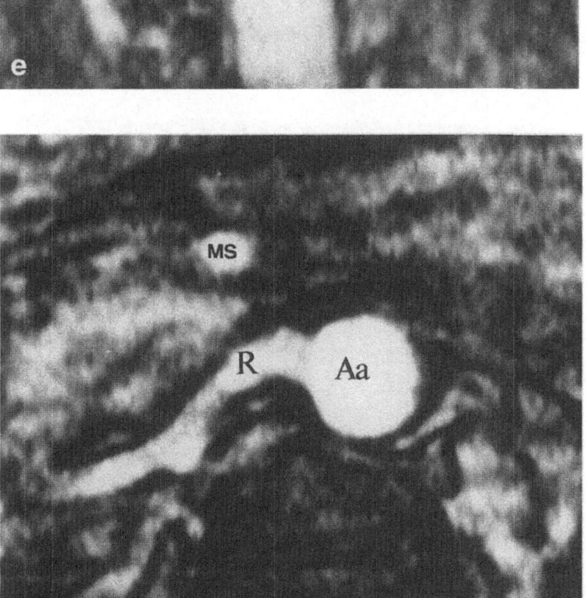

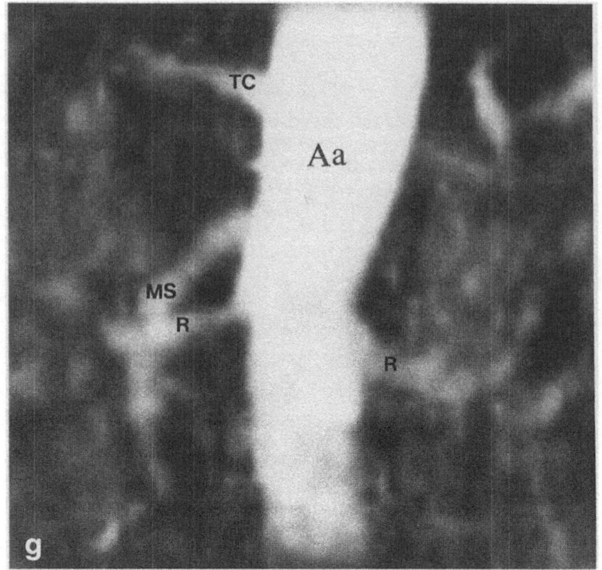

Abb. 12.3

e TONE-3D-Sequenz, transversale Orientierung, frontale Ansicht, venöser Vorsättigungspuls, TR/TE = 33/8, Flip 20°, MIP-Rekonstruktion. Die MRA als Therapiekontrolle dokumentiert die deutliche Flußverbesserung mit Nachweis nur noch einer mittelgradigen Stenosierung 5 mm distal des Abgangs der Nierenarterie (*R*) rechts (*Pfeile*). Diese MRA dokumentiert die Wertigkeit der MRA als nichtinvasive Therapiekontrolle nach interventionellen Therapiemaßnahmen

f TONE-3D-Sequenz, transversale Orientierung, frontale Ansicht, venöser Vorsättigungspuls, TR/TE = 33/8, Flip 20°, Rohdatenbild. Das Einzelbild dokumentiert die Lagebeziehung und den Konturverlauf des Gefäßes

g FISP-3D-Sequenz, transversale Orientierung, frontale Ansicht, venöser Vorsättigungspuls, TR/TE = 35/6, Flip 20°, MIP-Rekonstruktion. Die FISP-3D-Sequenz dokumentiert die vermehrte Artefaktanfälligkeit dieser Sequenz und die erschwerten Interpretationsbedingungen mit einer höhergradigen Einschätzung der Reststenose auf der rechten Seite im Vergleich zur TONE-3D-Sequenz (vgl. **e**)

AA　Aorta abdominalis
MS　A. mesenterica superior
R　　A. renalis
TC　Truncus coeliacus

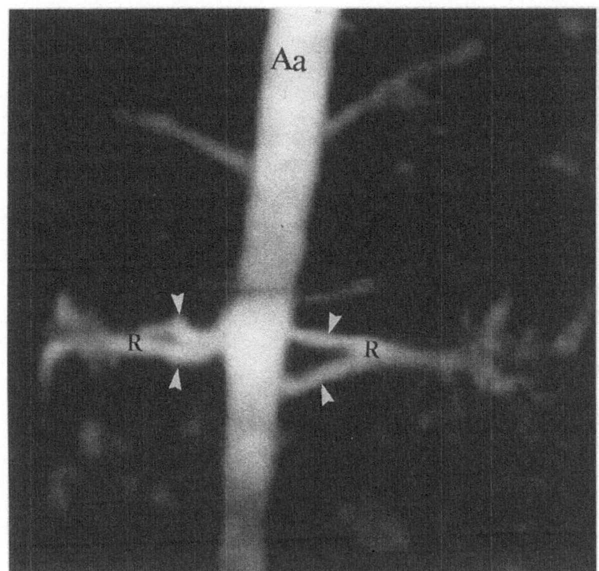

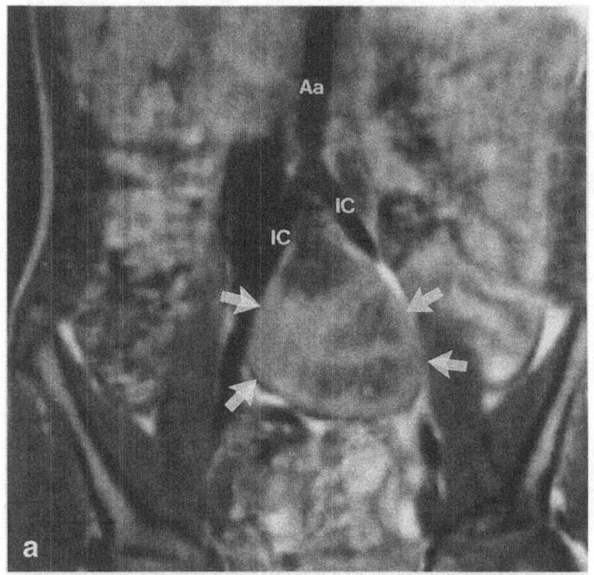

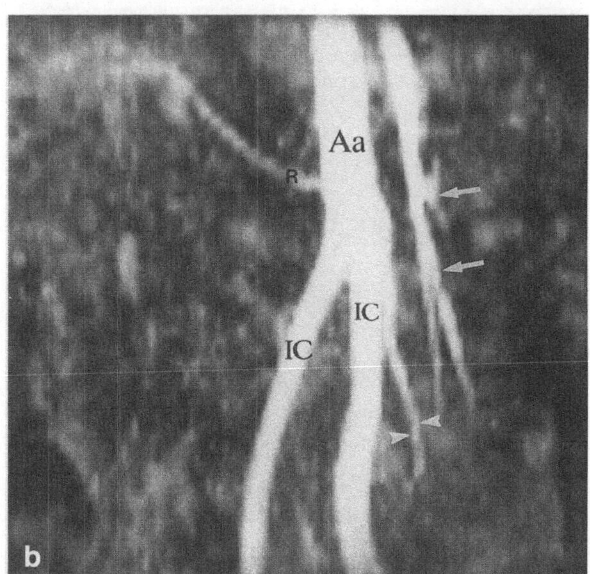

Abb. 12.4. Arterielle MRA der Nierenarterien. FISP-3D-Sequenz, TR/TE = 35/6, Flip 20°, transversale Orientierung, frontale Ansicht, venöser Vorsättigungspuls, Doppelslabangiographie, MIP-Rekonstruktion. Darstellung eines doppelten Nierenarterienabgangs (*Pfeilspitzen*) beidseits mit normalen Flußverhältnissen im distalen Stromgebiet (*Aa* Aorta abdominalis, *R* A. renalis)

Abb. 12.5 a, b. Dystope Beckenniere mit Gefäßverlagerungen

a T1-gewichtete Sequenz in koronarer Schichtorientierung nach Kontrastmittelgabe, TR/TE = 700/15. Verlagerung der Aa. iliacae communes (*IC*) durch die dystope Beckenniere (*Pfeile*) mit Kaudalverlagerung der Blase (*AA* Aorta abdominalis)

b Arterielle MRA des Unterbauchs. FISP-3D-Sequenz, TR/TE = 35/6, Flip 20°, transversale Orientierung, frontale Ansicht, venöser Vorsättigungspuls, MIP-Rekonstruktion. MR-angiographisch bei 15° Rotation Dokumentation normaler Flußverhältnisse der Aorta abdominalis (*Aa*) und beider Aa. iliacae communes (*IC*). Die zur dystopen Niere ziehende Nierenarterie (*R*) mit regelrechten Flußverhältnissen (*Pfeilspitzen*). Nebenbefundlich Dokumentation von Venen bedingt durch Inflowenhancement (*Pfeile*)

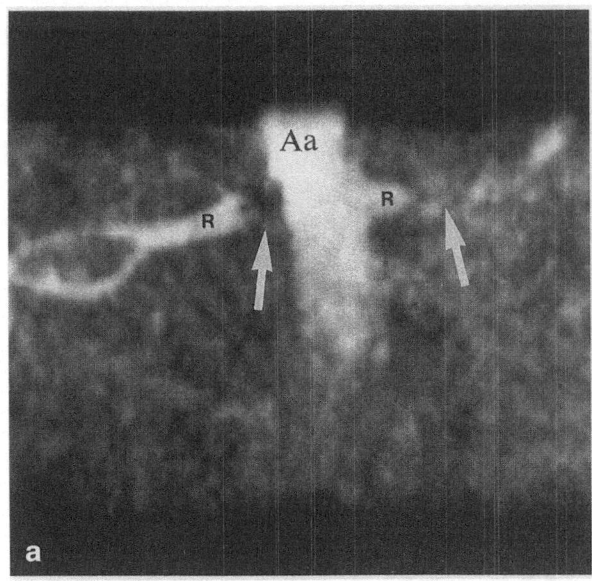

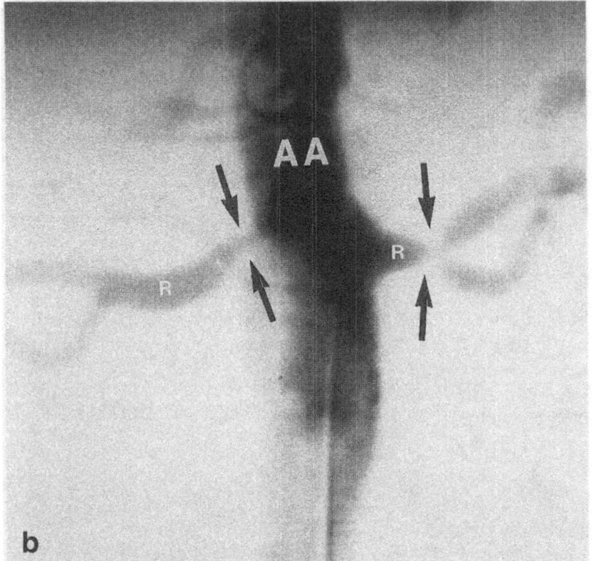

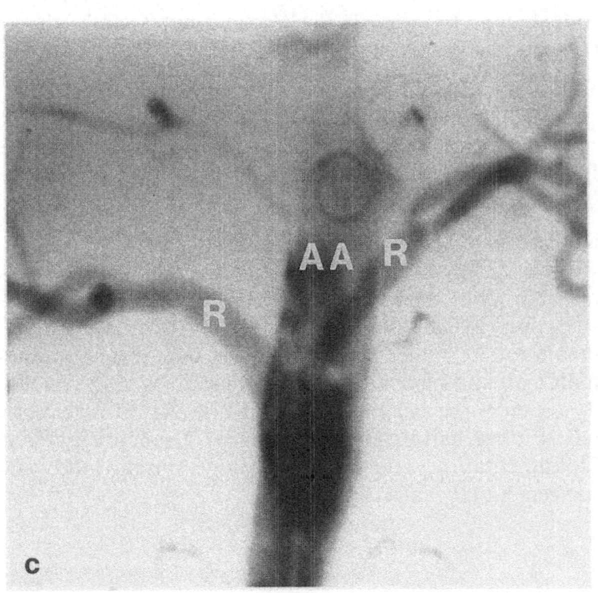

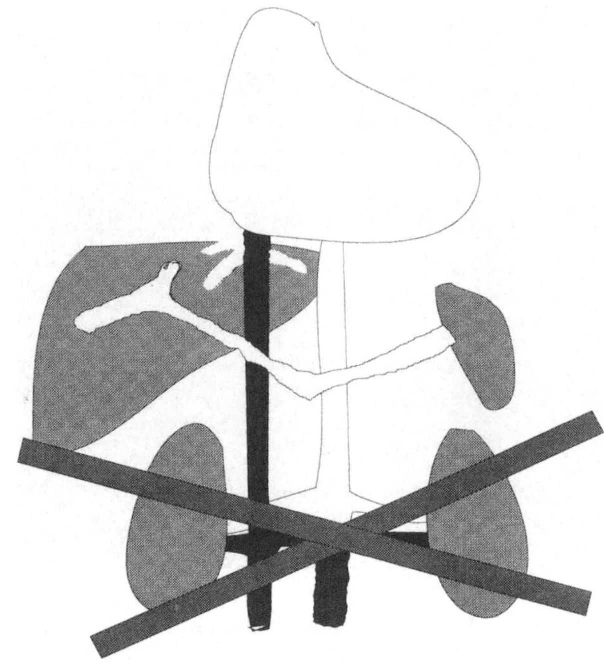

Abb. 12.7. Selektive Darstellung der abdominellen Aorta durch Absättigung der V. cava inferior und Vv. renalis mittels gekreuztem Vorsättigungspuls (*graue Balken*). (Modifiziert nach [1])

◄

Abb. 12.6

a Arterielle MRA der Nierenarterien. FISP-3D-Sequenz, TR/TE = 35/6, Flip 20°, transversale Orientierung, frontale Ansicht, venöser Vorsättigungspuls, MIP-Rekonstruktion. Darstellung einer hochgradigen Nierenabgangsstenose links- und rechtsseitig (*Pfeile*). Dokumentation der Rr. anteriores et posteriores rechtsseitig. Überschätzung des Stenosegrades linksseitig aufgrund von Flußturbulenzen

b DSA. Exakte Dokumentation der 90%igen Nierenarterienstenose links und der 95%igen Stenosierung rechts (*Pfeile*)

c DSA. Darstellung der Flußverhältnisse in den Nierenarterien nach operativer Therapie. Deutliche Verbesserung der Strömungsverhältnisse im Bereich der linken Nierenarterie, geringe Lumenreduktion im Bereich der rechten Nierenarterie

AA   Aorta abdominalis
R   A. renalis

Empfohlene Parameter (Tabelle 12.1):

- 2D-TOF MRA: koronare Orientierung: TR/ TE/Flipwinkel = 32/10/20°
- 3D-TOF MRA: transversale Orientierung: TR/ TE/Flip = 35/6/20°

12.2.2 Aneurysmen

Abdominelle Aneurysmen (etwa 65 % Aneurysmen) beginnen in 95 % unterhalb des Abgangs der Nierenarterien und sind größtenteils arteriosklerotischer Genese (Abb. 12.8) [12]. Bei 50 % der Patienten finden sich gleichzeitig stenosierende oder dilatierende Veränderungen der Iliakalgefäße. In etwa 40 % der Fälle stehen abdominelle Aneurysmen einen asymptomatischen Zufallsbefund dar.

Die arteriellen Aneurysmen entstehen auf dem Boden einer dilatierenden Arteriopathie und können nach Form, Ätiologie und Lokalisation klassifiziert werden.

Das *Aneurysma verum* (*echtes Aneurysma*) ist durch eine sack- oder spindelförmige Ausstülpung mit Beteiligung der gesamten Arterienwand definiert. Dabei ist die Gefäßschädigung meist durch Arteriosklerose, seltener durch unspezifische Arteriitiden, Lues oder Medianekrose bedingt.

Beim *Aneurysma dissecans* ist initial die Intima oder Media durch Arteriosklerose, Medianekrosis Erdheim-Gsell, Marfan-Syndrom oder Entzündungen geschädigt, wobei nach Intimaeinriß Intima und Media dissezieren. Die konsekutive Überdehnung der äußeren Wandschichten führt zu einer hohen Rupturgefahr mit der Gefahr des Verschlusses abgehender Seitenäste (sog. absteigendes Ischämiesyndrom).

Beim *Aneurysma falsum* (*Aneurysma spurium*) gelangt durch ein Leck in der Arterienwand Blut nach extravasal und wird bei entsprechendem Gegendruck von einer bindegewebigen Kapsel begrenzt. Diese Form des Aneurysmas entsteht nach traumatischen Einwirkungen, Nahtausriß, Infektionen oder auch nach einer Arterienpunktion.

Die *akute Diagnostik* abdomineller Aneurysmen beruht auf dem Einsatz der Sonographie und der kontrastverstärkten Computertomographie. In der Regel wird sogar auf den Einsatz der DSA verzichtet. Die Abklärung von Aneurysmen *im Intervall* basiert ebenfalls auf den oben aufgeführten Möglichkeiten, in Einzelfällen jedoch erweist sich die MRT- und MRA-Diagnostik als sinnvoll und notwendig (Abb. 12.9). Durch die Multiplanarität kann prächirurgisch die Ausdehnung in der frontalen Ebene sicherer erfaßt werden und der Abgang beider Nierenarterien sowohl in der MRT, wie auch in der MRA übersichtlich demonstriert werden. In Abhängigkeit vom Alter eines vorhandenen Thrombus resultiert ein unterschiedliches Signalverhalten der einzelnen Schichten in den T1-, T2-gewichteten SE-Sequenzen, wie auch der MRA-Sequenz. Als problematisch erweist sich häufig die niedrige Flußgeschwindigkeit in großen Aneurysmen, sowie der turbulente Blutfluß poststenotisch. Die daraus folgenden Signalauslöschungen können in der MRA eine exakte Beurteilbarkeit erschweren oder völlig verhindern.

12.2.3 Entzündliche Prozesse

Die *akute Arteriitis* der Aorta entsteht in der Regel durch ein Übergreifen einer Entzündung von innen oder – wesentlich häufiger – von außen. Bei Übergreifen von innen kann eine Arteriitis auf der Basis eines infizierten Embolus bei Pyämie oder durch Bakterienbesiedelung der Innenfläche entstehen.

Ein Übergreifen von außen her findet sich bei verschiedenen Entzündungen, z.B. bei ausgedehnten Furunkeln oder perforierenden Magengeschwüren. Die *chronische Arteriitis* oder Thrombangitis obliterans stellt eine entzündliche Systemerkrankung der Arterien dar. Sekundär kommt es beim *M. Ormond* zu einer Gefäßkompression unter Beteiligung der Gefäßwände.

Die MR-Diagnostik muß hier stets die Mitbeteiligung der einzelnen Wandschichten bei der Arteriitis erfassen. Dies gelingt insbesondere durch T2-gewichtete SE-Sequenzen sowie kontrastverstärkte T1-gewichtete SE-Sequenzen, die es erlauben, exakt die KM-aufnehmenden Wandstrukturen abzubilden. Aufgrund der hohen Weichteilauflösung stellt bei diesen Fragestellungen die MRT das optimal bildgebende Verfahren dar. Die MRA-Sequenzprotokolle erlauben lediglich die Dokumentation der durchströmten Gefäßabschnitte, die Mitbeteiligung der Gefäßwände entgeht dem Nachweis.

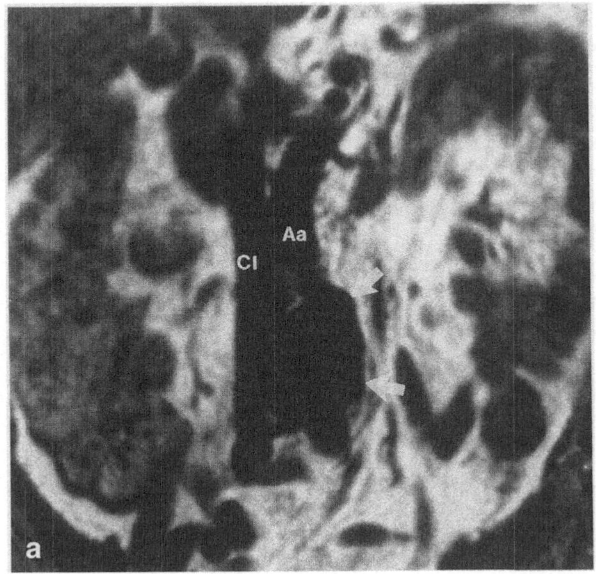
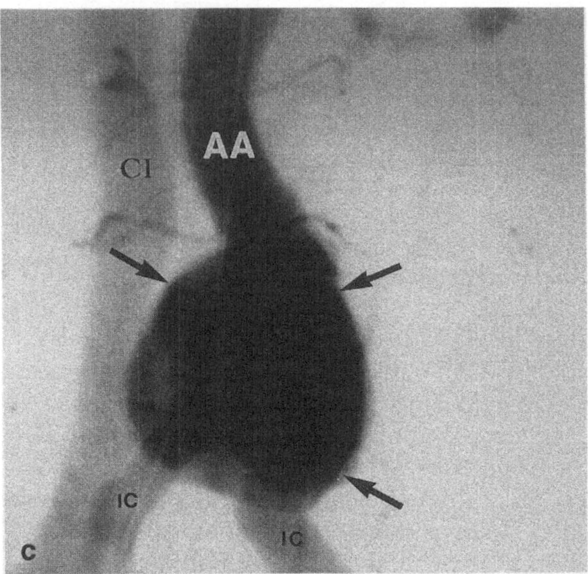
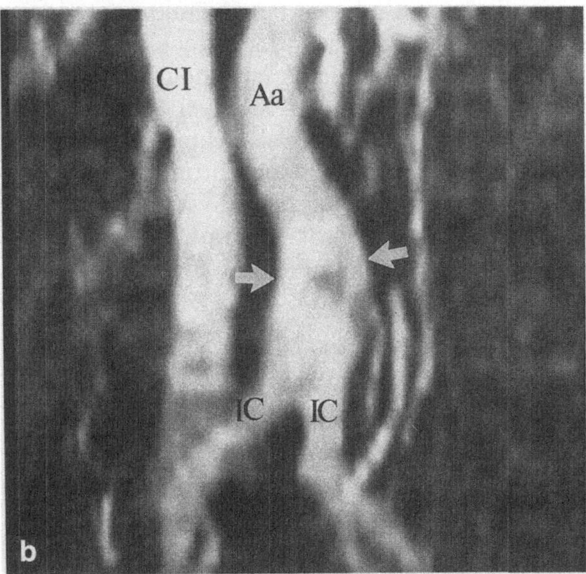

Abb. 12.8 a–c. Abdominelles infrarenales Aortenaneurysma

a T1-gewichtete Sequenz, koronare Schichtorientierung, TR/TE = 500/15. Dokumentation der großen abdominellen Gefäße mit Aorta abdominalis (*Aa*), Abgang der Nierenarterien, Darstellung des Aneurysmas (*Pfeile*) und der V. cava inferior (*CI*). Sackförmige Erweiterung der Aorta 5 cm unterhalb des Abgangs der Nierenarterien, Verdrängung der V. cava inferior durch das Aneurysma

b Arterielle und venöse MRA des Unterbauchs, FLASH-2D-Sequenz transversaler Orientierung, frontale Ansicht, ohne Vorsättigungspuls, TR/TE = 30/8, Flip 60°, MIP-Rekonstruktion. Darstellung des infrarenalen Aortenaneurysmas (*Pfeile*), kurz oberhalb der Aufzweigung der Aorta abdominalis (*Aa*) in die A. iliaca communis (*IC*). Darstellung der V. cava inferior (*CI*)

c DSA. Darstellung des infrarenalen Aortenaneurysmas (*Pfeile*)

Aa Aorta abdominalis
CI V. cava inferior
IC A. iliaca communis

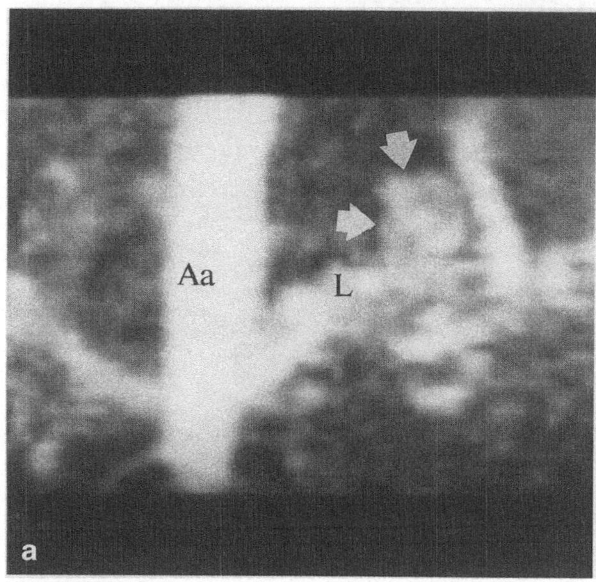

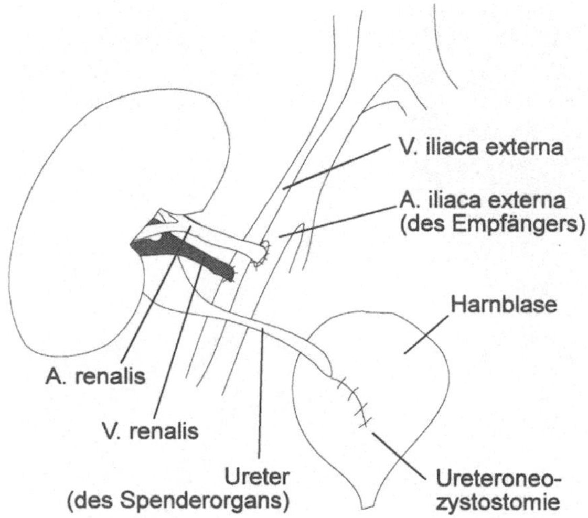

Abb. 12.10. Gefäßsituation bei Organtransplantation: heterotope Nierentransplantation in die Fossa iliaca rechts

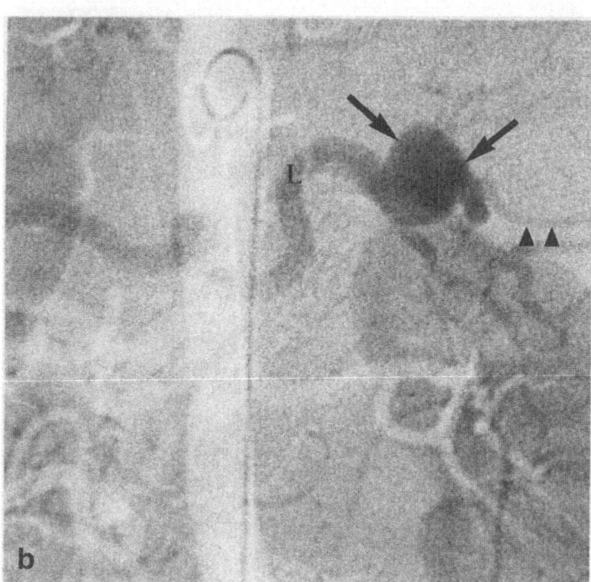

Abb. 12.9 a, b. Milzarterienaneurysma links

a Arterielle MRA, FLASH-2D, Breathholdtechnik, transversale Orientierung, frontale Ansicht, venöser Vorsättigungspuls, TR/TE = 32/10, Flip 20°. Beim allerdings ungewöhnlichen Einsatz einer FLASH-2D-MRA-Dokumentation kann ein Milzarterienaneurysma (*Pfeile*) auf der linken Seite dokumentiert werden mit deutlichem inhomogenem Flußprofil und erschwerter Abgrenzbarkeit der zu- und abführenden Gefäße (*Aa* Aorta abdominalis, *L* A. lienalis

b DSA in Übersichtstechnik. Hervorragende Dokumentation der Lagebeziehung des Milzarterienaneurysmas links (*Pfeile*) sowie die noch erhaltene distale Perfusion des zur Milz ziehenden Gefäßstammes (*Pfeilspitzen*). Die A. (*L*) und V. lienalis überlagern sich bei Durchführung dieser Projektion

12.3 Transplantatniere

Die MRA erlaubt eine reproduzierbare Dokumentation von perfundierten Gefäßen im Becken. Im Rahmen einer klinischen Studie wurde untersucht, ob hier eine Möglichkeit zur nichtinvasiven Diagnostik der Gefäßversorgung von Transplantatnieren besteht.

Als konkurrierende bildgebende Verfahren werden derzeit die farbkodierte Doppler-Sonographie sowie die invasive DSA durchgeführt. Im Rahmen der MRT-Diagnostik kommt dabei neben T1- und T2-gewichteten SE-Sequenzen eine FLASH-2D-Sequenz in axialer Datenakquisition ohne Vorsättigung zum Einsatz, um arterielles und venöses Stromgebiet gleichzeitig darstellen.

Nach MIP-3D-Rekonstruktion gelingt nichtinvasiv die simultane Abbildung des arteriellen und venösen Transplantatgefäßes mit der Anastomosierung an den Iliakalgefäßen (Abb. 12.10 und 12.11). An einem größeren Patientenkollektiv konnte bislang bereits gezeigt werden, daß diese Technik eine Bedeutung für das Screening von Pathologien des arteriellen und venösen Schenkels der Transplantatversorgung zukommt.

Neben Gefäßstenosen konnten Verschlüsse, Lumenreduzierungen (Abb. 12.12), Aneurysmen und auch Fisteln exakt dokumentiert werden. Insgesamt stellt jedoch die MRA in Ergänzung zur Farbdopplersonographie nur ein additives diagnostisches Instrument dar, um nichtinvasiv nach den Pathologien umschriebener vaskulärer Veränderungen zu fahnden.

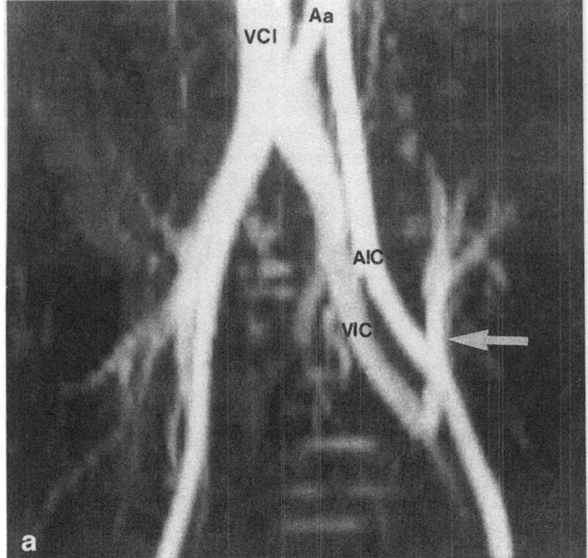

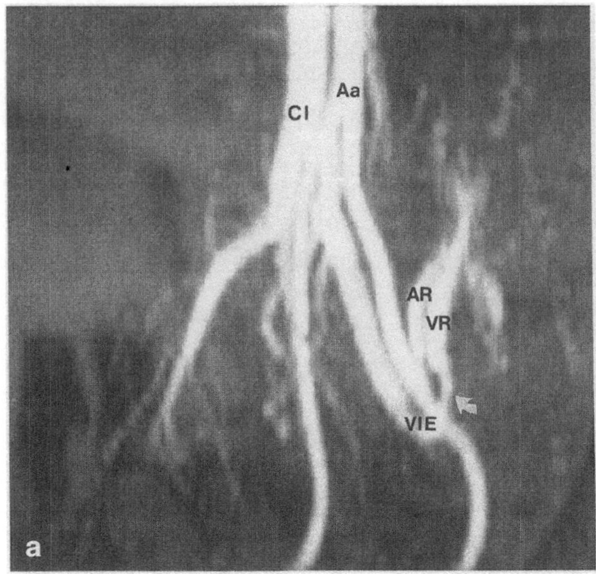

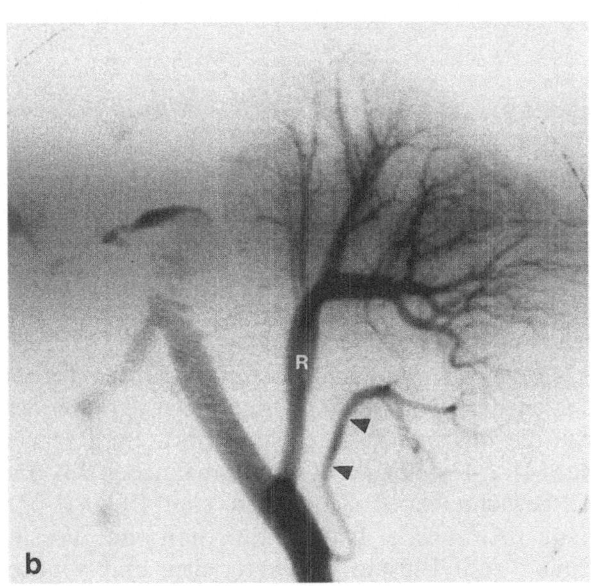

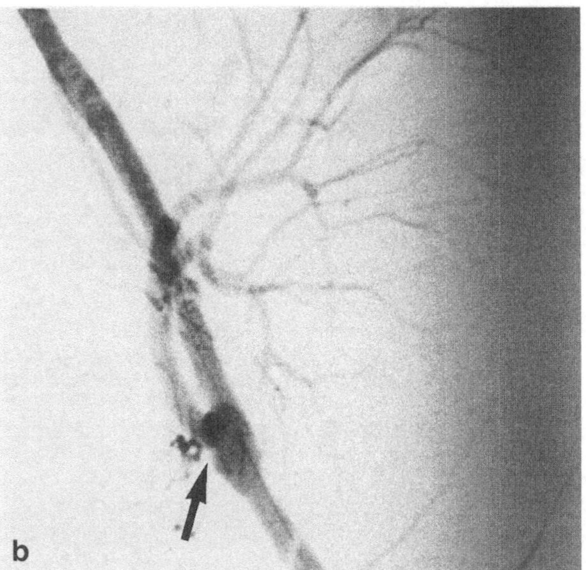

Abb. 12.11 a, b. Gefäßversorgung bei Transplantatniere

a   Venöse und arterielle MRA: FLASH-2D, transversale Orientierung, frontale Ansicht, ohne Absättigungspuls, TR/TE = 30/8, Flip 60°. Regelrechte Darstellung der arteriellen und venösen Versorgung der Transplantatniere (*Pfeil*)

b   DSA. Darstellung der regelrechten arteriellen Versorgung der Transplantatniere, mit Nachweis eines unteren Polgefäßes (*Pfeilspitzen*), das MR-angiographisch dem Nachweis entgeht

Aa	Aorta abdominalis
AIC	A. iliaca communis
R	A. renalis
VCI	*V. cava inferior*
VIC	V. iliaca communis

Abb. 12.12 a, b. Gefäßversorgung bei Transplantatniere

a   Venöse und arterielle MRA: FLASH-2D, transversale Orientierung, frontale Ansicht, ohne Absättigungspuls, TR/TE = 30/8, Flip 60°. Darstellung der regelrechten Perfusionsverhältnisse eines linksseitigen Nierentransplantates mit Nachweis der V. iliaca communis und V. renalis. Regelrechter Abgang der Transplantatnierenarterie linksseitig (*AR*) mit Versorgung aus der A. iliaca externa. Mäßige Lumenreduktion im Bereich der Einmündungsstelle im Bereich der V. renalis (*VR*) in die V. iliaca externa (*VIE*) (*Pfeil*) (*Aa* Aorta abdominalis, *CI* V. cava inferior)

b   DSA. Die zusätzlich durchgeführte Angiographie des Transplantates dokumentiert die regelrechten Abgangs- und Flußverhältnisse im Transplantatbereich (*Pfeil*)

12.4 Gefäßdarstellung der A. iliaca communis

Der Einsatz von FLASH-2D- und FISP-3D-Sequenzen erlaubt eine gute Darstellung der A. iliaca communis und der weiteren Verzweigungen. Die Bedeutung der MRA liegt in der Diagnostik von Gefäßstenosierungen und -okklusionen (s. hierzu Abb. 12.13 und 12.14). Unter Kenntnis der Tendenz der MRA zu einer mäßigen Überschätzung des Grades von Stenosen erlaubt dennoch die Routineapplikation der MRA eine verläßliche Dokumentation der perfundierten Lumenabschnitte. Als nachteilig erweist sich die eingeschränkte Beurteilbarkeit von Verkalkungen und Sklerosierungen der Gefäßwand, so daß hier prätherapeutisch in Einzelfällen die Durchführung einer CT empfohlen wird. Neben präinterventioneller MRA-Abklärung hat sich diese Technik besonders im Rahmen einer nichtinvasiven Therapiekontrolle bewährt.

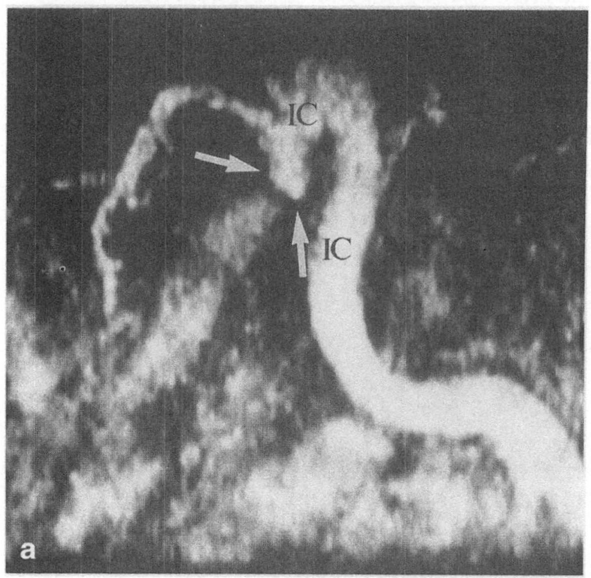

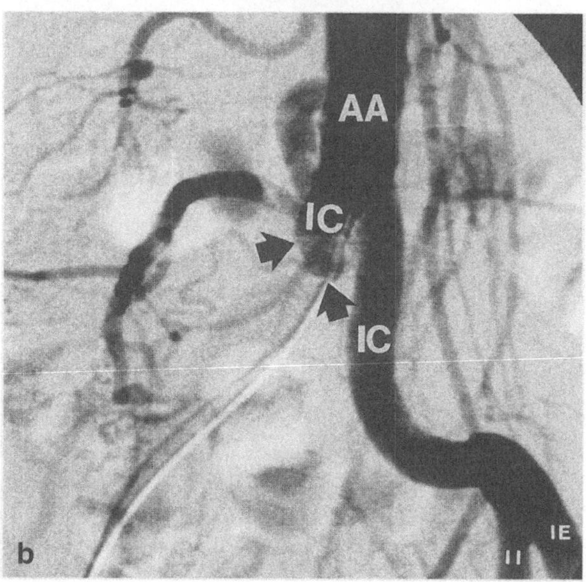

Abb. 12.13 a, b. Okklusion der A. iliaca communis dextra

a Arterielle MRA: FLASH-2D, transversale Orientierung, frontale Ansicht, venöser Vorsättigungspuls, TR/TE = 32/8, Flip 60°, MIP-Rekonstruktion. Darstellung einer Okklusion im Bereich der A. iliaca communis dextra (*Pfeile*). Nachweis eines kräftigen lumbalen Kollateralastes

b DSA. Darstellung einer langstreckigen Okklusion im Bereich der A. iliaca communis dextra (*Pfeile*), lumbaler Kollateralast, minimales distales Wiederauftreten der Gefäße

AA   Aorta abdominalis
IC   A. iliaca communis
IE   A. iliaca externa
II   A. iliaca interna

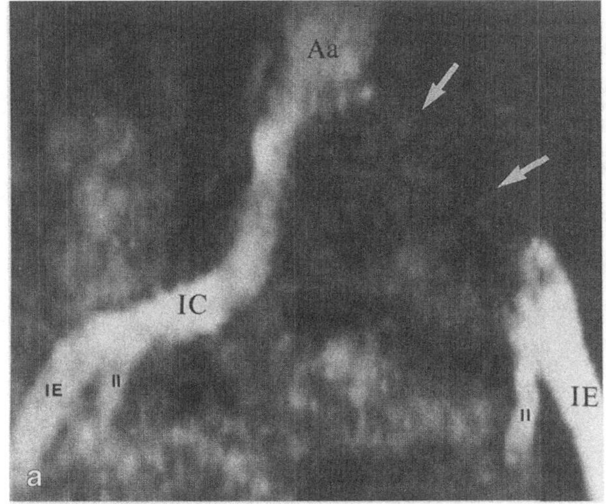

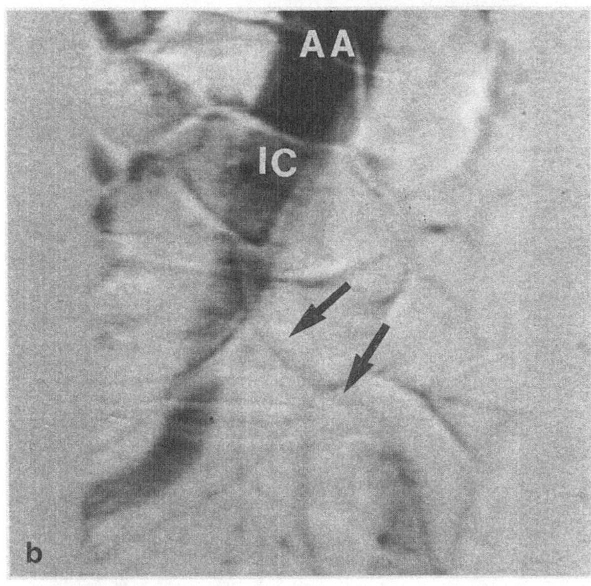

Abb. 12.14 a, b. Stenosierung der A. iliaca communis sinistra

a Arterielle MRA: FISP-3D, transversal, TR/TE = 35/6, Flip 20°, MIP-Rekonstruktion. Darstellung einer hochgradigen Stenosierung im Bereich der A. iliaca communis sinistra (*Pfeile*) mit minimal perfundierten Restlumenabschnitten

b DSA. Darstellung einer 95%igen Stenosierung im Bereich der A. iliaca communis sinistra mit minimalem Restlumen entlang des Katheterverlaufs (*Pfeile*)

Aa Aorta abdominalis
IC A. iliaca communis
IE A. iliaca externa
II A. iliaca interna

Literatur

1. Edelman RR, Mattle HP, Atkinson DJ, Hoogewood HM (1990) Magnetic resonance angiography. AJR 154:937–946
2. Arlart IP, Guhl L, Fauser L, Laub G, Edelman RR (1991) MR-Angiographie der Abdominalaorta: Erste Erfahrungen. Fortschr Röntgenstr 154/5:488–494
3. Laub GA, Kaiser WA (1988) MR angiography with gradient motion refocussing. J Comput Assist Tomogr 12:377–386
4. Hahn D, Sula K, Nägele M (1988) Wertigkeit der Kernspintomographie in der Diagnostik thorakaler Aortenerkrankungen. Fortschr Röntgenstr 148:359–362
5. Kent KC, Edelman RR, Kim D et al. (1991) Magnetic Resonance Imaging: A reliable test for the evaluation of proximal atherosclerotic renal arterial stenosis. J Vasc Surg 13:311–318
6. Kim D, Edelman RR, Kent C, Porter DH, Skillman JJ (1990) Abdominal aorta and renal artery stenosis: Evaluation with MR angiography. Radiology 174:727–731
7. Lewin JS, Laub G, Hausmann R (1991) Three-dimensional time-of-flight MR angiography: Applications in the abdomen and thorax. Radiology 179:261–264
8. Schneider R, Schörner W, Paerper H, Langer M, Felix R (1986) Kernspintomographische Darstellung von Aortenaneurysmen. Fortschr Röntgenstr 144:17–24
9. Spielmann RP, Sehlz B, Schofer J, Witter G, Heller M (1990) Kernspintomographie des thorakalen Aortenaneurysmas. Fortschr Röntgenstr 152:316–320
10. Spielmann RP (1990) MR bei akuter Aortendissektion. Fortschr Röntgenstr 152:316–320
11. Wallner B, Edelman RR, Kim D, Finn JP (1991) Darstellung thorakaler und abdomineller Aortenaneurysmen mit MR-Angiographie. Fortschr Röntgenstr 154 (1):11–16
12. Mostbeck GH, Dulce MC, Caputo GR, Proctor E, Higgins CB (1993) Flow pattern analysis in the abdominal aorta with velocity-encoded cine MR imaging. JMRI 3:617–623
13. Song SM, Napel S, Glover GH, Pelc NJ (1993) Noise reduction in three-dimensional phase-contrast MR velocity measurements. JMRI 3:587–596
14. Gross-Fengels W, Friedmann G, Lemaitre F, Schmidt R, Lanfermann H, Erasmi H (1991) Konventionelle und Cine-MRT bei Patienten mit Aneurysmen der Aorta abdominalis. Fortschr Röntgenstr 155/4:337–343
15. Debatin JF, Spritzer CE, Grist TM, Beam C, Svetkey LP, Newman GE, Sostman HD (1991) Imaging of the renal arteries: value of MR angiography. AJR 157:981–990
16. Galanski M, Prokop M, Chavan A, Schaefer CM, Jandeleit K, Nischelsky JE (1993) Renal arterial stenosis: Spiral CT angiography. Radiology 189:185–192
17. Rubin GD, Napel S, Dake MD, Walker PJ, McDonnell CH, Marks MP, Jeffrey RB (1992) Spiral CT creates 3-D neuro, body angiograms. Diag Imag 8:66–74

13 Untere Extremitäten

Klinische Gesichtspunkte

Die diagnostische Strategie zur Erfassung *okklusiver arterieller Erkrankungen* der unteren Extremitäten beruht zum einen auf nichtinvasiven Verfahren wie der *segmentalen Blutdruckmessung*, der *Pletysmographie* und der *Doppler-Sonographie*.

Die damit zu beantwortenden Fragen sind einmal nach dem Vorliegen hämodynamisch signifikanter okklusiver Veränderungen, der Graduierung sowie dem Ausschluß anderer zugrunde liegender Erkrankungen, wie z.B. der Claudicatio spinalis. Im Vordergrund der diagnostischen Evaluierung steht die Frage nach der Lokalisation eines betroffenen Segments wie iliakal, femoral, popliteal oder tibial. Dies erlaubt eine Differenzierung der Gruppe von Patienten mit iliakaler In-flow- oder femoropoplitealer Out-flow-Erkrankung. Für die erste Gruppe müssen dann folgende Kriterien zur Entscheidung entweder zur interventionell radiologischen Therapie (PTA) oder chirurgischen Maßnahmen wie einem aortofemoralen Bypass erarbeitet werden. Bei Erkrankungen der Out-flow-Gruppe stehen sich die PTA und die femoropopliteale Bypasschirurgie konkurrierend gegenüber.

Die Indikation zur angiographischen Darstellung ist immer dann gegeben, wenn klinisch invasive Therapiemaßnahmen indiziert sind. Im Gegensatz zu okklusiven Erkrankungen der A. carotis ist der klinische Schweregrad an der unteren Extremität in der Regel bekannt. Die diagnostische Angiographie hat daher folgende Ziele:

1. Die Erfassung eines oder mehrerer betroffener Segmente.
2. Die Bestimmung der Länge einer Stenose oder eines Verschlusses.
3. Die exakte topographische Zuordnung einer Stenose oder eines Verschlusses.
4. Die Demonstration nicht betroffener In-flow- und Out-flow-Segmente.

Prinzipiell erlaubt die periphere MRA der arteriellen unteren Strombahn die Beantwortung der gestellten Fragen. Mehrere Limitationen der MR-Angiogramme schränken jedoch die diagnostische Aussagekraft stark ein.

Folgende Limitationen müssen aufgeführt werden:

1. Tendenz der MRA zur Überschätzung einer Stenose.
2. Einschränkung durch die Notwendigkeit, von der aortalen Bifurkation bis zum Unterschenkel untersuchen zu müssen.

Als wesentlicher Unterschied zu anderen arteriellen Flußsystemen im menschlichen Körper liegt im Bereich der unteren Extremitäten ein System mit hohem Widerstand vor. Dies beeinflußt signifikant die Untersuchungstechnik und die Abbildungsergebnisse beim Einsatz der MRA.

13.1 Untersuchungstechnik

13.1.1 TOF-Technik

Prinzipiell können 2D- oder 3D-TOF-Techniken für die periphere arterielle MRA der unteren Extremitäten angewendet werden (Tabelle 13.1). Da das Prinzip der TOF auf dem Kontrast von einfließenden, ungesättigten Spins in ein Volumen gesättigter Spins beruht, sind die Nachteile einer 3D-Akquisition offensichtlich. Bei dieser MRA-Technik mit einer einzigen Akquisition kommt es durch das In-flow-Prinzip zu einer zunehmenden Sättigung im Untersuchungsvolumen mit einem daraus resultierenden Kontrastverlust zwischen fließendem Blut und stationären Spins. Aufgrund des eingeschränkten FOV eignen sich daher Standard-3D-TOF-Techniken nur eingeschränkt für die Routinediagnostik [3–5].

Tabelle 13.1. MRA der unteren Extremität (Sequenzparameter)

Sequenz	TR	TE	α	Ac	FOV	SZ	DF	SD	P	ESD	Matrix	TA	Ebene	Sat	Ebene	Position
TONE 3D	33	8	20°	1	350	1	–	96	64	1.5	256·512	10:00	tra	50	tra	Kaudal
FISP 3D	35	6	60°	1	350	1	–	96	64	1.5	192·256	07:13	tra	50	tra	Kaudal
														50	cor/tra	Kaudo-ventral
FLASH 2D arteriell	33	8	20°	1	300	54	−0.25	4	64	3	192·256	06:27	cor	50	tra	Kaudal
FLASH 2D venös	33	8	20°	1	300	54	−0.25	4	64	3	192·256	06:27	cor	50	tra	Kranial

Abkürzungen:

Ac	Anzahl der Akquisitionen	*P*	3D Partitionen	*TA*	Akquisitionszeit (min)
α	Flipwinkel	*sag*	sagittale Schichtebene	*TE*	Echozeit (ms)
cor	frontale Schichtebene	*Sat*	Vorsättigungsimpuls (mm)	*TR*	Repetitionszeit (ms)
DF	Distance factor	*SD*	Schichtdicke (mm)	*tra*	transversale Schichtebene
ESD	effektive Schichtdicke (mm)	*SZ*	Schichtzahl	*var*	variabel
FOV	Field of view (mm)				

3D-TOF-Angiographie

Trotz der oben aufgeführten Nachteile liefert die 3D-TOF für die Region von der Bifurcatio aortae über die Teilung der A. iliaca communis in A. iliaca interna und A. iliaca externa hinaus bis zur Leistenregion gute diagnostische Ergebnisse (vgl. Abb. 13.1 und 13.2). Geeignet ist eine TONE-3D-Sequenz mit folgenden Parametern (Tabelle 13.1):

Orientierung	*transversal*
TR	33 ms
TE	8 ms
Flip	20 Grad
Number of slices	1
Thickness	96 mm

Wichtig ist die Positionierung einer ausreichend dicken (mind. 100 mm) venösen Vorsättigungsschicht distal der Meßschicht, in transversaler Orientierung, um venöse Überlagerungen zu vermeiden [13].

2D-TOF-Angiographie

Für die Anwendung der 2D-TOF-Angiographie müssen prinzipiell mehrere Faktoren beachtet werden. Optimale Untersuchungsergebnisse sind nur zu erzielen, wenn eine Akquisitionsebene senkrecht zum Blutfluß gewählt wird. Der Flipwinkel sollte zwischen 50 und 90 Grad betragen, die besten eigenen Ergebnisse werden mit einem Flipwinkel von 60 Grad erzielt. Aufgrund des großen Untersu-

chungsvolumens sollte die Schichtdicke bei ca. 5 mm liegen für die Evaluierung der Beckenstrombahn und der Oberschenkel. Für die Unterschenkelregion empfiehlt sich eine Schichtdicke von 3 mm. Bei Wahl einer Schichtdicke von 4 mm über die gesamte Beinlänge werden ebenfalls brauchbare Ergebnisse erzielt bei Verwendung einer FLASH-2D-Sequenz mit folgenden Parametern:

Orientierung	*transversal*
TR	33 ms
TE	8 ms
Flip	60 Grad
Number of slices	50
Thickness	4 mm

Als stark limitierend für die Untersuchung erweist sich die hohe Anzahl der Schichten und die daraus resultierende lange Untersuchungsdauer (bis zu 1 h) sowie die Rekonstruktionszeit für die MIP-Nachberechnung.

Vorteile der peripheren 2D-TOF-MRA

- Einfache Durchführung
- Weite Erfassung unterschiedlicher Flußgeschwindigkeiten
- Rekonstruktion weniger, aber standardisierter Projektionen
- Mäßiges Signal des Hintergrunds dient zur Festlegung der topographischen Orientierungspunkte

13.1.2 Phasenkontrastangiographie

Verschiedene Faktoren komplizieren den Routineeinsatz der Phasenkontrast-MRA. Dazu gehört vor allem die lange Untersuchungsdauer sowie die Notwendigkeit EKG-getriggerter Aufnahmen zur Evaluierung der unteren Extremitäten. Als Vorteile dieses Verfahrens müssen die Möglichkeiten zur Quantifizierung aufgeführt werden. Im folgenden sollen ausschließlich Ergebnisse mit Einsatz der TOF-MRA vorgestellt werden.

13.2 Normale Topographie

Die arterielle MRA in 2D-TOF-Technik erlaubt in der Regel eine zufriedenstellende Abbildung der aortalen Bifurkation sowie der A. iliaca communis, interna und externa (Abb. 13.2).

Merke

Sequenzen

- 2D-TOF, body-coil, extremity-coil
- 2D-PC
- 3D-TOF

Indikationen

- Ersatz für die konventionelle Angiographie oder DSA, wenn Kontraindikationen vorliegen
- Angiographisch okkulte Gefäße der Tibialisgruppe
- Evaluierung von:
  Prothesen
  Aneurysmen
  Bypass

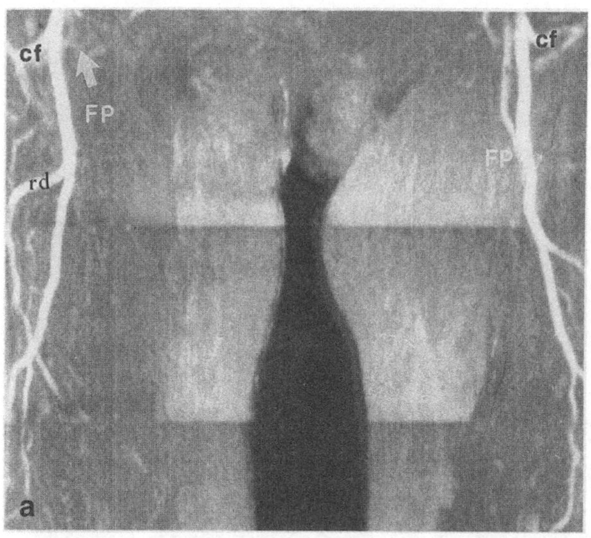

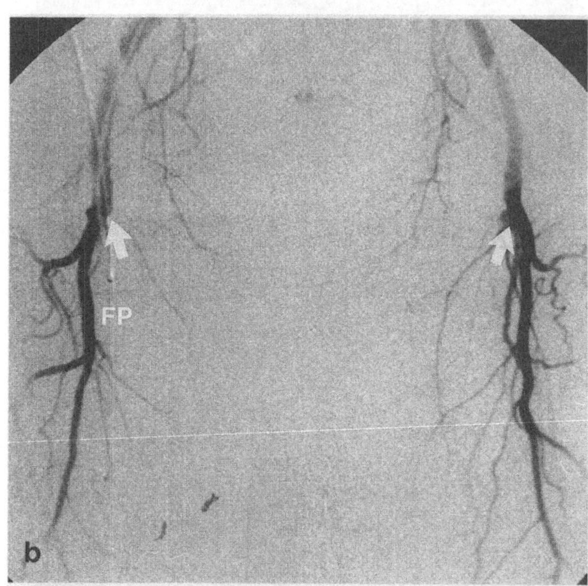

Abb. 13.1 a, b. Verschluß der A. femoralis superficialis beidseits

a MRA, TONE, GE, TR/TE = 33/8, Flip 20°, axial. MR-angiographisch gute Delineation des Gefäßverlaufs der A. femoralis profunda (*FP*) mit kräftigen Muskelästen. Kompletter Verschluß der A. femoralis superficialis (*Pfeile*). Kräftige A. circumflexa femoris lateralis (*cf*). R. descendens der A. femoris profunda (*rd*)

b DSA intraarteriell. Gute Korrelation der Ergebnisse der DSA-Untersuchung im Vergleich zur MRA. Dies betrifft sowohl Gefäßverlauf als auch den Abgang von Seitenästen (*FP* A. femoralis profunda, *Pfeile* s. **a**)

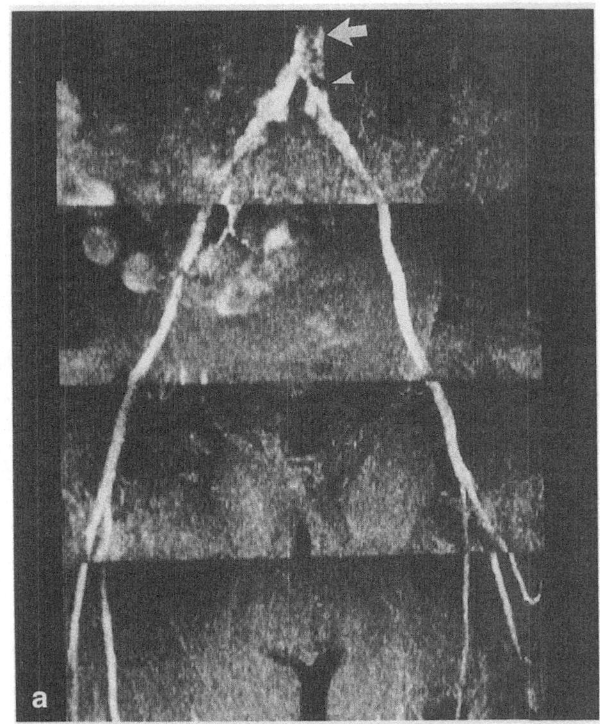

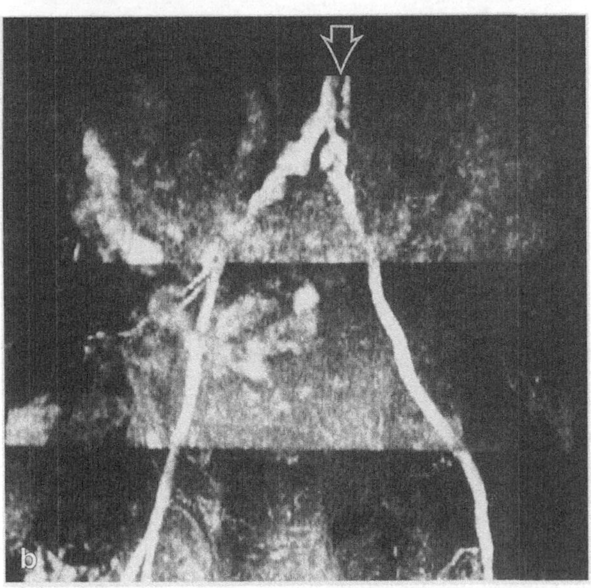

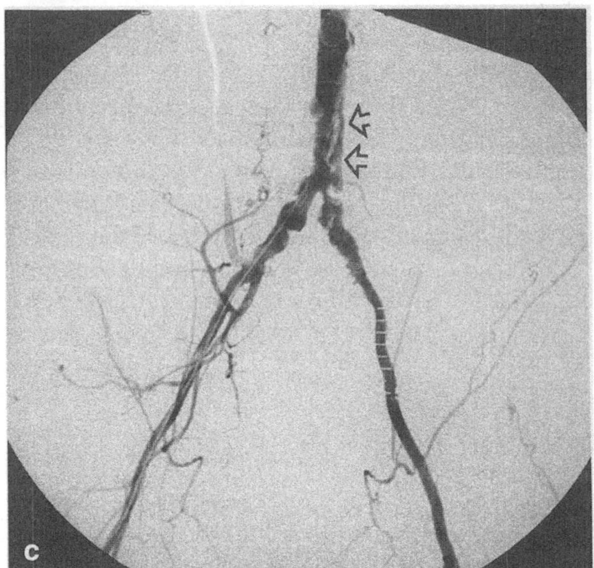

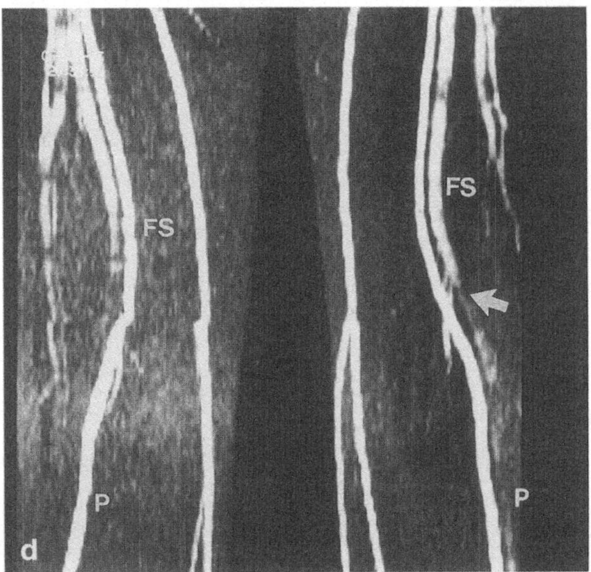

Abb. 13.2 a–g. MRA eines 50jährigen Patienten mit AVK-Stadium III im Vergleich zur DSA

a MRA, TONE, GE, TR/TE = 33/8, Flip 20°, axial, Multislabtechnik. MR-angiographisch stenosierend/ulzerative Veränderungen der distalen Bauchaorta mit Dissektion (*Pfeil*). 90%ige Abgangsstenose linke A. iliaca communis (*Pfeilspitze*) mit weiteren stenosierenden und ulzerierenden Veränderungen im Verlauf

b Um 10° rotierte Ansicht von **a**. Verbesserte Dokumentation der Dissektion (*offener Pfeil*) der distalen Bauchaorta mit exakter Korrelation zur DSA

c Intraarterielle DSA nach Katheterisierung von links und Positionierung eines Pigtail-5-French-Katheters in der distalen Bauchaorta. Hochgradig stenosierende und ulzerierende Veränderungen aortoiliakal mit Nachweis der Dissektion der distalen Aorta (*offene Pfeile*)

d MRA der Oberschenkelregion, FLASH 2D, GE, TR/TE = 33/7, Flip 60°, axial. Die A. femoralis superficialis (*FS*) bzw. A. poplitea (*P*) stellt sich beidseits dar, weist aber multiple Wandunregelmäßigen auf. Linksseitig 70%ige Stenose (*Pfeil*) mit deutlichen Flußinhomogenitäten distal auf Grund turbulenter Flußprofile. Darstellung multipler Venen, die von den arteriellen Gefäßen aufgrund der Lagebeziehung gut differenzierbar sind

e–g s. S. 313

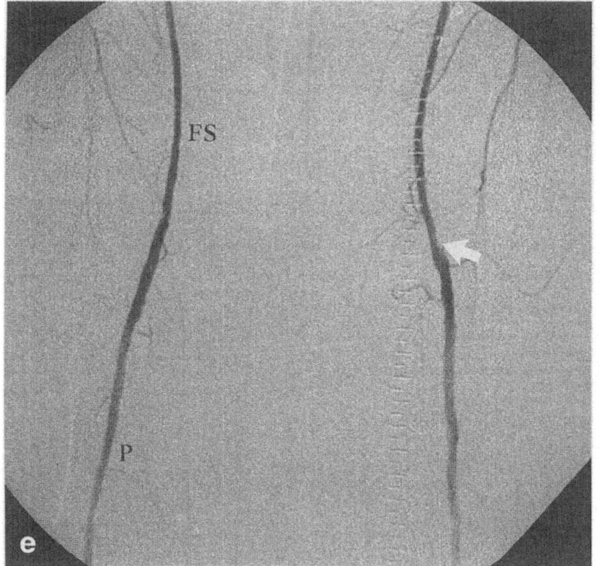

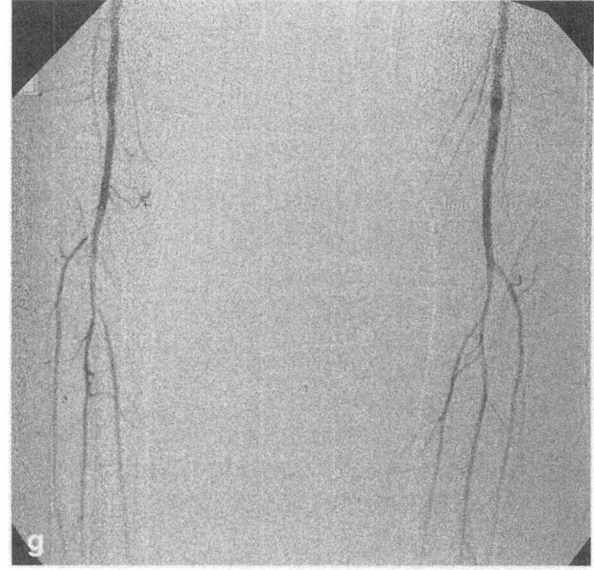

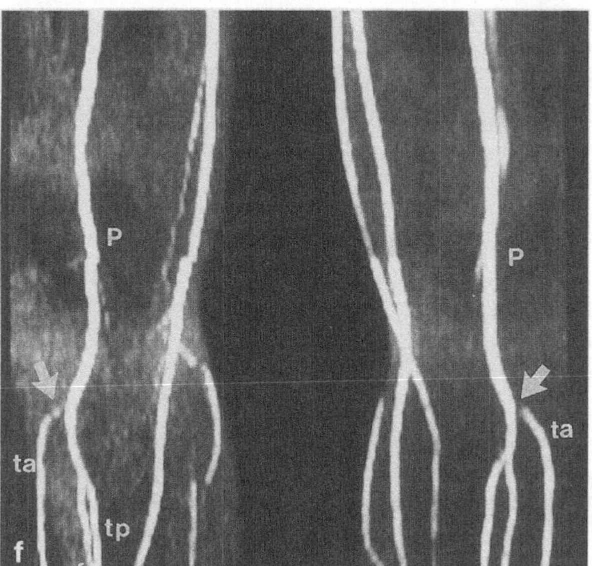

Abb. 13.2

e DSA der Oberschenkelregion. Stenose der A. femoralis superficialis links (*Pfeil*). Distal der Stenose deutliche Flußinhomogenitäten. Nachweis einer Überschätzung der poststenotischen Flußunterdrückung in der MRA (**d**) (*FS* A. femoralis superficialis, *P.* A. poplitea)

f MRA der Poplitealregion und proximalen Unterschenkel. MRA, FLASH 2D, GE, TR/TE = 33/8, Flip 60°, axial. Die A. poplitea (*P*) verzweigt sich beidseits in A. tibialis anterior (*ta*), A. fibularis (*f*) und A. tibialis posterior (*tp*). Am Ursprung der A. tibialis anterior zeigt sich beidseits eine Flußunterbrechung mit distaler Gefäßfüllung. Ursache ist der schräge Verlauf der A. tibialis anterior in diesem Bereich, wodurch es zur In-plane-Sättigung und damit zur Auslöschung dieses Gefäßabschnittes kommt

g DSA der Poplitealregion und proximalen Unterschenkel. Flußinhomogenitäten beider Aa. popliteae; die Gefäße der Tibialisgruppe (A. tibialis anterior und posterior, A. fibularis) zeigen sich dünnlumig, ohne hämodynamisch wirksame Stenosierungen

Zur Erfassung erkrankter Segmente empfiehlt sich ein standardisiertes Vorgehen, bei dem alle Abschnitte des Gefäßsystems der unteren Extremität von der infrarenalen Aorta bis zum Unterschenkel nacheinander, in vorgegebener Reihenfolge einzeln betrachtet und beurteilt werden.

Bei eigenen Untersuchungen wird der Gefäßbaum in folgende Segmente eingeteilt:

1. Distale Aorta abdominalis
2. A. iliaca communis
3. A. iliaca externa
4. A. iliaca interna
5. A. femoralis communis
6. A. femoralis superficialis – proximales Drittel
7. A. femoralis superficialis – mittleres Drittel
8. A. femoralis superficialis – distales Drittel
9. A. profunda femoris
10. A. poplitea – proximales Drittel
11. A. poplitea – mittleres Drittel
12. A. poplitea – distales Drittel
13. Truncus tibiofibularis
14. A. tibialis posterior – proximales Drittel
15. A. tibialis posterior – mittleres Drittel
16. A. tibialis posterior – distales Drittel
17. A. tibialis anterior – proximales Drittel
18. A. tibialis anterior – mittleres Drittel
19. A. tibialis anterior – distales Drittel
20. A. fibularis – proximales Drittel
21. A. fibularis – mittleres Drittel
22. A. fibularis – distales Drittel
23. A. dorsalis pedis
24. Bypassegment

Jedes Segment wird hinsichtlich pathologischer Veränderungen analysiert:

A. Normal, ohne erkennbare Veränderungen
B. Okkludiert, ohne erkennbaren Fluß
C. Stenosiert, eine oder mehrere Stenosen mit Einengung von über 50 % des Gefäßlumens
D. Erkrankt, diffus unregelmäßig und eingeengt
E. Dilatiert

Prinzipiell erlaubt die periphere MRA der arteriellen unteren Strombahn die Beantwortung der gestellten Fragen. Mehrere Limitationen der MR-Angiogramme schränken jedoch die diagnostische Aussagekraft stark ein.

13.3 Klinische Indikationen

Die Zielsetzung des Einsatzes der MRA der unteren Extremität umfaßt folgende Indikationsstellungen:

1. Ersatz für konventionelle Angiographie oder DSA bei bestehenden Kontraindikationen.
2. Angiographisch okkulte Gefäße der Tibialisgruppe.
3. Evaluierung von:
   – Atherosklerose,
   – Stenosen und Okklusionen,
   – Aneurysmen,
   – Prothesen,
   – Gefäßverlagerung durch Tumoren,
   – venöse Erkrankungen,
   – Bypass.

Atherosklerose

Die Atherosklerose der peripheren Gefäße ist eine diffuse, progressive Erkrankung der arteriellen Gefäßwände, bevorzugt beim männlichen Geschlecht mit einem Altersgipfel von 60–70 Jahren. Es handelt sich um eine Kombination aus einer Sklerose, die infolge Bindegewebewucherungen zur Verhärtung und Verdickung der betroffenen Gefäßwände führt, und einer Atheromatose durch hyaline Quellung der Kittsubstanz des elastischen und kollagenen Gewebes und Einlagerung fettiger Massen; die so veränderten Gefäße sind anfällig für sekundäre Veränderungen, wie Nekrosen und Geschwüre bis hin zur Ruptur und Aneurysmenbildung. Klinisch auffällig wird die Erkrankung in der Regel erst dann, wenn die sekundären Veränderungen ein hämodynamisch signifikantes Ausmaß erreicht haben. MR-angiographisch zeigen diffus atherosklerotisch veränderte Gefäße in den rekonstruierten Aufnahmen das sog. *beading* (*Perlstickerei*); bei schräg zur Meßschicht verlaufenden Gefäßen treten allerdings *Artefakte* auf, die diese Veränderungen vortäuschen können. Zur Unterscheidung zwischen echter und vorgetäuschter Atherosklerose müssen stets die Rohbilder herangezogen werden, deren sorgfältige Analyse eine sichere Diagnose ermöglicht.

13.3.1 Stenosen und Okklusionen

Die vergleichende Bewertung von DSA und MRA an einem klinischen Patientengut zeigt, daß die MRA durchaus ein hohes diagnostisches Potential zur Beurteilung von Stenosen und Okklusionen aufweist. Für die vergleichende Analyse müssen stets die Einzelbilder, wie auch die MIP-3D-Rekonstruktionen herangezogen werden. Eigene Ergebnisse an 39 vergleichend untersuchten Patienten zeigen, daß die MRA bei 70 % der Untersuchungen der DSA vergleichbare Ergebnisse erbringen kann. Dies gilt insbesondere für die Becken- und Oberschenkeletage (Abb. 13.4). Durch den Vorteil der dreidimensionalen Datensätze können die perfundierten Gefäßabschnitte topographisch exakt zugeordnet werden. Bei mehreren Patienten wies die MRA sogar leichte Vorteile gegenüber der DSA auf, da bei der letzteren häufig Artefakte die Gefäßbeurteilung bei überlagernder Kortikalis einschränken. Andererseits aber können in der MRA Stenosen oder Okklusionen auch vorgetäuscht sein, da turbulenter Fluß und Artefakte durch Metallteile zum Verlust der Signalintensität führen können. Dadurch erscheint in der MRA das Gefäß eingeengt oder unterbrochen, obwohl normale Flußverhältnisse herrschen. Die Differenzierung zwischen wahrer und vorgetäuschter Stenose bzw. Okklusion wird durch die Analyse der Rohbilder in der Regel erleichtert.

Häufig bereitet in der MRA die Beurteilung von Länge und Grad einer Stenose bzw. der Länge einer Okklusion Schwierigkeiten. Da im Bereich einer Stenose turbulenter Fluß herrscht, der zu einer Signalauslöschung führt, werden bei ca. 25 % der Untersuchungen Stenosen zu hoch eingeschätzt.

Für die Wahl der geeigneten revaskularisierenden Therapiemethode an der unteren Extremität ist allerdings die Unterscheidung zwischen langstreckigen und kurzstreckigen Veränderungen wichtiger als die Unterscheidung zwischen hochgradiger Stenose oder Okklusion. Da diese Unterscheidung in der MRA fast immer möglich ist, unterstützt diese Tatsache den klinischen Einsatz der MRA.

Ein weiterer Vorteil der MRA bei der Darstellung von Gefäßstenosen liegt darin, daß die perfundierten Gefäßanteile distal einer hochgradigen Stenose oder Okklusion dargestellt werden können (Abb. 13.2 und 13.3). Dies ist bei der DSA nicht immer der Fall, da das injizierte Kontrastmittel teilweise über Kollateralen so weit verdünnt wird, daß distale Gefäße nicht mehr darstellbar sind.

13.3.2 Aneurysmen

Aneurysmen der peripheren Arterien sind klinisch weniger dramatisch im Vergleich zum Thorax, da sie seltener rupturieren. Häufig sind Aneurysmen Anlaß für die Entstehung einer Thrombose oder einer distalen Embolie des betroffenen Gefäßes, die dann sekundär zu Symptomen wie Ischämie und Gangränbildung führen können. Besonders häufig finden sich periphere Aneurysmen an der A. poplitea und A. femoralis.

Arteria poplitea

Hier auftretende Aneurysmen sind zu mindestens 25 % bilateral und oft zusätzlich assoziiert mit Aneurysmen der Aorta abdominalis. Klinisch werden die Aneurysmen in der Regel erst bei Auftreten sekundärer Veränderungen diagnostizierbar, z. B. nach Thrombose des arteriellen Gefäßes. Nicht selten führen diese auch zur Kompression der benachbarten V. poplitea, mit der Folge von Thrombosen der Unterschenkelvenen.

Arteria femoralis

Aneurysmen in dieser Region gehen fast immer mit Thrombosierungen einher, die sich klinisch mit Ischämie und/oder Gangränbildung der weiter distal gelegenen Abschnitte der Extremität äußern. Diese treten oft bilateral auf und sind häufig kombiniert mit weiteren Aneurysmen, z. B. an Aorta, A. iliaca oder A. poplitea. Maximal dilatierte Gefäße lassen sich in der MRA sehr gut darstellen, da diese keine oder nur sehr geringe Pulsation aufweisen. Andere bildgebende Verfahren wie die DSA sind auf die intraluminalen Gefäßanteile beschränkt. Dies können zu einem falschen Bild über die Ausdehnung eines Aneurysmas führen, da z. B. organisierte wandständige Thromben ein fast normales Gefäßlumen vortäuschen können.

Für die Aneurysmadiagnostik der unteren Extremität empfiehlt sich daher die Kombination von MRA und MRI, um sowohl das Gefäßlumen als auch die Gefäßwand und vorhandenes thrombotisches Material darzustellen.

Folgende diagnostische Punkte müssen erfaßt werden:

- Gesamtgröße des Aneurysmas,
- evtl. vorhandene Hämorrhagien in der Umgebung (*leaking*),
- intraluminale Thromben,
- Zustand der Inflow- und Outflow-Gefäße des betroffenen Gebietes.

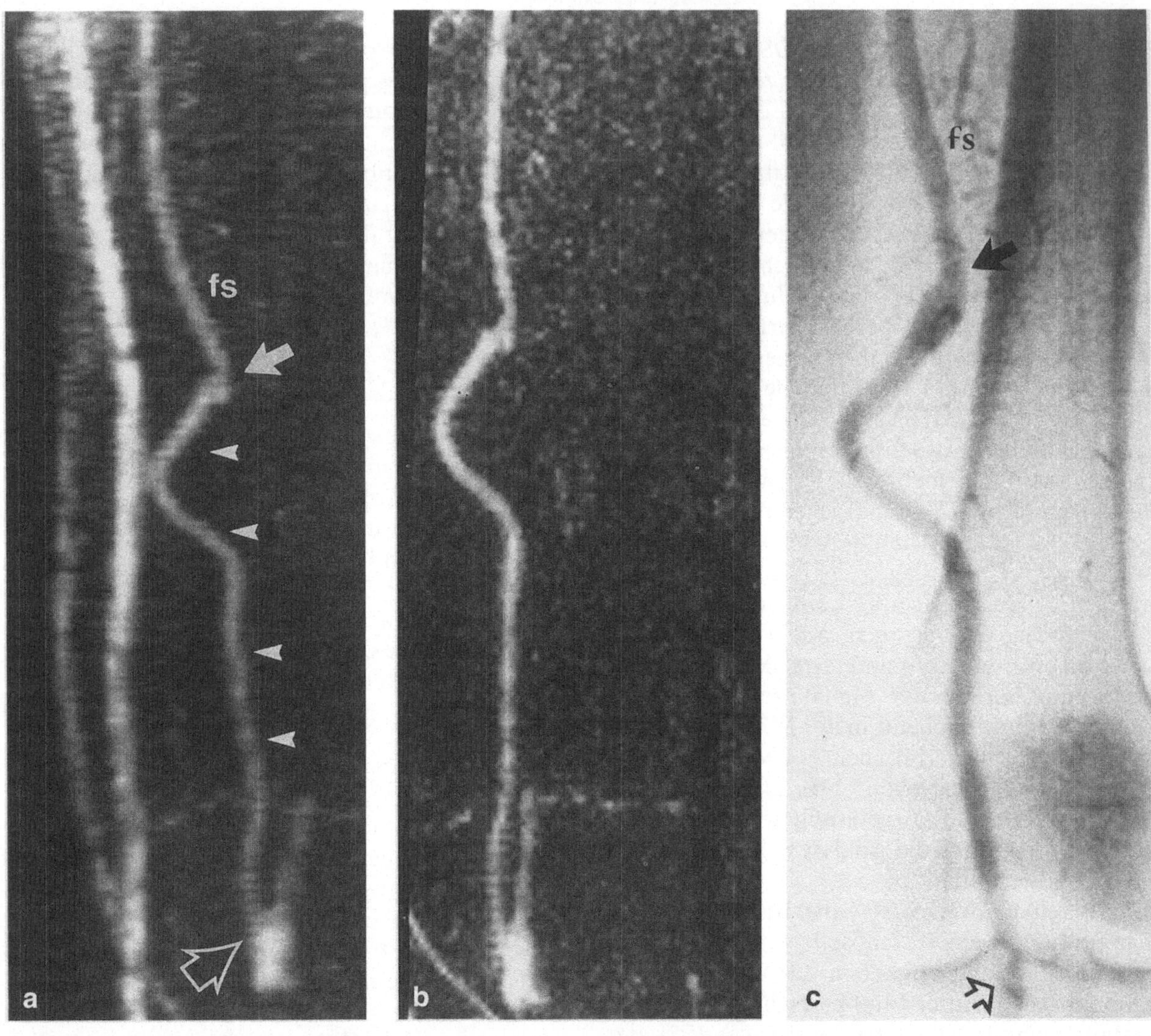

Abb. 13.3 a–c. 57jähriger Patient mit Zustand nach femo-
ropoplitealem Nabelschnurvenenbypass wegen Aneurysma der A. poplitea linksseitig

a, b MRA, FISP 3D, GE, TR/TE = 33/8, Flip 20°, axial.
MR-angiographische Dokumentation des regelrechten
Ansatzes des Nabelschnurvenenbypasses (*Pfeilspitzen*)
links an der A. femoralis superficialis (*fs; Pfeil*). Der An-
satzbereich an den distalen Abschnitten der A. poplitea
regelrecht (*offener Pfeil*) mit retrograder Darstellung eines kurzen Segmentes der A. poplitea. Hochgradige Stenosierung aller abgehenden Unterschenkelarterien

c Konventionelle Angiographie in Subtraktionstechnik. In guter Korrelation zur MRA (**a, b**). Dokumentation des Gefäßverlaufs und der proximalen Anastomose
in der DSA (*Pfeil*) (*fs* A. femoralis superficialis, *offener
Pfeil* A. poplitea)

13.3.3 Gefäßverlagerungen durch Tumoren

Die bildgebende MRT stellt heute das primäre bildgebende Verfahren zur Diagnostik und Therapieplanung von Tumoren der unteren Extremität dar. Dabei werden Morphologie, Kompartmentgrenzen und Kontrastmittelverhalten zur Detektion und Differentialdiagnose herangezogen [12]. Der Einsatz der MRA erweist sich als hilfreich, die vaskuläre Lagebeziehung zu dokumentieren. Dies gilt insbesondere für das arterielle System, da Hauptstämme wie die A. femoralis sowie die Unterschenkelarterien reproduzierbar abgegrenzt werden. Problematisch bleibt die Detektion nutritiver Gefäße eines Tumors, da diese vaskulären Strukturen häufig sehr stark geschlängelt verlaufen und die räumliche Auflösung der MRA hier nicht ausreicht.

Insgesamt erlaubt der Einsatz der MRA aussagekräftige Informationen, die die guten Übereinstimmungen mit DSA oder Arteriographie belegen. Bei der Kombination mit MRT lassen sich innerhalb eines Untersuchungsganges der Tumor selbst sowie die Gefäßbeziehung darstellen mit Vorteil für die präoperative Planung.

13.3.4 Bypasskontrolle

Bei kurzen Okklusionen und fokalen Stenosen der arteriellen Strombahn ist die Angioplastie die Methode der Wahl, während bei langen Okklusionen oder multiplen Stenosen die Überbrückung des veränderten Gefäßanteils mittels synthetischem oder Nabelschnurvenenbypass erforderlich ist [13]. Voraussetzung für die Durchführbarkeit einer Bypassoperation ist allerdings, daß distal der Veränderung ein geeignetes peripheres Gefäß nachgewiesen werden kann, zu dem eine Anastomose hergestellt werden kann. Die DSA ist hier nicht immer erfolgreich, da Gefäße distal einer Okklusion oder hochgradigen Stenose oft nicht dargestellt werden (Abschwemmung, Verdünnung des Kontrastmittels); auch nach multiplen KM-Gaben läßt sich oft kein geeignetes Zielgefäß ausmachen. Die MRA dagegen zeigt die distal reperfundierten Gefäße meist ausreichend deutlich, um eine Auswahl zu ermöglichen [6, 9, 10]. Damit trägt die MRA in Einzelfällen zu einer besseren Therapieplanung bei (Abb. 13.3). Bei sehr weit distal gelegenen Gefäßen ergibt allerdings auch die MRA einen falsch-negativen Befund, da hier sehr langsamer Fluß herrscht, die Gefäße nur einen sehr geringen Durchmesser aufweisen mit schrägem Verlauf und daraus resultierender In-plane-Sättigung. Ein besonderes diagnostisches Potential weist die MRA zur nichtinvasiven Kontrolle der Durchgängigkeit von Anastomosen, insbesondere bei Nabelschnurvenenbypass, auf. Hier können sowohl das zuführende Gefäß als auch die Abströmgefäße abgegrenzt werden. Auch für diese Fragestellungen gilt allerdings die Limitation der erschwerten Detailerkennbarkeit von Gefäßen mit einem Kaliber unter 2 mm.

13.3.5 Venöse Erkrankungen

Die häufigsten Erkrankungen der peripheren Venen sind Thrombosen, die oft mit entzündlicher Reaktion der Venenwand, Thrombophlebitis, einhergehen. Ätiologisch kommen Störungen der Blutgerinnung, Läsionen der Gefäßwand, Änderungen der Blutzusammensetzung sowie weitere Faktoren in Frage.

Die klinische Bedeutung einer Thrombose oder Thrombophlebitis richtet sich nach ihrer Lokalisation; von Bedeutung sind v. a. Thrombosen der tiefen Venen (Deep Vein Thrombosis, DVT), z. B.:

Unterschenkelvenen
Erkrankungen in diesem Bereich greifen in den meisten Fällen auch auf weiter proximale Venen über, z. B. auf die V. poplitea.

V. poplitea
Hier kommt es häufig zu chronisch-rezidivierenden Thrombophlebitiden, die sich nach proximal ausbreiten können.

Venen proximal der V. poplitea

Bei Thrombosen in diesem Bereich besteht die Gefahr der Abschwemmung thrombotischen Materials, z. B. in die Lunge mit Entstehung einer lebensbedrohlichen Lungenembolie.

Zur Diagnose venöser Erkrankungen, insbesondere der DVT, ist die MRA gut geeignet. Diese zeigt große Genauigkeit bei der Auffindung venöser Einengungen und Okklusionen und große Sensitivität für venösen Fluß v. a. in V. poplitea und weiter proximal gelegenen Venen. In diesem Bereich sind die Ergebnisse der MRA durchaus mit denen der aszendierenden Phlebographie vergleichbar (vgl. Abb. 13.4 d).

Für den venösen Fluß im Bereich der Tibialisvenen und weiter distal davon zeigt die MRA allerdings nur eine geringe Sensitivität; hier erlaubt das Vorhandensein überwiegend kleiner, stark geschlängelt verlaufender Gefäße mit langsamem, teilweise stagnierendem oder durch Muskelkontraktionen unterbrochenem Fluß keine brauchbare Gefäßdarstellung.

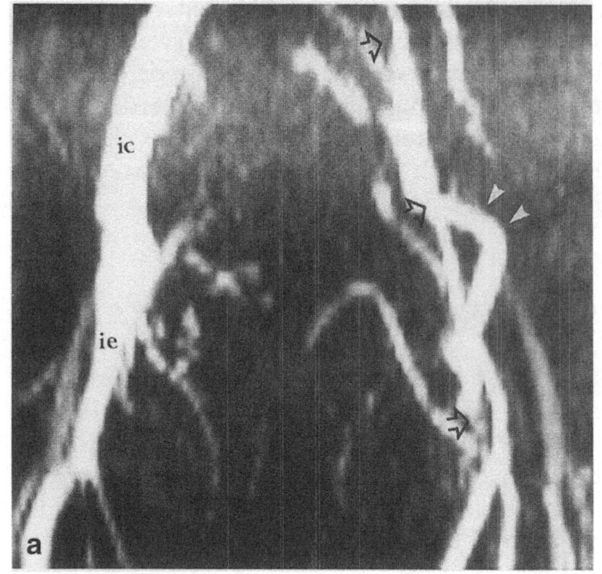

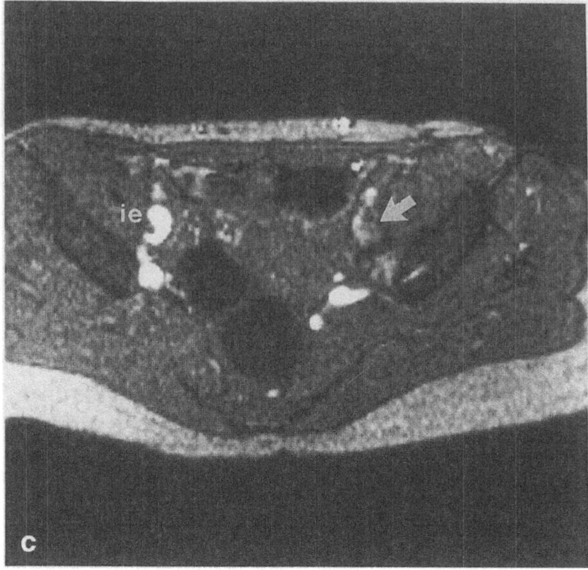

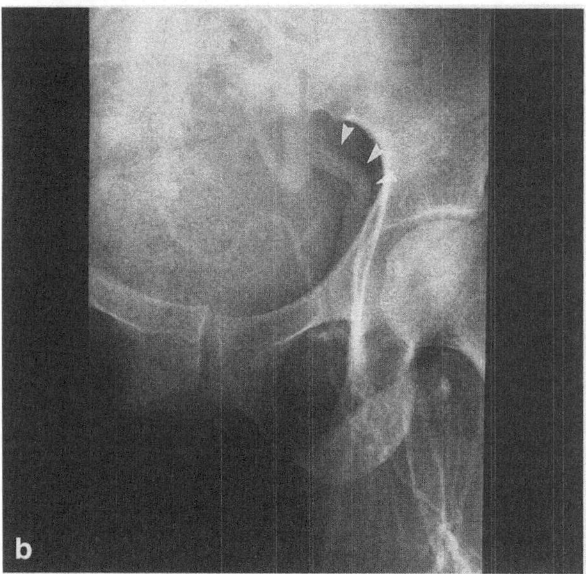

Abb. 13.4 a–f. 57jährige Patientin mit tiefer Becken-Bein-Venenthrombose links, Vergleich von venöser MRA und Phlebographie

a MRA, FLASH 2D, GE, TR/TE = 33/8, Flip 20°, axial, MIP-Rekonstruktion. In der venösen MRA Nachweis von mehreren Flußunterbrechungen der V. iliaca links (*offene Pfeile*). Kollateralisierung über Venen der iliaca-interna Gruppe (*Pfeilspitzen*) (*ie* V. iliaca externa, *ic* V. iliaca communis)

b Konventionelle Phlebographie. Bestätigung der tiefen Becken-Bein-Venenthrombose links mit Kollateralkreisläufen (*Pfeilspitzen*)

c Einzelbild der MRA (**a**). In der Einzelbilddarstellung Nachweis der Thrombose der V. iliaca externa links als Signalabschwächung mit unscharfer Randbegrenzung (*Pfeil*). Normale V. iliaca externa (*ie*) rechts

d–f s. S. 319

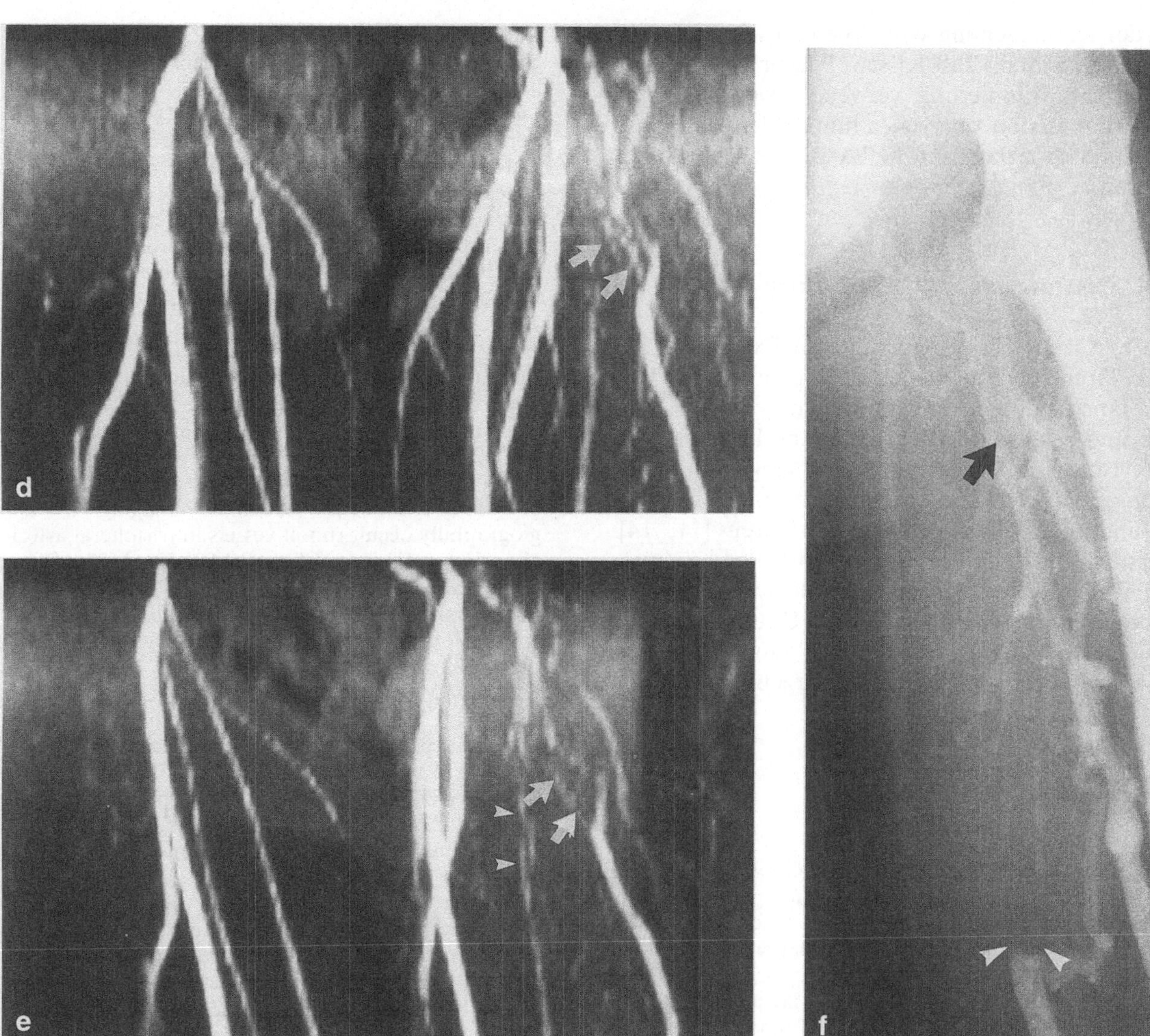

Abb. 13.4

d, e MRA der Oberschenkelvenen, FLASH 2D, MIP-Rekonstruktion. Im Oberschenkel als Flußunterbrechung, dokumentiert in zwei Ebenen (*Pfeile*). Restfluß in V. femoralis superficialis (*Pfeilspitzen*) oder kleinen Kollateralen

f Phlebographie der Oberschenkelregion. Nachweis der Thrombusspitze phlebographisch (*Pfeil*) in Profundaabschnitten sowie des kompletten KM-Stop in V. femoralis superficialis (*Pfeilspitzen*)

Bei der Untersuchung von Venen mittels MRA ist darauf zu achten, daß Kissen, Polster etc., die zur Patientenpositionierung verwendet werden, nicht zur Kompression von Venen führen, da diese sonst die Darstellbarkeit im MRA-Bild einschränken würden.

13.4 Zusammenfassende Bewertung

Die MRT und MRA der unteren Extremität bei vaskulären Fragestellungen stellen heute noch keine Standarddiagnostikverfahren dar. Neben Kosten und erschwerter Beurteilbarkeit belasten weitere Einschränkungen wie die lange Untersuchungsdauer und der Zwang zu verschiedenen Positionierungsänderungen das Verfahren [11, 14]. Dennoch überwiegt der Vorteil der fehlenden Invasivität sowie die dreidimensionale Erfassung der vaskulären Information. Neuere Untersuchungen müssen zeigen, inwieweit durch einen gezielten KM-Einsatz die diagnostischen Ergebnisse verbessert werden können [8].

Literatur

1. Caputo GR, Masui T, Gooding GAW, Chang JM, Higgins CB (1992) Popliteal and tibioperoneal arteries: feasibility of two-dimensional time-of-flight MR angiography and phase velocity mapping. Radiology 182:387–392
2. Caputo GR, Higgins CB (1992) Magnetic resonance angiography and measurement of blood flow in the peripheral vessels. Invest Radiol 27:97–102
3. Carpenter JP, Owen RS, Baum RA et al. (1992) Magnetic resonance angiography of peripheral runoff vessels. J Vasc Surg 16:807–813
4. Harms SE, Flamig DP (1993) Magnetic resonance angiography: application to the peripheral circulation. Invest Radiol 27:80–83
5. Lin W, Haacke EM, Smith AS (1991) Lumen definition in MR angiography. JMRI 1:327–336
6. Listerud J (1991) First principles of magnetic resonance angiography. Magn Reson Q7:136–170
7. Mulligan SA, Mutsuda T, Lanzer P et al. (1991) Peripheral arterial occlusive disease: prospective comparison of MR angiography and color duplex US with conventional angiography. Radiology 178:695–700
8. Owen RS, Baum RA, Carpenter JP, Holland GA, Cope C (1993) Symptomatic peripheral vascular disease: selection of imaging parameters and clinical evaluation with MR angiography. Radiology 187:627–635
9. Owen RS, Carpenter JP, Baum RA, Perloff LJ, Cope C (1992) Magnetic resonance imaging of angiographilly occult runoff vessels in peripheral arterial occlusive disease. N Engl J Med 326:1577–1581
10. Quinn SF, Demlow T, Hallin RW, Eidemiller LR, Szumowski J (1993) Femoral MR angiography versus conventional angiography: preliminary results. Radiology 189:181–184
11. Schiebler ML, Listerud J, Holland G, Owen R, Baum R, Kressel HY (1992) Magnetic resonance angiography of the pelvis and lower extremities: works in progress. Invest Radiol 27:90–96
12. Steinberg FL, Dumoulin CL, Deutsch AL (1992) MR Angiography. In: Deutsch AL, Mink JH, Kerr R (eds) MRI of the Foot and Ankle, Chapt 11. Raven, New York
13. Turnipseed WD, Sproat A (1992) A preliminary experience with use of magnetic resonance angiography in assessment of failing lower extremity bypass grafts. Surgery 112:664–668
14. Yucel EK, Kaufman JA, Geller SC, Waltman AC (1993) Atherosclerotic occlusive disease of the lower extremity: prospective evaluation with two-dimensional time-of-flight MR angiography. Radiology 187:637–641

14 Obere Extremitäten

Die Anwendung der MR-angiographischen sowie MR-tomographischen Verfahren zur Diagnostik vaskulärer Fragestellungen der oberen Extremität hat bislang noch keinen breiten klinischen Einsatz gefunden. Die Probleme dieser Region liegen in dem limitierten Abbildungsvolumen der MRT und MRA sowie den dünnen Gefäßkalibern. Der Vorteil der Abklärung mittels MRA beruht auf der fehlenden Invasivität und den faszinierenden Möglichkeiten der Darstellung physiologischer Flußverhältnisse. Im folgenden sollen Untersuchungstechnik und Ergebnisse des klinischen Einsatzes der MRA mit Schwerpunkt auf der Handregion vorgestellt werden.

14.1 Untersuchungstechnik

Die MRA der oberen Extremität stellt eine fakultative Zusatzuntersuchung im Rahmen des routinemäßig durchgeführten Sequenzprotokolls der jeweiligen Region dar. So umfaßt das Untersuchungsprotokoll der oberen Extremität T1- und T2-gewichtete SE-Sequenzen in verschiedenen Orientierungen (Tabelle 14.1).

Bei Untersuchungen im Bereich der Hand und des distalen Unterarms wird eine Oberflächenspule verwendet, wobei der Durchmesser (8–15 cm) von der zu untersuchenden Arealgröße (FOV) abhängig ist. Der Patient wird in Bauchlage mit nach vorne überstrecktem Arm gelagert und die Hand in Pronationsstellung auf der Spule positioniert und fixiert.

Für die Untersuchungen des Oberarms, Ellenbogens und des proximalen Unterarms kommt optimal eine Helmholtz-Spule zum Einsatz. Entsprechend den Untersuchungen der Hand ist eine exakte Lokalisation der Läsion sowie die Planung der Untersuchung erforderlich.

Für die Diagnostik der Schulterregion empfiehlt sich die Anwendung der Ganzkörperspule und für den Verlauf der A. subclavia die Halsspule.

Für die MRA der oberen Extremität bietet sich die Auswahl rephasierend-dephasierender FISP-3D-Sequenzen an [1]. Diese beruhen auf dem Phasenunterschied fließender und stationärer Protonen bei Bewegung entlang eines Gradienten. Die Bildgebung erfolgt durch Subtraktion einer bei dephasierenden Gradienten mit Signalverlust der fließenden Spins gewonnenen Aufnahme von einer mit flußkompensierten Gradienten, bei denen ein sehr hohes Signal von fließenden Spins erreicht wird. Somit entsteht eine Darstellung nur der fließenden Spins, allerdings nur in optimaler Weise in der Raumachse, in der kompensiert wird. Laufen die Gefäße nicht geradlinig oder in Richtung der nicht-kompensierten Raumachse, so ist mit einem Signalverlust zu rechnen [10]. Dadurch bereiten im Bereich der Hand die Hohlhandbögen und im Bereich des Ellenbogens die rekurrenten Gefäße aufgrund der technischen Gegebenheiten besondere Probleme in der Darstellbarkeit. Die meisten Gefäße der oberen Extremität verlaufen allerdings geradlinig und empfehlen sich somit für rephasierend-dephasierende Sequenzen, insbesondere da diese den Vorteil einer guten Dokumentation von Gefäßbezirken mit dünnen Kalibern und niedriger Flußgeschwindigkeit haben.

> **Merke**
>
> - Die rephasiered/dephasierende FISP-3D-Sequenz stellt die optimale MRA-Sequenz zur Evaluierung der oberen Extremität dar.
> - In Abhängigkeit von der klinischen Fragestellung muß eine sorgfältige Auswahl des Untersuchungsvolumens sowie der regionär angepaßten Spule erfolgen.

Tabelle 14.1. Obere Extremität. Untersuchungstechnische Parameter

Sequenz	TR	TE	α	Ac	FOV	SZ	DF	SD	P	ESD	Matrix	TA	Ebene	Sat	Ebene	Position
FLASH-2D	500	15	30°	2	120	15	0	2	–	–	256·256,0	04:19	cor	–	–	–
SE	500	15	–	2	100	15	0	2	–	–	256·256,0	04:59	cor	–	–	–
SE	600	15	–	2	140	19	0	3	–	–	256·256,0	05:12	sag	–	–	–
SE	1800	30–80	–	1	100	15	0	4	–	–	192·256,0	07:06	tra	–	–	–
FISP 3D	40	18	20°	1	180	1	0	96	64	1,5	256·256,0	10:59	cor	–	–	–
SE	500	15	–	2	100	15	0	2	–	–	256·256,0	04:59	cor	–	–	–

Abkürzungen:

Ac	Anzahl der Akquisitionen	*P*	3D Partitionen	*TA*	Akquisitionszeit (min)
α	Flipwinkel	*sag*	sagittale Schichtebene	*TE*	Echozeit (ms)
cor	frontale Schichtebene	*Sat*	Vorsättigungsimpuls (mm)	*TR*	Repetitionszeit (ms)
DF	Distance factor	*SD*	Schichtdicke (mm)	*tra*	transversale Schichtebene
ESD	effektive Schichtdicke (mm)	*SZ*	Schichtzahl	*var*	variabel
FOV	Field of view (mm)				

14.2 Normale Topographie

Bei klinischer MRT und MRA der oberen Extremität stehen die arteriellen Untersuchungen der Handregion im Vordergrund. Den proximalen Unterarm, Ellenbogen und Oberarm betreffen nur selten primär vaskuläre Fragestellungen. Aufgrund dieser Gegebenheiten liegt der Schwerpunkt des folgenden Abschnittes auf der MRA der Handregion.

14.2.1 Arterielle Normalanatomie des Armes und der Hand

Im Verlauf der A. subclavia und A. axillaris unterliegt die MRA mit den derzeitigen technischen Möglichkeiten deutlichen Limitationen. Dies liegt einerseits an der wechselnden Verlaufsrichtung und der relativ tiefen Lage der Abgänge dieser beiden Arterien, andererseits an den Pulsschwankungen und den relativ kleinen Kalibern. So lassen sich die abgehenden Äste der A. subclavia (Abb. 14.1) nur andeutungsweise darstellen, eine diagnostische Wertigkeit besteht zur Zeit noch nicht.

Im Bereich des Oberarms (Abb. 14.2) ist die führende arterielle Struktur die A. brachialis, die durch die mediale Bizepsfurche zur Ellenbeuge läuft. Im unteren Teil der Ellenbogengrube teilt sich die A. brachialis in die A. radialis und A. interossea communis, aus der die A. ulnaris hervorgeht [8, 14]. Neben Muskelästen entläßt die A. brachialis im proximalen Bereich des Sulcus bicipitalis medialis die A. profunda brachii, welche sich dem N. radialis anschließt. Beide verlassen am distalen Ende des proximalen Humerusdrittels die mediale Bizepsfurche und gelangen, dem Humerus dorsal anliegend,

in den Sulcus n. radialis. Die *A. profunda brachii* endet nach Abgabe der A. collateralis media als A. collateralis radialis, welche zum Rete articulare cubiti ziehen. Weitere Zuflüsse dieses um das Ellenbogengelenk gelegenen arteriellen Gefäßnetzes stammen u. a. aus der A. brachialis über die A. collateralis ulnaris superior und inferior und aus der A. recurrens radialis, die aus dem Anfangsteil der A. radialis oder bereits aus der A. brachialis entspringt und entlang des N. radialis aufsteigt.

Im Bereich des Unterarms führen 2 dominante Gefäß-Nerven-Straßen, die radiale und die ulnare, die die Hand versorgen. Die ulnare Gefäß-Nerven-Straße mit dem M. flexor carpi ulnaris als Leitmuskel enthält die A. ulnaris. Die im Vergleich zur A. ulnaris schwächer ausgebildete A. radialis läuft in der radialen Gefäß-Nerven-Straße mit dem M. brachioradialis als Leitmuskel. Die A. interossea posterior, die auf der Extremitätenseite des Unterarms verläuft, und die A. interossea anterior, die auf der Membrana interossea antebrachii entlang zieht, entspringen beide der A. interossea communis nach Abgang der A. ulnaris.

An der Hand (Abb. 14.3) bilden die Rr. palmares superficiales der Aa. ulnaris und radialis den oberflächlichen Hohlhandbogens, die Rr. palmares profundi den tiefen, wobei hier jedoch viele Normvarianten vorkommen (s. 14.3). Den tiefen und oberflächlichen Hohlhandbogen versorgen die Aa. digitales palmares communes, die im Bereich der Finger in die Aa. digitales palmares propriae übergehen. Die arterielle Versorgung des Daumens erfolgt über die A. princeps pollicis, die aus dem R. palmaris profundus der A. radialis entspringt. Die dorsale arterielle Versorgung der Hand erfolgt über den R. carpeus dorsalis der A. radialis, von dem die Aa. metacarpales dorsales entspringen.

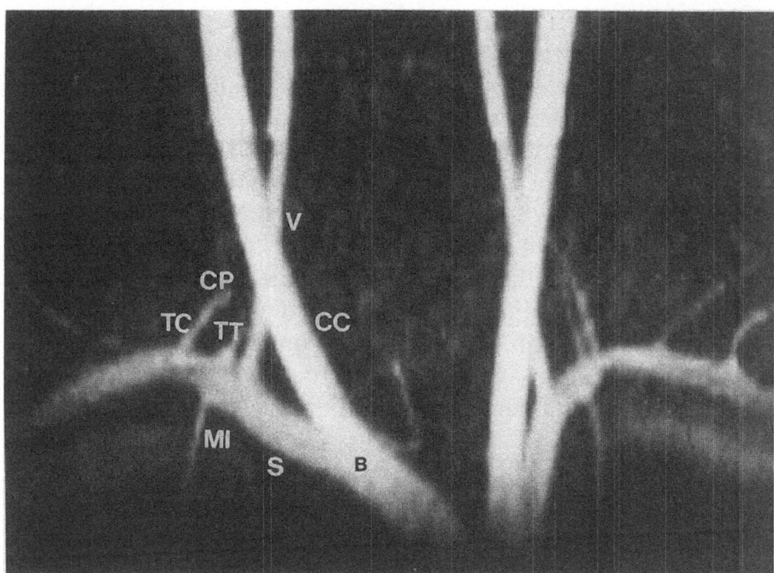

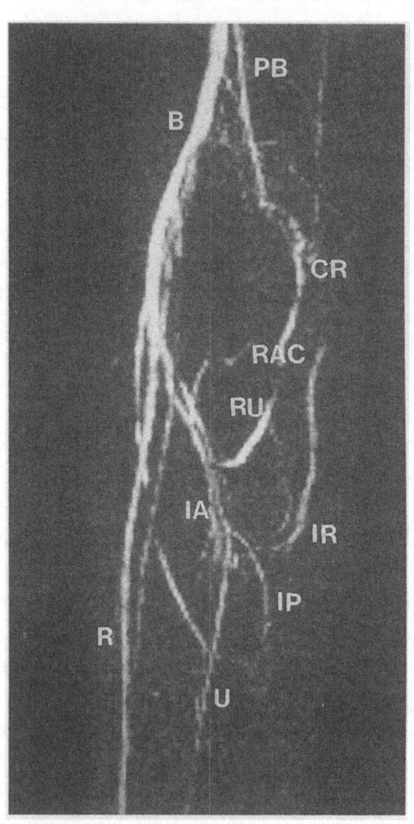

Abb. 14.1. Normalanatomie A. subclavia, nur rechtsseitig beschriftet. MRA, FISP 3D, TR/TE = 40/18, Flip 20°. Der Truncus brachiocephalicus (*B*) teilt sich in die A. carotis communis (*CC*) und die A. subclavia (*S*), aus welcher die A. vertebralis (*V*), der Truncus thyreocervicalis (*TT*), der Truncus costocervicalis (*TC*) mit der A. cervicalis profunda (*CP*) kranialwärts und die A. mammaria interna (*MI*) kaudalwärts hervorgehen

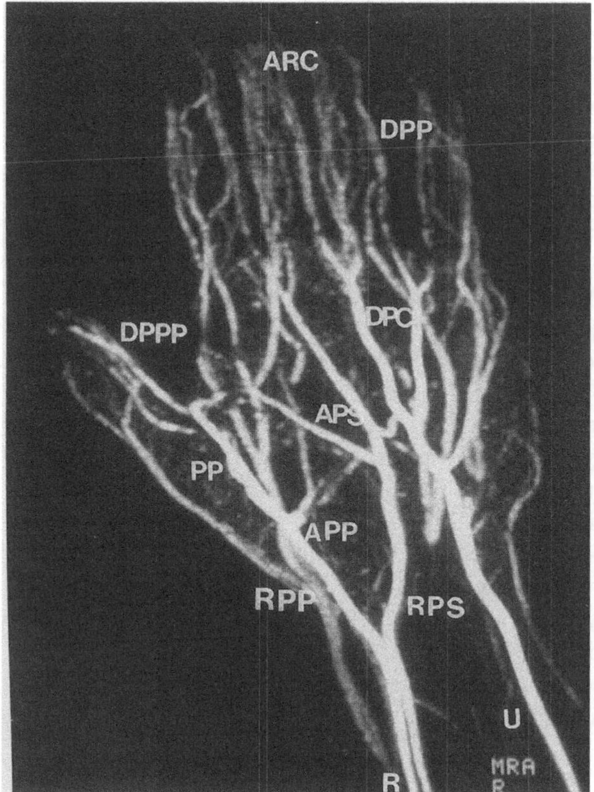

Abb. 14.2. Normalanatomie des Ellenbogens. MRA, reph/deph, FISP 3D, TR/TE = 40/18, Flip 20°. Im Bereich des Oberarmes entspringt die A. brachialis (*B*) und die A. collateralis radialis (*CR*), die aus der A. profunda brachii (*PB*) entspringt. Die A. brachialis (*B*) teilt sich in die A. radialis (*R*), die ein kräftiges Flußmuster zeigt und die A. ulnaris (*U*), die sich anfangs mit der A. interossea anterior (*IA*) überlagert und im Bereich des Unterarmes eine zunehmende Flußverlangsamung aufweist, allerdings ohne Hinweis auf einen Abbruch. Von der A. ulnaris (*U*) zieht die A. recurrens ulnaris (*RU*) und von der A. interossea posterior (*IP*) die A. interossea recurrens (*IR*) zum Rete articulare cubiti (*RAC*)

◀

Abb. 14.3. Normlanatomie der Hand. MRA, reph/deph, FISP 3D, TR/TE = 40/18, Flip 20°, frontal. Der Arcus palmaris superficialis (*APS*) wird vom R. palmaris superficialis (*RPS*) der A. radialis (*R*) und der A. ulnaris (*U*) gebildet. Aus diesem entspringen die Aa. digitales palmares communes (*DPC*). Im Bereich der Metakarpophalangealgelenke D2-5 teilen sich diese in die ulnar- und radialseitig verlaufenden Aa. digitales palmares propriae (*DPP*), die über Aa. arcuatae (*ARC*) anastomosieren. Der R. palmaris profundus (*RPP*) der A. radialis (*R*) verzweigt sich in den Arcus palmaris profundus (*APP*) und die A. princeps pollicis (*PP*), die in die A. digitalis palmaris propria pollicis (*DPPP*) übergeht

> **Merke**
>
> – Die MRA der oberen Extremitäten erlaubt optimal und der DSA vergleichbar eine Dokumentation der normalen Gefäßtopographie des arteriellen Systems.
> – Im Unterschied zu invasiven angiographischen Techniken werden physiologische Flußphänomene demonstriert und kein Vasospasmus induziert

14.3 Variationen

Die häufigsten Variationen im Bereich der arteriellen Gefäßanatomie der Hand finden sich in der Region des oberflächlichen und tiefen Hohlhandbogens. Der Typus radioulnaris, bei der der Arcus superficialis aus der Aa. radialis und ulnaris gespeist wird, kommt nur in $^1/_3$ der Fälle vor. Der offene Bogen (58 %) kommt dagegen häufiger als der geschlossene (42 %) vor, wobei hier eine Variation in der Versorgung der Aa. digitales palmares communes auftritt. Bei dem mit 37 % häufigsten Typ [7] werden alle oberflächlichen Fingerarterien aus der A. ulnaris versorgt (Abb. 14.4).

Als Variation kann in der mittleren Gefäß-Nerven-Straße eine A. media, begleitet vom N. medianus, zwischen den Köpfen des M. pronator teres verlaufen und im Bereich des Handgelenks in den Karpaltunnel weiterziehen und hier zu einem Karpaltunnelsyndrom führen [6].

14.4 Pathologie

14.4.1 Traumatische Gefäßläsionen

Aufgrund der Fortschritte im Bereich der Transplantations- und Wiederherstellungschirurgie rückt die Gefäßdarstellung zur operativen Planung und postoperative Kontrolle zunehmend in den Vordergrund. So kommt es häufig nach schweren Gewalteinwirkungen am Unterarm und an der Hand zu Weichteil- und Knochenverletzungen mit Beteiligung der großen Gefäße. Ein traumatisch bedingter Gefäßverschluß, ein Gefäßabriß oder die sekundäre Thrombose mit Verlegung der arteriellen Strombahn führen zu schweren Komplikationen, die vor einer operativen Versorgung der Weichteil- und Knochenverletzungen erkannt werden müssen. Bei einer akuten Verletzung muß die konventionelle oder digitale Angiographie emp-

fohlen werden, da sie schneller mit einem chirurgischen oder interventionellen Eingriff verbunden werden kann und derzeit eine höhere räumliche Auflösung aufweist. Für postoperative Verlaufskontrollen ist jedoch die MRA aufgrund der nichtinvasiven Untersuchungstechnik und der fehlenden Strahlenexposition die Methode der Wahl (Abb. 14.5).

Derzeit laufende Studien zeigen, daß der MRA der Hand eine zunehmende Bedeutung bei der Abklärung von chronischen Traumata, wie z. B. beim Vibrationssyndrom (Abb. 14.6) oder dem Hypothenarhammersyndrom, zukommt.

14.4.2 Embolische Gefäßverschlüsse

Embolien der Gefäße imponieren in der MRA durch einen plötzlichen Gefäßabbruch ohne oder mit nur spärlich ausgebildetem Kollateralkreislauf. Die obere Extremität ist nur in ca. 6 % der Fälle betroffen, im Gegensatz zur A. carotis communis oder interna mit 60 % oder der unteren Extremität mit 28 % [13]. Häufig betroffene Gefäße im Bereich der oberen Extremität sind die A. subclavia, die A. brachialis, A. ulnaris, A. radialis und die Digitalarterien. Neben kardial bedingten Ursachen kommt vor allem das Thoracic-outlet-Syndrom als Ursache einer Embolie im Bereich der oberen Extremität in Frage. Beim Thoracic-outlet-Syndrom kann es durch vorübergehende Kompression des Gefäßnervenstrangs in der oberen Thoraxapertur zu neurogenen und vaskulären Störungen kommen. Als kardiale Ursache stehen Mitralfehler, Endokarditis, Herzinfarkt und Vorhofflimmern im Vordergrund. Klinisch zeigt sich Schmerz, Pulslosigkeit, Bewegungsstörungen, Blässe und Gefühlsstörungen im von der Embolie betroffenen Areal.

Die MRA als nichtinvasives Untersuchungsverfahren erlaubt die zuverlässige Dokumentation der normalen und pathologischen Flußverhältnisse bei embolischen Gefäßverschlüssen. In der Regel läßt sich das zuführende Gefäß bis zum Embolus zuverlässig abgrenzen, distal des Embolus resultiert eine vollständige Gefäßauslöschung. Problematisch erweist sich die Abklärung weit distaler Embolien im Bereich dieser Gefäßformationen. Hier kann derzeit der routinemäßige Einsatz der MRA noch nicht empfohlen werden.

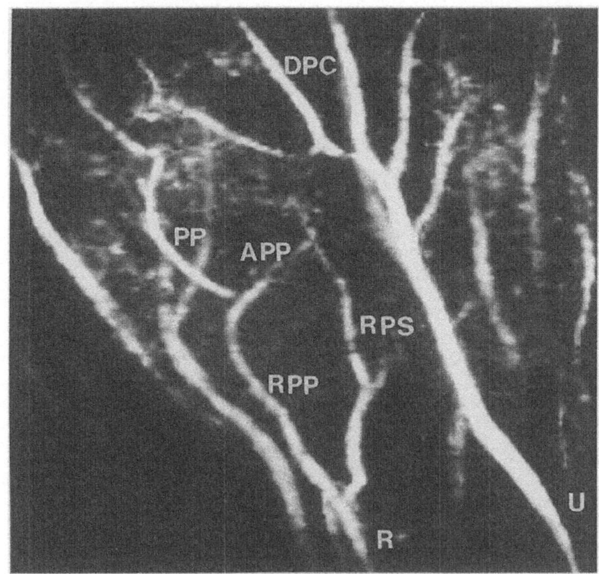

Abb. 14.4. Variation der Normalanatomie der Hand. MRA, reph/deph, FISP 3D, TR/TE = 40/18, Flip 20°, frontal. Die mit 37 % häufigste Variation zeigt eine A. ulnaris (*U*) mit starkem Flußmuster, die alle Aa. digitales palmares communes (*DPC*) speist. Der R. palmaris profundus (*RPP*) der A. radialis (*R*) weist eine deutliche Flußverlangsamung im distalen Bereich auf. Dagegen zeigt sich der R. palmaris profundus (*RPP*) bis zur Verzweigung in die A. princeps pollicis (*PP*) und den Arcus palmaris profundus (*APP*) mit regelrechtem Flußsignal (*RPS* R. palmaris superficialis)

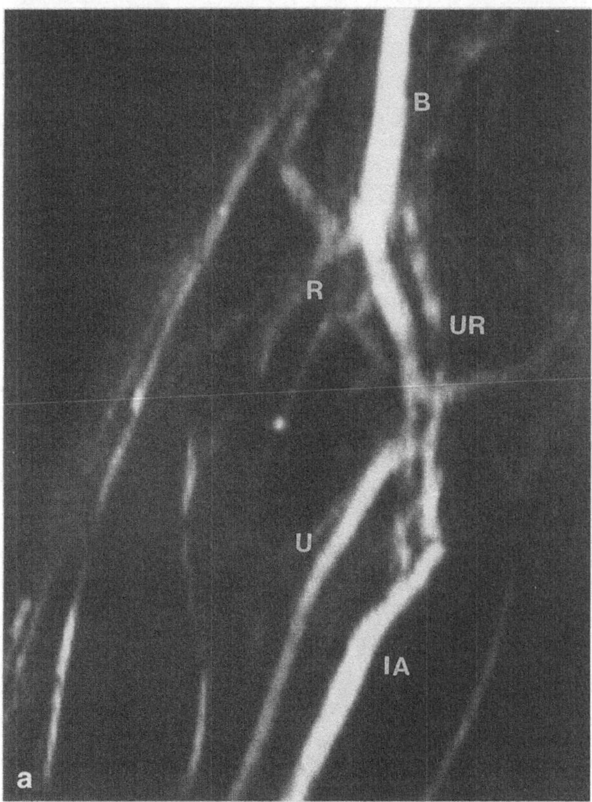

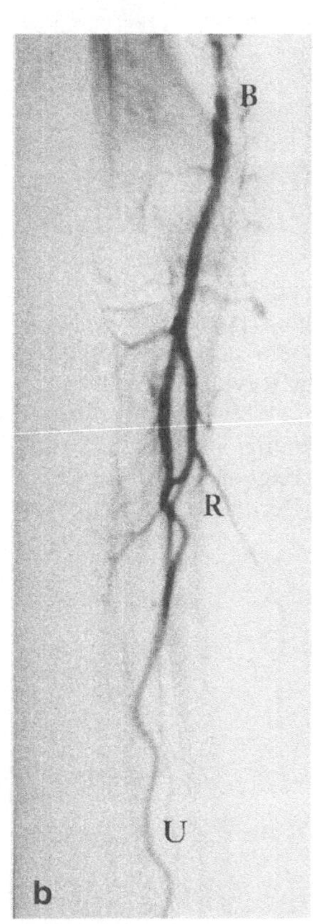

Abb. 14.5 a, b. Schußverletzung im Bereich des Ellenbogens. Der 26jährige Patient mit einer Schußverletzung im proximalen Unterarm zeigt präoperativ ein kontinuierliches Verdämmern der A. radialis (*R*) mit Gefäßschlängelung der A. ulnaris (*U*). Die zur Verlaufskontrolle durchgeführte MRA nach gefäßchirurgischer Behandlung weist keinen Fluß im Bereich der A. radialis (*R*) auf. Die A. ulnaris (*U*), A. interossea anterior (*IA*) und A. ulnaris recurrens (*UR*) stellen sich regelrecht dar (*B* A. brachialis)

a MRA, reph/deph, FISP 3D, TR/TE = 40/18, Flip 20°

b DSA, selektive A.-brachialis-Injektion

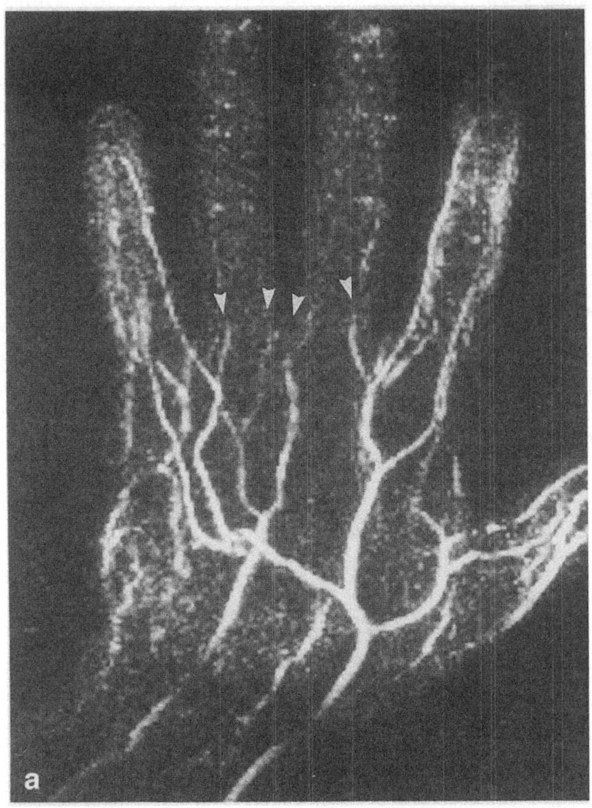

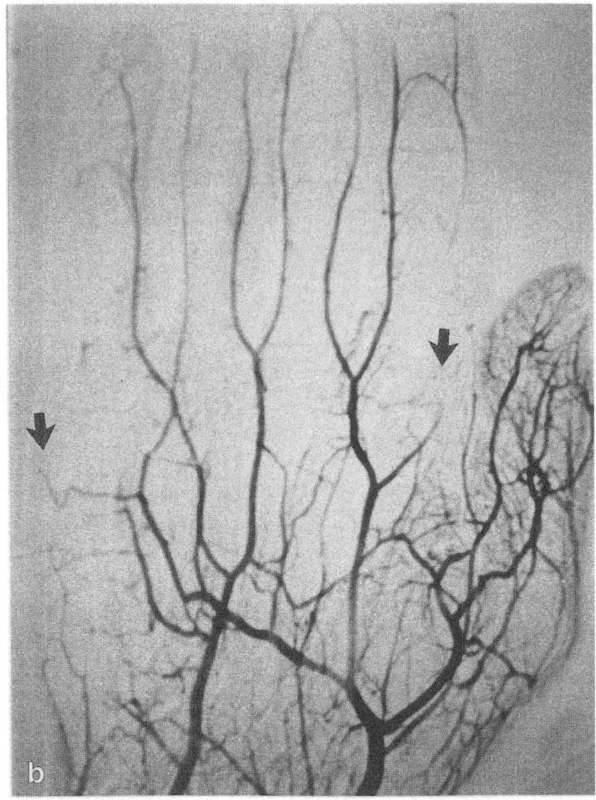

Abb. 14.6 a, b. Vibrationstrauma der Hand. Der 24jährige Patient, der seit 5 Jahren an einer Hochfrequenzschleifmaschine arbeitet, zeigt seit einem Jahr zunehmend die Symptomatik eines sekundären Raynaud. Während die DSA (**b**) nach Briscolgabe Gefäßabbrüche mit Wiederauffüllung der Aa. digitales palmares propriae D2 radial (*Pfeile*) und D5 ulnar (*Pfeile*), zeigt sich hier ein diskrepanter Befund in der MRA (**a**). Bei deutlicher Flußreduktion von D3 und D3 (*Pfeilspitzen*) und dokumentiert die MRA die Flußverhältnisse unter physiologischen Bedingungen und weist bei diesem Patienten eine exakte Übereinstimmung mit dem klinischen Befund auf

a   MRA, reph/deph, FISP 3D, TR/TE = 40/18, Flip 20°, frontal

b   DSA, selektive A. brachialis-Injektion

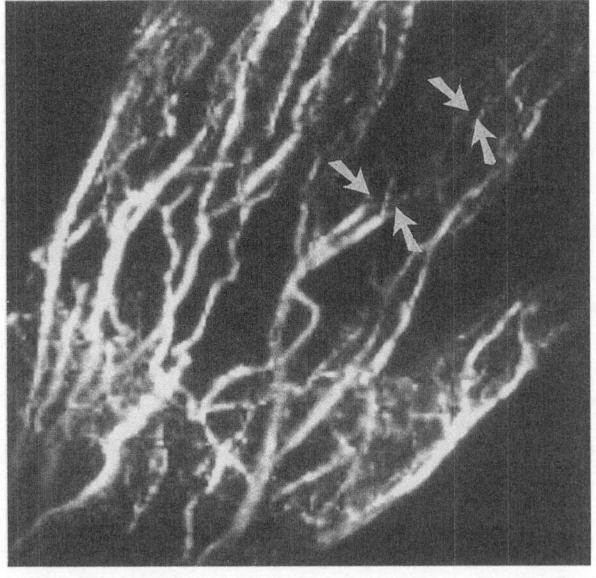

Abb. 14.7. Osteosarkom des Zeigefingers. MRA, reph/deph, FISP 3D, TR/TE = 40/18, Flip 20°. Die MRA zeigt das Bild eines histologisch gesicherten Osteosarkoms an der Grundphalanx D2 ulnarseitig mit Gefäßabbrüchen und Minderdurchblutung (*Pfeile*). Während in der MIP-3D-Rekonstruktion der Weichteiltumor nicht abgebildet wird, imponiert in der MRA die Raumforderung durch sekundäre Zeichen wie der Gefäßverlagerung

14.4.3 Raumforderungen

Die MRT- und MRA-Diagnostik von Raumforderungen im Bereich der oberen Extremität hat einmal zum Ziel, bei Verdrängung benachbarter Blutgefäße durch Tumoren diesen exakt abzugrenzen sowie das Vaskularisationsmuster von Tumoren zu erfassen. Eine Tumorausdehnung mit Verdrängung von Blutgefäßen läßt sich bei normalerweise über weite Strecken gerade verlaufenden Arterien gut abgrenzen. So sind Verlagerungen der Aa. digitales palmares propriae bei Raumforderungen im Bereich der Finger und Verlagerungen der Aa. ulnaris oder radialis gut darstellbar. Auch können Raumforderungen durch Minderdurchblutung und Gefäßabbrüche imponieren (Abb. 14.7).

Andererseits können auch Tumoren, die stark vaskularisiert sind, primär exakt abgebildet werden. So lassen sich Hämangiome, gutartige kapillare bis kavernöse Geschwülste durch Wucherung von Blutgefäßen, bei ausreichendem Fluß MR-tomographisch und MR-angiographisch im Hinblick auf Lokalisation und Ausdehnung beurteilen. Stets müssen jedoch primär bildgebende Sequenzen mit T1- wie T2-Gewichtung durchgeführt werden, um die Raumforderungen sicher abzugrenzen und zu charakterisieren. Klinisch kommt weiterhin bei mehr als 50% der Untersuchungen auch das paramagnetische Kontrastmittel Gd-DTPA zum Einsatz zur Erfassung der Vaskularisation und der Infiltrationstiefe (Abb. 14.8 a). In seltenen Fällen gelingt neben dem sekundären Zeichen einer Gefäßverlagerung auch der Nachweis pathologischer Tumorgefäße (Abb. 14.8 b).

14.4.4 Raynaud-Syndrom

Das primäre Raynaud-Phänomen (Abb. 14.9), das im Gegensatz zum sekundären ohne nachweisbare Ätiologie auftritt, zeigt anfallsweise, durch Kälte oder emotionalen Streß ausgelöste bilaterale Verfärbungen der Finger vom vasospastischen Typ, die klassischerweise während einer Anfallsequenz weiß-blau-rot imponieren. Dieses sog. Trikolorephänomen wird allerdings nur in der Minderzahl der Fälle beobachtet. Sämtliche periphere Pulse sind tastbar, eine Gangränbildung fehlt und die Symptomatik ist in der Regel über einen längeren Zeitraum bekannt. Bevorzugt betroffen ist das weibliche Geschlecht in der zweiten und dritten Lebensdekade.

Das sekundäre Raynaud-Phänomen zeigt klinisch zwar die gleiche Symptomatik wie das primäre, die Ursache ist allerdings immer in einer Grundkrankheit zu sehen (Abb. 14.10), wobei Kollagenosen zu

$^2/_3$ der Krankheitsfälle verantwortlich sind. Im Gegensatz zur invasiven Angiographie ermöglicht die MRA rasch und nicht invasiv die Dokumentation der perfundierten Gefäßbezirke. Untersuchungen zum Zeitpunkt der klinischen Symptomatik demonstrieren einen reduzierten arteriellen Fluß. In Einzelfällen können isolierte segmentförmige Stenosen der Abschnitte des oberflächlichen oder tiefen Hohlhandbogens nachgewiesen werden. Die MRA ist weiterhin das ideale diagnostische Instrument für Verlaufskontrollen und Therapiekontrollen unter medikamentöser Therapie.

Vaskulitiden treten bei verschiedenen Erkrankungen aus dem rheumatischen Formenkreis auf. Die Thrombangitis obliterans (Abb. 14.10) ist eine segmentale, multilokulär auftretende Panangitis, bevorzugt der kleinen und mittelgroßen Arterien. Die obere Extremität ist in 50% betroffen. Sie beginnt definitionsgemäß vor dem 40. Lebensjahr mit einem Geschlechtsverhältnis von 3,5:1 (Männer:Frauen), wobei sich dieses im Verlauf der Jahre parallel zum Zigarettenkonsum der Frauen ändert. Dieser soll bei disponierten Personen einen Autoimmunprozeß triggern. Eine oft Monate bis Jahre vorauseilende Phlebitis saltans sive migrans ist pathognomonisch. Die obere Extremität ist häufig betroffen, atherogene Risikofaktoren fehlen meist und ein schubweiser Verlauf sind typisch für die Thrombangitis obliterans. Aufgrund ihres krankheitsspezifischen Erscheinungsbildes ist eine Gefäßdarstellung von hohem differentialdiagnostischen Stellenwert (Abb. 14.10). Weder das Blutbild noch ungezielte Gefäßbiopsien zur histologischen Beurteilung können entscheidende Hinweise auf diese mit ihrer segmentalen Verschlußlokalisation typische Erkrankung geben. Neben dem Verschlußmuster sind korkenzieherartige Veränderungen der Hauptgefäße und Kollateralen mit glatter Kontur und einer Tonuserhöhung kennzeichnend [2, 3, 11, 12].

Ein weiteres Krankheitsbild mit fakultativem Raynaud-Phänomen stellt die Arteriosklerose dar [2, 3, 11, 12]. Diese ist gekennzeichnet durch ihr herdförmiges Auftreten sowie ihre progrediente Generalisation. Die bekannten Risikofaktoren wie Hypertonie, Rauchen oder Hyperlipidämie führen zu einer Endothelschädigung, die zu einer Imigration glatter Muskelzellen der Media in die Intima führt. In der MRA stellt sich die Arteriosklerose durch eine ausgeprägte Schlängelung und dem Wechsel von Ektasien und Stenosen der Handarterien dar (Abb. 14.11).

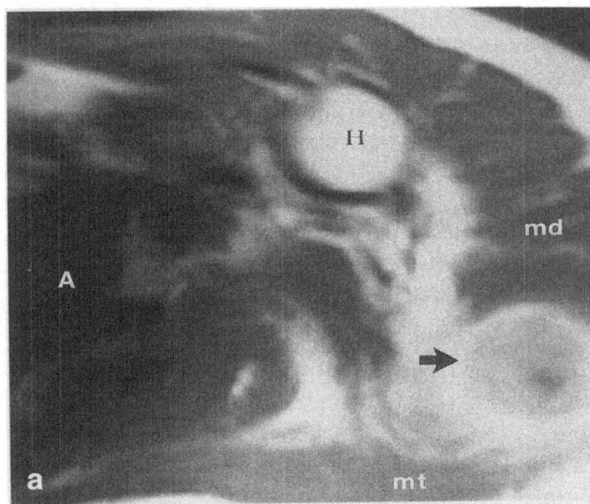

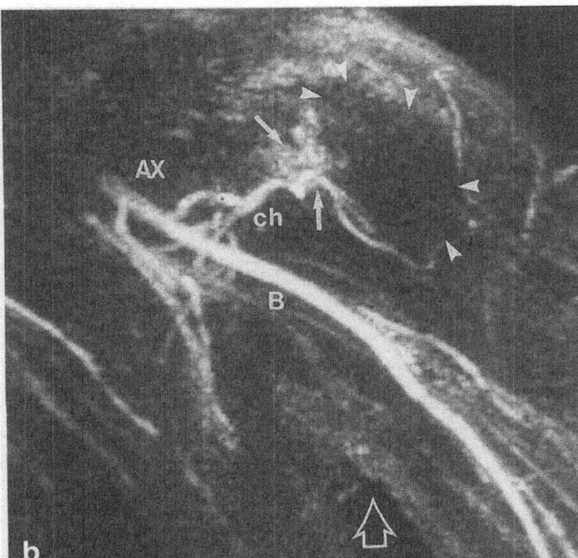

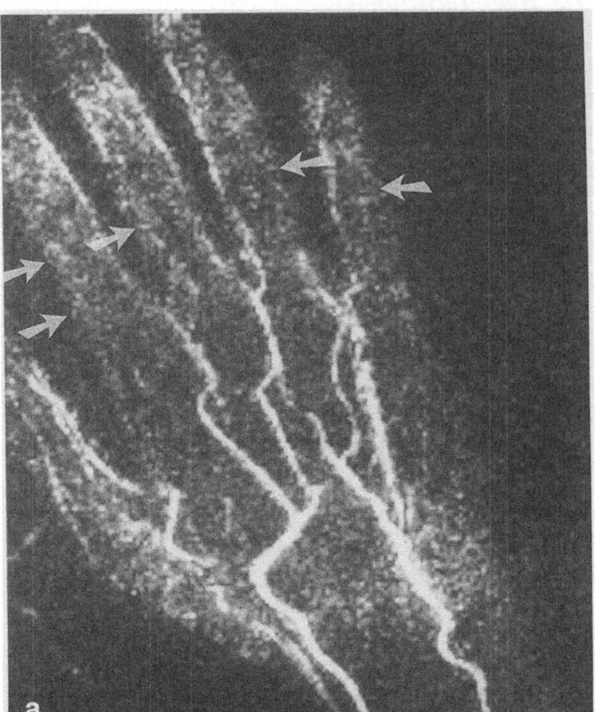

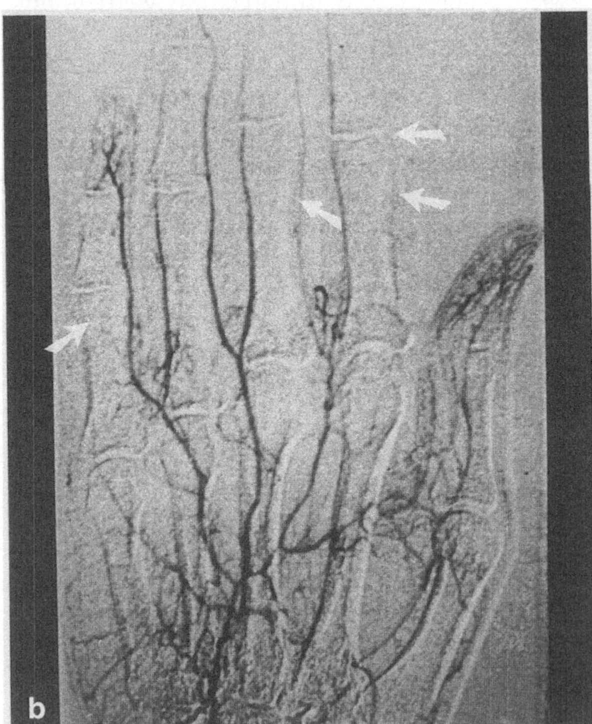

Abb. 14.8 a, b. Karzinommetastase der linken Schulter

a MRT, SE, TR/TE = 500/15, Gd-DTPA, axial. In der kontrastverstärkten T1-gewichteten SE-Sequenz zeigt sich dorsal im M. deltoideus (*md*) gelegen eine stark kontrastmittelaufnehmende Raumforderung (*Pfeile*) mit zentraler Nekrose. Verlagerung des M. trapezius (*mt*) (*H* Humerus, *A* Apex pulmonis)

b MRA, reph/deph, FISP 3D, TR/TE = 40/18, Flip 20°, frontal. MR-angiographisch zeigen sich in der MIP-Rekonstruktion in frontaler Ansicht die sekundären Tumorzeichen der Gefäßverlagerung (*Pfeilspitzen*). Zuführendes Gefäß aus der A. axillaris (*AX*) über die A. circumflexa humeri (*ch*) zu identifizieren. Nachweis eines Konvoluts von pathologischen Tumorgefäßen (*Pfeile*) (*B* A. brachialis, *offener Pfeil* Achselfalte)

Abb. 14.9 a, b. Legende s. S. 329

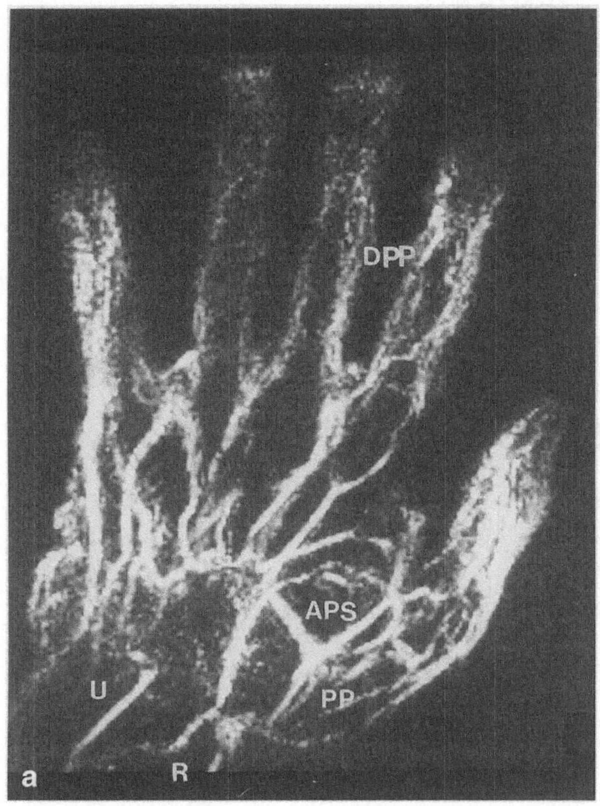

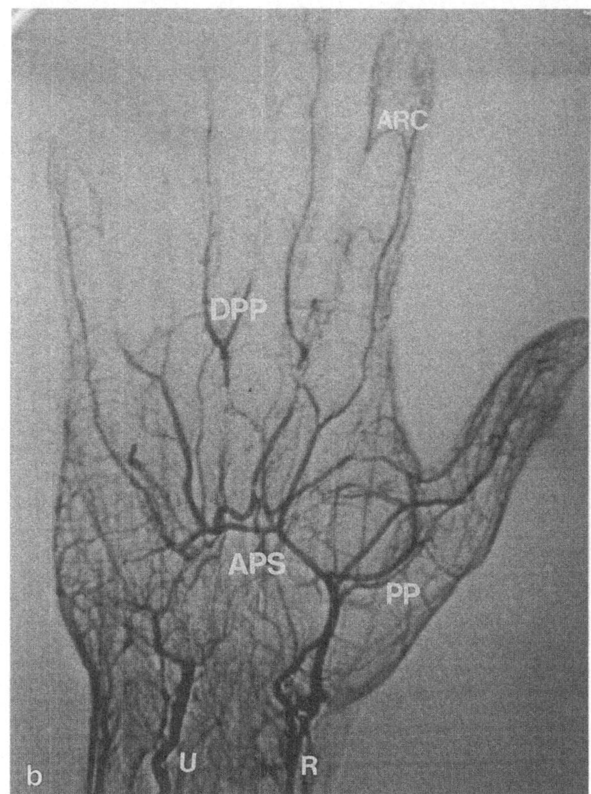

Abb. 14.10 a, b. Thrombangitis obliterans der linken Hand. Der 34jährige Patient mit Nikotinabusus seit 18 Jahren, zeigt seit einem $^1/_2$ Jahr eine raynaudartige Symptomatik der linken Hand ohne weitere Grunderkrankungen. Aufgrund des Verschlusses der A. ulnaris (*U*) im Bereich des Handgelenkes wird der Arcus palmaris superficialis (*APS*) primär von der A. radialis (*R*) gespeist. Die A. princeps policis (*PP*) ist doppelt angelegt, ein Gefäß stellt sich regelrecht dar, das andere bricht in Höhe des Daumengrundgelenkes ab. Segmentale Verschlüsse der Aa. digitalis palmares propriae (*DPP*) D2-4 ulnarseitig und D5 radialseitig mit Wiederauffüllung über die Aa. arcuatae (*ARC*) im distalen Bereich

a MRA, FISP 3D, reph/deph, TR/TE = 40/18, Flip 20°, frontal

b DSA, intraarteriell nach selektiver A.-brachialis-Injektion

◄ **Abb. 14.9 a, b.** Primäres Raynaud-Syndrom der Hand. Die linke Hand des 39jährigen Patienten, bei dem seit 9 Monaten die klinische Symptomatik eines Raynaud-Symptoms ohne bekannte Grunderkrankung vorliegt, zeigt ein vermindertes Signalmuster der Aa. digitalis palmares propriae D2/3 radialseitig und D4/5 ulnarseitig (*Pfeile*). Gute Korrelation mit den Ergebnissen oder intraarterieller DSA nach Briscol

a MRA, FISP 3D, reph/deph, TR/TE = 40/18, Flip 20°, frontal

b DSA, selektive A.-brachialis-Injektion

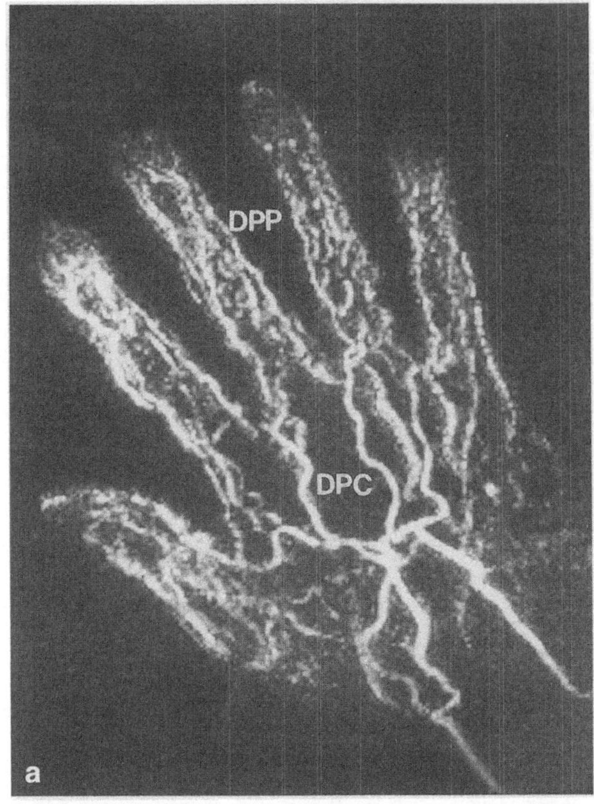

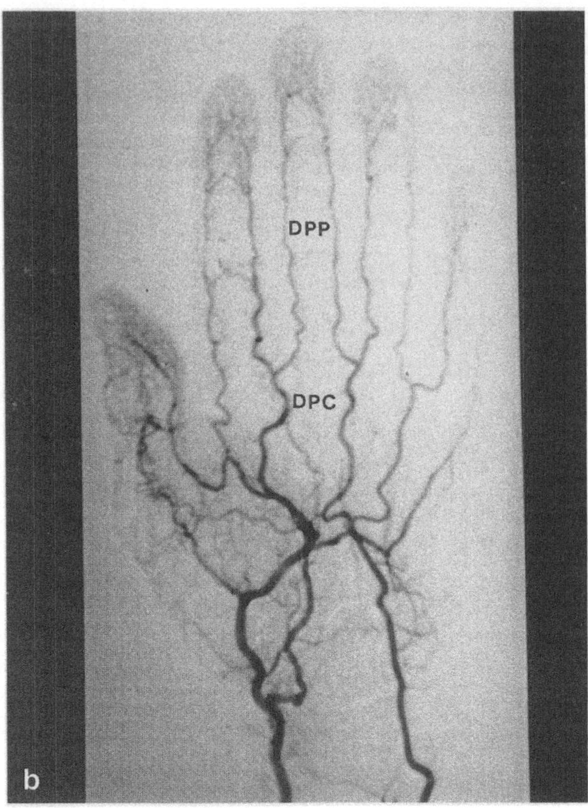

Abb. 14.11 a, b. Die Angiographie des 57jährigen Mannes zeigt eine vermehrte Gefäßschlängelung der Aa. digitales palmares communis (*DPC*) und der Aa. digitales palmares propriae (DPP) im Sinne arteriosklerotischer Veränderungen

a   MRA, FISP 3D, reph/deph, TR/TE = 40/18, Flip 20°, frontal

b   DSA, intraarteriell nach selektiver A.-brachialis-Injektion

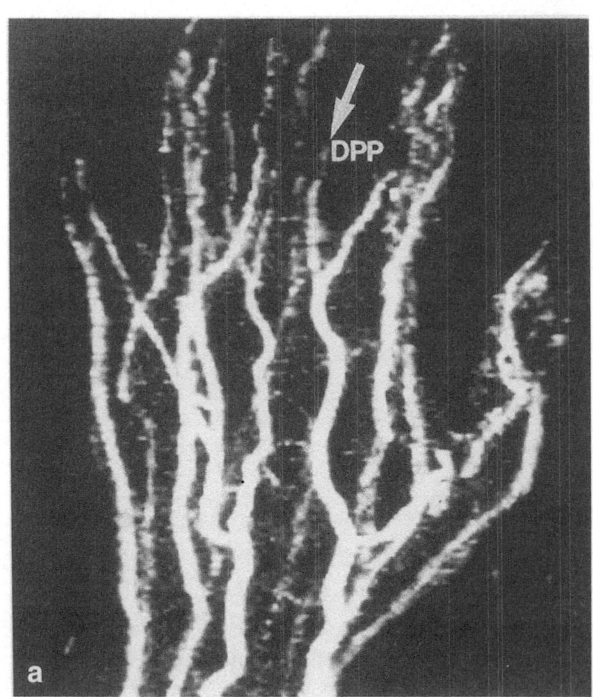

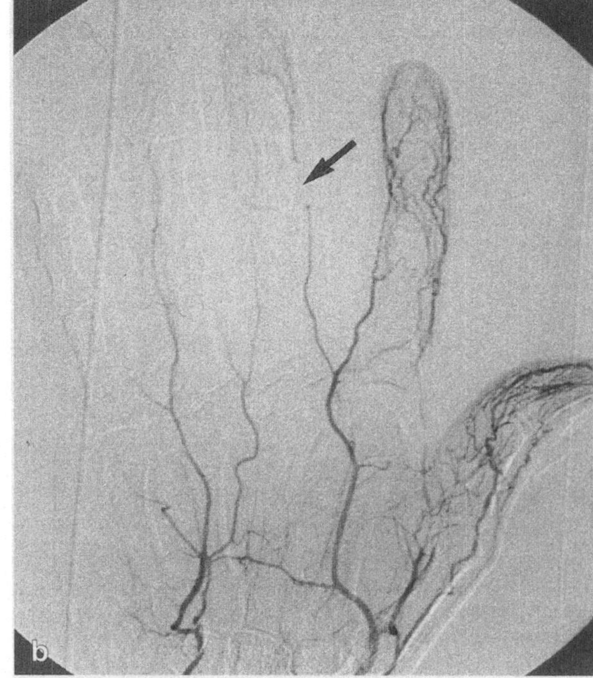

Abb. 14.12 a, b. Legende s. S. 331

14.5 Wertung und diagnostische Strategie

Während heute vielfältige Indikationen für den kontrastverstärkten Einsatz der bildgebenden MRT der oberen Extremität definiert werden konnten (Tabelle 14.2), so unterliegt der zusätzliche Einsatz der MRA noch vielfältigen Limitationen. Das eingeschränkte Untersuchungsvolumen sowie die schwierige selektive Flußdarstellung gelten als Hauptnachteile. Eine klinische Indikation besteht heute für den Einsatz rephasierend-dephasierender MR-angiographischer Sequenzen bei Fragestellungen der Handregion. Insbesondere die Frage nach der Nachbarschaftsbeziehung bei Raumforderungen sowie der embolische Gefäßverschluß oder Veränderungen bei Vaskulitis können mittels MRA diagnostiziert werden.

Der Vorteil (Tabelle 14.3) der nichtinvasiven Gefäßdarstellung ist im Bereich der oberen Extremität von besonderer Bedeutung, da es hier durch Thermoregulation und gesteigerten Sympathikotonus bei invasiver Untersuchungstechnik zu funktionellen vasokonstriktorischen Digitalarterienverschlüssen kommen kann [15], die oft auch durch die Gabe vasodilatatorischer Medikamente nicht aufgehoben werden können (Abb. 14.12). Andererseits kann bei Durchführung einer Brachialisangiographie eine mechanische Irritation der punktierten Arterienwand einen spastischen Verschluß in Höhe der Einstichstelle auslösen, der eine arteriographische Abklärung der peripheren Gefäßsituation gar nicht erst zuläßt [3, 9]. Ein weiterer Vorteil der MRA ist die Möglichkeit der digitalen Nachbearbeitung nach beendeter Datenakquisition. Dies optimiert eine Gefäßdarstellung aus verschiedenen Blickrichtungen, wodurch Gefäßüberlagerungen vermieden und Gefäße in ihrer gesamten Zirkumferenz noch detailierter als der in 2 Ebenen durchgeführten DSA beurteilt werden können. Die MRA erlaubt eine differenzierte Beurteilung von Gefäßerkrankungen durch die kombinierte Darstellung der Morphologie und der Funktion [5], da die Gefäßdarstellung nicht nur vom anatomischen Verlauf und morphologischen Gegebenheiten, sondern

Tabelle 14.2. Indikationen zur kontrastverstärkten MRT und MRA der oberen Extremität

MRT	MRA
Lokalisation und Vaskularisation von Raumforderungen	Lokalisation und Vaskularisation von Raumforderungen
Vitalitätsbestimmung von Knochennekrosen	Lokalisation traumatischer Gefäßläsionen
Erkennen okulter Frakturen	Darstellung embolischer Gefäßverschlüsse
Beurteilung von Nervenkompressionssyndromen	Beurteilung entzündlicher Gefäßveränderungen

Tabelle 14.3. Vor- und Nachteile der MRA und DSA der oberen Extremität

MRA: Vorteile	DSA: Vorteile
Darstellbarkeit von Morphologie undFunktion	Flußzeitbestimmung
Nachverarbeitung des Datensatzes	Genaue Ortsauflösung Kombination mit MRT
MRA: Nachteile	**DSA: Nachteile**
Ausschlußkriterien (Herzschrittmacher, Metallteile)	Komplikationen (Nachblutung, Embolien)
Lange Untersuchungszeiten (Verwacklung) Flußartefakte	Allergische KM-Reaktion Vasospasmus
Abhängigkeit von der Raumachse	Strahlen und KM-Exposition

auch von Flußgeschwindigkeit, Flußrichtung und Fließverhalten abhängig ist.

Auf der anderen Seite erlaubt die DSA eine Flußzeitbestimmung vom Injektionsbeginn bis zur Darstellung der Fingerendgefäße, welche insbesondere bei Fragestellung eines M. Raynaud oder von Raynaud-Äquivalenten eine Rolle spielt. Bei MRA auf der Basis rephasierend-dephasierender Sequenzen ist die Gefäßabbildung von der Raumachse abhän-

◀ **Abb. 14.12 a, b.** Gefäßspasmus der Hand vor Gabe von Briscol. Die DSA (**b**) der rechten Hand eines 50jährigen Patienten mit Raynaud-Symptomatik seit $1^1/_2$ Jahren zeigt einen ausgeprägten Gefäßspasmus zahlreicher Arterien vor Gabe von Vasodilatanzien. Im Vergleich dazu stellen sich in der MRA viele Arterien mit regelrechtem Signalverhalten dar, wobei sich in Übereinstimmung mit der DSA ein Gefäßabbruch der ulnaren A. digitalis palmaris propria (*DPP*) des Mittelfingers vermuten läßt (*Pfeil*)

a MRA, FISP 3D, reph/deph, TR/TE = 40/18, Flip 20°, frontal

b DSA, selektive intraarterielle Injektion in die A. brachialis

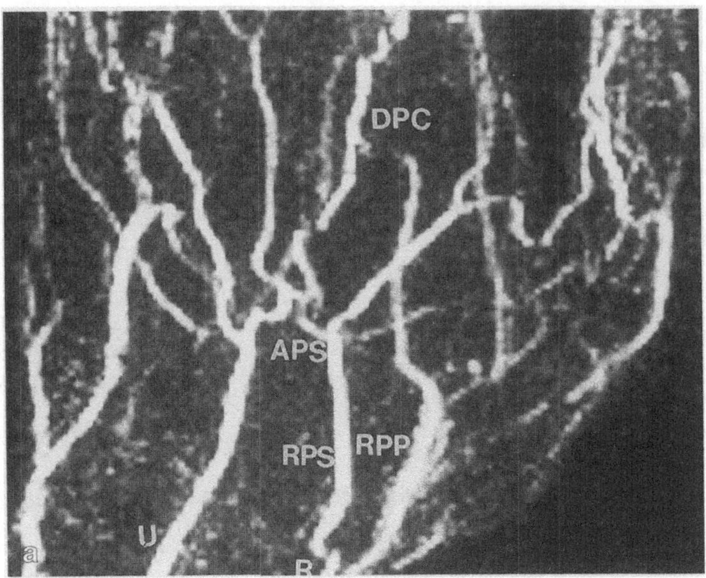

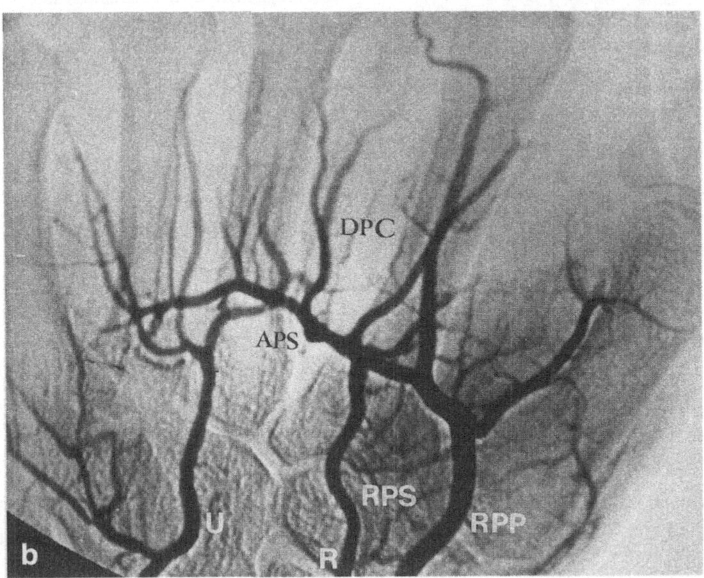

Abb. 14.13 a, b. Normalanatomie des oberflächlichen Hohlhandbogens. Aufgrund der fehlenden Kompensation der bewegten Spins in transversaler Richtung läßt sich der Arcus palmaris superficialis (*APS*) nur schwer mit Hilfe dieser rephasierend-dephasierender Sequenzen darstellen. Die in Richtung der kompensierten Raumachse verlaufenden Aa. radialis (*R*) und ulnaris (*U*) sowie die Aa. digitales palmares communes (*DPC*) kommen signal-reich zur Darstellung (*RPP* Rr. palmares profundi, *RPS* Rr. palmares superficiales)

a MRA, FISP 3D, reph/deph, TR/TE = 40/18, Flip 20°, frontal

b DSA, selektiv nach Injektion der A. brachialis

gig, in der eine Bewegungskompensation der Spins vorgenommen wird. In Richtung der nicht-kompensierten Raumachsen ist mit einem verminderten Signal und somit einer eingeschränkten Gefäßdarstellung zu rechnen. Dies bedeutet für die MRA der Hand eine schlechte Darstellbarkeit der transversal verlaufenden Gefäße, wie der Hohlhandbögen (Abb. 14.13) oder der Aa. arcuatae. Bezüglich der räumlichen Auflösung und des Kontrast-Rausch-Verhältnisses ist die MRA der DSA unterlegen. Des weiteren läßt die invasive Angiographie einen interventionellen Eingriff zu. Ein gravierendes Problem der MR-angiographischen Technik ist auch für die Handregion die Signalreduktion aufgrund destruktiver Phaseninterferenz durch Turbulenzen. Dies erschwert die Differenzierung signalarm bis signalfrei dargestellter Gefäßanteile, da Flußartefakte, aber auch Phasenfehler durch Feldinhomogenitäten oder gewebespezifische Suszeptibilität Stenosen und Gefäßverschlüsse vortäuschen können.

Hauptindikationen für die MRA der oberen Extremität sind somit derzeit Patienten, die eine heftige allergische Reaktion auf KM-Applikation erwarten lassen oder einen durch Medikamente nicht zu durchbrechenden Vasospasmus zeigen. Des weiteren ist eine MRA der oberen Extremität bei Verdacht auf eine Gefäßerkrankung zur primären Abklärung und als Verlaufskontrolle zu empfehlen, die konventionelle oder digitale Angiographie soll der genauen Therapieplanung vorbehalten sein [4].

Indikationen zur MRA der oberen Extremität (Tabelle 14.1)

- Kontrastmittelallergie
- Vasospasmus
- Traumatische Gefäßläsionen im Intervall oder Therapiekontrolle
- Chronische Traumata
- Gefäßembolien im Intervall
- Tumordiagnostik

Literatur

1. Alfidi RJ, Masaryk TJ, Haacke EM et al. (1987) MR Angiography of peripheral, carotid, and coronary arteries. AJR 149:1097–1109
2. Bauer T, Rauber K, Rau WS (1990) Differentialdiagnostik akraler Durchblutungsstörungen mittels intraarterieller DSA der Hand. Fortschr Röntgenstr 152:271–276
3. Harder T, Herter M, Köster O, Ludwig M, Klinkner J (1989) Digitale Subtraktionsangiographie der Hand. Fortschr Röntgenstr 151:82–88
4. Holder LE, Merine DS, Yang A (1993) Nuclear medicine, contrast angiography, and magnetic resonance imaging for evaluation of vascular problems in the hand. Hand Clin 9:85–113
5. Lanzer P, Bohning D (1990) Kernspinresonanzangiographie: Grundlagen und Anwendungen. Z Kardiol 79:247–260
6. Phalen GS (1972) The carpal tunnel syndrome-clinical evaluation of 589 hands. Clin Orthop 83:29–40
7. Lippert H (1969) Arterienvarietäten, Tafeln 47 bis 49. Med Klin 64:6, 8, 10, Beilagen
8. Rose SC, Kadir S (1992) Anatomie der Arterien der oberen Extremitäten. In: Kadir S (Hrsg) Angiographie-Normalbefund und Varianten. Edition Medizin, Weinheim
9. Scheffler A, Rieser R, Roth FJ (1990) Pharmakoangiographie mit Prostaglandin E1 bei punktionsbedingtem Spasmus der A. brachialis. Fortschr Röntgenstr 153:335–336
10. Seiderer M, Bauer WM, Villringer A, Einhäupl K (1990) 3D-MR-Angiographie mit Gd-DTPA. Fortschr Röntgenstr 152:327–332
11. Wagner HH, Alexander K (1985) Der differentialdiagnostische Stellenwert des Handarteriogramms beim primären und sekundären Raynaud-Syndrom. Fortschr Röntgenstr 141:10–18
12. Wallner B, Kratzsch G, Friedrich JM, Roth J (1989) Die intraarterielle DSA der Handarterien in der Diagnostik entzündlicher Bindegewebserkrankungen. Fortschr Röntgenstr 151:565–568
13. Wenz W, Beduhn D (1976) Extremitätenarteriographie. Springer, Berlin Heidelberg New York
14. Wicke L (1992) Atlas of radiologic anatomy. Urban & Schwarzenberg, Baltimore München
15. Zeitler E (1975) Zur sicheren Darstellung von Digitalarterien an Händen und Füßen in Lokalanästhesie nach oraler Alkoholgabe. Fortschr Röntgenstr 123:67–68

15 Zusammenfassende Bewertung, diagnostische Strategie und Zukunftsperspektiven

Die Definition der MRA wird optimal wiedergegeben durch die Charakteristika einer physiologischen Untersuchungstechnik, die es erlaubt, fließendes Blut mit *unterschiedlichem Signal* darzustellen im Vergleich zum umgebenden Gewebe. Damit unterscheidet sich die MRA fundamental von der DSA und der konventionellen Angiographie und liefert flußabhängige Bildkriterien. Obwohl die MRA abhängig ist von der gewählten Sequenz, den Parametern und der Untersuchungsregion, wird eine zuverlässige diagnostische Information durch die Analyse der Einzelbilder wie auch der 3D-MIP-Rekonstruktion erreicht. Es ist jedoch von außerordentlicher Bedeutung, die MRA nicht isoliert als MRT-Untersuchungsprotokoll zu betrachten, sondern den kombinierten Einsatz der MRA mit der bildgebenden MRT zur Abklärung vaskulärer Fragestellungen zu favorisieren.

Zusammenfassung der MRA

1. Physiologische Untersuchungstechnik, die fließendes Blut mit unterschiedlichem Signal darstellt im Vergleich zum umgebenden Gewebe und auf flußabhängigen Bildparametern beruht.
2. Fundamentaler Unterschied zwischen MRA und DSA.
3. MRA optimal verläßlich bei Analyse der Einzelbilder, der MIP-3D-Rekonstruktion und in Kombination mit der bildgebenden MRT.

In den Abb. 15.1–15.3 sind die aufgrund eigener Ergebnisse vorgeschlagene diagnostischen Strategien zum Einsatz der MRT und MRA in der Gefäßdiagnostik zusammengefaßt. Dabei wird ein unterschiedliches Procedere empfohlen für Fragestellungen der Neuroradiologie und Kopf-Halsregion (Abb. 15.1), Thorax und Abdomen (Abb. 15.2) sowie für die Extremitäten (Abb. 15.3).
Insgesamt sind viele neue Applikationen der MRA im Fluß und werden stark durch die weitere technische Entwicklung geprägt. Die bislang zur Verfügung stehenden Sequenzen zur MRT und MRA stellen jedoch bereits einen integralen Bestandteil für die Routinediagnostik dar und erlauben faszinierende Einblicke in die Angioarchitekturen und Vaskularisation unterschiedlichster Körperregionen und Pathologien.

Zusammenfassung der Parameter der MRA

1. Parameter des Blutflusses
   - Flußgeschwindigkeit
   - Flußrichtung in der Schicht (inplane)
   - Flußcharakteristika: pulsatil/nicht pulsatil
   - Flußprofil: laminar/turbulent

2. Parameter des Gewebes
   - T1-Relaxationszeit: niedrig: Weichteile
   - T1-Relaxationszeit: erniedrigt: Blut

3. Sequenzparameter der MRA
   - Repetitionszeit
   - Echozeit
   - Flipwinkel
   - Gradientenfeldstärke

Zukunftsperspektiven der MRA

1. Verbesserung der Abbildungsqualität
2. MRA-Kontrastmittel
3. Neue Spulentechnologie
4. Magnetisationstransfer
5. Ultrakurze Echozeiten
6. 512-Matrix mit Pixelgröße $<0,5$ mm
7. MR-gesteuerte stereotaktische Biopsieverfahren
8. Verbesserte Bildnachbearbeitung
   - stereoskopische Verfahren
   - neue Rekonstruktionsalgorithmen
   - Holographie

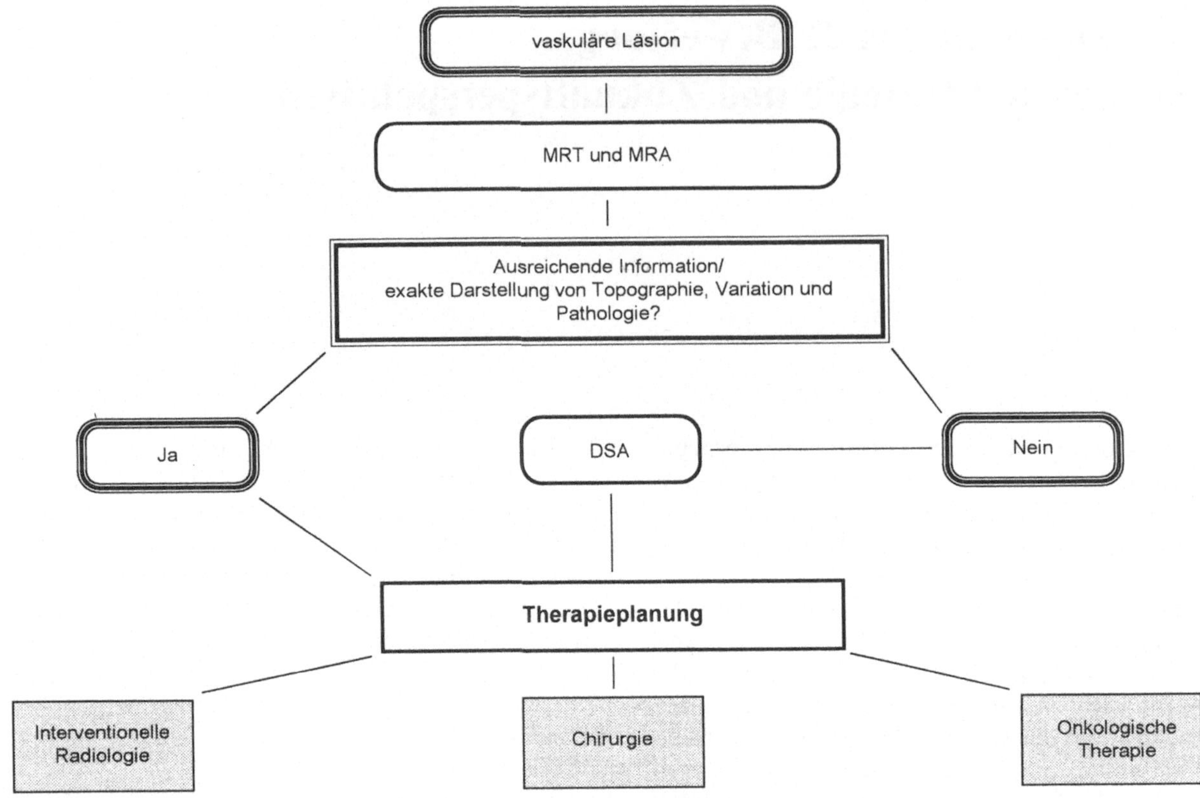

Abb. 15.1. Angiographisch diagnostische Strategien im Kopf-Hals-Bereich

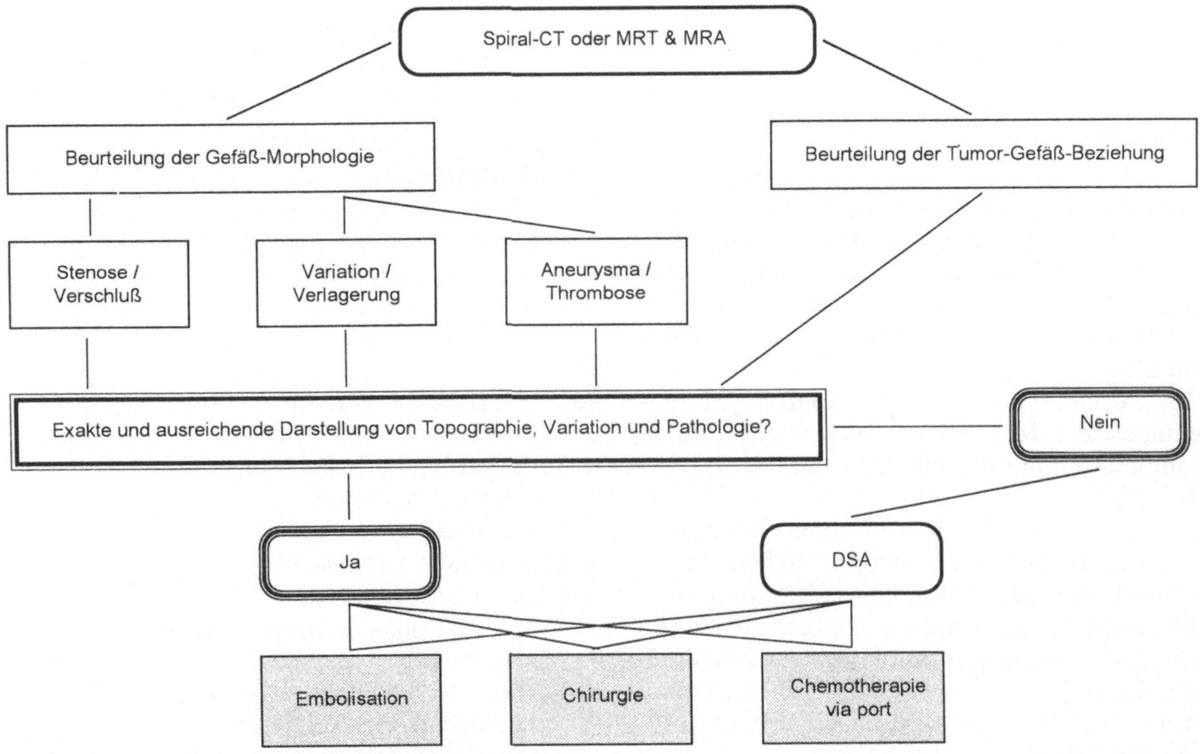

Abb. 15.2. Angiographisch diagnostische Strategien bei thorakalen, abdominellen oder pelvinen tumorösen Raumforderungen

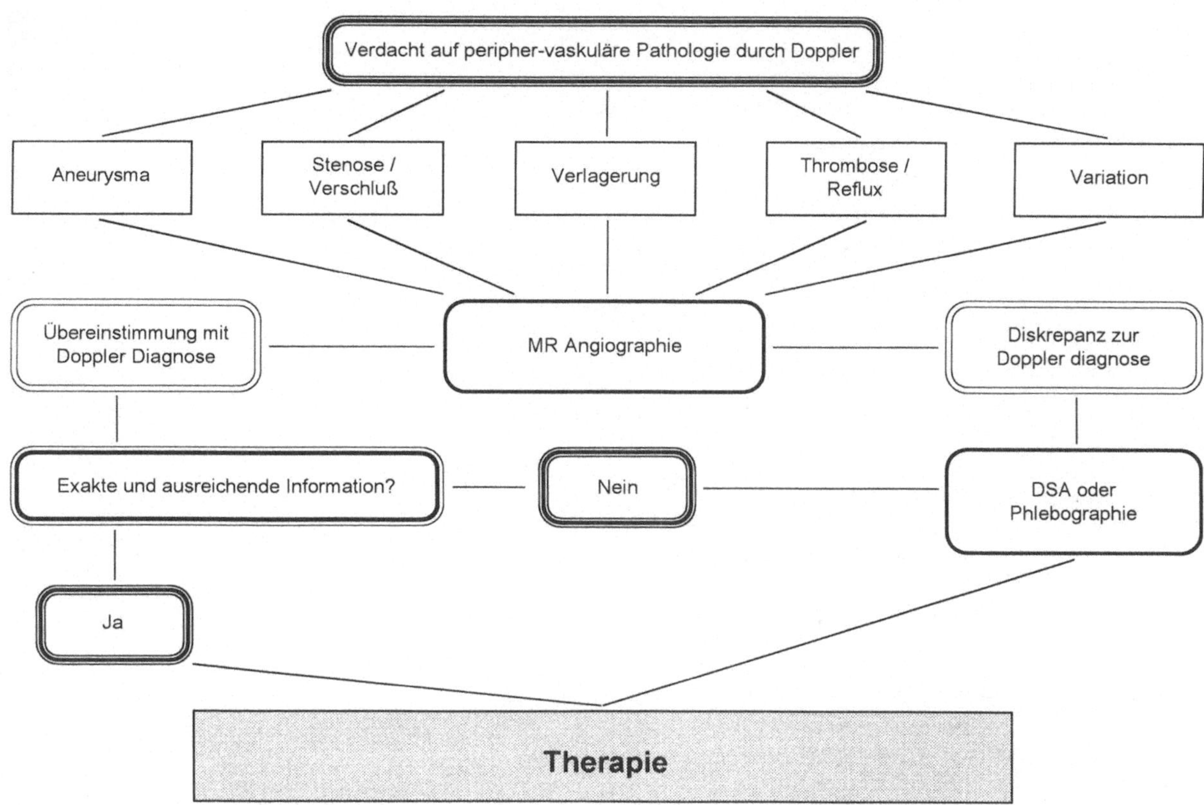

Abb. 15.3. Angiographisch diagnostische Strategien bei peripher-vaskulären Läsionen

Glossar

Aliasing: Artefaktbildung bei zu kleinem FOV, Bildanteile außerhalb des FOV kommen zur Abbildung

Black blood: Definition: MRA-Technik, die fließendes Blut mit niedrigem Signal darstellt; z.B. Signal-void-Artefakt in SE-Bildgebung

Bright blood: Definition: MRA-Technik, die fließendes Blut mit hoher Signalintensität darstellt. Ätiologie: „inflow"-Effekte

C-MRA: Einsatz eines paramagnetischen Kontrastmittels zum Enhancement von bereits gesättigten, langsam fließenden Spins. Steigerung des Kontrasts zwischen fließendem Blut und Hintergrund bei der TOF-MRA

Chemial shift: Definition: Unterschiedlich gebundene Protonen präzedieren bei verschiedenen Frequenzen (Larmorfrequenz). Zum Beispiel präzedieren die Protonen des Fettgewebes um 3.35 ppm langsamer als Protonen in H_2O

Echoplanare Bildgebung (Echo Planar Imaging: EPI): Technik, die die 2D-(K-space-)Information aus einer einzelnen Anregung erfaßt. Definitionsgemäß handelt es sich um eine T2-Sequenz, T1-gewichtete Aufnahmen werden durch multiple Akquisitionen erstellt

Eddy Currents: Gradientenfelder induzieren veränderliche, elektrische Ströme in leitenden Materialien, wie z.B. der Hülle des Magneten. Diese „Eddy Currents" induzieren magnetische Felder, die den angelegten Feldern entgegen ausgerichtet sind, und führen so zu Störungen der Bildgebung wie auch der Spektroskopie

FAT-SAT: Fettunterdrückung, basierend auf dem Prinzip, daß zwischen Wasser und Fett eine chemische Verschiebung von 3.35 ppm entsprechend 215 Hz besteht

Fettunterdrückung: s. FAT-SAT

Ferromagnetisch: Große, magnetische Suszeptibilität

Field of view (FOV): Untersuchungsvolumen

FID: Free Induction Decay; gemessenes Signal unmittelbar nach dem Radiofrequenzpuls

FISP: Fast Imaging with Steady Precession

FLASH: Fast Low Angle shot

Flipwinkel: Parameter des MR-Experiments

Flow void: Signallose Abbildung vom Blutfluß in einer Abbildungssequenz

Flußgeschwindigkeitsmessung: Messung von Flußgeschwindigkeit mittels Phasen- oder TOF-Technik, oft in Relation zum Herzfrequenzpuls

Fourier-Transformation: (noch ergänzen) Algorithmus zur Transformation von periodischen Wellenformen, damit wird die Bestimmung von Amplituden und Phasen verschiedener Frequenzkomponenten ermöglicht

Gauss: Einheit der magnetischen Flußdichte; Erdmagnetfeld: 0,5 G, 1 Tesla = 10000 G

Gd-DTPA: Gadolinium dimeglumine, Gadolinium Diethylene *Trianine* Pentaacetic Acid, Chelat von Gd^{+3} und DTPA

Ghosting: Variierendes Signal von einem „phase encoding step" zu einem anderen, führt zu inkorrekter Zuordnung

Gradient Moment Nulling: Kompensationstechnik für Bewegungseffekte

GRASS: Gradient Recalled Acquisition in the Steady State

Inflow enhancement: Ungesättigte, total relaxierte Spins ersetzen die gesättigten Spins

Inversion pulse: 180°-Puls zur antiparallelen Rotation der longitudinalen Magnetisierung

Inversion time (TI): Zeit zwischen RF-Inversionspuls und dem folgenden RF-Puls (gewöhnlich 10°) vor der Datenakquisition

Kontrast-Rausch-Verhältnis: Quotient aus der Sagitaldifferenz von zwei Geweben zur Standardabweichung des Hintergrunds

Laminarer Fluß: Parabolisches Flußprofil

Longitudinale Relaxationszeit: T1-Relaxationszeit

Magnetische Suszeptibilität: Maß für die Magnetisierung, die ein Material bei Exposition eines äußeren Magnetfelds erfährt

MIP: Maximum Intensity Projection: Projektionsverfahren zur 3D-Rekonstruktion

Misregistration artifact: MR-Signal wird räumlich inkorrekt zugeordnet aufgrund von Bewegung, Fluß, Atmung, Chemical Shift oder Alaising

MOTSA: Multiple Overlapping Thin-Slab Angiography", TOF-Technik mit 3D-Akquisition, Dünnschichtuntersuchungsvolumina und überlappenden Schichten

MPR: Multiplanar Reconstruction, Reformatierung von 3D-Datensätzen mit Rekonstruktion beliebiger Schichtführungen

MP-RAGE: Magnetization-Prepared Rapid Gradient Echo Imaging

MRA: Magnetresonanzangiographie

MT: Magnetization Transfer

MTC: Magnetization Transfer Contrast: verbesserter oder variierender Kontrast nach Unterdrückung von Signal unterschiedlicher Gewebestrukturen

Phase Contrast Imaging (PCA): Technik der MRA zur Flußanalyse mittels „flow encoding gradients"

Pixel: Kleinstes Element eines 2D-Bildes

Radiofrequenz: „RF"-Puls: Hochfrequenzpuls

RARE: Rapid Acquisition with Repeated Echoes (fast spin-echo acquisition)

Rephasiert/dephasiert: Messung von 2 Datensätzen, einer mit Geschwindigkeitskompensation sowie einer mit Gradienten, die die bewegenden Spins maximal dephasieren

ROI: Region of Interest: kleine Fläche oder Volumen von speziellem Interesse innerhalb eines Bildes

Saturierte Spins: Reduktion der longitudinalen Magnetisierung vor dem folgenden RF-Puls mit resultierendem niedrigen Signal

Signal-Rausch-Verhältnis: Verhältnis von Gewebesignal zum Hintergrundsignal
Spindephasierung: Ursache für Reduktion der Intensität eines Bildes

Spinecho (SE): MR-Sequenz, definiert durch 90°-Impuls, gefolgt von 180°-Impuls

Suszeptibilitätsartefakt: Artefakt und Signalverlust durch Variation des lokalen Magnetfelds

Synonym: Wrap around-artefact; Artefaktbeseitigung: Vergrößerung des FOV und Absättigung der außerhalb des FOV liegenden Abschnitts)

T1: T1-Relaxationszeit

T2: T2-Relaxationszeit

Ungesättigt: Voll relaxiert, mit voller longitudinaler Magnetisierung M_0

Variabler Flipwinkel: Veränderlicher Flipwinkel als Funktion der Phase oder des „partition encoding step"

Vessel tracing: Darstellung eines Gefäßes innerhalb eines Bilddatensatzes (2D, 3D) bei isolierter Gefäßdarstellung

Vorsättigungspuls: Ein Set von Hochfrequenzpulsen zur Unterdrückung von einfließendem Blut

Voxel: Volumenelement (dreidimensional)

Wash in: Inflow von überlicherweise ungesättigten Spins

Wash out: Outflow von gesättigten oder ungesättigten Spins

Wrap around artefakt: s. Aliasing

Zirkular polarisierte Kopfspule: Spulensystem zur Exzitation und Detektion von Spins unter Einsatz eines zirkular polarisierenden Feldes (zwei orthogonale Komponenten)

Sachverzeichnis

Springer-Verlag und Umwelt

Als internationaler wissenschaftlicher Verlag sind wir uns unserer besonderen Verpflichtung der Umwelt gegenüber bewußt und beziehen umweltorientierte Grundsätze in Unternehmensentscheidungen mit ein.

Von unseren Geschäftspartnern (Druckereien, Papierfabriken, Verpackungsherstellern usw.) verlangen wir, daß sie sowohl beim Herstellungsprozeß selbst als auch beim Einsatz der zur Verwendung kommenden Materialien ökologische Gesichtspunkte berücksichtigen.

Das für dieses Buch verwendete Papier ist aus chlorfrei bzw. chlorarm hergestelltem Zellstoff gefertigt und im pH-Wert neutral.